Sabine Trautmann-Voigt ■ Bernd Voigt

Grammatik der Körpersprache

3. Auflage

Unter Mitarbeit von
Marlene Damm
Maria Gärtner
Jochen Kehr
Karin Kröger
Jennifer Mioc
Christina Puzicha
Edith Schulz-Wüst
Yona Shahar-Levy
Katja Marie Voigt
Anita Weissenberger
Claudia Wiedemann

Sabine Trautmann-Voigt ■ Bernd Voigt

Grammatik der Körpersprache

Ein integratives Lehr- und Arbeitsbuch zum Embodiment

3., überarbeitete und erweiterte Auflage

Mit Geleitworten von Wolfgang Wöller
Ulrich Sachsse
Ralf Voigt

Schattauer

Dr. phil. Sabine Trautmann-Voigt
Psychologische Psychotherapeutin, Kinder und Jugendlichenpsychotherapeutin, Tanz- und Körpertherapeutin (ADTR, BTD), EMDR- und Gruppenpsychotherapeutin; Leiterin des Deutschen Instituts für tiefenpsychologische Tanztherapie und Ausdruckstherapie e. V. (DITAT) sowie der Köln-Bonner Akademien für Psychotherapie und Verhaltenstherapie (kbap und kbav)
Wenzelgasse 35, 53111 Bonn
E-Mail: s.trautmann-voigt@kbap.de

Dr. med. Bernd Voigt
Facharzt für Psychosomatische Medizin und Psychotherapie, Praktischer Arzt, EMDR- und Gruppenpsychotherapeut; Leiter des Medizinischen Versorgungszentrums für Psychotherapie, Psychosomatik und Psychiatrie Bonn GmbH sowie der Köln-Bonner Akademien für Psychotherapie und Verhaltenstherapie (kbap und kbav)
Bertha-von-Suttner-Platz 6, 53111 Bonn
E-Mail: info@mvzpsyche.de

Die digitalen Zusatzmaterialien haben wir zum Download auf www.klett-cotta.de bereitgestellt. Geben Sie im Suchfeld auf unserer Homepage den folgenden Such-Code ein: **OM40036**

Hinweis: Um die Lesbarkeit des vorliegenden Textes zu erleichtern, wird im Folgenden überwiegend das generische Maskulinum gebraucht, das gleichermaßen männliche, weibliche und diverse Personen umfasst. Die Entscheidung für diese Schreibweise beruht allein auf praktischen und nicht auf inhaltsbezogenen Erwägungen.

Bibliografische Information der Deutschen Nationalbibliothek
Die Deutsche Nationalbibliothek verzeichnet diese Publikation in der Deutschen Nationalbibliografie; detaillierte bibliografische Daten sind im Internet über http://dnb.d-nb.de abrufbar.

Besonderer Hinweis
Die Medizin unterliegt einem fortwährenden Entwicklungsprozess, sodass alle Angaben, insbesondere zu diagnostischen und therapeutischen Verfahren, immer nur dem Wissensstand zum Zeitpunkt der Drucklegung des Buches entsprechen können. Hinsichtlich der angegebenen Empfehlungen zur Therapie und der Auswahl sowie Dosierung von Medikamenten wurde die größtmögliche Sorgfalt beachtet. Gleichwohl werden die Benutzer aufgefordert, die Beipackzettel und Fachinformationen der Hersteller zur Kontrolle heranzuziehen und im Zweifelsfall einen Spezialisten zu konsultieren. Fragliche Unstimmigkeiten sollten bitte im allgemeinen Interesse dem Verlag mitgeteilt werden. Der Benutzer selbst bleibt verantwortlich für jede diagnostische oder therapeutische Applikation, Medikation und Dosierung.
In diesem Buch sind eingetragene Warenzeichen (geschützte Warennamen) nicht besonders kenntlich gemacht. Es kann also aus dem Fehlen eines entsprechenden Hinweises nicht geschlossen werden, dass es sich um einen freien Warennamen handelt.

Schattauer
www.schattauer.de

Printed in Germany
Cover: Bettina Herrmann, Stuttgart
unter Verwendung eines Gemäldes von
Wolfgang Hunecke: Figuren, Öl auf Leinwand, 100 × 100 cm (Ausschnitt), 2010; © Wolfgang Hunecke, Bonn (www.wolfgang-hunecke.de)
Gesetzt von Kösel Media GmbH, Krugzell
Gedruckt und gebunden von Friedrich Pustet GmbH & Co. KG, Regensburg
Lektorat: Marion Drachsel, Berlin
ISBN 978-3-608-40036-6

Geleitwort I

Die Wiederentdeckung des psychoanalytischen Denkens im neurowissenschaftlichen Diskurs ist eine der erstaunlichsten Entwicklungen der letzten Dekade. Nicht nur entwickeln die Neurowissenschaften ein lebhaftes Interesse an impliziten unbewussten Prozessen, sie verschaffen dem tief im Körperlichen wurzelnden Unbewussten der Psychoanalyse die ihm gebührende Beachtung und Wertschätzung. In Begriffen wie »Embodiment« und »embodied cognitive science« kommt die körperliche Dimension beispielhaft zum Ausdruck. Wir wissen heute, dass Interaktionen aller Art im Körpergedächtnis lebenslang gespeichert und für die Affekt- und Selbstregulation bedeutsam bleiben. Freuds vielzitiertes und vieldeutiges Wort »Das Ich ist vor allem ein Körperliches …« gewinnt in der gegenwärtigen Diskussion eine neue Aktualität.

Parallel dazu hat die Psychotherapieforschung überzeugend zeigen können, dass die rechtshirnig vermittelten impliziten Prozesse der Beziehungsregulation für den Behandlungserfolg von größter Bedeutung sind – weit mehr als die ausgefeilteste Behandlungstechnik. Nonverbale Hinweise auf Zustandsveränderungen, affektive Kommunikationen in Blickkontakten, Körpergesten, Gesichtsausdruck, Körperhaltungen und Bewegungsmustern konstituieren das intersubjektive Feld, in dem sich die therapeutische Beziehung entfaltet. Gerade die nonverbalen Kommunikationsmuster tragen dazu bei, eine sichere heilende Umgebung zu schaffen, auf deren Grundlage Ressourcenaktivierung und Problemlösung erfolgen können.

Die in der Tradition der Psychoanalyse stehende psychodynamische Psychotherapie, die sich lange Zeit nahezu ausschließlich dem deutenden Verständnis verbaler Mitteilungen gewidmet hatte, wendet sich mehr und mehr der nonverbalen Kommunikation zu, den körperlich basierten emotionalen Zuständen und der interaktiven Selbst- und Beziehungsregulation. Mit dem Rückgang des Schulenpurismus erschließen sich die Vorzüge eines methodenintegrativen psychotherapeutischen Vorgehens. In der psychodynamischen Therapie wird es zunehmend selbstverständlicher, auch behaviorale, edukative, imaginative, künstlerische und körperbezogene Techniken zu integrieren. Die stationäre Psychotherapie hat dabei immer eine Vorreiterrolle gespielt. Von unreflektiertem Eklektizismus unterscheidet sich ein solches Vorgehen durch die stetige Reflexion der Beziehungsdimensionen von Übertragung und Gegenübertragung. Nur so kann auch die Integration körpertherapeutischer Ansätze geschehen.

Ein Verständnis für die körpersprachlichen Phänomene sollte nicht den Körper(-psycho-)therapeuten vorbehalten bleiben. Alle Psychotherapeuten werden von einem besseren Verständnis der Sprache des Körpers profitieren. Und das Erlernen einer neuen Sprache setzt eine Auseinandersetzung mit ihrer Grammatik voraus …

Sabine Trautmann-Voigt und Bernd Voigt ist ein Buch zu verdanken, das in groß angelegter Systematik die Thematik der Körpersprache behandelt. Ausgehend von der begrifflichen Abgrenzung zur verbalen Kommunikation wird die »Grammatik« der Körpersprache in biologischer, evolutionsgeschichtlicher und entwicklungspsychologischer Perspektive entwickelt und in ihrer praktischen Anwendung dargestellt. Im Zentrum steht dabei das Phänomen des rhythmisch-dynamischen Handlungsdialogs in seiner biologischen und klinischen Dimension. Vielfältige therapeutische Anwendungsbeispiele runden die Darstellung ab. Dabei wird deutlich, dass die Kommunikation mit und durch den Körper konstruktiv in die Psychotherapie bei Patienten aller Art integriert werden kann.

Möglicherweise gelingt es uns mit der Einbeziehung der Körpersprache noch ein wenig besser, den so schwierigen Zugang zum Unbewussten zu finden – das Lacan bekanntlich wie eine Sprache strukturiert gedacht hat. In jedem Falle wird sich der Leser des Buches davon überzeugen können, dass der Einbezug der körpersprachlichen Ebene für eine neurobiologisch fundierte psychodynamische Psychotherapie unverzichtbar geworden ist. Deshalb und wegen der gelungenen und umfassenden Darstellung der Materie sei dem Buch eine weite Verbreitung gewünscht.

Wolfgang Wöller, Bad Honnef

Geleitwort II

Immer dann, wenn es sinnlich wird, kommt die Sprache in Schwierigkeiten.

Erotische Gefühle und Empfindungen sind offenbar nur schwer in Sprache zu fassen. Frauen scheinen aber gerade darauf viel Wert zu legen. Jedenfalls kann jeder pubertierende Jung-Mann davon ein Lied singen. Die Typen, die Liebe, Erotik und Sinnlichkeit gut in Worte fassen können, kommen bei den Mädchen und jungen Frauen einfach besser an. Barden, Troubadoure und Klampfenschrate öffnen die Herzen der stolzesten Frauen.

Der Neurobiologe und Philosoph Gerhard Roth hat in Vorträgen immer wieder darauf hingewiesen, dass die menschliche Sprache sicherlich nicht entstanden ist, um Emotionen, Affekte und Gefühle auszudrücken. Das Sprachzentrum links im Kortex liegt denkbar weit entfernt von den wesentlichen Affektzentren rechts im limbischen System. Er vermutet, dass die Sprache sich vielleicht gerade deshalb so weit entfernt von den Affektzentren entwickelt hat, damit sie den affektiven Bewertungen und Schwankungen nicht so extrem unterliegt wie fast alles andere. Wenn emotionale Prozesse das Bewusstsein überschwemmen und dominieren, hat der sprachliche Verstand keine Chance. Das weiß jeder Therapeut, der sich mit Posttraumatischen Belastungsstörungen auskennt und Übererregungszustände zu behandeln versucht. Es gibt sogar hirnphysiologische Forschungsarbeiten, die aufzeigen können, wie das Sprachzentrum minder durchblutet wird, wenn es einem die Sprache verschlägt, weil ein Forschungsmitarbeiter gerade die Niederschrift der eigenen Traumatisierung vorliest. Wir brauchen aber gar nicht Bezug zu nehmen auf Hochstress-Situationen, auf Hyperarousal. Schon bei den einfachsten sinnlichen Phänomenen wird es sprachlich rasch unscharf.

Das gilt z. B. für den Geschmack. Wenn ein Weinkenner den Geschmack eines Weines beschreibt, dann verwendet er Begriffe, die auf bekannte Geschmacksrichtungen Bezug nehmen. Ein Wein schmeckt dann wie Erdbeeren oder hat eine Kirsch-Note, ein Hauch von Lavendel durchweht den Duft, und in Geruch und Geschmack ist das Schiefergebirge wahrnehmbar, auf dem der Wein gewachsen ist. Im Grunde genommen hat sich hier eine Privatsprache für Eingeweihte entwickelt. Menschen, die als Weinkenner viel Zeit ihres Lebens darauf verwendet haben, Wein zu verkosten und den Geschmack und Geruch in Worte zu fassen, werden aus der sprachlichen Beschreibung vielleicht rückschließen können auf den Geruch und den Geschmack. Alle anderen lesen den Text auf der Flasche fasziniert mit einem Gefühl von Hochachtung und denken sich »aha!«. Es wäre mal einen Versuch wert, die Beschreibung einiger Weine zu verlesen und Weinkenner dann aufzufordern, die kredenzten Weine den Beschreibungen zuzuordnen.

Ähnliches gilt für akustische Phänomene. Die sprachliche Beschreibung der Hammerklavier-Sonate von Ludwig van Beethoven wird keinem Menschen ermöglichen, innerlich nur aufgrund dieser Beschreibung die Hammerklavier-Sonate zu hören, wenn er diese vorher noch nicht bewusst gehört und abgespeichert hat. Dies gilt selbst dann, wenn die Beschreibung von Thomas Mann stammt. Selbst ein Interpretationsvergleich nur auf der Basis sprachlicher Beschreibungen wird schwierig. Auch hier wäre mal der Versuch interessant, zunächst einige Musikkritiken von

Interpretationen eines Stückes zu verlesen, dieses dann abzuspielen und die Kritiken den Interpretationen zuzuordnen. Begnadete Musikkritiker mögen diese Fähigkeit entwickelt haben.

Am einfachsten scheint es noch mit optischen Phänomenen zu sein. Aus einer sehr präzisen Bildbeschreibung können Durchschnittsmenschen noch am ehesten eine Vorstellung entwickeln. Größe eine Bildes, Farbwahl, Art des Dargestellten und der Darstellung sowie Hinweise auf Formelemente ermöglichen es, zumindest sich vorzustellen, ob es sich hier um ein Gemälde von Paul Klee oder von Matthias Grünewald handelt. Bildbeschreibungen gehören zum Aufsatzrepertoire vieler Schulen, während Aufgaben wie »Beschreiben Sie die Musik des neuesten Songs von Tokio Hotel« oder »Beschreiben Sie das aktuelle Sonderangebot Ihres bevorzugten Döner-Imbisses« eher selten sein dürften. Im Bereich der Sinne scheinen Optik und Sprache noch am nahesten benachbart zu sein.

Geht es um Körperempfindungen, wird es sprachlich wieder sehr holprig. Auch hier hat sich längst eine Insider-Sprache entwickelt, die von Ausbildungsteilnehmern und Eingeweihten gut verstanden werden mag. Außenstehenden gelingt der Brückenschlag über die Sprache hin zum Körper und zur Körpertherapie nicht unbedingt. Interessierte finden sich Worten ausgesetzt wie »Energiestrom«, »Leere und Fülle«, »Grenzerfahrung« und müssen sich damit befassen, dass Körper und Leib etwas Unterschiedliches sind. Harmonie und Balance scheinen auch wichtig zu sein. Irgendwie.

Körpertherapie war bisher ganz eine Domäne der Erfahrungswissenschaften. Körpertherapeuten vermittelten Außenstehenden überzeugt »Das kann man alles eigentlich gar nicht in Worte fassen, das muss man erleben«.

In letzter Zeit mehren sich die Versuche, den Körper und seine Signale auch sprachlich zu erfassen, in den Griff zu bekommen und damit vermittelbar und erforschbar zu machen. Ohne sprachliche Begrifflichkeiten ist Forschung undenkbar. Ohne halbwegs präzise Definitionen sind nicht einmal geisteswissenschaftliche Forschungen denkbar, von naturwissenschaftlichen Forschungsansätzen ganz zu schweigen. Die brauchen auf jeden Fall valide operationalisierte Definitionen, die reliabel repliziert werden können.

Dieses Buch ist ein wichtiger Schritt auf dem Weg zu einer wissenschaftlichen Erforschung des Körpers. Die Sprachwissenschaften haben sehr davon profitiert, dass Linguisten herausgefunden haben, dass es kulturunabhängig auf der Welt eine gewisse Anzahl von Phonemen gibt, die alle Sprachen verwenden. Keine Sprache verwendet alle Phoneme. Unser Gehirn ermöglicht uns einen einfachen, raschen Spracherwerb im Alter von 10 bis 20 Monaten. Dann können wir auch zwei oder sogar drei Sprachen parallel erlernen. Wenn unsere Sprachregionen im Gehirn erst einmal in dieser Prägungsphase programmiert worden sind, wird es schwieriger. Auch nach vielen Jahren des Erlernens der englischen Sprache im Erwachsenenalter wird das Phonem »th« eines Deutschen anders klingen als das eines Franzosen oder eines Engländers.

Gibt es so etwas wie Körper-Phoneme? Lassen sich die verschiedensten Mitteilungen des Körpers kultur- und therapieschulenübergreifend reduzieren auf definierbare Entitäten? Interagieren diese Einzelelemente in einer bestimmten Form und Gesetzmäßigkeit, sodass sich eine gewisse Grammatik der Körpersprache mit Worten formulieren lässt?

Die Beschäftigung mit dieser Frage kann nur Gewinn bringen. Denn wenn der Hirnforscher Damasio recht hat, dann bauen sich Affekte und Kognitionen auf Körperempfindungen auf. Dann ist absehbar, dass in einigen Jahren eine Psychotherapie ohne körpertherapeutische Grundlagen und Behandlungselemente obsolet sein wird, weil eine Veränderung von Seelischem ohne Veränderung der körperlichen Basis gar nicht möglich ist. Die Psychotherapie befindet sich auf dem Weg zu einer Formulierung und einem Verständnis der Körpersprache.

Gibt es denn bisher so gar keine gelungene Versprachlichung körperlicher Vorgänge? Oh doch, z. B. die folgende:

Preisen will ich deine Schönheit,
du bist lieblich, meine Freundin!
Deine Augen sind wie Tauben,
flattern hinter deinem Schleier.
Wie die Herde schwarzer Ziegen
talwärts vom Berg Gilead zieht,
fließt das Haar auf deine Schultern.
Weiß wie frisch geschorne Schafe,
wenn sie aus der Schwemme steigen,
glänzen prächtig deine Zähne,
keiner fehlt in seiner Reihe.
Wie ein scharlachrotes Band
ziehn sich deine feinen Lippen.
Deine Wangen hinterm Schleier
schimmern rötlich wie die Scheibe
eines Apfels vom Granatbaum.
Wie der Turm des Königs David,
glatt und rund, geschmückt mit tausend
blanken Schilden, ragt dein Hals.
Deine Brüste sind zwei Zicklein,
Zwillingsjunge der Gazelle,
die in Blumenwiesen weiden.
Wenn die Schatten länger werden
und der Abend Kühle bringt,
komm ich zu dir, ruh auf deinem
Myrrhenberg und Weihrauchhügel.
Deine Schönheit will ich preisen!
Du bist lieblich, meine Freundin,
und kein Fehler ist an dir!
Mein Liebster ist blühend und voller Kraft,
nur einer von Tausenden ist wie er!
Sein schönes Gesicht ist so braun gebrannt,
sein Haar dicht und lockig und rabenschwarz.
Die Augen sind lebhaften Tauben gleich.
Ganz weiß sind die Zähne, als hätten sie
gebadet in Bächen von reiner Milch.
Die Wangen sind Beete voll Balsamkraut,
die herrlichsten Würzkräuter sprießen dort.
Wie Lilien leuchtet sein Lippenpaar,
das feucht ist von fließendem Myrrhenöl.
Die Arme sind Barren aus rotem Gold,
mit Steinen aus Tarschisch rundum besetzt.
Sein Leib ist ein Kunstwerk aus Elfenbein,
geschmückt mit Saphiren von reinster Art.
Die Beine sind marmornen Säulen gleich,
die sicher auf goldenen Sockeln stehn.
Dem Libanon gleicht er an Stattlichkeit,
den ragenden Zedern an Pracht und Kraft.
Sein Mund ist voll Süße, wenn er mich küsst –
ja, alles an ihm ist begehrenswert!
Seht, so ist mein Liebster und so mein Freund.
Nun wisst ihr's, ihr Mädchen Jerusalems!

(Gute Nachricht Bibel, revidierter Text,
© 1997 Deutsche Bibelgesellschaft,
Stuttgart)

Das ist doch schon mal ein Anfang. Na also, geht doch!

Ulrich Sachsse, Göttingen

Geleitwort III

Um es zusammenfassend vorwegzunehmen:

Die dritte Auflage der »Grammatik der Körpersprache« ist ein Quantensprung im systemeigenen Modell der Bonner Interaktionsanalyse des Autorenpaars Sabine und Bernd Trautmann-Voigt/Voigt. Die Autoren haben sich selbst die Latte des Entwicklungsanspruchs sehr hoch gelegt, weil sie zu ihrem körperpsychotherapeutischen Analysemodell breitere Anwendungsindikationen und noch mehr Praxisrelevanz anbieten wollten.

Sie haben es tatsächlich in der dritten Auflage geschafft, ganz wichtige Eckpunkte neu zu setzen und Bewährtes zu erweitern. Im Grunde sind die drei Auflagen der Grammatik schon zwei separate Bücher durch die umfangreichen Erweiterungen und Spezifizierungen.

Die »Grammatik der Körpersprache« darf man bei dem Ehepaar Voigt als professionelles gemeinsames Kind ansehen, was aus dem frühen Säuglingsforschungs- und Bindungsuterus theoretisch geboren wurde und seit Jahren immer weiterwächst und sich entfaltet. Bildhaft gesagt, lernte das Modell in der ersten Auflage Laufen, in der zweiten Auflage schulische Ansätze der modernen Körperpsychotherapie noch mehr integrieren und jetzt tanzen in der dritten Auflage Erwachsene nach den intuitiven Mustern sowohl der frühen Jahre als auch im Takt des transgenerational-archaischen Zeitraffers.

Dadurch ist das Bonner Modell der Interaktionsanalyse jetzt eigentlich schon mehr ein komplexes, eigenes Behandlungsprogramm geworden, was auch einen eigenen Therapietitel verdient hätte. Ob die Therapeuteneltern ihrem herangewachsenen Kind einen altersgemäßen neuen Namen geben werden, werden wir wahrscheinlich sehen, wenn das Kind noch umfangreicher aus dem Elternhaus in andere Praxen geht.

Jetzt ist die dritte Ausgabe der Grammatik da und wird sicherlich bald ihre Resonanzfrüchte ernten. Während in der ersten Auflage der Begriff Grammatik wohl noch mehr den Sinn der Körpersprache und -deutung erforschte, erlebe ich die dritte Ausgabe mehr als Indikationsbuch, weil nicht mehr begründet werden muss, dass der Körper etwas Wichtiges und Eigenes ausdrückt, sondern dass es jetzt mehr darum geht, was damit gemeinsam und individuell gemeint sein könnte oder, nach Erfahrung der Autoren, schlussfolgernd ableitbar ist. Körpersprache verstehen lernen heißt im Sinne des Voigt'schen Modells der Interaktionsanalyse die Grammatik der Bindung, Beziehung, Konfliktdynamik und Entwicklungsressource diagnostisch erfassen und in empirischen Wahrscheinlichkeiten erklären zu können.

Störungsverhalten heilen zu lernen heißt im Bonner Modell wohl grammatikalische Anstoßmuster zu suchen und achtsam zu erspüren, nach denen sich grammatikalische Entwicklungswege individuell oder in der Gruppe deklinieren lassen. Dabei weiß ich als ebenfalls analytisch geschulter Gruppenpsychotherapeut sehr wohl, welche Schwierigkeiten und Chancen in Gruppenausdruckssettings liegen. Die Gruppe kann sowohl Störung als auch Gesundheit potenzieren, je nachdem, wie die Dynamik in Kampf oder Kooperation mündet. Ob solche Settings nur Ehepaare wie die Voigts beherrschen können, muss offen bleiben. Es sollen ja auch keine lernwilligen Nachahmer verschreckt werden. Aber eine große Portion intuitives Verständnis des therapeutischen Lenkerpaares gehört wohl doch dazu. Besonders das Praxiskapitel der meditativen Tänze kann meines Erachtens explizit von professionellen Kollegen verstanden werden, welche selbst den Ausdruckstanz lieben und praktizieren. Mir ist aus eigenen Beobachtungen tatsächlich bekannt, dass beide Voigts auch in der nicht bezahlten bzw. bezahlbaren Welt der Körperbewegung ein gutes Improvisationstanzpaar sind. Natürlich ist es ein Geschenk, wenn *berufene Kreative kreative Berufe* ausüben.

Neben den umfangreicher gewordenen Methoden der Interaktionsanalyse und den enorm vielen Praxisbeispielen zu meditativen Tänzen möchte ich noch gesondert auf die Erweiterungen zu Energieblockaden und Psychotrauma hinweisen. Seit jeher, d.h. seit Wilhelm Reichs Zeiten, stellt die Körperpsychotherapie das Erkennen und Behandeln in den Mittelpunkt. Hier geht es in den Auflagen der Voigts aber seit Jahren immer auch um mehr. Das implizite Körpergedächtnis wird nicht nur als Symptomanzeiger angesehen, welches traditionell versprachlicht werden soll. Das Implizite im Körperlichen wird im Bonner Modell – besonders durch die heutigen Erweiterungen – mehr als ganzheitlich multimodal verstanden. Das heißt, dass implizite Körperbewegungen auch Implikationen im Gefühl, in der Sprache und im Verhalten beinhalten, welche dann Wechselwirkungen nach sich ziehen, in welchen es kein dualistisches Vorher und Nachher mehr gibt oder geben kann. Ein wirkliches Wechselwirkungsverständnis ist quasi ein mehrdimensionaler Raum, der nur in Momentaufnahmen verstanden werden kann, in welchen Gesetzlichkeiten und Zufälle gemeinsam regieren. Es wird sehr anschaulich und nachvollziehbar beschrieben, dass nichts wirklich feststehen kann, aber auch nichts wirklich zufällig ist, je nachdem, was man professionell erfassen kann oder sehen will. Auch der Begriff Trauma wird dadurch offener gefasst. Es gibt das Trauma sowohl als körperlich, implizit, komplex gespeicherten Vorfall und zugleich auch als angestoßenen kumulativen Prozess, der in der spontanen Interaktion bremst oder pulsierend die Dinge vor sich her treibt. Ob man das als Klient bemerkt oder nicht, ob daraus ein dämonischer Tanz wird oder ein Ressourcenflug nach dem seelischen Abschaltpunkt des Traumaerlebens und dem Wiedereintritt ins Lebensgefühl, ist sowohl im subjektiven Erleben als auch im sichtbaren Verhalten der Handelnden verschieden. Diese Erlebnisse können mit eigenen Belastungssituationen bewusst verknüpft oder eben als archaische Erfahrung von vorherigen Generationen unbewusst ausgetragen werden. Ist das eigentlich analytisch gesehen Agieren, wenn man das momentan nicht reflektiert? Ich kann mich der allgemeinen Ansicht der Voigts anschließen, dass Betrachter und Akteur unterschiedliche Ansichten haben können, weil niemand ohne seinen sozialen Kontext seine individuelle Deutung als subjektive Weisheit findet. Somit ist das Interagieren ein natürlicher Prozess und kein analytischer Widerstand im traditionellen Sinne. Jeder Mensch hat zwar seine eigene Grammatik, aber die allgemeinen Verstehregeln genügen trotz alledem, dass wir sprechend, schauend oder tanzend kommunizieren können. Das ist das ganz normale Wunder! Die »Grammatik der Körpersprache« von Sabine Trautmann-Voigt und Bernd Voigt macht dieses Wunder erdverbunden verstehbarer, ohne es als Zauber der seelisch einmaligen Begegnung auflösen zu wollen.

Um vielleicht doch auf den Anfang des Geleitwortes zurückzukommen: Das Kind hätte inzwischen einen eigenen Namen verdient, der emotionaler klingt, weil ja zum Tanzen auch Musik gehört. Wir dürfen dazu gespannt auf das Echo des renommierten Therapeutenpaares warten oder sie wissenschaftlich auffordern, getrost schon mit der Vorbereitung der vierten Auflage zu beginnen. Es lohnt sich aber für eine äußerst breite Leserschaft, zuvor diese dritte Auflage zu lesen.

Dr. Ralf Vogt
Trauma-Institut-Leipzig
info@traumainstitutleipzig.de

Danksagung

Das vorliegende Buch verdankt sich unserer mehr als 30-jährigen Arbeit mit Menschen, die uns wegen unterschiedlicher Probleme aufsuchten und mit denen wir immer wieder heilsame Prozesse auch über körpersprachliche Dialoge einleiten konnten. Wir danken ihnen allen für ihr Vertrauen.

Im Rahmen unserer Aus-, Fort- und Weiterbildungstätigkeiten besonders am DITAT (Deutsches Institut für tiefenpsychologische Tanz- und Ausdruckstherapie e.V.) und an der KBAP (Köln-Bonner Akademie für Psychotherapie) sowie KBAV (Köln-Bonner Akademie für Verhaltenstherapie) hatten wir mit vielen jungen Kollegen und Kolleginnen die Chance, neue körperorientierte Interventionen zu erproben und mit der Zeit diverse didaktische sowie methodische Konzepte für die vorliegende »Grammatik der Körpersprache« zu entwickeln. Wir danken allen Ausbildungsteilnehmern seit 1989, die uns aufforderten, zu reflektieren und zu rechtfertigen, warum wir diese oder jene Körperarbeit anboten, warum überhaupt Richtlinienverfahren – wie Analytische Psychotherapie, Tiefenpsychologie oder Verhaltenstherapie – um Bewegung oder gar Tanz erweitert werden sollten!

Besonderer Dank gilt den Mitarbeitern der »Projektgruppe Bewegungsinterventionen«, Marlene Damm, Jochen Kehr, Karin Kröger, Christina Puzicha, Anita Weissenberger und Claudia Wiedemann, mit denen wir einen Interventionskatalog zur Körpersprache erarbeiten konnten. Wir freuen uns, dass diese Projektgruppe an der KBAP und am DITAT in Bonn weiter besteht und dort Tanz, Bewegung und künstlerischer Ausdruck auch zukünftig zum Experimentieren und Reflektieren anregen werden! In dieser 3. Auflage findet sich ein neues Kapitel über kultursensible Psychotherapie durch die Verwendung von Ritualen und meditativen Tänzen. Wir danken Maria Gärtner und Edith Schulz-Wüst für ihre engagierte Mitarbeit.

Für spannende Diskussionen über eine moderne Bewegungsanalyse, die sich der Tanztherapie verdankt und die aktuelle Forschungsergebnisse einbezieht, danken wir Yona Shahar-Levy, mit der wir ein Kapitel gemeinsam schreiben konnten. Besonders in Erinnerung bringen möchten wir an dieser Stelle jedoch unsere Lehrerin und Supervisorin, die Psychoanalytikerin und Tanztherapeutin Elaine V. Siegel, die uns beibrachte, Körperprozesse achtsam zu erfassen und den Mut zu haben, auch notfalls gegen den jeweiligen »main stream« eigene theoretische Konzepte zu entwickeln, die im Dienste der Integration verschiedener Denk- und Handlungsansätze stehen.

Für grafische Ideen, die Anfertigung von illustrierenden Zeichnungen und andere Gestaltungsanregungen bedanken wir uns bei Katja Marie Voigt und Benedikt Lopez-Hernandez. Bei der Textverarbeitung, Korrektur und Formatierung halfen Eva Zaoui und Pierre Buhlmann sowie in der 3. Auflage Jennifer Mioc, die viel Zeit und Geduld aufbrachten, um unsere sich ständig wandelnden Vorstellungen darüber, wie man nun am besten Körperliches in Sprachliches übersetzen könnte, umsetzen zu helfen. Für das gründliche und unterstützende Lektorat danken wir Nadja Urbani und Marion Drachsel von Schattauer.

Wir denken, dass sich alle Mühen während der letzten Jahre gelohnt haben, sich neben der normalen Arbeit immer wieder den Herausforderungen dieses Projekts zu stellen. Die Verknüpfungsmöglichkeiten von Sprache und Körpersprache sind vielfältig, doch wir hoffen, dass unsere Antworten auf manche Fragen kreative neue Fragen und innovative Antwortmöglichkeiten hervorbringen werden, die dann den Diskurs über die Verwendung der Körpersprache in therapeutischen und angrenzenden Settings weiter befruchten.

Bonn, im Frühjahr 2020
Sabine Trautmann-Voigt und Bernd Voigt

Inhalt

1 Einleitung

1.1 Grammatik und Körpersprache: Begriffsklärungen für psychotherapeutische Kontexte

Zeitgemäße Psychotherapie zeichnet sich durch Offenheit und integrative Ansätze sowie durch störungsspezifische Indikationsstellung aus (Trautmann-Voigt & Voigt 2017). Verstärkt wurde im letzten Jahrzehnt besonders der Körper in die Psychotherapie mit einbezogen, zumal die Ergebnisse der Hirnforschung, der Psychotraumatologie und der neueren Säuglingsforschung darauf hindeuten, dass Affekte, Gedanken und körpersprachliche Ausdrucksformen auf das Engste miteinander verknüpft sind.

In diesem Buch wird der Versuch unternommen, die wichtigsten Elemente der körpersprachlichen Kommunikation, ihren Bestand als verfügbares Bewegungsrepertoire und ihre Leistung für psychotherapeutische Verwendungszusammenhänge anhand ausgewählter Theoriebausteine und praktischer Anwendungsbeispiele darzulegen. Dabei werden sowohl konventionalisierte körpersprachliche Handlungsmuster wie Alltagsgesten oder Begegnungsrituale diskutiert als auch spezielle, therapeutisch relevante Handlungsdialoge, die nur in bestimmten sozialen und atmosphärischen Zusammenhängen vorkommen, beschrieben und eingeordnet.

Körpersprache Unter diesen Begriff fallen sehr unterschiedliche Verhaltens- und Interaktionselemente, die in ihrer *Gesamtheit* die Körpersprache bilden. Dazu gehören im Einzelnen: Körperkontakt und Berührungselemente, Gebärden, Gestik, Haltung, Mimik, Stimmmodulation, Sprechtempo und Sprachmelodie, die äußere Erscheinung als Gesamtbild, Tonfall, Körperausdrucksprozesse in mehr oder weniger langen und mehr oder weniger strukturierten Bewegungsfolgen und viele andere mehr. Hierzu gehören auch Rituale und Konventionen. Je nach therapeutischer Schule wird auf bestimmte Verhaltens- und Interaktionselemente eingegangen, andere werden nicht oder kaum berücksichtigt. Es liegt demzufolge keine übergeordnete Systematik vor, wie körpersprachliche Ausdrucksformen in der Psychotherapie zu handhaben sind. Vielmehr gibt es mehr als 200 verschiedene Ansätze der Körpertherapie bzw. Körperpsychotherapie auf der Grundlage ganz unterschiedlicher Schulen, die körpersprachliche Elemente einbeziehen. Dabei wird deren Bedeutung als therapeutisches Kommunikationsmittel sehr unterschiedlich eingeschätzt (Marlock & Weiss 2006).

Grammatik Von griechisch *grammatiké techné*, heißt ursprünglich Sprachkunst (von *grámma*), was geschriebene Sprache oder Buchstabe bedeutet. Es handelt sich bei der Beschäftigung mit Grammatiken immer um Teile von Wissenschaften, die sich mit dem Bestand und der Leistung verschiedener Verständigungsformen beschäftigen. Im Einzelnen sind dies: die Gestalt von Einzelformen und größeren Verständigungssequenzen, Gliederungsvariablen, Strukturformen sowie deren Einbettung in die Gesamtzusammenhänge von Verständigungsgemeinschaften. Grammatiken umfassen immer auch eine Darstellung komplexer Verständigungszusammenhänge in Form von Paradigmen und Regeln.

1.2 Kulturspezifische Handlungsmuster

Die im Folgenden aufgeführten ausgewählten Handlungsmuster werden immer körpersprachlich vermittelt und werden ohne Erklärungen in vielen ähnlichen Interaktionen mit bestimmten Affekten verbunden und verstanden:

- Ein Heben und Hinstrecken der Hand bedeutet: »Ich möchte dich begrüßen.«
- Drohen – aber auch Aufmerksamkeit heischen – wird durch den nach oben gestreckten Zeigefinger bei Sicht auf den Handrücken symbolisiert.
- Ein (gelangweiltes) Achselzucken kann symbolisch dem Abwerfen einer Last entsprechen.
- Das Herausstrecken der Zunge gilt als Symbol des Ausspuckens und damit des Abscheus oder der Verachtung.
- Symbolische Unterwerfungsgesten stecken im Neigen des Kopfes, in der Verbeugung, dem Knicks bis hin zum bejahenden Nicken.

Dagegen zwei Beispiele zur Verdeutlichung von zwei gleichen körpersprachlichen Signalen, die aber jeweils *ohne* ihre sozialen Zusammenhänge in ihrer appellativen Funktion nicht verständlich wären.

Erstes Beispiel
1989 steht ein chinesischer Student auf einem großen Platz – links unten im Fernsehbild – die Arme weit ausgebreitet. Auf einmal kommen von rechts Panzer ins Bild gerollt und überfahren ihn. Welches Gefühl löst dieses Erinnerungsbild *jetzt* aus? Grauen? Erschrecken?

Zweites Beispiel
Samstagnachmittag im Park; an der linken Peripherie des Bildes ist ein junger Mann zu sehen, der mit ausgebreiteten Armen auf der Rasenfläche steht. Von rechts stürmt ein kleiner Junge herbei, wird von dem Mann aufgefangen, hochgehoben und herumgewirbelt. Welches Gefühl löst dieses Vorstellungsbild *jetzt* aus? Freude? Mitgefühl?

Beide Filmsequenzen zeigen aufrecht stehende Männer mit öffnenden Armgesten, die ihren Blick auf ein Gegenüber richten. Sind diese Bilder jedoch losgelöst vom sozialen Kontext und vermitteln die jeweilige (unterschiedlich aufgeladene) Atmosphäre nicht, bleiben sie unverständlich. Die Mobilisierung von Körpersprache ist immer an konkrete Interaktionen mit einem Gegenüber gekoppelt und mit der Auslösung von affektiv aufgeladenen Reaktionen verbunden.

1.3 Wahrnehmung der Körpersprache

Anders als bei der verbalen Verständigung wird die Körpersprache über *alle Sinne* wahrgenommen, d. h. die körpersprachliche Verständigung läuft über alle Wahrnehmungskanäle ab, die *multimodal* miteinander vernetzt sind: Wir können unmittelbare Verbindungen herstellen zwischen dem, was wir sehen, spüren, hören oder riechen. Dieses birgt die Gefahr, in nonverbal Kommuniziertes – also Körpersprachliches – viel mehr hinein zu projizieren als in sprachlich Kommuniziertes, weil Ersteres unspezifischer und unmittelbarer ist. Hingegen ist die sprachliche Verständigung über die alleinige Aktivierung des Hörkanals bzw. über den Sehsinn (bei der Schriftsprache) möglich.

Körpersprachliche Kommunikation findet auf verschiedene Ebenen statt, die meistens miteinander in Verbindung stehen. Tabelle 1-1 enthält Beispiele für bevorzugte Wahrnehmungen von körpersprachlichen Signalen auf diesen Ebenen, wobei gleichzeitig auch andere Wahrnehmungsebenen beteiligt sein können.

Tab. 1-1 Körpersprachliche Kommunikation

Wahrnehmungsebene	Körpersprachliche Signale
Kinästhetische Ebene	Schulterklopfen, Händedruck, Balance
Visuelle Ebene	Winken, Nicken, Augenaufschlag
Auditive Ebene	Husten, Räuspern, Zähneknirschen
Olfaktorische Ebene	Duften, Schwitzen, Rauchen
Gustatorische Ebene	Küssen, Lecken, Schmecken
Taktile Ebene	Berühren, Streicheln, Schlagen

Seitdem auch die Neurowissenschaften in der Psychotherapie rezipiert werden, ist ein neuer Forschungszweig: die »Embodiment-Forschung« entstanden (Barsalou et al. 2003; Koch 2006, 2013). Der Blick wird geschärft für die Erkenntnis, dass Wissen in Sinnes- bzw. Körperzuständen wurzelt. Niedenthal et al. (2005) haben festgestellt, dass die Perspektive der Embodiment-Forschung in vielen Wissenschaften zu Innovationen geführt hat, speziell in der Linguistik, Intelligenzforschung, Psychologie und Psychotherapie sowie in den Neurowissenschaften. Viele Praktiker, die schon seit Jahrzehnten die Wahrnehmungsebene und körpersprachliche Signale in ihre Psychotherapiestunden einbeziehen, fühlen sich aufgewertet, da es als erwiesen gilt, dass Kognitionen, Einstellungen und Emotionen im Körper verankert sind und sich in der Körpersprache zeigen (Gallese 2005; Jacoboni 2008; Storch et al. 2017).

1.4 Einfluss von externalisierenden Phänomenen

Die Wirkung der Körpersprache wird durch äußere Phänomene beeinflusst. Unbewusst werden wichtige Signale über bestimmte innere Befindlichkeiten an die Außenwelt vermittelt. Sie stehen miteinander in Zusammenhang, werden aber nicht ständig registriert, treten nicht alle gleichzeitig in Erscheinung und können sich teilweise im Verlauf von Sekunden verändern:

- Das Aussehen wird durch Kleidung, Größe, Haarfarbe, Augenfarbe usw. geprägt.
- Ein eigener Geruch kann durch Deodorant oder Parfüm abgemildert oder verstärkt werden.
- Die Mimik als Gesichtsausdruck, Augenausdruck und Mundformung gibt über Stimmungen und spontane Reaktionsweisen Auskunft.
- Kopfhaltung und Schulterbewegungen beeinflussen den Blickkontakt.
- Die Haltung und Bewegung der Hände, im weitesten Sinne die bewegte Gestik sowie Positionierungen der Arme unterstreichen oder konterkarieren die affektive Tönung von gesprochenen Worten.
- Der Stand, die Körperneigung, die Bewegungsrichtung, die Beinhaltung, vor allem beim Sitzen, sind weitere Indikatoren für den Ausdruck von innerem Erleben.

Keines dieser Phänomene für sich allein genommen ist für die Bedeutung körpersprachlicher Kommunikation verantwortlich. Erst das *komplexe Zusammenspiel* all dieser Faktoren, *bei allen Kommunikationspartnern*, macht gegenseitige Verständigung aus. Seit der frühen wissenschaftlichen Auseinandersetzung mit Haltung und Emotion (James 1932) hat sich die Forschung vor allem mit dem Zusammenhang zwischen Mimik und Emotion beschäftigt (Ekman 2015). Neue Studien lassen jedoch vermuten, dass Mimik und Körpersprache unterschiedlich interpretiert werden. Der Wahrnehmungsunterschied erfolgt durch schnelle Auswertungen von nonverbalen Schlüsselreizen aus Bewegungsmustern. Auf diese Weise wird – unbewusst – registriert, wann eine emotionale Beteiligung beim Gegenüber aussetzt und wann Gefühle vermittelt werden (Meeren et al. 2005). Tanz- und Bewegungstherapeuten sind besonders dafür ausgebildet, nonverbale Schlüsselreize aus Bewegungsmustern herauszufiltern und diese Informationen in den therapeutischen Prozess unmittelbar einzubringen. Sie verfügen nicht nur über eine besondere Achtsamkeit für allgemeine externalisierende Phänomene der Körpersprache, sie »lesen« auch die Sprache der Bewegung und stellen Hypothesen generierende Zuordnungen zur emotionalen Verfassung der sich bewegenden Person her. Dies erfolgt auf der Basis einer bewegungsanalytisch untermauerten Diagnostik. Die Bewegungsanalyse kann methodenübergreifend für eine erweiterte Diagnostik und Interventionsentwicklung genutzt werden, was in diesem Buch dargestellt werden soll.

Zur **paraverbalen Kommunikation**, die im Allgemeinen mit bestimmten Gefühlen verbunden wird, zählen vor allem der Rhythmus und die Melodie der Stimme sowie andere Körpergeräusche, die mit den Händen oder den Füßen (z. B. auf hohen Absätzen auf Steinboden) verursacht werden.

Die in Tabelle 1-2 aufgeführten rhythmisch-dynamischen Phänomene beziehen sich vor allem auf den Einsatz der Sprechstimme. Mit den verschiedenen Qualitäten werden, häufig unbewusst, ebenfalls (kulturell determinierte) bestimmte Gefühlsqualitäten assoziiert.

Tab. 1-2 Rhythmisch-dynamische Phänomene

Amplitudenänderung	mäßig	Vergnügen, Aktivität, Glück
	extrem	Furcht
Tonhöhe	niedrig	Langeweile, Trauer
	hoch	Ärger, Furcht, Überraschung
Tonhöhenverlauf	abwärts	Vergnügen, Langeweile, Trauer
	aufwärts	Furcht, Überraschung
Tonhöhenänderung	mäßig	Ärger, Langeweile, Abscheu, Furcht
	extrem	Vergnügen, Glück, Überraschung
Tempo	langsam	Langeweile, Abscheu, Trauer
	schnell	Vergnügen, Glück, Überraschung, Ärger, Furcht

1.5 Annäherung an eine Definition von Körpersprache

Präsidenten, Kanzler, Unternehmensleiter und Stellensuchende versuchen seit Jahrzehnten ihre körpersprachlichen Fähigkeiten zu optimieren, um einen besseren Eindruck zu erwecken, stärker zu überzeugen, oder zum Ausdruck zu bringen, besonders vital, flexibel und belastungsfähig zu sein. Mimisch und gestisch wird das hervorgehoben, was besonders wichtig erscheint. Manchmal rückt sogar unmerklich *Ungedachtes* und *Unbewusstes* in den Vordergrund einer Aussage.

Merke
Die »schwätzenden Fingerspitzen« – so eine Bemerkung Sigmund Freuds von 1895 – können anscheinend nicht lügen, selbst wenn wir mit Worten unserem Gegenüber etwas vormachen möchten.

Trotz der Flut an Ratgeberliteratur zum Thema legen alltägliche Erfahrungen leider den Schluss nahe, dass es *die* Körpersprache als festes Regelsystem für motorisches Verhalten in bestimmten Situationen nicht gibt! Wie schnell wirkt z. B. eine *offene Geste* nur lässig oder gelangweilt oder sogar provokativ, statt aufmerksam, zugewandt und sicher im Kontakt! Wir können zunächst einmal davon ausgehen, dass zur reinen motorischen Aktion noch etwas anderes hinzukommen muss, damit Körpersprache überzeugend wirkt. Auch in der Psychotherapie wird die Bedeutung der körpersprachlichen Kommunikation spätestens seit der Rezeption der neueren Säuglingsforschung anerkannt, doch auch die Bedeutung des jeweiligen Kontextes, in dem sich körpersprachliche Handlungen ereignen, werden hervorgehoben.

Körpersprache

- signalisiert ständig wechselnde Gefühle, Wünsche, Erwartungen usw. und verweist auf etwas, das außerhalb der Körpersprache selbst liegt;
- hat je nach Adressat eine mehr oder weniger starke appellative Funktion;
- ist einem permanenten Erlebensstrom im Hier und Jetzt ausgesetzt;
- Gesten, Haltungen oder Bewegungssequenzen können in einer Situation sinnvoll, in einer anderen aber unangemessen oder sogar tödlich sein;
- hat einen quasi autonomen Anteil, der sich bewussten Planungsabsichten entzieht;
- ist Ausdruck inneren Erlebens, insofern eng verkoppelt mit Bedürfnissen, Motivationen und Emotionen;
- enthält bewusste und unbewusste Mitteilungen, Wünsche, Verbote usw.;
- verdeutlicht indirekt (manchmal versteckte) Intentionen zwischenmenschlicher Kommunikation;
- ist ausschließlich im Zusammenhang mit lebendigen Austauschprozessen zu verstehen, nicht etwa als isolierte Pose oder Geste außerhalb eines Kontextes;
- enthält Aspekte aus einer individuellen Lebensgeschichte.

Daraus ergeben sich folgende Fragen:

- Wie kommt es, dass wir unsere Körpersprache nur teilweise beherrschen können?
- Welches Regelsystem steckt dahinter?
- Gibt es überhaupt so etwas wie eine »Grammatik der Körpersprache«?
- Kann Bewegung ebenso wie ein Wort über eine funktionale, rein motorische Bedeutung hinaus als Zeichen verstanden werden?
- Können Bewegungen ebenso wie mehrere Wörter materielle oder immaterielle Gegenstände, Gefühle und dazugehörige Erlebnisweisen zum Ausdruck bringen?

- Können Bewegungssequenzen ebenso wie Sätze mit einer Aussage-, Frage- oder Ausrufintention klassifiziert werden?
- Kann eine identische Bewegung, von verschiedenen Menschen ausgeführt, immer in gleicher Weise interpretiert werden?
- Wie generiert ein Therapeutengehirn Bedeutungen aus der Körpersprache eines Patienten, und würde ein anderes Therapeutengehirn dieselbe oder eine andere Bedeutung generieren?

Wie bei den oben angeführten Beispielen (s. Abschn. 1.2, S. 2), die man beide gleich mit »Öffnen beider Arme bei aufrechtem Stand« überschreiben könnte, ist die Körpersprache in komplexe affektmotorische Handlungsmuster und Szenen des Lebens eingebettet, die so oder – im nächsten Moment – auch anders aussehen könnten. Je nach Situationsentwicklung, nach Motivation und emotionaler Färbung, je nach ausgelöster Reaktion und Kontakt zu anderen Menschen ereignet sich Körpersprache stets neu. Für einen »richtigen« Umgang mit der Körpersprache gibt es keine Rezepte. Körpersprache ist ein Prozess, auf den wir besser achten lernen können.

1.6 Zum Aufbau des Buches

Die in diesem Buch dargelegte Konzeption einer Grammatik der Körpersprache hat zum Ziel, die Mittel, die der Körper mit seinen Bewegungs-, Ausdrucks- und Handlungsmöglichkeiten zur Verfügung stellt, unter einer bewegungsanalytischen Perspektive zu erfassen und ausgewählte körpersprachliche Interventionsmöglichkeiten für verschiedene psychotherapeutische Settings anzubieten.

Es existieren verschiedene bewegungsanalytische Systeme nebeneinander: Bewegungsanalysen können sich auf festgelegte Körpermuster, z. B. auf die frühe Reflexentwicklung beziehen; sie können auch aus einer eher kommunikationstheoretischen Sicht erfolgen oder aus der Perspektive der Bewegungswissenschaften. Grundsätzlich besteht das unauflösbare Problem, dass mit Mitteln der verbalen Kommunikation *indirekt* über Nonverbales kommuniziert werden muss. Ein weiteres Problem zeigt sich darin, dass körpersprachliche Kommunikation ein Erlebensprozess ist, der, wie oben erläutert, auf das Zusammenspiel aller Sinnesqualitäten angewiesen ist und sich in einer zeitlichen Kontur entfaltet. Die Schriftform in diesem Buch erfordert also einmal mehr und unausweichlich eine Reduzierung und stellt damit eine starke Vereinfachung des komplexen Phänomens Körpersprache dar.

Dennoch versuchen wir bei der Formulierung einer Grammatik der Körpersprache drei verschiedene Regelwerke zu beschreiben und aufeinander zu beziehen.

Im ersten Teil des Buches (Kap. 2, Kap. 3) geht es um die Körpersprache als Kommunikationssystem und um das dialektische Verhältnis zwischen dem Regelwerk der Sprache und der Körpersprache. Was bedeutet Körpersprache überhaupt? Und welche Bedeutung hat die Körpersprache für die Psychotherapie? Wie hängen individuelle sprachliche Verwendungsregeln mit dem individuellen körpersprachlichen Ausdruck zusammen? Welche kulturellen Regeln determinieren die Verwendung von Körpersprache?

Im zweiten Teil (Kap. 4, Kap. 5) werden die biologischen und evolutionsgeschichtlich determinierten sowie die entwicklungspsychologisch beeinflussbaren körpersprachlichen Regeln dargelegt. Jeder Mensch benutzt die Körpersprache als angeborenes und vorhandenes Kommunikationssystem. Welche automatisierten körpersprachlichen Parameter bedingen unser Handeln bereits vor der Geburt? Welchen Einfluss haben die Gehirnentwicklung, die Reflexmuster und die frühe

Sinneswahrnehmung auf frühe nonverbale Kodierungen und auf die spätere Lebensbewältigung? Spielt sich die Entwicklung der Körpersprache im Gehirn oder in Beziehungen ab?

Im dritten Teil (Kap. 6 bis Kap. 10) werden spezielle Verwendungsregeln für körpersprachliches Handeln in der Psychotherapie beschrieben. Wie kann Körpersprache gelesen werden, um sie gezielt in die psychotherapeutische Arbeit zu integrieren? Inwiefern tragen bewegungsanalytische Modelle, die ursprünglich aus einem Notationssystem des künstlerischen Tanzes hervorgingen, zu einer Erweiterung von Diagnostik und Interventionsentwicklung in der Psychotherapie bei? Fallvignetten illustrieren, wie Praxis und Theorie einer Grammatik der Körpersprache verbunden werden können. Ein besonderes Kapitel (Kap. 9) widmen wir der Bedeutung von Ritualen, die im westlich-kulturellen Lebensraum einem Bedeutungswandel unterliegen. Der Einbezug meditativer Tänze in die Psychotherapie wird als eine Chance betrachtet, die ursprüngliche, menschliche Symbolsprache Kulturen-übergreifend neu zu beleben.

Die verinnerlichten Regeln, die die Körpersprache eines Menschen auf eine bestimmte Art und Weise ordnen und inneres Erleben im therapeutischen Handlungsdialog aktivieren, sind für psychotherapeutische Kontexte vielleicht die interessantesten Regeln, denn sie gehen über allgemeine biologische und theoretische Aspekte hinaus. Um sie zu erfassen, muss Körpersprache als ein eigenständiges Kommunikationssystem leiblich verstanden werden, das gleichzeitig mit der verbalen Kommunikation unauflösbar verbunden ist. Denn Körpersprache ereignet sich in lebendigen Interaktionen.

Das Verständnis für die Bedeutung der Körpersprache ist an komplexe Analyse- und Interpretationsvoraussetzungen geknüpft sowie an ein eigenes positives Umgehen des Therapeuten mit dem eigenen Körper. In einem methodisch aufbereiteten Anhang werden für die psychotherapeutische Praxis erprobte Übungen zusammengestellt, die Psychotherapeuten, aber auch Pädagogen oder Coachs, als Anregung für Interventionen dienen, die sie auf der Basis ihrer eigenen begründenden Theorie einsetzen können. Der Anhang enthält außerdem Übersichtsblätter sowie Anleitungen zur Durchführung einer vereinfachten Bewegungsanalyse und eine Musikliste zu den meditativen Tänzen.

I Die Körpersprache als Kommunikationssystem

2 Zum Bedeutungswandel des Begriffs Körpersprache

2.1 Historischer Abriss der Bedeutung von Bewegung

Zunächst soll umrissen werden, wie gesellschaftlicher Wandel über die Jahrhunderte hinweg die Bedeutung der Körpersprache verändert hat. Körpersprache ist das erste Kommunikationssystem und dient der zwischenmenschlichen Verständigung durch Bewegungen, die Bedeutungen transportieren. Die Bedeutung von Körper und Bewegung hat sich jedoch in der Vergangenheit immer wieder stark verändert.

Bewegung ist, biologisch betrachtet, eine passive oder aktive Orts- oder Lageveränderung eines Organismus oder von Teilen eines Organismus. Die passive Bewegung erfolgt dabei durch Einflüsse von außen, die aktive Bewegung durch Energieaufwendung des Organismus. Die Fähigkeit zur Bewegung unterscheidet in der Natur Belebtes und Unbelebtes voneinander.

Unter **Bedeutung** versteht man, linguistisch oder philosophisch betrachtet, das, was ein Zeichen ausdrückt oder ausdrücken soll. Sprachforscher untersuchen z. B. die Beziehung zwischen einem Wort mit einer bestimmten Anzahl von Buchstaben, einem speziellen Gegenstand und der dazugehörigen psychologischen Erlebniswelt (Umfang, Größe, Bewertung usw.).

Wir werden unweigerlich beim Entwurf einer Grammatik der Körpersprache mit dem **Zusammenhang von Bewegung und Bedeutung** konfrontiert und stoßen dabei auf eine uralte menschliche Sehnsucht, nämlich auf die Sehnsucht nach einer Einheit von Geist und Körper, von Denken, Fühlen und Handeln:

»*Sit mens sana in sano corpore.*«

Ein gesunder Geist möge in einem gesunden Körper stecken. Dieser Spruch Juvenals[1] wird bis heute – nicht nur in der Sportgeschichte – ohne das wichtige Wörtchen *sit* zitiert und damit als Beweis für die Existenz einer angeblich in der Antike bestehenden Einheit zwischen Leib und Seele missverstanden und fehlgedeutet. Juvenal hoffte lediglich, die Götter mögen den Menschen Gesundheit an Leib und Seele als wichtigstes Gut verleihen – wenn es den Göttern wohlgefällig ist!

Die Ursache für die Fehldeutung des antiken Ausspruches, der ein Wunsch und keine Feststellung ist, liegt wie gesagt in der Unterschlagung des Konjunktivs *sit*. Der Wunsch wurde aus der Rückschau auf eine verklärte Antike für eine Tatsache gehalten, so, als ob in alten Zeiten eine Einheit zwischen Sprache und Körper bestanden hätte, als ob Mentales und Körperliches im Einklang gewesen wären.

Die Bewegungen des Körpers in ihrer Gesamtheit und die Gesamtheit der sprachlichen Produktion stimmen aber nicht im Verhältnis 1:1 überein. Es ist einige Anstrengung erforderlich, von der gesprochenen Sprache auf die Ebene der Körpersprache zu gelangen und umgekehrt.

---

1 Ein Teil des Gedankengangs sowie alle Zitate stammen aus Gerdes (1997), der keine weiteren Quellen angibt.

Die Bedeutung der gesprochenen Sprache und die Bedeutung der Körpersprache sind häufig verschieden: Hatte Descartes also doch recht, als er von einer grundsätzlichen Trennung von Körper und Geist ausging?

Seit der Antike tobt ein ständiger Kampf um eine Balance zwischen dem Geist, dem vermeintlich einzigen *Bedeutungsgenerator*, und dem Körper, dem vermeintlich *nur funktionierenden Bewegungsapparat*. Längst rivalisierten im Griechenland jener Tage, als Juvenal seinen bedeutungsschwangeren Satz formulierte, die Stoiker, die die Priorität des Geistes anstrebten, mit den Epikureern, die sich dem Genuss und den Freuden des Körpers hingaben. Seneca sagte später als geistig gebildeter Römer über die Gladiatorenkämpfer in den Arenen: »Wie geistig schwach sind doch die, deren Arme und Schultern wir bewundern.«

Von dieser Zweiteilung zwischen Geist und Körper war es nur ein kleiner Schritt zur zwiespältigen Sicht des Körpers und der Körpersprache im Mittelalter: »Kluge Männer sollen geregelte Gebärden haben und ihre Gliedmaßen in der Gewalt, damit niemand an ihnen ungezügelte Leidenschaftlichkeit vermuten kann.«

So heißt es in einer Manierenschrift für junge Adlige. Das einfache Volk dagegen explodierte im Bewegungsrausch: »Sie tanzten Hand in Hand in wilder Raserei, ihrer Sinne anscheinend nicht mächtig, ohne Scheu vor den Umstehenden, bis sie erschöpft niederfielen.«

Den körperlichen Verfall einer ganzen Klasse hat viel später beispielsweise Heinrich Zille festgehalten, und dem legendären Turnvater Jahn bedeutete die sportliche Körperertüchtigung alles: »Aus dem Dunst der Proletarierviertel ins Licht eines neuen freien, gesunden Geschlechts« wollte er die Arbeiterklasse führen. Für kurze historische Momente erstanden immer wieder einmal politisch wenig bedeutsame Versuche, durch positive Einflussnahme auf die Bewegungsfreiheit der Menschen soziale Ungerechtigkeiten zu beseitigen.

Für die Ausdruckstänzerin Isadora Duncan wurde Anfang des 20. Jahrhunderts sogar der »Tanz zum Mittel der totalen Befreiung des Menschen«. Ob die freie Bewegung die Freiheit des Menschen (aus seiner selbst oder nicht selbst verschuldeten Unmündigkeit) bewirken kann, mag dahingestellt bleiben.

Merke
Die Macht der Körpersprache hat, soweit sich dies historisch eruieren lässt, bisher noch niemals gesellschaftliche Veränderungen bewirkt, die Macht der Sprache hingegen sehr wohl.

Die ursprüngliche Bedeutung eines im klassisch antiken Sinne edlen Körpers, dessen Bewegungspotenzial es für den körperlichen Zweikampf auszuschöpfen galt, wurde z. B. durch die bekannten demagogischen Worte Hitlers bis zur Unkenntlichkeit umgedeutet: »Flink wie Windhunde, zäh wie Leder, hart wie Kruppstahl … Eine gewalttätige, herrische unerschrockene, grausame Jugend will ich.« Der kerngesunde Körper in einem wie auch immer gedemütigten Geist wird im Faschismus idealisiert, der freie Geist sowie der sich ausdrückende und frei tanzende Körper und mit ihm die Sprache der Intellektuellen auf dem Schuttplatz der deutschen Nation verbrannt. Dann folgten Krieg und Tod, die gleichbedeutend waren mit Bewegungsstarre und Bedeutungswahnsinn.

Der Wiederaufschwung nach dem Zweiten Weltkrieg ging mit gesteigerter Nahrungsaufnahme und wachsendem Konsum einher. Der Körper als aufnehmender Behälter bewegte sich dabei eher wenig. Mit Oswald Kolle kam dann in den 60er-Jahren des 20. Jahrhunderts der Unterleib in Bewegung und die sexuelle Befreiung der Frau in die Medien. Körpersprachlich brisant wurden Miniröcke, lange Haare und gesellschaftlich brisant die allmähliche Auflösung der Nachkriegsordnung.

Ab den 70er-Jahren des 20. Jahrhunderts brachten Trimm-dich-Pfade und Aerobic Schwung in den Alltag und Bedeutung in das Leben vieler Menschen. Neue Extremsportarten vermittelten Grenzerfahrungen: Man betreibt seit dem letzten Drittel des 20. Jahrhunderts Canyoning oder Bungee-Jumping – vielleicht, um dem anstrengenden Überleben überhaupt noch eine Bedeutung abgewinnen zu können? Die Körpersprache der seit etwa 40 Jahren immer zahlreicher werdenden anorektischen Jugendlichen deutet jedenfalls auf einen Rückzug hin, der vielleicht auch mit falschen gesellschaftlichen Entwicklungen in den Industrienationen zu tun hat. In gleicher Weise zeigt die reduzierte Bewegungsfreude vieler fettleibiger Menschen in Europa und in den USA, dass die Körpersprache (als System von Bewegungen mit Bedeutungen) offensichtlich auch mit historischen Kontexten, Schichtzugehörigkeiten und Geschlechterrollen zu tun hat. Eine veränderte Wertevorstellung bezüglich des »Körperbewusstseins« zeigt sich auch in einem massiven Anstieg von Schönheitsoperationen in der westlichen Welt. Ein neues Thema im öffentlichen Bewusstsein ist die Bedeutung der Körpersprache, z. B. durch das Tragen von Schleier oder Kopftüchern bei Frauen mit Migrationshintergrund.

Merke
Es gibt keine eindeutigen körpersprachlichen Bedeutungen, sondern nur gesellschaftliche Kontexte, in denen Bewegung oder Bewegungslosigkeit, Körperschmuck, Bodybuilding oder Magerkeit eine bestimmte Bedeutung zugewiesen bekommen.

2.2 Die Bedeutung der Körpersprache in der Psychotherapie

Auch in der Psychotherapie wird schon lange über die Bedeutung der Körpersprache diskutiert. Früher herrschten Feindseligkeit und Misstrauen gegenüber Körper und Bewegung vor; inzwischen bestehen vielfältige Möglichkeiten, die Körpersprache für Diagnostik und Intervention zu verwenden. Die Auseinandersetzung mit Psychotherapie und Körpersprache fand in Deutschland besonders stark zur Zeit der Rezeption der humanistischen Bewegung statt, die in den USA ab Mitte des letzten Jahrhunderts als sogenannte *dritte Kraft* neben Psychoanalyse und Verhaltenstherapie entstanden war: Die Generation der Achtundsechziger reiste in den (wilden) Westen und versuchte, sich von den engen Normen der Nachkriegszeit und der Aufbau- und Wirtschaftswunderideologie in Deutschland zu befreien: Abschütteln der engen deutschen Zivilisation der 1950er- und 1960er-Jahre bedeutete auch, neue bewegte – und das bedeutete emotional bewegende – Gemeinschaften aufzusuchen. Esalen in Big Sur, Kalifornien, gilt als eine Wiege dieser Bewegung.

1982 haben Kamper & Wulf die Diskussion über diese »Wiederkehr des Körpers«, die auch heute noch die Profession beschäftigt, in Deutschland neu entfacht. Sie dauert seit dem Siegeszug der Hirnforschung an und hat eine Flut von Diskussionsbeiträgen über die Integration des Körpers in die Psychotherapie hervorgebracht. Dabei wird Körpersprache niemals einheitlich verstanden und definiert: Die meisten Vertreter körperpsychotherapeutischer Methoden und beinahe jeder Trainer, der eine körpertherapeutische Technik vertritt, haben eigene Vorstellungen darüber, was Bewegung bedeutet und wozu Körpersprache genutzt werden kann. Das Spektrum reicht von rein funktional ausgerichteter physiotherapeutischer oder ergotherapeutischer Arbeit bis hin zu tanz-, bewegungs- und körperpsychotherapeutischen Ansätzen, die sich unterschiedlichen psychologischen Paradigmen verpflichtet fühlen. Im Folgenden werden **wichtige Grundströmungen**, die die Körpersprache psychotherapeutisch mehr oder weniger explizit nutzen, referiert.

2.2.1 Von der Vegetotherapie zur bioenergetischen Analyse

In den 1920er-Jahren begann Wilhelm Reich den »Charakterwiderstand« zu analysieren. Darunter verstand er bestimmte Abwehrmuster von unangenehmen Affekten, von denen er annahm, dass sie tief in der Persönlichkeit verwurzelt waren. Der Charakterpanzerung entspreche die Muskelpanzerung, weil die Affektabwehr mit einer dauerhaften Muskelanspannung verbunden sei. Daraus zog Reich die Konsequenz, diese Muskelpanzerung durch Massagen und aktive Übungen unmittelbar zu lösen. Dazu gehörte seiner Ansicht nach besonders die Befreiung der Sexualität von konventionellen Zwängen. Seine gedanklichen Ansätze wurden von seinem Schüler Alexander Lowen (1999b) zur Bioenergetik weiterentwickelt. Diese hat wiederum moderne Entwicklungen hinter sich. In den neoreichianischen Verfahren geht es um ein erweitertes Energiekonzept, das die therapeutische Beziehungsebene mitberücksichtigt. Körpersprachlicher Ausdruck wurde in der Tradition der ursprünglichen bioenergetischen Schule auf sieben verschiedene körperliche Segmente verteilt, denen jeweils eine bestimmte Bedeutung zugeschrieben wird, die mit bestimmten anatomischen Gegebenheiten korrespondieren.[2]

2 Wir danken dem Kollegen Konrad Oelmann, der die Zusammenfassung der Reich'schen Segmente anlässlich der Psychotherapietage NRW 2008 referierte.

Der okuläre Panzerring (Augensegment) wird durch die spezifische Art des Augenkontakts und durch die Haltung des Kopfes charakterisiert. Die kurzen hinteren Nackenmuskeln gehören zu diesem Augensegment. Wenn sie verspannt sind, kann dies den Eindruck von Unnahbarkeit erwecken, oder ein zustimmendes Nicken kann als positive Verstärkung gedeutet werden, z. B. in der Art und Weise der Vortragsgestaltung fortzufahren. Die Augen signalisieren minimale Formen des Einverständnisses, der Bindung und der Bestätigung, die in Millisekunden aufgenommen und ausgewertet werden.

Der orale Panzerring (Mundsegment) umfasst die Mundregion. Er wurde in der psychoanalytischen Entwicklungstheorie bedeutsam: In der »oralen Phase« wird betont die positive Besetzung dieser Region in den Vordergrund des Interesses gerückt. Die Freud'sche, ursprünglich auf einzelne Körperregionen reduzierte Bedeutung der Körpersprache ist ein Stein des Anstoßes für viele spätere Kritiker Freuds geworden, da mehr als drei Zonen (Mund, After und Genitalbereich) des Körpers psychotherapeutisch bedeutsam sein dürften.

Der collare Panzerring (Halssegment) umfasst u. a. die Stimme als Ausdrucksmedium. Der Kehlkopf und die Stimmbänder spielen hier eine herausragende Rolle, ebenso der Ausstoß der Atemluft. Ein eingeschnürter Hals oder ein Kloßgefühl im Halsbereich können auf Ängste oder unbewussten Stress hinweisen.

Der thorakale Panzerring (Brustsegment) umfasst den gesamten Brustkorb und die Arme und Hände. Hier kommen unterschiedliche Formen emotionaler Bewegtheit über die Art der Atmung (flach oder tief) zum Ausdruck, aber auch die Art und Weise, wie »auf die Welt zugegriffen« wird. Bei allen Expansionsbewegungen spielen diese Segmente zusammen und bilden den emotionalen Gesamtausdruck: Augenkontakt, Stimmmodulation und Armbewegungen zusammen zeigen, ob ein Kontaktangebot ganzheitlich und offen oder teilweise blockiert ist.

Der diaphragmale Panzerring (Zwerchfell) bewirkt zu 70 % die menschliche Ruheatmung. Bei Traumapatienten oder während starker Panik erstarrt zuweilen das Zwerchfell. Wilhelm Reich wandte dem Zwerchfell seine besondere Aufmerksamkeit zu, denn als Hauptatemmuskel spielt das Zwerchfell eine besondere Rolle für das Selbsterleben eines Menschen: Bei Anstrengungen, Müdigkeit, Schmerzen und Angst verändert sich die Atmung, in der erotischen Lust und im Orgasmus lösen sich laut Reich zentrale Atmungsblockaden auf.

Der abdominale Panzerring (Bauchsegment) ist für Verspannungen des Bauchraumes und der hinteren unteren Rückenmuskulatur verantwortlich, die mit bloßem Auge oft nicht sichtbar sind. Das »Bauchgefühl« hängt nicht unwesentlich von einer entspannten unteren Rumpfmuskulatur ab. Bauchschmerzen sind häufig das psychische Äquivalent für Angst und ein diffuses Unwohlsein in sozialen Situationen. Eine tiefe Bauchatmung hat oft eine befreiende Wirkung.

Der pelvikale Panzerring (Beckensegment) umfasst alle inliegenden Organe inklusive Geschlechtsorgane und Beine. Alexander Lowen hat als erster Körperpsychotherapeut auf die grundlegende Bedeutung des festen und gleichzeitig entspannten Standes »des *Grounding*« hingewiesen. Der gute Kontakt zum Boden ist damit gemeint, die Balancefähigkeit auf der Erde zu stehen und nicht bei jeder Kleinigkeit umzufallen bzw. das Gleichgewicht zu verlieren. Der Stand wird mit der Fähigkeit zur Selbst-Entfaltung assoziiert: Das ausschließliche Liegen, das als Setting der Psychoanalyse eingeführt worden war, wird in der bioenergetischen Analyse als Mittel der Regressionsförderung abgelehnt, weil besonders strukturell gestörte Patienten im Liegen häufig Überflutungserlebnisse aufweisen.

Die Körpersprache bleibt in dieser Methode an ein biologisch-physikalisches Energiekonzept gebunden: Ein »Charakterwiderstand« zeigt sich demzufolge in einem »Körperwiderstand«, einem körpersprachlichen Muster also, das in einem Körperbereich fixiert ist. Dahinter verbirgt sich, so die Hypothese, die Abwehr von Affekten, die es zu befreien gilt. Energieabfuhr durch Auflösung körperlicher Blockaden ist in diesem Konzept an bestimmte Übungen gebunden, die der Psychotherapeut so lange anleitet, bis es – durch körperliche Stresspositionen ausgelöst – zu einer kathartischen Abfuhr und zur Lösung der Panzerringe kommt. Neuere Ansätze formulieren ein erweitertes Energiekonzept (Geuter & Schrauth 2001). **Emotion und Emotionsabwehr** werden als Körperprozess konzipiert, der differenzierte Möglichkeiten für prozessorientierte Interventionsstrategien in der Körperpsychotherapie mit dem Ziel der Affektregulation eröffnet.

Auf der Ebene der Körpersprache wird im Reichianischen Ansatz ursprünglich zielgerichtet und aus der Position eines Körper-Analytikers interveniert, der die gezeigte Körpersprache eines Patienten (zu dessen Befreiung) verändern will. Es handelt sich dabei um ein hierarchisches Kommunikationsmodell eines Schülers in Sachen *Körpersprache* (der Patient) und eines Meisters in Sachen *Veränderung der Körpersprache* (der Therapeut).

2.2.2 Veränderte Wahrnehmung des Körpers nach dem Zweiten Weltkrieg

In der Mitte des 20. Jahrhunderts entwickelten sich in Europa und in den USA Bewegungen, die einen anderen Blick auf die Körpersprache richteten.

Gestalttherapie

Der Begründer der Gestalttherapie, Fritz Perls, ging als einer der ersten von der Annahme aus, dass sich aus spezifischen Bewegungsprozessen die psychische Eigenart eines Menschen erschließen lasse. Ein zentraler Faktor ist seitdem der Begriff der *Awareness*, der achtsame Wahrnehmung und bewusstes Erspüren des Körpers in all seinen Bereichen umfasst. Die Persönlichkeit eines Menschen wird als eine ganzheitliche Gestalt aufgefasst und ihre Bedürfnisse werden als Figuren vor diesem Hintergrund gesehen. Für besonders wichtig wird in dieser Schule die Wahrnehmung von *Kongruenz oder Inkongruenz zwischen Außen und Innen* gehalten, d.h. zwischen Gefühlen, die sich im nonverbalen Ausdruck zeigen und verbaler Kommunikation.

Gymnastikbewegung und Konzentrative Bewegungstherapie

Auch in der Tradition der deutschen **Gymnastikbewegung** entwickelt sich mit Elsa Gindler eine Strömung, die die Körperwahrnehmung in den Mittelpunkt des Interesses rückt. Gindler ließ ihre Schülerinnen selbst nach körperlichen Ausdrucksmöglichkeiten suchen. Insofern ging es nicht nur um funktionale Körperbewegung, sondern um *erspürende Körperwahrnehmungen*. Aus dieser Wurzel entwickelte sich die **Konzentrative Bewegungstherapie (KBT)**, die mit strukturierten Übungen zur Wahrnehmung einzelner Körperbereiche beginnt, welche sich dann auf den ganzen Körper ausdehnen. Die KBT wird vor allem in Gruppen angewandt, in denen die Beziehungen der Gruppenmitglieder untereinander ebenfalls eine besondere Rolle spielen. Im psychoanalytischen Verständnis werden Übertragungsmomente für die Therapie genutzt. Indikationsschwerpunkte der KBT liegen in der Behandlung psychosomatischer Patienten, deren Körpersprache im Symptom als Äquivalent für unbewusste Konflikte gedeutet wird (Schmidt & Schaible 2006).

Auf der Ebene der Körpersprache wird Bewegung in ihrer individuellen Eigenart erforscht. Findet sich in den durch die amerikanische Awareness-Bewegung begründeten Ansätzen eher eine erlebnisorientierte Ausprägung, in der die nonverbalen Ausdrucksmöglichkeiten vom Patienten vor allem anderen selbst *erspürt* werden sollen (Integrative Therapie, Gestalttherapie), so stellt die deutsche KBT eine der *strukturierteren* Methoden dar, in der die Körperwahrnehmung des Patienten auf bestimmte Körperteile und die Innenräume des Körpers durch den Therapeuten gelenkt wird. Im Anschluss daran wird in beiden Richtungen mit verbalen Mitteln Körpersprachliches aufgearbeitet und in einen biografischen Zusammenhang eingeordnet.

2.2.3 Funktionelle Entspannung: die Einführung des rhythmischen Prinzips

Das Verfahren der Funktionellen Entspannung (FE) ist erwähnenswert, weil es sich aus der Einzeltherapie mit somatisch erkrankten Patienten heraus entwickelte. Marianne Fuchs wollte intensiv auf Störungen in der vegetativen Regulation einwirken. Ähnlich wie bei der KBT und anderen Entspannungsverfahren, z.B. beim Autogenen Training, spielt die Atmung in Verbindung mit der Muskelkoordination eine wichtige Rolle (von Steinaecker 2000). Anders als bei der Bioenergetischen Analyse gibt dabei der individuelle Atemrhythmus die Therapieintensität vor. Die Einatmung wird mit Aufwärtsbewegungen assoziiert, die Ausatmung mit dem Abgeben von Lasten. Die angestrebte Grundhaltung ist die des »Über-Lassens« mit der Vorstellung, *»es atmet mich«*. Verbalisierungen von begleitenden Empfindungen sollen dazu verhelfen, Verbindungen zur Haltung und zum Verhalten herzustellen. Die durch eine sehr vorsichtige Körperarbeit induzierten inneren Vorgänge werden im anschließenden Therapiegespräch vertieft. FE-Therapeuten arbeiten zumeist in klinischen Teams und vornehmlich in internistischen oder psychosomatischen Zusammenhängen (von Uexküll et al. 1997).

Zusammen mit der Atmung kommen auf der Ebene der Körpersprache (neben der Wahrnehmung der Körperbewegungen) auch das rhythmische Prinzip sowie die Achtsamkeit für die Muskelkoordination und den Bewegungsfluss steuernde vegetative Regulationen zum Zuge. Die Bedeutung der Körpersprache des Sichüberlassens steht in diametralem Gegensatz zu derjenigen Körpersprache, deren Fixierungen (z. B. bei Reich und Nachfolgern) durchbrochen werden sollen.

2.2.4 Psychoanalytisch orientierte Körperpsychotherapie

Auf der Basis verschiedener theoretischer Konzepte in der Nachfolge Freuds entwickelten sich Spielarten verschiedener Körperpsychotherapiemethoden.

Direkter Körperkontakt

Sandor Ferenczi vertrat schon Ende der 20er-Jahre des vergangenen Jahrhunderts die Auffassung – und begab sich damit in einen Widerstreit mit seinem Lehrer Freud –, dass es sinnvoll und wirksam sein kann, Patienten im direkten Körperkontakt Halt und Struktur anzubieten. Das schließt ein, mütterlich getönte körperliche Zuwendung (z. B. eine Umarmung) zur emotionalen Stabilisierung einzusetzen. Die Bedeutung der Körpersprache in der Übertragung wird so in ersten Ansätzen begründet.

Kindliches Spiel

Psychoanalytiker wie Michael Balint (2018) und Donald Winnicott (2018) entwickelten diesen Ansatz weiter, ohne dabei explizit auf die Bedeutung der Körpersprache einzugehen. Balint hob z. B. in verschiedenen Fallbeispielen die Bedeutung der Körpersprache hervor, so bei einer Patientin, die in der laufenden Therapie zum Erstaunen ihres Psychoanalytikers einen Purzelbaum schlug. Winnicott formulierte die Bedeutung des kindlichen Spiels, das immer Bewegung und körpersprachlichen Ausdruck umfasst, da sich dem Kind die Welt zunächst über Handlungen erschließt. Vieles spricht heute dafür, dass frühe Affekte in ihrer ursprünglichen Dynamik wiederbelebt werden können, wenn die therapeutische Beziehung auch körpersprachlich erfahrbar wird. Der Einbezug von Bewegungen, und damit die Achtsamkeit für körpersprachliche Handlungsdialoge, bedeutet einen erweiterten Dialog in der Übertragungs-Gegenübertragungs-Beziehung, denn es geht um eine intersubjektive Sinnfindung auch im nonverbalen Kommunikationsbereich.

Säuglingsforschung

Besonders Methoden der neueren Säuglingsforschung rückten den Körper und die nonverbale Kommunikation immer weiter in den Mittelpunkt des analytisch/psychodynamischen Interesses (Downing 2003). Eine Entwicklungslinie der analytischen Psychotherapie stellt die analytische Körperpsychotherapie dar, die auf der Basis der Psychoanalyse die Begrenzung des Standardverfahrens (Therapie im Liegen) thematisiert und analytische Konzeptbildungen besonders um Dimensionen der präverbalen Körpererinnerung erweitert (Geißler 2001, 2009; Heisterkamp 2002; Hirsch 1998; Moser 1989; Rapp 1999).

2.2.5 Theoretische Ansätze der Tanz- und Ausdruckstherapie

Kreativität und strukturierte Bewegungsanalyse werden unter einer erweiterten psychodynamischen Perspektive integriert.

Tanztherapie ist ursprünglich eine erlebnisorientierte, künstlerische Körpertherapiemethode, die sich auf der Grundlage des (Anfang des 20. Jahrhunderts in Deutschland entstandenen) Modernen Ausdruckstanzes in verschiedenen Ausprägungen in den 60er- und 70er-Jahren des vergangenen Jahrhunderts in den USA entwickelte. Die meisten Ausdruckstänzerinnen hatten vor dem Zweiten Weltkrieg unter dem Druck des nationalsozialistischen Terrors aus Deutschland in die USA flüchten müssen, wo sie neue Arbeitsfelder in für sozial-integrative Angebote offenen psychiatrischen Kliniken fanden.

Doch erst die zweite Generation der amerikanischen Tanztherapeutinnen begann, theoretische Leitlinien auf der Basis verschiedener psychologischer Paradigmen und der vielfältigen körperlichen Ausdrucksmöglichkeiten durch Körperbewegungen zu entwickeln. Dabei entstanden auf der einen Seite der »Westküstenansatz«, der sich besonders der Humanistischen Bewegung und/oder der Position der Analytischen Psychologie C. G. Jungs zugehörig fühlte, und auf der anderen der »Ostküstenansatz«, der stärker an psychodynamischen Theoriemodellen in der Tradition von Freud, Adler, Fromm-Reichmann und Sullivan orientiert war (Trautmann-Voigt 2006c).

Besonders auf der Basis der ersten tanztherapeutischen Bücher von Schoop & Mitchell (1981), Siegel (1997) sowie Espenak (1985) entstanden erste tanztherapeutische Theoriemodelle, die die »authentische Wahrnehmung«, »leibliche Empathie« und »Achtsamkeit« für den Körper und seine nonverbalen Kommunikationsprozesse im »Hier und Jetzt« mit psychologischen Metatheorien sowie Entwicklungs-, Lern- und Persönlichkeitstheorien verbanden. Dadurch fand der gestisch-mimische und ganzkörperliche Bewegungsausdruck, wie ihn die frühen Ausdruckstänzerinnen kultiviert hatten, noch mehr Beachtung in den Behandlungsplänen psychiatrischer Kliniken, aber auch in freien Selbsterfahrungsgruppen von Menschen, die sich zunehmend mehr in ihrer Individualität und Persönlichkeitsentfaltung erleben und verändern wollten.

In den Sechzigerjahren des 20. Jahrhunderts konstituierte sich in den USA eine wissenschaftliche Ausbildung in Tanztherapie in Form von universitären Ausbildungsgängen mit der Voraussetzung, dass Studentinnen auch Tänzerinnen sein mussten. Seit 1966 konnte die American Dance Therapy Association (ADTA) ethische Richtlinien und festgelegte Ausbildungsstandards etablieren. Ende der 70er-Jahre existierten bereits acht verschiedene, theoretisch teils sehr unterschiedliche tanztherapeutische Modelle, die sich auf einen gemeinsamen Nenner verständigen konnten: Tanztherapie wurde als »therapeutische Nutzung von Bewegung im Sinne eines Prozesses, durch den die emotionale und körperliche Integration gefördert wird« definiert (ADTA 1972). Der Ausgangspunkt hierfür war eine im weitesten Sinne psychosomatische Theoriebildung: dass nämlich sichtbare Bewegung ebenso wie gesprochene Sprache die zwischenmenschliche Kommunikation mit ihren Appellen und Wirkungen steuert. Grundlage aller therapeutischen Interventionen war **Tanz** als ein Zusammenspiel von Körpererleben, Wahrnehmung, Ausdruck und sensorischen Empfindungen in einem bewegten Wechselspiel von Ausdrucksgesten, Schritten, Gebärden und Haltungen. Im therapeutischen Fokus standen der vom Patienten zu den Bewegungen nonverbal assoziierte Selbstausdruck sowie der Versuch, Emotionen bzw. Beziehungsszenen, Konfliktthemen und/

oder neue Handlungsmöglichkeiten körpersprachlich zu artikulieren und nonverbal neu zu gestalten. Weniger ging es um die Reproduktion tänzerischer Stile oder um das Einüben tänzerischer Haltungen. Allerdings konzipierten Tanztherapeutinnen damals schon die Idee,

- Übungen,
- Experimente im Sinne von Bewegungsimprovisationen und
- Gestaltungen von Bewegungsthemen

voneinander zu unterscheiden und die Körpersprache gezielt übungs-, erlebnis- oder konfliktorientiert sowohl im Einzelsetting als auch in Gruppen einzusetzen.

Ende der 70er-, Anfang der 80er-Jahre des vergangenen Jahrhunderts kehrte dieser Ansatz nach Europa zurück und verband sich mit hier entwickelten gestalttherapeutischen, integrativen und anderen kreativen Ansätzen (Halprin 1987; Reichelt 1993; Willke et al. 2014). Es entstanden eine tanz- und ausdruckstherapeutische Ausbildungslandschaft, berufsständische Vertretungen dieser Methode und eine praxisorientierte Fachzeitschrift, die »Zeitschrift für Tanztherapie« (hrsg. von Trautmann-Voigt seit 1994 bis dato). Seit 1995 wird u.a. auf den »Bonner Symposien zur angewandten Körperpsychotherapie« über den Einsatz der Körpersprache in der Psychotherapie diskutiert (Trautmann-Voigt & Voigt 1996, 1997, 1998a, 1999, 2002a, 2007c, 2009).

Die Tanz- und Ausdruckstherapie hat einige der elaboriertesten Ansätze für eine Verwendung der Körpersprache in der Psychotherapie hervorgebracht. Dies leuchtet ein, denn die Tanztheorie verfügt im Besonderen über ausgefeilte Möglichkeiten, den Körper und seine Bewegungen exakt zu beschreiben, Verbindungen zu Rhythmus und Musik sowie zu Anatomie und Biomechanik herzustellen und Choreografien auch schriftlich zu fixieren. Daher kommen aus der Tanztherapie handhabbare Modelle zur Bewegungsanalyse, die in keiner anderen Körpertherapiemethode bisher formuliert werden konnten, ganz einfach, weil keine Methode so ausschließlich körperbezogen konzipiert war und ist wie die Tanz- und Ausdruckstherapie: Der Tanz ist schließlich die Kunstform, die vorrangig den Körper nutzt, so wie die Bildende Kunst Farbe oder Material und die Musik Töne und Rhythmen verwenden.

Bereits 1984 konzipierte Elaine Siegel ihr Motilitätskonzept: Bewegung wird als Indikator für die Entwicklungsstufe, auf der sich ein Mensch befindet, verstanden. Bewegung bringt innere Konflikte bzw. Strukturdefizite zum Ausdruck. Bewegungen tragen Spuren sämtlicher Reaktionen eines Menschen auf seine Lebenserfahrung aus der Vergangenheit in die Gegenwart (Siegel 1997).

Besondere Beachtung erlangten das tanztherapeutische Motilitätskonzept (Siegel et al. 1999), die Konzeption des Körperbildes (Überblick: Röhricht 2009) und die Methodik des themenzentrierten Spielens mit dem Körper im Kontakt (Siegel 2002) sowie besondere bewegungsanalytische Modelle (Lausberg 2009), die auch Gegenstand dieses Buches sind (s. Kap. 6, S. 157 ff.). Einige wissenschaftliche Arbeiten finden sich im Kontext der Embodiment-Diskussion (Koch 2006).

Die verschiedenen Ansätze der analytisch bzw. psychodynamisch fundierten Körperpsychotherapieverfahren erweiterten die traditionelle Psychoanalyse um Konzepte der Ausdrucksbewegung, des Körper-Selbst und des Körperbildes. Besonders die Analytische Tanz- und Bewegungstherapie nach Elaine Siegel, die den Rhythmus, die Musik, die Atmung und das assoziative Bewegungserleben mit biografischer Reflexion verbindet, integriert viele Ideen aus den hier genannten vier grundlegenden Ansätzen und bietet ein reiches Repertoire an körpersprachlichen Interventionen auf der Basis einer strukturierten Bewegungsanalyse (s. Anhang A3, S. 312 ff.).

2.2.6 Verhaltenstherapeutische Entwicklungen

Ab den 2000er-Jahren finden sich Veröffentlichungen, die eine (neue) Wiederentdeckung des Körpers vornehmen (z. B. Heidenreich et al. 2007; Klinkenberg 2007; Sulz et al. 2005), nun aber aus einer eher verhaltenstherapeutischen Perspektive. Dabei wird darauf abgehoben, dass die Verhaltenstherapie per se eine körperorientierte Methode sei, da sie z. B. Lernen und Verhalten verknüpfe und schon Piaget diese Verknüpfung als genuin körperliche Verbindung konzipiert habe (Langlotz-Weis 2006). Auch in den verhaltenstherapeutisch begründeten Veröffentlichungen werden ursprüngliche körpertherapeutische Ansätze (s. Abschn. 2.2.1, S. 14 f.) zitiert und auf das eigene begründende Paradigma bezogen, so Gindler, Feldenkrais, Jakobson und Ansätze aus der deutschen Gymnastikbewegung, sogar tiefenpsychologische Konzepte wie Downings Körperabwehrkonzept (Downing 1996) werden ausdrücklich gewürdigt. Verwiesen wird auf aktuelle neuropsychologische Modelle (Remmel & Richarz 2006) und auf den Schema-Ansatz von Young et al. (2008), in denen allerdings, wie in den meisten sich integrativ verstehenden Ansätzen, die körperliche Ebene zwar benannt, aber nicht ausgestaltet wird. So wird auch bei Grawe (2004, S. 192) zwar das Bindungsschema als das wichtigste motivationale Schema identifiziert, jedoch fehlt die Ausarbeitung der in ihr de facto enthaltenen körpersprachlichen Kommunikation. Die Entwicklung der Verhaltenstherapie in eine den Körper integrierende Richtung verweist darauf, dass kein psychologisches Verfahren einen Alleinanspruch auf den Einbezug des Körpers in die Psychotherapie erheben kann (Grawe 2005).

2.2.7 Achtsamkeitsbasierte Psychotherapie – ein Novum?

Warum wird die Achtsamkeit auf einmal wieder so modern? Sie gehört zur sogenannten dritten Welle in der Verhaltenstherapie. »Manchmal liegt ein Thema in der Luft und ist dann einfach ›dran‹. Achtsamkeit ist ein solches Thema.« Mit diesen Worten beginnt ein Buch zu eben diesem Thema (Anderssen-Reuster 2007, S. VII). Achtsamkeit ist eine Haltung, und diese Haltung scheint ein Gegenentwurf zur Hektik des Informationszeitalters zu sein. Levine (2011) formulierte es einmal so: »Für den gegenwärtigen Moment aufmerksam zu sein, bedeutet, dass wir wissen, was geschieht, während es geschieht.« Vielleicht geht es auch um das, was Stern (2018) als »Gegenwartsmoment« beschrieben hat, um den Augenblick also, in dem man sich ganz im Hier und Jetzt erlebt. Dieses Gegenwärtig-Sein ist in der hohen Zeit der humanistischen Ansätze erstmals in aller Ausführlichkeit für die Psychotherapie formuliert worden (s. Abschn. 2.2.2, S. 15 f.). Ursprünglich entstammt die Achtsamkeit als Methode uralter heilender Praxis z. B. den fernöstlichen Kampfkünsten. Sie ist auch im Qigong und in den verschiedensten Meditationsformen zu finden (s. auch Kap. 9 , S. 297 ff.). In der Psychotherapie versteht sich Achtsamkeit von Anfang an als respektvolle Anleitung mit dem Ziel, im Fluss des Lebens von Moment zu Moment zu verweilen. Achtsames Handeln ist also erstens anleitend und absichtsvoll, zweitens akzeptierend und respektvoll, drittens niemals stoppend, sondern von Moment zu Moment »im Fluss«. Es werden aktive Formen (Tai-Chi und Yoga gehören zu ihnen) von ursprünglich selbstsuggestiven oder passiven Formen der Achtsamkeitspraxis (wie Sitzmeditation und angeleitete Körperreisen) unterschieden. Einsichtsmeditationen und ruhiges Verweilen auf einer Position gehören zur

Übung der Achtsamkeit ebenso dazu wie ursprüngliche Übungen aus der Gestaltarbeit (z. B. »Body Scan«, eine angeleitete Spürreise durch den inneren Wahrnehmungsraum des Körpers). Es geht um die Stärkung der Wahrnehmungs- und Reflexionsfähigkeit und um eine gezielte Entkopplung von maladaptiven inneren (auch kognitiven) Mechanismen. Es geht um die Stärkung von Akzeptanz anderen und sich selbst gegenüber und um ruhiges Verweilen, um Offenheit und Einsicht, die neben Introspektionsfähigkeit, Affekt- und Selbststeuerung, Regulation der Selbst- und Fremdwahrnehmung sowie Empathie und Verbesserung der Mentalisierungsfähigkeit angestrebt werden. Es lassen sich bisher folgende vier Ansätze unterscheiden:

- analoge Ansätze
- achtsamkeitsinformierte Ansätze
- achtsamkeitsbasierte Ansätze
- kreativtherapeutische Ansätze

Zu den analogen Ansätzen zählen durchaus auch die freischwebende Aufmerksamkeit aus der Psychoanalyse, die Idee von Selbstaktualisierungsprozessen aus der Gesprächstherapie, der Gedanke des »Felt Sense« aus dem Focusing, die »Awareness-Bewegung« aus der Gestalttherapie, aber auch Konzepte wie Stimuluskontrolle, Fokus-Shift, Gedankenstopp, Exposition und Reaktionsverhinderung, Habituation und die Arbeit mit Imaginationen in der Verhaltenstherapie.

Achtsamkeitsinformierte Ansätze sind die Dialektisch-Behaviorale Therapie (DBT) nach Linehan (1996) sowie die relativ neue »Acceptance and Commitment Therapy« (Hayes et al. 2004).

Achtsamkeitsbasierte Ansätze finden sich als »mindful-based stress reduction« (Kabat-Zinn 2006) bzw. als »mindful-based cognitive therapy« (Williams et al. 2006).

Unserer Auffassung nach ist Achtsamkeit ein integraler Bestandteil jeder körperorientierten und kreativtherapeutischen Psychotherapiemethode und enthält immer eine aufmerksame Wahrnehmungsrichtung, die einmal mehr nach innen und einmal mehr nach außen gewandt sein kann. Wir kommen hierauf in unseren Praxisbeispielen zurück (s. Kap. 8, S. 253 ff.).

2.3 Übung oder Aufgabe?

Wir möchten anmerken, dass körperbezogene Übungskataloge oder störungsbezogene Manuale, gleich welcher Schulrichtung, ohne Reflexion der oben knapp skizzierten Ursprünge der Körpertherapie nicht ausreichen würden. Energie, Atmung, Körperwahrnehmung und Bewegungsgestaltung, um nur einige Aspekte zu nennen, sind in den vielfältigsten Formen in den letzten Jahrzehnten bereits konzipiert worden. Ohne einordnenden Bezug darauf und auf die Dimensionen des psychotherapeutischen Handelns im Allgemeinen ist wohl ein verantwortungsvoller Umgang mit der Körpersprache in der Psychotherapie kaum möglich. Übungsorientierte Anleitungen sind zwar im Trend der Zeit, stellen schlimmstenfalls aber dann nur *eklektizistische Bausteinchen* auf der Interventionsebene dar, wenn nicht eine anthropologisch und ethisch fundierende Metatheorie, eine spezielle Therapietheorie, Diagnostik, Methodik und Interventionsentwicklung inklusive ihrer Evaluation dialektisch darauf bezogen werden. Im Falle rein praxisorientierter Handreichungen zur frei verfügbaren Nutzung in der Stunde handelt es sich unseres Erachtens nicht um eine (psycho-)therapeutische Verwendung der Körpersprache. Therapeuten benötigen eine eigene körperbezogene Selbsterfahrung und bewegungsanalytisch fundierte Supervision, um der Gefahr zu entgehen, den Körper als Medium einzusetzen, statt ihn als Hauptagens direkter therapeutischer Kommunikation ernst zu nehmen und *sich selbst aktiv und körpersprachlich zu verwenden.*

Merke
Körpersprache ist nur in ihrem Prozess als Aufeinanderfolge von gelebten Sequenzen zu verstehen, die sich immer wieder neu kreieren, wenn das individuell verfügbare Bewegungsrepertoire durch den Kontakt zu Menschen oder Ereignissen ins Prozessieren gerät.

Insofern wird erstens die Bedeutung der Atmosphäre, also des umgebenden Lebensraumes, in dem sich Körpersprache ereignet, besonders wichtig. Zweitens wird die Komponente der absolvierten Zeit, in der sich ein körpersprachlicher Dialog oder Monolog entfaltet, besonders wichtig, da es sich um rhythmisch und dynamisch strukturierte Bewegungsprozesse und nicht um eine Abfolge von fixierten Posen handelt. Die jeweils aktivierten Bewegungsprozesse gehen auf Erinnerungsspuren, die im Körpergedächtnis lagern, zurück. Drittens wird die körpersprachliche Intensität besonders wichtig, damit ist auch die muskulär aufgewendete Kraft gemeint, die in jeder nonverbalen Kodierung steckt.

Merke
Körpersprache hat – auch in der Psychotherapie – mehrere Funktionen und lässt sich offensichtlich nicht nach dem linearen Prinzip »eine Ursache bringt eine bestimmte Wirkung hervor« verstehen. Deshalb kann kein grammatikalischer Körper-Kodex richtige oder falsche Körpersprache normativ regeln, sondern Körpersprache erschließt sich nur durch eine möglichst genaue (auf einer Theorie basierenden) Phänomenologie.

2.4 Die Auseinandersetzung mit der Körpersprache ist eine Auseinandersetzung mit »Embodiment«

In dem relativ neuen Begriff »Embodiment« (Storch et al. 2017), der sich in den letzten Jahren verbreitet hat, verbirgt sich der deutsche Begriff »Verkörperung«. Gemeint ist, dass der Geist bzw. die Psyche als das System, das das Denken, Handeln und Fühlen integrieren kann, immer in engem Bezug zum Körper und zur Umwelt steht. Wir haben für den gleichen Sachverhalt das Modell einer dreidimensional konzipierten Körpersprache entwickelt (s. Kap. 3.4.1, S. 45 ff.).

Merke
»Embodied« zu sein – bzw. in unserer Sprache formuliert: die Körpersprache achtsam einzusetzen – meint nicht mehr und nicht weniger, als dass Kognitionen in einem ständigen Wechselspiel mit Körperzuständen und Emotionen stehen.

Der Körper wirkt auf das Denken ein, mehr noch, wie Tschacher (2017, S. 11 ff.) ausführt: Intelligenz ist ohne »Embodiment« (bzw. den achtsamen Einsatz der Körpersprache) überhaupt nicht möglich! »Nichtsprachliche, unbewusste Prozesse auf der Basis einer von Gefühl, Körper und Situation angetriebenen und geformten geistigen Selbstorganisation bilden die Grundlage von Intelligenz« (Tschacher 2017, S. 34). Wir gehen in der Differenzierung von »Körperzuständen« darüber hinaus und beziehen fünf angeborene Körperzustände auf beobachtbare Bewegungsparameter (s. Kap. 5.5.2, S. 143 ff. und Tab. 5-9, S. 148 ff.).

Cantieni (2017, S. 101 ff.) beschäftigt sich besonders mit der *Körperhaltung* im Zusammenhang mit der Stimmung und unterscheidet eine resigniert/depressive, eine unsicher/

schüchterne, eine kontrolliert/steife, eine angepasst/entgegenkommende, eine rigide/aufgeplusterte und eine cholerisch/misstrauische Haltung voneinander. Letztendlich bezieht sich diese Beschreibung von »gesundem Embodiment« auf biomechanische und anatomische Gesetzmäßigkeiten, an denen sich die vitale Haltung des gesunden Menschen orientieren sollte: Leichtfüßig, axial aufgerichtet, mit unterstützender Atmung und aufgespannter Wirbelsäule und freischwingenden Armen solle der Mensch stehen, um achtsam in der Welt zu sein. Gesundes Embodiment wird sogar in einer Checkliste zusammengefasst: Füße ausrichten, Becken aufrichten, Wirbelsäule aufspannen, Kopf hoch, Beckenboden aktivieren, Schultern setzen und vertikal denken: »Egal, welche therapeutische Arbeit Sie machen, geben Sie sich oder Ihren Patientinnen/Patienten, Klientinnen/Klienten, Schülerinnen/Schülern Zeit zum Spüren und Fühlen und das Gespürte und Gefühlte im Körper zu verankern« (Cantieni 2017, S. 124). Die Idee, die als »embodied knowledge« entfaltet wird, ist unseres Erachtens sehr ähnlich dem Konzept des impliziten Wissens, was wir ausführlich in Kapitel 5.4.3 (S. 138 ff.) darstellen und eng verwandt mit körpertherapeutischen Konzepten, die medizinisch begründet und übungsorientiert besonders auf Haltung, Gang und eine ganzheitliche Wahrnehmung ausgerichtet sind. Neu ins Bewusstsein gekommen ist die in Deutschland besonders durch Gerald Hüther verbreitete Integration der Hirnforschung in die psychotherapeutischen und pädagogischen Arbeitsfelder.

Ergebnisse der neueren Säuglings- und Hirnforschung wurden methodenübergreifend in der Psychotherapie rezipiert. Beide Forschungsrichtungen legen einen reflektierten Einbezug des Körpers sowie Wahrnehmungs- und Achtsamkeitsübungen und die Anregung des nonverbalen Ausdrucksrepertoires in das therapeutische Handeln nahe (Remmel et al. 2006). Häufig wurde dabei die wichtige **Unterscheidung zwischen Körpertherapie und Körperpsychotherapie** nicht getroffen. Körpertherapie umfasst ausgesprochen viele unterschiedliche Techniken von Feldenkrais-Arbeit, Yoga und Alexander-Technik über fernöstliche Achtsamkeitsübungen und Gymnastik bis zum Sport. Körperpsychotherapie hingegen versucht, auf der Basis eines Verfahrens den Körper als vollwertiges Kommunikationsmittel in den psychotherapeutischen Prozess zu integrieren und so gezielt auf implizite Gedächtnisspuren einzuwirken: Die Sprache des Körpers dient einer vertieften oder erweiterten therapeutischen Kommunikation (Ermann 2008).

Die **kommunikative Bedeutung der Körpersprache** wird besonders nachvollziehbar, wenn man berücksichtigt, dass ein relativ großer Bereich des Kortex dafür zuständig ist, die voll entwickelten motorischen Aktivitäten, mithin die körpersprachliche Kommunikation, zu koordinieren. Die motorischen Bereiche des Kortex sind mit einer großen Anzahl von sensorischen, visuellen und taktilen Bereichen auf komplizierte Art und Weise verknüpft. Erfahrungen und Erinnerungen der frühen Kindheit und weiterer prägender Erfahrungen werden auch später in den sogenannten primitiveren Gehirnregionen (sensorische Systeme, Amygdala, motorische Systeme) dekodiert und sind als solche nicht immer durch bewusstes Wollen kontrollierbar (LeDoux 2002, S. 88; van der Kolk et al. 2000). Aus diesem Grund kann die Kommunikation mit und durch den Körper konstruktiv in die Psychotherapie mit jeder Patientenpopulation integriert werden und ist keinesfalls als primitives Mittel und überwindbare Vorstufe des symbolischen Denkens und der Sprachfähigkeit zu sehen, die dann vernachlässigt werden kann, wenn die Sprache sich entwickelt hat. Vielmehr werden Interaktionen jeglicher Art im Körpergedächtnis gespeichert und bleiben lebenslang bedeutsam für die zwischenmenschliche Kommunikation sowie für die Affekt- und Selbstregulation (Joraschky et al. 2009).

Das motorische System übersetzt ein Leben lang angeborene Antriebe (Reflexe) sowie Motivationsbündel und Emotionen in **praktische nonverbale Moment-zu-Moment-Entscheidungen**. Dieser Vorgang bringt die sichtbare Körpersprache hervor mit konkreten Bewegungsantworten auf folgende Fragen:

Welches Körperteil soll ich nutzen? Wie soll ich mich in einzelnen Körperregionen bewegen? Wohin soll ich mich bewegen? Wie viel Energie soll ich dafür verwenden? Wie viel Kraft muss ich in einzelnen Körperbereichen dafür mobilisieren? Welche Richtung soll ich einschlagen? Welche Distanz soll ich (zu anderen) halten? Nutzt es mir, mich zügig oder eher zögerlich zu bewegen?

Beim Kleinkind werden grobe Interpretationen von »Jetzt-Situationen« (Stern 2018) durch die noch nicht kognitive »Beurteilung« geleistet, welche seiner eigenen Bewegungen sicher, riskant, richtig oder falsch sind. Kinder lernen auf der Ebene affektmotorischer Kodierungen schnell die sogenannten *display rules* oder Ausdrucksregeln (Ekman & Friesen 1969), also die Regeln, die normieren, welche Emotionen per elterlicher Erlaubnis motorisch ausgedrückt werden dürfen und welche Emotionen und welches Verhalten besser unterdrückt werden.

Wenn sich ein Erwachsener bewegt, übersetzt er oder sie emotionale Einstellungen, Stimmungen oder Antriebe ebenfalls von Augenblick zu Augenblick in muskuläre Spannungs-Konfigurationen und rhythmisch-dynamisch strukturierte Bewegungssequenzen. Ist eine Person emotional »bewegt«, werden ihr Körperausdruck und ihre Körperhaltung bzw. ihre affektmotorische Handlungsbereitschaft von dieser Emotion geformt und verändert. Dies ist bereits früh kodiert worden und wird im Lebenslauf ständig überformt. Bei Borderline- und Trauma-Patienten sind die Bewegungsmuster häufig zerfahren, blockiert oder extrem spannungslos und verlangsamt. Bei depressiven Menschen fehlt häufig eine situationsangemessene Grundspannung und der Muskeltonus ist eher gering. Die Haltung ist gebeugt, das Bewegungsrepertoire eingeschränkt und die Bewegungsgeschwindigkeit reduziert. Bei ängstlichen Menschen ist hingegen die Grundgeschwindigkeit meist erhöht, die Übergänge zwischen einzelnen Bewegungssequenzen sind abrupt und plötzlich wechselnd, die Muskelspannung ist eher hoch.

Alan Schore (2009) hat wiederholt auf solche Phänomene und auf folgende Resultate aus der Hirnforschung hingewiesen.

Psychisches Leben gründet in verkörperter Erfahrung Ohne eine achtsame Wahrnehmung unserer Körperempfindungen, -gefühle und -zustände fehlt eine Verbindung zu unserer Innenwelt.

Die emotionale Beziehung zwischen Kind und Bezugsperson bildet die Umwelt, in der sich die Entwicklung des Gehirns vollzieht Die Bindungsentwicklung im ersten Lebensjahr kann nur unter einer körpersprachlichen Perspektive verstanden werden (Trautmann-Voigt & Moll 2011; Trautmann-Voigt & Zander 2007).

Das Gehirn ist eine »soziale Konstruktion« Die Entwicklung des Gehirns stellt eine Anpassung an die Umwelt dar. In den letzten Jahren ist die soziale Komponente der normalen und der pathologischen Entwicklung relativ wenig berücksichtigt worden, da die traumatologische Rezeption der Hirnforschung fast ausschließlich im Vordergrund des Interesses stand.

Das rechte Hirn ist das neurobiologische Substrat des von Freud beschriebenen dynamischen Unbewussten (Schore 2002; Wöller 2007) Das hoch effiziente System emotionaler Austauschprozesse ist vollständig nonverbal und bleibt lebenslang in Form intuitiv wahrgenommener affektiver Kommunikation erhalten, die in Beziehungen stattfindet. Das beeinflusst in erheblichem Ausmaß die unterschiedlichen Gedächtnissysteme. Das episodische Gedächtnis ist das komplexeste. Es erlaubt eine Zeitreise in die Vergangenheit und ist erst ausgeprägt, wenn die eigene Biografie erinnerbar wird. Es bezieht sich vor allem auf affektiv stark besetzte Episoden und erfordert eine auf sich selbst bezogene Reflexion. Das semantische Gedächtnis speichert Wissen ab, das Fakten aus der Gegenwart enthält. Das perzeptuelle Gedächtnis ist auf das Wiedererkennen von Reizen bezogen.

Frühe körpersprachliche Austauschprozesse strukturieren das implizite Unbewusste Dieses wird in besonderer Weise aus dem prozeduralen und dem Priming-Gedächtnis gespeist. Priming bedeutet eine höhere Wiederkennungswahrscheinlichkeit für vorher unbewusst aufgenommene Informationen, auch für solche, die über Sinnesreize eingegangen sind. Das prozedurale Gedächtnis bezieht besonders affektmotorische Aspekte ein (s. Becker & Wunderlich 2004).

In der Psychotherapie mit Patienten unterschiedlicher Störungsbilder lässt sich beobachten, dass verschiedene Spielräume hinsichtlich der Fokussierung auf die soziale Situation, auf die Beziehungsregulierung und den Umgang mit dem Körper-Unbewussten nicht adäquat genutzt werden können. Es ist manchmal schwierig, rein verbal darauf einzugehen. Aus der – auch empirisch erhärteten – bereits historisch zu nennenden Annahme, dass flexible Therapieansätze die beste Voraussetzung für positive Behandlungserfolge darstellen (Wagner & Becker 1999), ergeben sich daher Entscheidungsmöglichkeiten, wie neben Worten auch körpertherapeutische Aspekte, inklusive Bewegung und Tanz, Materialien und Musik, zu supportiven, aktivierenden, konfliktbearbeitenden oder psychoedukativen Zwecken eingesetzt werden können.

Immer wieder begegnen Körperpsychotherapeuten dabei den gleichen Problemen: *Wie* stellt sich die optimale emotionale Distanz zum Patienten dar, ohne dem Patienten zu nahe zu kommen oder ihn durch zu großen Abstand zu brüskieren? *Wie* schafft man es, dem »starken Handlungsdruck«, den einige Patienten inszenieren, zu entkommen – eher schweigend und abstinent, eher vorsichtig deutend, eher aktiv strukturierend oder eher kreativ gewährend?

Die **Selbst-Inszenierungen** z. B. von Menschen mit schweren emotionalen Beeinträchtigungen bzw. mit einer Traumagenese sind auch in der Körperpsychotherapie rigide und folgen häufig demselben Strickmuster. Beispielsweise zeigen sie eine Tendenz zur Spaltung: Der Therapeut wird wechselnd entweder als »ganz gut« oder als »ganz böse« erlebt. Das heißt in der Praxis: Bewegung und Körperausdruck bzw. das Bewusst-Werden über eigene körperliche Zustände sind in einer Stunde besonders begehrt, das nächste Mal jedoch »bringt das alles gar nichts«. Therapeuten hinken diesem Wechselspiel manchmal hoffnungslos hinterher. In ihren Selbst-Inszenierungen kennen Patienten manchmal weder Humor noch Spielerisches, weder Leichtigkeit noch Versöhnliches. Der Körper wird als Last oder als Ort schrecklicher Ereignisse erlebt.

Merke
Ein Ziel der Integration der Körpersprache in die Psychotherapie ist es, über Selbst-Inszenierungen, die aus gezielten und strukturierten Selbstwahrnehmungen und Achtsamkeitsübungen abgeleitet werden können, das Spielerische und das Versöhnliche sowie Aspekte der Selbstberuhigung und der gezielten Vitalisierung wieder zu entdecken und die körperliche Ebene im Hier und Jetzt einer Therapiestunde anzusprechen.

Das vorliegende Buch gibt theoretische Einordnungen und praktische Anleitungen für eine handlungsorientierte Psychotherapie, die Sprache und Körpersprache in Diagnostik und zur Interventionsentwicklung gleichwertig nutzt.

3 »Embodiment« als Dialektik zwischen Körpersprache und verbaler Kommunikation

3.1 Gemeinsamkeiten und Unterschiede

Aus heutiger Sicht existieren zwei körpersprachliche Vokabularien, die in gewisser Weise universell sind. Dies sind die **Gesichtsausdrücke für Gefühle** (Abb. 3-1) (Ekman 2015; Ekman & Friesen 1969) und die verschiedenen Arten von **Nähe- und Distanzregulation**, die in einem bestimmten kulturellen Raum von Bedeutung sind. Tomkins (2008) äußerte die Vermutung, dass der Gesichtsaus-

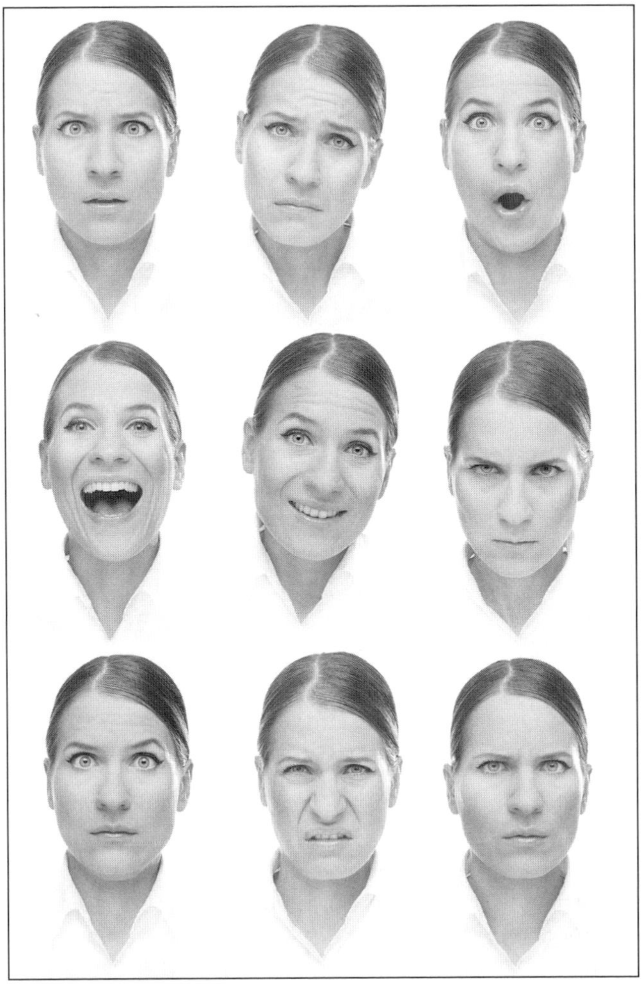

Abb. 3-1 Gefühle im Gesicht (Foto: © Victoria Alexandrova – Fotolia.com)

druck eines Gegenübers dazu verhilft, ein Gefühl von einem anderen zu unterscheiden. Ebenso wie körperliche Veränderungen erzeugt ein Gefühlszustand einen bestimmten Gesichtsausdruck, den jemand empfinden kann und der ihm dann dabei hilft, das Gefühl zu benennen, das dazugehört. Das räumliche Verhalten ist im Bereich der Tierwelt als **Territorialverhalten** bekannt und kann mehr oder weniger als sozial geordnetes Interaktionssignal gelten.

Edward Hall (1973), der Begründer des Faches interkulturelle Kommunikation, unterschied als Erster eine körpersprachlich ausgehandelte **Orientierung an einem Gegenüber** wie folgt:

- **Intim** ist ein Abstand bis zu 50 cm, eventuell mit Körperkontakt und der Möglichkeit, den anderen zu riechen, seine Wärme zu fühlen und ihn – wenn auch nicht besonders gut – zu sehen; flüsterndes Reden ist möglich.
- **Persönlich** ist der Abstand zwischen 50 und 120 cm, was freundschaftlichen und nahen Beziehungen entspricht; die Fähigkeit ist darin gegeben, den anderen noch zu berühren, ihn gut zu sehen, seinen Atem jedoch nicht mehr zu riechen.
- **Sozial beratend** ist ein Abstand von 2,5 bis 3,5 m bei eher unpersönlichen Beziehungen, z. B. hinter einem Tisch, bei einer Arbeit; eine etwas lautere Stimme ist jetzt erforderlich.
- **Öffentlich** ist der Abstand von 3,5 m oder mehr in Bezug auf Persönlichkeiten des öffentlichen Lebens und bei öffentlichen Anlässen.

Allerdings existieren große kulturelle Unterschiede z. B. zwischen arabischen, südamerikanischen und nordeuropäischen Völkern. Erstere rücken gerne nahe zusammen, Schweden, Engländer und Schotten halten dagegen gerne größere Abstände zueinander ein.

Birdwhistell (1970) weist auf eine Reihe von Problemen bei der **Einordnung allgemein verbindlicher körpersprachlicher Signale** hin:

- Die Bedeutung nonverbaler Signale variiert im jeweiligen Kontext und ist von jeder vorhergehenden Interaktionsfolge abhängig.
- Es gibt mehr als ein nonverbales Kommunikationssystem. Beispielsweise werden Bewegungen der Hände (Gestik), des Gesichts (Mimik) sowie die Haltung als drei verschiedene nonverbale Kommunikationssysteme verstanden.
- Ein und dasselbe nonverbale Signal kann Verschiedenes beinhalten und in jedem andere Reaktionen hervorrufen. Ein Lächeln kann beispielsweise eine interpersonale Einstellung zum Ausdruck bringen (Höflichkeit) oder ein Gefühl (Freude oder Ironie), es kann Bestandteil einer Selbstdarstellung sein, das Reden über eine angenehme Erinnerung begleiten oder z. B. zu einem Begrüßungsritual gehören.
- Während einige nonverbale Signale diskret sind, wie z. B. die Hauptgesichtsausdrücke für Gefühle, sind andere kontinuierlich, wie z. B. die Herstellung körperlicher Nähe- und Distanzregulationen zur Orientierung sowie anderes Körperverhalten, das in längeren oder kürzeren Sequenzen ausgeführt wird und demnach zeitabhängig ist.

3.1.1 Die Kombination von körpersprachlichen Zeichen zu größeren Einheiten

Tiere kombinieren ihre Lautäußerungen mit komplexen Bewegungsmustern: Mithilfe von Gesicht, Körperhaltung, Blickrichtung und räumlicher Positionierung zeigen sie relativ vorhersehbar an, wer der beabsichtigte Empfänger eines Signals ist. Ein Alarmsignal enthält beispielsweise Informationen über die Identität desjenigen, der das Signal versendet sowie über die potenzielle Gefahrenquelle, z. B. ein Raubtier, das im Anmarsch ist: Eine Kombination von Äußerungen drückt in der Gestik von Primaten – und auch bei Menschen – **Handlungsdispositionen** aus.

- **Bedrohung:** Wenn ein Primat oder Mensch sich durch einen anderen Artgenossen bedroht fühlt, schüttelt er die Faust, stampft, schlägt, peitscht mit dem Arm gegen einen Gegenstand oder hebt den Arm und fuchtelt damit herum – oder er schwankt.
- **Versöhnung:** Will er Versöhnung oder Beschwichtigung ausdrücken, fasst er sein Gegenüber an der Hand oder umarmt ihn.
- **Begrüßung:** Tänzeln, Sichverbeugen, Sichanfassen, Küssen, Lausen, Sichanbieten (bei Affen auch durch Besteigen) oder durch Handhalten.
- **Beruhigung:** Anfassen, Einen-Klaps-Geben, Umarmen oder Küssen (Argyle 2005, S. 42 ff.).

Körpersprachliche Zeichenkombinationen sind im Laufe der Evolution durch kulturelle Überformungen zurückgedrängt worden. Unkontrolliertes körpersprachliches Handeln entspricht in unserer Gesellschaft einer Über-Ich-Schwäche oder gewinnt die Qualität eines Impulsdurchbruchs.

Gefühle und interpersonale Einstellungen werden unbewusst durch zusammenhängende Signalketten und körpersprachliche Handlungskombinationen ausgelöst (Streeck & Streeck 2007).

Nonverbale Signale für

- **freundlich** sind z. B. ein warmer, weicher Tonfall, ein offenes Lächeln, eine entspannte Haltung;
- für **neutral** eine ausdruckslose Stimme oder ein nichtssagendes, wenig Mimik aufweisendes Gesicht;
- **Feindseligkeit** wird erlebt durch eine raue Stimme, Stirn runzeln, Zähne zeigen oder eine gespannte Haltung;
- **Sarkasmus** kommt beispielsweise zum Ausdruck, wenn eine angenehme Botschaft in einem feindseligen Ton übermittelt wird.

Dabei überwiegt die nonverbale Komponente die verbale, und es wird körpersprachlich das Gegenteil der verbalen Botschaft ausgesagt.

Studien zeigen, dass nonverbale Signale bei einer Beurteilung, ob es sich um freundlich, neutral oder feindselig handelt, fünfmal so starke Wirkung hatten wie verbale (Argyle 2005, S. 124 ff.). Darstellungen eines inkonsistenten Bewegungsmusters werden als nicht zusammenpassende Signalketten identifiziert und als spaßig empfunden. Ein gutes Beispiel dafür ist der englische Schauspieler, der »Mister Bean« darstellt: Den in gestischer Ungerichtetheit und mimischer Verzerrung nicht zusammenpassenden Bewegungselementen wird eine besondere Aufmerksamkeit geschenkt und ein gewisser Konfliktzustand zugeschrieben, der zum Lachen anregt.

3.1.2 Wortarten auf der Ebene der Körpersprache: Gestik ohne feste Normierung

Auf der Ebene der Gestik lassen sich jedoch auch Entsprechungen zur verbalen Sprache finden (Reichart 2002). Bestimmte Subjektiva, die für Gegenstände oder Personen stehen, können z. B. durch hinweisende oder mit den Händen veranschaulichende Gesten angezeigt werden. Handlung darstellende Verben sind manchmal durch die Handlung selbst mitteilbar. Dies ist z. B. beim Thema »Geben und Nehmen« der Fall, oder bei Intentionsbewegungen, die Aufforderung oder Ablehnung durch Heranwinken mit den Händen oder wegschiebende Gesten ausdrücken. Präpositionen wie *in, unter, an* oder *auf, hinter, neben* lassen sich ebenfalls durch Gesten, die relativ eindeutig sind, darstellen. Manchmal lassen sich solche Wortarten zu einer Sequenz zusammenstellen, sodass eine Assoziationskette auf der Bewegungsebene dargestellt werden kann. Ein Beispiel ist die, heute noch immer, auf Partys gängige Interpretation des Songs »*YMCA*«, in der die Buchstaben während des Refrains durch bestimmte Armbewegungen tänzerisch mitvollzogen werden können. Allerdings handelt es sich hierbei um intentionale Körpersprache.

Intentionalität liegt aber, wenn wir Körpersprache als Begleitung der verbalen Sprache z.B. in Therapiestunden betrachten, durchaus nicht immer vor. Das liegt daran, dass verschiedene Körperbereiche (Kopf, Extremitäten, Rumpf) spezifische körpersprachliche Eigenschaften aufweisen: So ist die Ausdrucksvielfalt der Hände und des Gesichts weitaus größer als die des Rumpfes. Außerdem vermitteln nonverbale Signale in jedem Körperbereich unterschiedliche Arten von Informationen. Eine Rede kann mit den Händen quasi synchronisiert werden, es können aber auch Gefühle ausgedrückt werden, die möglicherweise mit dem Inhalt des Gesagten gerade *nicht* übereinstimmen.

Merke
Es existiert keine Gruppierung nonverbaler Signale, die für alle Beteiligten eine identische Bedeutung hat bzw. gewissen allgemeinen Regeln unterliegt, welche ihre Kombination und Reihenfolge steuern.
Es gibt keine der verbalen Grammatik entsprechenden Regeln zur Normierung einer Kombination körpersprachlicher Signale.

3.1.3 Reihenfolge des Einsatzes körpersprachlicher Elemente: Rituale, Regeln, Konventionen

Die meisten Rituale (z.B. Begrüßungs- oder Trauerrituale) weisen eine Dreiphasenstruktur auf. Bei manchen Stämmen müssen Besucher zunächst außerhalb des Dorfes als Einleitungsphase auf das »Palaver« warten. In einer zweiten Phase werden Geschenke ausgetauscht. Schließlich findet in einer dritten Phase eine Zeremonie der Aufnahme mit Händeschütteln oder Schulterklopfen sowie einer feierlichen Mahlzeit statt (Barthes 1997). Beim Volk der Loango gilt das Händeklatschen als die höchste Form einer freundlichen Begrüßung. Die Abessinier entblößen sich bis zum Gürtel.

Folgendes dreiphasiges Begrüßungsritual ist sowohl bei Schimpansen als auch bei einigen menschlichen Gesellschaften anzutreffen: Hodenselbstberührung, gegenseitige Händeberührung und Umarmung (Argyle 2005, S. 83).

Begrüßungsrituale scheinen auf biologische Strukturen zurückzuweisen, die Menschen und Affen gemeinsam sind. Die universale Struktur der Annäherung an etwas Fremdes weist drei Hauptphasen auf, wobei spätestens die mittlere Phase einen Körperkontakt impliziert.

Viele gängige Begrüßungsformen bestehen aus vier Phasen:

1. zurückhaltende nonverbale Vorbereitung
2. nonverbale Annäherung und Vorbereitung
3. Körperkontakt mit Worten der Begrüßung
4. Einladung zu einer Gruppe oder Tätigkeit

Bei genauerer Betrachtung und mit Rekurs auf Feldstudien von Goffmann (1994; Kendon & Farber 1973) entstehen bei Begrüßungen immer Verhaltensfolgen mit einer Annäherung und einer Intensitätssteigerung. Wahrscheinlich hat diese relativ allgemein gültige körpersprachliche Phaseneinteilung des Annäherungsverhaltens bei einer Begrüßung dazu geführt, dass Ainsworth die *Fremde Situation* als eine für alle Kulturen relevante Beobachtungssituation konzipieren konnte (Ainsworth 1967; Ainsworth & Bell 1970).

In komplizierten und durch Regeln gelenkten oder rituell sozialisierten Situationen intra- und interkulturell spielen verbale und nonverbale Signale festgelegte Rollen (Streeck 1985). Eine **Versteigerung** z. B. wird verbal durch das Bieten eingeleitet, die Gebote selbst erfolgen meist nonverbal durch Handaufzeigen, der Verkaufsabschluss wird angekündigt, indem der Auktionator mit dem Hammer auf den Tisch schlägt. Auch **Spiele** bestehen zum allergrößten Teil aus nonverbalen körperlichen Handlungen. Schiedsrichter pfeifen, Mannschaftskapitäne lenken ihre Mannschaft mit Gesten und durch Ganzkörpereinsatz. Die räumliche Verbannung des deutschen Bundestrainers Joachim Löw bei der Europameisterschaft (Deutschland gegen Österreich) im Sommer 2008 löste viele Reaktionen, Stellungnahmen und Projektionen aus, weil es sich letztlich um eine Konventionsverletzung in einem Regelspiel handelte: Der engste Bezugspartner der Mannschaft wurde *entfernt* und auf die Tribüne verbannt.

Merke
Vermutlich wird sozial konventionalisiertes nonverbales Verhalten einschließlich aller körpersprachlichen Komponenten durch regelhafte Übereinkünfte oder rituelle Abläufe, die grammatikalischen Regeln ähneln, strukturiert.

Aus anthropologischer Sicht bewirkt rituelles Handeln eine affektive Vergegenwärtigung multimodaler Sinneserfahrungen (Humphrey & Laidlaw 1994). Eine Bewegung wie das Händeschütteln bei einer Begrüßung bewirkt unmittelbar miteinander vernetzte Sinnesreize im taktilen, visuellen und muskulären (propriozeptiven) Bereich (s. Kap. 5.2.6, S. 129 f.). Diese werden mit einer »rituellen« mentalen Haltung verbunden: die Bewegung mit einem bestimmten Affekt beseelt. Hauser (2006) beschreibt dies sogar als ästhetische oder religiöse Erfahrung der somatischen Resonanz.

3.1.4 Eine Tiefenstruktur der Körpersprache

Der Begriff Tiefenstruktur geht auf die generative Transformationsgrammatik (Chomsky 1975) zurück. Chomsky hat aus linguistischer Perspektive herausgearbeitet, dass in der Sprache dasselbe Signal mehr als eine Bedeutung haben kann. Zur Erklärung der Bedeutung eines zweideutigen Satzes, muss die darunterliegende Struktur erschlossen werden. Was heißt das?

Ein Beispiel: Jemand sagt: »Ja!« und erhebt seinen Zeigefinger. Die Bedeutung dieses Signals hängt davon ab, ob der Sprecher beispielsweise ein Lehrer, ein Schiedsrichter oder jemand ist, der bei einer Versteigerung etwas anbietet. Die Intentionalität bzw. der Appellcharakter der Körpersprache kommt ins Spiel. Die Tiefenstruktur von Sätzen in Situationen beinhaltet zudem Beziehungsaspekte aller Beteiligten. Dies gilt für zwischenmenschliche Herrschaftsverhältnisse. Um die Bedeutung eines verbalen Signals zu klären, müssen eine Folge von Bewegungssequenzen und die Analyse der Situation aufgearbeitet werden; die Sprachwissenschaft unterscheidet syntaktische, semantische und pragmatische Analysen der Kommunikation.

Die Tiefenstruktur von Sprache und Körpersprache verweist nach unserer Ansicht auf vier Dimensionen:

Biologische Bedingungsfaktoren Ein Beispiel dafür ist der aufrechte Gang beim Menschen, durch den sich die menschliche Gestik und die spezialisierten Sinnesorgane entwickelt haben (s. Kap. 4, S. 57 ff.).

Kulturelle Konventionen, Regeln und Riten Auch diese haben ihren Ursprung in angeborenen Strukturen des Homo sapiens und gehen letztlich, trotz unbewusster Inszenierungen, auf Verteidigungs- oder Beschwichtigungsgesten bzw. grundlegende interpersonale Vorgänge wie Begrüßung, Erhaltung der Art, Nahrungsaufnahme usw. zurück (Streeck 1999; s. Kap. 9, S. 297 ff.).

Standardsituationen Jede Kultur weist bestimmte Situationen auf, in denen implizite Normen wirksam sind, wie man z. B. eine Mahlzeit einzunehmen, eine Konversation abzuhalten, sich zu bekleiden und zu arbeiten hat. Dafür entwickeln sich u. a. bestimmte Körperteilbesetzungen, die das Verhalten steuern. Sie sind das Ergebnis von Versuch und Irrtum und im Laufe ihrer Sozialgeschichte entstanden (s. Abschn. 3.2.2, S. 36 ff.).

Unausgesprochen anerkannte, schichtbezogene und berufsbezogene Bedingungsfaktoren In jeder Gesellschaft gibt es bestimmte Faktoren, die sich nur sehr langsam verändern, die aber Verhaltens- und Bewegungsstile von Menschen stark bestimmen. In dieser Hinsicht sind soziale Situationen ähnlich wie Spiele. Wenn z. B. ein jugendlicher Punk auf einen 50-jährigen Manager trifft, werden diese beiden sich (auch körpersprachlich) wahrscheinlich nichts zu sagen haben. Dies ist mit einem Schachspiel vergleichbar. Ein Zug muss mit den Regeln übereinstimmen, ansonsten ist die Antizipation des Zuges durch den Spielpartner unmöglich. So bestehen tief unter der Körpersprache koordinierte Spielsysteme, die ein befriedigendes kommunikatives Miteinander überhaupt erst ermöglichen (Auwärter et al. 1983).

Auch Psychotherapie unterliegt, je nach Schule, unterschiedlichen Spielregeln, die die Tiefenstruktur der Auseinandersetzung und den jeweiligen Umgang mit Körpersprache unausgesprochen determinieren. So basiert auch dieses Buch über Körpersprache auf einer impliziten Tiefenstruktur (s. Kap. 2.2, S. 13 ff.).

3.1.5 Nonverbale Universalien

Strukturalisten wie Merleau-Ponty (1969) behaupten, dass die Einteilung von Wörtern in Bezug auf die Welt nicht willkürlich sei, sondern von einer Reihe von globalen Grundtatsachen abhängt. Sterne und Rosen beispielsweise würden nirgendwo zusammen eingeordnet, da die einen zum Himmel, die anderen zur Erde gehörten. In gleicher Weise enthalte das System der nonverbalen Kommunikation, auch wenn es in gewissem Ausmaß interkulturell unterschiedlich sei, eine Reihe von universalen Merkmalen, die möglicherweise dem Menschen angeboren sind oder notwendige Aspekte seines sozialen Zusammenlebens darstellen. Susanne Langer (1992) führte bereits 1942 zu diesem Thema aus, es gebe grundsätzlich zwei Arten der Kommunikation. Die eine basiere auf Logik und Sprache, die andere sei dazu bestimmt, mittels nonverbaler Symbole Gefühle auszudrücken und zu artikulieren. Tatsache ist, dass in allen Kulturen Übereinkünfte über normierende Regeln bzw. Universalien bezüglich menschlicher Kommunikation vorliegen (Wierzbicka 1994).

Die Gültigkeit von **zehn angenommenen nonverbalen Universalien** soll für unseren Kontext im Folgenden überprüft werden (Argyle 2013).

1. Kommunikation findet immer durch mindestens zwei Kanäle gleichzeitig statt Dies betrifft die akustische und die optische Wahrnehmung – audiovokal und visuell gestisch. Aus heutiger Sicht muss dies bereits ergänzt werden, und mit Bezug auf das Kapitel über die Sinneswahrnehmung (s. Kap. 5.2, S. 116 ff.), ist von einer multimodalen Vernetzung bei jeglicher direkter Kommunikation auszugehen.

2. Nähe und Ausrichtung ermöglichen die Verwendung dieser beiden Kanäle Aus heutiger Sicht muss dies ergänzt werden. Es geht nicht nur um Nähe- und Distanzregulation, sondern um eine Kommunikation auf der Basis eines rhythmisch-dynamischen Handlungsdialogs, also von nonverbalen Kodierungen in der Zeit, wobei Faktoren wie Rhythmus, Raumausrichtung und Intensitätsdosierung zusammenspielen. Erweiterte Analysen der Körpersprache werden aus entwicklungstheoretischer (s. Kap. 5.4, Kap. 5.5, S. 134 ff.) und bewegungsanalytischer Sicht erforderlich (s. Kap. 6, S. 157 ff.).

3. Es können nur Handlungen innerhalb des jeweiligen kulturellen Repertoires verwendet werden Dies scheint aus unserer Sicht zutreffend, wiewohl eine vertiefte Auseinandersetzung mit der Körpersprache anderer Kulturen notwendig wird, da wir ein Einwanderungsland geworden sind. Ohne auch nur annähernd dieses große Thema abhandeln zu können, werden wir auf wenige Körperteilbesetzungen in anderen Kulturen verweisen (s. Abschn. 3.2.2, S. 36 ff.; s. auch Kap. 9, S. 297 ff.).

4. Eine Handlung von A muss durch B zeitlich angemessen beantwortet werden Diese Beantwortung muss ohne Pause oder Unterbrechung erfolgen. Dieser Aspekt erscheint besonders wichtig, vor allem, wenn man sich die Bedeutung von temporaler Passung früher körpersprachlicher Mutter-Säuglings-Interaktionen vergegenwärtigt (s. Kap. 5.4.1, Kap. 5.4.2, S. 134 ff.).

5. Eine Handlung von A muss durch B inhaltlich angemessen beantwortet werden So sollte nicht gelacht oder geweint werden, wenn die Handlung von A dieses nicht rechtfertigt; es sollte nicht auf etwas anderes ohne Zusammenhang Bezug genommen werden, wenn nicht dazu eine passende Erklärung oder Entschuldigung erfolgt (z. B. plötzliche Abwendung). Dieser Aspekt bezieht sich aus heutiger Sicht auf Empathie und Mentalisierungsfähigkeit in der Kommunikation. Wir halten diesen Aspekt unter körpersprachlicher Perspektive für besonders relevant (s. Abschn. 3.3.3, S. 44 f., Abschn. 3.4.2, Abschn. 3.4.3, S. 49 ff.).

6. Interagierende müssen sich an Regeln halten Solche gesellschaftlich anerkannten Regeln eines gemeinsamen sozialen Spiels können z. B. den Gebrauch der Hände betreffen. Die Interagierenden müssen sich hinsichtlich eines Spielwechsels und der Spielregeln einig werden. Dieser Aspekt beinhaltet allgemeine soziale und kulturelle Konventionen, aber auch individuelle körpersprachliche Vorlieben und Abneigungen. Auch in der Psychotherapie geht es um Spielregeln des Settings und der Interventionsgestaltung. Diesem Punkt widmen wir uns ausführlich in Kapitel 7 (S. 232 ff.) und Kapitel 8 (S. 265 ff.).

7. Ein Teilabschnitt einer Kommunikation sollte abgeschlossen werden, bevor ein neuer beginnt Beispielsweise sollten bei Gegenstandswechseln bestimmte Einleitungen durch nonverbale Unterstützung begleitet werden: »*Übrigens, ich vergaß* …« oder »*Nun, Sie waren gerade dabei, mir etwas/über irgendetwas zu erzählen* …« usw. Dieser Aspekt bezieht sich auf Sequenzialität und rhythmische Phänomene von Kommunikationsabfolgen, auf allmähliche Übergänge *(transitions)* von einem Thema zum anderen. Dies spielt, wenn es um gelingende Kommunikation geht, eine wichtige Rolle. Besonders Kestenberg und

Shahar-Levy haben unter bewegungsanalytischer Perspektive auf Aspekte der Spannungsregulierung und der »Löcher in der Kommunikation« aufmerksam gemacht (s. Kap. 6.2, Kap. 6.3, S. 176 ff.).

8. Bestehende interpersonale Beziehungen und Rollenbeziehungen sollten aufrechterhalten bleiben Dies trifft nicht zu, wenn man sich über eine notwendige Veränderung einig ist. Im körpersprachlichen Bereich gibt es eindeutige Rollenzuweisungen. In der Tat gibt es z. B. in der frühen Kommunikation große Schwierigkeiten, wenn Rollen, z. B. zwischen Mutter und Kind, vertauscht werden (s. Kap. 4.2.5, S. 66 ff.).

9. Interagierende müssen sich gegenseitig ein gewisses Maß an positiver Aufmerksamkeit und positiver Einstellung entgegenbringen Diese Aussage ist für gelingende Kommunikation wichtig, und das, was (positive) Aufmerksamkeit ausmacht, wird zum allergrößten Teil körpersprachlich vermittelt (s. Kap. 5.4.2, S. 137 f.).

10. Interaktionen müssen dem Prinzip der Gegenseitigkeit entsprechen Es geht um Frage- und Antwortverhalten, Impulsinitiierung und -beantwortung. Auch diese Dimension hat sich als besonders relevant für körpersprachlich ausgerichtete therapeutische Interaktionen herausgestellt, da es um Synchronisierungs- und Bremsvorgänge geht, die sich in Bruchteilen von Sekunden nonverbal ereignen und im (Körper-)Gedächtnis abgespeichert werden (s. Kap. 5.5, S. 140 ff.).

3.1.6 Die Spiegelung der Körpersprache in der Psyche

Aufgrund der unübersehbaren Vernetzung von Sprache und Körpersprache mag es in bestimmten Momenten direkte Entsprechungen zwischen beiden geben, vermutlich dann, wenn *kleine Einheiten intentional gleichzeitig* verbalisiert und nonverbal begleitet werden. In den allermeisten Fällen werden wir jedoch nicht darum herum kommen zu versuchen, die verschiedenen Dimensionen körpersprachlichen Ausdrucks zu analysieren und kontextbezogen unter Berücksichtigung der eigenen subjektiven Beobachterperspektive eine mehrdimensionale Interpretation vorzunehmen.

3.2 Sprache und Körpersprache im Kontext sozialen Handelns

In einem fremden Land verändert sich der Umgang mit der Körpersprache schlagartig. Dabei spielen gestische und mimische Signale sowie die (körperbezogene) Zeichensprache eine große Rolle. Die Sinneswahrnehmung wird wichtiger als das gesprochene Wort. Die zwischenmenschliche Verständigung ist vermehrt auf nonverbalen Beziehungsaufbau angewiesen. Die Inhalte, die kommuniziert werden, reduzieren sich meistens auf *das Wesentliche*. Absichten (etwas zu essen zu bekommen), Erwartungen (in der Fremde zurechtzukommen) oder gegenseitige grundsätzliche Einschätzungen (z. B. über die Hilfsbereitschaft des anderen) treten in den Vordergrund. Watzlawick et al. (2016) haben die körpersprachlichen Aspekte der Kommunikation besonders fokussiert.

Seine These von der Unmöglichkeit, nicht zu kommunizieren, ist in das Allgemeinwissen eingegangen: Jede Form von (Körper-) Verhalten besitzt in einer zwischenmenschlichen Kommunikation Mitteilungswert, Nichthandeln bzw. Schweigen ebenso wie aktiver körpersprachlicher Ausdruck oder verbales Handeln. Ein Schüler im Unterricht, der nichts sagt, bringt damit möglicherweise Desinteresse, Angst oder Scham zum Ausdruck, ein Psychoanalytiker seine Interventionstechnik.

Ein Beispiel: Jemand tippt sich dreimal mit dem Zeigefinger gegen die Stirn und äußert dazu: »Ja, Köpfchen braucht der Mensch.« Der *Inhalt* dieser Aussage bezieht sich auf die Tatsache, dass ein Mensch in der Tat häufig intellektuelle Fähigkeiten benötigt, um Sachverhalte richtig einzuschätzen. Die Art und Weise, *wie* derjenige durch Tonfall oder Gesichtsausdruck diese Äußerung von sich gibt, stellt aber klar, ob der mit dieser Geste Angesprochene durch diese verbale Aussage abgewertet werden soll oder ob vielleicht eine Selbstbewertung dahinter steckt, in der Weise nämlich, dass der Sprecher auf sich selber stolz ist, weil er vielleicht eine schwierige Aufgabe gelöst hat.

Nehmen wir an, es handelt sich um einen Patienten, der im Anschluss an die oben gestellte Frage fortfährt: »Wieso schauen Sie mich so vorwurfsvoll an?« Der Therapeut fragt daraufhin vielleicht nicht zurück: »Wie kommen Sie darauf, dass ich Sie vorwurfsvoll anschaue?«, sondern möglicherweise: »Sie erleben mich vorwurfsvoll?« Mit dieser Frage bereitet er eine **Metakommunikation** vor und macht die Aussage des Patienten zum Thema. Doch was passiert hierbei körpersprachlich? Zieht der Therapeut (erstaunt) eine Augenbraue hoch, während er spricht, was der Patient als Skepsis interpretieren könnte? Würde sich der Patient daraufhin vielleicht zurückziehen und z. B. auf seinem Stuhl zurückrutschen oder wegschauen? Oder würde er wütend vorrücken und antworten: »Ich bin doch gar nicht vorwurfsvoll, Sie sind das doch!?«

Watzlawick hat so wichtige Konzepte weiter ausgearbeitet wie das der **digitalen und der analogen Form der Kommunikation**. Die ältere analoge Form der Kommunikation ist die, die hier eigentlich interessiert. Sie vermittelt sich über Gestik, Mimik, Tonfall und Bewegung. Sie ist für Zeichen- und Gebärdensprachen grundlegend und übermittelt die emotionale Seite der kommunikativen Handlung. Sie ist für die persönlichen Beziehungen zwischen Menschen sowie zwischen Mensch und Ding verantwortlich.

Kommunikationsstörungen liegen häufig auf der analogen Seite, nämlich dann, wenn Inhalts- und Beziehungsaspekte der Kommunikation, also Sprache und Körpersprache nicht übereinstimmen. Kommunikationsstörungen können aufgelöst werden, wenn alle Beteiligten sich in die Lage versetzt fühlen, sich von ihrem eingefahrenen Verhalten zu distanzieren und darüber zu kommunizieren, *wie* sie miteinander umgehen.

Merke
Psychotherapie ist nichts anderes als eine hochspezialisierte Form der Metakommunikation.

3.2.1 Die beziehungsstiftende Funktion der Körpersprache im Alltag

Eine junge Frau hat sich ein neues Kleid gekauft, kommt nach Hause und geht in die Küche, wo ihr Freund sitzt und sagt: »Hallo, Schatz!« Sie dreht sich vor ihm zweimal schnell im Kreis herum. Er sitzt am Tisch, trinkt gerade einen Kaffee und liest in der Zeitung. Er schaut kurz hoch und sagt auch: »Hallo, Schatz!« Zunächst scheint alles im grünen Bereich. Doch ohne weitere Reaktion versinkt sein Blick wieder in der Zeitung. Sie bleibt abrupt stehen und ist sauer: »Kannst Du mich vielleicht mal richtig begrüßen?«

Was ist passiert? Rein verbal hat der Freund sie *richtig* begrüßt. Er hat nämlich die gleichen verbalen Zeichen ausgesandt wie seine Freundin. Je nach Beziehung wird hier aber seine körpersprachliche Reaktion bzw. mangelnde Wahrnehmung ihrer Körpersprache (!)

im Vordergrund der Kommunikation gesehen: Von ihr wird die reduzierte, auf seine Zeitungslektüre bezogene Gestik und Haltung höher bewertet als seine verbale Reaktion. Es kommt nicht zur erwarteten Resonanz einer expressiven Körpersprache, die der Frau signalisiert hätte, dass er sie in dem neuen Kleid attraktiv findet. Hätte er vielleicht – aus ihrer Sicht – begeistert aufspringen müssen, sie stürmisch umarmen und küssen sollen? Statt mit explosionsartiger Freude reagiert der Freund eher zurückhaltend. Die junge Frau fühlt sich jedenfalls von ihm nicht gesehen und reagiert entsprechend frustriert.

Merke
Die besondere Eigenart körpersprachlicher Zeichen als Symbole mit einer interpretierbaren Bedeutungsseite besteht darin, dass sie eine hohe soziale Leistung begründen.

Im Unterschied zur verbalen Sprache kann nicht explizit über Vergangenes berichtet werden (wie voll es im Laden war), können keine Abwesenden zitiert werden (was die Verkäuferin über dieses tolle Kleid gesagt hat), kann nicht Erlebtes von gestern oder heute in sinnvolle zeitliche und örtliche Zusammenhänge gebracht werden (in welchem Stress in der Mittagspause der Einkauf stattgefunden hat).

Sachverhalte, Gedanken, Wünsche, unabhängig von Ort und Zeit, können nicht durch die Körpersprache mit vermittelt werden. Die Beziehung wird durch eine implizite Auswertung der körpersprachlichen Aktion deutlich. Er nimmt etwas, das ihr wichtig ist, nicht genau genug wahr. Sie wird ärgerlich, erwartet vielleicht zu viel von ihm. Hat sie eine implizite Erinnerung in Bezug auf ihr familiäres Handlungssystem? Verhält sich der entspannt lesende Freund wie die nie erreichbare Mutter aus der Sicht des früheren kleinen Mädchens? Notwendig wird eine kritische Hermeneutik im Sinne eines vertieften Verständnisses dialogischer Strukturen (Gadamer 2010; Kögler 2002; Staemmler 2015).

Merke
Körpersprache ist auf das Hier und Jetzt und aktuelle und »dahinter stehende« Beziehungskonstellationen angewiesen. Letztere müssen aber interpretiert werden.

3.2.2 Körperteilbesetzungen verschiedener Kulturen und Zeiten

In der Psychotherapie kommen wir häufig mit Patienten aus anderen Kulturkreisen in Kontakt, was uns dazu bringt, unsere vertrauten Sichtweisen zu erweitern. Deutungen in Bezug auf die Körpersprache können aus religiösen (Oestreich 1991), sexuellen (Theweleit 1986), (psycho-)sozialen und/oder populärwissenschaftlichen (Reitz 2007) Motiven heraus oder unter dem Blickwinkel rein praktischer Erwägungen verstanden werden (Koppetsch 2000). Und dann gibt es natürlich auch noch den ganz gewöhnlichen Aberglauben (Stellmann 2000), so z. B. noch heute in Italien, wo die Selbstberührung der Genitalien beim Mann Glück bringen soll.

Interessant ist, dass es für die Körpersprache, die sich im Prozess von Kommunikationssituationen als Bewegungsabfolge in verschiedenen Körperbereichen und unter besonderer Verwendung verschiedener Körperteile vollzieht, keine klaren Definitionen geschweige denn Interpretationen gibt (z. B. um Gesten der Hände oder Arme von anderen Körperbewegungen abzugrenzen). Eine lexikalische Bedeutung von Geste lautet: »Bewegung, die etwas ausdrücken soll (konventioneller als die Gebärde) oder das Gebärdenspiel des Schauspielers oder Redners … lat.: *gerere*: tragen, tun verrichten.« Oder noch unspezifischer »Gesten sind Bewegungen des Körpers, die eine Intention ausdrücken« (beides zit. in Luehrs-Kaiser 2005) (s. Abschn. 3.1.2, S. 29 f.).

Im Folgenden werden einige Körperteilbesetzungen ohne jeglichen Anspruch auf Vollständigkeit zusammengestellt. Es gibt immens viele kulturell determinierte, regionale und soziale Besonderheiten der Körpersprache, die hier unerwähnt bleiben müssen (s. Benthien & Wulf 2001). Interkulturelle Aspekte in der psychotherapeutischen Versorgung treten aber vermehrt in den Fokus der Fachöffentlichkeit (Kerda-Hegerl 2008).

Augen

Bemerkenswert erscheint, dass die Umgebung der Augen zu allen Zeiten verziert wurde, aber die Augen selbst bis auf wenige Ausnahmen sichtbar und als Instrument der Wahrnehmung der Außenwelt und der Kommunikation deutlich hervorgehoben bleiben. Damit werden die Augen in bestimmter Weise betont oder intensivieren die erwünschte Ausstrahlung nach außen. Das Tragen von Brillen, insbesondere Sonnenbrillen, schirmt Menschen von ihrer Umgebung ab, gibt gleichzeitig auch einen Schutz vor anderen Augen.

Mund

Der Mund gehört zum menschlichen Mienenspiel, der je nach Form und Stellung appellieren, schmollen oder drohen kann. Die Lippen werden besonders bei Frauen als sexuell stimulierend interpretiert. In manchen Kulturen gilt das Küssen als unsauber. In den USA war öffentliches Küssen in einigen Staaten noch vor wenigen Jahrzehnten verboten. So wird auch verständlich, dass es mancherorts üblich ist, den Mund zu verdecken und so dieses intime Körperteil zu schützen.

Hals und Schultern

Der Hals als Verbindung zwischen Kopf und Körper ist hoch gefährdet und sensibel. Sich zu verbeugen und den Nacken zu zeigen galt zunächst als Unterwerfungsgeste und später als Höflichkeitsformel. Auch die sexuelle Anziehungskraft des Halses spielt z. B. bei der Halsverlängerung der Frauen in Birma eine Rolle. Die Betonung der männlichen Schultern weist auf Stärke und Kraft hin, militärische Dienstgrade werden auf den Schultern dekoriert. Bei Frauen in Westeuropa werden die Schultern z. B. bei feierlichen Anlässen gezeigt, aber auch, wie in Indien, züchtig verdeckt.

Hände

Die Hände sind das sensibelste Werkzeug und die ausdrucksstärksten Buchstaben der Körpersprache, geschickt und vielfältig nutzbar, als Instrument der Zärtlichkeit bis hin zur Mordwaffe. Geben und Nehmen als psychische Themen werden durch die Hände symbolisiert. Wer die sensible Seite der Hand, die Handinnenfläche, öffnet, schenkt Vertrauen und zeigt, dass er beabsichtigt, friedlich zu handeln. Die Ikonografie der Heiligenbilder und des christlichen Segens ist mit offenen Handflächen verknüpft. Umarmung, Handschlag, das Hand-in-Hand-Gehen stellen Gesten der Verbundenheit dar. Die Hände dienen den gehörlosen Menschen zum Gespräch. Zum Schwur oder zur Vereidigung erhebt man die Hände, die geballte Faust dient Revolutionären aller Kulturen als verbindendes Zeichen. Handkuss und Gesten der Hände und Finger geben sichtbare Zeichen, die in den verschiedenen Kulturen natürlich auch unterschiedlich gedeutet werden. Man denke nur an den Ring von Zeigefinger und Daumen – bei uns als Zeichen von »alles okay« interpretierbar, im Orient als Zeichen für den

After und als schwere Beleidigung verstanden (Gröning 2000).

Wie in vielen Kulturen ist bei uns implizit die »rechte Hand die gute Hand«. In der Mongolei wird sie sogar sehr explizit für höherwertige Tätigkeiten eingesetzt. Wer einer anderen Person einen Gegenstand überreicht, benutzt die rechte Hand. Dabei stützt die linke Hand den rechten Ellenbogen zumindest symbolisch. Der Empfänger macht die gleiche Geste. Geschenke werden mit beiden Händen überreicht. Gegenstände werden immer mit der nach oben geöffneten Hand gehalten. Eine Tasse muss also auf der Hand stehen und sollte nicht mit den Fingern am oberen Rand festgehalten werden. Darüber hinaus gibt es kaum festgelegte Gesten mit den Händen. Als wichtigste Ausnahme: Der ausgestreckte kleine Finger ist ein negatives Signal, ähnlich wie im Westen der erhobene Daumen ein positives Signal ist (www.all mongolia.com).

Brust

Die Brust hat bei Mann und Frau schon rein anatomisch zwei verschiedene Bedeutungen. Als Symbol der Stärke wird sie beim Mann oft betont. Bei der Frau steht die nährende und die sexuelle Bedeutung im Vordergrund. Die Verzierung der Brustwarze kommt häufiger bei Männern als bei Frauen vor, jedenfalls in früheren Zeiten vor der Ära der Tattoos und des Piercings. Gesten in Verbindung mit der Brust beziehen sich oft auf das Ich-Gefühl wie z. B. beim Spielen von Nationalhymnen. Im Orient, in Japan und China bedeutet das Bedecken der Brust mit Armen und Händen Demut und Unterwerfung. Trauernde pflegten früher und heute in einigen Kulturen auf ihre entblößte Brust zu schlagen.

Bauch

Im Bauch sitzen alle inneren Organe, und die Nähe zu den Geschlechtsteilen vermischt sich oft mit der Bezeichnung derselben. So sind Bauchschmerzen nicht immer mit Darmbeschwerden gleichzusetzen, sondern auch mit Beschwerden der Geschlechtsteile oder als Ausdruck von psychischem Unwohlsein. Als Symbol des Sitzes des Lebens gilt die Mitte des Leibes auch im Orient und in Japan (z. B. ritueller Selbstmord durch Harakiri bei den Samurai). Oft wird der Bauch durch das Umfassen mit den eigenen Armen geschützt, beispielsweise bei vermuteten verbalen Attacken. Der Bauch erscheint in allen Kulturen als intimes Körperteil. Füllige Bäuche galten lange Zeit als Zeichen von Wohlstand und Gesundheit. In einer alten türkischen Legende wird berichtet, dass der Teufel nach der Erschaffung des ersten Menschen auf die Nabelgegend spuckte und Allah diese Spucke sofort entfernte und dadurch der Nabel entstand. In buddhistischen Kreisen ist der Nabel der Mittelpunkt des Universums, ein Versuch, das menschliche Ego zu überwinden, indem man sich im eigenen Mittelpunkt auf das gesamte Universum konzentriert. Viele Meditations- und Achtsamkeitsübungen gehen auf diese ursprüngliche Körperteilbesetzung zurück. Der Bauchtanz ist ursprünglich ein Paarungstanz einer vitalen Haremsdame mit einem trägen und meistens behäbigen Mann und eine symbolische Darstellung des Geburtsvorgangs. Heute wird der Bauchtanz in unserer Kultur als folkloristische Form des Fitnesstrainings und mittlerweile als therapeutisches Mittel z. B. bei psychischen Anspannungen und Depressionen verwendet.

Hüfte, Taille, Gesäß

Die Hüfte der Frauen wurde z. B. in der viktorianischen Zeit durch Einschnürungen der

Taille sehr stark betont, sodass das Becken und das Gesäß übertrieben herausragten. Dieses Schönheitsideal der schmalen Taille wird heute oft durch Diäten versucht zu erreichen und um möglichst jung und unschuldig zu erscheinen. Als Symbol der Kraft, der Ablehnung und des Auftrumpfens kennen viele Kulturen die in die Hüfte gestemmten Hände und angewinkelten Arme. Das Umarmen der Hüfte ist meist auch ein Zeichen starker Nähe und Verbundenheit. Schon in steinzeitlichen Darstellungen sind oft übergroße Gesäße dargestellt. Diese scheinen nach neueren Forschungen eher der Realität zu entsprechen als einer sexuellen Vorliebe damaliger Künstler. Die sexuelle Bedeutung des Gesäßes über die Jahrmillionen scheint unbestritten.

Beine und Füße

Die Beine werden ebenfalls als Symbol für Kraft und Sexualität gesehen und wurden und werden in eher sexualfeindlichen Kulturen verborgen. Auch Demutsgesten in vielen Religionen sind meist mit einer knienden Haltung verbunden. In allen Weltreligionen haben Füße etwas mit dem heiligen Boden zu tun. Die asiatische Sitte Füße zu küssen, galt als Geste der Unterwerfung. Buddhisten, Hindus und Muslime ziehen an der Schwelle heiliger Orte und zu Hause ihre Schuhe aus. Davon ist auch in der Bibel die Rede, als Gott zu Moses sagt: »Ziehe deine Schuhe aus, denn der Ort, auf dem du stehst, ist heilig.«

Fußwaschungen waren früher gang und gäbe, denn die Wege waren staubig und Schuhwerk teuer. So waren Fußwaschungen ein alltägliches Ritual, das nicht als Geste der Hingabe oder gar der Unterwerfung galt, sondern vor allem ein Zeichen des Respekts und der Wertschätzung des Nächsten war. Sie dienten nicht nur der Reinigung, sondern auch der Heilung und Pflege der durch lange Wanderungen wund gelaufenen Füße. Viele dieser Rituale wurden im Zuge der humanistisch ausgerichteten Therapiemethoden wiederentdeckt.

Der »griechische Fuß« geht auf Göttinnen zurück, deren zweite Zehe länger war als die anderen. Diese längere Zehe galt als Zeichen für männliche Kraft, hohes geistiges Niveau und extrem sinnliche Erotik. Die jungfräulichen Göttinnen wurden daher immer mit bedeckten Füßen dargestellt, denn Füße galten als besonders intime Körperteile. Heutige erotische Vorstellungen über den schlanken Fuß haben mehr das Schuhwerk als die Füße zum Ziel.

In China ist der Fuß der Frau ein Schönheitsideal. Um die Füße zum reizvollsten Körperteil zu machen und ihnen eine möglichst zierliche Form zu geben, band man Frauen die Füße ein. Daher konnten sich die Knochen nicht normal entwickeln und verkümmerten. Diese schmerzhafte und unsinnige Tradition und Misshandlung gehören heute glücklicherweise der Vergangenheit an. Allerdings gibt es auch heute den Volksglauben, dass die Füße bei Säuglingen, die gerade anfangen zu laufen, noch mit einem aus einem früheren Leben stammenden Seil zusammengebunden sind. Man fesselt die Toten nämlich an den Knöcheln, damit sie die Lebenden nicht plagen. Man muss das Kind also, damit es ungehindert laufen lernen kann, von diesem Seil befreien. Daher werden in manchen Gebieten chinesischen Kindern aus Stroh gedrehte Seile vor die Füße gelegt und die Seile dann dreimal durchgehackt (Fontanel & d'Harcourt 2008).

Kopf und Füße

In der buddhistischen Kultur (und auch in anderen Kulturen Asiens) gilt stets eine ausgeprägte Hierarchie zwischen Kopf und Füßen. Der Kopf ist ein auch symbolisch erhabenes Körperteil (gläubige jüdische Männer bedecken den Kopf aus Respekt vor ihrem Gott), und die Füße haben eine entsprechend untergeordnete Bedeutung. Schon das Verständnis dieses Grundprinzips alleine kann viele Peinlichkeiten vermeiden helfen. Ein Hut ist ein sehr persönlicher Gegenstand, und wird nie an andere Personen ausgeliehen. Von Menschen aus diesem Kulturkreis sollte man möglichst keine fremden Hüte anfassen, geschweige denn sich darauf setzen oder darauf treten. Man sollte nie die Füße gegen andere Personen oder bedeutende Gegenstände (wie den Herd oder den Altar) ausstrecken. Wer versehentlich jemanden mit dem Fuß berührt, muss zum Ausgleich umgehend dessen Hand ergreifen.

Haare

»Wenn Mädchen keine langen Haare tragen, dann ist das wie ein Indianermädchen ohne Kopfschmuck oder ein Indianer ohne Federn.« Dieser Glaubenssatz, den eine Mutter ihrer Tochter mit auf den Weg gegeben hat, illustriert, welch wichtige kulturelle Bedeutung Haare haben: Sie haben eine Schmuck- und eine Zeichenfunktion. In fast allen Kulturen dienen Haare zur Markierung von Geschlecht und sozialem Status. Als äußere, auf einen Blick wahrnehmbare Merkmale sind sie eng mit dem gesellschaftlichen Werte- und Normsystem verbunden. Haare sind Schlüsselreize des ersten Eindrucks – auch heute noch. Sie lösen, je nachdem, ob sie gepflegt oder ungepflegt wirken, unmittelbare und eindeutige Sympathie- oder Antipathie-Bewertungen aus. So scheint beispielsweise ungepflegtes Haar einen Großteil der übrigen körpersprachlichen Charakteristika zweitrangig werden zu lassen, zumindest beim ersten Eindruck. Ungepflegte Haare bei Frauen lösen schnell den Eindruck von »schlampig, finanziell nicht so gut gestellt, in seelischer Hinsicht verschlossen, unzufrieden, weniger intelligent und unsportlich« aus. Die Antipathie, die durch ungepflegte Haare geweckt wird, setzt demnach einen Mechanismus der sozialen Distanzierung in Gang. Denn in unsympathisch erscheinende Menschen wird – individuell oder gesellschaftlich, emotionell oder finanziell – kaum investiert, das Risiko erscheint zu hoch. Daher bedeuten ungepflegte, aber auch fehlende oder ungesunde Haare einen Risikofaktor in psychosozialer Hinsicht.

Entsprechende Untersuchungen aus dem angelsächsischen Bereich zeigten zudem Folgendes: Langhaarige Männer fielen durch das Raster erwünschter zwischenmenschlicher Attribute. Sie galten als unangenehm und ungehobelt, außerdem als dumm und arm, als am wenigsten kontaktfreudig, als nachlässig und wenig sexy. Allerdings wurden sie auch als am wenigsten egozentrisch (ich-bezogen) eingestuft (Bolt 2001). Vermutlich wäre um 1968 aufgrund der damaligen Mode und Einstellung zur Haarlänge bei Männern eine positivere Einschätzung entstanden (und auch heute noch scheint die Haarmode äußerst vielfältig zu sein).

Beim weiblichen Geschlecht geht es um die Haarfarbe und -länge. Frauen mit langen, blonden, glatten Haaren wurden als am erotischsten, gleichzeitig aber auch am wohlerzogensten und sogar am wohlhabendsten bewertet – allerdings auch als besonders ich-bezogen und sogar »engstirnig«. Kurzhaarige Frauen im Strähnchenlook konnten sich in diesen Bewertungen zwar nicht mit Sex-Appeal, dafür aber mit hoher Intelligenz und Selbstbewusstsein darstellen – zumindest im Eindruck ihres Umfelds. Während man dem Frauentyp mit dem unkomplizierten mittellangen, dunklen Haarschnitt immerhin Sorglosigkeit und Altruismus (Selbstlosigkeit, Uneigennützigkeit) zusprach, wirkten solche mit dunkel gelockter Haarpracht weniger intelligent und selbstsicher. Demzufolge haben Dunkelhaarige beim ersten Eindruck einen leichten Wettbewerbsnachteil. Bezüglich Attraktivität haben Blond, aber auch Braun gewisse Vorteile gegenüber Schwarz und Rot. Das wohlwollende Auge des (männlichen) Betrachters bleibt nach wie vor an Goldtönen hängen (Kopp 2001). Derzeit scheinen besonders Natürlichkeit, aber auch sinnliche Attraktivität und Leistungsorientierung beliebt zu sein.

Damit können Farben und Frisuren tatsächlich bestimmte Effekte auslösen – allerdings nicht auf jedem Kopf. Denn der Betrachter reagiert vor allem auf die sogenannte Gesamtkonfiguration. Einzelmerkmale schlagen selten voll durch, sie modulieren aber den Gesamteindruck. Hierzulande stehen (bzw. standen) kahl rasierte Köpfe häufig für eine rechte politische Gesinnung, lange Mähnen eher für eine gewisse provokative »linke« Haltung. Das kann sich aber rasch ändern, besonders was den kahl geschorenen Schädel anbelangt, der sich inzwischen auch in moderaten männlichen Kreisen etabliert hat.

Bei Männern wird das Rasieren des Kopfes als Zeichen von Stärke und Würde angesehen. In Gesellschaften und kriegerischen Auseinandersetzungen nahm der kahle Kopf auch eine Möglichkeit des Festhaltens. Bei Frauen (aber auch bei Männern) kommt auch das erzwungene Rasieren des Kopfes als Strafe und Demütigung vor und wird von den Betroffenen auch so empfunden. Bei Mönchen ist dies auch ein Zeichen der demütigen Unterwerfung unter einen Orden mit seinen Regeln.

Das Berühren der Haare anderer zeigt meist eine große Nähe, wird oft auch als sexuelle Annäherung gedeutet.

In vielen Kulturen werden die Haare verhüllt. Die im Islam übliche Verhüllung der Haare der Frau soll auch vor dem vermeintlich ungesteuerten Mann schützen. Warum das Haar verstecken? Eine Antwort verbirgt sich in der alten Scherzfrage: »Wo haben Frauen krause Haare?« Eine reflexartige Antwort älterer Menschen ist vermutlich ein Räuspern als Versuch, die sexualisierte Note zu ignorieren. Die korrekte Antwort lautet: »In Afrika, wo denn sonst?« Jedoch birgt die erste Assoziation den Pfad zum kulturellen Pfad der Tugend: die assoziative Besetzung des (Haupt-)Haares mit (dem) Scham(-Haar). Frauen sollen – jedenfalls im Islam – keusch sein, d.h. sich schämen, wenn ein anderer als der Ehemann sie betrachtet. Daher muss das Haar durch ein Kopftuch verhüllt werden. Aber steht nicht Ähnliches bei Paulus (1 Kor 11, 1–16)?

Bart

Der Philosoph Diogenes (300 v.Chr.) pflegte glatt rasierten Männern mit der Frage zu begegnen: »Bist du ein Mann oder eine Frau?« Der Bart gilt als Symbol für Stärke und Manneskraft. Behaarung hat, auch evolutionsbiologisch betrachtet, eine zentrale Rolle bei der Zurschaustellung von Aggression gespielt. Bei den Primaten kann man auch heute noch Extrahaarwuchs in der Form von Bärten und Mähnen beobachten, die sich bei Drohgebärden und beim Kampf sträuben und ein aggressiveres Aussehen verleihen. Mohammed, der Begründer des Islam, trug einen ungeschorenen Bart – wie auch seine Anhänger. Für einen strenggläubigen Moslem ist es immer noch der wichtigste Eid, beim Barte des Propheten zu schwören. In der Stadt Srinigar im Kaschmir wird eines der Barthaare des Propheten als heilige Reliquie aufbewahrt.

Die Bärte der Könige sind durch die Jahrtausende als besonders heilig und bedeutungsvoll für das Wohlergehen ihrer Königreiche angesehen worden. Die Menschen rüsteten ihre Götter immer mit dem, was sie bei sich selbst am meisten bewunderten. Deshalb stellten sie ihre Götter mit langen flatternden Locken und mit einem Bart dar, als Zeichen für ihre Stärke und ihre Macht. Zeus, der oberste Gott der alten Griechen, derjenige, der die Wolken bewegen und Regen und

Schnee verursachen konnte, wurde als majestätischer Mann mit langem, geflochtenem Haar und einem mächtigen Bart abgebildet.

Im Alten Testament ist der Bart das Kennzeichen für Würde im Alter. Das hebräische Wort für »alt« ist von dem Wort für Bart abgeleitet. Im Dritten Buch Mose wird das Schneiden des Bartes verboten, ein Verbot, was insbesondere die Priester betraf. Sich den Bart zu raufen oder zu rasieren, ist eines der Zeichen für Trauer, kann aber auch Verhöhnung ausdrücken. Den Bart zu verhüllen, heißt wiederum, sein Gesicht zu verlieren. Die streng orthodoxen Juden rasieren auch heute nicht den Bart. Ob Lenin, Marx, Engels, Che Guevara, Fidel Castro oder Osama bin Laden – der Bart gilt als Zeichen für Anführer, Propheten oder Philosophen.

Weil aber der Bart auch als Kennzeichen für Intellektualität sowie Gesellschaftskritik angesehen wurde, bekam er einen dämonischen Beigeschmack. Der Teufel ist manchmal mit nicht weniger als drei Bärten dargestellt worden, gewöhnlich mit einem Spitzbart, der an einen Geißbock erinnert und mit dem Animalischen assoziiert wird und der im Gegensatz zu dem langen weißen Vollbart des christlichen Gottes steht (im Sinne vom »teuflischen Helden« und »göttlichem Bart«). Das Aussehen des Teufels stimmt mit dem des griechischen Hirtengottes Pan überein, der das wilde, animalische und erotische Prinzip symbolisiert. Die arabischen Dschins, Naturgeister und Personifikation des Gefährlichen im Menschen, trugen zum Teil ebenfalls einen ähnlichen Spitzbart. Ein solcher Bart galt auch sonst als charakteristisch für Naturvölker und spielte eine bedeutende Rolle in der traditionellen Symbolik, wo Wilde zu Repräsentanten der ungezähmten Natur wurden, noch bevor es den Kulturmenschen gab. Das spiegelt sich beispielsweise auch darin wider, dass Seeleute einen besonders kräftigen und spitzen Bart trugen.

Die Symbolik der Gesichtsbehaarung bei der Frau wird nur selten diskutiert. Sie gilt bei Frauen als unerwünscht. Im Mittelalter wurden stark behaarte Frauen als Hexen bezeichnet und verbrannt. Heute werden sie als maskulin bezeichnet. Eine Reihe von Frauen unterlässt bewusst, sich die Körperbehaarung zu entfernen und sich der gesellschaftlichen Norm der »Weiblichkeit« anzupassen. Frida Kahlo z. B. hat dies in ihrer Bildkunst noch deutlicher gemacht, indem sie ihren Lippenbart und ihre Augenbrauen in zahlreichen Selbstportraits dunkler und üppiger gemalt hat, als sie in Wirklichkeit waren.

3.2.3 Zusammenfassung

Angesichts immer zahlreicher werdender Patienten mit einem Migrationshintergrund erscheint eine breite Auseinandersetzung mit der Bedeutung körpersprachlicher Signale und der Besetzung bestimmter Körperteile in verschiedenen Kulturkreisen und aus anthropologischer Sicht hinreichend notwendig (Jäger 2002). Die westlich-abendländisch sozialisierte Körpersprache mitteleuropäischer Psychotherapeuten, gleich welcher Schulrichtung, bezieht sich möglicherweise »falsch« auf viele Appelle und Körperausdrucksformen, da weder der historische Bedeutungswandel der Körpersprache noch der kulturelle Kommunikationshintergrund »richtig« berücksichtigt werden – aus Unkenntnis, aber auch aus einem tief verankerten, eigenen körpersprachlich determinieren Unverständnis heraus (Zimmermann 2000).

Das ist etwas, was vom westlichen Individualismus geprägte Menschen schwer verstehen: eine völlige Identifikation des Einzelnen mit dem Ganzen. Dies bedeutet, dass *vor* der Einordnung einer individuellen Körperteilbesetzung ein Bewusstsein für unterschiedliche Grade der Individuation geschaffen werden muss. Vor die Überlegung, wofür z. B. »das

Bein« steht, das »weglaufen« will oder »einen Standpunkt« markiert oder »Sex-Appeal« hat, gehört die Frage: »Wem gehört dieses Frauenbein, wenn die Frau ihrem Mann, ihrer Familie, ihrem Clan, der muslimischen Gesellschaft, gehört?« In der muslimischen Welt ist der Mann der Kopf der Familie, die Frau das Herz (Kelek 2005).

Merke
Starre Einstufungen sind immer riskant; modische und gesellschaftliche Strömungen beeinflussen die Körperteilbesetzung. Sind sich Psychotherapeuten solcher körpersprachlicher Wirkfaktoren bewusst?

Die knappen Ausführungen dieses Abschnitts sollten dafür sensibilisieren, dass soziale Aspekte von unterschiedlichen Körperteilbesetzungen wichtig sind, da z. B. das Thema Körpersprache und Sexualität ursprünglich aus evolutionär verankertem Annäherungs- und Distanzierungsverhalten entspringt, mit dem in verschiedenen Kulturen und zu verschiedenen Zeiten unterschiedlich umgegangen wurde. Je nach Herkunft und Sozialisation werden diesbezügliche Signale unbewusst oder bewusst eingesetzt und entweder als positives oder negatives Ausdrucksmittel verstanden oder eben auch missverstanden. Bei allen Signalen, die über bestimmte Körperteilbesetzungen ausgesandt werden, geht es um Traditionen, die nachvollziehbar sind. Körpersprache kann unter dem Aspekt der Körperteilbesetzung verstanden werden, wenn man sich in die Historie und Kultur ihres Benutzers hineinarbeitet (Levine 1999).

3.3 Körpersprache als *natürliches* Signal- und Zeichensystem

Lügt die Körpersprache manchmal doch?

Sprache wird als ein symbolisches Zeichensystem aufgefasst bzw. als eine Menge von zeichenhaften Elementen sowie deren Verknüpfungsregeln. Sie ist ein künstliches System und steht in einem krassen Gegensatz zu den sogenannten natürlichen Zeichen wie z. B. Tränen. In der Linguistik werden körpersprachliche Hinweise auf Gefühlszustände als natürlich bezeichnet. Dass es sich bei diesen sogenannten natürlichen Zeichen nicht etwa um eindeutige Zeichen handelt, zeigt sich ebenfalls am Beispiel Tränen: Tränen können verschiedenen Emotionen zugeordnet werden und je nach Kontext entweder auf Rührung, großer Wut, heftigem Ärger oder einer kleinen Fliege, die ins Auge geflogen ist, beruhen.

3.3.1 Von Borkenkäfern und dem Duft des anderen Geschlechts

Die Mehrzahl aller Insekten verständigt sich ausschließlich durch Duftstoffe. Der Borkenkäfer, der einen geeigneten Wirtsbaum gefunden hat, sondert einen bestimmten Duftstoff ab, Pheromon genannt, der seine Artgenossen in Scharen anzieht. Eine einfache Geruchsverbreitung bzw. -wahrnehmung sorgt somit für eine Massenwanderung dieser Schmarotzer, die schließlich zum Absterben des Wirtsbaumes führt.

Menschen wissen schnell und ohne dieses durch Erklärungen begründen zu müssen, dass sie bestimmte Artgenossen *nicht riechen* können. So funktioniert also, scheinbar primitiv und artenübergreifend, körpersprachlicher Austausch als natürlicher Signalaustausch über die Sinneswahrnehmungen: Riechen, Sehen, Hören, Tasten, Schmecken und das Balancieren des Eigengewichts durch Raum und Zeit. Menschen entscheiden über Sympathie oder Antipathie aufgrund subtiler körpersprachlich ausgesandter Signale in Bruchteilen von Sekunden. Sie greifen dabei auf frühe Erfahrungen zurück. Unser spezieller Typ Mann oder Frau z. B. duftet für uns persönlich besonders gut – aber nicht unbedingt für unsere Kollegin. Es gibt überindividuelle Wahrnehmungsvorlieben, doch die frühen prägenden Sinneswahrnehmungen stehen bei allen Beziehungsfragen im Vordergrund (s. Kap. 5.2, S. 116 ff.).

3.3.2 Zum Unterschied zwischen Signalen und Zeichen

Wie die chemisch zunächst neutralen Duftstoffe bei Borkenkäfern eine Massenbewegung hin zur Futterquelle bewirken, so löst jede Ansicht, jeder Hörreiz und jeder Duft, aber auch jede Berührung in uns eine bestimmte Interpretation und eine spontane Handlungsbereitschaft aus, bevor wir noch richtig darüber nachdenken können. Das hat mit der Art der Verarbeitung von Signalen im Gehirn zu tun, das auf kurzen Wegen eher motorisch als mithilfe des Denkens funktioniert und die Hand von der heißen Herdplatte nach oben schnellen lässt, bevor intellektuell registriert wird, dass es um »heiß« und um akute Verbrennungsgefahr geht. Jedes menschliche Gehirn behält sich vor, welche optischen, akustischen oder anderen Sinnesinformationen es wie auswertet. Einen gewaltigen Unterschied zwischen Borkenkäfer und Mensch müssen wir also bereits festhalten:

Ein bestimmtes körpersprachliches Signal, ganz gleich von wem, löst nicht in jedem Menschen dieselbe Reaktion aus, vielmehr können »natürliche« körpersprachliche Signale, also Laute, Bewegungen, Tränen, Gesten, Mimik, Haltungen, Blicke, Gerüche usw. individuell unterschiedlich interpretiert werden und erhalten damit eine ganz unterschiedliche Bedeutung, ohne dass ein sprachliches Zeichen dabei ausgetauscht wird.

3.3.3 Auf die Perspektive kommt es an!

Das Phänomen des räumlichen Sehens illustriert, dass kein »natürliches« körpersprachliches Signal, welches wir über Sehen, Hören oder Riechen registrieren, »objektiv« aufgenommen werden kann.

Der biologische Bauplan des menschlichen Auges verhindert, dass wir uns die beiden Monster in Abbildung 3-2 *unter diesen Bedingungen* gleich groß vorstellen können – obwohl sie rein messtechnisch gleich groß sind. Zweidimensionale Darstellungen können also dreidimensional wirken. Dabei verändert sich in unserer zwar biologisch vorgegebenen, aber dennoch illusionären (!) Vorstellungswelt ein *eigentlich* objektiver Körperparameter vollständig: die Körpergröße. Und das ist nur die biologische Seite der Medaille. Wie kompliziert wird es erst, wenn wir uns vor Augen führen, dass wir aufgrund verschiedener individueller Erfahrungen und verschiedener sozialer Bedingungsfaktoren, die unsere individuelle Wahrnehmungsbereitschaft ein Leben lang geprägt haben, bestimmte Kontexte z. B. mit dem Phänomen »Hund bellt in Nachbars Garten« verbinden. Für den einen ist derselbe Hund groß und wirkt gefährlich, für den anderen ist er klein und niedlich. Es kommt also auf die Perspektive an, aus der man dem anderen seine Größe zuschreibt. Der eine fürchtete sich vielleicht schon als Kind vor Hunden, weil er von einer ängstlichen Mutter weggezogen wurde. Der andere führte vielleicht als Kind stolz den Nachbarshund aus, der sich bellend und Schwanz wedelnd auf ihn zu bewegte und so – körpersprachlich – seine Vorfreude über das täglich erwartbare Ausgangsritual signalisierte. Der eine sieht den Hund also heute noch aus seiner damaligen kindlichen Perspektive als groß und gefährlich an, der andere fühlt sich durch die Erinnerung an ein freudiges Gebell groß und zu dem vierbeinigen Gefährten hingezogen.

Merke
Perspektiven sind gelernte Atmosphären, die aus Interaktionsrepräsentanzen stammen. Wegen unterschiedlicher kontextabhängiger (früherer) Verarbeitungen von ähnlichen *natürlichen* Wahrnehmungsreizen im Gehirn können emotionale sowie körpersprachliche Reaktionen verschiedener Menschen auf dasselbe Signal sehr unterschiedlich ausfallen.

Es gibt keinen Ursache-Wirkungs-Zusammenhang zwischen einem bestimmten körpersprachlichen Signal bzw. einem *Signalcluster* und einer bestimmten vorhersehbaren emotionalen oder körperlichen Reaktion eines Gegenübers. Wie wir ausgesendete körpersprachliche Signale interpretieren, hängt grundsätzlich davon ab, welche Perspektive wir einnehmen. Diese wiederum hängt von Erfahrungen sowie von aktuellen Kontextbedingungen ab.

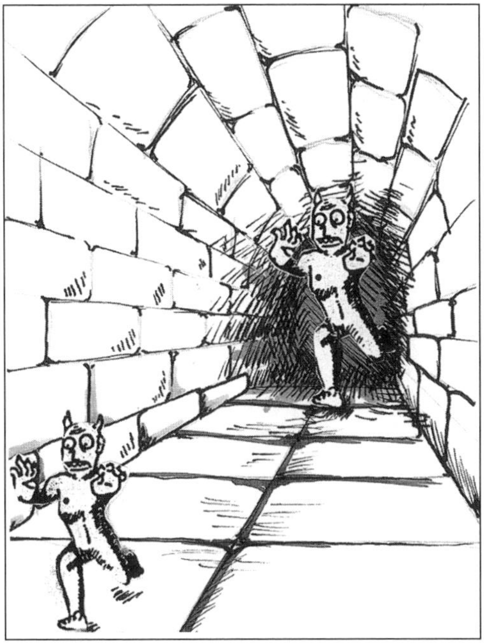

Abb. 3-2 Monster.

3.4 Aspekte einer gemeinsamen Handlungstheorie von Sprache und Körpersprache

3.4.1 Die dreidimensionale Konzeption der Körpersprache: Körpersemiotik

Jedes einzelne körpersprachliche Zeichen ist mit Bezug auf die Semiotik eine Moment-zu-Moment-Entscheidung mit folgenden drei Dimensionen: Signal, Bedeutung und Kontext.

Diese Konzeption geht auf die Linguistik und die Theorie des sogenannten semiotischen Dreiecks zurück (Wirth 2000). Sie wurde aus psychoanalytischer Perspektive bereits auf Affekthaltigkeit und szenische Resonanz bezogen, da die moderne psychodynamische Theorie postuliert, dass psychische Repräsentanzen durchweg szenisch sind (Hamburger 1995). Auch in der körpertherapeutischen Diskussion (von Uexküll 1997) wurde das semiotische Dreieck (Abb. 3-3) rezipiert, jedoch ohne die Körpersprache in ihrer hier dargelegten Komplexität, nämlich als **rhythmisch-dynamischen Handlungsdialog** (Trautmann-Voigt & Voigt 2010a) zu berücksichtigen. Es handelt sich ja eben *nicht* um einzelne abgrenzbare körpersprachliche Zeichen (wie Wörter), sondern um komplexe Signal- und Ausdruckscluster!

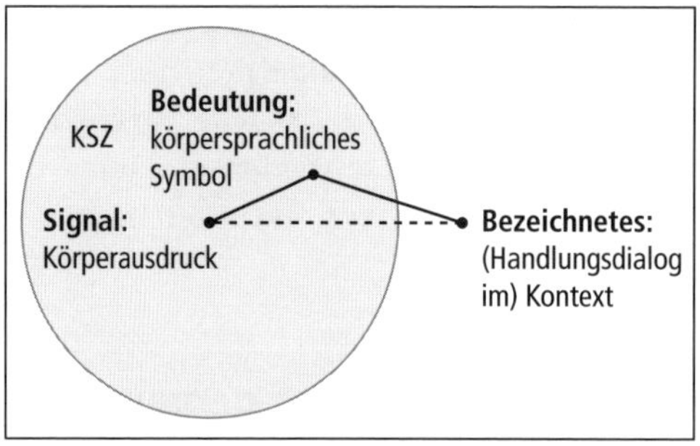

Abb. 3-3 Das Bedeutungsdreieck des körpersprachlichen Zeichens (KSZ). Das Verhältnis von Körperausdruck und körpersprachlichem Symbol wird insgesamt als KSZ aufgefasst. Seine Bedeutung verweist auf den speziellen Kontext und umgekehrt. Die Relation zwischen Körperausdruck und Kontext ist deshalb nur gestrichelt dargestellt.

Eine Grammatik der Körpersprache als System im bisher dargelegten theoretischen Verständnis stellt sich daher folgendermaßen dar als:

- **Signalsystem** – Der Körperausdruck besteht aus beschreibbaren Bewegungsphänomenen bzw. körpersprachlichen Signalclustern, z. B. dem allmählichen Ausbreiten beider Arme (Gestik) während des zügigen Zugehens (Gang) zu einer Person mit lächelndem Gesicht (Mimik).
- **Bedeutungssystem** – Individuelle mentale Vorstellungen über eine körpersprachliche Handlung konstituieren die Körpersprache mit. Beispielsweise kann eine freundlich gemeinte Grußgeste (vom Sender aus betrachtet) als Anbahnung einer übergriffigen Verbrüderungshandlung (vom Empfänger aus betrachtet) gedeutet werden.
- **Kontextsystem** – Rhythmisch und dynamisch strukturierte Handlungsdialoge ereignen sich in einem Umgebungsraum in einer gewissen Intensität und in einem gewissen zeitlichen Umfang (z. B. als Zeitraum der Begrüßung von 30 Gästen auf einer Geburtstagsparty).

Diese dreidimensionale Modellvorstellung der Körpersprache ist zunächst abstrakt. Sie erfordert drei verschiedene diagnostische Zugänge, die miteinander in Verbindung gebracht werden müssen. Dazu gehören

- elaborierte bewegungsanalytische Instrumente, die die Sprache der Bewegung aus einer Körperperspektive erfassen können (s. Kap. 6, S. 157 ff.).
- psychotherapeutische Diagnostikinstrumente bzw. Vorgehensweisen, die die Sprache der Bewegung in vorhandene Denkzusammenhänge einordnen (Arbeitskreis OPD 2009, 2013).
- gesellschaftlich-kulturelle Einordnungsraster bzw. eine übergeordnete systemtheoretische Perspektive (Ludewig 2015).

In diesem Buch werden mehrere bisher noch nicht in verfahrensbezogene Psychotherapiemethoden integrierte bewegungsanalytische Zugänge eröffnet (s. Kap. 6, S. 157 ff.) und auf die Praxis der Psychotherapie bezogen (s. Kap. 7, S. 232 ff., Kap. 8, S. 253 ff.).

Wir haben es in der Praxis von psychotherapeutischer Diagnostik und Intervention unter Einschluss der Körpersprache mit einem hoch komplexen System zu tun, in dem Bedeutungsgenerierung, -wahrnehmung, -differenzierung, -transport und -entschlüsselung im Hinblick auf körperliche Phänomene zu leisten sind. Mitnichten *bedeutet* ein sichtbares körperliches Ausdruckssignal, etwa vor der Brust verschränkte Arme (Gestik) immer und für jeden Menschen und in jedem Kontext, dass sich da jemand *verschließen* oder *schützen* will. Verschränkte Arme in einer Gesprächssituation könnten bekanntermaßen auch zufriedenes Zurücklehnen und gelassenes Abwarten bedeuten, das häufig aktives Zuhören begleitet (Trautmann-Voigt & Voigt 2010b).

Die Körpersprache kann – wie die verbale Sprache – als ein dreidimensionales symbolisches Zeichensystem (Abb. 3-4) verstanden werden. Wir benutzen für die Menge an verfügbaren Zeichen den Begriff **Bewegungsrepertoire**: die Möglichkeiten der menschlichen Bewegung, die vom Körperbau, den Muskeln, den Sehnen und Gelenken sowie der speziellen Körperphysiologie (Atmung, Blutkreislauf, Hormonstatus usw.) vorgegeben sind. Von Moment zu Moment stellt sich ein je speziell aktiviertes Bewegungsrepertoire dar.

Dieses muss unter der Ausdrucks-, Bedeutungs- und Kontextdimension zunächst genau beobachtet, sodann interpretiert und schließlich über metakommunikative Vorgänge eingeordnet werden. Daraus folgt für die **psychotherapeutische Arbeit** unter Einschluss der Körpersprache die Berücksichtigung der folgenden drei Dimensionen:

Ausdruck Die Menge der aktivierten Bewegungselemente einschließlich der menschlichen Möglichkeit, durch die Sinne Signale zu senden und zu empfangen, kann auf der Basis eines bewegungsanalytischen Beschreibungssystems erfasst werden. Das gesamte menschliche Bewegungsrepertoire bildet das Signalsystem der Körpersprache: Die menschliche Anatomie bzw. Physiologie legt dabei grundsätzliche Regeln für ihre Verknüpfung und den Gebrauch einer großen Anzahl zeichenhafter Elemente, den einzelnen Bewegungen, fest. Bewegungen sind in einzelnen Körperteilen, in den Gliedmaßen und in verschiedenen Körperbereichen möglich. Durch Laute, Blicke, Geruchspräferenzen, Gestik, Haltung usw. werden komplexe Signalcluster (d. h. Bewegungsmuster oder -phrasen) von Moment zu Moment zusammengestellt und bilden in

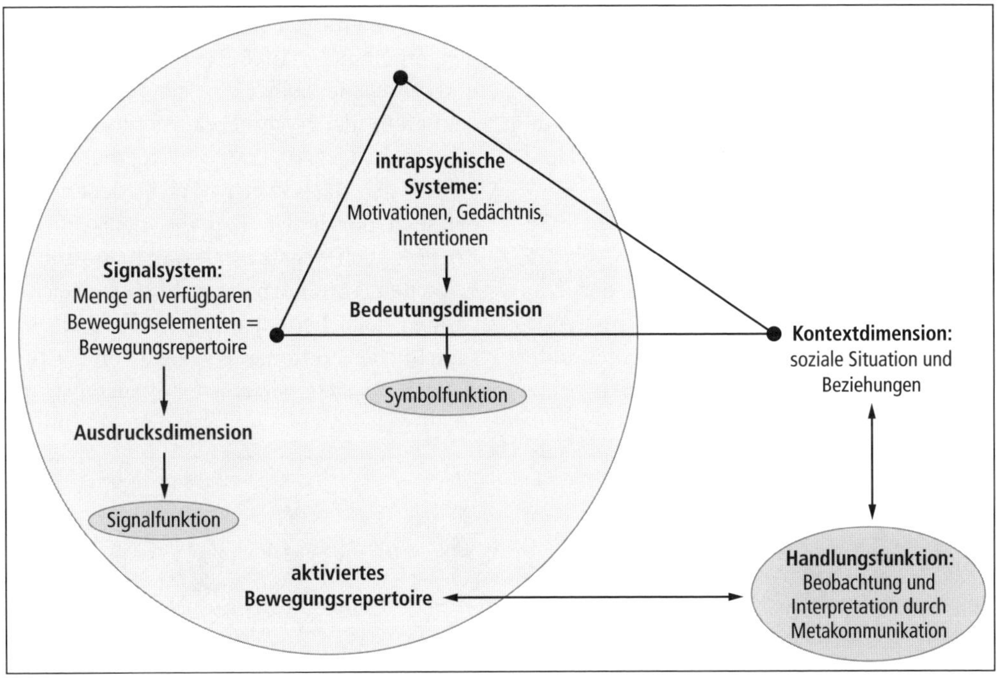

Abb. 3-4 Modell der Körpersprache als dreidimensionales symbolisches Zeichensystem: Körpersprachliche Zeichen in ihrer dreidimensionalen Gesamtheit bilden die Körpersprache als symbolisches Zeichensystem.

ihrer Gesamtheit die Ausdrucksdimension körpersprachlicher Zeichen.

Bedeutung Komplexe intrapsychische und mentale Vorgänge, die nicht im Verhältnis 1 : 1 in der Körpersprache sichtbar werden, die jedoch von inneren Antrieben, Motivationen, Bildern und Intentionen geprägt sind, verweisen in ihrer Gesamtheit auf die Bedeutungsdimension körpersprachlicher Zeichen. In diese Dimension gehört die Reflexion über die Körperteilbesetzung ebenso wie die Anwendung psychologischer und psychotherapeutischer Theorie.

Kontext Körpersprache ereignet sich als dialogischer Prozess stets in Beziehung zu etwas bzw. jemandem. Die soziale und kulturelle Determiniertheit von Körpersprache muss jeweils erfasst und mitreflektiert werden.

Mit dem auf Körpersprache angewandten Modell des semiotischen Dreiecks lassen sich – relativ klar getrennt voneinander – funktionale sowie motivationale Aspekte der Körpersprache unabhängig von Therapieschulen beschreiben.

Zum Beispiel ist eine rein **funktionale Beschreibung** eines Bewegungsablaufs (Abb. 3-5) gegeben, wenn unter dem Aspekt der Trainingslehre die Technik des Sprintschrittes beschrieben wird, bei der zielgerichtet unter Nutzung von Stütz- und Flugphasen beider Beine sowie der balancierenden Ausgleichsbewegungen des Oberkörpers und der Arme eine gerade Strecke von Punkt A zu Punkt B zurückgelegt wird.

Die **motivationale oder Bedeutungsseite** des dargestellten Bewegungsablaufs kommt dadurch zum Ausdruck, *wie* diese Strecke zurückgelegt wird: Als 100-Meter-Lauf in einem Wettkampf oder als erste Gehbewegung eines 13 Monate alten Kindes? Durch zügiges Gehen oder im Schleichgang? Mit hängenden Schultern oder stolz aufgerichtet? Mit zurückgehaltener Brust oder mit vorgeschobenem Becken? Kraftvollen ausgreifenden Schrittes oder schlurfend bzw. schlendernd?

Die **kontextuelle Seite** dieses Bewegungsablaufs wird deutlich, wenn die soziodemografischen Daten des Läufers (in diesem Fall die Uhrzeit des Starts, der Anlass, die Umgebung usw.) möglichst genau erfasst werden können.

Dann kommt es darauf an, diese drei Ebenen miteinander in **Beziehung** zu setzen – und die eigene Beobachterperspektiven zu reflektieren: als Psychotherapeut des Läufers? Als Zuschauer? Als Trainer? Als Freundin?

Auf der Basis vieler verschiedener, aber dennoch durch den Bau des menschlichen Körpers auch begrenzter Kombinationsmöglichkeiten von körpersprachlichen Zeichen können doch bei ein und derselben körpersprachlichen Aktion, z. B. Gehen von Position A nach B, viele verschiedene Aussagen ge-

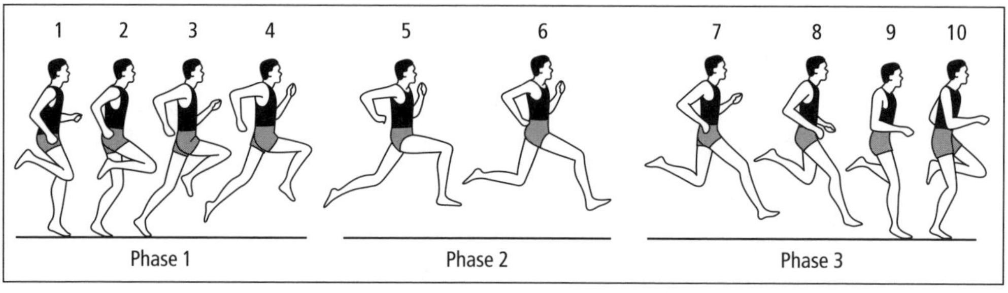

Abb. 3-5 Bewegungsablauf beim Sprint.

macht werden: Beispielsweise wählen wir für gewöhnlich nicht den Vierfüßlergang wie Hunde oder Katzen. Fliegen wie Vögel oder Fledermäuse können wir überhaupt nicht, geschweige denn, senkrecht die Baumstämme erklimmen wie die Borkenkäfer, die Ameisen und die Eichhörnchen.

3.4.2 Die Bedeutung von Ausdruck, Appell und Hinweis: Körpersprache als Organon

Bühlers (1999) Organon-Modell der Sprache wird häufig zitiert und außerhalb linguistischer Zusammenhänge selten differenziert. Im Sinne von Platons Bemerkung aus dem Kratylos-Dialog, Sprache sei ein Organon (griech. für »Werkzeug«), »damit einer dem anderen etwas mitteile über die Dinge«, wird verbale Kommunikation zunächst als ein Werkzeug aufgefasst, mit dessen Hilfe Menschen einander etwas mitteilen können. Das Sprachzeichen wird dabei in drei verschiedenen Richtungen ausdifferenziert und bekommt drei unterschiedliche Funktionen zugewiesen.

- **Darstellungsfunktion:** Darstellung von oder Hinweis auf Gegenstände, Sachverhalte, Vorgänge, Personen
- **Ausdrucksfunktion:** Symptom (oder Ausdruck) der Verfassung eines Sprechers, auch gegenüber anderen Teilhabern einer Sprachgemeinschaft
- **Appellfunktion:** Signal für andere in einer bestimmten Absicht

In jeder zwischenmenschlichen Mitteilung sind diese drei Funktionen – Darstellung bzw. Hinweis, Ausdruck, Appell – enthalten, allerdings kann eine der drei Funktionen über eine oder über zwei andere dominieren. Darüber entscheidet meist die Absicht des Sprechers. Das Brisante ist, dass es sich bei der Differenzierung dieser drei Funktionen um nonverbale Aspekte der pragmatischen Sprachverwendung handelt! Es geht also im eigentlichen Sinne bei Bühler nicht um Sprache, sondern um *körpersprachliche Kommunikation*, über die sich Hinweise, Signale und Appelle vermitteln (Abb. 3-6). Diese Ebene der pragmatischen (Körper-)Sprachverwendung muss, so Bühler, mehrdimensional er-

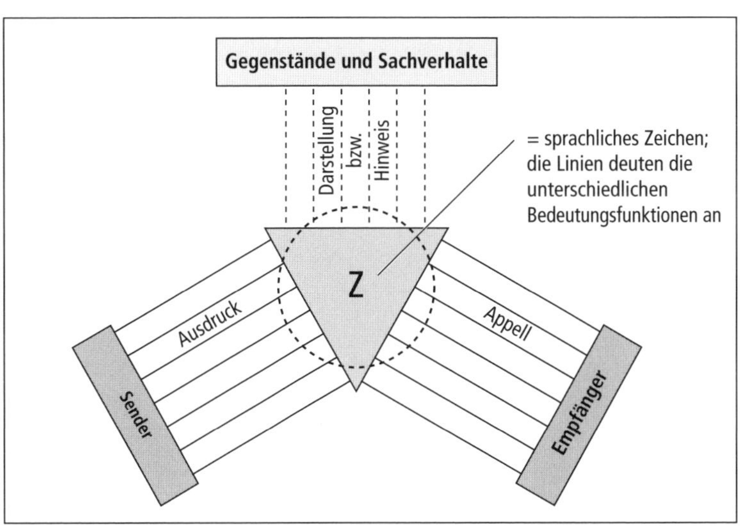

Abb. 3-6 Sprache als Organon (nach Bühler 1999 [1932]).

schlossen werden, was aber stets im Rahmen sprachlicher Metakommunikation verbleibt. Bisher gibt es keine Konzeption des Organon-Modells aus einer bewegungsanalytischen Perspektive.

Mit Rückgriff auf Bühler und Watzlawick bezeichnet zwar der Psychologe Friedemann Schulz von Thun (1983) Kommunikation als eine **Verständigung mit vier Seiten**. Auch dieser Erklärungsansatz greift zwar das Funktionieren von zwischenmenschlicher Kommunikation unter dem Aspekt nonverbaler Bedeutungsinhalte auf, aber auch diese Konzeption bleibt ohne direkten Körperbezug.

- Unter **Sachinhalt** wird der Bezug auf die Information verstanden, die eine Person geben will (wie die Art des Blickkontakts im Beispiel des Patienten, der den Eindruck hat, sein Therapeut schaue ihn vorwurfsvoll an; s. Abschn. 3.2, S. 34 ff.).
- Unter **Selbstoffenbarung** werden Selbstenthüllungen oder Selbstdarstellungen verstanden. (Der Patient zeigt mit seiner Frage vielleicht seine Unsicherheit.)
- **Beziehung** beinhaltet das, was ein Mensch von einem anderen hält. Das können Ich- oder Wir-Botschaften sein. (Der Patient zeigt seine Abhängigkeit und Bedürftigkeit vom Therapeuten.)
- Schließlich enthält der **Appell** das, wozu ein Sender einen Empfänger ggf. veranlassen möchte. (Der Patient möchte eine Versicherung, dass der Therapeut ihm gegenüber wohl gesonnen ist).

Die Erarbeitung, dass und wie Kommunikation sich unter diesen vier Aspekten körpersprachlich ereignet, fehlt.

Aus unserer Sicht geht es bei der Grammatik der Körpersprache um **drei Analyseschritte**:

- Analyse der Signalcluster zur Interpretation und Einordnung der Ausdrucksfunktion (s. Kap. 6, S. 157 ff.),
- Erschließen der Symbolik aus der Körperteilbesetzung zur Interpretation und Einordnung der Hinweisfunktion (s. Kap. 2, S. 11 ff., Abschn. 3.2, S. 34 ff.) und
- Erschließen von Körperhandlungen in ihrer dialogischen Art und Weise im Rahmen von Psychotherapie zur Interpretation und Einordnung der Appellfunktion (s. Kap. 7, S. 232 ff.).

Das Organon-Modell, das bis heute einen theoretischen Ansatz für eine Theorie von Sprechhandlungen liefert, kann problemlos auf alle Botschaften bezogen werden, unabhängig davon, ob sie sprachlicher oder körpersprachlicher Natur sind. Dieses Modell (Abb. 3-7) eignet sich ebenso wie das Modell der Körpersprache als dreidimensionales symbolisches Zeichensystem (s. Abschn. 3.4.1, S. 45 ff.) deshalb so gut für eine psychotherapeutische Diskussion über Körpersprache, weil es völlig unabhängig von einem therapeutischen Verfahren genutzt werden kann. Ein Vorteil wäre dabei eine direkte Sicht auf körpersprachliche Zeichen in konkreten Zusammenhängen in ihrer Mehrdimensionalität – und nicht die mentale Rekonstruktion von körperlichen Phänomenen auf dem Boden einer Fachsprache mithilfe von Termini des jeweiligen psychologischen Paradigmas.

3.4.3 Sprache und Denken über Körpersprache

Über die Schwierigkeit von Psychotherapeuten, die verschiedenen Schulrichtungen angehören und auf der Basis des eigenen, sehr ausgeprägten Denkansatzes über ein Drittes, hier die Körpersprache, sprechen möchten, möchten wir kurz nachdenken.

Seit die Menschen über ihr eigenes Vermögen, symbolisch zu kommunizieren, nachdenken können, wird auch über das Verhältnis von Denken und Sprache reflektiert. Die

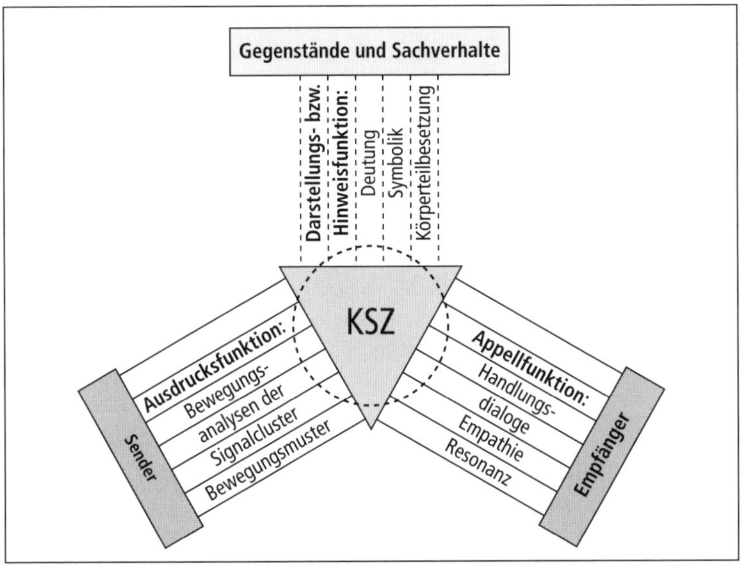

Abb. 3-7 Das Organon-Modell von Karl Bühler als Modell körpersprachlicher Kommunikation: Die durchgehenden Linienreihen symbolisieren die Ausdrucks- und die Appellfunktion bezüglich Sender bzw. Empfänger einer Botschaft. Die Darstellungs- bzw. Hinweisfunktion jeder Botschaft verweist auf das, was sich außerhalb der Handlungssituation befindet. KSZ = körpersprachliches Zeichen.

Thesen über das Verhältnis beider Fähigkeiten reichen von der Behauptung einer Unabhängigkeit von Sprache und Denken voneinander bis dahin, eine völlige Identität anzunehmen. Platon (427 – 347 v. Chr.) meinte, dass Denken nichts anderes als lautloses Sprechen sei. (Lautloses Sprechen wiederum würde sich im Körper zeigen.) Diese Identitätshypothese wird heute nicht mehr vertreten, denn dieses Sprachverständnis würde niemals zwischen dem gesprochenen Wort und dem gemeinten Gedanken unterscheiden können. Es gibt jedoch ein sogenanntes gedankenloses Sprechen, z. B. stereotype Redewendungen oder nichtssagendes Geplapper. Debile Menschen können zwar sehr redegewandt sein, jedoch keinen Zusammenhang erschließen. Andererseits kann bei Menschen, die durch einen schweren Unfall Sprachstörungen erlitten haben, die Denkfähigkeit vollkommen erhalten geblieben sein. Sprach- und Denkpsychologen des 20. Jahrhunderts sprachen daher von einer Funktionssymbiose zwischen Sprechen und Denken.

Merke
Sprechen und Denken sind aufeinander bezogen und voneinander abhängig. Eine Identität zwischen beiden ist auszuschließen.

Auch in der Linguistik geht man davon aus, dass im Bereich der praktischen Intelligenz, bei der es um reflexartiges, intuitives Erfassen von Zusammenhängen geht, möglicherweise Denkabläufe vorliegen, die einem sogenannten *untersprachlichen* Denkbereich zuzuordnen sind. Automatisiertes Handeln auf dieser Ebene laufe also ohne eigentlich sprachliches Denken ab, allerdings wird davon ausgegangen, dass vorhergehende Denkbemühungen und Auseinandersetzungen auch unter Verwendung sprachlicher Begriffe abgelaufen sein könnten. Andererseits gibt es Bereiche, z. B. in der Mathematik oder Physik, die mithilfe der konventionellen Sprache gar nicht mehr formuliert werden können, sondern eine eigene Symbolsprache benötigen. Hier spricht man von *übersprachlichen* Denkbereichen.

Heinrich von Kleist hat 1805 eine Schrift über »Die allmähliche Verfertigung der Gedanken beim Reden« (1927) verfasst und einen Identitätsstandpunkt vertreten, indem er das *Sprechen als lautes Denken* bezeichnet hat. Demgegenüber steht eine rein dualistische Position, die besagt, dass Sprache nur eine Art Einkleidung des Gedankens sei, also eher ein Medium darstelle, um die Gedankengänge zu bezeichnen. Hier werden einheitliche Denkstrukturen für die Angehörigen aller Sprachgemeinschaften vorausgesetzt.

Gegen diese Position ist wiederum einzuwenden, dass natürliche Sprachen ungenau und widersprüchlich sind, um allgemein gültige, übergeordnete und logische Strukturen zu beschreiben. Weiter bedeutet dies, dass die Darstellung der Gesetze der Logik nur durch eine formale Wissenschaftssprache erreicht werden könne.

In früheren Jahrhunderten wurde die Auffassung vertreten, dass die lateinische Sprache eine Universalsprache für alle geistigen Bereiche der Wissenschaft, der Religion und der Kunst sei. Heute geht man davon aus, dass sich die Beziehung zwischen Sprache und Denken objektiv kaum bestimmen lässt. Die Sprache hat vielmehr eine Mittlerfunktion zugewiesen bekommen. Gleiches lässt sich zum Verhältnis zwischen Körpersprache und Denken annehmen.

Merke
Zwischen dem Denken und der zu erkennenden Welt steht die Sprache, wie auch die Körpersprache, die unsere Art der Erkenntnis überformen und mit beeinflussen.

Alles, was wir über unsere Gedanken sagen können, ist nur verbal bzw. schriftlich möglich, d.h., lediglich sprachlich erfasste Gedanken können mitgeteilt werden. Also ist die Sprache ein Medium, mit dessen Hilfe wir in einen gedanklichen Austausch mit anderen Menschen treten können. Durch sprachliche Verständigung entstehen gemeinsame gedankliche Vorstellungen. Geschieht dies nicht, so redet man aneinander vorbei. Menschen können mit Sprache abstrakte Begriffe bilden, die ihnen dazu verhelfen, die Wirklichkeit nicht nur wahrzunehmen, sondern auch zu bewerten und zu beurteilen. Menschen können gedanklich Hypothesen aufstellen und ein historisches Bewusstsein bilden: All dies bleibt dem Mentalen und Sprachlichen vorbehalten und ist im körpersprachlichen Austausch nicht möglich. Wir können sogar noch weiter gehen. Alle Vorstellungen und Erinnerungen sind mit sprachlichen Bedeutungen verknüpft. Allerdings haben wir manchmal aufscheinende Erinnerungen, die wir sprachlich nicht repräsentieren können, aber als Körpergedächtnisspuren vielleicht mithilfe psychologischer Konstrukte einordnen können.

Mithilfe der Sprache begreifen Menschen ihre Umgebung und Umwelt, erstellen eine Planung über die Zukunft oder erträumen eine fantasierte Gegenwelt zur Realität. Dichtern und Poeten aller Zeiten gelang es über diese Möglichkeiten der Sprache, Faszination und Bewunderung auszulösen. Auch in der Therapie verhilft die Sprache z. B. zur Fokussierung auf positive Vorstellungen oder unbewusste Konflikte.

Der Verstand des Menschen ist in der Lage, Bedeutungen von Gesprochenem zu erfassen. Bedeutung ist also eine mentale Variable. Aber die Bedeutung sprachlicher Zeichen ist nicht gleich der Wirklichkeit, auf die sie verweist, und sie ist auch nicht bei allen Menschen, die dieselbe Sprache sprechen, in gleicher Weise vorhanden. Dies wiederum hat Folgen für das Verständnis sowohl mündlicher als auch schriftlicher Kommunikation durch unterschiedliche Sprecher bzw. Leser. Insofern kann den gleichen Worten oder dem gleichen Text eine jeweils unterschiedliche Bedeutung entnommen werden. Dies ist bei körpersprachlichem Austausch ähnlich, denn auch hier sind mentale Fähigkeiten zur Bedeutungsentschlüsselung notwendig, die aber nicht bei allen Menschen in gleicher Weise vorhanden sind.

Erich Fried (1964, S. 120) drückt die Fähigkeit des Menschen, der über Sprache und Denken alleine verfügt, folgendermaßen in einem Gedicht aus:

Definition
Ein Hund
der stirbt
und der weiß
dass er stirbt
wie ein Hund

und der sagen kann
dass er weiß
dass er stirbt
wie ein Hund

ist ein Mensch.

(mit freundlicher Genehmigung des Carl Hanser Verlages; Erich Fried, Warngedichte; © 1964 Carl Hanser Verlag München)

Merke
Das linguistische Relativitätsprinzip gilt für psychotherapeutische Kommunikation mit und ohne expliziten Körpereinsatz.

Die beiden Sprachforscher Sapir (1884 – 1939) und Whorf (1897 – 1941) (Netzel 2006) haben die nach ihnen benannte Hypothese aufgestellt: Die Grammatik jeder Sprache, also das linguistische System, sei nicht nur ein reproduktives Instrument zum Ausdruck von Mentalem, sondern es forme sogar selbst die Gedanken. Daher sei die Formulierung von Gedanken eben kein unabhängiger Vorgang. Die Sapir-Whorf-Hypothese ist als *linguistisches Relativitätsprinzip* in die Germanistik eingegangen. Die Art und Weise wie Natur, Gesellschaft und unsere Umgebung in Begriffen organisiert wird und wie wir als Menschen diesen Begriffen Bedeutungen zuschreiben, ist nach Sapir und Whorf dadurch geregelt, dass wir in bestimmten Sprachgemeinschaften so etwas wie ein Abkommen miteinander haben.

Sapir und Whorf haben darauf hingewiesen, dass die große Unterschiedlichkeit bei der Analyse der Welt dann besonders deutlich wird, wenn unserer eigenen Sprache beispielsweise das Chinesische oder das Semitische oder Tibetanische gegenübergestellt würde. Benjamin Whorf beschäftigte sich daher mit der Hopi-Sprache, einer Eingeborenensprache in Amerika, die sich seit einigen tausend Jahren unabhängig von anderen Sprachen in Amerika und der alten Welt entwickelt hat. Er kam zu dem Schluss, dass die sprachlichen Mittel einen wesentlichen Einfluss auf die kognitive Gliederung der Wahrnehmungsinhalte haben müssen. Das heißt weiter, dass jede Formulierung eines Gedankens kein unabhängig rationaler Vorgang ist, sondern von der jeweiligen Grammatik einer Sprachgemeinschaft beeinflusst wird. Das linguistische System trägt also selbst zur Entstehung aller Gedanken eines Individuums bei.

Die Sapir-Whorf-Hypothese löste in der Germanistik einen bis heute andauernden Streit aus. Für unseren Zusammenhang könnte ihre Rezeption hilfreich sein, da sie verdeutlicht, dass der Gebrauch und das System einer Sprache voneinander abhängen. Dies trifft auch auf alles Denken und Sprechen über Körpersprache zu.

Merke
Die Grammatik der Körpersprache wird durch ihren Gebrauch definiert und umgekehrt. In gleicher Weise ist es nicht unerheblich, welche

Fachsprache ein Psychotherapeut wählt, um die Körpersprache seines Patienten entweder zu analysieren oder anderweitig darauf einzuwirken. Insofern bleiben Sprechen und Denken über und mit dem Körper komplizierte Vorgänge.

II Die Entwicklung der Körpersprache aus biologischer und evolutionsgeschichtlicher Perspektive

4 »Embodied Self« – angeborene Reflexe, pränatale Bindung und Kommunikation

4.1 Einleitung

Die Körpersprache, die wir täglich zum Ausdruck bringen, geht auf stammesgeschichtlich alte Formen zwischenmenschlicher Verständigung zurück. Lange bevor Menschen die ersten Worte austauschten, verständigten sie sich durch paraverbale und nonverbale Gesten. Auf der Basis der evolutionsbiologischen Erkenntnisse Charles Darwins lässt sich über die Entwicklung der Arten und deren spezifisches körpersprachliches Signal- und Appellverhalten Folgendes sagen:

Im Laufe der Zeit haben Organismen sich von einfach organisierten hin zu komplex organisierten Strukturen entwickelt. Diese Höherentwicklung (Anagese) meint nicht nur morphologische, sondern auch physiologische Strukturen einschließlich der Leistungsmöglichkeiten des Zentralen Nervensystems (Engeln 1995). Letztere äußern sich u. a. im Verhalten und in den Bewegungen in *geschlossenen* (z. B. durch angeborene Reflexmuster) oder in *offenen* Programmen (durch Lernprozesse, z. B. durch spontane explorative Bewegungshandlungen). Mit zunehmender Denkfähigkeit kommen die Leistungen des ZNS mehr und mehr durch *planvolle* Körperhandlungen zum Ausdruck.

Diese drei Verhaltensmöglichkeiten – geschlossen, offen, planvoll – lassen den Eindruck entstehen, Evolution sei auf eine generell zu erreichende Verbesserung der Arten gerichtet, welche sich zunächst *nonverbal*, sodann *paraverbal* verständigen und schließlich zur *verbalen* Abstraktion in der Lage sind. Der Mensch sei demnach das oberste Wesen in einer evolutionären Hierarchie und habe sich aus einer primitiven Verständigungswelt heraus entwickelt. Diese Perspektive wurde früher eingenommen, ist aber heutzutage wissenschaftlich nicht mehr aktuell, da ein – wie auch immer definierter – künftiger »Zweck« der Evolution mit naturwissenschaftlichen Methoden nicht erfasst werden kann und eine Wertung in dem Sinne, dass eine nonverbale oder paraverbale Strukturierung der Welt schlechter sei als eine verbale, evolutionstheoretisch nicht angenommen werden kann.

Die Geschwindigkeit der Evolution und folglich der Entwicklung von unterschiedlichen Verhaltens-, Kommunikations- und Bewegungsstrukturen ist sehr unterschiedlich. Leben Organismen in einer konstanten Umwelt, können sie ihre Formen und Kommunikationsweisen über viele Epochen der Erbgeschichte fast unverändert erhalten. Ändert sich hingegen der Lebensraum, müssen sich Organismen den neuen ökologischen Bedingungen anpassen, z. B. unterschiedliche Spezialisierungen vornehmen, was einen großen Einfluss auf die Kommunikation hat.

Unterschiedliche Tierarten haben ein äußerst differenziertes Repertoire von Signalen herausgebildet, um ihren Artgenossen Gefahren oder Bedürfnisse schnell mitteilen zu können. So warnen z. B. Affen, die zuerst ein Raubtier erblicken, ihre Hordenmitglieder mit einem spitzen Angstschrei. Ein Hund oder Wolf drückt seine Unterwürfigkeit aus, indem er sich hinlegt und die Kehle zeigt. Spitzt ein Wildpferd die Ohren, signalisiert es anderen Tieren, dass es nicht ängstlich oder unterwürfig ist, sondern aufmerksam und auf etwas Kommendes vorbereitet.

Der Mensch wird als ein zufälliges Ergebnis der Evolution betrachtet. Er hat sich in seiner morphologischen Erscheinung und in Bezug auf seine Kompetenzen besonders durch seine aufrechte Haltung und durch seine extreme Hirnentwicklung von den übrigen Säugetieren abgesetzt. Ebenso haben sich die Nervenstrukturen und folglich seine Leistungen im Bewegen, Handeln, Planen und Denken verändert. Durch sein Lern- und Denkvermögen hat der Mensch im Laufe der Menschheitsgeschichte die gesamte geistige Welt einschließlich der kulturellen Entwicklungen geschaffen. Dennoch hat er bestimmte paraverbale und nonverbale Verhaltensweisen, die bei seinen Vorfahren noch deutlich sichtbar sind, beibehalten: Auch die meisten Menschen ducken sich z. B. spontan, wenn sie sich unterlegen fühlen, bei plötzlicher Angst wird laut geschrien, aus Wut wird nicht selten körperlich direkt angegriffen – das sind alles körpersprachliche Reaktionen, wie sie auch bei Tieren zum Ausdruck kommen.

Mit zunehmender Beachtung menschlicher Leistungen in Kultur, Technik, Politik und Wirtschaft wird das in frühen Zeiten noch hoch geschätzte Zeichen- und Kommunikationssystem der Körpersprache nicht mehr als so bedeutsam eingeschätzt, obwohl – und darauf werden wir immer wieder zurückkommen – die Körpersprache bei jeder Form zwischenmenschlicher Kommunikation extrem stark mitwirkt. Körpersprache führt überhaupt erst dazu, dass bestimmte Signal-, Appell- und Ausdrucksfunktionen der verbalen Sprache transportiert werden können. Evolutionsgeschichtlich ältere Formen als die verbale Kommunikation strukturieren auch heute noch zwischenmenschlichen Austausch in nicht unerheblicher Weise mit.

Ohne in diesem Zusammenhang auf die Abstammungslehre, den Darwinismus oder evolutionäre Erkenntnistheorien eingehen zu wollen, soll im Folgenden am Beispiel der Reflexentwicklung deutlich werden, wie insbesondere die frühe Kommunikation von biologisch und evolutionär bestimmten Wirkmechanismen weiterhin geprägt ist. Viele der dem Menschen angeborenen frühen Reflexe sowie spontane Bewegungsmuster gehen auf evolutionsgeschichtlich frühere Stufen der Entwicklung zurück, wie z. B. der Spinale Galant-Reflex (s. Abschn. 4.3.1, S. 69 ff.), der aus einer Zeit stammt, als Säugetiere noch einen Schwanz hatten. Intrauterine schwanzähnliche Bewegungen sind für den Fetus von enormem Nutzen. So kann er sich in der Gebärmutterflüssigkeit bequem hin und her bewegen. Ebenso wichtig ist dieser Reflex später für das Kriechen und Krabbeln und die Synchronisierung von Bewegungen der unteren mit der oberen Körperhälfte. Die Bewegungen, die ursprünglich auf die Funktionsweise dieses Reflexes zurückgehen, kommen bei allen vierfüßigen Säugetieren in gleicher Weise vor, die stammesgeschichtlich vor der Entwicklung des Affen und vor der Entwicklung des aufrechten Ganges lagen. Interessanterweise verschwindet dieser Reflex dann, wenn die aufrechte Haltung beim kleinen Menschen erreicht wird; er wird überflüssig, da die vordere Seite des Körpers sowie Hände und Arme Anpassungsfunktionen für die Gleichgewichtskoordination übernehmen. Der Spinale Galant-Reflex spielt also im Übergang von den stereotypen und angeborenen zu den mehr und mehr willkürlich eingesetzten körpersprachlichen Mustern eine wichtige Rolle.

Nonverbale Mittel des Ausdrucks im frühen Säuglingsalter gehen anfangs auf relativ stereotyp auslösbare Reflexmuster zurück. Bezugspersonen haben beim Umgang mit einem Neugeborenen also die nicht immer einfache Aufgabe, sich mit ausgereiften Möglichkeiten der Kommunikation auf körpersprachlich unreife Muster angemessen einzustellen. Dazu benötigen sie über einen relativ langen Zeitraum ein intuitives und körpersprachlich sensibles Einfühlungsvermögen in diese ursprünglichen Kommunikationsmuster der Säuglinge. Erst mit etwa eineinhalb bis zwei Jahren beginnt die Reifung des Gehirns soweit fortzuschreiten, dass die ersten bedeutungsvollen Worte miteinander ausgetauscht werden können.

Nun ist nicht alles, was zwischen Bezugspersonen und Säuglingen nonverbal ausgetauscht wird, auf frühe angeborene Reflexbewegungsmuster rückführbar, aber ohne ein grundlegendes Wissen um diese *unterste Ebene* der körpersprachlichen Kommunikation bliebe eine Auseinandersetzung mit dem komplexen System der Körpersprache unvollständig. Daher behandeln wir zunächst die wichtigsten pränatalen Entwicklungsfaktoren (s. Abschn. 4.2, S. 59 ff.) sowie die wichtigsten angeborenen Reflexsysteme, die die motorische Bewegungsentwicklung bestimmen (s. Abschn. 4.3, S. 69 ff.). Neben den Reflexsystemen entwickelt sich auch die sinnliche Wahrnehmungsfähigkeit in den ersten Lebensmonaten extrem schnell.

Da die Entwicklung der Körpersprache aufs Engste mit der Gehirnreifung und der Wahrnehmung über die Sinne zusammenhängt und eine Auseinandersetzung mit der Körpersprache ohne Kenntnis und Beachtung dieser physiologisch und evolutionär verankerten Entwicklungs- und Reifungsbereiche nicht möglich ist, wird kurz auf die Gehirn- (s. Kap. 5.1, S. 99 ff.) und die Sinnesentwicklung (s. Kap. 5.2, S. 116 ff.) eingegangen.

Merke
Die frühe Beziehungsentwicklung ist durch ganz spezielle genetische und evolutionäre Marker mitbedingt. Diese bilden eine erste Grundlage für eine Grammatik der Körpersprache.

4.2 Pränatale Entwicklungsfaktoren: die früheste Körpersprache

Die Sprache des Körpers beginnt mit der Bewegung eines Spermiums auf eine Eizelle zu. Leben ist Bewegung und zunächst Ausdruck von biochemischer Befindlichkeit. Interaktive und sensorische Wahrnehmungskomponenten sind für den Start ins Leben grundlegend. Dabei wirkt das pränatale Umgebungsmilieu auf die Reifung aller Funktionen des Menschen ein, auch auf die Entwicklung der Grundausstattung, sich körpersprachlich artikulieren zu können. Auffälliges Verhalten bei Neugeborenen könnte aus einer gestörten pränatalen Entwicklung resultieren, die über einen frühen Input über die sich entwickelnden Sinne des Fetus und über mütterliche Stresshormone, die die kindliche Entwicklung beeinflussen, erfolgen (Krens & Krens 2006). Exzessives Schreien, Fütterprobleme, kindliche Apathie, um nur einige zu nennen, können in einem zweiten Schritt die frühe Beziehung zwischen Säugling und Eltern so empfindlich stören, dass die Eltern sich von Anfang an inkompetent und machtlos in ihrem zunächst körpersprachlich vermittelten Bemühen fühlen, ihren Säugling zu beruhigen. Das heißt, genaues Wahrnehmen, Erkennen und die richtige Interpretation der frühen körpersprachlichen Signale des Kindes sind überaus wichtig, um zu verhindern, dass Eltern Schuldgefühle entwickeln oder dass sie Ängste oder ihre Enttäuschungswut verbal und nonverbal auf das Kind übertragen und dadurch die Eltern-Kind-Beziehung nachhaltig negativ beeinflussen.

Ebenso wichtig ist es, Eltern dafür zu sensibilisieren, was eigener Stress und eigene Ängste in ihnen selbst auslösen und mit welchen Bewältigungsstrategien sie versuchen, damit umzugehen. Wie beschrieben, wirken sich Paniksyndrome wie Herzrasen, feuchte Hände oder Vermeidungsverhalten sofort und unmittelbar über den Körper der Mutter auf das Kind aus.[3]

Da alle frühen Signale und Appelle des Kindes über den Einsatz der Körpersprache ablaufen, ist es notwendig, die körpersprachliche Lesefähigkeit, aber auch die eigene Ausdrucks- und Handlungsfähigkeit von verunsicherten Eltern zu fördern. Adäquate Informationen über die normalen frühen Signal- und Appellfunktionen der frühen Körpersprache sind hierbei ebenso wichtig wie der sensible Umgang mit der eigenen Körpersprache, die nämlich vom Kind empfangen und entsprechend interpretiert in das sich formende Körper-Selbstsystem aufgenommen wird.

4.2.1 Genexpression und Plastizität

Die Entwicklung des Menschen ist das Ergebnis einer Wechselbeziehung zwischen Genotyp und Umwelt. Diese Wechselbeziehung beginnt bereits bei der Empfängnis und ist sui generis nonverbal und interaktiv. Gemäß der klassischen Auffassung in der Embryologie verläuft die pränatale Entwicklung nach einem vorherbestimmten, durch die Gene fixierten Muster, das durch invariante organische Faktoren, also evolutionsbiologisch determiniert, vorgegeben ist. Darüber, so nahm man an, sind Wachstum und alle späteren Entwicklungen und Differenzierungen bestimmt.

Gottlieb (2001) vertrat dagegen die Theorie der sogenannten **probabilistischen Epigenese**. Diese Theorie besagt, dass die pränatale Entwicklung und das Verhalten eines Menschen durch eine Wechselbeziehung endogener und exogener Faktoren auf vier verschiedenen Niveaus bestimmt sind: die genetische Aktivität, die neuronale Aktivität, das Verhalten und die Umwelt. Das heißt, dass sowohl Erfahrungen als auch funktionale Aktivitäten bzw. Verhaltensweisen die zugrunde liegende Struktur mitbestimmen. Das Verhältnis zwischen Hirnstruktur und ihren Funktionen muss insofern als ein **bidirektionaler Vorgang** aufgefasst werden. Da das Gehirn plastischer Natur ist, sich also aufgrund äußerer Einwirkungen immer weiter entwickelt, muss davon ausgegangen werden, dass diese Wechselbeziehung über die pränatale Phase hinweg bestehen bleibt. Die Einflüsse von Erfahrungen wirken das ganze Leben lang fort, und insofern spielen ständige Veränderungsprozesse für jegliche Form von Entwicklung und Lernen eine große Rolle.

Waddington (1977; s. auch Striedter 1998) hat schon 1977 das Bild einer *epigenetischen Landschaft* entworfen: Ein Ball rollt in einer durch Täler und Berge strukturierten Landschaft umher. Der Ball symbolisiert, dass der Embryo sich in Bewegung entwickelt. Umwelteinflüsse können den Ball lenken, aber nicht in jede Richtung, da das Gebirge bestimmte Rollrichtungen vorgibt, andere aber einschränkt. Im übertragenen Sinne bedeutet dies, dass die Entwicklung eines Individuums einerseits durch Erbinformationen vorbestimmt ist, die insofern eine regulatorische Funktion haben. Äußere Einflüsse, die durch Interaktionen mit der Umwelt einwirken, bestimmen jedoch, welche Gene zum Ausdruck kommen und welche eben nicht.

Diese Theorie entspricht in weiten Teilen dem sogenannten *deterministischen Chaos* aus der Systemtheorie. Heutzutage wird der Begriff **Genexpression** verwendet, wenn über die Wechselwirkung zwischen Erb- und Umwelteinflüssen diskutiert wird. Das heißt: Ein Gen wird höchstwahrscheinlich nicht von selbst aktiv, sondern nur durch eine be-

3 Einige Zitate wurden dem Vortrag »Die Bedeutung der pränatalen Entwicklungsfaktoren« von Uwe Labatzki, gehalten an der Köln-Bonner Akademie für Psychotherapie am 21. 09. 2007, entnommen.

stimmte Einwirkung aus seiner Umgebung. Die Genexpression selbst wird dabei durch Hormone und Enzyme und andere Faktoren in der Zelle, also im Innenmilieu mitbestimmt. Sie ist ein das ganze Leben überdauernder grundlegender Prozess. Mit anderen Worten: Die Genexpression ist mitnichten zum Zeitpunkt der Geburt, sobald sich die Zellen nach neun Monaten Schwangerschaft spezialisiert haben, beendet. Im Gegenteil, eine fertig entwickelte Zelle reagiert auf Signalstoffe, indem sie wiederum spezifische inhärente Gene aktiviert oder deaktiviert.

Ansermet & Magistretti (2005, S. 200 ff.) haben sehr eindrücklich das sogenannte **Plastizitätsmodell**, das im Rahmen der Hirnphysiologie beschrieben wurde, dargestellt.

Von Beginn des Lebens an, d. h. bei der Entstehung aller menschlichen Funktionen, muss von einer Interaktion zwischen biophysiologischen Determinanten und Umweltfaktoren ausgegangen werden. Eine auf den Körper direkt einwirkende Umgebung beeinflusst den Genotyp. Aus dem Genotyp entwickelt sich der Phänotyp. Unter *Genotyp* versteht man die Gesamtzahl der Gene innerhalb einer befruchteten Eizelle und unter *Phänotyp* das tatsächliche Erscheinungsbild eines Individuums. Dabei wird der Phänotyp durch die spezielle Interaktion eines Gens mit der speziellen Umgebung dieses Gens, der Umgebung der Zelle und einer gesamten Person bzw. einer sich entwickelnden Person bestimmt und hängt zudem von der Interaktion der einzelnen Gene des Genotyps ab. Umweltfaktoren stellen dabei Risiko- oder protektive Faktoren dar.

Aus diesem Plastizitätsmodell resultiert ein aktuelles Modell für (körpersprachliche) Kommunikation und für das Verständnis komplexer Störungen.

Merke
Gene tragen zur Art und Weise jeglicher Kommunikation mit der Umwelt und damit zur Entstehung von Störungen bei, aber nur durch eine spezielle Interaktion mit Umweltfaktoren und zusätzlichen genetischen und biologischen Faktoren tritt eine Störung auch wirklich auf.

Weiter unten kommen wir hierauf zurück, wenn es um angeborene Reflexmuster, ihre Überlagerung und Hemmung durch Umwelteinflüsse sowie um frühe Entwicklungsvorgänge im Gehirn gehen wird. Immer kommt es dabei vor allem auf körpersprachliche Interaktionen mit den bedeutsamen anderen an (im Allgemeinen die Eltern).

Bereits pränatal können nonverbal vermittelte Einflussfaktoren von außen dazu führen, dass die grundlegende Entwicklung einer gesunden Reflexausstattung empfindlich gestört wird. Selbstschädigendes Verhalten der Schwangeren (s. Abschn. 4.2.4), wie das Konsumieren von Noxen (z. B. Nicotin oder Alkohol), kann zu einer frühen Zellschädigung beim Embryo führen und die Zeitpläne und Prozessabläufe der fetalen Gehirnentwicklung durcheinanderbringen. Unzureichende Ernährung führt ebenfalls zu einem Mangel an Nährstoffen beim Embryo oder Fetus. Stress in der Schwangerschaft (s. Abschn. 4.2.4) kann die frühe Programmierung der Genexpression stören, was – vielleicht erst viel später – Krankheiten, psychische Labilität, motorische Entwicklungsverzögerungen und vermutlich auch spezielle psychische Auffälligkeiten mit verursacht. Negative Emotionen wie Angst oder Depression während der Schwangerschaft haben außerdem einen Einfluss auf das prä- und postnatale verbale und nonverbale Verhalten bei der Mutter selbst und damit direkt auf das Wohlbefinden des Säuglings. Motorische Unruhe und Schwierigkeiten bei der Aufmerksamkeitsregulation bzw. exzessives Schreien und Schlafstörungen können beim Säugling aus diesen Gründen bereits kurz nach der Geburt auftreten und das sensible Interaktionssystem zwischen Mutter und Säugling stark belasten (van den Bergh 2005).

Diese knappe Darstellung wirkt vermutlich auch beängstigend, unterstellt sie doch einmal mehr, dass die werdende Mutter in besonderem Maße *schuldig* werden kann und als Hauptverantwortliche die ganze Last für eine gesunde Persönlichkeitsentwicklung ihres Kindes trägt. In gewisser Weise, jedenfalls solange das Kind noch nicht geboren ist, ist dies auch so. Allerdings wird auch darzustellen sein, welche äußerst wichtige Rolle weitere Bezugspersonen wie Vater, Geschwister und das soziale Netzwerk spielen, und vor allem auch die Bedeutung gesicherter Verhältnisse, in denen ein Kind aufwachsen kann.

4.2.2 Die Stadien der vorgeburtlichen Entwicklung und die fetalen Sinne

Sowohl intrauterin als auch in den ersten zwei bis drei Lebensjahren entwickelt sich der Mensch in einem sehr hohen Tempo. Bereits pränatal werden drei Stadien unterschieden.

1. **Keimzellenstadium** (1.–2. Woche): Befruchtung, erste Zellteilungen und Einnistung im Uterus
2. **Embryonales Stadium** (3.–8. Woche): Entwicklung der wichtigsten Organsysteme
3. **Fetales Stadium** (9.–38. Woche): Ausbildung des Gehirns und des Skeletts; extrem schnelles Wachstum des Fetus

Beim Embryo befinden sich der Körperplan und alle Organanlagen noch in der Entwicklung, beim Fetus (spätestes um die 10. Schwangerschaftswoche herum) sind sie im Prinzip ausgeprägt.

Im Fetenstadium spielen die ersten körpersprachlichen Selbstregulationen bereits eine Rolle. Dabei ist die Ausreifung der einzelnen Sinne für die intrauterinen Aktionen des Säuglings besonders hervorzuheben.

Taktiler Sinn

Der Tastsinn entwickelt sich bereits in der 8. Schwangerschaftswoche: Auf Berührungen reagiert der Fetus mit Bewegungen: Taktile Stimulierungen werden durch die Gebärmutterwand oder die Nabelschnur aufgenommen und führen zu motorisch deutlich sichtbaren Reaktionen. Bei Zwillings- oder Mehrlingsschwangerschaften stellt der jeweils andere Fetus eine starke taktile Stimulationsquelle dar. Bereits ab der 13. Schwangerschaftswoche kann der kleine Fetus Kontakt zwischen Hand und Mund herstellen, d. h., verschiedene Körperteile können miteinander in Beziehung gebracht werden. Ab der 25. Schwangerschaftswoche können Lage und Position im Mutterleib mittels eines Reflexes in eine bevorzugte Lage gebracht werden. Das vestibuläre System entwickelt sich.

Auditiver Sinn

Etwa um die 25. Schwangerschaftswoche herum bildet sich eine weitere wahrnehmungspsychologisch relevante Fähigkeit heraus. Akustische Ereignisse der Umwelt – die im engeren Sinne aus der Gebärmutter selbst besteht, im weiteren Sinne aber den gesamten Lebensraum der Mutter mit umfasst – können vom Fetus bereits wahrgenommen werden. Um diese Zeit herum entstehen auch die ersten (psycho-)motorischen Fähigkeiten. Neben dem Hören beginnt das aktive Strampeln, das die werdende Mutter als Tritte gegen ihren Bauch wahrnimmt. Offensichtlich werden bereits in diesem Stadium akustische Reize von außen in körperliche Aktivitäten umgesetzt.

Es scheint, dass frühester sensorischer Input bereits in diesem Stadium psychomotorisch als körpersprachlicher Output verarbeitet werden kann.

Chemosensorischer Sinn

Im fetalen Stadium ist es schwierig, zwischen Geruch und Geschmack zu unterscheiden. Es ist zwar bekannt, dass das Neugeborene sofort den Geruch der Muttermilch gegenüber dem Geruch anderer Frauen differenzieren und sich für den Geruch der Mutter aktiv *entscheiden* kann. Auch können Neugeborene das ihnen vertraute Fruchtwasser wiedererkennen. Allerdings verändern sich Geruchs- und Geschmackswahrnehmungen ständig, da die mütterliche Nahrung und Blutversorgung jeweils unterschiedlich zusammengesetzt sind, je nachdem, was die Mutter zu sich nimmt. Insofern sind Geruch und Geschmack im Mutterleib noch relativ undifferenziert.

Visueller Sinn

Schon in der 26. Schwangerschaftswoche reagiert der Fetus auf Licht. Intrauterin gibt es allerdings keine besonderen Lichtreize. Daher empfindet das Neugeborene es auch als besonders starken Reiz, wenn es zu plötzlich einer grellen Lichtquelle (z. B. bei der Geburt) ausgesetzt wird. Gleichzeitig regt dies aber auch die Wahrnehmungsfähigkeit an.

Temperaturempfindung

Intrauterin bleibt die Temperatur des Fetus konstant bei ca. 0,5 – 1,5 °C über der Körpertemperatur der Mutter. Größere Temperaturschwankungen treten erst mit der Geburt auf und werden erstmals mit dem Eintritt in diese Welt spürbar. Eine eigenständige Temperaturregulation ist dem Säugling intrauterin noch nicht möglich.

Schmerzempfinden

Das intrauterine Schmerzempfinden ist schwer nachzuweisen, aber Stressreaktionen sind schon ab der 23. Woche zu beobachten. Bei Frühgeborenen wird angenommen, dass Schmerzreaktionen von der 24. – 26. Woche an auftreten.

Sensorisches Lernen

Hepper (2006) hat anhand verschiedener Untersuchungen ausgeführt, dass der Fetus durch die mütterliche Stimme, ihren Herzschlag, ihre Nahrungsgewohnheiten sowie ihre Vorliebe oder Abneigung, bestimmte Musik zu hören, in der Lage ist, sehr früh Reize aus der äußeren Umwelt wahrzunehmen und zu unterscheiden. Säuglinge können also schon rudimentäre Fähigkeiten erlernen, nämlich jene zur sensorischen Diskriminierung, Assoziation und sensorischen bzw. körperlichen Erinnerung. So kann davon ausgegangen werden, dass bei externem Stress die pränatale Entwicklung, vor allem die frühen neuronalen Netzwerkverbindungen, negativ beeinflusst werden. Wir kommen hierauf später zurück.

Bereits intrauterin ist das Kind nicht passiv und von seiner Umwelt abgetrennt, sondern aktiv in der Lage, auf Reize aus der Umwelt zu reagieren. Dabei handelt es sich immer sowohl um die intrauterine Umgebung als auch um die äußere Umgebung, in der sich die Mutter bewegt. Der Fetus verfügt von Anfang des Lebens an über ein Körpergedächtnis und eine körperlich begründete Lernfähigkeit. Hierdurch wird das postnatale Überleben vorbereitet. Frühe Erkennungsmechanismen, die auf einer sensorischen Ebene organisiert sind, schaffen die Voraussetzung dafür, das Schutzsystem – also die Mutter – zu erkennen und das Bindungssystem an diese frühzeitig körpersprachlich zu aktivieren.

4.2.3 Intrauterine körpersprachliche Interaktionsphänomene

Es gibt sehr viele körperliche Interaktionsphänomene zwischen der Mutter und ihrem ungeborenen Kind. Beispielsweise reagiert der Fetus schon wenige Sekunden später mit Bewegungen, wenn seine Mutter lacht. Werden in der 33.–37. Schwangerschaftswoche Gedichte gesprochen, so reagiert das Neugeborene später auf die Wiederholung dieser Gedichte mit einem verlangsamten Herzschlag, als ob das frühe Rezitieren den Parasympathikus beeinflusst hätte, und dieses Rezitieren als ein bestimmter Rhythmus mit einer beruhigenden Wirkung erinnert werden kann.

Wenn eine schwangere Raucherin an die nächste Zigarette auch nur denkt, ohne sie wirklich zu rauchen, so beschleunigt sich der Herzschlag des Fetus. Das heißt, dass die gedankliche Vorwegnahme des Rauchens bei der Mutter zu körperlichen Reaktionen führt, die auf das Ungeborene einwirken und es augenblicklich in Stress versetzen. Wie oben angemerkt, ist auch die Wahrnehmung und Reaktion auf Geräusche bereits intrauterin stark ausgeprägt. Setzt man einen Fetus einem sehr lauten Geräusch aus, so tritt er gegen den mütterlichen Bauch. Wird dieses Geräusch mit einem neutralen Reiz verbunden, z. B. indem der Bauch bewegt wird, so tritt der Säugling später allein schon beim Auslösen des neutralen Reizes, also beim Bewegen des Bauches von außen. Das heißt, das Ungeborene hat bereits nach dem Modell der Konditionierung gelernt, verschiedene Wahrnehmungsreize miteinander zu verbinden.

Bekommen Neugeborene den Herzschlag der Mutter über Tonband vorgespielt, so schreien sie weniger und schlafen besser. Des Weiteren wurde festgestellt, dass Fruchtwasserentnahmen zu Schocksymptomen beim Fetus führen. Er reagiert mit Herzrasen. Dann fällt der Herzschlag, der Fetus bewegt sich nicht mehr und erstarrt schließlich. Ähnliche Befunde, die René Spitz (2005) bei vereinsamten Heimkindern erhoben hatte, gingen als »Hospitalismussyndrom« in die Literatur zur modernen beziehungsorientierten Entwicklungspsychologie ein. Anhand von Videos kann heute gezeigt werden, dass sich Ungeborene gegen eine in den Uterus eindringende Nadel bei einer Fruchtwasserpunktion aktiv wehren und versuchen, sie wegzudrücken. Auf der körpersprachlichen Ebene sind also schon *intrauterin* dieselben Bewegungsmerkmale auszumachen, die auch als körpersprachliche Reaktionen bei traumatischem Stress von Erwachsenen beschrieben werden, *nämlich Kampf-, Flucht- oder Totstellreaktionen.*

4.2.4 Risiken für die frühe Kommunikation

Alkohol und andere Drogen haben besonders im letzten Drittel der Schwangerschaft eine möglicherweise verheerende Auswirkung. Deren Genuss kann zu einem geringeren Geburtsgewicht oder zu einem erhöhten Risiko für eine Frühgeburt und sogar zu Entzugserscheinungen beim Säugling mit Atemproblemen, Erbrechen, Zittern oder sogar Krämpfen führen. Mütter, die Drogen nehmen, haben weit mehr Fehlgeburten als Mütter ohne Drogenkonsum. Schon bei geringen Konsummengen ist mit erhöhter Wahrscheinlichkeit von einer motorischen Entwicklungsverzögerung, einer verminderten Intelligenz bis hin zu einer geistigen Behinderung auszugehen. Organische Schäden, Kleinwuchs oder Verhaltensstörungen wie z. B. Hyperaktivität treten später häufiger auf.

Auch **Ernährungs- und Vitaminmangel bzw. Vitaminüberschuss** können eine verminderte Intelligenz durch geringere Ausbildung der Gehirn- und Nervenzellen zur Folge haben.

In der Forschung zur pränatalen Entwicklung wird auch bereits die neuere probabilistische epigenetische Theoriebildung aus den Entwicklungsneurowissenschaften (s. Abschn. 4.2.1, S. 60 ff.) berücksichtigt. So werden z. B. pränatale Umgebungseinflüsse zunehmend mehr in der Forschung beachtet. Van den Bergh (2005) hat das Phänomen von negativer mütterlicher Emotionalität während der Schwangerschaft untersucht. Es konnte die Hypothese bestätigt werden, dass eine **negative mütterliche Emotionalität** während der Schwangerschaft mit neurobehavioralen Entwicklungsauffälligkeiten beim Kind im ersten Lebensjahr verknüpft werden kann. Besonders pränataler mütterlicher Stress wirkt sich negativ auf die körperliche und psychische Entwicklung des Säuglings aus. Dabei wird **pränataler Distress** durch eine Kombination von schwierigen Lebensumständen, subjektiven chronischen und situationsbedingten Ängsten oder Stressoren definiert. Allerdings, so konnte des Weiteren herausgefunden werden, ist die subjektive Einschätzung und Bewertung äußerer Faktoren und das dazu mobilisierte Gefühl der Mutter ein zentraler Bestandteil von Distress und demzufolge auch davon, wie das Kind durch diesen beeinflusst wird (s. Kap. 8.1, S. 253 ff.).

Umgekehrt könnten bestimmte Persönlichkeitsmerkmale, der Bewältigungsstil der Mutter oder die real verfügbaren sozialen Unterstützungssysteme die Auswirkungen von Stress auslösenden Faktoren verringern bestenfalls sogar neutralisieren.

Eine Studie von Huizink (2000) an 170 Mutter-Kind-Paaren zeigt, dass mütterliches Stresserleben und Ängste, die in der Schwangerschaft in der 15. – 17. Woche auftraten, mit einem sogenannten *schwierigen Temperament* des Kindes im Alter von drei Monaten korrelierten. Ebenso konnten Schwierigkeiten bei der Regulation von Orientierung und Aufmerksamkeit während einer standardisierten Testsituation im Alter von drei bis acht Monaten hiermit in Verbindung gebracht werden. Panicker et al. (2002) zeigten an einer Stichprobe von 24 – 49 Mutter-Kind-Paaren, dass ein hohes mütterliches Stressniveau und ein erhöhtes Ausmaß an Stresshormonen während der Schwangerschaft signifikant mit einem schwierigen Temperament des Kindes bis hin zum Alter von drei Jahren verbunden werden konnte! Ebenso konnten bereits erste Verbindungen zwischen pränatalem Stress und der Entwicklung von Aufmerksamkeitsdefizit- und Hyperaktivitätssymptomen nachgewiesen werden. Bei einer Stichprobe mit über 7000 schwangeren Frauen wurde eine Korrelation zwischen pränataler mütterlicher Angst in der 32. Schwangerschaftswoche und späterer Hyperaktivität bzw. Unaufmerksamkeit bei Jungen, emotionalen Problemen bei Jungen und Mädchen und Störungen des Sozialverhaltens bei Mädchen festgestellt. Ebenfalls konnte ein starker Zusammenhang zwischen mütterlicher Ängstlichkeit in der 12. – 22. Schwangerschaftswoche und einer ADHS-Symptomatik bzw. Problemexternalisierungstendenzen ihrer Kinder sowie deren in späteren Lebensphasen subjektiv empfundenen Angstgefühlen nachgewiesen werden (Van den Bergh & Marcoen 2004). Andere Studien stellten z. B. signifikante Verbindungen zwischen der Angst von Schwangeren und der Aufmerksamkeitsleistung ihres Kindes im Alter von drei Wochen und zwölf Monaten her. Ebenso wurden Auswirkungen auf die kognitive Entwicklung im Alter von zwei Jahren festgestellt (Brisch & Hellbrügge 2014).

Diese Ergebnisse lassen die These, dass das Temperament eines Kindes *angeboren* sei, kritisch hinterfragen. Zudem ist unseres Erachtens auch eine vorschnelle Gabe von Methylphenidat (oder ähnlichen Psychopharmaka) bei den sogenannten ADHS-Kindern eine hilflose Reaktion auf unverstandene Wechselwirkungen zwischen Anlage und Umwelt.

Für unseren Zusammenhang sind diese Forschungsergebnisse insofern relevant, da es sich in der gesamten pränatalen Phase um nonverbale Interaktionen zwischen dem pränatalen Säugling und seiner Mutter handelt. Die Mutter kann über ihre psychophysische Verfassung die Entwicklung des werdenden Kindes unterstützen oder behindern.

4.2.5 Pränatale Bindung

Wie bereits angedeutet, binden sich das Ungeborene und das Neugeborene über sensorische Wahrnehmungen und vor allen Dingen über Geruch und Gehör. Über Riechen und Hören stellt der Fetus sicher, dass er bevorzugt auf die Umgebung reagiert, die sich nach seiner Geburt höchstwahrscheinlich um ihn sorgen wird. Diese sensorische Grundausstattung kann als Ursprung von Bindung, so wie sie heute definiert wird, verstanden werden.

Die Mutterliebe oder die Bindung an das erste Objekt stellt sich also zunächst als eine **Gruppe von psychophysischen Reizen** dar. Es handelt sich bei dem Phänomen *Mutter* um sensorische Reizkombinationen, die das Neugeborene über seine Sinne erfahren hat. Diese körperlich aufgenommene Reizkombination stellt also die sichere Basis dar, von der aus der Säugling sich und seine Umgebung zunächst rein sensorisch, d. h. über körpersprachliche Kanäle, zunehmend näher erkundet.

Ein genauer *Zeitpunkt* für den Beginn dieser Bindung kann nicht festgelegt werden. Es ist davon auszugehen, dass Reiz-Reaktionsschleifen ab dem Zeitpunkt der Empfängnis einsetzen, sucht sich doch bereits die Eizelle ein Spermium aus, mit dem sie interagieren will. Munz (2002) nimmt an, dass ein niedriges pränatales Bindungsniveau auch mit nur suboptimaler mütterlicher postnataler Beziehungsaufnahme in Zusammenhang zu bringen ist. Namhafte Hirnforscher wie Hüther (2005; Hüther & Krens 2012) wiederholen die These, dass Störungen, die in der Schwangerschaft auftreten, seien es zu viele laute Geräusche, Stress oder Angst der Mutter, durch die Veränderungen der mütterlichen Blutversorgung und durch die Ausschüttung verschiedener Hormone Stress für das Kind verursachen.

Zu viele stressvolle Stimuli während der Schwangerschaft können, wie noch genauer auszuführen sein wird, auch zu Störungen der Hirnentwicklung führen. Dies hat Einfluss auf den Aufbau der Nervenzellen, auf das Hirnvolumen und die Gehirninnenräume. Pränatale Einflüsse können demnach dazu führen, dass ein Kind bereits ein schwach ausgeprägtes Geborgenheitsgefühl mit auf die Welt bringt und deshalb ängstlicher und unsicherer auf die Welt kommt und schwerer zu beruhigen ist als ein Kind mit günstigen pränatalen Erfahrungen. Besonders in der neueren Bindungsforschung ist der Zusammenhang zwischen Bindung und Trauma zunehmend mehr in den Fokus der Aufmerksamkeit gerückt (Brisch & Hellbrügge 2015). Traumatische Erfahrungen schwangerer Mütter haben mit sehr hoher Wahrscheinlichkeit große Auswirkungen auf die gesamte weitere Entwicklung des Kindes. Falls schon die Zeugung beispielsweise eine traumatische Erfahrung war, z. B. das Ergebnis einer Vergewaltigung, so wird das Kind bereits in ein intrauterines Milieu hineingeboren, das voller Stressfaktoren ist. Existenzängste der Mutter führen nicht selten dazu, dass bereits der Säugling überstark kontrolliert wird und wenig Freiraum für eigene Entwicklungen erhält. Depressive Mütter oder Mütter, die Verlusterfahrungen zu verarbeiten haben, können von anflutenden Trauer- oder Schmerzgefühlen so überschwemmt werden, dass sie das Neugeborene weder in seiner Eigenart sehen noch fühlen. Ebenso reagiert das Neugeborene auf Trauer, Schmerz und andere Affekte der Mutter sofort.

Durch frühe körpersprachlich vermittelte Interaktionen bilden negative Gefühle der Mutter die Basis für die seelische Struktur des Kindes. In einer die frühe Körpersprache fokussierenden Untersuchung an Mutter-Kind-Dyaden konnte nachgewiesen werden, wie bestimmte Interaktionsphänomene bereits im frühen körpersprachlichen Dialog auf die Entwicklung des späteren Bindungstyps beim einjährigen Kind Einfluss nehmen (Trautmann-Voigt & Zander 2006).

Die Bindungsforschung hat das **Phänomen des transgenerationellen Transfers** beschrieben: Gefühle wie Angst, Wut und Verzweiflung werden an spätere Generationen weitergegeben. Mütter mit Bindungstrauma-Erfahrungen erwarten einerseits Zuneigung oder Stimulation durch ihr Kind, weil sie es selbst von der eigenen Mutter nicht in ausreichendem Maße erhielten, andererseits lehnen sie ihre eigenen Kinder ab, wie sie selbst als Kind abgelehnt wurden. Häufig bieten sie ihnen ambivalente Botschaften an. Diese vermitteln sich körpersprachlich. Ein Beispiel aus der Bonner Eltern-Säuglings-Ambulanz soll dies veranschaulichen.

Fallbeispiel

Frau C. kam mit ihrer neun Monate alten Tochter in die Säuglingsambulanz. Die Kleine konnte sich bereits allein aufsetzen, krabbelte und begann, sich am Tisch hochzuziehen. Sie spielte, ohne die Mutter zu beachten, die aufgeregt und übermüdet wirkte, ihrer Tochter den Rücken zukehrte und ihr Anliegen formulierte: »Jana will nachts jede Stunde an die Brust. Ich kann nicht mehr. Am Tag ist sie lieb, nachts ist sie ein Biest. Ich kann sie nicht dazu erziehen, vernünftig einzuschlafen! Ich nehme sie hoch, trage sie rum, lege sie wieder hin – nutzt alles nichts! Ich war auch so, hat meine Mutter gesagt. Dann hat sie mich eine Woche lang schreien lassen – aus erziehungstechnischen Gründen – und dann war es gut, sagt sie. Bei Jana geht das nicht. Wir haben das auch probiert. Auf Verbote reagiert sie nicht. Ich habe dann wieder angefangen, jedes Mal zu stillen. Wissen Sie, das Stillen brauche ich auch selbst: Es beruhigt mich ungemein … Aber Jana soll einfach mal lernen, dass sie nachts schlafen und am Tag trinken soll! Sie hat eben immer Hunger.« Die Mutter wendet sich hektisch ihrer Tochter zu, die sofort anfängt zu schreien.

Die durch eigene frühere Traumatisierungen entstandenen **Bindungsspiele** der Eltern (hier die maladaptive und ambivalente Nähe-Distanz-Regulation) stimmen häufig mit denen ihrer Kinder überein. Die moderne Bindungsforschung hat in den letzten Jahren immer wieder herausgestellt, dass ein Zusammenhang zwischen der Bindungsdisposition der Eltern und dem Bindungsstil des Kindes besteht. Sichere Eltern haben häufiger sicher gebundene Kinder. Die Mutter-Kind-Bindung wird in diesem Fall mit mehr als 75 % als sicher beschrieben, die Vater-Kind-Bindung mit ca. 65 %. Unsicher gebundene Eltern haben eher unsicher gebundene Kinder, traumatisierte Eltern eher desorganisierte Kinder. Auch dies lässt sich in der Analyse früher körpersprachlicher Dialoge nachweisen. Das entsprechende körpersprachlich vermittelte Interaktionsverhalten zeigt, dass z. B. Mütter von ambivalent gebundenen Kindern die Bewegungen ihres Kindes eskalierend beantworten. Sie sind fast durchgängig gleichläufig aktiv, statt kompensatorisch. Das heißt, sie steigern ihre körpersprachliche Intensität, wenn das Kind unruhig ist, statt sich zu entspannen. Sie werden ebenfalls lauter, wenn das Kind schreit, statt es z. B. durch Summen zu beruhigen. Sie werden in ihren Bewegungsangeboten schneller und stärker, statt allmählicher und zarter. Mütter, die nach einem Jahr sicher gebundene Kinder haben, gleichen die Bewegungsdynamik ihres Kindes aus. Sie sind, bezogen auf ihre Energiemobilisierung fast durchgängig auf einem mittleren Intensitätsniveau. Sie sind sowohl in der Lage, ihrem Kind mit Körperbewegungen klare Grenzen anzubieten, als auch ihr Kind, sofern nötig, positiv z. B. durch angemessene Spielangebote, zu stimulieren (Trautmann-Voigt & Moll 2011).

Die sicher gebundenen Kinder und ihre Mütter sind bezüglich Krafteinsatz bzw. Energiemobilisierung und Körperteilbesetzung (Einsatz von Gliedern und Torso) fast durchgängig in optimaler Passung, d. h. auf einem mittleren Ausprägungsgrad, der der kindlichen Kraftmobilisierung entspricht, aufeinander abgestimmt. Dies hängt mit der stark ausgeprägten Fähigkeit der Mütter zusammen, variationsreich, flexibel und gleichmäßig auf das jeweils aktivierte Bewegungsrepertoire des Kindes einzugehen und dieses bezüglich Expansions- oder Nähebedürfnissen angemessen zu beantworten. Die körpersprachlichen Besonderheiten bei den verschiedenen Bindungstypen zeigen sich im affektmotorischen Bewegungsverhalten tendenziell zu allen Messzeitpunkten im ersten Lebensjahr (Trautmann-Voigt & Zander 2007).

Ebenso interessant ist es, dass beispielsweise Mütter, die in einer Familie aufwuchsen, in der ein Geheimnis transportiert wurde, in der also Grundprinzipien der Bindung boykottiert wurden, ihre eigenen verwirrten Gefühle auf ihre Kinder übertragen. Kinder solcher Mütter haben dann Probleme, ihre Affekte zu differenzieren und im frühen körpersprachlichen Dialog mit ihren eigenen Kindern festzustellen, was sich richtig und was sich falsch anfühlt. Damit wird die gesunde Identitätsentwicklung des Kindes bedroht. Gefühlsverwirrungen solcher Art werden ebenfalls körpersprachlich kommuniziert.

Lakatos et al. (2002a, b; s. auch Brisch 2002) haben im Jahr 2000 bei Kindern mit desorganisierten Bindungsmustern eine Genvariante für die Kodierung des Dopamin-D_4-Rezeptor-Gens nachgewiesen. Brisch vermutet, dass eine genetisch bedingte Variation eines spezifischen Dopaminrezeptors diese Kinder für gewisse interaktionelle Belastungen empfänglicher machen könnte. Die Autoren vermuten, dass sich diese genetisch bedingten Varianten im Verlauf mehrerer Generationen entwickeln, wenn die desolaten Beziehungsmuster in dieser Familie stabil bleiben. Dies wiederum könnte dazu führen, dass diese Kinder schon pränatal motorisch aktiver und postnatal leichter irritierbar sind. Möglicherweise kommen also ADHS-Kinder aufgrund einer genetischen Disposition, nämlich der Veränderung des Dopamin-D_4-Rezeptor-Gens sowie durch zusätzliche negative Faktoren, beispielsweise Nicotinkonsum der Mutter plus mangelnde emotionale Schwingungsfähigkeit der Mutter während der pränatalen Entwicklungsphase schon irritabler auf die Welt als andere Kinder.

Da frühe intrauterine motorische Impulse wie aktiver Rückzug oder aktives Treten bereits als körpersprachliche Reaktionen auf Stressoren auftreten, ist davon auszugehen, dass motorische Unruhe und Hyperaktivität nichts anderes sind als körpersprachlich angemessene Reaktionen auf zu viel Umgebungsstress. Körpersprachliche Signale müssten allerdings später entsprechend (umweltbezogen) wahrgenommen und interpretiert werden, um diesen Kindern eine Chance zu geben, sich mit adäquaten Mitteln von ihrem Stress, der eventuell schon als pränatale Körpererinnerung vorliegt, zu befreien.

Weiter kann davon ausgegangen werden, dass eine erhöhte Irritabilität des Neugeborenen Eltern unsicher macht und es ihnen größere Schwierigkeiten bereitet, ihr Kind zu beruhigen. Ein *interaktioneller Teufelskreis* auf erhöhtem Stressniveau ist dann bereits gebahnt.

Aus der klinischen Praxis ist bekannt, dass Eltern, die durch erfolglose Versuche, ihr Kind zu beruhigen, stärker gestresst sind, mit der Zeit frustriert und gereizt reagieren und damit das Stressniveau ihres Säuglings weiter steigern. Dies führt weiter zu einer Abwendung vom Kind oder zu Überreaktionen der Eltern. In diesem Zusammenhang sind auch Verwahrlosung oder Misshandlung zu nennen, die immer auch eine stark körpersprachlich geprägte Seite aufweisen. Solche frühen non- und paraverbalen Interaktionserfahrungen führen wiederum dazu, dass der Säugling negative Bindungserfahrungen als spezielle sensorische Wahrnehmungen im Körpergedächtnis (als neuronale Vernetzung) speichert und entsprechend unsichere, ambivalente oder desorganisierte Bindungsmuster entwickelt. Klinisch ist ebenfalls bekannt, dass häufig auftretende Stresssymptome, die einer frühen Regulationsstörung entspringen, eine später auftretende ADHS-Symptomatik nur vorwegnehmen. Allerdings führen im späteren Alter die hyperaktiven Verhaltensweisen zu großen Problemen in der Familie und in der Schule.

Unter interaktionsorientierter, körpersprachlicher, bindungstheoretischer Sicht können auffällige Verhaltensweisen als körpersprachliche Versuche bewertet werden, negativ erlebte frühe Interaktionserfahrungen zur Darstellung zu bringen. Sie können als Appelle interpretiert werden, adäquat auf die frustrierten Bedürfnisse des Säuglings oder Kleinkindes einzugehen (s. Kap. 8.1, S. 253 ff.).

4.3 Frühkindliche Reflexentwicklung: die automatische Entwicklung der Körpersprache

Reflexe als körpersprachliche Muster der frühen Kommunikation bilden die Grundlage eines Verständnisses der Körpersprache als eigenständiges Kommunikationssystem.

Bei der Geburt verlässt der Säugling die schützende Umgebung der Gebärmutter und wird sofort von einer großen *Reizmenge* überflutet. Diese Sinnesreize können zunächst nicht interpretiert werden. Im Gegensatz zu der Ruhe und dem Gleichgewicht in der Flüssigkeit der Gebärmutter wird die Wahrnehmung der äußeren Welt vermutlich als diffus und chaotisch erlebt. Die Wärme wird durch Kälte ersetzt, statt automatischer Nahrungsversorgung via Nabelschnur erfolgt fokussierte Nahrungsaufnahme durch den Mund, statt automatischer Sauerstoffversorgung muss nun die Lunge selbst aktiviert werden, d. h. das Baby muss urplötzlich grundlegende Bedürfnisse wahrnehmen und für seine Befriedigung selbst sorgen. Um nach diesem Schock der Geburt überhaupt zu überleben, ist der Säugling mit einer Ausstattung zur Welt gekommen, die wir als Reflexe bezeichnen.

Merke
Frühkindliche Reflexe können als automatisierte und stereotype körpersprachliche Handlungsmuster definiert werden, die vom Gehirnstamm gelenkt sind und ohne eine Beteiligung des Kortex ausgeführt werden. Einerseits sind die Reflexe notwendig zum Überleben, andererseits stellen sie ein rudimentäres Bewegungstraining als Basis für spätere zunehmend bewusst gesteuerte Fähigkeiten und Fertigkeiten dar.

4.3.1 Frühe Reflexmuster[4]

Zehn Hauptreflexe sind im ersten Lebensjahr für das Überleben besonders wichtig (Abb. 4-1). Die Entwicklung des Nervensystems des Neugeborenen bestimmt, in wel-

4 In diesem Abschnitt wird auf Goddard (2003, 2007) Bezug genommen sowie auf die Idee, Zeichnungen zur Veranschaulichung der Reflexmuster anzufertigen.

chem Alter der jeweilige Reflex entsteht und zu welchem Zeitpunkt er wiederum gehemmt wird. Insofern kann das Vorhandensein oder Nichtvorhandensein von Reflexen in bestimmten Schlüsselstadien der Entwicklung ein diagnostisches Zeichen für die Reife des zentralen Nervensystems sein. Gleichzeitig ist von Interesse, dass durch ein bestimmtes Verhalten der Umwelt bestimmte Reflexe auch länger bestehen bleiben als in einer anderen Umwelt. Da es sich bei Reflexmustern ja auch um *frühe Bewegungsmuster* handelt, die durch ein bestimmtes körpersprachliches Verhalten der Umwelt unterstützt oder eben gehemmt werden können, ist deren Kenntnis für die Entwicklung der Körpersprache des Kindes von besonderer Bedeutung.

Wichtig ist zu wissen, dass die frühkindlichen Reflexe jeweils nur eine kurze Lebensdauer haben. Sobald ein Reflex dem Säugling geholfen hat, seine ersten Lebensaufgaben zu meistern, wird er durch höhere Zentren im Gehirn gehemmt bzw. kontrolliert. Hierdurch wird die Entwicklung höher entwickelter Nervenstrukturen und nach und nach die Kontrolle über willentliche Reaktionen ermöglicht. Bleiben bestimmte Reflexe nach dem 6. bis 12. Lebensmonat weiter aktiviert, ist von einer abweichenden Entwicklung bzw. einer motorischen *Entwicklungsverzögerung* auszugehen. Intuitiv begreifen wir sofort, dass bei einem Kind, das sich z. B. mit acht Monaten noch nicht drehen kann, irgendetwas nicht in Ordnung ist. Sogar ein Kind, das sich mit sechs Monaten noch nicht dreht, löst bei den meisten Erwachsenen schon ein gewisses Erschrecken aus, denn das Rollen um die Längsachse ist in diesem Alter normalerweise möglich.

In solchen Fällen kann häufig eine strukturelle Schwäche oder Unterentwicklung des zentralen Nervensystems diagnostiziert werden. Wenn frühkindliche Reflexe aktiv bleiben, können nachfolgende Halte- und Stell-

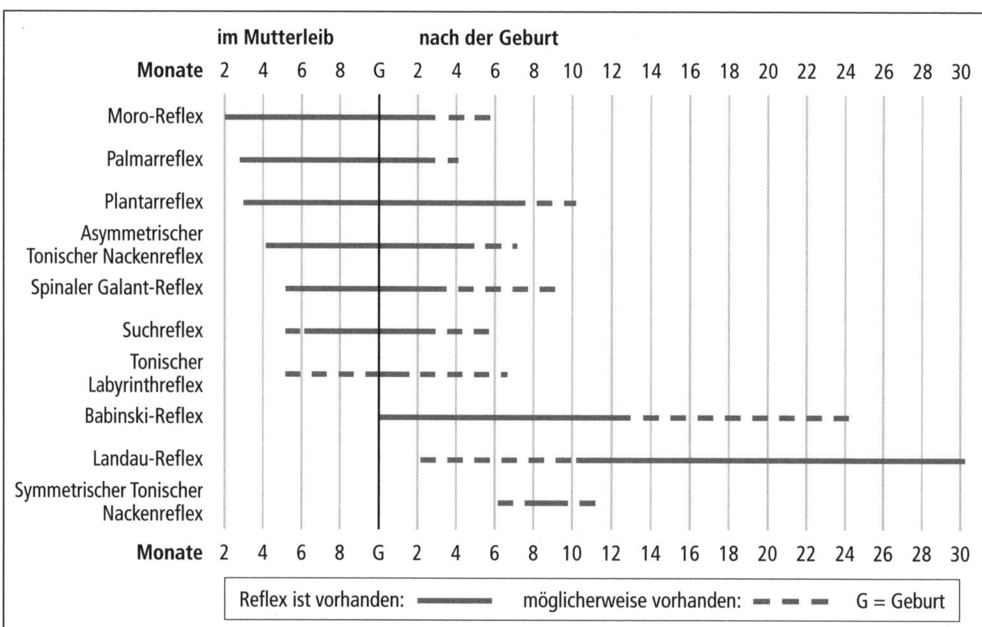

Abb. 4-1 Frühkindliches Reflexprofil (nach Goddard 2016, S. 22).

reflexe ggf. eingeschränkt sein, sodass eine gesunde körpersprachliche und zunehmend auch sprachliche Interaktion mit der Umwelt schwieriger wird. Aber was kommt zuerst, die Henne oder das Ei? Bleiben bestimmte Reflexe länger aktiv, weil der Entwicklungsanreiz aus der Umgebung fehlt? Oder ist eine Unterentwicklung des ZNS beim Kind verantwortlich dafür, dass weniger Stimulation von außen angeboten wird?

Ein Überdauern frühkindlicher Reflexe behindert jedenfalls später grob- und feinmotorische Koordinationen, die sensorische Wahrnehmung, und noch später sogar auch Kognition und Ausdrucksvermögen.

Intrauteriner Rückzugsreflex

Ein erster Rückzugsreflex als unwillkürliche Reaktion auf einen Reiz und auf den gesamten physiologischen Prozess, der ihn aktiviert, ist bereits fünf Wochen nach der Empfängnis beim Embryo festzustellen. Bereits zu diesem frühen Zeitpunkt kann der Embryo also auf äußere Reize körpersprachlich reagieren! Das sanfte Berühren seiner Oberlippe veranlasst ihn zu einer *amöbenartigen Rückzugsreaktion.* Nur einige Tage später ist dieser Rückzug auch an Hand- und Fußsohlen sichtbar. Schließlich kann die gesamte Körperoberfläche empfindlich im Sinne eines Rückzuges von der Reizquelle auf Berührungen reagieren. In diesem Stadium reagiert der Embryo ganzkörperlich auf einen Rückzug von äußeren Kontaktquellen. Indem sich das taktile Sinnessystem entwickelt, nimmt dieses *Sich-zurückziehen* bei Kontakt ganz allmählich ab. Dies ist ungefähr in der 9. Schwangerschaftswoche der Fall.

Der Rückzugsreflex kann auch z. B. bei Kaninchen beobachtet werden, die vor Schreck erstarren und bewegungslos liegen oder sitzen bleiben, bis eine vermutete Bedrohung vorbei ist. Kaada (1989) vermutete, dass diese frühe Rückzugsreaktion ein Vorläufer des Tauchreflexes bei Säugetieren und Säuglingen ist. Er beschrieb ihn als **Furcht-Lähmungs-Reflex.** Dieser Reflex führt zu einer sofortigen Bradykardie, also einer Verlangsamung des Herzschlags, was als physiologischer Schutzmechanismus zur Konservierung des Sauerstoffs anzusehen ist. Da der Stoffwechsel verlangsamt wird und dadurch das Gehirn vor Sauerstoffmangel geschützt ist, kann das Tier oder der Mensch z. B. auch unter Wasser länger am Leben bleiben. Daher kann man den frühen Rückzugsreflex auch als **Tauchreflex** bezeichnen. Landsberg (1975), beschrieb diesen Reflex als einen Sauerstoff erhaltenden Mechanismus, aber auch als den Beginn einer möglicherweise pathophysiologischen Reaktion, einer krankhaften Atemhemmung, die bei zu langer Aktivierung durchaus lebensbedrohlich sein kann und möglicherweise einen bedeutsamen Faktor beim plötzlichen Kindstod darstellt. Der folgende Moro-Reflex (s. Abb. 4-2) steht dem Tauchreflex entgegen. Wenn beide, Tauchreflex und Moro-Reflex, in der Balance sind, ist das Überleben des kleinen Babys gesichert. Die früheste Rückzugsreaktion verlangsamt den Stoffwechsel, der Moro-Reflex aktiviert das sympathische Nervensystem und führt zu seiner sofortigen Erregung.

Moro-Reflex

Wenn der intrauterine Rückzugreflex in der 9. Schwangerschaftswoche zurückgeht, bildet sich der erste frühkindliche Reflex heraus: der Moro-Reflex (Abb. 4-2). Dieser entwickelt sich kontinuierlich während der ganzen Schwangerschaft und ist zum Zeitpunkt der Geburt vollständig vorhanden.

Beim Moro-Reflex handelt es sich um eine Kaskade schneller Bewegungen als Reaktion auf plötzliche Reize. Er besteht in einer abrupten symmetrischen Aufwärtsbewegung der Arme, die weg vom Körper schnellen, wobei sich die Hände öffnen und der ganze Körper

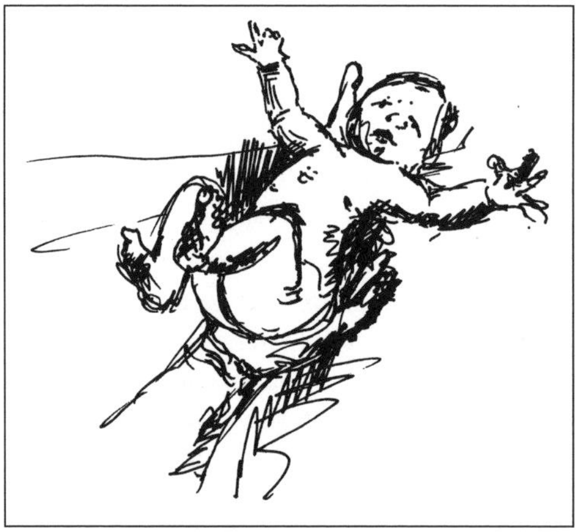

Abb. 4-2 Moro-Reflex.

kurz erstarrt. Dann erfolgt eine schrittweise Rückkehr zu einer Haltung, in der die Arme den eigenen Körper zu umklammern scheinen. Die Abduktion, also das Öffnen der Arme und Beine nach außen, wird von einem plötzlichen Einatmen begleitet, die Adduktion, also das Schließen der Arme und Beine wie zum Umgreifen oder selbst umarmen, erleichtert die Ausatmung.

1918 war Moro der Auffassung, dass es sich hierbei im Wesentlichen um Rudimente der frühen instinktiven Anklammerungsversuche der Menschenaffenjungen handeln könnte. Er bezeichnete daher den Reflex auch als **Umklammerungsreflex**. Ein erstes komplexes körpersprachliches Muster ist demnach bereits sehr früh sichtbar und ist als unwillkürliche Reaktion auf eine Bedrohung oder einen Stressor anzusehen. Da der Säugling von außen kommende Sinneseindrücke weder analysieren noch dahingehend interpretieren kann, ob es sich wirklich um eine Bedrohung handelt, löst der Gehirnstamm die unmittelbare Moro-Reaktion aus. Dieses Bewegungsmuster ist also die früheste Form einer Kampf- und Fluchtreaktion und kann in Situationen extremer Gefahr, aber auch in späteren traumatischen Situationen ausgelöst werden. Grundsätzlich sollte dieser Reflex in seiner frühen Grobform jedoch im Alter von zwei bis vier Monaten gehemmt werden.

Als frühester Überlebensmechanismus in den ersten zwei Monaten dient der Moro-Reflex dazu, Alarm zu schlagen bzw. die Bezugsperson herbeizurufen. Es wird vermutet, dass der Moro-Reflex auch die Entwicklung der kindlichen Atmung im Mutterleib vorbereitet, denn seine Entwicklung geht mit den frühesten atmungsähnlichen Bewegungen des Fetus im Mutterleib einher. Der Moro-Reflex ist auch für den ersten Atemzug nach der Geburt zuständig. Er hilft die Luftröhre zu öffnen, falls nach der Geburt eine Erstickung droht. Falls der Moro-Reflex zwischen zwei und vier Monaten nicht automatisch gehemmt wird, zeigt sich beim Säugling eine gewisse Hypersensibilität, die sich in mehreren sensorischen Kanälen auswirken kann. Der Säugling könnte dann auf gewisse Reize überreagieren. Licht, Bewegung, plötzliche Haltungsveränderungen oder laute Geräusche können den Reflex in von außen kaum wahrnehmbaren Momenten auslösen, das Kind ist dann in ständiger Alarmbereitschaft und in einem Stadium erhöhter Aufmerksamkeit.

Fallbeispiel

Frau A. kommt mit ihrer Tochter Tanja (15 Monate) in die Säuglingsambulanz und berichtet von der schweren Geburt, bei der Tanja schließlich mit der Saugglocke geholt wurde. Sie habe die ersten vier Monate quasi permanent geschrien, bis zwei ausgerenkte Wirbel im Hinterkopfbereich festgestellt wurden und Tanja etwa einen Monat lang nachts schlief.

Die Schlafstörungen begannen wieder, nachdem Tanja sich um die Längsachse rollen konnte, was erst nach 6½ Monaten der Fall war. Tanja würde sich im Bettchen hochziehen und schreien, dann würden die Eltern singen, das Licht anmachen, sie herumtragen oder manchmal auch aus Verzweiflung anschreien, nichts würde helfen. Auf hohe Stimmen re-

agiere sie mit Wimmern, auf laute Geräusche mit Schreien. Ich vermute eine auditive Übersensibilisierung, möglicherweise auch propriozeptive Probleme, die auf den starken Schmerz beim eigenen Schreien als Säugling aufgetreten sein könnten.
Frau A. wirkt auf mich sehr unsicher. Sie weiß nicht, wie sie auf die Signale ihrer Tochter, die anfängt zu jammern und auf den Arm will, eingehen soll und versucht, sie mit Spielzeug abzulenken. Sie sagt: »So ein großes Mädchen muss jetzt auch mal ein bisschen alleine klarkommen!« Tanja lässt von der Mutter ab, setzt sich mit dem Rücken zu ihr auf den Boden, reißt kurz die Arme hoch und bleibt dann ziemlich bewegungslos sitzen. Sie wirkt angespannt und bewegt sich dann kaum noch. Ihr Gesicht ist gerötet.
Ich frage nach Einschlafritualen. Es gibt keine. Spieluhren z. B. wurden weggehängt, als Tanja anfing, sich selbstständig zu drehen und für »zu groß dafür« erklärt wurde. Mit Beginn des Drehens um die Längsachse war Tanjas Kleinkindphase anscheinend vorbei. Ich vermute, dass Tanja intuitiv spürt, dass sie zu schnell groß werden soll und der Moro-Reflex wegen dieses familiären Auftrags noch nicht gehemmt ist.

Der Moro-Reflex ist als erste und ursprünglich biologisch angelegte extreme Schreckreaktion zu begreifen, die eine Stimulation des sympathischen Nervensystems zur Folge hat. Die Herzfrequenz steigt an, der Blutdruck wird erhöht, die Atmung wird flach und schnell, das Gesicht rötet sich, häufig begleitet von einem Gesichtsausdruck, den wir als Wut und Verzweiflung interpretieren würden. Wird der Moro-Reflex nicht oder nur teilweise gehemmt (z. B. durch feinfühliges Trösten und Streicheln), kann daraus eine körperliche Panzerung folgen, die der Verteidigung bei einer vermuteten Bedrohung dient. Das Kind, und später vermutlich auch der Erwachsene, versucht dann körpersprachlich durch starke muskuläre Anspannung eine unwillkürliche Überreaktion zu kontrollieren (Benett 1988).

Das Bewegungsmuster einer reflexartigen Schreckreaktion, die dem ersten Teil der Moro-Reaktion ähnelt, findet sich häufig in körpersprachlichen Mustern von traumatisierten Patienten – doch bleiben wir zunächst bei der frühen Bedeutung dieses ersten körpersprachlichen Musters (s. Kap. 8.4.4, S. 288 f.).

Das Kind, dessen Moro-Reflex ausgelöst ist, befindet sich in stetiger Alarmbereitschaft und in einem Stadium hoher Aufmerksamkeit, man könnte auch sagen, es bewegt sich ständig an der Schwelle zwischen *Flucht-* oder *Kampfbereitschaft.* Es ist dabei in einem körperlich höchst anstrengenden Teufelskreis gefangen, denn der Moro-Reflex regt die Produktion der Stresshormone Adrenalin und Cortisol an. Diese Hormone erhöhen wiederum die Sensibilität und das Reaktionsvermögen, was bedeutet, dass sowohl der Auslöser als auch die Reaktion innerhalb desselben Systems vorhanden sind.

Ältere Kinder, deren Moro-Reflex über lange Zeit aktiv war und nicht zeitadäquat gehemmt wurde, erscheinen manchmal sehr aufnahmefähig, fantasievoll und übersensibel, sie neigen andererseits zu Überreaktionen, erscheinen dann wiederum unreif und ihrem Alter nicht entsprechend. Die Folge kann sein, dass ein Kind, das früh mit Rückzug reagierte oder leicht reizbar oder ängstlich war, wie Tanja, sich später zu schnell in etwas hineinsteigert oder sich ohne zu kämpfen zurückzieht. In beiden Fällen wird ein in diesem frühen Bewegungsstereotyp gebundenes Kind versuchen, Strategien der Kontrolle zu entwickeln, um die eigenen Reaktionen besser in den Griff zu bekommen.

Wenn Adrenalin und Cortisol, die auch zu den Hauptabwehrstoffen gegen Allergien und Infektionen gehören, ständig aktiviert sind, stehen sie möglicherweise nicht mehr ausreichend für die Immunabwehr zur Verfügung.

Überempfindlichkeit, Krankheitsanfälligkeit und ggf. Stimmungs- und Leistungsabfall könnten späte Folgen früher körpersprachlicher Signale sein, die falsch interpretiert wurden. Die Umwelt wird dann auch später als überlaut, überstark ggf. sogar als aggressiv erlebt: Möglicherweise ist es für solch ein Kind schwer, verschieden intensive Reize voneinander zu unterscheiden und sich visuell oder auditiv zu fokussieren.

Merke
Der Moro-Reflex ist der einzige primitive Reflex, der mit *allen Sinnessystemen* verbunden ist. Da er als erster frühkindlicher Reflex auftaucht, bildet er eine besondere Basis für die gesamte körpersprachliche und reifere Interaktionsentwicklung. Es kann tief greifende Folgen haben, wenn die begleitende Umwelt das Auftreten des Moro-Reflexes nicht oder falsch interpretiert.

Es wird in jedem Fall Folgen haben, wenn der Moro-Reflex nicht zur richtigen Zeit durch Beruhigen und Trösten gehemmt wird und das Kind nicht allmählich lernt, eine komplexe und auf spätere Situationen angemessene Schreckreaktion zu entwickeln. Dies geschieht aber genau dann, wenn die *haltende Umwelt* versagt und übermäßig häufig Situationen auftreten, in denen der Säugling überreizt wird. Auf die wichtige Bedeutung der Taktilität für die frühe körpersprachliche Kommunikation kommen wir zurück (s. Kap. 5.2.4, S. 122 ff.).

Der vollständig entwickelte Moro-Reflex gehört zu der Gruppe von Reflexen (wie der Such-, Saug-, Handgreif- und Fußgreifreflex), die das Greifen und Umklammern fördern. Als **binäres (zweiseitiges) Bewegungsmuster** ist also das Moro-Bewegungsmuster eine Erweiterung des Rückzugsreflexmusters. Es schützt das Baby vor einer übersteigerten Rückzugsantwort auf einen bedrohlichen Reiz und hat eine erhebliche Signalfunktion. Schon hier wird klar, dass gesunde Lebewesen immer über eine körpersprachliche *Sowohl-als-auch*-Möglichkeit verfügen. Hier ist das körpersprachliche Muster eines, das ein Öffnen *und* ein Schließen umfasst. Wenn diese zweite Entwicklungsstufe überaktiv bleibt, wirken sich die Reflexe in einer umgekehrten Kettenreaktion aus.

Auf die Bedeutung der Sowohl-als-auch-Variabilität in der Körpersprache und bei der Darstellung körpersprachlicher Analysen und Interventionen in der psychotherapeutischen Praxis kommen wir in Kapitel 6.3 (S. 183 ff.) des vorliegenden Buches zurück.

Strauss-Reflex

Die **reife Schreckreaktion** wurde 1929 von Strauss folgendermaßen beschrieben:

> »*Beine und Rumpf werden gebeugt, der Kopf wird nach vorn geneigt, die Schultern werden hoch und nach vorn gezogen, die Arme nach vorn gestreckt und nach innen gedreht; die Unterarme werden proniert, die Hände geschlossen, die Augen blinzeln, das Gesicht grimassiert und die Bauchmuskeln kontrahieren.*« (Strauss 1929, S. 111)

Sie ergibt sich aus dem unwillkürlichen Rückzugsreflex, aus dem Moro-Reflex und schließlich aus dem Strauss-Reflex (Abb. 4-3), welcher normalerweise um den 4. Lebensmonat in Erscheinung tritt: Das Kind spannt seine Muskulatur an, blinzelt, sucht aktiv die Gefahrenquelle und kann dann eine (sub-)kortikale Entscheidung treffen, wie es reagieren soll.

Erst wenn diese dritte Stufe, d.h. der Strauss-Reflex, erreicht ist, sollte die Aktivierung der beiden früheren Reflexmuster überwunden sein. Doch auch bei Erwachsenen, vor allem bei traumatisierten Patienten, sind noch alle **drei körperlich sichtbaren Reak-**

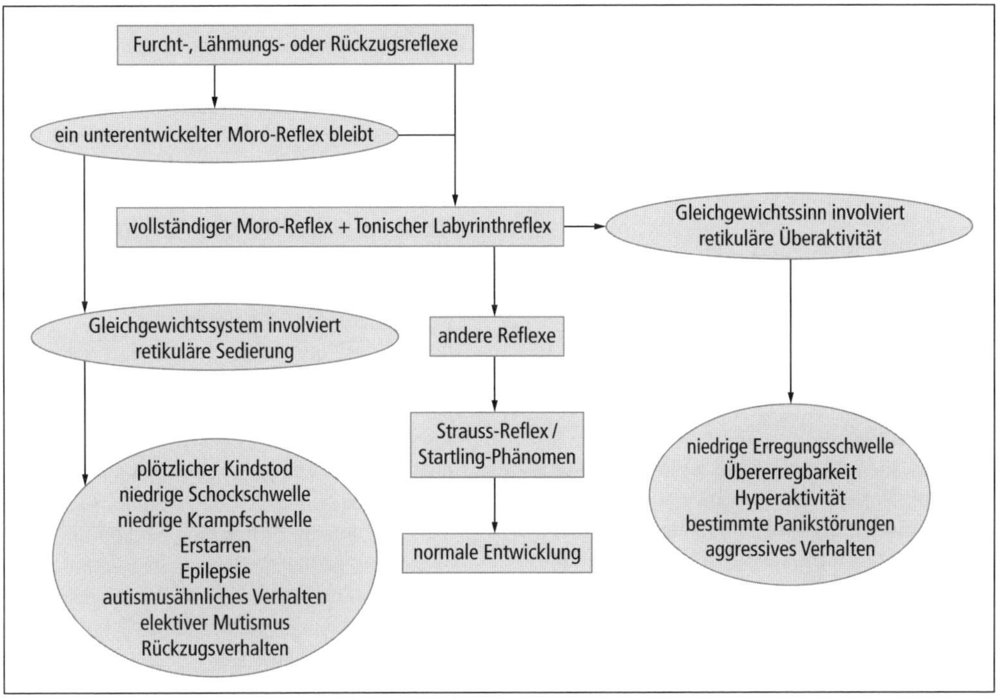

Abb. 4-3 Entwicklung der Schreckmuster (nach Goddard 2003, S. 62).

tionsmuster in der Körpersprache erhalten und laufen häufig vom reiferen über den mittleren bis zurück zum frühen Rückzugsreflexmuster ab:

1. Bei diesem Muster handelt es sich lediglich um einen Rückzug, der sich häufig im Oberkörper- und Schulterbereich deutlich erkennen lässt und mit einer körperlichen Erstarrung einhergeht.
2. Hierbei handelt es sich um ein Öffnen der oberen Extremitäten mit nachfolgender Erstarrung, flacher Atmung und einem anschließenden Zusammensinken.
3. Erst dieses Muster weist eine komplette Schutzhaltung mit Kontraktion auf, d.h. die sensiblen vorderen Organe im Bauchbereich sowie die Atmung können mithilfe der oberen Extremitäten geschützt werden, denn der Mensch ist in der Lage, sich vor einem (potenziellen) Angreifer wirkungsvoll zu verschließen. Dies wird auch als »Startling-Phänomen« nach seinem Entdecker bezeichnet. Dieses dritte Muster beinhaltet *sowohl* ein Öffnen *als auch* ein Schließen als komplexes Muster.

Eine der drei Körperreaktionen wird in Situationen, die unbewusst als extreme Gefahr bewertet werden, automatisch ausgelöst. Um diese körpersprachlichen Muster unter therapeutischer Perspektive hemmen zu können, bedarf es ihrer Kenntnis. Die Entwicklung der Strauss-Reaktion ist hierbei besonders wichtig. Sie ist das Äquivalent zu einer gesunden Stressreaktion und besteht in folgendem körpersprachlichen Muster: Kontraktion der vorderen Rumpfmuskulatur, Kontraktion der oberen Schultermuskulatur, Beugung und Zusammenziehen um die vertikale (Längs-) Achse des Körpers, um auf diese Weise die inneren Organsysteme vor einem frontalen Angriff zu schützen. Körpersprachliche Interventionen zielen z. B. auf die Fähigkeit, Öffnen und Schließen in einem fließenden Bewegungsprozess (wieder) zu erproben unter der bestätigten Annahme, dass dabei Affekte, die z. B. über dieses Körperstereotyp fixiert wurden, wieder zugänglich werden. Dieses und andere reflexhafte Stereotypen treten nicht nur im Säuglings- und Kindesalter auf, sondern bleiben als affektmotorisch kodierte *Körperabwehrmuster* ein Leben lang bestehen.

Fallbeispiel

Frau B. (67 Jahre) zog unter widrigen Umständen als Nachkriegswitwe in einer kleinen Stadt drei Kinder groß. Sie kommt in die Therapie, weil sie chronische Nackenschmerzen hat und das kleinste von sechs Enkelkindern, das gerade ein Jahr alt geworden war, nicht mehr hochheben kann. Nicht mehr versorgen zu können, hat sie in eine tiefe Verzweiflung gestürzt. Frau B. sitzt im Erstgespräch wie erstarrt vor mir. Den Kopf, verkrampft nach schräg hinten geneigt, die Brust nach vorne gedrückt, die rechte Körperseite zusammengezogen, wirkt sie wie ein verschrecktes Kind, das mit weit aufgerissenen Augen einer Bedrohung entgegenblickt: »Meine Lebensaufgabe war es, meine Kinder großzuziehen und ihnen jetzt bei der Erziehung ihrer Kinder zu helfen. Ich kann nicht mehr, und das macht mich fertig.«
Körpersprachlich zeigt Frau B. einen unreifen Schreckreflex, der das Öffnen und Erstarren im Oberkörper ermöglicht, aber das Schließen und Sichschützen verhindert. Damit drückt sie aus, wie schockiert sie darüber ist, nicht mehr versorgen zu können. Das Versorgen der anderen hatte sie am Leben gehalten. Nicht mehr versorgen zu können ist für sie gleichbedeutend mit Sinnlosigkeit und Tod. Tod verbindet sie mit Krieg und Verlust des Ehemannes. Die chronischen Nackenschmerzen sind als *maladaptives Haltemuster* zu verstehen, das eine Sowohl-als-auch-Bewegung zwischen Öffnen und Verschließen verhindert. Sich verschließen bedeutet auch: sich selbst schützen, sich auf sich selbst besinnen können und sich nicht nur für andere verausgaben müssen. Die stete Sorge um andere schützte Frau B. aber davor, sich mit dem Trauma des Verlusts auseinandersetzen zu müssen.
In der Therapie experimentierte sie zunächst damit, ihre Hände zu öffnen und zu schließen, schließlich die Arme in diese Bewegung mit einzubeziehen. Eine Veränderung ihrer Beweglichkeit im Brustbereich ging mit einer schmerzhaften Erinnerungsarbeit einher.
Bewegungsimprovisationen mit öffnenden und schließenden Gesten zu klassischer Musik führten zur allmählichen Lösung der blockierten Nackenmuskulatur und gleichzeitig zu Erinnerungen an die schreckliche Vergangenheit: Als sie die Nachricht vom Tod ihres Mannes erhalten hatte, war ihr drittes Kind ein Jahr alt. Das einjährige Enkelkind erinnerte sie nun daran. Mit dieser Erinnerung aber ist der Schock des Verlusts verbunden, der als körperlicher Schmerz wiederkehrt.

Tonischer Labyrinthreflex

Es wird unterschieden zwischen dem Tonischen Labyrinthreflex (TLR) *vorwärts* (Abb. 4-4) und dem TLR *rückwärts* (Abb. 4-5). Erstgenannter wird auch als »fetale Beugehaltung« bezeichnet und ist bereits bei der Geburt vorhanden. Er hält etwa vier Monate an. Der rückwärtige Tonische Labyrinthreflex entsteht bei der Geburt, seine Hemmung beginnt im Alter von etwa sechs Wochen bei gleichzeitiger Entwicklung der Kopfstellreflexe.

Der TLR und der Moro-Reflex hängen in den ersten Lebensmonaten eng miteinander zusammen. Beide sind nämlich vestibulären Ursprungs, beide werden durch die Stimulation des Labyrinths, also durch jede Körperveränderung im Raum, aktiviert. Der TLR wird durch Bewegungen des Kopfes nach vorne oder nach hinten ausgelöst. Fällt der Kopf nach hinten über die Ebene des Rückgrats hinab, streckt das Baby spontan Ärmchen und Beinchen aus.

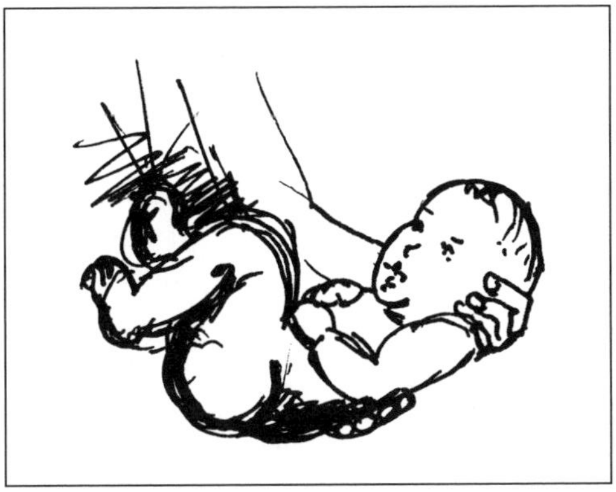

Abb. 4-4 Tonischer Labyrinthreflex vorwärts.

Interessanterweise ist die Hemmung des TLR erst im Alter von etwa drei Jahren vollständig abgeschlossen. Seine Bedeutung ist immens: Bestand im Uterus eine flüssige Umgebung, die alle sensorischen Reize dämpfte und in welcher auch die Schwerkraft kaum empfunden wurde, so beginnt mit der Geburt der problematische **Umgang mit der Schwerkraft**. Die Bewegung des Kopfes über die Mittellinie hinaus in vertikaler Richtung führt zu einer Extrembeugung oder -streckung. Dies beeinflusst den gesamten Muskeltonus im Körper von oben bis unten.

Mit spätestens sechs Monaten sollte diese Reaktion gehemmt sein, sodass der Kopf separat kontrolliert werden kann. Diese Kontrolle über den Kopf ist eine der wichtigsten Voraussetzungen für die Entwicklung aller späteren Funktionen, denn der Kopf ist zunächst der Initiator für alle folgenden Bewegungen. Dieses angeborene Bewegungsentwicklungsmuster bezeichnet man als *cephalocaudales Gesetz*. Es beschreibt eine Bewegung, die sich vom Kopf bis zu den Zehen abwärts vollzieht.

Merke
Der Tonische Labyrinthreflex bezieht sich auf die Muskelspannung bzw. auf den Bewegungsfluss im ganzen Körper. Er hilft bereits dem Neugeborenen, sich aus der gebeugten fetalen Haltung heraus zu bewegen und sich zu strecken. Damit wird die Propriozeption, d. h. das Gleichgewicht, der Muskeltonus und die Tiefensensibilität, trainiert.

Die Gefahr besteht, dass später, wenn der TLR nicht gehemmt wird, das vestibuläre System und dessen Interaktion mit anderen sensorischen Systemen gestört werden. Spätestens beim Laufen wird ein Kind, dessen TLR noch aktiv ist, Schwierigkeiten im sicheren Um-

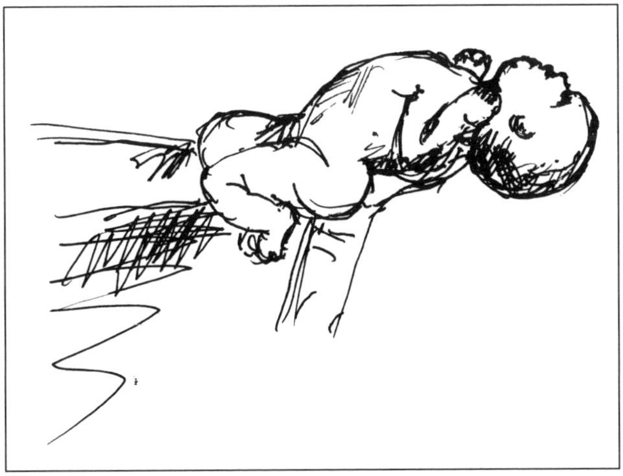

Abb. 4-5 Tonischer Labyrinthreflex rückwärts.

gang mit der Schwerkraft haben, da jede Bewegung des Kopfes den Muskeltonus verändert und das Gleichgewichtszentrum beeinflusst. Ein Kind mit solchen Störungen hat keinen festen räumlichen Bezugspunkt, es wird möglicherweise Schwierigkeiten haben, Entfernungen, räumliche Tiefe und Geschwindigkeiten richtig einzuschätzen.

Unser **Richtungssinn** basiert auf der Wahrnehmung des Raumes, der uns umgibt. Ist dieser Bezugspunkt aber instabil, dann ist die Fähigkeit zur Unterscheidung von oben und unten, rechts und links sowie hinten und vorn ebenfalls Schwankungen unterlegen. Dies ist im Übrigen der Zustand, den Astronauten im Weltall erleben. In der Schwerelosigkeit kann es z. B. vorkommen, dass man plötzlich von rechts nach links schreibt und Buchstaben oder Zahlen verdreht oder Spiegelschrift benutzt. Dies demonstriert auch die besondere Bedeutung der Schwerkraft und der Balance für alle menschlichen Funktionsebenen.

Entwickelt sich die Kontrolle über die Kopfbewegungen unzureichend, wird dies auch die Funktion der Augen beeinflussen; denn die Augen werden von demselben Regelkreis im Gehirn gesteuert, dem vestibulo-okularen Reflexbogen.

Leicht entsteht ein Teufelskreis: Die Balance wird durch falsche visuelle Informationen beeinflusst, das Sehvermögen wiederum wird die Balance falsch interpretieren. Ein erhaltener TLR beeinflusst die Informationen, die zwischen den Vestibularkernen und den Propriorezeptoren hin und her laufen. Dies hat Auswirkungen auf die Augen. Die Aktivität des TLR kann außerdem verhindern, dass Kinder auf Händen und Knien krabbeln, da die Bewegung des Kopfes weiterhin zum Ausstrecken der Beine führt.

Kriechen und Krabbeln sind besonders wichtig, denn sie unterstützen ebenfalls gewisse Prozesse der Reflexhemmung. Beim Krabbeln müssen das Gleichgewichtssystem, das visuelle System und das propriorezeptive System erstmals zusammenarbeiten.

Auf dieser Stufe seiner motorischen Bewegungsentwicklung – auf der das Kind seinen Tiefensinn für den Raum, seinen eigenen Bezug zum Raum, und mit der Fortbewegung auch zur Zeit entwickelt – entsteht allmählich ein vollständiges Bild der umgebenden Umwelt. Die Determinanten des Seins: *Raum, Schwerkraft* und *Zeit* werden zunächst körpersprachlich integriert.

Werden Balance und Fortbewegung aufgrund des weiter bestehenden Einflusses des TLR beeinträchtigt, kann es zu ständigen Haltungsveränderungen kommen, z. B. zu einem allgemeinen Vorbeugen des Rumpfes oder zu der Neigung, ständig mit vorgestrecktem Kopf zu stehen. Ein schlaffer Muskeltonus kann die Folge sein, was einen eher müden oder apathischen Eindruck macht. Oder die Bewegungen beim Gehen, Rennen oder Springen wirken später eher ruckartig und steif. Kinder, deren TLR nicht rechtzeitig gehemmt wurde, entwickeln manchmal Höhenangst, da sie sich ihrer schlechten Balance durchaus bewusst werden. Eine Bewegung des Kopfes nach vorn führt bei ihnen dazu, dass sich die Knie ebenfalls beugen, was das Gefühl auslöst, nach vorwärts in die Tiefe zu stürzen. Veränderungen in der Bodenbeschaffenheit werden häufig übersensibel wahrgenommen, da sich die Füße zur Erhaltung des Gleichgewichts häufig krampfhaft am Boden festkrallen. Fehlfunktionen der Augen in Verbindung mit der Grobmotorik können dann noch im späteren Alter zu einer gestörten visuellen Wahrnehmung der Entfernung und der Tiefe führen. Die Kontrolle über den Kopf ist auf der motorischen Ebene besonders wichtig. Ebenso bedeutsam ist es, eine gute Balance auf beiden Beinen zu entwickeln. Dadurch wird eine sichere Orientierung in Zeit und Raum möglich.

Fallbeispiel

Eine stark übergewichtige Mutter kommt mit Jeremy (5 ½ Jahre) in die Therapie: Sie habe ihn »aufgrund seiner starken Sprachbegabung testen lassen«, weil sie ihn vor dem 6. Lebensjahr einschulen wolle. Er sei aber »beim Kinderarzt durchgefallen«, weil die motorische Entwicklung verzögert und der Junge überaus ängstlich sei, vor allem beim Treppen-Hinabsteigen, und keine Rutsche, Wippe oder Schaukel anrühre.

Im Kontakt mit ihrem Sohn fällt auf, dass die Mutter immer sehr nah an ihn heran rückt, wenn sie über oder zu ihm spricht. Die Mutter wirkt auf mich so, als lasse sie ihm kaum Raum zum Atmen. Sie ist ständig nah bei ihm, steckt ihm das T-Shirt in die Hose und streichelt ihm immer wieder über den Kopf. Er wirft dann den Kopf fast ruckartig in den Nacken – vielleicht die einzige Möglichkeit, der eindringlichen Stimme und der übermächtigen Nähe seiner Mutter ein wenig zu entkommen?

Jeremy bewegt sich steif und unbeholfen. Im Stehen fallen der niedrige Muskeltonus, ein ausgestreckter kleiner Bauch und der vorgestreckte Kopf auf.

Ich gehe mit ihm am Schluss der Stunde die Treppe hinunter, er gibt mir scheu die Hand, noch bevor er auf die erste Stufe tritt. Er kann nicht wechselweise die Füße einsetzen, sondern muss auf jeder Stufe kurz anhalten und dort mit beiden Füßen zum Stand kommen. Die Mutter kommentiert: »Ja, das musst du jetzt aber lernen. Guck mal, die Frau Trautmann hat doch gar keine Zeit mehr, die muss jetzt das nächste Kind drannehmen!«

Vielleicht darf sich Jeremy kaum selbst ein Bild von seiner Umgebung machen, weil seine Mutter ihm wenig Raum zur eigenen Orientierung über Situationen und Menschen lässt. Ich vermute, dass er sich eingeengt fühlt und seine eigene Balance und Standfestigkeit auf seinen beiden eigenen Füßen noch nicht finden kann.

In der Therapie mit Jeremy ging es um die Förderung und Erweiterung seiner Raumwahrnehmung (z. B. im spielerischen Balancieren und Klettern) und vor allem darum, herauszufinden, was ihm im Umgang mit seinem eigenen Körpererleben Spaß machte.

Symmetrischer Tonischer Nackenreflex

Der Symmetrische Tonische Nackenreflex (STNR) hilft dem Säugling weiter, die Schwerkraft zu bewältigen, wenn er den Körper aufrichtet, um aus der Bauchlage auf Hände und Knie zu gelangen. Er beeinflusst die entscheidende Phasenentwicklung des Tonischen Labyrinthreflexes (TLR), indem er dessen Hemmung erleichtert, und führt in die nächste Stufe der Fortbewegung zum Krabbeln auf Händen und Knien.

In dieser Phase der frühkindlichen Bewegungsentwicklung bestimmt die Haltung des Kopfes die Haltung der Gliedmaßen. In der Vierfüßlerposition führt eine Beugung des Kopfes ebenfalls zu einer Beugung der Arme und zu einer Streckung der Beine (Abb. 4-6). Das Heben des Kopfes führt zu einer Beugung der Beine und zur Streckung der Arme (Abb. 4-7). Der Reflex entsteht sechs bis neun Monate nach der Geburt und sollte mit etwa neun bis elf Monaten gehemmt sein.

Während der TLR den Muskeltonus im *gesamten* Körper beeinflusst, teilt der Symmetrische Tonische Nackenreflex den Körper an der horizontalen Mittellinie in zwei Hälften. Bei angehobenem Kopf streckt sich die obere Körperhälfte, und der untere Teil bleibt gebeugt, bei gesenktem Kopf werden die Arme gebeugt und die Beine strecken sich.

Es können nun erstmals beide Körperhälften unabhängig voneinander benutzt werden. Noch ist eine Synchronisierung beider Körperhälften allerdings nicht möglich. Besteht der STNR sehr lange, so entwickelt sich das Krabbeln auf Händen und Knien möglicherweise nicht. Diese Kinder rutschen auf dem Po oder sie ziehen sich sofort hoch und beginnen zu laufen. Häufig sind wenig synchronisierte Krabbelmuster zu entdecken, oder die Kinder benutzen den sogenannten Bärengang, also auf Händen und auf Füßen. Ober- und Unterkörper wirken wenig abgestimmt.

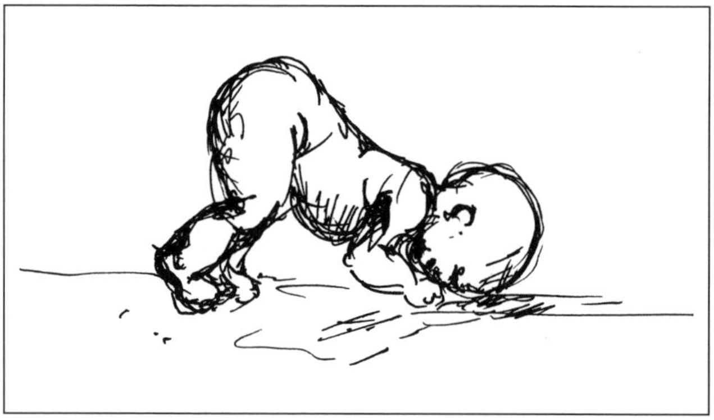

Abb. 4-6 Symmetrischer Tonischer Nackenreflex (STNR) (Beugung).

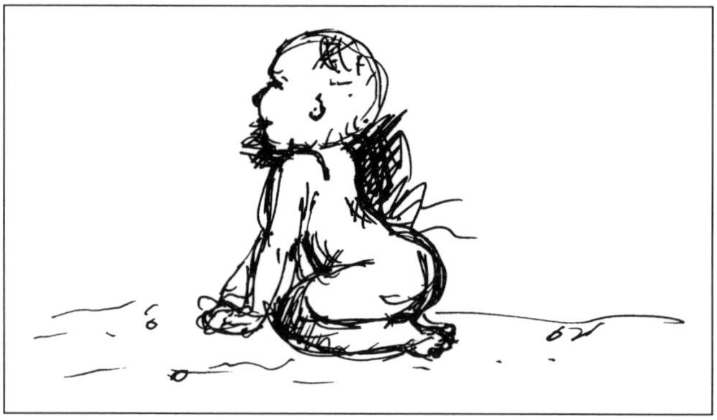

Abb. 4-7 Symmetrischer Tonischer Nackenreflex (STNR) (Streckung).

Fallbeispiel
Lorina will nicht krabbeln. Sie ist sehr still und bewegt sich in lustiger Weise auf dem Po rutschend vorwärts, bis sie sich mit elf Monaten spontan hochzieht. Erst mit weit über einem Jahr wird eine starke Kurzsichtigkeit diagnostiziert.

Es wird angenommen, dass der STNR das Training der Augenmotorik zu vervollständigen hilft. Beim Kopfanheben kann das Kind die Ferne fixieren. Beim Kopfsenken wird die Nahdistanz trainiert. Die Sehweite des Kindes wird in diesem Alter von etwa 17 cm bei der Geburt auf die Länge eines Armes ausgedehnt. Wenn der STNR normalerweise im Alter von etwa sechs Monaten gehemmt wird, dann ist das Gesichtsfeld auf entfernte Objekte ausgedehnt. Dieser Reflex bringt das Kind häufig wieder in die Nahdistanz zurück und trainiert so die Akkommodation.

Das Krabbeln ist eines der wichtigsten Bewegungsmuster, durch das der Säugling lernt, den Blick über der Körpermittellinie zu kreuzen. Auch die Hand-Augen-Koordination wird in dieser Phase geübt. Durch den Krabbelvorgang werden vestibuläres, propriorezeptives und visuelles System miteinander verbunden. Ohne diese Integration können sich Gleichgewichts- sowie Raum- und Tiefenwahrnehmung nicht optimal entwickeln.

Pavlidis & Miles (1987) stellte fest, dass die Entfernung, die ein Kind beim Krabbeln fokussiert, und die Hand-Augen-Koordination, die hierbei eine Rolle spielt, genau der Entfernung der Augen vom Papier entspricht, wenn es später liest und schreibt. Interessanterweise konnte folgender Zusammenhang festgestellt werden: Kinder, die Leseschwierigkeiten haben, haben häufig in der Kleinkindzeit die Phase des Kriechens und Krabbelns übersprungen. Dieses körpersprachliche Muster, das besonders gut dazu geeignet ist, experimentell den Raum zu erfassen, Nähe und Ferne abzuschätzen und sich ungehindert darin fortbewegen zu dürfen, hat also direkte Auswirkungen auf spätere schulische Fertigkeiten, die vom sechs- bis siebenjährigen Kind erwartet werden.

Forschungen an Xinguana-Indianern haben ergeben, dass diese, wie auch andere primitive Stämme, eine besonders scharfe Fernsicht haben, aber niemals eine eigene Schriftsprache entwickelt haben. Die Kinder werden in den ersten Lebensjahren am Körper der Mutter herumgetragen, da der Boden mit giftigen Schlangen und Pflanzen eine große Gefahrenquelle darstellt. Sie dürfen also niemals kriechen oder krabbeln. Veras (1975) war daher der Meinung, dass deshalb eine geschriebene Sprache weder verstanden noch gebraucht werden kann (s. Kap 3.1, S. 27 ff.).

Formkonstanz und räumliche Wahrnehmung hängen eng mit der Krabbelperiode zusammen. Vor dem Krabbeln schaukeln viele Babys auf ihren Händen und Knien vor und zurück. Hierdurch wird offensichtlich der STNR allmählich gehemmt. Bleibt er allerdings sehr aktiv, so kann es sein, dass die Krabbelphase ausbleibt. Kinder, die diesen Reflex beibehalten, wirken später häufig unbeholfen, haben Schwierigkeiten mit der Koordination von Händen und Augen und können häufig den Ball beim Ballspielen nicht fangen, weil sie ihn aus dem Blick verlieren. Sie können den Nahsichtbereich schlecht wahrnehmen und insofern auch schlecht schlagen oder fangen.

Palmar- und Plantarreflex

Mit etwa vier bis sechs Monaten wird das Entstehen des *Pinzettengriffs* bei kleinen Kindern als deutliches Signal für einen neuen Entwicklungsschub gesehen. Das Kind kann plötzlich Gegenstände zwischen Daumen und Zeigefinger festhalten. Dem geht eine subtile Entwicklung von Reflexen voraus. Bereits in der 11. Schwangerschaftswoche entsteht der Palmarreflex (Abb. 4-8), ein **früher Greifreflex**, der in der 18. Woche nach der Empfängnis soweit entwickelt ist, dass er durch Berühren der Fingersehnen ausgelöst werden kann. Bei der Geburt ist ein früher, unwillkürlicher Greifreflex voll entwickelt. Besonders in den ersten zwölf Lebenswochen kann man ein kleines Baby, das man an den Händen berührt, hochziehen. Es wird sich automatisch an dem hingehaltenen Finger festhalten. Wesentlich schwieriger für das Kind ist es zu lernen, Dinge auch wieder loszulassen. Dies entspricht der psychischen Entwicklung. Das Anklammern scheint leichter zu sein als das selbstständige Lösen und damit die Autonomieentwicklung. Der Palmar- und der entsprechende Plantarreflex am Fuß sind auch evolutionsgeschichtlich früh anzusiedeln. Neugeborene kleine Affen z. B. müssen sich an der Mutter festklammern, wenn diese sich von Ast zu Ast fortbewegt. Ein enger Bezug zwischen dem Palmarreflex und der Stellreaktion in den ersten Lebensmonaten ist ebenfalls festzustellen. Der Palmarreflex kann durch Saugbewegungen ausgelöst werden und umgekehrt. Dieses wichtige rhythmische Phänomen wird auch als **Babkin-Reaktion** bezeichnet.

Merke

Saugrhythmen und Handbewegungsrhythmen hängen zusammen. Für das Neugeborene sind sie wichtig, um sich auszudrücken, den Wechsel von Spannung und Entspannung auch außer-

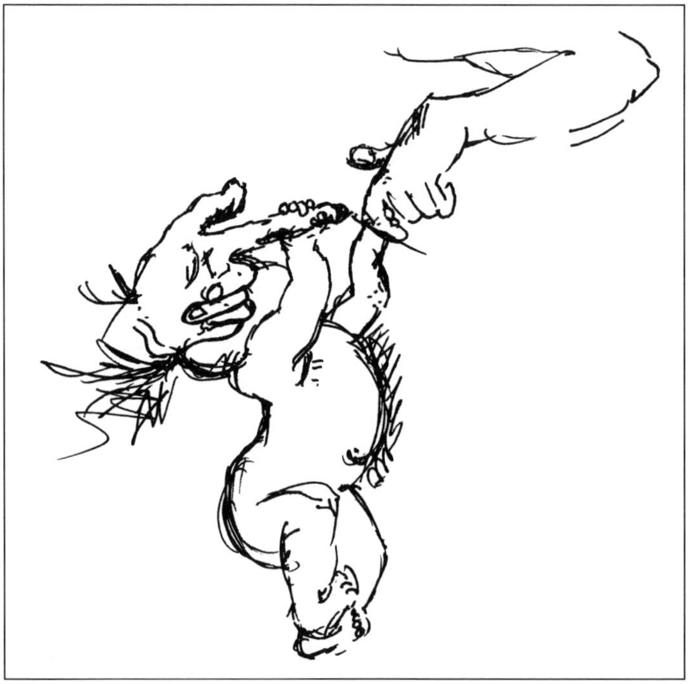

Abb. 4-8 Palmarreflex.

halb der Mundregion anzuzeigen und die Umwelt mit Mund und Händen zu ertasten und zu erforschen.

Bleibt dieser Reflex jedoch aktiv und werden Mund- und Handbewegungen ständig synchron aktiviert, so hemmt dies die feinmotorische Koordination, aber auch ggf. die Entwicklung von Sprache und Artikulation. Noch in späteren Entwicklungsstadien ist zu beobachten, dass Menschen sich bei kognitiven Schwierigkeiten die Lippen lecken oder in der einen oder anderen Weise den Mund verziehen. Nach Gesell (Gesell & Ames 1947; Gesell & Deutsche Hochschule für internationale pädagogische Forschung 1954) wird vermutet, dass Kinder die wichtigen Phasen des Loslassens und der Fingerbeweglichkeit nicht angemessen durchlaufen können, wenn der Palmarreflex zu lange bestehen bleibt. Zu Beginn des Lebens ist nämlich der Daumen inaktiv. Erst viel später kommt es zur Aktivierung von Daumen und anderen Fingern. Der Fingerdruck kann allmählich an das Gewicht eines zu greifenden Gegenstands angepasst werden. Es handelt sich hier also um die Zunahme von feinmotorischer Intensität und um eine Differenzierung der Muskel- und Gelenkaktivität. Proximo-distal entwickelt sich die kindliche Muskelkontrolle vom Zentrum nach außen. Symptome bei einem erhaltenen palmaren Greifreflex zeigen sich später in manueller Ungeschicklichkeit, in einer ungelenken Haltung des Schreibstiftes, aber auch in Sprachschwierigkeiten, da bei einer fortgesetzten Beziehung zwischen Hand- und Mundbewegungen die Entwicklung der unabhängigen Muskelkontrolle an der Mundvorderseite behindert wird, was sich auf die Artikulation auswirken kann. Ebenso können Handinnenflächen überempfindlich für taktile Reize bleiben, und Schreiben oder Zeichnen werden von missverständlich zu deutenden

Mundbewegungen begleitet. Normalerweise reduziert sich der Palmarreflex spätestens im Alter von vier bis fünf Monaten.

Eher zufällig konnte in den 1950er-Jahren herausgefunden werden, dass durch die Stimulation des Palmarreflexes der Moro-Reflex gehemmt werden kann (Thomas & Saint-Anne Dargassies 1952). Wird z.B. der Moro-Reflex durch eine abrupte Veränderung der Kopfhaltung aktiviert, so strecken sich Arme, Hände und Finger. Wird aber zuerst der Palmarreflex aktiviert, beispielsweise indem man einem Menschen einen Gegenstand in die Hand legt, so läuft die Moro-Reaktion nur auf der Seite der geöffneten Hand ab. Wird in beide Hände ein Gegenstand gelegt, so wird die Moro-Reaktion auf beiden Armseiten gehemmt.

Auch Erwachsene bringen körpersprachlich auf diese Weise zuweilen unangenehme Gefühle, Stress oder Angst zum Ausdruck. Um sich auf einen schmerzhaften Stimulus vorzubereiten oder sich davon abzulenken, werden häufig unbewusst die Hände geöffnet oder geschlossen. In der Traumatherapie kennt man Knetbälle oder Igelbälle zum Stressabbau. Möglicherweise liegt der Grund für den Stressabbau in der Hemmung des Moro-Reflex durch eine bewusste Auslösung des Palmarreflexes.

In der Tanztherapie zeigt die klinische Erfahrung die hohe Wirksamkeit von Händetänzen. Viele Übungen, die *gefahrlos*, d.h. ohne Gefahr der Auslösung einer Überflutungsreaktion durchgeführt werden können, bestehen aus vorsichtigen Selbstberührungen oder Hand-zu-Hand-Kontakten.

Suchreflex

Der Suchreflex (Abb. 4-9) entsteht in der 24. bis 28. Schwangerschaftswoche, ist bei der Geburt vollständig entwickelt und hält mindestens bis zum 3./4. Lebensmonat an. Er gehört, wie das Saugen und Schlucken, zu den Greifreflexen. Reizt man den Mundwinkel oder die Wange eines Säuglings, so dreht er seinen Kopf in die Richtung, woher der Reiz kommt. Er öffnet den Mund und wird als Vorbereitung zum Saugen seine Zunge herausstrecken. Da dieser Reflex in allen Bereichen des Mundes ausgelöst werden kann, wird er auch als **Kardinalpunktreflex** bezeichnet. Die *Kombination von Such- und Saugreflex* ermöglicht, dass das Kind von Anfang an eine Nahrungsquelle aufsuchen und umschließen kann. Daran schließen sich Saug- und Schluckbewegungen an, die grundlegend für das frühe Stadium des Fütterns sind. Erst Ende der 1980er-Jahre wurde festgestellt, dass der Suchreflex in den ersten Stunden nach der Geburt am stärksten ist (Odent 1994).

Auch bei Frühgeburten ist in den ersten Lebenstagen eine starke Suchbewegung zu sehen. Bleibt die entsprechende Reaktion allerdings aus, bildet sich der Suchreflex zurück.

Merke

Wenn Reflexe bzw. frühe körpersprachliche Muster nicht angemessen, prompt und in richtiger Weise beantwortet werden, bleiben sie unerfüllt oder frustriert, und das Kind oder der Erwachsene ist möglicherweise nicht mehr in der Lage, von ihnen loszukommen, bzw. sie verschwinden und tauchen zu einem späteren Zeitpunkt in unangemessener Weise wieder auf. Daher ist eine angemessene körpersprachlich vermittelte Einfühlungsfähigkeit der frühen Bezugspersonen so besonders wichtig (s. Kap. 5.4, S. 134 ff.).

Peiper (1963) hat schon vor mehr als 40 Jahren darauf hingewiesen, dass primitive Reflexaktivitäten schnell in *konditionierte Reflexe umgewandelt* werden können. Kinder drehen von Beginn an den Kopf zur Brust, dies ist angeboren. Sie drehen allerdings den Kopf nicht zu einer Flasche, die sie sehen, dies muss erst gelernt werden. Bleibt der Suchreflex zu lange

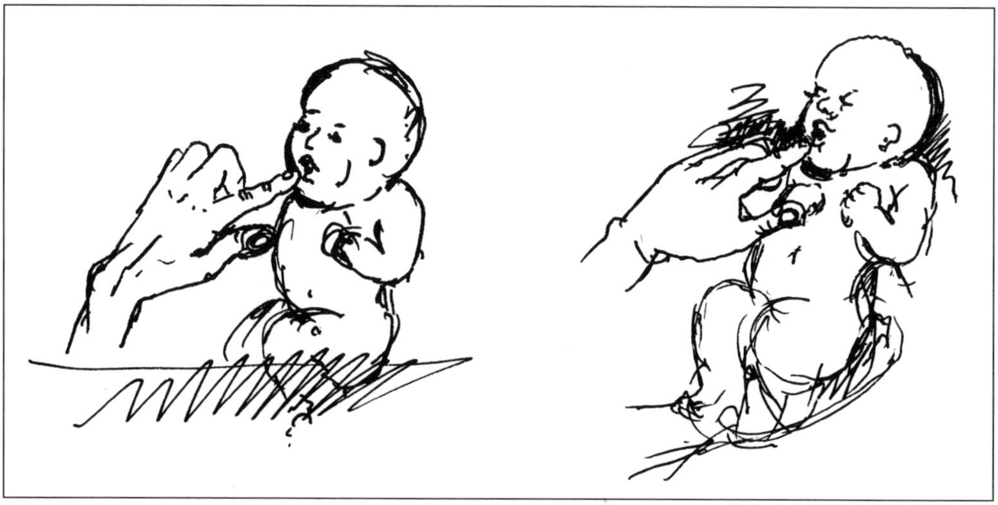

Abb. 4-9 Suchreflex.

aktiv, werden reifere Bewegungskombinationen aber nicht ausgeführt werden können. Mit anderen Worten: Irgendwann ist der Zeitpunkt erreicht, zu dem feste Nahrung gegeben werden muss, damit der Saugreflex verschwinden kann. Eine Folge eines zu lange aktiven Saugreflexes kann ein zu starker Speichelfluss sein oder eine unangemessene Kontrolle über die Muskeln an der Vorderseite des Mundes. Ebenso kann eine manuelle Ungeschicklichkeit folgen, da unreife Saug- und Schluckbewegungen einen Einfluss auf die Hände haben und ein unwillkürliches Schließen der Handflächen im Rhythmus mit dem Saugen bewirken (Babkin-Reaktion; s. oben).

Wiederum ist die Körperbewegung eine wichtige Voraussetzung für spätere andere Funktionen. Die normale Schluckbewegung, die gesunde Koordination der Atmung sowie die Muskelbewegungen beim frühen Saugen sind wesentliche Vorbereitungen für die ersten Laute und die Entwicklung des Sprechens (Shepherd 1990). Bleiben der Such- und der Saugreflex rudimentär erhalten, so können folgende Symptome dafür sprechen: Lippen und Mund sind überempfindlich; die Zunge hat eine falsche Stellung, was das Kauen bestimmter Nahrungsmittel einschränkt; der Speichelfluss ist zu stark. In späteren Entwicklungsstadien kann es Sprach- und Artikulationsprobleme geben. Die manuelle Geschicklichkeit kann eingeschränkt sein.

Spinaler Galant-Reflex

Der Spinale Galant-Reflex (SGR) (Abb. 4-10) wurde 1904 von Bertolotti als *»reflexe dorsolombaire«* (der Lendenwirbelsäulenreflex) beschrieben. Bertolotti hatte beobachtet, dass eine Stimulation der Lumbalregion zu einer schnellen Kontraktion der Rückenmuskeln beim Baby führte. Galant formulierte die körpersprachliche Reaktion 1917 so aus:

> *»Wenn die Haut am Rücken dicht entlang der Wirbelsäule gestrichen wird, krümmt das Kind seinen Körperbogen förmlich zur Seite; die konkave Seite des Bogens weist zum stimulierten Bereich, und indem es sich in die entgegengesetzte Richtung krümmt, weicht das Kind dem Stimulus aus.«* (Galant 1917; s. auch Goddard 2016, S. 41)

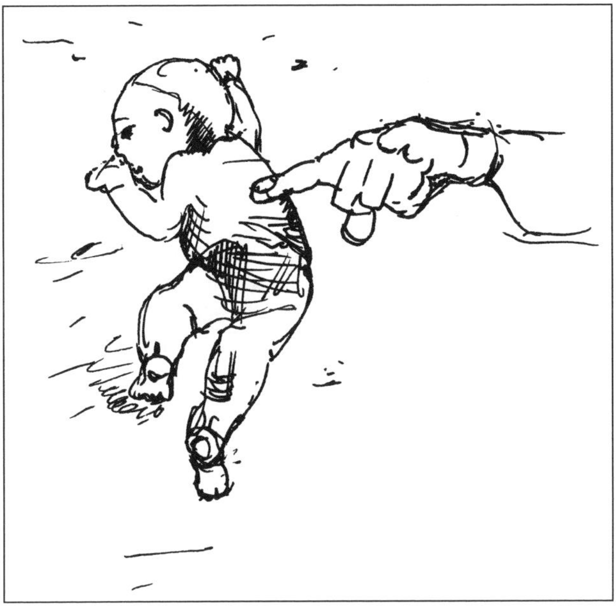

Abb. 4-10 Spinaler Galant-Reflex (SGR).

Beim Geburtsvorgang – bei dem Mutter und Kind gleichermaßen aktiv beteiligt sind – spielt der SGR eine besonders wichtige Rolle. Während sich die Muskeln der Vaginalwand zusammenziehen, wird der Lendenwirbelbereich des ungeborenen Kindes stimuliert. Dies löst eine kleine einseitige Rotationsbewegung der Hüfte aus, und so kann das Baby aktiv mithelfen, sich durch den Geburtskanal zu bewegen.

Der SGR der auf frühere Stufen der evolutionären Entwicklung zurückgeht, entsteht bereits in der 20. Schwangerschaftswoche, ist bei der Geburt aktiv vorhanden und wird drei bis neun Monate nach der Geburt gehemmt. In ventraler Lage führt die Stimulation des Rückens seitlich der Wirbelsäule zu einer Hüftbeugung um 45 Grad in Richtung des Stimulus. Bei gesunden Babys sollte dieser Reflex auf beiden Körperseiten gleichmäßig vorhanden sein.

Die Aktivierung des SGR kann sich auf den Asymmetrischen Tonischen Nackenreflex (ATNR) auswirken. Der SGR mag eine Leitfunktion für Geräusche im Mutterleib haben. Damit wäre der Fetus in der Lage, Geräusche sozusagen zu *fühlen*. Dieser Reflex verhilft vielleicht den Schallvibrationen dazu, sich an der Wirbelsäule entlang nach oben zu bewegen (Butler Hall 1998).

Eine Reizung auf beiden Seiten der Wirbelsäule löst einen Reflex aus, der bewirkt, dass das Kind Wasser lässt. Ein beibehaltener rudimentärer SGR kann später für eine schlechte Blasenkontrolle mit verantwortlich sein und ebenfalls u. a. *mit* dafür, dass Kinder über fünf Jahre hinaus nachts ins Bett machen. Auch bei Menschen mit Verdauungsstörungen findet man diesen Reflex (Beuret 1989, zit. in Goddard 2016, S. 42).

Interessant ist die Beobachtung, dass dieser Reflex bei Kindern, denen längeres Stillsitzen Schwierigkeiten bereitet, durch enge Hosen, Gürtel oder andere Stimulationen des Rückens ausgelöst werden kann.

Bleibt der Reflex einseitig aktiv, so kann sich dies negativ auf die Haltung, den Gang und die geschmeidige Fortbewegung auswirken. Es entstehen Probleme wie ein Nachziehen eines Fußes oder ein hinkender Gang bzw. die Entwicklung einer Skoliose.

Körperliche Symptome, die durch einen zu lange anhaltenden SGR mitbedingt sein können, sind also eventuell körperliche Überbewegtheit oder Zappeligkeit, eine mangelnde Konzentration oder einseitige Hüftrotationen beim Gehen. Bei der Analyse von Bewegungsmustern ist eine Berücksichtigung angeborener früher Bewegungsmuster notwendig, was allerdings keine Ursache beschreibt: Eine mangelnde Reflexhemmung kann allein niemals eine Pathologie auslösen! Wir werden auf die komplexen Wechselwirkungen zwischen biologischen und umweltbezogenen Einflüssen immer wieder hinweisen.

Asymmetrischer Tonischer Nackenreflex

Der Asymmetrische Tonische Nackenreflex (ATNR) (Abb. 4-11) entsteht in der 18. Schwangerschaftswoche, ist bei der Geburt ebenfalls vollständig ausgebildet und wird etwa sechs Monate nach der Geburt gehemmt. Die Kopfbewegungen des Säuglings zu einer bestimmten Seite führen automatisch zur Ausstreckung eines Arms und eines Beins zu eben dieser Seite und zu einer Beugung von Arm und Bein auf der Seite, in die der Hinterkopf zeigt (okzipitale Beugung). Im Mutterleib bahnt dieser Reflex die Bewegungsfähigkeit.

Schwangere spüren die Stöße und Tritte ihres Ungeborenen. Der Muskeltonus und die vestibuläre Stimulation werden dadurch angeregt. Durch diese **Stimulation des Gleichgewichtssystems** wird auch die Bildung neuronaler Verbindungen angeregt. Im Verlauf der Geburt ist der ATNR zusammen mit dem Halsstellreflex und dem Spinalen Galant-Reflex (S. 84 ff.) für die notwendige Flexibilität und Beweglichkeit des Ungeborenen verantwortlich. Der Geburtsprozess selber verstärkt den ATNR sowie die anderen frühen Reflexe, sodass sie in den ersten Lebensmonaten aktiv sein können.

Der ATNR sorgt auch dafür, dass das Kind, wenn es auf dem Bauch liegt, die Luftröhre frei zum Atmen hat. Er verstärkt den Streckmuskeltonus – wobei jeweils die Seite des Körpers trainiert wird, die gerade ausgestreckt ist – und bereitet die frühen Greifbewegungen vor. Ein zu schwach entwickelter

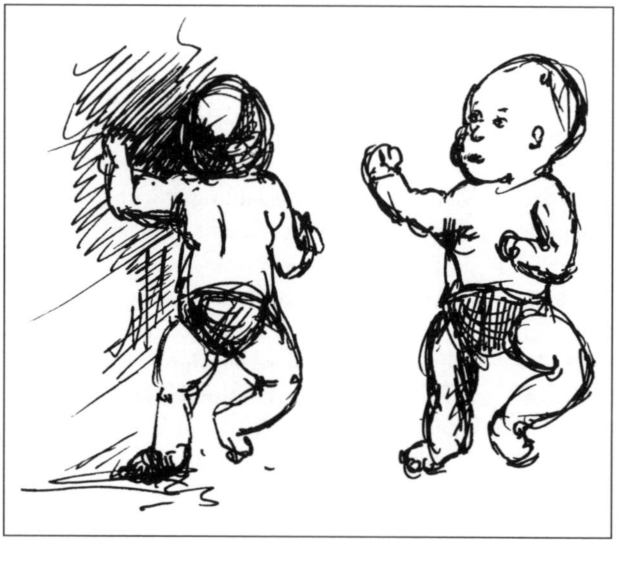

Abb. 4-11 Asymmetrischer Tonischer Nackenreflex (ATNR).

Moro-Reflex und ein zu schwach entwickelter ATNR sind vermutlich am frühen plötzlichen Kindstod mit beteiligt: Der Moro-Reflex, weil er normalerweise einen sofortigen Aktivierungsmechanismus zur Verfügung stellt (S. 71 ff.), der ATNR, weil er normalerweise dem Säugling ermöglicht, in Bauchlage den Kopf zur Seite zu drehen. Fallen diese Reflexe aus, so ist dies lebensbedrohlich.

Mit dem ATNR wird auch die erste Augen-Hand-Koordination ausgeführt. Es scheint so, dass das Nervensystem automatisch und von Anfang an dafür sorgt, dass der richtige Arm in Richtung auf den angeschauten Gegenstand ausgestreckt wird. So kann ein frühes Bewusstsein für Entfernung bzw. für die Kinesphäre (den umgebenden und erreichbaren Raum) geschaffen werden.

Nach etwa einem halben Jahr kann dieser Reflex seine Arbeit einstellen, da das Kind komplexere Fertigkeiten entwickelt hat. Zum Beispiel werden fließende Kreuzmusterbewegungen dann ausgeführt, wenn der ATNR gehemmt ist. Kriechen und Krabbeln sind besonders wichtige Koordinationsaspekte für Hände und Augen, die eben erst nach der beendeten Aktivität des ATNR einsetzen können. Besteht der ATNR fort, wenn das Kind bereits Laufen lernt, so könnten möglicherweise Gleichgewichtsschwierigkeiten resultieren, denn die Bewegungen des Kopfes nach rechts oder links werden Streckungen der entsprechenden Gliedmaßen nach sich ziehen, sodass das Gleichgewichtszentrum durcheinander kommt und Passgang-ähnliche, also homolaterale Bewegungen entstehen.

Für die **Entwicklung des Richtungssinns** ergeben sich ebenfalls Schwierigkeiten, da es Koordinationsprobleme gibt, wenn die Mittellinie des Körpers überkreuzt werden soll. Die Präferenz von Seitigkeiten, also Rechts- oder Linkshändigkeit, könnte eingeschränkt sein, sodass verlangsamte und zögerliche Bewegungsmuster vorherrschen können. Die Entwicklung einer eindeutigen Seitigkeit im Gehirn ist allerdings Voraussetzung dafür, dass zu verarbeitende Informationen schnell geordnet und ausgewertet werden können (s. Kap. 5.1.3, S. 107 ff.). Jede Wahl, die der kleine Mensch von Moment zu Moment vollzieht, muss im Laufe der Entwicklung automatisiert werden. Ansonsten müssen einfache Bewegungsabfolgen jeweils kortikal bewusst gemacht und zugeordnet werden, was Zeitverlust und Lernschwierigkeiten verursachen kann. In der Bewegungsanalyse spielt deswegen die Dimension des Bewegungsflusses eine wichtige Rolle. Es handelt sich dabei um die Beschreibung von Koordinationsmustern, die im Raum (rechts – links, vorwärts – rückwärts) und in der Zeit (zögerlich-langsam oder zügig-schnell) vorgenommen werden (s. Kap. 6.1.3, S. 169 ff.).

Mit etwa 28 Wochen kann ein Baby einen Gegenstand von einer Hand in die andere nehmen. Dies erfordert das Überkreuzen der Mittellinie. Beim Fortbestehen des ATNR entwickelt sich so etwas wie eine unsichtbare Mauer, die das Kind an dieser Aktion hindert. Einseitige Bevorzugung von Körperhälften ist die Folge. Fließende Wechsel und beidseitige Bewegungsnutzungen werden eingeschränkt sein. Dies hat wiederum Auswirkungen auf die Bewegung der Augen, was späteres flüssiges Lesen verhindern kann.

In der Schule sind manchmal Kinder zu beobachten, die beim Schreiben den rechten Arm mit nach außen gedrehtem Daumen ausstrecken, während sie gleichzeitig Kopf und Oberkörper nach links wenden. Dadurch wird der Blick auf die Heftseite erschwert, auf die geschrieben werden soll. Diese Haltung ist z. B. beim schnellen Diktatschreiben besonders mühsam. Kinder, deren ATNR nicht gehemmt ist, kämpfen gegen das Bedürfnis, ständig die Seite, zu der sich der Kopf dreht, strecken zu wollen. Eine Kompensationsmöglichkeit ist ein zu starker Druck auf das Papier, d.h. ggf. eine krakelige und viel zu kraftvolle Handschrift. Der physische Akt des Schreibens erfordert dann viel zu viel Konzentration und körperliche Kraft, was die kognitive Verarbeitung hemmt. Langfristig wird die Automatisierung des Schreibens und auch die Fähigkeit, mehrere Dinge auf einmal zu tun, beeinträchtigt. Das sogenannte *Multitasking* ist allerdings eine Fähigkeit, die in unserer Zeit besonders notwendig ist.

Symptome bei fortbestehendem ATNR:

- Beeinträchtigung des Gleichgewichts durch Bewegungen des Kopfes nach rechts oder links
- Schwierigkeiten bei der visuellen Wahrnehmung, vor allem bei der Darstellung symmetrischer Figuren
- wechselnde Lateralität, also Nichtpräferenz einer Seite
- Unfähigkeit, die Mittellinie des Körpers zu überkreuzen
- homolaterale statt normale Kreuzmusterbewegungen, z.B. beim Gehen oder Seilspringen
- schlechte Handschrift oder mangelnde Fertigkeiten, Gedanken schriftlich auszudrücken

Fallbeispiel

Manuela kann in der Tanztherapiegruppe keine einfachen Schritttänze mitmachen. Frustriert setzt sie sich jedes Mal an die Seite. Ihr Gang ist staksig; wenn sie größere Distanzen überwinden will, führt sie automatisch homolaterale Bewegungen aus.

Die Anamnese ergibt, dass Manuelas Mutter während der Säuglingsphase überängstlich war und ständig befürchtete, ihr Kind könne aufhören zu atmen. Deshalb stellte sie den Kinderwagen bei schönem Wetter nach draußen vor das Küchenfenster. Manuela wurde so gebettet, dass ihr Köpfchen immer in eine Richtung gedreht war, damit die Mutter sie durch das offene Küchenfenster sehen konnte. Manuela lag nie auf dem Bauch.

Die erwachsene Patientin erinnert sich an Erzählungen ihrer Mutter: »Manuela war ganz begeistert unter dem großen Eichenbaum vor dem Fenster. Sie guckte immer in den Blätterwald und verfolgte die Sonnenstrahlen. Sie bewegte immer die Äuglein hin und her, aber wenn ich rausgeschaut habe, hat sie mich immer angelächelt.«

Vielleicht hat die monatelange Fixierung auf eine Körperseite dazu geführt, dass Manuela keine flüssigen Bewegungsmuster ausbilden konnte. Sie entwickelte sich zu einer ängstlichen jungen Frau, die besonders darunter litt, dass sie wegen ihrer Klaue gehänselt wurde, vor allem von ihrem ersten Freund, der ihre Liebesbriefe nicht entziffern konnte.

Handelt es sich bei den dargestellten Rückzugsreflexen bzw. bei der Vielzahl von primitiven angeborenen Reflexen um unwillkürliche automatisierte Bewegungsmuster auf externe Stimuli und automatisch stereotyp ablaufende Bewegungshandlungen, die kaum Spielraum für Varianten oder Alternativen lassen, so stellen die Haltungsreflexe die Basis für willkürliche und anpassungsorientierte Bewegungen auf die Umwelt zur Verfügung. Insofern soll der wichtigen Haltungskontrolle ein besonderer Abschnitt gewidmet werden. Wir kommen später darauf zurück (s. Kap. 6.1.2, Kap. 6.1.3, S. 162ff.), wenn es um die Vertikalität, die motivationale Achse und die Besonderheiten bei der Schwerkraftanpassung geht.

4.3.2 Vom Reflex zur Haltungskontrolle

Körpersprache entsteht, wie im vorigen Abschnitt beschrieben, als Entfaltung und Hemmung primitiver Reflexe und entwickelt sich weiter über die Haltungskontrolle und Bewegungskoordination hin zu komplexen Bewegungsphrasen. Man spricht dabei von einer **cephalo-caudalen** und einer **proximo-distalen Bewegungsentwicklung**, d.h. Bewegung von Kopf bis Fuß, aber auch von innen nach außen. Dabei werden die Aufgaben des Kindes immer komplexer: Es muss seinen Kopf kontrollieren, den Muskeltonus stabil halten und Abstützreaktionen beherrschen, wenn der Körper sich aus der Mittellinie heraus bewegt. Der Übergang von den frühen Reflexreaktionen zu zunehmend mehr kontrollierten Haltungskontrollfunktionen erfolgt in Form eines abgestuften Prozesses als ein Zusammenspiel von Differenzierung und Integration, wobei häufig verschiedene Reflexe und neu erworbene Kontrollmuster zusammenwirken. Das Bild einer Landkarte, das Damasio (2002) entwickelt hat, hilft hier zum Verständnis der Entwicklung der Körpersprache. Die immer komplexer werdenden Bewegungen, die zunächst aufgrund der Reflextätigkeit ausgeführt werden, myelinisieren die Nervenbahnen des Gehirns, und so entsteht allmählich ein verzweigtes Netz von Bewegungsmöglichkeiten, die aus den festgefahrenen Autobahnen der Reflexbögen hinausführen und zu Bewegungskoordination und Bewegungsgeordnetheit in komplexen körpersprachlichen Mustern führen. Niedrigere oder primitive Reflexbewegungen bleiben so lange verfügbar, bis reifere Halte- und Gleichgewichtsreaktionen ausgeprägt sind.

Im Zuge der Entwicklung sind **zwei Gruppen von zu erlernenden Reaktionen** zu unterscheiden.

1. Die auf Händen und Füßen ausgeführten **Stellreaktionen**. Zur Gruppe der Stellreaktionen gehören der Augen- und der Labyrinthstellreflex, der Amphibienreflex, der Landau-Reflex und die segmentären Rollreflexe.
2. Die auf beiden Füßen ausgeführten **Gleichgewichtsreaktionen**. Hierzu gehören neben dem Schreckreflex oder auch Strauss-Reflex (s. Abschn. 4.3.1, S. 69 ff.) auch der Parachute-Reflex, auch Abstützreaktion genannt sowie der Seitwärtige Abstützreflex.

Beide Reaktionsarten haben mit Stabilität, Haltung und der Bewegungsentwicklung vom Liegen zum Stehen zu tun. Die Stellreaktionen treten im Alter von drei bis zwölf Monaten auf und sind das ganze Leben hindurch vorhanden. Sie ermöglichen von Beginn an, Kopf und Rumpf in einer bestimmten Haltung stabil zu halten, wenn der Körper durch irgendeinen Einfluss aus der Balance zu geraten droht. Das Aktivwerden der Stellreaktionen erleichtert die Bewegung des Robbens und Krabbelns. Später werden koordinierte motorische Bewegungen dadurch erleichtert. Die Gleichgewichtsreaktionen sind eigentlich Schutzreaktionen vor dem Umkippen, wenn das Zentrum der Schwerkraft sich verändert.

Stellreaktionen

Labyrinth-Kopfstellreflex

Der Labyrinth-Kopfstellreflex wird durch jede Positionsveränderung des Körpers aktiviert. Er wird durch die Stimulation der Otolithen ausgelöst. Dies sind kleine Kalkkristalle, die in den Membranen von Sacculus und Utriculus eingelagert sind.[5] Indem die Sinneszellen die Intensität und die Richtung von Bewegungen des Kopfes registrieren, wird die Regulation der Körperhaltung ermöglicht. Es entsteht eine kompensatorische Kontraktion der Nackenmuskeln, die den Kopf aufrecht halten. Bewegt sich der Körper nach hinten, streckt sich der Hals mitsamt dem Kopf gleichzeitig nach vorne. Bewegt sich der Kör-

5 Sacculus und Utriculus sind Teile des Vestibularapparates im Innenohr. Sie erfassen die lineare Beschleunigung des Körpers im Raum. Der Sacculus spricht auf vertikale, der Utriculus auf horizontale Beschleunigungen an. Die Sinneszellen ragen mit ihren Sinneshärchen in eine gallertartige Membran, die Otolithen enthält. Dies sind kleine Calciumcarbonatkristalle, die die Dichte der Membran erhöhen, sodass die Erfassung linearer Beschleunigung überhaupt erst möglich wird.

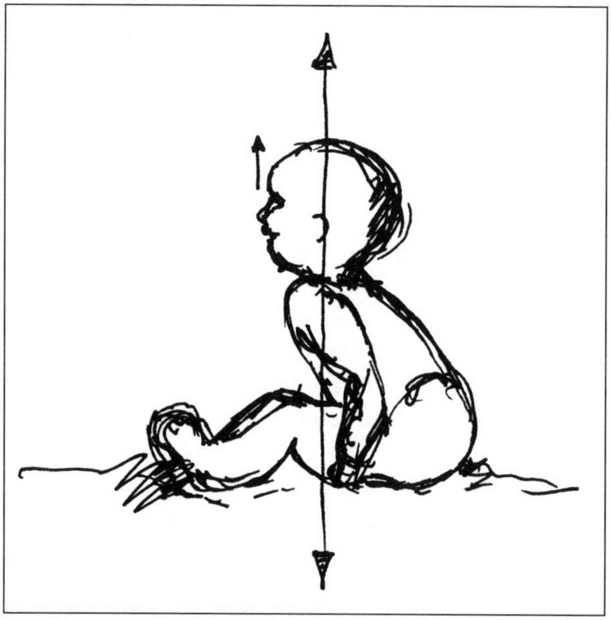

Abb. 4-12 Labyrinth-Kopfstellreflex.

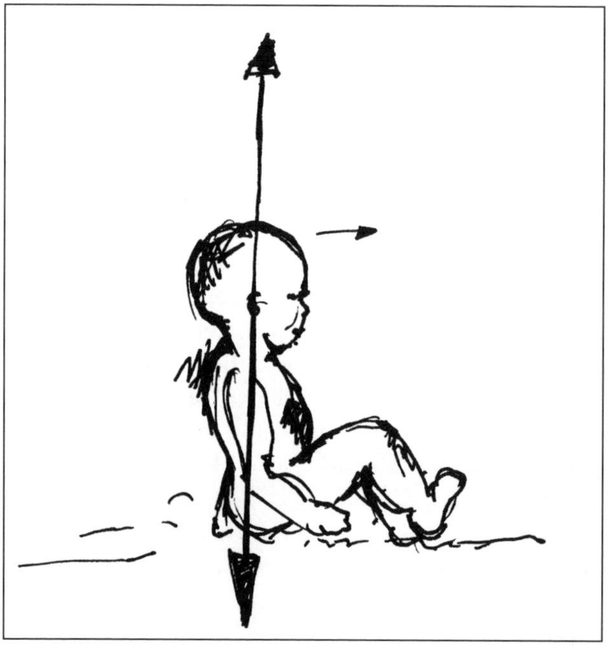

Abb. 4-13 Augen-Kopfstellreflex.

per nach vorn, wird der Kopf angehoben und der Hinterkopf in den Nacken gelegt (Abb. 4-12).

Augen-Kopfstellreflex

Visuelle Anreize lösen den Augen-Kopfstellreflex aus. Er hängt vom Funktionieren des zerebralen Kortex ab und sorgt dafür, dass der Kopf trotz wechselnder visueller Stimuli in einer stabilen Position gehalten wird und die Augen ein bestimmtes Ziel fokussieren können (Abb. 4-13). Dieser Reflex kann auch durch eine Kombination von Gleichgewichtsstimuli mit visuellen Stimuli ausgelöst werden, z. B. durch das Strecken der Nackenmuskeln oder durch sich bewegende Bilder auf der Netzhaut (s. Seitwärtiger Abstützreflex, S. 94).

Amphibienreflex

Der Amphibienreflex entwickelt sich im Alter von vier bis sechs Monaten, zuerst in Bauchlage, dann auch in Rückenlage. Das Anheben des Beckens löst automatisch eine Beugung der Arme, Hüften und Knie auf derselben Seite aus. Kann ein Bein unabhängig von der Kopfhaltung gebeugt werden, ist eine wichtige Stufe in Richtung des Kriechens auf dem Bauch eingeleitet. Bisher war jede Beugung oder Streckung der Beine von der Kopfhaltung abhängig und wurde durch den Asymmetrischen Tonischen Nackenreflex (ATNR) kontrolliert (s. Abschn. 4.3.1, S. 86 ff.). Tritt der Amphibienreflex auf, ist dies ein Hinweis darauf, dass der ATNR allmählich gehemmt wird. Nun ist eine *unabhängige Koordination von Armen und Beinen* möglich. Dies ist wiederum die Voraussetzung für eine weitere Bewegungsentwicklung vom Kriechen (Abb. 4-14) zum Robben und schließlich zum Krabbeln (Abb. 4-15). Das Kind kann nun einen einzelnen Quadranten des Körpers unabhängig von den übrigen drei Quadranten des Körpers bewegen.

Es ist augenfällig, dass bei einem unterentwickelten Amphibienreflex das Krabbeln im Kreuzmuster kaum möglich wird. Später kann dies zu einer Hypertonie führen. Das Fehlen des Amphibienreflexes ist immer ein Hinweis auf nichtgehemmte frühere Reflexe, vor allem auf den Asymmetrischen Tonischen Nackenreflex und den Tonischen Labyrinthreflex (s. Abschn. 4.3.1, S. 76 ff., S. 86 ff.).

Landau-Reflex

Zwischen drei und zehn Wochen entsteht der Landau-Reflex (Abb. 4-16). Er besteht bis zum Alter von etwa drei Jahren fort. Er löst einen Strecktonus in der Körpermuskulatur aus, wenn das Kind in Bauchlage gehalten wird. Durch den Landau-Reflex wird der gesamte Muskeltonus gestärkt, wenn das Kind auf dem Bauch liegt.

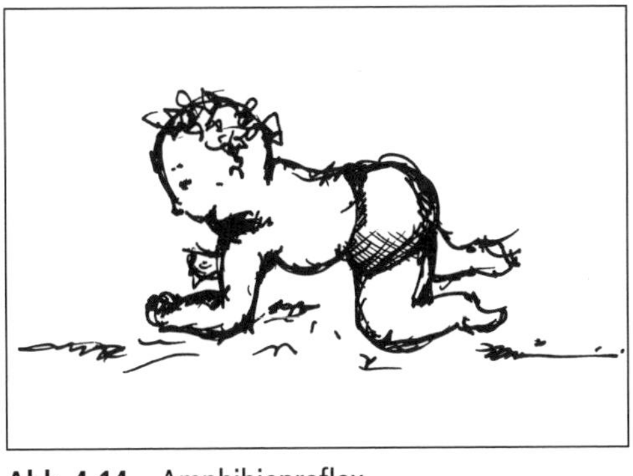

Abb. 4-14 Amphibienreflex.

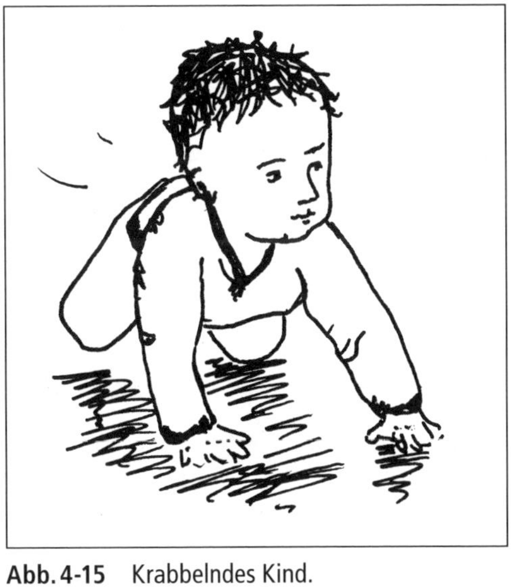

Abb. 4-15 Krabbelndes Kind.

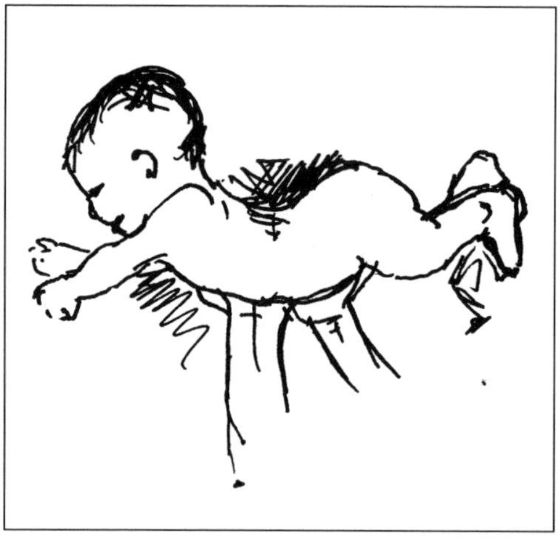

Abb. 4-16 Landau-Reflex.

Er übt gleichzeitig einen hemmenden Einfluss auf den Tonischen Labyrinthreflex (TLR) vorwärts aus, denn er verstärkt die Aufrichtung des Kopfes und den Muskeltonus im Rumpf. Das Kind ist dadurch in der Lage, den Kopf und auch den Brustkorb zu heben, was wiederum eine wichtige Voraussetzung für spätere Bewegungsmuster darstellt, an denen Arme und Hände beteiligt sind.

Ist der Landau-Reflex über das 3. Lebensjahr hinaus aktiv, so ist möglicherweise die Entwicklung des Gleichgewichts behindert und eine schnelle Veränderung des Muskeltonus eingeschränkt. Das heißt, auf schnell wechselnde Situationen kann möglicherweise nicht gleich schnell reagiert werden. Unbeholfenheit oder Steifigkeit in der unteren Körperhälfte sind häufig Symptome, die auf einen fortbestehenden Landau-Reflex zurückzuführen sind. Die willkürliche Beugung der Beinmuskeln ist dann z. B. beim Hüpfen und Springen eingeschränkt.

Segmentärer Rollreflex

Hierbei handelt es sich um Rotationsbewegungen um die Körperlängsachse. Sie stellen eine Modifikation der Körperstellreaktionen dar. Erstere richten den Rumpf mit dem Kopf in einer Linie aus. Die Rollreflexe bewirken Bewegungen um die Längsachse, die einem rollenden Baumstamm gleichen. Diese Reaktion läuft ab, wenn die Körperlage bezüglich der Kopfstellung im Liegen verändert wird. Dies führt dazu, dass sich der Brustkorb dreht und eine Streckreaktion bis zu den Beinen hinunter wandert.

Der Segmentäre Rollreflex kann *von oben nach unten*, d. h. von den Schultern zu den Hüften, ausgelöst werden. Dann beginnt die Bewegung beim Kopf und setzt sich von den Schultern über den Brustkorb zu den Hüften fort. Er kann jedoch auch *von unten nach oben*, in genau entgegengesetzter Richtung, ablaufen.

Der Beginn der Segmentären Rollreflexe datiert auf etwa den 6. Lebensmonat. Das Kind kann sich zunächst vom Bauch auf den Rücken drehen, und schließlich, mit etwa acht

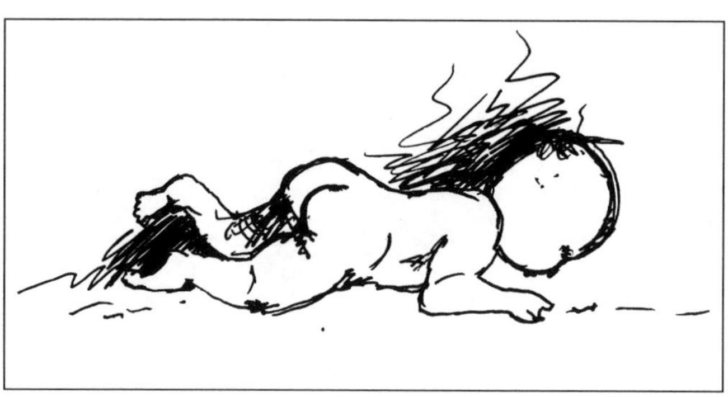

Abb. 4-17 Segmentärer Rollreflex (Bauch).

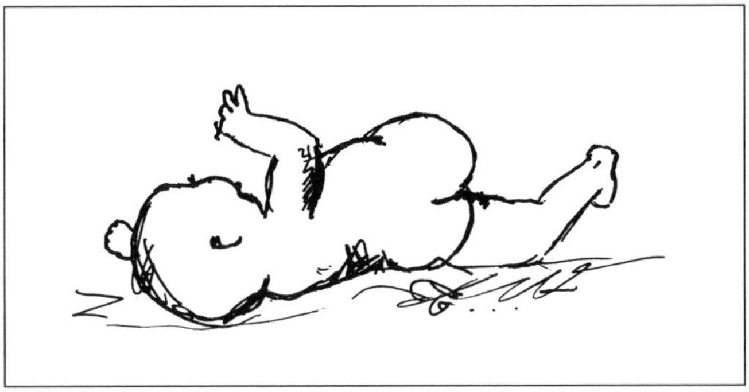

Abb. 4-18 Segmentärer Rollreflex (Rücken).

bis zehn Monaten, vom Rücken auf den Bauch (Abb. 4-17, Abb. 4-18). Erst danach erfolgen Sitzen, der Vierfüßlerstand, schließlich das Krabbeln und das Stehen.

Bei zunehmender Übung werden die Segmentären Rollreflexe im Übergang vom Liegen zum Stehen immer weniger wichtig. Allerdings bleiben sie ein Leben lang aktiv, um den Wechsel der Körperhaltung zu erleichtern und den Bewegungsfluss zu harmonisieren, z. B. auch bei komplexen koordinativen Sportarten wie beim Tennis oder beim Skilaufen und Tanzen.

Die *Fundamentals* der Tanztherapeutin Irmgard Bartenieff orientieren sich an der Reflexentwicklung, insbesondere an den Segmentären Rollreflexen zur Überprüfung der Koordinationsfähigkeit und des Bewegungsflusses (Bartenieff & Lewis 1980). Auch viele Aufwärmsequenzen aus dem Ballett und Jazztanz rekurrieren auf diese frühen Muster, deren vollständige Integration in das angeregte Bewegungsrepertoire die Basis für weiteres Körpertraining darstellt (s. Kap. 6.1, Kap. 6.2, S. 157 ff.).

Gleichgewichtsreaktionen

Die Gleichgewichtsreaktionen werden vom Kortex kontrolliert (s. Kap. 5.1.1, S. 100 ff.). Sie entstehen zwischen dem 3. und 6. Monat und bleiben ein Leben lang aktiv. Sie sind besonders wichtig, wenn das Kind Laufen, Springen oder Hüpfen lernt. Sie schützen vor dem Hinfallen und helfen, plötzliche Richtungsveränderungen auszuführen. Die Entwicklung und Etablierung der Halte- und Stellreaktionen ist nur der Anfang der Haltungskontrolle. Etwa ab dem 9. Lebensmonat wird die Gleichgewichtsentwicklung zunehmend wichtig. Sie wird durch die Stimulation der Labyrinthe ausgelöst. Zunehmende Einwirkungen auf das Schwerkraftzentrum erfordern kompensatorische Bewegungen. Darüber können die primären Stellreaktionen überlagert und verfeinert werden. Gleichgewichtsreaktionen sind grundsätzlich Schutzreaktionen (s. Strauss-Reflex, Abschn. 4.3.1, S. 74 ff.).

Merke
Angemessene Gleichgewichtsreaktionen sind nur durch das Fallen erlernbar, damit sich die Abstützreaktionen entwickeln können. Nur so, im körperlichen Experimentieren, können Strategien zum Selbstschutz entwickelt werden, um mit den Grunddeterminanten des In-der-Welt-Seins und der Gravitation zurechtzukommen. Eine Unterstützung früher Körperbewegung ist also absolut notwendig, um die geistige Beweglichkeit zu fördern.

Parachute-Reflex

Diese **reife Abstützreaktion** entwickelt sich z. B., wenn das Kind in der Luft gehalten und in Richtung des Bodens nach vorne gedreht wird. Dann strecken sich seine Ärmchen aus, um den Kopf vor dem möglichen Aufprall vorne zu schützen. Ein Kind, das im Spiel hochgehalten oder leicht hochgeworfen wird, wird seine äußeren Gliedmaßen sofort ausstrecken und anspannen und sich nach außen öffnen. Auch dies ist eine Schutzreaktion, um Körper und Kopf vor einem frontalen Aufprall zu schützen.

Seitwärtiger Abstützreflex

Der Seitwärtige Abstützreflex (Abb. 4-19) entwickelt sich ebenfalls mit etwa sechs Monaten. Das Kind erlernt ab dieser Zeit das Sitzen und führt ausgleichende Armbewegungen aus, um sich nach rechts oder links abstützen zu können. Die besondere Bedeutung der Schwerkraft ist wiederum augenfällig. Gleichgewichtsprobleme führen in körperlicher wie auch in seelischer Hinsicht zu einer Anfälligkeit für Ängste. Koordinationsprobleme und eine mangelnde Haltungskontrolle führen ebenso auf der Körper- wie auch auf der psychischen Ebene zu großer Selbst- und Körperunsicherheit. Mangelnde Körper- und Bewegungskoordination scheint sich auf geringere Strukturierungsfähigkeit auch im kognitiven Bereich, und geringere Flexibilität, z. B. wenn es um das Erlernen neuer Lehrstoffe geht, auszuwirken.

Symptome, die auf mangelnde Schwerkraftsicherheit zurückgeführt werden können, sind: mangelnde Anpassung an äußere Anforderungen, geringeres Problemlösungsbewusstsein, geringere Verarbeitungsmöglichkeit für mehrere Informationen gleichzeitig, mangelnde Wahrnehmung und ungenaue Nennung von Zusammenhängen, wenig ausgeprägte Fähigkeit, aufeinander bezogene Abfolgen zu definieren sowie geringere Verarbeitungsfähigkeit von größeren Informationsmengen.

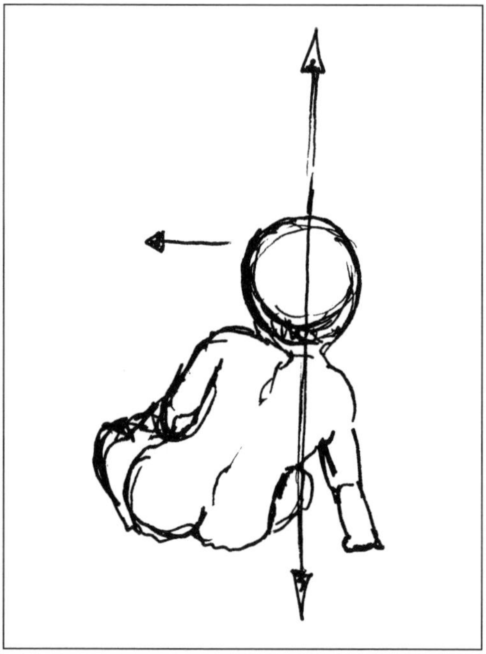

Abb. 4-19 Seitwärtiger Abstützreflex.

Auf der körperlichen Ebene ist ein eher niedriges Intensitätsniveau augenfällig, das z. B. bei Bewegungsmustern der Depression oder bei starkem Drogen- oder Medikamentenabusus auftritt. Ein augenfälliger Mangel in der Flexibilität, den Torso zu bewegen, Schwierigkeiten, komplexe Bewegungsmuster auszuführen, wie sie im Tanz oder im Kampfsport durchaus üblich sind, sowie Schwierigkeiten mit feinmotorischen Abläufen können die Folge sein.

4.3.3 Zusammenfassung

Ein unterentwickeltes Haltungsprogramm führt zu unterentwickelten Möglichkeiten des Denkens, Planens und Handelns. Ein mäßig entwickeltes Bewegungsrepertoire bzw. eine reduzierte Körpersprache ist vergleichbar mit einem mäßig entwickelten Wortschatz und die Entwicklung der Reflexe mit der Entfaltung des Wortschatzes durch Anregung zum Sprechen und Lesen. Jede Erweiterung eingefahrener Muster erfordert Umstellungen und kann den Menschen physisch wie psychisch aus der Balance bringen.

Zusätzlich zu den wenigen hier ausgewählten Reflexen gibt es weitere, die einen Einfluss auf motorische und sensorische Funktionen haben. Reflexe und sensorische Verarbeitungsvorgänge können nicht getrennt betrachtet werden. In jedem Fall bilden die Haltungskontrollreflexe eine Hauptverbindung vom motorischen Kortex zu den Muskeln.

Eine Grammatik der Körpersprache muss berücksichtigen, dass das Kind in jeder Entwicklungsphase neu mit den Grunddeterminanten des Lebens, und vor allen Dingen mit der *Schwerkraft* zurechtkommen muss. Jedes Stadium bedarf einer ständigen Übung, damit sich Gleichgewicht und Koordinationsfähigkeit automatisieren und gleichzeitig erweitern können. In den ersten Lebensjahren ist dabei die Übung motorischer Fertigkeiten sowie das Spielen ein- und dieselbe Sache. Panksepp (2004) hat wildes Raufen und Spielen als direkte neuronale Bedürfnisse des Gehirns bezeichnet.

Durch motorische Aktivität im Spiel werden nach Panksepps Auffassung Nervenwachstumsfaktoren aktiviert. Das limbische System, das durch Körperkontakt, Gleichgewichts- und Balancereaktionen erfordernde Aktivitäten angeregt wird, ist für die Entwicklung unserer Gefühle von besonderer Bedeutung. Zudem bestehen viele Neuronenverbindungen zum vorderen Bereich des Gehirns, wo die Impuls- und Verhaltenskontrolle angesiedelt ist. Wenn in der frühen Entwicklung allerdings zu viel Schutz vor Gefahren wie z. B. vor hohen Mauern, Klettergerüsten und Schaukeln entsteht, verhindern Eltern möglicherweise, dass grundlegende Fähigkeiten zur Körper- und damit zur Selbstkontrolle entwickelt werden können, die Kinder aber unbedingt benötigen.

Die sensorische Entwicklung beginnt beim vestibulären und taktilen System, gefolgt vom auditiven, visuellen und propriozeptiven Wahrnehmungssystem. Alle Systeme interagieren. Des Weiteren erfolgt die normale Entwicklung der Motorik in einem cephalo-caudalen und in einem proximo-distalen Muster. Die *Berücksichtigung dieser evolutionsbiologisch determinierten Abfolge* ist wichtig, wenn man auf der Ebene der Körpersprache diagnostizieren und intervenieren möchte. Basis jeglicher Arbeit mit und an der Körpersprache ist ein Ansatz über die frühen (zunächst reflexhaft gesteuerten) Bewegungsmuster und die frühen Wahrnehmungsmöglichkeiten des Menschen.

Grundsätzliche **Bewegungsthemen** ergeben sich aus der automatisierten frühen Körpersprache (s. Tab. 4-1):

- Die frühe Reflexentwicklung integriert zuerst die Kopf-Rückgrat-Kontrolle. Das erste Bewegungsthema ist also **Heben** und **Senken.**
- Der Moro-Reflex weist auf das zweite frühe Bewegungsthema hin: **Öffnen und Schließen.**
- Der Tonische Labyrinthreflex (TLR) vorwärts und rückwärts weist auf das Thema Aufrichten (**gegen die Schwerkraft**) und Sich-fallen-Lassen (**mit der Schwerkraft**).
- Der Symmetrische Tonische Nackenreflex (STNR) hilft dem Kind ebenfalls, die Schwerkraft unter Nutzung der oberen und unteren Körperhälfte zu überwinden. Körperbereiche werden global in einen oberen und einen unteren unterschieden. Ein weiteres Thema ist also: **Oben und Unten**.
- Palmar- und Plantarreflexe weisen auf das frühe Thema Festhalten und Loslassen hin, wobei das **Loslassen** eine lange andauernde Entwicklungsaufgabe darstellt.
- Der Spinale Galant-Reflex (SGR) weist auf

die unabhängige Nutzung von vier Extremitäten hin, die eines Tages geradeaus, gemeinsam, wechselseitig und diagonal eingesetzt werden können. Hier geht es um die **Koordination von Gleichseitigkeit und Wechselseitigkeit**.

- **Symmetrie und Asymmetrie** werden körpersprachlich erstmals beim frühen Krabbeln erlebt.
- Die Fähigkeit, die Körperseiten zu unterscheiden und Blick- und Bewegungsrichtung zu koordinieren, wird durch den Asymmetrischen Tonischen Nackenreflex (ATNR) ermöglicht. Themen sind **rechts und links**.
- Die Roll-, Halte- und Stützreaktionen führen zu Wahrnehmungen der eigenen Haltung und Balance im umgebenden Raum und zu einer beginnenden **Integration der eigenen Kraft**, die gegen die nach unten ziehende Schwerkraft eingesetzt werden kann.

In den ersten Lebenswochen werden alle sensorischen Systeme gebraucht, trainiert und integriert. Dies passiert durch körpersprachliche Interaktionen mit der ersten haltenden Umwelt. Hierfür stellen die primitiven Reflexe Mechanismen zur Verfügung, sodass das Neugeborene auf Informationen von außen automatisch mit Bewegung reagieren kann. Darauf bauen sich in den ersten sechs bis zwölf Lebensmonaten weitere Reflexe auf. Frühe Reflexmuster wie der Moro-Reflex werden gehemmt und durch zunehmend mehr Haltungsreflexe ersetzt, sodass neue neuronale Verbindungen zwischen Gehirn und Körper entstehen können. Gleichzeitig erfolgt eine *zunehmende Integration der Ebenen und der Spannungsregulation:* Von der Horizonta-

Tab. 4-1 Grundsätzliche Bewegungsthemen der automatisierten Körpersprache

Reflex	Bewegungsthema	Involvierte Körperachsen
Kopf-Rückgrat-Kontrolle Moro-Reflex	Heben und Senken Öffnen und Schließen	Horizontale/Vertikale Horizontale
Tonischer Labyrinthreflex (TLR)	Aufrichten und Sich-fallen-Lassen	Vertikale
Symmetrischer Tonischer Nackenreflex (STNR)	Trennung der Körperhälften in Oben und Unten	Horizontale/Vertikale
Palmar- und Plantarreflex	Festhalten und Loslassen	Horizontale/Vertikale/Sagittale
Spinaler Galant-Reflex (SGR)	gleichseitig wechselseitig symmetrisch/asymmetrisch	Sagittale
Asymmetrischer Tonischer Nackenreflex (ATNR)	rechts und links Koordination/Haltung/Balance/eigene Kraftentwicklung	Vertikale/Sagittale

len (Liegen) über die Vertikale (Aufrichtungsimpulse gegen die Schwerkraft) bis zur Sagittalen (Fortbewegung und Expansion in den Raum nach vorn und hinten) werden im Laufe des ersten Lebensjahres motorische Fertigkeiten mit zunehmender Komplexität möglich. Die Aufrichtung gegen die Schwerkraft erfordert notwendiger Weise immer mehr eigene Muskelkraft und diffizile Spannungsregulationen, um die Balance halten zu können. In übungsorientierten Interventionen können die frühen Bewegungsthemen erneut angeregt werden (s. Kap. 7, S. 232 ff.). Die Wahrnehmung des großen Kompetenzbereiches, den die automatisierte Körpersprache eröffnet, verhilft erfahrungsgemäß vielen Patienten zu Selbstachtung und dem wichtigen Gefühl der Selbstwirksamkeit.

Während sich die automatisierte Körpersprache »von allein« entfaltet, entwickelt sich das Cerebellum zu seiner ersten großen Ausreifungsphase. In sehr vereinfachter Weise wenden wir uns deshalb im Folgenden der frühen Hirnentwicklung zu. Denn: Die Körpersprache ist von dem faszinierend komplexen Zusammenspiel der verschiedenen Hirnregionen abhängig. Daraus entsteht aus der fetalen Beugestellung die Fähigkeit, aufrecht zu stehen und mit gut einem Lebensjahr die ersten unabhängigen Schritte zu gehen (Abb. 4-20).

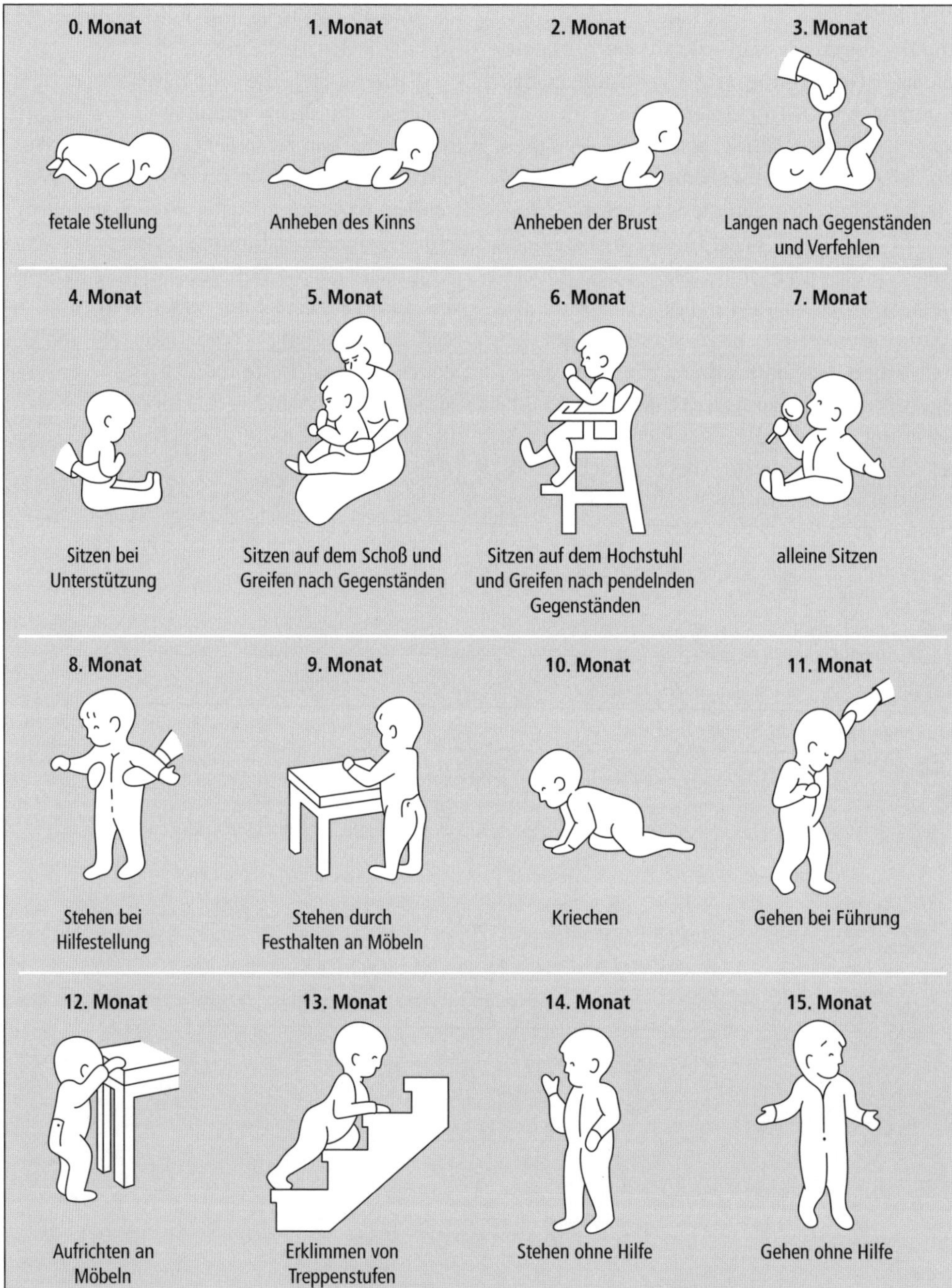
0. Monat
fetale Stellung
1. Monat
Anheben des Kinns
2. Monat
Anheben der Brust
3. Monat
Langen nach Gegenständen und Verfehlen
4. Monat
Sitzen bei Unterstützung
5. Monat
Sitzen auf dem Schoß und Greifen nach Gegenständen
6. Monat
Sitzen auf dem Hochstuhl und Greifen nach pendelnden Gegenständen
7. Monat
alleine Sitzen
8. Monat
Stehen bei Hilfestellung
9. Monat
Stehen durch Festhalten an Möbeln
10. Monat
Kriechen
11. Monat
Gehen bei Führung
12. Monat
Aufrichten an Möbeln
13. Monat
Erklimmen von Treppenstufen
14. Monat
Stehen ohne Hilfe
15. Monat
Gehen ohne Hilfe

Abb. 4-20 Motorische Entwicklung – idealtypisch; zeitliche Verschiebungen sind möglich (s. Abb. 5-5, S. 103).

5 »Body, Brain, Sense« – Vernetzung und Selbstregulation des komplexen Systems »Mensch«

5.1 Körpersprachliche Reifung und frühe Hirnentwicklung

In der gebotenen Kürze werden in diesem Abschnitt die wichtigsten hirnphysiologischen Voraussetzungen des Menschen zur Kommunikation über Körpersprache zusammengefasst.

Lange Zeit wurde eine Trennung zwischen Hirnreifung und der Entwicklung des Verhaltens, Denkens und Fühlens sowie des Gedächtnisses angenommen. Ebenso falsch wie diese Annahme ist, davon auszugehen, dass der Prozess der strukturellen Umformung des menschlichen Gehirns mit dem dritten Lebensjahr abgeschlossen ist, obwohl in dieser Phase richtungsweisende Erfahrungen gemacht werden.

Jede Form von Bewegung hat intrauterin und nach der Geburt lebenslang einen unbestritten großen Einfluss auf die Hirnentwicklung und umgekehrt. Das Gehirn besteht aus vielen einzelnen Bereichen, die alle miteinander vernetzt sind und voneinander abhängen. Zu Beginn des Lebens sind die Verbindungen zu den Oberflächenschichten des Kortex, der später für Planung, strategisches Denken und Antizipation hauptsächlich verantwortlich ist, sehr schwach ausgeprägt. In den ersten Lebensmonaten entwickeln sich allerdings in anderen Bereichen bereits Millionen von Nervenverbindungen, die ein riesiges Netzwerk mit neuronalen Schaltkreisen bilden. Auf dieser sich immer weiter ausbreitenden Komplexität basiert alles zukünftige Verhalten und Lernen.

In der frühkindlichen Entwicklung hat jede Phase der Hirnentwicklung ihre eigene Bedeutung. Die reife und später bewusste Bewegungskontrolle ist von der Aktivität des motorischen Kortex abhängig, der relativ spät ausreift. Doch die untergeordneten Zentren des Gehirnstamms helfen, die Komplexität des Bewegungsrepertoires zu koordinieren.

Die Bedeutung der Hirnzentren für die Haltungskontrolle:

- Das **Cerebellum** ist für die Regulierung der Haltungsreflexe zuständig.
- Die **Basalganglien** und der **Thalamus** sind für die Koordination jeder Bewegung in Kooperation mit dem Cerebellum zuständig, das jede weitere Bewegung überwacht.
- **Hirnstamm** und **Mittelhirn** halten die Muskeln in einem ständigen Bereitschaftszustand. Sie verantworten die Aufrechterhaltung eines bestimmten Muskeltonus, der für eine entsprechende Bewegungsaktion benötigt wird. Die primitiven und die Haltungsreflexe werden auf dieser Ebene des Hirnstamms und des Mittelhirns koordiniert.
- Das **Rückenmark** als unterste Schaltstelle kontrolliert einfache Bewegungen. Hier wird sichergestellt, dass Anspannung und Entspannung der entgegengesetzten Muskelgruppen flüssig funktionieren (Abb. 5-1).

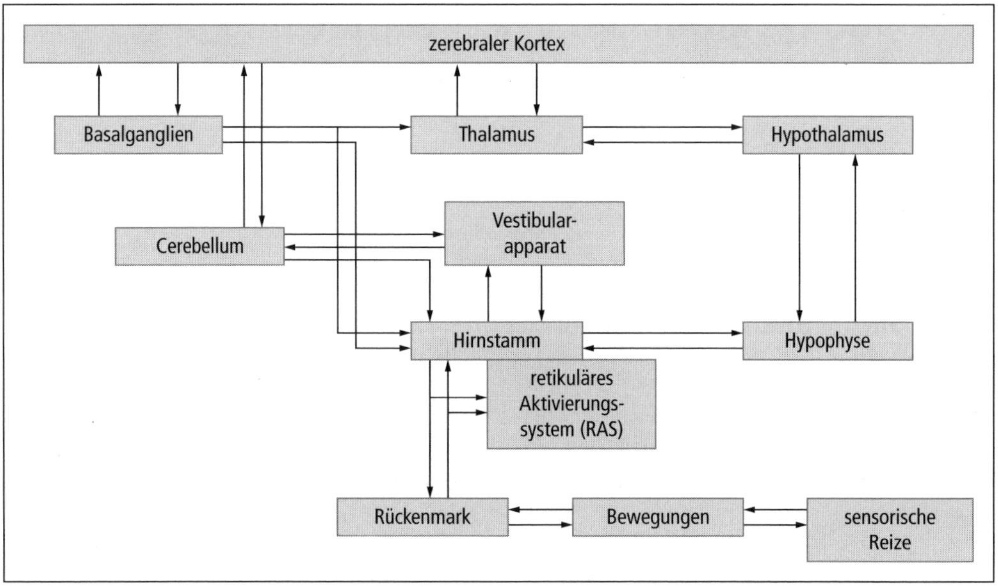

Abb. 5-1 Die Funktion des Kortex im Zusammenspiel mit den untergeordneten Hirnzentren (nach Goddard 2007, S. 82).

5.1.1 Die Evolution in der Bewegungsentwicklung: Entwicklungsstufen der automatisierten Körpersprache

MacLean (1990) hat das Gehirn als »Drei-in-eins-Gehirn« bezeichnet. Jede Ebene – der Gehirnstamm, das Mittelhirn und der Kortex – repräsentiert dabei jeweils eine eigene Evolutionsstufe.

Gehirnstamm Der Gehirnstamm repräsentiert das *Reptiliengehirn*. Von hier aus werden der Moro-Reflex, der Tonische Labyrinthreflex, der Asymmetrische Tonische Nackenreflex, der Such- und Saugreflex, die Babkin-Reaktion, der Palmar- und Plantarreflex sowie der Spinale Galant-Reflex (SGR) gesteuert. Alle Wirbeltiere vom Reptil bis zum Menschen haben diesen Hirnstamm mit den entsprechenden automatischen Überlebensfunktionen gemeinsam. Für alle Eltern ist einsichtig, dass der kleine Mensch in den ersten Lebenswochen völlig von diesem Hirnstamm gesteuert wird. Die Bewegungen des Babys ähneln denen eines Reptils: wie das Kind den Kopf hebt, wie es noch lange der Schwerkraft überlassen bleibt, wie es sich windet und sich etwas später drehen kann (Abb. 5-2).

Mittelhirn Die zweite Ebene, das Mittelhirn, ist das sogenannte *Säugetiergehirn*. Von hier aus werden die Stellreaktionen gesteuert, die Bewegungsentwicklung befindet sich bereits in einem Stadium, in dem das Kind sich drehen und krabbeln kann, und beginnt, Sitzpositionen einzunehmen. In diesen Funktionsbereich gehören der Nackenstellreflex, die Labyrinth-Kopfstellreflexe, der Amphibienreflex, der Segmentäre Rollreflex, die Parachute-Reaktion, der Symmetrische Tonische Nackenreflex, der Landau-Reflex und der Babinski-Reflex (fächerartiges Spreizen der Ze-

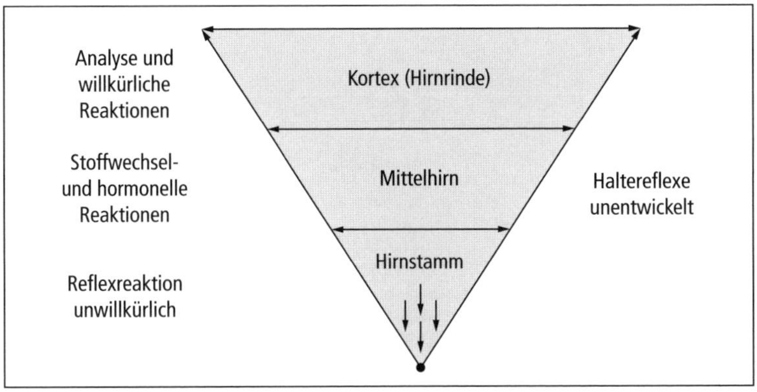

Abb. 5-2 Die Spezialisierung des Gehirns von der Geburt bis vier Monate: Hirnstammsteuerung (nach Goddard 2003, S. 91).

hen mit Dorsalflexion der Großzehe beim kräftigen Streichen entlang der lateralen Fußsohle). Wie Eltern wissen, wird es in dieser Phase anstrengend: Das Kind rollt, kriecht, krabbelt, robbt, kann teilweise sitzen, und vielleicht beginnt es schon zu stehen. Es bewegt sich auf vier Füßen wie ein Säugetier vorwärts (Abb. 5-3).

Kortex Auf der dritten Ebene übernimmt der Kortex die Kontrolle. Auf kortikaler Ebene wird die Schwerkraft weniger zum Problem, der kleine Mensch beginnt zu stehen und sich aufrecht fortzubewegen, und dabei auch seine Hände, idealerweise wechselseitig und unabhängig vom Boden, zu gebrauchen. Am Ende dieser Entwicklung, im Alter von drei bis vier Jahren, steht der Mensch, der sich später auch zunehmend rational und empathisch auf andere beziehen kann. Die Sprache hilft, Logik und Erkenntnis zu gewinnen, alle Zentren einschließlich der Basalganglien und des Kleinhirns interagieren nun. Die Gleichgewichtsreaktionen sind entwickelt, sofern der Muskeltonus sich angemessen entfalten konnte. Körperliche Anpassungen in Reaktion auf Veränderungen der Umwelt und des Schwerkraftzentrums werden möglich. In

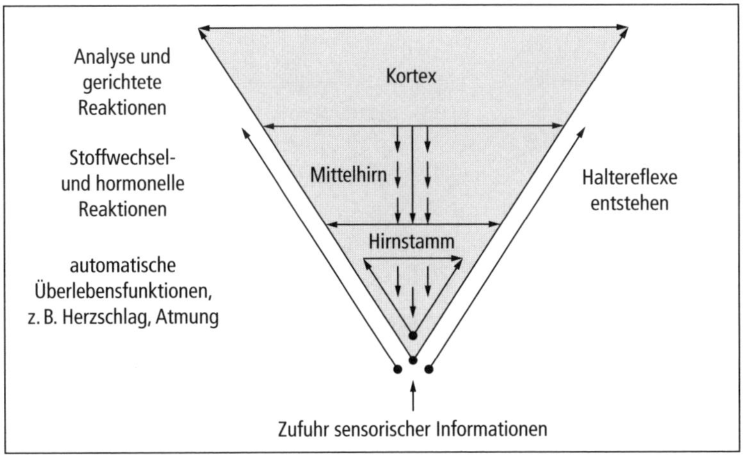

Abb. 5-3 Die Spezialisierung des Gehirns vom 4.–12. Monat: Stamm- und Mittelhirnsteuerung (nach Goddard 2003, S. 91).

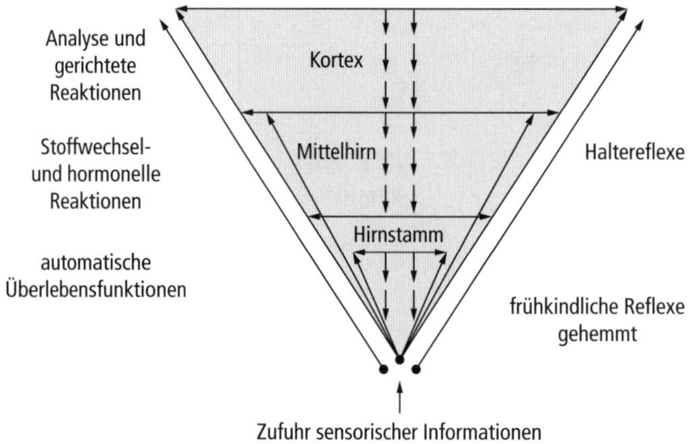

Abb. 5-4 Die Spezialisierung des Gehirns ab ca. 12 Monate bis 4. Lebensjahr: Stamm-, Mittelhirn- und Kortexsteuerung (nach Goddard 2003, S. 92).

dieser Phase ist der Augen-Kopfstellreflex vorhanden, der Babinski-Reflex und der Landau-Reflex sind bis zum Alter von etwa 3 ½ Jahren und darüber hinaus aktiv (Abb. 5-4).

Bewegungsentwicklung ist eine Entwicklung in Stufen und Phasen – ebenso wie die psychische Entwicklung (Mahler et al. 2008; Stern 2016). Die neuere Hirnforschung hat uns endgültig darüber informiert, dass die Bewegungsentwicklung und die psychische Entwicklung komplett miteinander verdrahtet sind und somit die Körpersprache ein komplexes psychophysisches System darstellt (Lemche & Loew 2009; MacLean 1987).

Bereits 1981 benannte Fiorentino die drei Stufen dieser Bewegungsentwicklung nach der Entwicklung der Haltungsreflexe. Er nannte

- die erste Stufe »ohne Füße« – Aped,
- die zweite Stufe »Vierfüßler« – Quadruped,
- die dritte Stufe »Zweifüßler« – Biped.

Beeindruckend ist, dass jede Stufe gleichzeitig ein neues Stadium der Bewegungsmöglichkeiten umschreibt und gleichzeitig die Phasen, die davor liegen, integriert werden (Abb. 5-5).

Wir wiederholen in unserer Bewegungsentwicklung des ersten Lebensjahres das evolutionäre Erbe unter aktiver Einbeziehung höher entwickelter Hirnzentren. In etwa einem Jahr entwickelt sich also das Neugeborene sozusagen aus dem Stadium der Reptilien bis hin zum Menschenaffen. Dabei erfolgen eine automatische Hemmung der frühkindlichen Reflexe und die Entwicklung der Halte- und Stellreflexe zu einem Großteil automatisch. Ein Kind im ersten Lebensjahr durchläuft parallel zu dieser Gehirnentwicklung bestimmte psychische Entwicklungsphasen (s. Abschn. 5.4, S. 134 ff.). Die ontogenetische Entwicklung verläuft dabei nach dem Muster der Phylogenese, d. h. die Stammesentwicklung der Lebewesen wird in jedem Individuum praktisch noch einmal wiederholt: Der Säugling bewegt sich schwimmend in der Gebärmutter wie ein Einzeller oder ein Fisch. Frösche und Echsen weisen Bewegungsmuster des homolateralen Kriechens auf – so auch der Säugling, der zunächst schaukelt und robbt. Und schließlich gleicht das kontralaterale Krabbeln in der nächsten Bewegungsentwicklungsphase des gesunden Säuglings der Vorwärtsbewegung vierfüßiger Säugetiere.

Kestenberg & Kestenberg-Amighi (1993) haben den Zusammenhang zwischen Bewegungsentwicklungsmustern, den langsam sich integrierenden Reflexmustern und den Nervenverknüpfungen zwischen Körper und

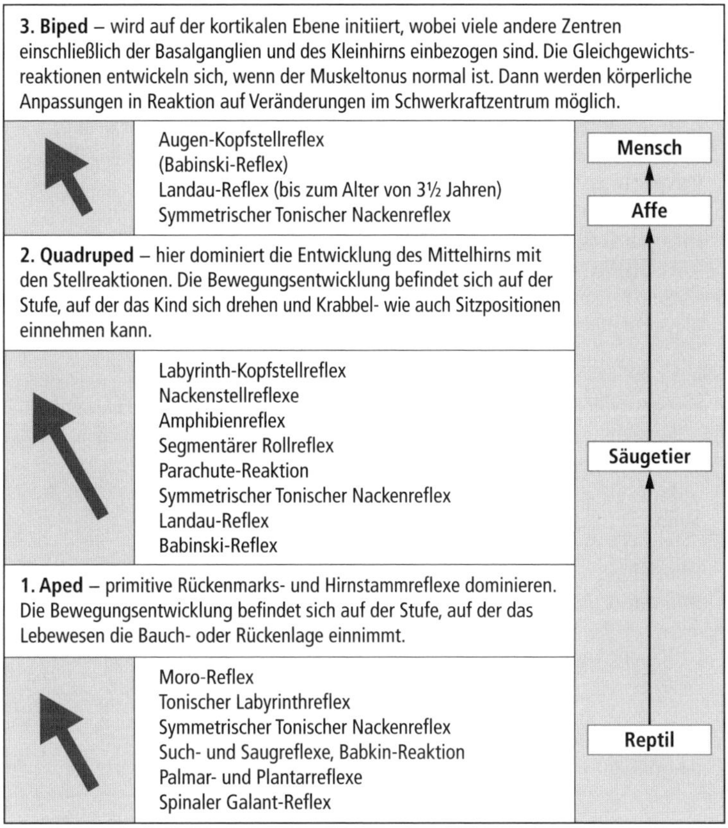

Abb. 5-5 Entwicklungsstufen der automatisierten Körpersprache (erweitert nach Goddard 2003, S. 93).

Gehirn mit den Phasen der Selbst- und Objektwahrnehmung verbunden: Psychische Entwicklungsmuster entstehen aus körpersprachlichen Entwicklungsabfolgen (Tab. 5-1). In Weiterführung der Überlegungen von Irmgard Bartenieff sind diesbezüglich in der Tanztherapie zahlreiche körpersprachlich fundierte Interventionsvorschläge entstanden (Hackney 2003). Das Körperbild als subjektives Erleben des eigenen Körpers (Bielefeld 1991; Röhricht 2009) entsteht aus der Differenzierung und Integration der sich automatisch entwickelnden Körper-Systeme.

»*Das Körperbild beinhaltet die perzeptiv gewachsenen, auf die physischen Abmessungen bzw. Ausrichtungen bzw. Haltungen bezogenen Körperschemata, die ontogenetisch der Entwicklung des Körperbildes vorausgehen. Es wird auch durch affektive Einflüsse und die stetig zufließenden internen und externen Stimuli verändert bzw. modifiziert.*« (Röhricht 2009, S. 33)

Es soll hervorgehoben werden, dass ein Kind vor allem durch vielfältige Bewegungserfahrungen die unterschiedlichen Systeme zusammenzubringen lernt, und zwar dadurch, dass es die bereits integrierten Bewegungsmuster wieder und wieder einübt. Zu Beginn des Lebens sind es spontane und reflexive Bewegungsmuster, die das erste körpersprachliche Vokabular entstehen lassen. Später entwickelt sich die Willkürmotorik, und zunehmend mehr Bewegungs- und Haltungsmuster kristallisieren sich heraus.

Tab. 5-1 Die Entstehung psychischer Entwicklungsmuster aus körpersprachlichen Entwicklungsfolgen: körpersprachliche Integration als Subjekt-Objekt-Wahrnehmung (erweitert nach Kestenberg & Kestenberg-Amighi 1993; Hackney 2003; s. auch Abb. 6-8, S. 195)

Körperkoordination in der motorischen und in der Reflexentwicklung: Körper-Systeme	Erleben von Körperteilen und -bereichen in der Bewegungsentwicklung/ 1. Lj.: Differenzierung und Integration des frühen Körperbildes	Körpersprachliche Selbst- und Fremdwahrnehmungen: »Ich und die Anderen«
Atemrhythmus-Muster	alles in einem	globale Wahrnehmung: »Ich bin mit allem verbunden.«
Zentrum-Distal-Muster	von der Mitte zur Peripherie	sich selbst als Zentrum wahrnehmen: »Ich bin der Mittelpunkt.«
Spinal-Muster	Integration vom Kopf zum Steiß	erste Erkundung der Welt: »Ich exploriere das außer mir Liegende.«
Homologes Muster	Oberkörper-Unterkörper-Integration	erste Erkundung der eigenen Kraft: »Ich bin stark.«
Homolaterales Muster	Unterscheidung der Körperhälften	erste Erkundung verschiedener Möglichkeiten: »Ich unterscheide.«
Kontralaterales Muster	Integration der Körperdiagonalen	erstes Erfassen von Komplexität: »Ich bin in einer komplexen Welt.«

5.1.2 Der spezielle Aufbau des Kleinhirns

Interessant ist für unser Thema besonders die Entwicklung des Cerebellums im Verhältnis zum Kortex. Es macht 11 % des Hirngewichts aus und entwickelt sich von der Geburt bis zum vierten Lebensjahr in einem schnelleren Tempo als der Kortex. Es hat bereits 80 % seiner endgültigen Größe erreicht, wenn das Kind erst zwei Jahre alt ist. Mit vier Jahren ist das Cerebellum größtenteils myelinisiert. Dann entwickelt es sich in einem langsameren Tempo bis zum 15. Lebensjahr, aber auch noch darüber hinaus.

Das Cerebellum überwacht die aus den Nervenenden der Muskeln, etwa der Augen und Gelenke, sowie vom vestibulären System kommenden Impulse und damit alle Bewegungen. Die Anzahl der empfangenen Impulse ist im Verhältnis 3 : 1 höher als die Anzahl der abgeleiteten Impulse. Es ist auch für die Regulierung der Halte- und Stellreflexe und des Muskeltonus zuständig, insofern für die Aufrechterhaltung des Körpergleichgewichtes. Das Cerebellum z. B. ist bei manchen autistischen Kindern kleiner als normal. Dies könnte die Tendenz autistischer Kinder erklären, auf bestimmte stereotype Aktivitäten fixiert zu bleiben und nicht in der Lage zu sein, die Aufmerksamkeit auf äußere Stimuli zu verlagern. PET-Untersuchungen haben ergeben, dass das Cerebellum auch für das visomotorische Lernen, bei der Planung, dem strategischen Denken und der zeitlichen Verarbeitung sowie beim assoziativen Lernen

(Posner & Raichle 1996) mitverantwortlich ist.

Von der Geburt bis zum vierten Lebensjahr wächst das Cerebellum in einem schnelleren Tempo als der Kortex (Tab. 5-2).

Das Kleinhirn wird in folgende drei Bereiche unterteilt:

- **Archicerebellum.** Es entwickelt sich bereits in der fetalen Phase. Evolutionsgeschichtlich handelt es sich um einen Auswuchs des Vestibularapparates. Die Mehrzahl seiner Nervenfasern verlaufen zum Hirnstamm.
- **Paleocerebellum.** Es erhält Impulse aus der Haut, den Gelenken und den Muskelspindeln, reagiert also auf propriozeptive und taktile Reize.
- **Neocerebellum.** Es hat sich bei den Säugetieren gemeinsam mit der Großhirnrinde entwickelt und ist bei den Primaten am größten. Ein kleiner Teil, der evolutionsgeschichtlich als jüngster einzuordnen ist, das sogenannte Neodentatum des Nucleus dentatus, ist nur beim Menschen vorhanden. Es ist entscheidend an der Kontrolle von Hand- und Mundbewegungen sowie an der Feinmotorik und an der Sprachartikulation beteiligt.

Das schnellste Wachstum des Cerebellums fällt mit dem Erlernen und Einüben der frühesten Bewegungsmuster zusammen. Diese Bewegungsmuster werden in den Basalganglien und dem Kleinhirn abgespeichert, und das Kind kann jederzeit darauf zurückgreifen, denn das Kleinhirn nimmt alle Bewegungsaktionen auf, aus denen komplexe und bereits automatisiert durchführbare Bewe-

Tab. 5-2 Organisation und Hauptnervenverbindungen im Cerebellum (nach Goddard 2003, S. 84; Ergebnisse von PET-Aufnahmen, Leiner et al. 1993)

Phylogenese	Hauptverbindungen	Funktion
Archicerebellum	vestibulär	Haltung (unbewusst)
Paleocerebellum	Rückenmark sensorisch	Fortbewegung (z. B. gehen, laufen)
Neocerebellum	Kortex über Pons	feinmotorische Koordination (besonders der Hände und des Mundes)
Nucleus dentatus	Assoziationsareale im Kortex	Wortassoziationen
		mentale Vorstellung von Bewegungsabfolgen
		übungsbezogenes Lernen
		Erkennen von Fehlern
		Beurteilung von Zeitintervallen und Geschwindigkeit sich bewegender Stimuli
		schneller Aufmerksamkeitswechsel zwischen sensorischen Modalitäten
		kognitive Operationen im dreidimensionalen Raum

gungen bestehen. Es stellt dann je nach äußerer Anforderung Bewegungsabfolgen zur Verfügung, wobei es Teile solcher Bewegungsabfolgen je nach Absicht und Vorstellung des Individuums modifizieren kann. Gehen Kinder körperlich und affektiv mit dem Lernstoff um, lernen sie besser.

Die Entwicklung des Bewegungsrepertoires ist auf der motorischen Ebene als ein Äquivalent zur Entwicklung des Sprachrepertoires auf der kognitiven Ebene zu sehen: Wie sich auf der sprachlichen Ebene nach und nach der Wortschatz aufbaut, so baut sich vorab ein Bewegungsvokabular auf. Besonders aktiv ist das Cerebellum, wenn Fähigkeiten auf der motorischen Ebene neu erlernt werden. Je sicherer eine Fähigkeit erlernt wird, umso weniger Kleinhirnaktivität ist erforderlich. Die bekannte Redensart »Übung macht den Meister« ist auf das Cerebellum anzuwenden. Durch das ständig wiederholte Feuern synaptischer Verbindungen in den betroffenen Neuronennetzwerken verbessern und verfeinern sich ihre Funktionen immer weiter.

Merke
Durch Bewegung wird das Gehirn mit Informationen versorgt. Bewegung unterstützt die innere Körperlandschaft, die Entwicklung von Raumwahrnehmung, Körperschema[6] und Körperbild. Es ist unbestritten, dass Reifungsprozesse und eine fördernde Umwelt hierbei zusammenwirken und eine optimale Entwicklung entstehen lassen.

Während das gesamte zentrale Nervensystem mit dem motorischen und sensorischen Teil für das reibungslose Funktionieren des Bewegungssystems verantwortlich ist, nutzt das Cerebellum alle Informationen, um weitere Bewegungsaktivitäten zu modifizieren oder zu verfeinern. Willkürliche und bedingt willkürliche Bewegungen entwickeln sich durch Übung, sind aber ohne vorher angelegte Haltungsmuster, die durch das basalretikuläre System bereits vorgegeben sind, nicht möglich.

Im Zuge der körperlichen Reifung entwickelt sich allmählich eine Befehlshierarchie von oben nach unten, wobei der zerebrale Kortex die Funktionen der Basalganglien beeinflusst und modifiziert. Dadurch werden wiederum verschiedene Zentren im Hirnstamm modifiziert, was dann wiederum die frühen Bewegungsreflexe beeinflusst.

Auf jeder dieser Ebenen gibt es Feedbackschleifen und Informationen an die Zentren und an das Kleinhirn, das als entscheidende Kontrollinstanz dieses Informationsnetzwerkes fungiert (Abb. 5-6). Gibt es Fehlfunktionen auf einer der Ebenen, so werden tiefer liegende Zentren von den Funktionen der darüber liegenden Zentren abgetrennt. Demzufolge sind höher gelegene Zentren auch nicht in der Lage, ihre Kontrollfunktion aufrecht zu erhalten, wenn die Hemmung in tiefer gelegenen Zentren fehlschlägt.

Bekanntlich führen Schädigungen des Kleinhirns zu Lähmungen der betroffenen Körperregionen, andere zerebrale Fehlfunktionen können zu Ungeschicklichkeit oder zu einem weniger erfolgreichen Zusammenspiel visueller und motorischer Fertigkeiten führen. Restak (1991) bezeichnet daher das Kleinhirn auch als »Schutzheiligen der Tollpatsche«.

Besonders für die Entwicklung der Halte- und Stellreflexe, das Kurzzeitgedächtnis oder das Lernen von Zahl- und Wortfolgen ist das Kleinhirn wichtig.

---

6 *Körperschema* wird als Orientierung am eigenen Körper (Pick 1908) bzw. Raumbild vom eigenen Körper verstanden. Schilder (1929) erweiterte den Körperschema-Begriff um die psychologische Dimension (s. Röhricht 2009, S. 26 ff., dort auch aktuelle Übersicht).

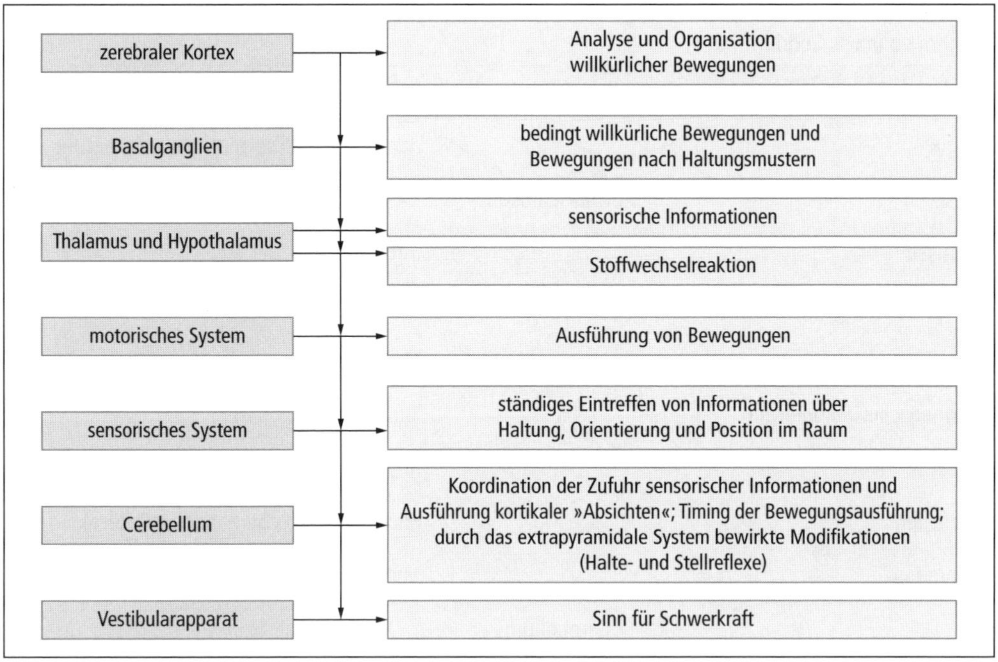

Abb. 5-6 Informationsfeedbackschleifen im Gehirn (nach Goddard 2016, S. 90).

5.1.3 Die beiden Seiten des Kortex

Sobald der Mensch lernt, aufrecht zu gehen, übernimmt der Kortex (Großhirnrinde), das »Menschengehirn«, die Steuerung der zentralen, ausschließlich den Menschen vorbehaltenen Funktionen wie Denken, Planen, Organisieren, Sprechen usw. Der Kortex ist für die Bewusstmachung aller Informationen aus den anderen Gehirnzentren zuständig. Auf der Basis der Kortexanalyse stehen Entscheidungen über Handlungen. Hier *sitzt der Intellekt*, wenn man so will, aber auch die Kontrolle über Bewegung und Verhalten.

Die Spitze der Gehirnpyramide besteht aus zwei Hälften, die in den ersten Lebensmonaten schnell heranreifen. Bis etwa zum siebten Jahr ist die rechte Hemisphäre der linken in ihrer Entwicklung leicht voraus. Diese Entwicklungsphase, bei der die rechte Hemisphäre besonders lernbereit bei körperlich-rhythmischen Stimulationen ist, fällt mit der Vorschulzeit zusammen (s. Schore 1999). Das Kleinkind lernt am besten über den Körper in Verbindung mit Rhythmus, Bewegung und Musik (z. B. das Einmaleins mithilfe von Jazzrhythmen) (Tab. 5-3).

Beide Gehirnhälften (Abb. 5-7) arbeiten generell zusammen, bewältigen jedoch unterschiedliche Aufgaben. Ihre Verbindung, das Corpus callosum (Balken), enthält viele Millionen Nervenfasern, die die Kommunikation und das Feedback zwischen den Gehirnhälften sicherstellen. Interessanterweise wird das Corpus callosum bei Frauen bis zu 40 % größer als bei Männern, was möglicherweise erklärt, warum Frauen eine große Anzahl von Faktoren gleichzeitig abwägen können.

Der Kortex arbeitet jedoch nur dann effektiv, wenn die Reflextätigkeit der unteren Zentren zur richtigen Zeit und in der richtigen Reihenfolge integriert wurde. Wenn der In-

Tab. 5-3 Stadien der frühen motosensorischen Entwicklung der Körpersprache und der übergeordneten Funktionen (nach Goddard 2016)

Linker präfrontaler Lappen		Rechter präfrontaler Lappen
Logik		ganzheitliche Informationsverarbeitung
	Corpus callosum	
Analyse		Intuition
Rechnerische Fähigkeiten		räumliche Orientierung
Schreiben		Malen
Phonetische Dekodierung		Sprache (emotional)
Sprache		Rhythmus
Sprechen		Bild (Erkennen von ganzen Wörtern)
Timing		Musik, Erkennen von Melodien (ungeübt)
	Cerebellum (Haltungsreflexe)	
	Entwicklung und Integration der sensorischen Systeme	
	Sehen Hören Fühlen Gleichgewicht primitive Reflexe Geburt Vestibularapparat Ernährung pränatale Umwelt Vererbung	

formationsaustausch zwischen den Gehirnhälften nicht gut funktioniert, ist es beispielsweise schwer, erlernte Fakten auf andere Situationen zu übertragen oder Probleme zu lösen. Dies ist häufig das Problem von Kindern mit ADHS. Bei 446 Kindern und Jugendlichen stellten Shaw et al. (Spiegel Wissenschaft 2007) mithilfe von MRT-Messungen fest, dass die Hirnentwicklung nicht beeinträchtigt, aber zeitlich verzögert ist. Die Regionen, die für die Steuerung von Bewegungen und die Bewertung von Sinneseindrücken zuständig sind, waren bis zu drei Jahre *jünger* als bei gesunden Kindern. Eine Ausnahme bildete das motorische Zentrum, es war als einzige Hirnregion früher gereift. Besonders ausgeprägt war die Verzögerung in den vorderen Arealen des Gehirns, in denen abstraktes Denken und die Fähigkeit angesiedelt ist, unpassende Reaktionen zu unterdrücken oder

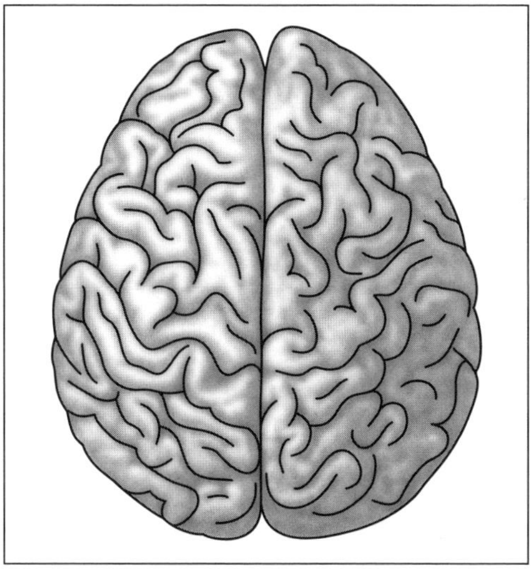

Abb. 5-7 Hemisphären.

die Aufmerksamkeit zu kontrollieren. Es stellt sich die Frage, inwiefern zu wenig Struktur und Halt bietende Umwelteinflüsse, die auch auf gesellschaftliche Veränderungen in den Industrienationen zurückzuführen sind, hieran ursächlich mitbeteiligt sind.

Merke
Die rechte Hälfte des Gehirns spielt eine entscheidende Rolle beim Erlernen neuer Aufgaben. Hier wird die ganze Gestalt eines Wortes aufgenommen und es erfolgt eine Zuordnung der Bedeutung, die dann in der linken Hälfte des Gehirns gegliedert, z. B. nach einzelnen Buchstaben analysiert und logisch verarbeitet wird. Erst nach einer bestimmten Zeit kann eine Gehirnhälfte sich auf ganz bestimmte Aspekte spezialisieren.

Im Alter von sechs bis sieben Jahren kippt die Balance im Gehirn von rechts nach links, beispielsweise wird beim Lesenlernen mehr die linke, analysierende Gehirnhälfte involviert. Zu dieser Zeit ist die Myelinisierung im Gehirn besonders weit fortgeschritten. Ebenso ist die Verbindung zwischen dem Gleichgewichtsapparat, dem Corpus callosum und dem Kleinhirn ausgereift. Hier findet sozusagen ein Quantensprung in der Entwicklung statt, was in den allermeisten Gesellschaften zur Einschulung der Kinder mit ca. sechs Jahren führt. Hervorzuheben ist, dass das Entwicklungsalter durchaus nicht dem biologischen Alter entsprechen muss, vielmehr müssen das visuell räumliche und ganzheitliches Erleben, Denken und Fühlen ausgebildet sein. Es ist anzunehmen, dass eine gesellschaftliche Missachtung dieser Entwicklungsstadien und eine verfrühte Einschulung vermehrt zu sozialen Auffälligkeiten führen werden.

Merke
Die Aktivierung der linken Gehirnhälfte ermöglicht das Dekodieren einzelner Symbole, einzelner Buchstaben und phonetischer Fertigkeiten. Nach Unfällen, die die linke Gehirnhälfte beeinträchtigt haben, ist z. B. die Kopplung von Gefühlen an klare Benennungen erschwert.

Galaburda et al. (1978) haben bei Untersuchungen der Gehirne von Legasthenikern herausgefunden, dass deren linke Gehirnhälfte im Verhältnis zu normal sprachlich begabten Kindern klein ist. Dies mag ein Hinweis auf die mangelnde Entwicklung der linken Gehirnhälfte sein oder aber der Hinweis darauf, dass durch mangelnde Beanspruchung eine Unterentwicklung der linken Gehirnhälfte vorliegt. Möglicherweise bevorzugen Legastheniker Lernmethoden der rechten Hirnhälfte, was beim Lesen, Schreiben und Rechtschreiben schwierig ist, denn hier werden die linken Hirnfunktionen gebraucht.

Die Folge des lange aktivierten ATNR ist, wie beschrieben, das Weiterbestehen homolateraler Bewegungsmuster, d. h. die Mittellinie des Körpers bildet eine Art Schranke. Kreuzmusterbewegungen des Körpers sind in solchen Fällen oft unmöglich. Die Unterscheidung der beiden Körperhälften gelingt zunächst nicht. In der Tanztherapie wird in solchen Fällen von einer vertikalen Körperspaltung gesprochen, wenn sich die linke Körperhälfte ständig asynchron zur rechten bewegt. Homolateralität, d.h. die gleichzeitige Bewegung der Glieder einer Körperseite zeigt sich häufig bei Patienten, die plötzlich im Passgang gehen, wenn sie eigentlich ökonomisch und zügig vorankommen wollen. In der Tat wird die Geschwindigkeit der Informationsvermittlung im Gehirn bei homolateralen Bewegungen bedeutend verlangsamt. Bei Erwachsenen ergibt sich beim Vorherrschen dieses Musters z.B. die Schwierigkeit, im Gleichschritt zu marschieren, aber auch bestimmte komplexe Zusammenhänge flexibel und schnell aufzufassen. Homolateralität kann auch der Grund sein, wenn sich Tanzpartner ständig gegenseitig blockieren und auf die Füße treten. Eine mangelhafte Kontrolle der Feinmotorik von Händen und Füßen kann die Folge einer Dysdiadochokinese sein, bei der schnell wechselnde Bewegungskoordinationen nicht ausgeführt werden können. Auch Sprechstörungen werden hiermit in Verbindung gebracht (s. Fallbeispiel Manuela, S. 88).

Durchaus normal sind Zahlen- und Wortverdrehungen bis zum Alter von sieben bis acht Jahren, wenn der Entwicklungsprozess des Kleinhirns (s. Abschn. 5.1.2, S. 104ff.) im Wesentlichen abgeschlossen und die Verbindung zwischen Corpus callosum, Kleinhirn und Gleichgewichtsapparat voll ausgebildet ist. Erst danach wird eine geringere Koordinationsfähigkeit auffällig bzw. besteht der Verdacht auf eine Legasthenie. Es könnten unreife Zustände des Gleichgewichtssystems und des Kleinhirns gegeben sein, was dann viele weitere Funktionsbereiche in Mitleidenschaft zieht. Sollten Halte- und Stellreflexe in diesem Alter fehlen, ist von einer mangelnden Reifung in den frühen Entwicklungsphasen, also im ersten Lebensjahr, auszugehen.

Merke
Die frühe Hirnentwicklung zeigt nur eine Seite der Medaille. Reifung, Entwicklung und fördernde Umwelt gehören auch nach der Geburt zusammen. Findet in den ersten 15 Monaten keine ausreichende Anregung des frühen Bewegungsrepertoires statt, so kann sich die Entwicklung der Reflextätigkeit bzw. später die Hemmung der Reflexe durchaus verzögern.

Wir werden weiter unten zeigen, wie wichtig in diesem Zusammenhang die intuitive Abstimmung und Spiegelung von frühen Bewegungsmustern bzw. die Förderung der nächsthöheren Integrationsstufe durch die Bezugspersonen ist. Ein lediglich *biologisch orientierter Blick* auf die Körpersprache ist unzureichend. Das ausgebildete Bewegungsrepertoire entsteht in frühen, vor allem körpersprachlich kodierten Interaktionen und durch aktive Förderung durch die Pflege- und Betreuungspersonen.

5.1.4 Die Rolle der Spiegelneuronen

Empathie und Resonanz

Resonanz bedeutet ursprünglich: etwas zum Schwingen oder Erklingen bringen. Gemeint ist in Beziehungszusammenhängen einstimmendes Antwortverhalten bzw. die Fähigkeit einer Bezugsperson, die leiblich vermittelten Bedürfnisse des Säuglings und Kleinkindes wahrzunehmen und einfühlsam zu beantworten. Resonanz vollzieht sich durch Passung und Synchronisierung, beide sind Fähigkeiten, die mit einer grundlegenden Fähigkeit und Bereitschaft zur emotionalen Abstimmung auf ein Gegenüber zu tun haben. Für eine gesunde Entwicklung ist zunächst die bedingungslose Resonanz der Bezugsorganisation auf die reflexhaften Suchbewegungen des Neugeborenen notwendig.

Die Fähigkeit des Menschen, emotionales

Verständnis und Einfühlungsvermögen aufzubringen, beruht darauf, dass sozial verbindende Vorstellungen nicht nur untereinander ausgetauscht werden, sondern im Gehirn des jeweiligen Empfängers aktiviert und dort sogar gespürt werden können.

Das um die Jahrtausendwende entdeckte System der Spiegelneurone (*mirror neurons*; Gallese et al. 2004; Rizzolatti et al. 1996, 2001) ist eine neurobiologische Formatvorlage, die einen gemeinsamen Bedeutungsraum zwischen Individuen erzeugt und damit einen grundsätzlichen Austausch sowie Resonanzvorgänge zwischen Menschen überhaupt erst ermöglicht. Sie erklärt, wie körpersprachliches Verstehen funktioniert und warum gegenseitiges Verstehen bzw. Empathie zu mehr als 90 % vom nonverbalen Austausch und nicht von den Inhalten der verbalen Kommunikation abhängt (Bauer 2004, 2005).

Übertragung und Gegenübertragung

Überall dort, wo Lebewesen aufeinandertreffen, stimmen sie sich gegenseitig aufeinander ein. Dies wird durch körpersprachliche Reaktionen schnell sichtbar: Kinder weinen mit anderen Kindern mit, auch wenn sie selbst nicht traurig sind, und ahmen hinweisende Gesten nach. Aber auch Erwachsene übernehmen die Haltungen eines Gesprächspartners, besonders um Einvernehmlichkeit herzustellen. Diese automatisch ablaufenden Spiegelungsvorgänge in der Körpersprache werden als emotionale Ansteckung oder *emotional contagion* bezeichnet. Auch das Phänomen der *joint attention*, der gleichgerichteten Aufmerksamkeit, etwa, wenn man dem Blick eines anderen Menschen folgt, ist eine Art automatisierter körpersprachlicher Korrespondenz. Weitere Beispiele für unbewusste Imitationsreaktionen sind, wenn man mit einer anderen Person mitgähnen muss oder beim Füttern eines Kleinkindes automatisch den eigenen Mund öffnet (in der intuitiv richtigen Annahme, dadurch das Kind zu motivieren, ebenfalls den Mund zu öffnen).

Das Netz von Spiegelneuronen ermöglicht ein automatisches Schnell-Scanning zur Einschätzung und Koordination von Bewegungen, z. B. auf einer vollen Skipiste oder in einer überfüllten Geschäftsstraße. Handlungsneurone in der prämotorischen Hirnrinde können zielgerichtete Aktionen initiieren, sie kontrollieren den Ablauf und antizipieren den angestrebten Endzustand. Diese gesamte zeitliche Kontur ist in ihnen gespeichert. Handlungssteuernde Neurone können ohne Ausführung von Bewegungen aktiv sein (z. B. bei der reinen Vorstellung von Bewegungsabläufen oder beim Nachdenken über eine Handlung). Dadurch wird ein Perspektivenwechsel nicht nur durch rationale Prozesse ermöglicht, sondern durch eine implizite neuronale Verbundenheit entstehen »Übertragungen« und »Gegenübertragungen«: Diese psychoanalytischen Konzepte erhalten durch die Entdeckung der Spiegelneurone eine neurobiologische Grundlage.

Die Sportwissenschaft nutzt seit Jahrzehnten das sogenannte *mentale Training*, um dadurch gezielt zur Bewegungsoptimierung beizutragen: Sportliche Abläufe werden heute durch Videoanalysen visuell aufbereitet und dann dem Sportler vorgeführt mit der Anleitung, sich auch gedanklich mit den Bewegungsabläufen vertraut zu machen und dieses innere Wissen um eine korrekte Ausführung von Bewegungsabläufen dann in die Praxis des Wettkampfes zu übertragen (Loosch 2002).

Merke
Bewusste und unbewusste Körpersprache erklärt sich *auch* aus der Fähigkeit des Menschen zu neurobiologischer Resonanz.

Flashback

Spiegelneurone lösen nicht nur im eigenen Körper ein bestimmtes Handlungsprogramm aus, sondern werden auch dann aktiv, wenn man beobachtet, wie ein anderer Mensch dieses Programm ausführt.

Sogar beim Hören von mit bestimmten Handlungen assoziierten Geräuschen werden Spiegelneurone aktiv. Das Rascheln beim Öffnen einer für den Affen nicht mehr sichtbaren Tüte mit Erdnüssen reichte aus, um seine Handlungsneurone zu aktivieren, also nach der Erdnuss, die er zuvor gesehen hatte, zu greifen (Rizzolatti et al. 1996).

Auch beim Menschen reicht es aus, von einer ihm bekannten Handlung zu sprechen, um die entsprechenden Handlungsneurone zum Feuern anzuregen. Dadurch ist auch das Phänomen von Flashbacks zu erklären: Für Fremde nicht nachvollziehbare sogenannte Trigger, also bestimmte Geräusche oder Gerüche oder visuell Vermitteltes, können ganze Handlungsserien z.B. von erlittener Misshandlung auslösen. Das damit neuronal verknüpfte Handlungsmuster wird in körpersprachlichen Aktionen (Erstarren, Rückzug, Schwitzen, Keuchen u.a.) sofort sichtbar und löst wiederum im Gegenüber spiegelneuronal die mit diesen Handlungen ursprünglichen oder *natürlichen* Basisemotionen aus. Diese Phänomene werden bei der tanztherapeutischen Arbeit berücksichtigt (s. Trautmann-Voigt & Voigt 2007a; s. auch Kap. 7.2, S. 246ff.).

Gestaltprinzip

Interessant sind auch die Experimente, die als *hidden condition* bezeichnet werden: Ein Affe beobachtete den Griff nach einer Erdnuss durch einen anderen Affen. Dann ließ man den zuschauenden Affen kurz allein auf eine Nuss schauen und schob anschließend eine Trennwand vor seine Augen, sodass die Nuss nicht mehr sichtbar war. Kam nun eine Person von der Seite und griff nach der (verdeckten) Nuss, konnte der Affe nur sehen, wie ein Arm dieser Person auftauchte und dann hinter der Trennwand verschwand. Doch die Handlungsneurone des Affen konnten aus der Anfangssequenz (= zuvor gesehene Erdnuss) und der Armbewegung der Versuchsperson die gesamte Handlungsfolge erschließen: Seine gesamte Neuronenbatterie feuerte so, als ob er selbst nach der Haselnuss greifen würde.

Durch die Existenz von Spiegelneuronen im Gehirn ist das Gestaltprinzip neurobiologisch erklärt: Eine Momentaufnahme eines Handlungsprozesses genügt, um einen Gesamtablauf rekonstruieren zu können. Dies ist für Abläufe des Sehens, Empfindens, Fühlens und Handelns gleich. Spiegelzellen im Gehirn lassen automatisch und ohne wissentliches Zutun Gesamtabläufe von Handlungen aufscheinen.

Intuition

Die Programme, die die Handlungsneurone gespeichert haben, basieren auf einer Gesamtheit typischer erlebter Handlungen. Es handelt sich dabei um die neuronal repräsentierten Interaktionserfahrungen: Da diese Erfahrungen in den meisten Fällen den Erfahrungen einer sozialen Gemeinschaft entsprechen, bilden die Handlungsneurone einen gemeinsamen und intersubjektiven Bedeutungsraum. So könnten Sprache, Körpersprache, Bedeutung und Bezeichnung also zusammenhängen (s. Abschn. 5.4.3, S. 138ff.). Folglich sind Wahrnehmungen von Gestik, Mimik, oder anderen Einzelsignalen der Körpersprache winzige Bedeutungseinheiten, die spiegelneuronal sofort ganze Handlungsketten aktivieren. Man spricht dann gern von der *Intuition*, die einen sicheren Anhaltspunkt dafür gibt, ob man Gutes oder Schlechtes von einem Mitmenschen zu erwarten hat.

Intuition ist dann aber nichts anderes als die neuronale Verknüpfung erlebter körpersprachlicher Sequenzen mit der Zusammensetzung von ganzen oder Teilen ähnlicher Handlungsmuster in der Gegenwart, also im körpersprachlichen Handeln von und mit anderen Menschen. Solchermaßen körpersprachlich verankerte Intuition ist auch besonders wichtig bei Mannschaftsspielern wie Fußballern oder Handballern: Bei der Ballabgabe wird über die Handlungsplanung der Ball so vorgelegt und der Laufweg des Mitspielers so berechnet, dass dieser den Ball als gute Vorlage erhält. Ohne ein *intuitives Verständnis* für die Bewegungsplanung und die Bewegungsmöglichkeiten des Mitspielers gibt es keine erfolgreiche Abstimmung und damit auch kein gutes Ballspiel!

Merke
Intuitives Verstehen ist das spiegelneuronale Zusammensetzen von Bruchstücken körpersprachlicher Handlungen, die real wahrgenommen und von Moment zu Moment ausgewertet werden. Intuition und Rationalität können sich dabei sinnvoll ergänzen (s. Abschn. 5.4.2, S. 137 f.).

Stress

Bei Stress und Angst werden die Aktivitäten der Spiegelneurone gehemmt. Deren Signalrate reduziert sich unter Stress massiv. Damit sinkt das Einfühlungsvermögen und verschlechtert sich die (intuitive) Fähigkeit, Feinheiten z. B. von Bewegungsfolgen wahrzunehmen (Henningsen et al. 2006). So erklärt sich, dass ein Stresszustand dazu führt, dass weder Informationen von außen aufgenommen noch Informationen, die in den eigenen Handlungsneuronen gespeichert sind, abgerufen und genutzt werden können. In schwierigen zwischenmenschlichen Situationen sinkt damit die Fähigkeit zu einfühlsamer Kommunikation bzw. zum Lernen. Auch manches körpersprachlich auffällige und unpassende Verhalten wie plötzliches Weglaufen oder Zurückzucken erklärt sich aus dieser reduzierten Aktivität der Spiegelneurone.

Merke
Unter Stress feuern Handlungsneurone so, wie ursprünglich eine Aktion körpersprachlich erlebt und im Körpergedächtnis abgespeichert wurde, was zur aktuellen Situation nicht passen muss.

Handlung

Beim Kleinkind haben die Spiegelneurone die starke Tendenz, Gesehenes sofort in Handlung umzusetzen, vermutlich mit dem Ziel, das neurobiologische System aufzufüllen und *Handlungsreserven* für späteres Handeln anzulegen. Handlungssequenzen müssen erlebt worden sein, damit sie später auch für andere Operationen (Vorstellen, Antizipieren, Bewerten) zur Verfügung stehen. Durch Imitationshandlungen werden die Netzwerke der prämotorischen Spiegelneurone in entscheidender Weise gebahnt und eine spezifische Handlungsbereitschaft erzeugt. Das allerdings weist auf die weitreichenden Konsequenzen der Körpersprache bei der Entstehung eigener Handlungsschemata hin, die durch Beobachtung und Imitation lange vor der Entwicklung der Sprachfähigkeit gebahnt werden. Hieraus ergibt sich auch die Wirkung von Bewegungsimitationen, z. B. in der Tanztherapie.

Handlungsneurone aus der prämotorischen Hirnrinde kodieren Programme für das *operative Vorgehen* und für die Handlungsziele. Die Nervenzellen für die Vorstellung von Empfindungen ergänzen dies durch Informationen darüber, wie sich eine geplante Handlung rein körperlich anfühlen würde.

Die Kooperation zwischen handelnden und empfindenden Systemen ergeben erst die neuronale Basis für Planung, Ausführung und Emotionen bezüglich einer Aktion!

Ganzheit

Durch moderne bildgebende Verfahren wie z. B. funktionelle Kernspintomografie (fMRT) oder Positronenemissionstomografie (PET) ist der Nachweis gelungen, dass Gedanken, Handlungen und Gefühle immer *gemeinsam* vorhanden sind, und jede geplante Handlung bzw. jeder avisierte Gedanke nicht nur bewegungssteuernde Netzwerke aktiviert, sondern auch simultan die sensiblen Netzwerke, die das eigene Körperempfinden registrieren, mit aktiviert werden. Beide, die Nervenzellen für die Aktivierung von Vorstellungen und diejenigen für die Bewegungsplanung gehören zum impliziten Gedächtnissystem, das automatisch funktioniert, spontan reagiert und keine bewussten Überlegungen erforderlich macht. Motorische Handlungsplanung, intuitives Körperwissen und propriozeptive Einschätzungen spielen sinnvollerweise mit (analytischen) Entscheidungen zusammen (Gündel et al. 2006, S. 8 ff.).

Jede Wahrnehmung eines Vorgangs, der bei anderen abläuft, kann im Gehirn dazu führen, dass bestimmte Spiegelneuronverbände zu feuern beginnen. Diese Vorgänge sind immer auf unterschiedlichen Ebenen vernetzt und beziehen den Körper, die Gefühle und mentale Vorgänge ein. Spiegelungsvorgänge laufen simultan, unwillkürlich und ohne bewusste Denkvorgänge ab. Von wahrgenommenen Handlungen werden sozusagen intern neuronale Kopien gescannt, als ob visuell wahrgenommene Bewegungen selbst vollzogen würden. Die in Resonanz versetzten Spiegelneurone versetzen die so gespeicherten Handlungsprogramme in eine Vorform einer inneren Vorstellung.

Hier-und-Jetzt-Beziehung

In der *Theory of Mind* (Fonagy et al. 2011) wird auf der Basis der Theorie der Spiegelneurone beschrieben, wie es zu einem intuitiven zwischenmenschlichen Kontakt überhaupt kommen kann: Das System der Spiegelneurone stellt, so sind sich Forscher aus unterschiedlichen Disziplinen heute überwiegend einig, die neurobiologische Basis für gegenseitiges emotionales Verstehen zur Verfügung (Rüegg 2007). Durch das körperliche Miterleben der Gefühle eines anderen Menschen werden in uns selbst die Nervenzellen in Schwingung versetzt, die die Gefühle des anderen in unserem eigenen seelischen Erleben aufscheinen lassen. Spontan und unwillkürlich können wir das, was wir mit den Sinnen, also körpersprachlich, wahrnehmen, erfassen und dekodieren. Dazu verfügen wir über ein optisches Aufbereitungs- und Bearbeitungssystem, das auf einer Zusammenarbeit zwischen Sehrinde, Empfindungszellen und Handlungsneuronen beruht. Dieses System schaltet sich aber nur ein, wenn Bilder von lebendigen Menschen bzw. anderen Lebewesen gesehen werden. Was es auswertet, sind *tatsächlich erlebte Körperbewegungen, Gesichtsausdrücke, Mundbewegungen und Blicke.* Auf reine Sprachzeichen reagiert es nicht! Daher scheint es aus unserer Sicht wenig zweckmäßig zu sein, ernsthaft darüber nachzusinnen, ob es sinnvoll sei, über rein elektronische Kommunikation Therapie zu betreiben. Aus neurobiologischer Sicht muss dieses Anliegen als von vornherein sinnlos, da *sinnenlos*, erscheinen: E-Mails führen wohl nicht zum Feuern von Spiegelneuronen.

Die Beschaffenheit der Spiegelneurone legt die Vermutung nahe, dass die Natur den Menschen in einer Weise ausgestattet hat, die die lebendige und handelnde Anwesenheit eines anderen erforderlich macht, um überleben zu können. Denn das optische Aufbereitungs-

und Interpretationssystem organisiert auch die sogenannte *joint attention*, das spontane Einschwenken auf einen gemeinsamen Aufmerksamkeitsfokus, was bekanntermaßen eine der wichtigsten Voraussetzungen für den Aufbau einer guten emotionalen Bindung im Säuglingsalter und für die sogenannte Passungsfähigkeit darstellt.

Tabelle 5-4 zeigt eine Übersicht mit Bezug auf die Ergebnisse von Markowitsch & Welzer (2005), die zunehmend komplexer werdende Hirnleistung sowie die emotional-kognitive Entwicklung, die auf motorischen Entwicklungsmustern beruht und die Leistungen der sozialen Umwelt mit einschließt.

Tab. 5-4 Gedächtnisentwicklung: Phasen der Hirnreifung und ganzheitliche Entwicklung von Motorik, Kognition und Emotion in der sozialen Umwelt (s. Markowitsch & Welzer 2005)

Alter	Hirnreifung	Motorische, kognitive und emotionale Entwicklung	Soziale Umwelt
Pränatale Gedächtnisentwicklung			
18.–24. Tag	Neuralplatte entsteht		Uterus
24.–40. Tag	Neuralrohr bildet sich aus	Sensorik und frühe Reflexentwicklung	Uterus
5. Monat	axionale Verzweigung beginnt	Sensorik und frühe Reflexentwicklung	Uterus
8. Monat	Hirnstamm, Kleinhirn	Habituation und assoziative Reizverknüpfung	Uterus
Postnatale Entwicklung bis zum Alter von 8 Monaten			
1. Monat	Amygdala Colliculus superior (Hirnstamm)	perzeptuelles Priming Kind erkennt Stimme der Mutter Interesse an sozialen Objekten Imitationsverhalten	Aufmerksamkeit Hautkontakt Blicken, Sprechen Stillen, Säubern usw.
2. Monat	Kleinhirn Basalganglien	Lernen an Erfolg und Misserfolg (operantes Konditionieren) Soziales Lächeln Protokonversationen, Gurren	Aufmerksamkeit Hautkontakt Blicken, Sprechen Stillen, Säubern usw.
5. Monat	Hippocampus Sehrinde	perzeptuelles Gedächtnis Ausdruck von Freude	Aufmerksamkeit Hautkontakt Blicken, Sprechen Stillen, Säubern usw.
8. Monat	dorsolateraler präfontaler Kortex	Arbeitsgedächtnis Objektpermanenz Impulshemmung Fremdeln	gemeinsame Aufmerksamkeit

Tab. 5-4 *Fortsetzung*

Alter	Hirnreifung	Motorische, kognitive und emotionale Entwicklung	Soziale Umwelt
Die 9-Monats-Revolution			
	orbitofrontaler Kortex	Hinweisen geteilte Aufmerksamkeit	Intersubjektivität
	präfrontaler Kortex	echtes Bindungsverhalten zeigen empfundene Gefühle	Affektverstärkung
Das 2. Lebensjahr			
15. Monat	medialer präfrontaler Kortex	Intentionen des Gegenübers werden erkannt	Scaffolding: Aufmerksamkeit auf Routinen im sozialen Kontext
18.–24. Monat	Wernicke-Areal Broca-Areal orbitofrontaler Kortex ausgereift	Vokabelspurt selbstbezogene Emotionen (Verlegenheit, Neid) Verwendung von Personalpronomen Selbsterkennen im Spiegel	Memory Talk: Äußerungen werden wiederholt und häufig von den Eltern kommentiert
Das 3. Lebensjahr			
24. Monat bis 3 Jahre	hohe Synapsendichte im medialen Stirnlappen rechte Gehirnhälfte verliert Dominanz	Selbstkonzept entwickelt sich, in dem das Wissen um persönliche Eigenschaften integriert ist Entstehung des autobiografischen Gedächtnisses selbstbewertende Emotionen: Stolz, Scham, Schuldgefühle	erhöhte Anforderungen an Selbstständigkeit »Vernünftigkeit« Handlungshemmung
Das 5. Lebensjahr			
	Stirnhirn	Quellengedächtnis Theory of Mind kausales Verständnis eines überdauernden Selbst narrative Struktur entwickelt sich	Erwartungen an Motivverstehen Einsichtsfähigkeit kausales Verstehen

5.2 Die Vernetzung und Bedeutung der Sinne

Erste Fähigkeiten zur Selbstwahrnehmung erlangt der Säugling zunächst durch passives Bewegtwerden über die Stimulation seines Gleichgewichtssinnes. So werden erste positive Umwelterfahrungen über körperliches Halten *kinästhetisch und taktil* gesammelt. Im Schutz resultierender Sicherheitsgefühle entstehen immer mehr expansive Eigenbewegungen: Greifen, Rollen, Kriechen, Krabbeln,

Sitzen, Stehen, Laufen, Klettern, Springen und schließlich das Balancehalten z. B. beim Fahrradfahren. Komplexe Bewegungsabläufe entwickeln sich von einem Modus der Passivität hin zur Aktivität, vom Modus der Undifferenziertheit hin zur Differenziertheit und vom Modus der Rigidität und Stereotypie hin zur Flexibilität und Variabilität. Damit geht eine fortschreitende Loslösung von den Bezugspersonen einher. Voraussetzung für eine gesunde Loslösung und Individuation mit dem Ziel der Entfaltung von Individualität und Selbstbewusstsein ist eine sichere emotionale Bindung, die sich anfangs über vielfältige Sinneswahrnehmungen aufbaut (Bowlby 1958, 2014; Strauß et al. 2002). Hieraus entsteht Vertrauen in die eigene Kraft – sowohl physisch als auch psychisch im Sinne von Selbstbehauptung und Initiative.

5.2.1 Vernetzung der Sinne

Alle Informationen gelangen über die Sinneswahrnehmung zum Gehirn. Erst seit der Rezeption der Hirnforschung ist in der Psychotherapie die Bedeutung der Vernetzung der sensorischen Systeme stärker beachtet worden. Durch die Ergebnisse der Hirnforschung ist auch hervorgehoben worden, wie eng die Entwicklung des Gedächtnisses mit der Ausformung und Reifung der Sinne und interagierender zerebraler Strukturen verknüpft ist (Markowitsch & Welzer 2005; s. Abschn. 5.1, S. 99 ff.; Tab. 5-4, S. 115 f.).

Das **prozedurale Gedächtnis** ist grundsätzlich auf Motorik ausgerichtet. Seine Ausformung beginnt beim Baby durch Be-Greifen und Hantieren mit Gegenständen. Das **Priming-Gedächtnis** ist durch größere Wiedererkennungswahrscheinlichkeit für zuvor unbewusst wahrgenommene Reize gekennzeichnet. Ähnliche Reize werden schneller diskriminiert. Das **perzeptuelle Gedächtnis** erkennt Reize aufgrund von Familiarität und allgemeinen Bekanntheitsgesichtspunkten. Es ist bereits bewusst, wohingegen die anderen beiden Gedächtnisformen nicht bewusst sind. Beim perzeptuellen Gedächtnissystem genügt das Vorhandensein charakteristischer Reizmerkmale, die auf Erfahrung basieren. Das Wissenssystem basiert auf Faktenlernen. Das **episodisch-autobiografische Gedächtnis** ist das, welches aktiv und bewusst Episoden, die emotional gefärbt sind, erinnert (Tulving 1995).

Das **Körpergedächtnis** geht auf multimodale sinnliche Erfahrungen zurück und beinhaltet Erinnerungsspuren der Reflextätigkeit ebenso wie andere motorische Aktionen und Reaktionen. Von Bedeutung für unsere Profession ist die Erkenntnis, dass besonders die Ausreifung synaptischer Netzwerke auf aktive Stimulationen der Sinne angewiesen ist. Das heißt auch für Psychotherapie, dass sinnliche Wahrnehmung aktiv angeregt werden sollte, um an Erinnerungsspuren im Körpergedächtnis anzuknüpfen.

Unter Körpergedächtnis wird die Summe aller Wahrnehmungscluster verstanden, die im Laufe eines Lebens als rhythmisch-dynamische Abstimmungen, als Protokonversation und später als verbale Interaktion neuronal gespeichert werden (Markowitsch & Welzer 2005). Um diese Strukturen ausbilden zu können, suchen bereits Neugeborene Kontakt *über alle ihre Körpersinne* mit anderen Menschen, was schon Charlotte Bühler vor vielen Jahrzehnten als »Funktionslust« beschrieb (Dornes 1993). Die Ausreifung der Sinnessysteme erfolgt sowohl phylogenetisch als auch ontogenetisch von der Multimodalität zur Unimodalität. Es kommt also nicht darauf an, welcher Sinn vorherrschend angesprochen wird, sondern dass überhaupt sensorische Stimulationen erfolgen. Für den Säugling sind kleine (also eher zarte, leichte, ruhige, langsame und wenig intensive) Reize attraktiv. Große Reize ängstigen ihn.

Im Folgenden soll ein Überblick über die einzelnen Sinnessysteme gegeben werden, ohne neuro- und sinnesphysiologischen Anspruch (Schmidt & Schaible 2006), sondern mit dem Ziel, die Aspekte der sinnlichen Wahrnehmung aus einer körpersprachlichen Perspektive zu beschreiben. Dabei wird auf häufige klinisch auffällige Phänomene hingewiesen, die über gezielte Körperwahrnehmungsübungen beeinflusst werden können. Beispiele aus der Praxis illustrieren die Relevanz des gezielten Einschlusses der Körpersprache in der Kinder- und Jugendlichenpsychotherapie sowie gleichermaßen in die (Psycho-) Therapie mit Erwachsenen.

5.2.2 Vestibuläres System

Das Gleichgewichtssystem ist das entwicklungsgeschichtlich älteste und erste sensorische System. Vermutlich geht das menschliche Ohr auf eine Weiterentwicklung der Seitenlinienrezeptoren bei den Fischen zurück. Fische und Amphibien hatten hier ein sensorisches System, mit dem sie Wasserbewegungen sowie chemische oder elektrische Felder erkennen konnten. Dadurch erhielten sie Hinweise auf Raubfische oder Nahrung. Der Seitenhirnrezeptor ist vermutlich mehr als 400 Millionen Jahre alt und soll auf den Panzerfisch im Silur-Zeitalter zurückgehen. Er bildete auch die strukturelle Grundlage für das Cerebellum. Bei höheren Arten spielt das Cerebellum eine besondere Rolle bei der sensomotorischen Integration und Koordination und ist wiederum von der reziproken Interaktion mit den vestibulären Zentren abhängig (s. Abschn. 5.1.2, S. 146 ff.).

Im Laufe der Evolution haben sich der Labyrinthabschnitt und das Innenohr entwickelt, in dem Gleichgewicht und Hören beim Menschen untergebracht sind. Das Innenohr reagiert bereits intrauterin auf die Lage im Uterus. Nach der Geburt können Kopfbewegungen durch den Einfluss auf die sich bewegenden Flüssigkeiten im Innenohr Lage und Stellung im Raum orten (s. Kap. 4.3.2, S. 88 ff.).

Das Ohr des Menschen besteht aus zwei Strukturen, dem Vestibular- oder Gleichgewichtsmechanismus und der Cochlea oder dem auditiven System. Faktisch gehören beide Systeme zusammen. Sie sind in einer Kammer untergebracht und über den 8. Gehirnnerv miteinander verbunden, dem Nervus vestibulocochlearis, der sowohl Bewegungs- als auch akustische Informationen aufnimmt und weiterleitet. Das Gehör wird immer durch Informationen beeinflusst, die den Vestibularapparat passieren und umgekehrt. Beide Teile des Labyrinths sind evolutionsbiologisch betrachtet mit den Kiemenstreifen der Fische verwandt.

Beide Teile des Labyrinths sind an der Wahrnehmung von Bewegungen beteiligt. Wie Madaule (1994) hervorhebt, kontrolliert der vestibuläre Teil besonders langsame Bewegungen. Schnelle Bewegungen werden unter Hinzuziehung der akustischen Komponente analysiert, um Richtung, zeitliche Koordination und Geschwindigkeit genauer feststellen zu können. Die Ohren berechnen Geschwindigkeit und Distanz zwischen akustischen Signalen, um eine Bewegung zu lokalisieren. Von Steinbach (1994) ist die These, dass Klänge jeglicher Art nicht Geräusche seien, sondern physikalischer Ausdruck von Bewegung oder Schwingung. Das Ohr ist also aus dieser Sichtweise ein Aufnahmeorgan für Schwingungen, die das Gehirn in sinnvolle Signale übersetzt.

Zusammenfassend stehen folgende Systeme mit dem vestibulären System in Verbindung:

- visuelles System (90 % der Zellen des visuellen Systems reagieren auf vestibuläre Stimulationen)
- Wach-Schlaf-Rhythmus (vor allem die REM-Schlafphasen)

- autonomes Nervensystem einschließlich Verdauung
- subjektive Gesichtswahrnehmung
- statische und dynamische Gleichgewichtsentwicklung
- Bewegungsplanung
- Koordination der beiden Körperseiten

Dysfunktionen Störungen im Vestibularbereich beeinträchtigen die Form der Informationsverarbeitung über das auditive System. Umgekehrt können Probleme im auditiven System (möglicherweise auch Hörsturz und Tinnitus) ihren Ursprung im vestibulären System haben, das vielleicht auch psychisch überlastet ist und versucht, Schwierigkeiten mit dieser Überlastung durch *Abschalten* zu kompensieren.

Das vestibuläre System ist dafür verantwortlich, dass Bewegungen fließend und kontrolliert durchgeführt werden können. Dysfunktionen auf der vestibulären Ebene können ebenfalls die Reflexebene verändern.

Fallbeispiel

Frau J., 52 Jahre alt und äußerst erfolgreiche Managerin in einem großen Telekommunikationsbetrieb, kam nach einer stationären Tinnitusbehandlung in die Therapie. Sie hatte in der Klinik Tanztherapie und Kampfkunst kennen und schätzen gelernt. Bei beiden Formen der körperlichen Betätigung liebte sie besonders die Übungen, die sie zwangen, ihr Gleichgewicht zwischen ihren beiden Füßen auszubalancieren. Sie klagte über anhaltende Schlafstörungen. »Ich habe gespürt, dass ich im Stress der Arbeit meine innere Balance verloren habe. Mein Körper muss wieder neu *in die Reihe* kommen. Ich möchte mich und meine Mitte wieder finden. Deshalb bin ich hier.« Übungen wie *Waage* (Patientin und Therapeutin nehmen sich gegenüber stehend an beiden Händen und lehnen sich, angefasst, vorsichtig nach hinten) und *Baum mit Wurzeln* (fester Stand, Erdung spüren, den Körper langsam aufrichten, die Arme heben, im Rhythmus einer Musik hin und her schwingen wie ein Baum im Wind), *Gewicht abgeben* (Rücken an Rücken stehend lehnt sich die Patientin an den Rücken der Therapeutin, die sich allmählich nach vorn beugt) wurden in verschiedenen Variationen in jede Stunde eingebaut und verhalfen Frau J. dazu, ihr Körperempfinden für ihr inneres physisches und psychisches Gleichgewicht wiederzufinden. Innerhalb weniger Wochen verschwanden ihre Schlafstörungen.

Die folgenden **Symptome im Kindes- oder Erwachsenenalter** lassen auf vestibuläre Dysfunktionen schließen und können über körpersprachliche Interventionen beeinflusst werden (Übungsthemen stehen jeweils in Klammern; s. Kap. 10, S. 356 ff.):

- spätes Erreichen der motorischen Kopfkontrolle des Krabbelns oder des Laufens
- ein schlechter Muskeltonus (Übungen zur dynamischen Kraftentwicklung)
- ein schlechter Richtungssinn oder schneller Orientierungsverlust (Übungen zur Raumwahrnehmung)
- Schwierigkeiten, längere Zeit stillzusitzen (Experimente zu Ausdauer mit angenehmer körperlicher Belastung)
- exzessives Schaukeln oder ständiges Drehen (Experimente zur Fliehkraft, z. B. das Kinderspiel »Mühle«)
- schlechtes Vorstellungsvermögen oder schlechte Umsetzung von Ziehen oder Drücken (Übungen zum Schieben, Ziehen und Drücken)
- die Unfähigkeit, räumliche Gegenstände mental zu rotieren oder umzukehren. Dies hat z. B. Auswirkungen auf die Fähigkeit, die Uhr zu lesen, was eine Fähigkeit darstellt, sich räumlich zu orientieren (Übungen zur Raumwahrnehmung)
- schlechtes Gleichgewicht (Balanceübungen)
- Abneigung gegen Höhen oder gegen Bewegungen wie Schaukeln oder Rolltreppen-

fahren (Vertrauensübungen zur eigenen Wahrnehmung)
- motorische Schwerfälligkeit (tanzen, hüpfen, springen mit Musik)

Führt man sich diesen Zusammenhang vor Augen, wird sofort deutlich, dass Kinder mit sogenannten Schulschwierigkeiten höchstwahrscheinlich auch Defizite in der vestibulären Selbstorganisation aufweisen. Dies wiederum könnte auf mangelnde Körpererfahrungen zurückzuführen sein, die nicht an das jeweilige Entwicklungsniveau des Säuglings oder Kleinkinds angepasst waren.

5.2.3 Visueller Sinn

Beim Sehen werden Nahsicht und Fernsicht unterschieden. Dabei ist die Sehschärfe nur eine Komponente der visuellen Wahrnehmung. Drei Aspekte sind besonders hervorzuheben:
- Beide Augen müssen zusammenarbeiten: **Konvergenz**.
- Ein Fokus muss schnell und gezielt gefunden werden: **Akkommodation**.
- Ein Informationsfluss, der über die Augen aufgenommen wird, muss schnell und gleichmäßig zum Gehirn weitergeleitet werden. Hierfür sind eine ausgeprägte Wahrnehmung und ein Bewusstsein für die Richtung, z. B. beim Lesen von links nach rechts, notwendig. Das **Richtungsbewusstsein** ist vestibulär begründet.

Das Gleichgewichtssystem funktioniert beim Lesen wie ein interner Kompass, der eine innere Empfindung von unserer Mitte vorgibt, von der aus automatisch die Richtungen nach oben, unten, links, rechts, vorne und hinten festgestellt werden können. Wie in Abschnitt 5.1.3 (S. 107 ff.) dargelegt, ist diese Entwicklung der zerebralen Dominanz im Alter von ungefähr sechs bis sieben Jahren abgeschlossen. Funktioniert das Gleichgewichtssystem allerdings nicht ordnungsgemäß, können beim Erreichen der zerebralen Dominanz noch Probleme mit der Richtungsdefinition, z. B. beim frühen Lesen in der ersten und zweiten Klasse auftreten. Zudem können Kinder in einer neuen Umgebung schnell die Orientierung verlieren, folglich Ängste entwickeln, oder sie haben Probleme, von ihnen geforderte Abläufe vernünftig zu organisieren. Handschrift und Rechtschreibung können beeinträchtigt sein, weil die räumliche und körperliche Koordination nicht entsprechend ausgeprägt ist oder die frühe Koordination Hand/Auge nicht entwicklungsgemäß funktioniert. Das wiederum führt zu einer Reduktion von Bewegungsaktivitäten bzw. möglicherweise zu einem Rückzug von Sportarten, was die Isolation und Frustration eines solchen Kindes fördern kann.

Das optische Vorstellungsvermögen als Basis für ein optisches Gedächtnis hängt eng mit Körper-Raum-Vorstellungen und letztendlich mit vestibulär gesteuerten Aktivitäten zusammen.

Übungen

Anregung des optischen Vorstellungsvermögens

Übungen, die auf die Bewegungsmöglichkeiten im Raum gerichtet sind: vorwärts, rückwärts, seitwärts, im Kreis, im Zickzack, nach oben gerichtet auf Zehenspitzen, nach unten gerichtet im Vierfüßlergang, das Ganze nach Musik, mit Partnerkontakt an den Händen gefasst oder allein in Bewegung im freien Raum.

Das Kind muss spätestens ab drei Jahren in der Lage sein, alle seine Sinne, die vernetzt funktionieren, miteinander zu koppeln und gemeinsam zu gebrauchen. Die Grundlagen für dieses komplexe Zusammenspiel werden aber während des ersten Lebensjahres in der Beziehung zu den engsten Bezugspersonen gelegt. In dieser Phase bilden sich die Nervenbahnen zwischen Gehirn, Auge und Körper in *rhythmisch-dynamischen Handlungsdialogen* (s. Teil III) mit den frühen Bezugspersonen aus.

Dysfunktionen Störungen im Bereich der Hemmung früher Reflexe als schlechte Integration in höhere kortikale Funktionen haben großen Einfluss auf die visuelle Wahrnehmung und die Orientierungsfähigkeit im Raum (s. Kap. 4.3, S. 69 ff.).

Das Sehen ist vor allen Dingen vom vestibulär-okularen Reflexbogen abhängig. Das Zusammenspiel der Komponenten dieses Reflexbogens ist maßgebend für die visuelle Leistungsfähigkeit im späteren Leben, beispielsweise durch einen angepasst schnellen Informationsaustausch zwischen den Augen und dem Gleichgewichtssinn sowie dem Grad der Reflextätigkeit auf eintreffende Reize (Abb. 5-8).

Symptome für visuellen Stress sind:

- Schwierigkeiten, einen Ball exakt zu werfen oder zu fangen
- Ungeschicklichkeit
- schlechte Haltung beim Lesen oder Schreiben
- verquere räumliche Anordnungen beim Arbeiten
- krakelige Handschrift
- falsches Lesen von Wörtern, die eigentlich bekannt sind
- Unfähigkeit, Gelesenes zu erinnern
- ungenügende Konzentration
- schnell ausgelöste Müdigkeit beim Lesen oder Schreiben

Fallbeispiel

Max kam mit 8 ½ Jahren wegen zunehmender Schulschwierigkeiten in die Psychotherapie. Vor allem im Sportunterricht rempelte er seine Klassenkameraden unvermittelt an. Er störte ständig im Unterricht. In einem Diagnostikzentrum wurde bei ihm ein Aufmerksamkeitsdefizitsyndrom (ADS) diagnostiziert. Die Eltern, selbst

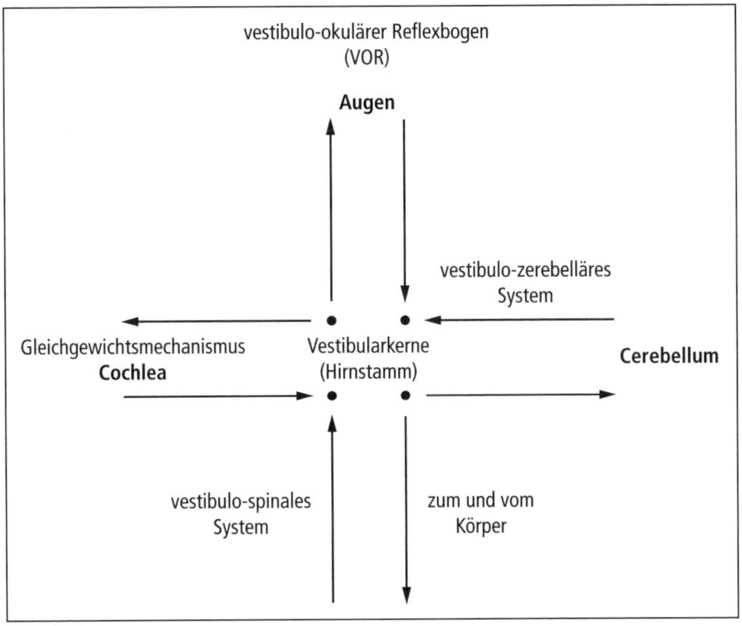

Abb. 5-8 Organisation des Gleichgewichtssystems (nach Goddard 2007, S. 47).

Lehrer, waren stark beunruhigt. Eine videogestützte Bewegungsanalyse ergab, dass Max kaum in der Lage war, richtungsgenaue Gesten auszuführen und seine Körperkraft fokussierend einzusetzen, z. B. einen Ball gezielt auf ein Tor zu schießen oder zu werfen. Als ich ihn fragte, warum er ausgerechnet im Sportunterricht seine Mitschüler ärgere, antwortete er: »Ich bin sauer, die können werfen und ich nicht. Herr M. (Sportlehrer) sagt immer, ich bin ungeschickt und soll mehr üben. Kannst du mir beibringen, wie ich ein guter Fußballer werde – so wie Ballack?«
Zur Verbesserung seiner räumlich-visuellen Wahrnehmungsfähigkeit halfen Max Sensibilisierungsübungen wie z. B. einen Raum als Höhle ausbauen, mit dem Ball rhythmisch prellen, werfen und fangen in Variationen. Ich konnte die ADS-Diagnose nicht bestätigen, stellte allerdings fest, dass Max meine experimentellen Spielangebote im großen Bewegungsraum mit großer Freude annahm.
Max beendete die Therapie nach 25 Stunden. Zum Schluss schenkte er mir ein Foto von Ballack, auf das er ein aktuelles Passfoto von sich selbst geklebt hatte. Auf der Rückseite stand: »Das Spielen war super.« Die Eltern hatten meine Anregung aufgegriffen und Max im Fußballverein angemeldet. Sie waren sehr erstaunt, dass er sich schnell in die Mannschaft integrieren konnte.

5.2.4 Taktiler Sinn

Wie bereits ausgeführt wurde, ist der Rückzugsreflex, der schon fünf Wochen nach der Empfängnis zu beobachten ist, die erste Reaktion auf taktile Stimulationen. Die vorsichtige Stimulation der Oberlippe bewirkt einen unmittelbaren Rückzug des gesamten kleinen Organismus von der Kontaktstelle. Erst in den nächsten drei bis vier Wochen weitet sich diese Sensibilität auf den gesamten Mund-Nase-Bereich aus und geht dann auf Handflächen und Fußsohlen über, bis schließlich die gesamte Körperoberfläche integriert wird. Das Ungeborene verfügt über ein hohes Maß an Berührungsempfindlichkeit. Es lässt sich mit Ultraschall beobachten, wie es auf Berührungen reagiert (s. Kap. 4.2.2, S. 62 f.).

Bei der Geburt sollte der Tastsinn soweit ausgereift sein, dass Berührung und Nahrungsaufnahme mit Geborgenheit, Wärme und Sicherheit verbunden werden können. Die Berührungsrezeptoren bedecken bei der Geburt bereits den ganzen Körper und gehen dem ausgereiften Sehen eindeutig voraus. Das Gehirn kann schon sehr früh im somatosensorischen Kortex die Lage des eigenen Körpers, Empfindungen von Wärme und Kälte, Druck oder Schmerz registrieren. Die empfindlichsten Körperregionen sind dabei die Lippen, die Hände und die Genitalzonen. Sie präsentieren sich daher im somatosensorischen Kortex in entsprechender Größe. Auch die Haarwurzeln weisen Berührungsrezeptoren auf (Abb. 5-9).

Beim Menschen ist der taktile Sinn auf feine Haare, die auf Luft und Berührung von außen reagieren, angewiesen. Auch das Gleichgewichtssystem funktioniert durch die Bewegung von Flüssigkeiten über die Rezeption von Haarzellen. Somit sind Berührungssinn und Gleichgewicht, Orientierung im Raum und Bewegung eng miteinander verknüpft.

Übungen

Anregung der taktilen Wahrnehmung

- Die eigenen Hände mit geschlossenen Augen berühren und erkunden.
- Sich mit geschlossenen Augen, am Rücken unterstützt durch einen Partner oder den Therapeuten, mit den Händen zu Gegenständen im Raum führen lassen und diese taktil erkunden: Wie sind Temperatur, Oberflächenbeschaffenheit, Konsistenz?

Das Tastsystem kann in ein schützendes und ein unterscheidendes Subsystem eingeteilt

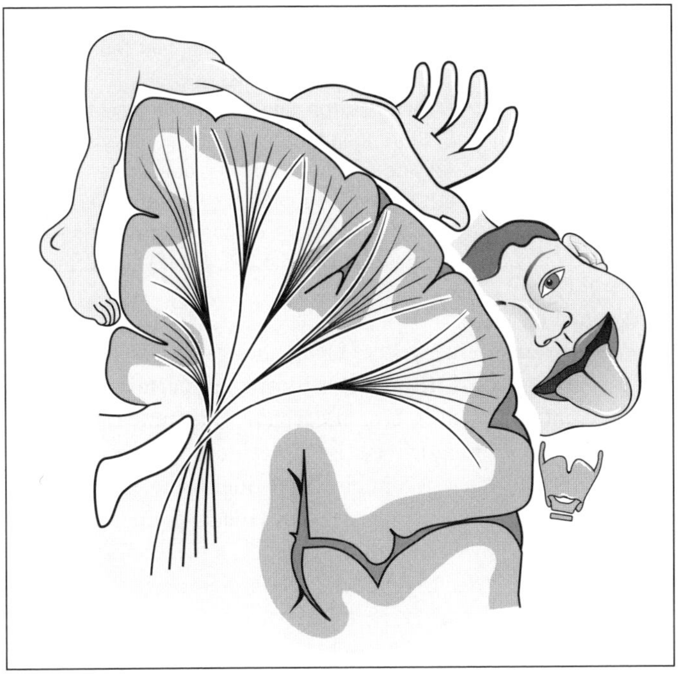

Abb. 5-9 Homunculus (mod. nach Spitzer & Bertram 2007; zit. nach Markowitsch & Welzer 2005, S. 158).

werden (Ayres 1998): Die schützenden Rezeptoren sind rund um die Haarfollikel angeordnet und reagieren auf Schwingungen, die durch Geräusche oder Luftwellen vermittelt werden. Diese Rezeptoren sind dafür zuständig, dass der Mensch registriert, wo er selbst aufhört und wo der ihn umgebende Raum beginnt (zur Kinesphäre s. Kap. 6.1.1, S. 158 ff.). Hingegen befinden sich die Rezeptoren, die das Unterscheidungssystem bedienen, in den oberen Hautschichten und werden gereizt, wenn die Haut entweder aktiv oder passiv direkt in Kontakt mit jemand oder etwas anderem kommt.

Beim reif entwickelten taktilen Sinn schließen sich beide Systeme gegenseitig aus. Das schützende System schaltet ab, wenn das unterscheidende System in Aktion tritt und umgekehrt. Anders ausgedrückt: Das Schutzsystem bleibt so lange aktiv, bis wir berührt werden. Wenn Berührungskontakt erfolgt, und er ist nicht bedrohlich, so tritt das Unterscheidungssystem in Aktion, und das Schutzsystem schaltet ab.

Übungen

Differenzierung der taktilen Systeme

Spiegeln mit den Händen: In einem Abstand von ca. 10 cm bis zu 1 m voreinander stehen und die nach vorn gewandten erhobenen Handflächen zueinander halten, nach ruhiger Musik spiegelnde Bewegungen ausführen; einer führt, einer folgt, dabei den Abstand zueinander variieren, ggf. die Handflächen sich berühren lassen.

Dysfunktionen Ein kleines Kind, das über ein hochaktives Schutzsystem verfügt, zeigt sich zu Beginn des Lebens eher *berührungsdefensiv*. Bei Menschen, die übergriffig behandelt wurden, sind auch später nicht gehemmte Rückzugsreflexe aktiv, die dann lange Zeit einen Einfluss auf das zentrale Nervensystem haben. Ist dies der Fall, kann auch zu späteren Zeiten im Leben Berührung nicht als unmittelbarer Trost empfunden werden; ebenso kann Berührung nicht als positive Information aufgefasst werden, da die Reflexreaktion sofort einen Rückzug vom Kontaktpunkt auslöst, sodass der Mensch keine Gelegenheit erhält, taktile Unterscheidungen angemessen zu nutzen.

Dies ist beispielsweise bei sogenannten **Schreibabys** zu beobachten, die auf Berührungskontakt aversiv reagieren. Es handelt sich hier bereits um das Ergebnis der Erfahrung von Berührungsinteraktionen, die das Kind dazu gebracht haben, sich immer weiter zurückzuziehen (lat. *avertere* = abwenden), da möglicherweise Mutter oder Vater ihre Berührungen nicht an die Bedürfnisse ihres Kindes angepasst haben. Porges (2006) spricht von »Neuroception«, einem unterbewussten System zur Wahrnehmung von Bedrohung und Sicherheit.

Fallbeispiel

Malina dreht sich immer zur Seite und nörgelt, wenn die Mutter mit dem Esslöffel in die Nähe ihres Mundes kommt. Sie sitzt vor der Mutter im Hochstuhl am Küchentisch. Die Mutter schiebt den großen Löffel immer wieder in den kleinen Mund, schnell, ungeduldig, sie hat wenig Zeit, in 10 Minuten ist die Mittagspause vorbei. Sie beklagt sich darüber, dass Malina nie zügig isst, aber schreit, wenn ihre Großmutter, die tagsüber auf Malina aufpasst, sie mittags füttern will: »Meine Mutter lässt sie nämlich hungern, wenn sie nicht ordentlich isst. Da komme ich lieber schnell nach Hause und mache das selber. Leider schreit Malina auch nachts, manchmal stundenlang. Was soll ich machen? Ich muss morgens früh raus.« Malinas Mutter ist auf die Hilfe ihrer eigenen Mutter angewiesen. Sie ist 19 Jahre alt, hat gerade einen 8- bis 10-Stunden-Job im Callcenter bekommen und ist glücklich, dass sie nur vier Tage die Woche arbeiten gehen muss.

Malina hat früh die Erfahrung gemacht, dass Berührungen hastig und funktional ausgerichtet sind. Sie dreht sich weg oder schreit, weil das Unterscheidungssystem sofort in Aktion tritt und schon eine entsprechend aversive Bahnung (s. Abschn. 5.5.1, S. 141 ff.) eingetreten ist.

Eine weitere Erscheinungsform ist die **Hypertaktilität** bei Kindern. Hypertaktile Kinder weisen eine niedrigere Toleranzschwelle und möglicherweise schlechte Anpassungsleistungen gegenüber Hitze oder Kälte auf. Auch die Schmerzgrenze kann niedrig sein. Paradoxerweise kann die Toleranzschwelle solcher Kinder gegenüber inneren Schmerzen sehr hoch sein. Hypertaktile Kinder schreien bei kleinen Hautabschürfungen, bemerken aber vielleicht nicht, wenn größere Schmerzen im Inneren ihres Körpers auftreten. Sie reagieren mit Abwehr gegen körperlichen Kontakt, haben später Probleme, Zuneigung zu zeigen oder anzunehmen. Dies ist ebenfalls auf frühere Interaktionserfahrungen zurückzuführen. Eltern solcher Kinder klagen z. B., sie könnten ihrem Kind noch so viel Liebe entgegenbringen, es würde nichts nutzen. Starke Trotzreaktionen, die als Starrsinn ausgelegt werden, könnten die Folge solcher Fehlinterpretationen durch die Eltern sein. Es fragt sich, wo die Henne und wo das Ei ist: Lassen solche Kinder sich nicht berühren, weil sie früher nicht angemessen berührt wurden, oder wurden sie nicht angemessen berührt, weil sie sich nicht berühren lassen wollten? Berührung – ob physisch oder psychisch – ist in jedem Fall auf sensibel abgestimmte Interaktionen angewiesen.

Eine mangelnde Entwicklung eines positiven Körperbildes wäre ebenfalls eine mögliche Folge von taktiler »Fehlentwicklung«. **Körperbildverzerrungen** sind z. B. bei an Anorexia nervosa erkrankten Mädchen bekannt. Mädchen und junge Frauen, die an Anorexie leiden, fühlen sich dick. Sie versuchen, sich von innen her zurückzuziehen und reagieren mit Gewichtsverlust. Letztendlich scheint die Wahrnehmung zwischen der Oberfläche der Haut und dem Körperinneren gestört zu sein. Da taktile Empfindungen im Hirnstamm vermittelt werden, ist jeder Versuch, über rationale Ansprache zu einer Gewichtszunahme zu ermuntern, von vornherein sinnlos (Lausberg 2009).

Fallbeispiel

Die 15-jährige Elli (1,62 m groß) kommt mit 38 kg Körpergewicht in die Therapie. Die Mutter berichtet von Mobbing-Problemen in der Klasse. Elli hat gerade die Schule gewechselt, fühlt sich subjektiv in der neuen Klasse ein bisschen besser. Sie zieht sich allerdings von Freunden und von der Familie zurück. Sie kann nur essen, wenn sie allein ist und dann auch nur wenig und ausgesuchte vegetarische Kost. Sie hat sich immer schon ein Tier gewünscht: »Mit einer Katze oder einem Kaninchen könnte ich mal schmusen, meine Mutter will das aber nicht, das macht ihr zu viel Dreck!«

Nach einem Dreivierteljahr ambulanter Psychotherapie, in der es gelungen ist, dass Elli drei Kilo zugenommen hat, lässt die Mutter sich widerwillig darauf ein, einen kleinen Pudel aus dem Tierheim zu holen. Pudel haaren bekanntlich nicht. Elli bringt den kleinen Tim von nun an immer mit in die Stunden. Sie bringt ihm viel bei, geht regelmäßig mit ihm zum Hundetraining und hat nun einen Begleiter, der gerne und ausgiebig mit ihr schmust.

Nach weiteren fünf Monaten beträgt Ellis Körpergewicht schon 46 kg. Die Eltern sind in einer Paartherapie und bearbeiten ihre starken Konflikte, die auch damit zusammenhängen, dass es seit vielen Jahren kaum körperliche Nähe in der Ehe gibt.

Der generell körperlich distanzierte Umgang in der Familie und besonders starke Konflikte mit der depressiven Mutter hatten Elli zu einem starken inneren Rückzug getrieben. Durch den engen Kontakt zu Tim – der zu einem geliebten Ersatz für die Befriedigung früher taktiler und explorativer Bedürfnisse wird – lernt sie auch, sich selbst wieder besser zu spüren.

Die taktile Unterscheidungsfähigkeit, sofern sie ausgebildet ist, kann dem kleinen und größer werdenden Menschen eine große Menge an Informationen über die Umwelt zur Verfügung stellen. Experimente haben ergeben, dass Rattenjunge, die in einer berührungsreichen Umgebung aufwuchsen, über ein besseres Immunsystem verfügten und schneller an Gewicht zunahmen. Ausreichende Berührungskontakte direkt nach der Geburt führten zu einer Verminderung von Stressreaktionen bzw. zu einer Reduktion von Stresshormonen. Im Gegensatz dazu ist bekannt, dass Kinder, die das **Hospitalismussyndrom** aufweisen, oft selbststimulierende Handlungen vollziehen, z. B. hin und her schaukeln, was fälschlicherweise über lange Zeit als geistige Behinderung gewertet wurde. Stattdessen scheint es sich um Versuche der Kinder zu handeln, sich mit den notwendigen vestibulären, taktilen und propriozeptiven Informationen selbst zu versorgen. Taktile Stimulationen in Form von regelmäßigen Massagen an zu früh geborenen Kindern haben gezeigt, dass diese Kinder im Verhältnis zu anderen ihre Gewichtszunahme um bis zu 45 % steigern konnten. Schore (1999) hat diese frühen Interaktionserfahrungen, speziell für die taktile Entwicklung, besonders hervorgehoben: Die Mutter als erste stimulierende Instanz kann durch ihre fein abgestimmten und liebevollen Interaktionen das Kind so anregen, dass die Verbindungen zwischen den kortikalen und den subkortikalen Strukturen optimal vermittelt werden.

Schore (1999) meint, dass das *Zentrum des Selbst*, das sich im kleinen Menschen entwickelt, in den frühen, taktil vermittelten Mustern der Affektregulation zwischen Mutter und Kind liege. Nur durch angemessene taktile und sensorisch auf das Kind bezogene Erfahrungen kann dieses sich gut entwickeln. Die Mutter übernimmt anfangs die Funktion höherer Hirnfunktionen und ist so etwas wie ein früher *Hilfskortex* für das Kind (Diamond et al. 1963).

Übungen

Berührungsübungen für gestresste Mütter

- Sich selbst umarmen, dabei eine ruhige Musik hören (ggf. mit geschlossenen Augen).
- Geleitete Fantasiereise im Sitzen oder Liegen an einen sicheren Ort, diesen dann malen, das Bild besprechen.
- Lösen eigener Rücken-, Nacken-, Schulterverspannungen durch vorsichtige therapeutische Rückenmassage.
- Angeleitete taktile Wahrnehmungsübungen mit dem Partner.

Berührung und taktile Wahrnehmungsfähigkeit zu erlangen oder im späteren Leben wiederzuerlangen ist deswegen für Menschen so wichtig, weil sich dadurch das mentale Bild oder die Landkarte ihres eigenen Körpers in der Umwelt und in Bezug auf andere Menschen entwickeln kann (Damasio 2002). **Dyspraktische Kinder** haben häufig eine schlecht entwickelte Körperwahrnehmung. Sie können ihre Körperteile räumlich nur schwer lokalisieren und können z. B. das Bild eines Menschen nicht proportionsgemäß darstellen. Sie verfügen möglicherweise auch über einen Passgang. Sie können eventuell ohne visuelle Kontrolle die Füße nicht voreinander setzen.

Die Differenzierung zwischen einem schützenden und einem Unterscheidungssystem bei taktiler Stimulation wurde von Freud und nachfolgenden Psychoanalytikergenerationen noch nicht ausreichend gewürdigt. In der Entwicklung der Psychoanalyse wurde der differenzierten und subtilen Bedeutung des taktilen Systems erst spät Bedeutung beigemessen (Heisterkamp 2002).

Berührung ist aber nicht einfach Anfassen, sondern beinhaltet die sensible Wahrnehmung dafür, ob das Gegenüber Nähe und ggf. auch Hautkontakt zulassen kann oder sich bei zu viel Nähe zurückziehen muss. Berührung ist auch nicht unbedingt ein aktiver Vorgang, der immer vom Therapeuten ausgehen sollte. Vielmehr geht es darum, ob ein Patient überhaupt unterscheiden kann, was für eine *Art* von Berührung er oder sie möchte oder nicht und womit dies vielleicht zusammenhängt: Geht es um eine taktile Stimulation durch einen anderen, oder geht es um ein eigenes »Er-Fassen« von Gegenständen oder Materialien, um neue Fühl-Qualitäten zu entwickeln?

Wenn ein Kind älter wird, spätestens mit Beginn der Pubertät, ist die taktile Stimulation durch die frühen Bezugspersonen nämlich nicht mehr so wichtig. Es geht vielmehr besonders darum, neue taktile Informationen aktiv in der Außenwelt aufzusuchen.

Im Hinblick auf die taktile Entwicklung ist das, was Freud implizit mit der oralen Phase zum Ausdruck bringen wollte, dennoch besonders interessant: In der Tat sind in den ersten Lebensmonaten Lippen- und Mundregion diejenigen Bereiche, die die ersten taktilen Informationen liefern (Markowitsch & Welzer 2005, S. 131 ff.). Hierdurch kann der Säugling die Nahrung spendende Brust suchen und finden. Durch das Saugen und das Erforschen mit Lippe und Zunge kann er die notwendige Nahrungsquelle benutzen. Aber auch die Händchen sind bereits früh beteiligt (Palmarreflex, s. Abschn. 4.3.1, S. 69 ff.). Zu beobachten ist das gleiche Phänomen übrigens auch bei kleinen Katzen, die an der Mutter saugen. Während der Saugaktion greifen sie nach ihren eigenen Pfötchen. In gleicher

Weise löst ein Druck auf die Handflächen eines Babys das Öffnen des Mundes aus, Saugbewegungen wiederum bewirken häufig, dass das Baby mit seinen Händen knetende Bewegungen vollführt. Diese Zusammenhänge können junge Mütter verstehen und führen zu gezielten körpersprachlichen Interventionen bei unruhigen Kleinstkindern.

Ein Kind, das keine ausreichende schützende taktile Stimulation erfahren hat, könnte sich zu einem Menschen entwickeln, der Gefahren nicht spürt, Verletzungen nicht als Grenzüberschreitungen wahrnimmt und auch die Körpersprache anderer Menschen nicht unbedingt versteht. Hier können taktile Wahrnehmungsübungen hilfreich sein. Im Gegensatz dazu stehen **taktile Defensivhaltungen**, weil eine sensorische Ausrüstung gegen zu viele Reize (z. B. Schläge und andere Misshandlungen) nicht gegeben ist. Folgen können sein: Übersensibilität für körperliche Reize, ggf. allergische Hautreaktionen, schlechte und unzureichende Temperaturkontrolle, vielleicht die Tendenz, sich mehr auf taktile Wahrnehmungen zu verlegen anstatt auf verbale Sprache, möglicherweise eine Abneigung gegen jedwede Berührungen, eine niedrige äußere Schmerzschwelle, vielleicht auch die Entwicklung anorektischer Verhaltensweisen, da jedwede Form von Taktilität zu einem Rückzug nach innen führt.

Vorsichtige taktile Annäherungen können in einem körpersprachliche Handlungen einschließenden Setting angeboten werden.

Fallbeispiel
Martha ist 62 Jahre alt und seit 15 Jahren in der Psychiatrie. Sie ist psychotisch diagnostiziert und auf der Langzeitstation. Jedem Besucher der Station versucht sie, einen Kuss zu geben. Sie umarmt unvermittelt ihre Mitpatienten und kennt auch keine Scheu, sich dem Pflegepersonal auf den Schoß zu setzen. In der Gruppentanztherapie genießt sie alle Spiele, die mit taktilen Stimulationen zu tun haben. Sie fasst sehr gerne Federn, Blumen oder Seidentücher an. Ihre Lieblingsspiele sind Selbstmassage, Spiegeln mit Tüchern sowie alle Partnerübungen mit Körperkontakt. Sie hat Mühe, Abstand zu halten und wird leicht wütend, wenn sie eine gewisse Distanz zu anderen Menschen einnehmen soll. Andererseits fühlt sie sich phasenweise wohl, wenn sie ganz allein in der großen Gymnastikhalle sein darf und selbstversunken mitten im Raum steht, ihr Kuscheltuch zwischen Daumen und Zeigefinger reibend. Dieses Szenario wünscht sie sich von Zeit zu Zeit von ihrer Tanztherapeutin, die ihr dann ihre Lieblingsmusik dazu auflegt.

5.2.5 Auditiver Sinn

Unter dem Aspekt des vestibulären Systems wurde auf die Bedeutung des Hörens für die frühkindliche Entwicklung bereits eingegangen.

Merke
Hören ist das Aufnehmen und Weitergeben von Energie durch Bewegung und Schwingung an das Gehirn.

Bereits in der 4. bis 8. Schwangerschaftswoche entwickelt sich das komplex zusammengesetzte Ohr im Menschen. Die Gehörnervenfasern sind zwischen der 24. und 28. Schwangerschaftswoche myelinisiert. Ab diesem Zeitraum können intrauterine Geräusche bereits auditiv differenziert werden. Nach der Geburt sind die Ohren zunächst mit überschüssiger Flüssigkeit gefüllt, weshalb sich das Baby am Anfang des Lebens in einem akustischen Niemandsland aufhält. Sobald die Flüssigkeit verschwindet, kann der Säugling ein enormes Spektrum an Geräuschen in einem Umfang von Null bis 20000 Hertz hören. Beim Erwachsenen entsprechen 125 Hertz z. B. einem tiefen Ton, 8000 Hertz werden als hoher Ton empfunden. Die Anzahl der

Schwingungen bestimmt die wahrgenommene Tonhöhe. Das Baby nimmt also viel mehr Schwingungen wahr, als wir dies als Erwachsene tun, reagiert also sehr sensibel auf seine akustische Umwelt. In den ersten drei Lebensjahren erfolgt die Adaption seines auditiven Sinnes auf seine spezielle akustische Umwelt. In dieser Zeit nimmt jeder Mensch die Muttersprache auf. Danach wird das Erlernen von Sprache weitaus schwieriger, u. a. weil sich das Hörsystem dann etabliert hat. Es ist bekannt, dass häufige Hals-Nasen-Ohren-Erkrankungen im frühen Kindesalter auch zu einer Minderung der akustischen Unterscheidungsfähigkeit führen können und Kinder sich bestimmten Geräuschen und Tönen entziehen, was Auswirkungen auf das Lesenlernen und auf die allgemeine Aufmerksamkeit hat.

Tomatis (2003) hat viel über die Hörverarbeitungsfähigkeit von Menschen geforscht. Er konnte nachweisen, dass es Unterschiede gibt, wie Geräusche zum sprachverarbeitenden Gehirnzentrum geleitet werden, und zwar abhängig davon, ob ein Mensch eher das rechte oder das linke Ohr benutzt. Ebenso wie bei der Händigkeit gibt es auch links- oder rechtsohrige Menschen, wobei Geräusche, die mit dem rechten Ohr gehört werden, direkt in das Hauptsprachzentrum der linken Gehirnhälfte wandern, während Geräusche, die eher mit dem linken Ohr gehört werden, zuerst in das untergeordnete Sprachzentrum in der rechten Gehirnhälfte wandern und dann über das Corpus callosum zum Entschlüsseln in die linke Gehirnhälfte gelangen. Daraus ergibt sich eine Hörverzögerung, die zwar nur Millisekunden beträgt, aber durchaus dazu führen kann, dass Vertauschungen bei den Silben, die in einem späteren Entwicklungsalter geschrieben werden müssen, entstehen. So kann ein Wort wie *kinetisch* als *nekitisch* ankommen und entsprechend vom Schulkind aufgeschrieben werden. Silben- und Wortvertauschungen, die ja in der Legasthenie eine große Rolle spielen, können also durchaus mit einer auditiven Verzerrung bzw. einer gewissen Links- oder Rechtsohrigkeit des Kindes zusammenhängen.

Zusammenfassend ist festzustellen, dass Kinder ein ausgebildetes Gehör im Frequenzbereich von 125 bis 8000 Hertz haben sollten. Dies ist die Bedingung dafür, dass die kleinsten Lauteinheiten und bedeutungstragenden Elemente auseinandergehalten werden können. Tomatis hat auch herausgefunden, dass es Kinder gibt, die zu viel hören können, d. h., dass Frequenzen außerhalb der Norm registriert werden können, was zu einer gewissen Hypersensitivität oder Hyperaktivität führen kann.

Die Verbindung von Rhythmus und Lernen, z. B. von Vokabelfolgen oder Rechenaufgaben, hat sich als besonders hilfreich erwiesen. Dies wurde in früheren Generationen kultiviert, ist aber in unserem Zeitalter leider in den Hintergrund getreten. Musik und Bewegung führen zu einer gleichzeitigen Anregung und Stimulation der Emotionen (Spitzer 2002, 2005).

Klänge sind Schwingung, Bewegung und Energie. Beziehen wir dieses aktiv in die Förderung des kleinen Menschen ein, so besteht eine hohe Wahrscheinlichkeit, dass Lernen in späteren Lebensaltern effektiver erfolgen kann. Auditive Störungen können mit Tanz- und Bewegungstherapie gut behandelt werden.

Übungen

Übungen zu Klängen

- Das Einmaleins in Rhythmen und Tänze umsetzen.
- Bewegungen zu Zahlen finden, sowohl gestisch mit dazu passenden Tönen als auch zählen in Verbindung mit der entsprechenden Schrittanzahl.

Dysfunktionen Fehlfunktionen beim Hören führen mitunter zu großen Schwierigkeiten im sozialen Bereich. Die Fokussierung der Aufmerksamkeit kann ebenso betroffen sein wie die Fähigkeit, sich verständlich und deutlich auszudrücken. Frustration oder Aggression sind dann die Folge.

Übungen

Spezifische Symptome für auditive Probleme

Große Ablenkbarkeit: Punkte im Raum fokussieren, darauf zu gehen, abschlagen, neuen Punkt suchen und darauf zugehen. Das Ganze mindestens dreimal, sich dann an die Punkte, die »angelaufen« wurden, erinnern.

Kurze Aufmerksamkeitsspanne: Ein Wollknäuel auf dem Boden auslegen, den Weg des Fadens miteinander abgehen in verschiedenen Tempi nach Musik. Als »Erlösung« das Wollknäuel hinterher zusammenknüllen und wegschmeißen.

Übersensitivität bestimmten Geräuschen gegenüber: Geräusche mit verschiedenen Instrumenten erzeugen, danach entsprechend der Lautstärke mit großen (laut) und kleinen (leise) Schritten durch den Raum gehen.

Unfähigkeit, mehreren Anweisungen nacheinander Folge zu leisten: Echo-Bewegungen ausführen, die gleichen Bewegungen nacheinander möglichst exakt ausführen.

Stockende Sprache: Staccato-Legato-Übungen nach Musik.

Geringer Wortschatz: Worte, die sich in Bewegung umsetzen lassen, im Kontakt gestalten, z. B. die Präpositionen an, auf, hinter, in, neben, über, unter, vor, zwischen mit vier Händen darstellen.

Mangelnde Fähigkeit, in ganzen Sätzen zu sprechen: Kurze Bewegungssequenzen improvisieren und wiederholen, variieren und gestalten.

Verwechslung ähnlich klingender Worte oder Missdeutung von Fragen: Frage-Antwort-Spiele in Bewegung.

Verwechseln oder Verdrehen von Buchstaben: Buchstaben mit Tönen verbinden, z. B. auf dem Klavier.

Schlechtes Leseverständnis oder Hörverzögerung: Verschiedene Musikstücke hören.

5.2.6 Propriozeptiver Sinn

Propriozeption (der Sinn für die Tiefensensibilität) steht in enger, wechselseitiger Verbindung mit den übrigen Sinnen. Der Begriff Propriozeption wird oft mit *Kinästhesie* synonym verwendet.

Merke
Unter Propriozeption fallen alle Empfindungen, die mit einer Körperposition, sowohl in Ruhe als auch in Bewegung, zusammenhängen. Kinästhesie beschreibt die Empfindungen, die dann entstehen, wenn aktive Muskelkontraktionen beteiligt sind.

Es geht um die innere und äußere Wahrnehmung von Stellungen im Raum.

Kinder, die beim ruhigen Sitzen z. B. zu wenig propriozeptive Informationen erhalten, müssen sich ständig hin- und herbewegen, um über ihre Muskelkontraktionen ausreichend viele Informationen über sich und den sie umgebenden Raum zu erhalten. Propriozeption als *Ergebnis multisensorieller Informationen* versetzt den Menschen in die Lage, jederzeit zu wissen, in welcher Position sich jeder einzelne Teil des Körpers befindet und ob entsprechende Anpassungsleistungen vollzogen werden müssen. Der propriozeptive Sinn erlaubt es also, Körperabläufe genau zu empfinden oder auch sportliche Höchstleistungen zu vollbringen.

Propriozeptoren befinden sich demzufolge auch über den ganzen Körper verteilt, und zwar in den Gelenken, in den Sehnen und in den Muskeln. Die Informationszufuhr aus all diesen Bereichen wird über das vestibuläre System verarbeitet. Ohne Propriozeption erfolgt keine Anpassungsleistung und keine motorische Koordination.

Dysfunktionen Ein fehlendes propriozeptives Bewusstsein ist häufig die Ursache für Lernschwierigkeiten, da eine ausgeklügelte Tiefenwahrnehmung sowie ein räumliches Vorstellungsvermögen notwendig sind, um später abstrakte Leistungen, z. B. im mathematischen Bereich, ausführen zu können.

Ebenso können mangelnde Fähigkeiten in anderen Wahrnehmungsbereichen durch den Versuch kompensiert werden, die Propriozeption als wichtigsten Kanal für das Lernen zu benutzen. Doch alle Informationen aus den körpereigenen Wahrnehmungen zu beziehen, reicht nicht aus. Es ist notwendig, Hören, Sehen und Gleichgewicht mit der Tiefensensibilität zu verknüpfen, ansonsten sind später kaum konstante Lernergebnisse zu erwarten. Symptome für eine schlecht entwickelte Propriozeption sind z. B. eine schlechte Haltung, starke Bewegungsunruhe, ein nicht nachvollziehbares Bedürfnis von Kindern, sensorische Informationen zu erhalten, manchmal auch visuelle Probleme oder ein starkes Verlangen, körperlich gehalten zu werden.

Fallbeispiel

Marcus kam als Neunjähriger mit einer Dyskalkulie in die Kinder- und Jugendlichenpsychotherapie. Seine Mutter berichtete, dass er sich ständig stoße und immerzu blaue Flecken habe. Seine Ungeschicklichkeit sei größer als die seines 1½ Jahre jüngeren Bruders. Im Mann-Zeichen-Test fiel die reduzierte Symbolisierungsfähigkeit von Marcus auf. Außerdem konnte er nicht auf einem Balancebrett stehen. Erst mit sechseinhalb Jahren hatte er das Fahrradfahren ohne Stützräder erlernt. Er mochte aber weder Fahrrad fahren noch Rollerscating oder klettern wie die anderen Jungen in seinem Alter.

Am Ende der 50-stündigen Therapie war Marcus besonders stolz darauf, dass er mit zwei Bällen jonglieren konnte und in der Lage war, einen leichten Ball über mehr als fünf Meter auf einer geraden Linie zu prellen. Er liebte alle Spiele, die mit der Differenzierung von fest, schwer, leicht und zart in Zusammenhang standen, z. B. mit Holzstäben einen Ballon vor sich her treiben oder sich in einer Decke liegend wiegen lassen.

Seine Mutter hatte früh aufgehört, Marcus umherzutragen, weil sie ein halbes Jahr nach seiner Geburt einen Bandscheibenvorfall erlitten hatte und nach der Geburt des zweiten Kindes Marcus sowieso »zu groß zum Tragen« gewesen war. Marcus hatte dadurch extrem wenig kinästhetische und taktile Erfahrungen im Kontakt mit anderen Menschen gemacht. Mit zunehmender propriozeptiver Wahrnehmung verminderte sich seine Rechenschwäche.

Ich sah Marcus in einem anderen Zusammenhang im Alter von 15 Jahren wieder. Er war ein durchschnittlich guter Schüler, der auch dem Mathematikunterricht gut folgen konnte.

5.2.7 Olfaktorischer Sinn

Wie oben erläutert, ist es besonders zu Beginn des Lebens der Mund, der als primäre Informationsquelle fungiert. Insofern entstehen frühe Entdeckungen auch im Zusammenhang mit Schmecken und Riechen. Die nasalen Nerven senden Impulse direkt an den Riechkolben im Gehirn. Von hieraus laufen Nervenfasern in verschiedene Areale, die dem erweiterten limbischen System zuzurechnen sind. Der Geruchssinn ist also von Anfang an Wahrnehmungen »bewertend« beteiligt und kodiert sie affektbesetzt. Diese Impulse werden dort im Gehirn verarbeitet, wo auch Erinnerungen gespeichert werden. Daher sind frühe olfaktorische Erfahrungen auch so langlebig. Eine der nachfolgenden Hauptstrukturen, die Geruchsreize verarbeitet, ist dann die Amygdala, die die zentralen Emotionen kontrollierende Struktur darstellt und die vorverarbeitete sensorische Informationen auf ihre Bedeutungshaltigkeit hin überprüft. Dies geschieht im Gegensatz zu allen anderen sensorischen Informationen, die zunächst durch den Thalamus geschickt werden.

Ein Geruch kann Menschen auch in späteren Jahrzehnten augenblicklich in Situationen zurückführen und Bilder heraufbringen, die aus alten Zeiten stammen. Insofern löst Geruch sehr schnell Empfindungen wie Stress oder Glückseligkeit oder Langeweile aus, je nachdem, in welchen interaktionellen Zusammenhängen Geruchswahrnehmungen erfolgt sind. Geschmack und Geruch vermitteln ein Leben lang wichtige Informationen über die Umgebung, die sich ständig verändert.

Die Bedeutung dieses Sinnes hat im Laufe der Zivilisation abgenommen, denn im Informationszeitalter sind wir vor allen Dingen durch visuelle und auditive Reize überfrachtet, wohingegen die Bedeutung der Propriozeption, der taktilen Informationsweitergabe und des Schmeckens und Riechens in den Hintergrund getreten ist.

Dysfunktionen Symptome für Probleme mit Geschmack und Geruch sind entweder Über- oder Unterempfindlichkeiten. Bei einer **Unterempfindlichkeit** entsteht ein wahlloses Zugreifen auf alle möglichen Nahrungsmittel, möglicherweise auch ein Herangehen an gefährdende Substanzen wie Waschmittel oder Lösungsmittel. Bei **Überempfindlichkeit** entstehen schlimmstenfalls soziale Schwierigkeiten. Kinder – und Erwachsene – vermeiden es, anderen zu nahe zu kommen, weil sie vielleicht bestimmte Körperausdünstungen nicht riechen können; sie vermeiden möglicherweise bestimmte Speisen, die spezielle Gerüche ausstrahlen, oder sie vermeiden es, auf die Toilette zu gehen, weil sie auch dies mit bestimmten unangenehmen Gerüchen in Verbindung bringen.

Fallbeispiel

Frau H. war Mutter von vier Kindern. Sie hatte ständig Angina oder chronische Nebenhöhlenentzündungen. Zudem klagte sie über unerklärlichen Ekel bei bestimmten Gerüchen. Manchmal konnte sie auch gar nichts mehr riechen und schmecken und hatte schon viele Spezialisten deswegen aufgesucht. Im Laufe der Psychotherapie stellte sich heraus, dass sie, die Älteste von vier Kindern, im elterlichen Haus schon im Grundschulalter in den Keller abgeschoben worden war, weil im oberen Teil des Hauses angeblich kein Platz für sie war. Sie war damals häufig krank, denn da unten wuchsen Schimmelpilze an den feuchten Wänden, und sie steckte nachts Watte in die Nase, um nicht so viel von dem Modergeruch riechen zu müssen. Auch wenn sie krank war, durfte sie nicht oben spielen, aber wenigstens im Wohnzimmer übernachten.

In der Tanztherapie experimentierte sie mit kleinen Wattebäuschen, die sie in verschiedene aromatisch duftende Flüssigkeiten und in verschiedenen Teilen des Raumes auslegte. Sie tanzte »zwischen den Düften« und fand zu jedem Duft eine eigene Bewegungsfolge. Die Symptomatik ging langsam zurück.

5.3 Die Bedeutung von Sensibilitätsmustern

Wir können bei der Betrachtung der unterschiedlichen körpersprachlichen Muster grundsätzlich zwei Muster voneinander unterscheiden. Einmal die Muster, die auf eine Überempfindlichkeit der Sinneswahrnehmung, also eine **Hypersensibilität**, hinweisen: d.h. ein Mensch ist überempfindlich und reagiert unangemessen stark bei der Aufnahme auch unwesentlicher Informationen. Zum Zweiten gibt es ein Muster, das auf mangelnde Sinneswahrnehmung hinweist, eine **Hyposensibilität**. Diese bezieht sich auf Vorgänge, in denen unangemessen wenige Sinneswahrnehmungen aufgenommen werden.

Bekanntlich besteht das **sympathische Nervensystem** aus einem Nervenbündel, das den Körper unter Stress zu Flucht- oder Kampfhandlungen veranlasst. Dazu werden Herzschlag und Atmung beschleunigt, sodass der Kreislauf mit mehr Sauerstoff versorgt wird. Die beschleunigte Herztätigkeit ermöglicht, dass mehr Blut durch die Muskeln gepumpt wird, wodurch sich auch die Hautfarbe verändert. Blässe oder Rötung sind also körpersprachlich dekodierbare Symptome, die auf eine gewisse Wahrnehmungsverarbeitung schließen lassen.

Das **parasympathische Nervensystem** gilt demgegenüber als ausgleichendes, selbstregulierendes Nervensystem. Wird es aktiviert, so erhöht sich die autonome Sekretion aus den Speicheldrüsen, der Herzschlag verlangsamt sich, die Verdauung wird beschleunigt und die Blutgefäße erweitern sich.

Keines der beiden Systeme kann isoliert vom anderen funktionieren. Reflexe und Sinneswahrnehmungen und alle Hirnfunktionen sind eng miteinander verknüpft. Das Ganze funktioniert auch nicht, wie man annehmen könnte, völlig autonom, sondern Reflexe und frühe Sinneswahrnehmungen sind auf eine begleitende, fördernde, schützende und stützende Umwelt angewiesen, die zur Reifung und Entwicklung entscheidend beiträgt.

Merke

Das Gleichgewicht der Sinne wird über eine Förderung der körpersprachlichen Kompetenzen angeregt: Die Grammatik der Körpersprache ist das grundlegend angelegte Repertoire zur Kommunikation mit sich selbst und mit der Umwelt. Sie umfasst ein autonomes Regelwerk, bestehend aus Reflexen und Wahrnehmungen sowie spontanen und geplanten Handlungen.

Es hängt von der frühen Beziehungsentwicklung und Lebensgestaltung ab, in welcher Weise sich die frühe Körpersprache zu einem flexiblen und anpassungsfähigen Bewegungsrepertoire entwickelt.

Wenn Kinder schon früh Verwahrlosung, Versagen oder sogar Missbrauch erleben, fehlt ihnen die Fähigkeit, ihr körpersprachliches Repertoire entsprechend zu entwickeln, und die sensorischen Rezeptoren bleiben in gewisser Weise unterentwickelt. Die Welt wird nur eingeschränkt wahrgenommen. Das Fühlen wird eher unterdrückt, Kontakte zur Umwelt werden eher feindselig oder reduziert wahrgenommen. Schon die **Überstrapazierung eines Sinnes**, z. B. durch eine ständig zu laute Umwelt, kann dazu führen, dass die gesamte Sensorik aus dem Gleichgewicht gerät. Intensität und Dauer von Lautstärke spielen eine nicht zu unterschätzende Rolle bei der Entwicklung eines gesunden Schlaf-wach-Rhythmus. Ist die sensorische Informationszufuhr, bezogen auf die Aufnahmefähigkeit des Säuglings, zu stark, werden Vermeidungsreaktionen oder Rückzugshandlungen oder ein aktiver Kampf gegen die Überreizung einsetzen. Diese Muster wiederum führen zu übermäßig gesteigertem Stress und zu einer Verzerrung der späteren Wahrnehmung. Eine körpersprachlich anregende Umwelt kann die sensorische Integration des Kindes fördern, seine körpersprachlichen Möglichkeiten erweitern und damit zu einer Basis für ein gutes selbstständiges eigenverantwortliches Lernen beitragen.

In Pädagogik, Prävention und Frühförderung geht es um die **Sensibilisierung und Förderung der Wahrnehmung**:

- Was hört das Kind oder der Erwachsene?
- Was kann er oder sie sehen?
- Unter welchen Bedingungen kann er oder sie das eigene Gleichgewicht halten?
- Wo, in welchem Körperbereich, ist das Gleichgewichtsempfinden gestört?
- Kann ein Mensch seine Bewegungen koordinieren, so wie es für die verlangten Fer-

tigkeiten in der Schule und im Leben in der Erwachsenenwelt notwendig ist?

Um diese Aspekte kümmern sich besonders am Anfang des Lebens und bis ins Schulalter hinein Kinderärzte, Kinderneurologen, Ergotherapeuten, Physiotherapeuten, ggf. auch Logopäden und Tanz- und Bewegungstherapeuten.

Zum anderen ist **das Wie, die Qualität der Interaktion**, in der Wahrnehmungen möglich werden, von besonderer Bedeutung:

- Wie sind die einzelnen Wahrnehmungs- und Bewusstseinszustände?
- Wie sind die einzelnen Wahrnehmungsantriebe eines Kindes oder Erwachsenen?
- In welcher Weise reagieren die Bezugspersonen auf die je aktivierten Sinnes- und Systemzustände eines Kindes oder Jugendlichen?
- Welche Entwicklungsdefizite und unbewussten Konflikte, die im Körpergedächtnis aufbewahrt sind, zeigen sich in der Nutzung der Sinne (auch des Erwachsenen), und was bedeuten sie?
- Welche sensorischen Deprivationen müssen kompensiert werden, weil ein (Bindungs-) Trauma vorliegt?

Mit den letztgenannten Fragestellungen befassen sich bei Störungen des emotionalen und sozialen Verhaltens **Kinder- und Jugendlichenpsychotherapeuten**, meist unter Einbeziehung der diagnostischen Befunde der o.a. Fachkollegen. Auch Eltern, Erzieher und Lehrer können sensorische Vorlieben berücksichtigen und dadurch wertvolle Hinweise für ihren Umgang mit Kindern erhalten.

In der **Erwachsenenpsychotherapie** sind eine differenzierte Diagnostik und Beachtung des sensorischen Inputs und Outputs gleichermaßen sinnvoll. Denn alle benutzten Wahrnehmungsmuster steuern die Handlungen von Menschen jeden Alters. In der jeweiligen Benutzung der Wahrnehmungskanäle ist enthalten, in welcher Weise die frühe Umwelt die Reifung unterstützt und die Entwicklung gefördert hat (Tab. 5-5).

Tab. 5-5 Neurobiologische Begründung für multimodale Interventionen (s. Kap. 10, S. 356 ff.)

Sensorische Areale des Rückenmarks	Sinneswahrnehmung	Sensorische Bewertung	Anregung multimodaler Sinneswahrnehmungen/Achtsamkeit
Limbisches System	physiologischer Anteil einer Körperreaktion	affektive Bewertung	Stoppen von Flashbacks und Überflutungsempfindungen durch Stabilisierung sowie Ressourcenaktivierung
Amygdala und Hippocampus	symbolischer Anteil unbewusster Körperhandlungen	emotionale Bewertung, auch im Kontext von (Körper-)Erinnerungen	Fokussieren auf unbewusste Moment-zu-Moment-Entscheidungen des aktivierten Bewegungsrepertoires, Externalisieren, themenorientiertes Explorieren
Präfrontaler Kortex	bewusste Körperhandlungen	kognitive Bewertung	Reflexion von körpersprachlichen Handlungsdialogen

5.4 Das frühe Selbstempfinden als Körper-Selbst

Die Säuglingsforscher, und unter ihnen besonders Daniel Stern, haben wesentlichen Einfluss auf die Wiederentdeckung des Körpers durch die Psychotherapie (Brazelton & Cramer 1991; Downing 1996; Stern 2016). Noch vor dem Siegeszug der Neurobiologen wurden durch diese Ergebnisse (Dornes 1993, 2000, 2003, 2006) Grundvorstellungen Freuds (Reizschutz, Oralität, Es und Ich) wie auch Konzepte der psychoanalytischen Entwicklungstheorie (Mahler [1992]: Autismus, Symbiose, Spaltung) problematisiert. Der *kompetente Säugling* wurde aus der Taufe gehoben. Experimentelle Designs brachten eindeutig zum Vorschein, dass Säuglinge von Beginn an über den Einsatz ihrer Körpersprache dazu in der Lage sind, zu organisieren, zu initiieren und ihr Leben aktiv mit zu strukturieren.

Merke
Säuglinge wollen etwas bewirken und werden in ihrer körpersprachlich vermittelten Wirklust entweder bestätigt oder frustriert, was zu verallgemeinerten Erfahrungsclustern oder Schemata zusammengefasst und im Körpergedächtnis aufbewahrt wird.

Die Säuglingsforschung fokussiert auf den frühen Körperdialog und weniger auf mentale Konstrukte, wie es z. B. bei Melanie Klein (Klein 1995–2002a, b) der Fall ist, die von einer »guten« und einer »bösen Brust« spricht, welche der Säugling gar nicht als solche wahrnehmen könnte, weil ihm die Fähigkeit zur Symbolisierung im präverbalen Entwicklungsstadium noch fehlt. Das Subjekt wird zum Organisator, es empfindet sich in komplexen Erlebnisclustern. Jede neue Form einer solchen Clusterbildung ersetzt die vorherige nicht, sondern existiert mit ihr und neben ihr weiter. Das heißt, dass alle frühen körpersprachlichen Muster in späteren Kommunikationszusammenhängen, auch den verbal strukturierten, mit enthalten sind, worauf z. B. die tanztherapeutische Theorie und Praxis aufbaut (Tab. 5-6) (Gesell & Amatruda 1975; Siegel 1973, 1994). So entwickeln sich Aufmerksamkeit, absichtsvolles Handeln, Entscheidungsfähigkeit und planvolles Handeln (s. Kap. 6.1.3, S. 169 ff., Kap. 6.5, S. 216 ff.).

5.4.1 Vitalitätsaffekte, psychische Intimität und Episodengedächtnis

Es besteht von Anfang an eine hohe Sensibilität für und Differenzierungsfähigkeit von Reizen aus unterschiedlichen Sinnesmodalitäten. Der Säugling erlebt eine gewisse Ordnung seines Erlebens, Invarianzen seiner selbst und der anderen. Wenn sich eine invariante Konstellation he-rausbildet, erlebt der Säugling dies als Auftauchen einer (neuen) Organisation (auftauchendes Selbst).

Die Organisation der Wahrnehmung aus Sterns Sicht ist supramodal, ihre Repräsentanzen sind nicht *entweder* visuell *oder* akustisch *oder* taktil usw., sondern die Invarianzen sind durch Gestaltwahrnehmungen von Handlungsprozessen strukturiert. Diese Wahrnehmungen weisen eine gewisse Intensität und eine gewisse rhythmisch-dynamische Kontur sowie Gestalt auf. Säuglinge verfügen über die präformierte Fähigkeit, das auftauchende Selbst und die Anderen auf der Basis solcher Gestaltwahrnehmungen zusammenzusetzen, Informationstransfers zu vollziehen und Integrationen herzustellen. Jeder Prozess, durch den verschiedenartige Erlebnisse zueinander in Beziehung gesetzt werden, können auf diese Weise ein besonderes und charakteristisches Auftauch-Erlebnis in Gestalt, Intensität und Rhythmus konstituieren. Es gibt demnach so etwas wie frühe, körpersprachlich kodierte *Déjà-vu*-Erlebnisse.

Tab. 5-6 Vergleichende Übersicht zur motorischen und psychischen Entwicklung (nach Gesell & Amatruda 1975; Mahler 1992; Stern 2016)

D. Stern Subjektivität als 1. Organisator	**M. Mahler Loslösung/Individuation als Organisator**	**D. Stern Bereich der Bezogenheit als 2. Organisator**	**Gesell & Amatruda Normale Motilitätsentwicklung, von E. Siegel (1997) auf Affektmotorik bezogen**
Bei der Geburt sind alle Anlagen vorhanden Alle Phasen überkreuzen sich und bauen aufeinander auf		Bereich der auftauchenden Bezogenheit	ziellose Arm- und Beinbewegungen; Betasten des Körpers; Kopfheben; zur Seite rollen, aber nicht festhalten; auf dem Bäuchlein liegend schwimmende, krabbelnde Bewegungen; saugt und sabbert
0.–2. Monat	sogenannter normaler Autismus (als Konzept widerlegt)		
2.–3. Monat Empfindung eines auftauchenden Selbst			
2.–5. Monat	normale Symbiose harmonische Verschmelzung mit Versorger (als Konzept hinterfragt) Loslösung/Differenzierung Übungsphase		hält den Kopf hoch; reicht, greift, kratzt; Kopf und Rückgrat integriert
5.–9. Monat			dreht sich, stützt sich ab, robbt
7.–9. Monat Empfindung eines Kernselbst	Wiederannäherungsphase	Bereich der Kernbezogenheit	sitzt, krabbelt, spielt »Kuckuck«, winkt, betastet sich selbst und andere; isst selbst, richtet sich auf, beugt sich vorwärts, kann aufheben, schütteln, aufstapeln, räumlich wahrnehmen
9.–14. Monat Empfindung eines subjektiven Selbst		Bereich der intersubjektiven Bezogenheit	
9.–24. Monat Empfindung eines verbalen Selbst	Konsolidierung; Differenzierung von Selbst und Anderen	Bereich der verbalen Bezogenheit	geht, rennt, springt, hopst, aber mit steifem Rücken, Bauch nach vorne gedrückt, noch in schlechter Balance

Rhythmisch-dynamisches Erleben

Zusätzlich zu den benennbaren Affekten Neugier, Freude, Wut, Scham, Angst, Ekel, Überraschung werden die **Vitalitätsaffekte** als neues Konzept entwickelt. Vitalitätsaffekte werden als »Arten des Fühlens« und Veränderungen in Ablaufmustern innerer Aktivierung beschrieben.

Sie tauchen in Verbindung mit den diskreten Gefühlen, aber auch ohne sie auf einer anderen Ebene auf: als Intensitätskonturen des Erlebens in der Zeit, wie stark, anschwellend, aufbrausend, explosiv, abschwellend usw. Die Entwicklung der Vitalitätsaffekte liegt *vor* der Entwicklung formaler Handlungen und geht auch über das Konzept von Piagets sensomotorischer Empfindungsebene hinaus (Piaget 2009). Sogar intrinsisch motivierte artspezifische Verhaltensmuster wie »Daumen findet Mund« bzw. »Mund findet Daumen«, sind zunächst unvollkommen, sie führen zu einem gewissen Erregungszustand, der als anschwellend oder stürmisch erlebt und solange wiederholt wird, bis dieses Finden reibungslos funktioniert und als Muster in die Selbstverständlichkeit des Prozessgedächtnisses und der Nichtbeachtung zurückfällt: Dann flacht die Intensitätskontur für das Verhaltensmuster wieder ab. Ebenso erlernen Erwachsene das Fahrrad- oder das Autofahren oder das Küssen, zuerst erleben sie Anstrengung, schließlich Leichtigkeit.

Vitalitätsaffekte tauchen sowohl in der inneren wie auch in der äußeren Wahrnehmung auf.

Merke
Die benennbaren Affekte sind an bestimmte Vitalitätskonturen angehängt, aber nicht jede Vitalitätskontur enthält einen eindeutig mit ihm zusammenhängenden Affekt.

Episodisches Gedächtnis

Jede vitale Selbstempfindung wird zu einer Selbsterfahrung organisiert, es entstehen allmählich die wichtigsten Selbst-Invarianten. Eine Invariante ist das, was angesichts aller Veränderungen unveränderlich bleibt, z. B. die Art und Weise, wie eine Wickelszene, eine Fütterszene oder eine Spielszene abläuft. Durch das episodische Gedächtnis erfolgt eine zunehmende Integration der Selbst-Invarianten. Es bilden sich sogenannte **RIGs** *(representations of interactions that have been generalized)*, also generalisierte Interaktionsrepräsentanzen, die zunächst identifiziert und zunehmend integriert werden. Sie sind durch ihre wiederholbaren Intensitätskonturen gekennzeichnet, nicht durch ihre Inhalte (Stern 1992, S. 334).

Der evozierte Gefährte

Die Anderen regulieren das Selbsterleben des Säuglings und seine vitalen Konturen (zappeln, schreien, strampeln). Der Andere ist immer der »das Selbst regulierende Andere«, oder der *evozierte Gefährte*. Der evozierte Gefährte wird als **inneres Modell** eines wichtigen Objektes bzw. als prototypische Erlebensstruktur des Zusammenseins mit anderen *(schema-of-being-with)* verstanden. Mit diesem evozierten Gefährten steht der Säugling in dieser Entwicklungsphase über propriozeptives Abgleichen von Wahrnehmungszuständen möglicherweise mehr im Kontakt als mit seinen äußeren Partnern. Dieses Konzept weist Überschneidungen zum Begriff des *inner working model* aus der Bindungstheorie (Bowlby 1982) und zum *Schema-Begriff* aus der kognitiven Entwicklungstheorie von Piaget auf, das sich ebenfalls in einem Wechselspiel aus Adaptation und Assimilation herausbildet (Piaget 2009). Letztlich fußt die Schematherapie (Roediger 2010) auf ähnlichen Überlegungen.

In Zuständen, in denen eine gravierende Beeinträchtigung des psychischen Gleichgewichts entsteht (etwa in einer Verlustsituation), wird der verinnerlichte Gefährte hervorgerufen. Sprachliche Kodierung ist für diese Evozierung nicht nötig. Die evozierten Gefährten werden als affektiv-motorisches Muster des Erlebens und Handelns direkt körpersprachlich deutlich. Die affektmotorischen Muster, die die evozierten Gefährten betreffen, sind als Übertragungen und Gegenübertragungsgefühle für Therapeuten spürbar und evozieren ebenfalls affektmotorisch kodierte »Therapeuten-Gefährten«, die leiblichen Gegenübertragungen (Siegel & Voigt 1998).

> **Merke**
> Selbst- und Objektvorstellungen entstehen aus der Ansammlung immer wiederkehrender Vitalitätskonturen aus frühen Erfahrungskontexten.

Psychische Intimität

Säuglinge entwickeln spätestens ab dem vierten bzw. fünften Monat das Verlangen nach **Wechselseitigkeit in Beziehungen**. Es gibt bereits getrennte Innerlichkeiten, die sich beeinflussen können. Die empathische Zuwendung der Bezugsperson wird als Interaktionsprozess erfahren, als eine Art Brückenschlag zwischen verschiedenen inneren Befindlichkeiten. Der Säugling hat eine Art von psychischer Intimität entwickelt, eine Bereitschaft, sich zu öffnen und Wechselseitigkeit zu erleben. Dies vollzieht sich als wechselseitiges Anvertrauen des subjektiven Erlebens. Das heißt, der Austausch von vitalen Kodierungen beinhaltet, sich im Anderen zu erkennen und vom Anderen erkannt zu werden (s. Abschn. 5.1.4, S. 110 ff.). Die Verweigerung psychischer Intimität wird intensiv erlebt: Der neun Monate alte Säugling blickt nicht nur in die Richtung, in die die Mutter zeigt, sondern nach der Zielerfassung zum Zweck der Bestätigung zur Mutter zurück.

5.4.2 Affektabstimmung, Symbolisierung und Intersubjektivität

Die Affektabstimmung gilt als ein weiteres zentrales Konzept. Eltern nehmen auf das körpersprachlich ausgedrückte Gefühl des Kindes Bezug, und ihre Antwort, die als körpersprachliche Anpassung an Gestalt, Intensität und Rhythmusqualitäten erfolgt, ist mehr als eine reine Imitation: Es handelt sich um **transmodale Reaktionen** auf Vitalitätskonturen, die im Körperausdruck sichtbar werden. Das heißt, Affektabstimmung beinhaltet neben der Spiegelung ein leichtes Übertreiben und Betonen bestimmter Ausdrucksqualitäten des Kindes. Dieses Konzept wurde von Fonagy und seiner Arbeitsgruppe in der Erörterung der Mentalisierungstheorie erweitert (Fonagy et al. 2011).

Ein Beispiel für Transmodalität (Abb. 5-10):

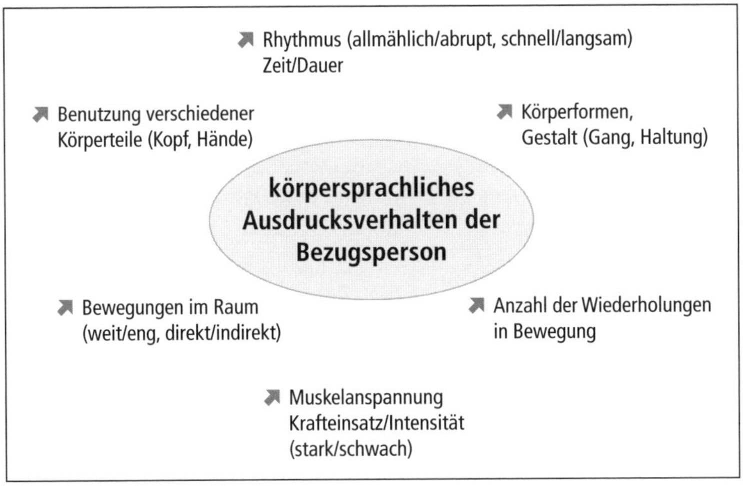

Rhythmus (allmählich/abrupt, schnell/langsam) Zeit/Dauer
Benutzung verschiedener Körperteile (Kopf, Hände)
Körperformen, Gestalt (Gang, Haltung)
körpersprachliches Ausdrucksverhalten der Bezugsperson
Bewegungen im Raum (weit/eng, direkt/indirekt)
Anzahl der Wiederholungen in Bewegung
Muskelanspannung Krafteinsatz/Intensität (stark/schwach)

Abb. 5-10 Transmodale Reaktion auf Vitalitätskonturen, die im körpersprachlichen Ausdrucksverhalten der frühen Bezugsperson entstehen (Trautmann-Voigt & Voigt 2009).

Das spielende Kind gibt ein verzücktes »Ahhh« von sich und blickt zur Mutter; diese begleitet das »Ahhh« mit einem entsprechenden Schulterhochziehen und Öffnen der Arme, wodurch das gleiche Gefühl zum Ausdruck gebracht und durch die Körpersprache noch verstärkt wird. Diese Abstimmungskontur beinhaltet sowohl kategoriale als auch Vitalitätsaffekte. Auch Erwachsene neigen dazu, automatisch Wahrnehmungsqualitäten in Gefühlskategorien umzusetzen. Dadurch entsteht ein Gefühl der Verbundenheit, selbst wenn wir nicht wissen, was wir da empfinden oder fühlen.

Stern bezieht sich auf Konzepte des *Spiegelns und Echo-Gebens*, die schon bei Lacan (1973) und Kohut (1981) beschrieben sind, welche er aber für zu undifferenziert hält.

Die Sprachentwicklung sorgt für einen immensen Entwicklungsschub. Die intersubjektive Bezogenheit wird deutlich erleichtert. Aber bestimmte Formen des Erlebens können nur unzulänglich durch die Sprache ausgedrückt werden: Eine Formulierung dauert häufig länger als eine Bewegung. Stern weist darauf hin, dass durch die Sprachentwicklung eine Entfremdung von der ursprünglichen Kraft des präverbalen Erlebens entsteht.

5.4.3 Komplexität von Bewegung und Ausdruck – wie implizites Wissen entsteht

Vitalitätskonturen sind nichts anderes als subjektive innere Zustände, die von Moment zu Moment durch Ausdruck und Empfindung von eigenen und fremden Körperteilen, von Haltungen und Stellungen, wiederholten Bewegungsabläufen und Muskelspannungen in gewissen zeitlichen Abläufen miteinander geteilt werden. Sie können unter Kraft-, Raum-, Zeit- und Spannungsflussqualitäten beschrieben werden (Tab. 5-7; s. auch Kap. 6.1, S. 157 ff.).

Die Körpersprache auf prozeduraler Ebene der Vitalitätskonturen kann unter Verwendung dieser vier Dimensionen genauer erfasst werden (s. Tab. 5-7):

1. **Explosionsartig** kann dann folgendermaßen beschrieben werden:
   - der Umgang mit der Kraft: Die aufgewendete Kraft im Körper ist *stark*.
   - der Umgang mit der Zeit: Die Zeit, in der die Aktion ausgeführt wird, ist kurz, die

Tab. 5-7 Vitalitätskonturen aus der Sicht körpersprachlichen Ausdrucksverhaltens

Dimension	Kraft	Zeit	Raumrichtung	Bewegungsfluss
explosionsartig	stark	schnell	direkt	hohe Spannung, gebunden
aufwallend	stärker werdend (crescendo)	schneller werdend (accelerando)	direkter werdend (focussierender)	gebundener werdend (Spannung steigernd)
verblassend	zarter werdend (diminuendo)	langsamer werdend (ritardando)	indirekter werdend (mehr defokussierend)	freier werdend (Spannung reduzierend)
flüchtig	leicht/zart	schnell	indirekt	frei

Bewegungsabfolge des Aufspringens ist also *schnell.*
  - der Umgang mit der Raumrichtung: Die Bewegung wird in einer Raumrichtung *direkt* nach oben ausgeführt.
  - der Umgang mit dem Bewegungsfluss: Der Bewegungsprozess in seinem Fluss ist *gebunden* und wird direkt bzw. *fokussierend* und mit erhöhter Spannung im gesamten Rumpfbereich ausgeführt.
2. **Aufwallend** kann mittels dieser vier Aspekte folgendermaßen beschrieben werden:
  - der Umgang mit der Kraft: *stärker werdend* im Muskeleinsatz
  - der Umgang mit der Zeit: *schneller werdend,* also *accelerando* (nicht *crescendo,* das in der Musik *lauter werdend* bedeutet)
  - der Umgang mit der Bewegung im Raum: *direkter werdend* (nach oben oder nach vorn)
  - der Umgang mit dem Bewegungsfluss: *gebundener werdend*
3. **Verblassend** kann unter diesen vier Aspekten folgendermaßen charakterisiert werden:
  - der Umgang mit der Kraft: *leichter (oder zarter) werdend* im Muskeleinsatz
  - der Umgang mit der Zeit: *langsamer werdend,* also *ritardando* (nicht *decrescendo,* das in der Musik *leiser werdend* bedeutet)
  - der Umgang mit der Bewegung im Raum: *indirekter werdend* (nach unten, nach hinten, mehr defokussierend)
  - der Umgang mit dem Bewegungsfluss: *freier werdend,* d. h. weniger Anspannung und weniger Intensität im Rumpfbereich
4. **Flüchtig** kann unter diesen vier Aspekten folgendermaßen dargestellt werden:
  - der Umgang mit der Kraft: *leicht/zart,* d. h. eher tupfend in den Bewegungen
  - der Umgang mit der Zeit: *schnell*
  - der Umgang mit der Raumrichtung: *indirekt*
  - der Umgang mit dem Bewegungsfluss: *frei*

Die Frage stellt sich allerdings, wie diese Intensitäts-, Zeit- und Gestaltmuster (also frühe Empfindungs- und Wahrnehmungsqualitäten) zu benennbaren Gefühlsqualitäten werden.

Man könnte Folgendes annehmen: Die analoge Übersetzung von Wahrnehmungen, die wir im Verhaltensmuster eines anderen Menschen feststellen, erfordern zunächst einen crossmodalen Transfer im Sinne der Umwandlung dieser Wahrnehmungen (von Zeitmustern, Intensität und Gestalt) in ebensolche Vitalitätskonturen, die wir in uns selbst nachempfinden können. Zwangsläufig erlernt der Säugling, ausgelöst durch die Spiegelneurone, diese Art des Fühlens über den Austausch von Vitalitätskonturen in vielen Interaktionen und körperlichen Vorgängen, die er kopiert oder in ähnlicher Weise am eigenen Leib, also propriorezeptiv, vollzieht.

Die Übersetzung von Gefühlen Anderer in selbst gefühlte Gefühle ist also der Transfer von körpersprachlichen Kodierungen, die mithilfe der gleichen Programme im eigenen Körper dekodiert werden können. Im Laufe der Jahre lernt das Kind über solche Transformationen ein Repertoire an Vitalitätskonturen und somit ein größeres Bewegungs- und Emotionsrepertoire kennen. Vitalitätskonturen können auf der Ebene der Körpersprache *gelesen* werden. Auf dieser Ebene können Interventionen einsetzen, die den zugrunde liegenden Affekt direkt erreichen.

Bucci (1997) nimmt eine **Unterteilung des Impliziten** in drei Kategorien vor. Sie unterscheidet

- einen subsymbolischen, nonverbalen Code, der aus kontinuierlichen, analogen Erfahrungen besteht (wie man ein Bild malt, wie man küsst, wie man sich setzt);

- einen symbolischen nonverbalen Code, der nonverbale Erfahrungen enthält, wie z. B. ein vertrautes Gesicht aussieht und was es emotional ausstrahlt (was man im Anderen aufgrund von Übertragungen sieht) sowie
- einen symbolischen verbalen Code, der aus Wörtern besteht (was und wie man etwas sagt).

Fogel (2001, 2003) spricht von einem **regulatorischen impliziten Gedächtnis**, das es ermöglicht, Aktionen unbewusst auf sensorische, motorische und affektive Aspekte unter physikalischen und sozialen Bedingungen abzustimmen. Das Gedächtnis ist an der Entstehung des Kernselbst und an der Entstehung früher Bindungsmuster beteiligt. Andere Begriffe, die auch auf das implizite Gedächtnis zielen, sind: »die Entstehung eines primären Selbst« (Damasio 2000) oder »die Entstehung eines dialogischen Selbst« (Schore 1999). Zusätzlich zum regulatorischen impliziten Gedächtnis bestimmt Fogel ein **partizipatorisches implizites Gedächtnis**, das in speziellen Kontexten aktiviert werden kann und ähnlich wie traumatische Erinnerung (Siegel 1996) implizites Material aus der Vergangenheit hochspült, als sei es gegenwärtig. In beiden Begriffen steckt die Annahme, dass Menschen sich immer an frühe Begegnungen auf einer tieferen Ebene unterhalb des Bewusstseins erinnern. Diese Erinnerungen prägen die Gegenwart. Bollas (1997) prägte den Begriff des »ungedachten Bekannten« und meinte damit, dass das Implizite nicht unbedingt in Worte gefasst werden kann und auch nicht muss. Nur ein kleiner Teil dessen was implizit ist, *kann* überhaupt nur in Worte übersetzt werden (Stern 2018, S. 126 ff.). Das implizite Wissen ist also das, was im intersubjektiven Feld von Moment zu Moment als Wahl von Haltungen, Blicken, Intonationen usw. dazu verhilft, dass Kommunikation überhaupt sinnvoll und bedeutungsschwanger stattfinden kann. In diesem intersubjektiven Feld bewegen sich Menschen, auch Therapeuten und Patienten.

Die **Embodiment-Forschung** (Johnson 2008) legt nahe, dass der Zusammenhang zwischen Körpersprache, Emotion und Kognition dauerhaft bestehen bleibt, ohne dass eine bewusste Rekonstruktion erfolgen muss. Die Korrelation psychischer und physischer Erfahrung und ihrer neuronalen Mitaktivierung ermöglichen die Etablierung primärer konzeptueller Metaphern, die körperbasierten Vorstellungsschemata entsprechen. Bei psychischen Störungen liegen konzeptuelle Metaphern vor, die beispielsweise körperliche Zuwendung mit Schmerz oder Lebendigkeit mit Ekel oder Schuld verknüpfen. Diese lassen sich als Handlungsthemen in der Körpersprache auffinden.

5.5 Motivationsregulation und frühe Handlungsthemen

Die moderne Säuglingsbeobachtung hat ergeben, dass menschliches Leben sich durch körpersprachlich vermittelte Erfahrungen in regulierenden Beziehungen entwickelt. Lichtenberg (1991) hat fünf angeborene Systeme beschrieben, die jedes für sich eine psychologische Einheit mit neurophysiologischen Korrelaten darstellen. Folgt man dieser Auffassung, so entwickelt sich das frühe Selbst über die Entfaltung körpersprachlich kommunizierter Handlungsthemen in Interaktionen mit den frühen Bezugspersonen, die sich als Reaktion auf primäre Bedürfnisse entfalten. Lichtenberg hat mit diesem Ansatz das duale Triebkonzept Freuds (*libido versus destrudo* bzw. Aggression als ursprüngliche Antriebsfaktoren für die psychische Entwicklung) revidiert. Wir folgen diesem Ansatz, da wir auf eigene Vorarbeiten, die sich auf die Integration der Körpersprache in die Handlungstheorie Lichtenbergs beziehen, zurückgreifen können (Trautmann-Voigt 1997; Trautmann-Voigt & Voigt 1998a, 2001, 2002a, 2010a). Neuere Konzepte entstanden inzwischen aus einer anderen Perspektive und stellen vergleichbare integrative Ansätze zur Diskussion (Roediger 2010; Young 2008).

5.5.1 Motivationssysteme und ihre Auswirkungen auf die Körpersprache

Physiologisches System Das System zur Regulierung physiologischer Bedürfnisse bezieht sich auf die Befriedigung von Hunger, Durst, das Bedürfnis nach Sauberkeit und Wärme. Frühe körpersprachliche Themen sind u. a.: Heben und Senken (Atmung), Öffnen und Schließen (Mund, After), Innen und Außen (Sättigung, Hunger).

Bindungssystem Das System zur Regulierung von Bindungsbedürfnissen bezieht sich auf die angeborene Neigung, sich vor Gefahr zu schützen, um das eigene Überleben zu sichern. Hierfür wird eine schützende Bindungsfigur benötigt. Das Kind sucht Nähe zur Bezugsperson und reagiert auf Trennungen mit Zeichen von Schmerz und Kummer (Bowlby 2014; Harlow 1965; Strauß et al. 2002). Frühe körpersprachliche Themen sind u. a.: Festhalten und Loslassen, Nah-und-fern-Sein, Geben und Nehmen, Führen und Folgen.

Explorationssystem Das System, das Neugierbedürfnisse bzw. Bedürfnisse nach Selbstexploration und Selbstbehauptung reguliert, findet sich bei allen Primaten. Kleine Kinder und auch Affenbabys sind von allen Dingen fasziniert, die sie noch nie vorher in der Hand hatten. Menschen sind also mehr als nur durch ein System, das nach Homöostase strebt und sich zwischen Nahrungsaufnahme und Entleerung hin und her bewegt, geprägt. Die Biologie des Menschen programmiert unvorhersehbar Erregungszustände, die eine Spannung evozieren, welche nicht durch Nahrungsaufnahme oder Sexualität abgebaut werden kann. Satte Jungtiere z. B. verlassen ihre Schutzhöhle, um die Umgebung zu erkunden. Sie erlangen durch risikoreiche Aktivitäten neue Informationen und erfassen neue Ressourcen (Renner 1992). *Neugier* ist der Antrieb für ein etwa neun Monate altes Kind, jeden erreichbaren Winkel in einem Raum zu erforschen. Dem eigenen Explorationsdrang zu folgen, ist ein wichtiger innerer Antrieb, der von Beginn des Lebens an aktiviert, aber auch reguliert werden muss. Ohne Stimulation fühlen sich Babys gelangweilt und suchen nach Möglichkeiten, die innere Erregung auf ein optimales Niveau hochzuschrauben. Ist die Stimulation jedoch zu stark, entsteht Stress, und das Baby versucht, seine innere Erregung zu senken. Dieses motivationale System stellt auch den Basisantrieb für Wissenschaftler dar. Frühe körpersprachliche Themen sind u. a.: Aufrichten und Sich-fallen-Lassen, Suchen und Finden, Ertasten, Ergreifen, Schwingen, Schaukeln, Balancieren, Kräftemessen.

Aversives System Das System, das aversive oder auch Rückzugsbedürfnisse reguliert, ermöglicht zweierlei: ein Auftanken und eine Verteidigung gegen »Feinde«. Menschen funktionieren gut, wenn sich Aktivität und Ruhe und Anspannung und Entspannung rhythmisch gut einspielen. Letztlich folgt ein gesunder Rhythmus Naturgesetzen, die durch Tagesaktivität und nächtliche Ruhe, also durch zirkadiane Rhythmen, vorgegeben sind. Das aversive Motivationssystem stellt sicher, dass der Säugling signalisiert, wann er Ruhe und Rückzug braucht. *Passive* Aversion zeigt sich in deutlich sichtbarer Erschlaffung des Muskeltonus, Schläfrigkeit und einem geringen explorativen Drang. Das Kind wendet sich von stimulierenden Quellen ab und zieht sich körperlich in sich zusammen. *Aktive* Aversion zeigt sich z. B. durch anhaltendes Gebrüll oder starke Muskelaktivität. Dadurch wird versucht, sich einem Stressfaktor zu entziehen. Frühe körpersprachliche Themen sind u. a.: Sichzurückziehen und Voranstreben, Sichzu- und Sichabwenden, Aktiv-und-passiv-Sein, Drücken und Treten.

Sensuell-sexuelles System Das System, das Bedürfnisse nach sinnlichem Genuss bzw. Sexualität reguliert, geht auf frühe Taktilität zurück. Sensuelle Stimulation ist zur Entwicklung klarer Vorstellungen über die eigenen Grenzen besonders wichtig. Liebevolle Berührung führt zum Absinken des Herzschlages, positive Hautkontakte beruhigen also und sind eine Möglichkeit, aktiv-aversiven Tendenzen beim Baby zu begegnen und passiv-aversive Tendenzen, die zur Beruhigung führen, zu fördern. Lichtenberg hat darauf hingewiesen, dass das sensuelle Motivationssystem von Freud zu wenig beachtet bzw. nicht registriert wurde und statt dessen die Sexualität zu lange im Vordergrund des psychoanalytischen Interesses stand, was über Jahrzehnte die Körperfeindlichkeit der Psychoanalyse erklären kann: »Der Unterschied zwischen Sinnlichkeit und Sexualität ist ein Unterschied, den Freud niemals gemacht hat. Hätte er ihn machen können, dann hätten wir vielleicht eine ganz andere Konzentration auf das, was in der Psychoanalyse abläuft, und das, was sein könnte.« (z. B. Lichtenberg 1998, S. 80; s. Abschn. 5.2.4, S. 122 ff.) Frühe körpersprachliche Themen sind u. a.: Berühren und Streicheln, Umarmen und Halten.

Das Anerkennungssystem Das System, das für die Regulation des Selbstbewusstseins inklusive Körperbild und Selbstbild (s. Abschn. 5.1.1, S. 100 ff.) zuständig ist, geht auf frühe Unterstützung und Stimulation expansiver Bewegungsimpulse zurück. Die Eigenwahrnehmung wird gestärkt durch empathisches Eingehen auf die körperlichen Bedürfnisse des Kindes, durch angemessene Berührung, passende Intensitätsdosierung sowie eine gute rhythmisch-dynamische Anpassungsleistung durch die Bezugspersonen. Mit zunehmendem Alter geht es um positive Verstärkungen von Eigenbewegung, Eigeninitiative und expansiven Autonomiebestrebungen. Der sich entwickelnde Selbstwert eines Menschen kann positiv oder negativ beeinflusst werden durch positive Bewertung, Unterstützung, Hilfe und Schutzangebote, wenn es um die Erprobung von Neuem geht. Der Selbstwert kann sich nicht entwickeln bei Grenzüberschreitung, Nicht-Beachtung oder Wahrnehmungsverzerrung durch wichtige Bezugspersonen. Eine komplexe Integrationsleistung von angemessener Aktivierung hin zu einem Objekt oder Rückzug von einem Objekt sind ebenso zu gestalten wie angemessene Intensitätsdosierungen und ein angemessener Umgang mit Beschleunigung oder Verlangsamung, wenn es darum geht, Ziele anzuvisieren, zu erreichen oder ggf. aufzugeben, weil sie überfordernd oder nicht angemessen erscheinen. Das Anerkennungssystem als sechstes zu regulierendes psycho-biosozial determiniertes System ist nicht in Joe Lichtenbergs Motivationstheorie konzipiert worden. Wir nehmen es aber in unsere Systematik auf, da die Anzahl der narzisstischen Themen in der Gesellschaft zunimmt und wir davon ausgehen, dass das Anerkennungssystem ein eigenständiges System darstellt, das von Beginn des Lebens an aktiv ist und ebenfalls einer körpersprachlichen Einordnung bedarf. Ein Beispiel hierfür kann der »kompetente Säugling« sein (Dornes 2012). Er will von Anfang an etwas bewirken. Insofern er jedoch darin überstimuliert oder daran gehindert wird, gräbt sich eine Selbstwertregulationsstörung in seine Weltaneignung ein.

Alle Motivationssysteme (Tab. 5-8) existieren unabhängig voneinander und sind gleichzeitig mit den anderen verkoppelt. Jedes Motivationsbündel kann sowohl von innen als auch von außen aktiviert werden. Affekte spielen hierbei eine große Rolle, doch sind sie nicht mit den Motivationssystemen identisch. So wird beispielsweise das explorative System schon früh beim Säugling durch die Wahrnehmung eines menschlichen Gesichts aktiviert, wodurch bestimmte funktionale Aktivitäten wie Hinschauen oder Betasten ausgelöst werden können. Diese Aktivierung wird normalerweise auch von Freude und Interesse begleitet, aber nicht zwangsläufig. Mit anderen Worten, Affekte verstärken die ausgelösten Motivationsbündel, die mit funktionalen Aktivitäten einhergehen – Affekte verursachen sie jedoch nicht.

Diese Sichtweise auf thematisch abgrenzbare Handlungen, die die Entwicklung prägen, birgt andere Konsequenzen für psychotherapeutische Interventionen als beispielsweise die triebtheoretisch begründete Vorstellung von Sexualität und Aggression als Hauptantriebe für den Entwicklungsfortschritt. In der modernen Psychoanalyse und dort besonders in der Selbstpsychologie, deren Vertreter Lichtenberg ist, tritt eine systemtheoretische Perspektive in den Vordergrund.Die Konzeption der Motivationssysteme wird deshalb ebenfalls zur Begründung der hier dargelegten Grammatik der Körpersprache herangezogen. Es lassen sich auch hieraus Beispiele für Interventionsthemen ableiten, die frühe, präverbale, positive Handlungsdialoge reaktivieren können (s. Kap. 7, S. 232 ff., Kap. 8, S. 253 ff.).

5.5.2 Zur Selbstregulation früher Systemzustände

Horowitz (1979) beschreibt Systemzustände für den klinischen Bereich folgendermaßen: Es handelt sich um *wiederholt auftauchende Verhaltensmuster*, die durch Gesichtsausdruck und Lautierung, später durch die Sprechweise und den Inhalt des Gesagten, aber auch durch den Grad der Selbstwahrnehmung, die allgemeine Aufmerksamkeit, durch Einfühlungsvermögen und kommunikative Eigenschaften gekennzeichnet sind. In einem Systemzustand kommen also sehr viele Informationen zusammen. Auch dieses Konzept geht auf körpersprachliche Kodierungen zurück. Ein Systemzustand kann mit der Atmosphäre eines Theaterstücks verglichen werden, wenn Sonnenwetter plötzlich in einen Gewittersturm umschlägt, womit ein dramatischer Spannungsbogen verstärkt wird. Auch in der Musik entstehen unterschiedliche Systemzustände, wenn z. B. in einer Sinfonie Rhythmus- und Harmoniewechsel, Tonart- oder Klangvariationen Stimmungswechsel produzieren. Bilder evozieren ebenfalls Systemzustände bzw. Stimmungen in einem Betrachter, der im Kunstgenuss Wahrnehmungen zusammenfließen lässt, die das Zusammenspiel von Farbe, Form, Linienführung und dargestelltem Bildinhalt auslösen.

Menschen verfügen mehr unbewusst als bewusst ständig über in bestimmter Weise *aktivierte Systemzustände*, die sich in der aktivierten Körpersprache zeigen. Will man einen Systemzustand analysieren, so ergibt sich aber ein Problem, da der Erlebensstrom eines Menschen nicht wirklich angehalten werden kann. Die Diagnose eines Systemzustandes ähnelt in etwa einer Momentaufnahme aus einem Drama, in welchem die Figuren eingefroren stehen bleiben und einen bestimmten spannungsgeladenen Aspekt der Handlung auf diese Weise (eine Pause, einen Rhythmus-

Tab. 5-8 Motivationssysteme und ihre Auswirkung auf Körpersprache

	Angeborenes Motivationssystem, das je nach Anforderung aktiviert werden kann und reguliert werden muss	Biologisch und sozial determinierter Kontext der Aktivierung	Zweck der Aktivierung	Energierichtung zur Bedürfnisbefriedigung	Aktivitäten, die nonverbal von der frühen Bezugsorganisation reguliert werden müssen	Spätere Gewohnheiten, die sich auf die (gespeicherte) Regulation der Motivationssysteme durch die frühe Bezugsorganisation zurückführen lassen	Beispiele für körpersprachliche Themen, die sich in der Formung des Körpers im Raum sowie durch Intensität/Kraft in einer bestimmten Zeiteinheit und in einem gegebenen Kontext zeigen
1.	Physiologisches System zur Regulation natürlicher Grundbedürfnisse	Nahrungsaufnahme Reinigung Temperaturregulation Wickeln/Stillen	Regulation der physiologischen Bedürfnisse Inkorporation Überleben des Individuums	Nach innen gerichtet	atmen saugen lecken greifen Kopf seitwärts drehen	Ess- und Trinkgewohnheiten Pflegeverhalten anderen gegenüber vereinnahmen oder verausgaben Selbstfürsorge	heben und senken öffnen und schließen geben und nehmen innen und außen zupacken/greifen saugen/beißen/grimassieren
2.	Explorationssystem zur Regulation zunehmender Autonomiebedürfnisse	Spielen Orientierung Bewegen Kraft entwickeln	Erkundung der Umwelt Expansion mit Neugier und Interesse	Nach außen gerichtet	greifen tasten schaukeln krabbeln blicken heben/rollen krabbeln	Spiel- und Freizeitgewohnheiten Initiative/Interessen Kreativität/Lernverhalten Lebenslust Vitalität	aufrichten und fallen lassen suchen und finden ertasten/ergreifen schwingen/schaukeln mediale Stimulation/kreative Improvisation Kräfte messen/balancieren
3.	Bindungssystem zur Regulation von Ängsten vor dem Außen	Sicherheit Schutz Geborgenheit	Definition von Clan- und Gruppenzugehörigkeit	Zwischen Innen und Außen oszillierend	tragen halten Hautkontakt streicheln	Nähe-Distanz-Regulation Beziehungsgestaltung Zulassen von menschlichen Kontakten Einschätzung von Gefahren	festhalten und loslassen Körperkontakt nah und fern regulieren geben und nehmen öffnen und schließen führen und folgen/Handkontakte

4.	Aversives System zur Regulation von Selbstschutzmechanismen (passiv und aktiv)	Rückzug/(Schlaf) oder Angriff/Widerstand oder »Totstellreflex«	Schutz vor Reizüberflutung oder Gefahr Selbstbehauptung oder Ruhe/Rückzug	Nach innen oder nach außen gerichtet	abstemmen schreien schlafen träumen treten hauen spucken wegdrehen	allein sein können sich lösen können sich wehren können sich schützen können kämpfen können Stopp sagen können zur Ruhe kommen können	zurückziehen und voranstreben zuwenden und abwenden allein oder mit anderen ziehen und schieben drücken/treten aktiv und passiv Kraft/Spannung einsetzen können entspannen können
5.	Sensuelles/sexuelles System zur Regulation der Generationenfolge	Zärtlichkeit Liebe	Vereinigung Fortpflanzung der Art	Nach innen und außen gerichtet	Taktile Stimulation Sinne anregen Berühren	körperliche Lust erleben können sinnlicher Genuss Sexualität genießen können	zuwenden versus isolieren berühren/streicheln versus schlagen /stoßen Umgang mit Körperlichkeit hart und weich/umarmen zart und kraftvoll sein/halten
6.	Anerkennungssystem zur Regulation des Selbstbewusstseins	Empathie Wertschätzung (positive) Verstärkung	Wahrnehmung von Selbstbedürfnissen Selbstwertregulation Selbstkontrolle Differenzierung von Selbst- und Fremdwahrnehmung	Nach innen gerichtet, von außen beeinflusst	Stimulation von Eigenbewegungen Unterstützung bei Selbstexploration und Grenzerfahrungen Körperliches Mitschwingen und maximieren von körperlichen Eigenaktivitäten	Angemessener oder unangemessener Umgang mit Selbstwertregulation narzisstischer Rückzug oder Einlassen auf unterschiedliche Kontakte narzisstisch angemessene oder unangemessene Abwehrorganisation in Raum/Intensität und Dynamik/Rhythmus	vorpreschen oder zurückziehen aufrichten oder zusammensinken Distanz halten oder distanzlos sein perfektionistisch-aktiv oder apathisch-passiv sein abrupt abwendend oder allmählich zuwendend sein Impulse steuernd oder impuls durchbrüchig handelnd spiegeln versus kontrastieren

wechsel) zum Ausdruck bringen. Solche atmosphärischen Diagnosen werden annäherungsweise möglich, wenn man die Dynamik körpersprachlicher Handlungsdialoge in bestimmten Momenten analysiert. Dazu verhilft eine Systematisierung, die bestimmte Systemzustände unterscheidbar macht. Diese *States* sind während des gesamten Lebens vorhanden und sind als Wechsel von Antriebsphasen erkennbar. Wir kommen hierauf zurück (s. Kap. 6.1, S. 157 ff., Kap. 6.1.3, S. 169 ff.).

Beim Säugling werden folgende **fünf Systemzustände** unterschieden, die Lichtenberg im Übrigen zur Konzipierung seiner Motivationstheorie berücksichtigte:

1. die *wache oder aktive Aufmerksamkeit* – dies ist der State für Neugier, Interesse und Exploration der Außenwelt
2. die *ruhige Wachheit* – dies ist der State für ruhige Selbstexploration und für die Wahrnehmung innerer Misstöne oder Wohlspannungen
3. der *Schreizustand* – dies ist der State für Hinderung an Wahrnehmungen, gleich ob sie von außen oder von innen herkommen. Er ist durch höchste Anspannung gekennzeichnet
4. der *flache Schlaf als Übergang in den Tiefschlaf oder als Aufwachstadium* – dies ist der State für den allmählichen Übergang von der Aktivität in die Ruhe oder umgekehrt
5. der *tiefe oder REM-Schlaf* – dies ist der State für Tiefenentspannung, Befriedigung und für notwendiges Ausruhen von den Aktivitäten aller Wachzustände

Das Baby ist noch nicht in der Lage, seine inneren Antriebe zu regulieren, wenn es z. B. vom Spielen müde ist und einschlafen möchte. Auch für gestresste Menschen ist es schwierig, in den Systemzustand ruhiger Aufmerksamkeit zu gelangen, wenn sie sich in Höchstspannung, d. h. physiologisch betrachtet, in einem permanent aktivierten *Schreizustand* befinden. Ähnlich einem Schreizustand beim Baby sind solche Erwachsene nicht in der Lage, sich herunterzuregulieren und ihr hohes Anspannungsniveau zu verlassen. Bei Trauma-Patienten ist dies sogar ständig der Fall.

Merke
Es geht bei der frühen Systemregulation darum, dass Übergänge in der Spannungsflussregulation zwischen den verschiedenen Systemzuständen von außen hergestellt werden müssen, damit die Bedürfniscluster, die mit der unterschiedlichen State-Aktivierung und mit den aktivierten Motivationsthemen zusammenhängen, befriedigt werden können.

Wenn ein Säugling von einem Systemzustand in einen anderen wechselt, sich z. B. noch im Zustand eines oberflächlichen Schlafes befindet, jedoch kurz vor dem Erwachen, dann wird die Mutter im Idealfall intuitiv versuchen, sich in die Qualität dieses Systemzustandes (State 5) einzufühlen, um einen allmählichen Übergang von hier aus in einen neuen Zustand, den sie noch nicht kennen kann, zu unterstützen. Vermutlich wird es der Zustand 2, die ruhige Wachheit sein. Dieser wird möglicherweise den Übergang in Richtung wache Aufmerksamkeit (State 1) darstellen. Und vielleicht kommt es so vom allmählichen Aufwachen zu einer aktiven Spielphase.

So wie eine einfühlsame Mutter ihr erwachendes Baby langsam und vorsichtig auf den Armen wiegt, es streichelt und nur langsam das Tempo beschleunigt, bis es die Augen ganz aufschlägt, nach ihren Augen sucht oder das Gesicht zu greifen versucht, so kann auch der Therapeut Äquivalente für solche Handlungsdialoge auf der Ebene der körpersprachlichen Kommunikation anbieten. Hierfür kann er ebenso wenig wie die Mutter, eine vorgegebene Technik verwenden, sondern er muss sich in jede aktuelle State-Regulation seines Patienten hineinversetzen: So funktioniert körpersprachliche Feinabstimmung als **rhythmisch-dynamischer Handlungsdialog**. Durch nonverbale, positive Feinabstimmungen (und dadurch sich entwickelnde neue Systemregulationen) entwickelt sich beim Patienten ein neues Körper- und Selbstgefühl. Intersubjektive Momente gegenseitigen Verstehens und Aufeinander-Abstimmens, die immer wieder neu und gemeinsam zu erschaffen sind, nennt Daniel Stern Now-Moments, in denen die Mutter die State-Regulation übernimmt und dadurch dem Kind sinngemäß vermittelt: »Ich verstehe dich so, wie du dich im Moment selbst verstehst« (Stern 2018). Richtet man also die Aufmerksamkeit auf diese körpersprachlich kodierten Übergänge zwischen Systemzuständen, so geschieht Folgendes: Bei Therapeut und Patient wächst das implizite Wissen darüber, was die Beziehung zwischen beiden ausmacht: Verlässlichkeit, Bezogenheit, Respekt vor dem anderen. Die Beziehungsgestaltung erfolgt von Moment zu Moment und von Aktion zu Aktion neu. Sie ist nicht planbar, aber ihre zugrunde liegenden Antriebe und Motivationsthemen können auf der Ebene körpersprachlicher Analysen erhoben werden (s. Tab. 5-8).

Taktile und kinästhetische, visuelle und auditive Abstimmungen spielen sich zwischen beiden Beziehungspartnern über den Austausch von körpersprachlichen Signalen ein. Auf diese Weise werden gute Übergänge zwischen Systemzuständen eingeleitet, vorbereitet oder begleitet.

Körpersprachliche Interventionen, die der **State-Regulation** dienen, können präzise mit rhythmisch-dynamischen Begrifflichkeiten beschrieben werden:

- langsam – schnell
- unterbrochen – kontinuierlich/allmählich
- flexibel – stereotyp
- variierend – wiederholend
- rhythmisch differenziert – wenig differenziert
- direkt moduliert – explosiv
- fokussierend – verstreuend

Zudem können Antriebe, Spannungsflusseigenschaften und Handlungsthemen benannt werden (s. Kap. 6, S. 157 ff.). Tabelle 5-9 zeigt eine Zuordnung der fünf Systemzustände zum jeweiligen Aufmerksamkeitsfokus: Selbstexploration, Hinderung, Ruhe und Befriedigung. Zugeordnet sind Bewegungsqualitäten und Beobachtungsdimensionen, auf die im nächsten Kapitel vertiefend eingegangen wird.

Tab. 5-9 Idealtypische Zuordnung der fünf Systemzustände zu Bewegungsqualitäten und Beobachtungsdimensionen (erweitert nach Trautmann-Voigt & Voigt 1998b, S. 58)

Drei aktive States				
1. Wache Aufmerksamkeit	**Systemzustand für:**	**Interesse an der Welt, Neugier**		
Säugling stellt sich dar als: aktiv, lebendig, spielbereit, gut gelaunt, satt, zufrieden, ausgeschlafen, nach außen gerichtet	Interaktionsbereitschaft, vielfältige Gestaltungen von Handlungen und in Beziehungen	angemessene, moderate Intensität	angemessene Dauer, Häufigkeit usw./ passende Zeitintervalle in Bewegungen	variable, alternierende, Bewegungsmuster
Körpersprachliche Beobachtungsdimensionen des Interaktionssystems:	mehrdimensionale Bewegungsgestaltungen mit verschiedenen eher indirekten, runden (manchmal eckigen, öffnenden), usw. Bewegungsmustern im Raum	angemessener und dosierter Krafteinsatz in Bewegungen, eher gering (manchmal stark)	flexibler, differenzierter Umgang in eher schnellerer, rhythmischer Abstimmung mit Objekten oder Personen	freier, kontinuierlicher Bewegungsfluss, adaptive Bewegung
2. Ruhige Wachheit	**Systemzustand für:**	**Selbstexploration, Innenwahrnehmung**		
Säugling stellt sich dar als: entspannt, freundlich zurückhaltend, mit sich beschäftigt, gut gelaunt, satt, zufrieden, ausgeschlafen, nach innen gerichtet	ein- bis zweidimensionale, kleinräumig gestaltete Bewegungsformen, nicht unbedingt auf ein Objekt oder eine Beziehung gerichtet	angemessene, moderate bis niedrige Intensität	angemessene Dauer, Häufigkeit usw./passende Zeitintervalle in Bewegungen	variable, eher sammelnd wiederholende, kontinuierliche Bewegungsmuster
Körpersprachliche Beobachtungsdimensionen des Interaktionssystems:	indirekte, eher runde, gleichmäßig geführte, eher öffnende Bewegungsmuster im Raum	angemessener und dosierter Krafteinsatz in Bewegungen, eher leicht und zart	flexibler, differenzierter Umgang in eher langsamerer rhythmischer Abstimmung mit Objekten oder Personen	freier, kontinuierlicher Bewegungsfluss, adaptive Bewegung

3. »High Tension« (Schreizustand)	**Systemzustand für:**	**Hinderung an Innen- und/oder Außenwahrnehmung**		
Säugling stellt sich dar als: an-/übergespannt, gerötet, laut, unzufrieden, evtl. hungrig, müde, überreizt, nach außen gerichtet	eindimensionale, ausweitend gestaltete Bewegungsformen, auf eine Beziehungsfigur gerichtet	unangemessene und sehr hohe Intensität	unangemessene Dauer, unpassende Zeitintervalle in Bewegungen	undifferenzierte, unterbrochene diskontinuierliche Bewegungsmuster
Körpersprachliche Beobachtungsdimensionen des Interaktionssystems:	direkte, auswärts gerichtete, eckige, gestreckte, offene oder geschlossene Bewegungsmuster im Raum	maladaptiver und sehr starker Krafteinsatz, Bewegungen eher gehemmt, kontrahiert	verlängerte, fragmentierte, abrupt wechselnde, dann wieder schnelle rhythmische Fehlabstimmung mit Objekten	gehemmter, stereotyper, ungerichtet fixierter Bewegungsfluss
Zwei Entspannungs-States				
4. Entspannungszustand I	**Systemzustand für:**	**Ruhe/Übergangszustand**		
Säugling stellt sich dar als: träge, entspannt, regelmäßig atmend, langsam, mit halb geschlossenen Lidern	defokussierte, wenig gestaltende Bewegungsformen, auf keine bestimmte Beziehungsfigur gerichtet	angemessene, geringe Intensität	angemessen langsam in der Zeit, wenig Kontakt mit Objekten oder Personen	wenige (sonst unwillkürliche) Bewegungsmuster
Körpersprachliche Beobachtungsdimensionen des Interaktionssystems:	indirekter Blick, kaum aktive Orientierung im Raum	leichter, sehr geringer Krafteinsatz, Bewegungen und Impulse nicht hemmend	flexibler, undifferenzierter Umgang in eher gleichmäßig verstreuender rhythmischer Abstimmung mit Objekten oder Personen	ungerichteter, freier Bewegungsfluss, ruhig, selten vibrierende Impulse

Tab. 5-9 *Fortsetzung*

Zwei Entspannungs-States				
4. Entspannungszustand I	**Systemzustand für:**	**Ruhe/Übergangszustand**		
Zeigt sich in der späteren Interaktion (auch Therapie) z. B. in: Entspannung, Suggestibilität, Regression im Dienste des Ich, Fantasiereisen, freie Assoziation, produktive Traumarbeit, Achtsamkeit, angenehme Körperoberflächenempfindungen, Einstimmen auf langsame Musik, Bewegung	Im Vordergrund stehen allmähliche Abstimmungen und weiche Übergänge. Eine positive Regulierung der States 2 und 4 sind für den Säugling besonders wichtig, in beiden spielt die Zeit in ihrer besonderen Qualität für Abstimmungsvorgänge eine herausragende Rolle.			
State 2 und 4 zeigen sich in körpersprachlichen Mustern auch später:	eher indirekt/offen	eher leicht/gering	eher langsam/ allmählich	eher frei/ruhig
Bezüglich der Grunddeterminanten des In-der-Welt-Seins:	Gestalt/Orientierung im Raum	Intensität/Krafteinsatz gegen die Schwerkraft	Rhythmus/Umgang mit der Zeit	Modus/Adaption im Bewegungsfluss
5. Entspannungszustand II	**Systemzustand für:**	**Befriedigung/Tiefenentspannung**		
Säugling stellt sich dar als: tief entspannt, schlafend, atmet gleichmäßig und ruhig	keine aktiven Bewegungsgestaltungen	minimale Intensität, sich der Schwerkraft überlassend	allmählich, kontinuierlich in den automatischen Körperfunktionen	keine aktiven Bewegungsmuster
Zeigt sich im Nicht-REM-Schlaf (ruhiger Schlaf) in den REM-Phasen: schnelle Augenbewegungen, Grimassieren, evtl. Saugbewegungen, Irritabilität	Im Vordergrund stehen allmähliche Abstimmungen und weiche Übergänge, vermehrte Regulation von außen ist vor allem zu Beginn des Lebens notwendig.			

5.6 Grundlagen der Säuglingsforschung und der Mentalisierungstheorie

Der psychotherapeutische Einbezug der Körpersprache wird zunehmend durch die Ergebnisse der Hirnforschung gestützt (s. Abschn. 5.1.1 bis 5.1.4, S. 100 ff.).

Im folgenden Abschnitt werden Ergebnisse der Säuglingsforschung und der Mentalisierungstheorie zusammengefasst, die auf den Körper und die frühe Kommunikation eingehen und dabei auf die Bedeutung von Sensibilitätsmustern, wie in Abschnitt 5.3 (S. 131 ff.) beschrieben, sowie auf die Regulation von Systemzuständen verweisen (s. Abschn. 5.5.2, S. 146 ff.).

5.6.1 Das frühe Selbsterleben

Säuglinge sind von Lebensbeginn an multimodal ausgestattet und verarbeiten alle Erfahrungen körpernah (Dornes 2000). Sie können zwar Reize, die sie beispielsweise über die Augen empfangen, mit dazugehörigen auditiven oder taktilen Reizen verbinden, aber sie empfinden sich selbst nur als Reizbündel, also relativ global und diffus (»primary awareness«; s. Fonagy & Target 2003; Fonagy et al. 2011). Sie spüren ihr Gegenüber vor allem über die Körpersinne. Körperlich vermittelte Gefühlszustände anderer Menschen, in die deren mentale Zustände eingebunden sind, kommen zunächst in frühen dyadischen Interaktionen zum Ausdruck. Aus vielen ähnlichen Interaktionen, die anfangs vor allem aus Pflegen, Beruhigen und kleineren Spielaktionen bestehen, dekodiert der Säugling (über die Sinneskanäle; s. Abschn. 5.2, S. 116 ff.) relevante Aspekte, die sein späteres Bild von der Welt prägen werden. Erst ab ca. neun Monaten beginnt er, eigene mentale Zustände und mentale Zustände anderer einzuordnen. Eigene Impulse werden von denen anderer unterschieden.

Merke
Frühe Mentalisierung wird als kontinuierlicher Reifungs- und Lernprozess aufgefasst, der durch die affektive Kommunikation mit den frühen Bezugspersonen entsteht. Mentalisierung meint, in sich selbst Vorstellungsbilder (analytisch: »sekundär-symbolische Repräsentanzen«) darüber zu entwickeln, was andere fühlen. (Nonverbale) Verhaltensäußerungen (Signale) werden dabei im Spiegel eigener Interaktionserfahrungen interpretiert und führen zunächst zu spontanen (körperlichen) Reaktionen. Die Mentalisierungsfähigkeit ist mit etwa vier bis fünf Jahren in ihren Grobstrukturen abgeschlossen.

Die Mentalisierungsfähigkeit bei älteren Kinder und bei Erwachsenen umfasst weitergehende Fähigkeiten, nämlich die *vermuteten* mentalen Zustände zum Gegenstand des eigenen Nachdenkens zu machen. Denken über Gedanken oder Reflexion im Sinne von Metakognitionen beginnt mit etwa vier bis fünf Jahren, ist aber ein Prozess, der erst im jungen Erwachsenenalter als einigermaßen abgeschlossen gelten kann. Das mentale und repräsentationale Weltbild entsteht also allmählich und verändert sich. Der heranwachsende Mensch kann sich immer besser vorstellen, dass die eigene Subjektivität ein Resultat des Hervorbringens eigener Denkleistungen ist, wie auch die Tatsache, dass es sehr verschiedene subjektive Konstruktionen von Weltbildern gibt (s. Kap. 3.4.3, S. 50 ff., Abschn. 5.4.3, S. 138 ff.).

Die Grundannahme von Fonagy und Mitarbeitern ist: Die Zusammensetzung von Affektanteilen und die allmähliche Bewusstwerdung diffuser innerer (Gefühls-)Zustände als bestimmte abgegrenzte Gefühle kommen durch elterliche Stellungnahmen zu den sichtbaren Affektausdrücken des Säuglings zustande. Ein Fazit der Mentalisierungsforschung heißt: Gelungene Spiegelerfahrungen führen zu immer besser gelingender Mentalisierungsfähigkeit.

Die Verdienste der Arbeitsgruppe um Fonagy sind, kurz zusammengefasst, demnach folgende:

- Mentalisierung wird als ein *Prozess* verstanden und als eine Fähigkeit nicht nur der Reifung, sondern auch als *abhängig von der affektiv-interaktiven Qualität der primären Bezugspersonen* gesehen.
- Zentral ist die Fähigkeit eben dieser Bezugspersonen, die *Zustände des Kindes angemessen zu spiegeln.*
- Mentalisierung ist demzufolge keine intellektuelle Leistung, sondern eine *intuitive Umgehensweise* mit der inneren seelischen Verfassung des Säuglings, mithin vor allem körpersprachlich kodiert.

5.6.2 Die psychische Entwicklung als spiegelnder Interaktionsprozess

Wie entsteht also die menschliche Mentalisierungsfähigkeit in der frühen Interaktion? Säuglinge zeigen zunächst einmal verschiedene Formen emotionalen Ausdrucksverhaltens, haben aber davon kein klares Bewusstsein, weder vom eigenen noch vom emotionalen Ausdruck ihrer Bezugspersonen. Vielleicht empfinden sie lustvolle oder unlustvolle Tönungen, unterschiedliche Spannungen im Innenraum des Rumpfes. Wir gehen von sich selbst organisierenden, aber zunächst noch auf äußere Regulation angewiesenen Systemzuständen aus, wie in Abschnitt 5.5.2 (S. 146 ff.) beschrieben. Es kommt sehr stark darauf an, ob die Bezugspersonen in der Lage sind, diese Körperzustände angemessen zu regulieren, ob z. B. hungriges von müdem oder ärgerlichem Schreien unterschieden werden kann. Erst die »passende Reaktion« des Elternteils führt dazu, dass eine Regulation unlustvoller Zustände z. B. zu einem »guten Gefühl im Bauch« führt. Über die körperlichen Sinne werden physiologische und Bindungsbedürfnisse ebenso reguliert wie explorative, sensuelle oder aversive Bedürfnisse (s. Abschn. 5.5.1, S. 141 ff.; s. auch Tab. 5-8, Tab. 5-9).

5.6.3 Wie sich eine gute Mentalisierungsfähigkeit ausprägen kann

Eltern sind normalerweise intuitiv in der Lage, ihr Kind emotional angemessen zu beruhigen, wenn es aufgeregt oder erschrocken ist. Sie müssen allerdings, so Fonagy, in der Lage sein, die Affekte ihrer Kinder auf eine ganz bestimmte Art und Weise zu spiegeln.

Es erfolgt eine sogenannte *Markierung der Affektantwort*, indem der Emotionsausdruck des Säuglings kongruent erfasst wird und sodann in einem »Als-ob-Modus« widergespiegelt wird. Markierung heißt hier das Wiederholen und Wiederherstellen des gezeigten Affekts im eigenen Körperverhalten, jedoch in einer etwas übertriebenen und spielerischen Form. Diese leichte Übertreibung führt dazu, dass der Säugling eine minimale Unechtheit in der Darstellung registriert, und damit wird der Unterschied zwischen dem Ausdruck eigener Gefühle (durch die Eltern gespiegelt) und der Darstellung von etwas lustbringendem bzw. unlustreduzierendem »leicht Fremden« gemacht.

Weitere Begriffe sind *referenzielle Entkopplung* bzw. *referenzielle Verankerung*: Der Säugling vollzieht nämlich noch einen zweiten Schritt – vermutlich automatisch. Fonagy nimmt an, dass der Säugling die Besonderheit im Affektausdruck der spiegelnden Bezugsperson als einen »Als-ob-Modus« entkoppeln kann und sodann auf sich zurückbezieht. Voraussetzung dafür ist allerdings, dass er sich überhaupt »angesprochen« und grundsätzlich in seinem Affektausdruck angenommen fühlt. Dieser Vorgang versteht sich selbstredend auf einer vorsprachlichen, also nonverbal kodierten Ebene.

Ab etwa eineinhalb bis vier Jahren nimmt das symbolische Spiel denselben Stellenwert ein wie die Affektspiegelung (mit Markierung und referenzieller Entkopplung bzw. referenzieller Verankerung) im ersten Lebensjahr. Im freien Spiel liegt häufig auch eine szenische Übertreibung vor, eine leichte Verfremdung der Wirklichkeit, was die spielerische Erlebnisspannung ja erst ausmacht. Das Kind oszilliert allerdings noch zwischen folgenden beiden Möglichkeiten hin und her: dem *Als-ob-Modus* (*pretend mode*), der im beantwortenden Spiel immer mehr dazu führt, dass fremdes Erleben von eigenem Erleben unterschieden werden kann, und dem *Modus der psychischen Äquivalenz* (*psychic equivalence mode*), der mehr Vermischungen zwischen der gesehenen/gefühlten und der selbst erlebten Realität enthält. So wechseln Kinder erfahrungsgemäß häufig zwischen Echtzeit und Spielzeit, zwischen realer Umgebung und Spielumgebung hin und her. Aber auch im Spiel selbst kommt es zu Vermischungen der Wirklichkeitswahrnehmung mit der Spielwahrnehmung. Die Integration beider Modi erfolgt ab etwa vier Jahren im sich entfaltenden *Reflexionsmodus* (*reflecting mode*). Es wird angenommen, dass z. B. Borderline-Persönlichkeiten dieses Stadium des Oszillierens zwischen den beiden Modi nicht überwunden haben. Die Phase der Integration, also des Reflektierens über das, was gedacht wird, wird nicht erreicht. Jeder Kliniker weiß, wie schwierig es ist, Borderline-Patienten emotional zu erreichen, da diese Patienten gut gemeinte Ratschläge negativ interpretieren oder »falsch« verstehen. Sie sind häufig nicht in der Lage, die Perspektive eines anderen Menschen einzunehmen.

Die Theorie der Mentalisierung beinhaltet also zusammengefasst Folgendes:

- Mütter und Väter müssen im Kontakt mit ihrem Säugling kongruent sein. Das heißt, sie sollten möglichst in ihren Regulationsantworten auf den aktivierten Zustand ihres Säuglings mit derselben Affektkategorie treffen, die das Kind intendiert hat. Das bedeutet beispielsweise, dass ein Lächeln mit Freude beantwortet werden sollte und nicht mit Erstarrung oder Traurigkeit, da das Kind von ungefilterten Eigenaffekten der Eltern quasi »überschwemmt« würde.
- Väter und Mütter müssten ernsthaft (oder achtsam; s. Kap. 2.2.7, S. 20 f.) auf den gezeigten Zustand bezogen sein, aber gleichzeitig auch unaufgeregt und beispielsweise spielerisch im State der aktiven Aufmerksamkeit (oder im eigenen Zustand ruhiger Wachheit) mit den gezeigten Zuständen umgehen können. Dies nennen Fonagy und Kollegen »markieren«. Als angeborene Fähigkeit hierzu gilt die Ammensprache, die keine andere Funktion als die der Markierung hat: Laute des Babys bzw. dessen Haltungsänderungen, Bewegungen, Gestik und Mimik werden durch Mütter oder andere Bezugspersonen fast automatisch in einer ganz bestimmten Weise akzentuiert und beantwortet: in einem etwas übertreibenden Ausdrucksmodus nämlich höher, breiter, repetitiver, variationsreicher und langsamer. Das heißt für die Übertragung der Mentalisierungstheorie in die Praxis der Psychotherapie, dass Kongruenz und Spiel im Umgang mit Affekten bei Patienten eine große Rolle spielen müssten und dass der Einbezug der prozeduralen Ebene, die das Erleben direkt erreicht, unbedingt aktiver in jede Psychotherapie mit einbezogen werden müsste (s. Trautmann-Voigt & Moll 2011; Trautmann-Voigt & Voigt 2010c).

Ohne dies an dieser Stelle vertiefen zu können, sei darauf hingewiesen, dass Fonagys Mentalisierungstheorie der Theorie der Affektspiegelung von Stern in weiten Teilen ähnelt und auch Überschneidungen zum Konzept der Selbst-Objekt-Spiegelung bei Kohut sowie zum Konzept des Containments bei Bion aufweist (ausführlich Hirsch 2010, S. 9 ff.; Trautmann-Voigt & Moll 2011, S. 57 ff.).

III Diagnostik und Intervention durch Körpersprache

6 Körpersprache lesen: bewegungsanalytische Grundlagen

Wie lassen sich in therapeutischen Settings aktivierte, biologisch verankerte Systemzustände, die körpersprachlich durch Beziehungserfahrungen kodiert sind, lesen? Ausgangspunkt für die Beantwortung dieser Frage ist die Annahme, dass Handlungsrhythmen, die durch aktivierte Motivationsbündel im Kontakt mit jemand oder etwas entstehen, sich körpersprachlich zeigen, allerdings nicht als fixierte Zustände, sondern als ständiges Wechselspiel zwischen Aktionen und Reaktionen in rhythmisch-dynamischen Handlungsdialogen. Insofern sind körpersprachliche Analysen *Prozessanalysen von Handlungsdialogen*. Verschiedene Analysesysteme zur Dekodierung von Handlungsprozessen finden sich in der bewegungsanalytischen Tradition der Tanztherapie.

Folgende Modelle sind Gegenstand der Auseinandersetzung:

- Der ursprüngliche Ansatz der Bewegungsanalyse (LMA) aus dem Ausdruckstanz nach Rudolf von Laban. Daraus sind alle Folgeansätze, die die Körpersprache als einen Handlungsdialog auffassen und als Interaktionsprozess beschreiben, hervorgegangen (Koch & Bender 2007; Laban 1995).
- Der psychoanalytisch begründete Ansatz des Kestenberg Movement Profile (KMP) nach Judith Kestenberg, in den bestimmte entwicklungspsychologische Aspekte einflossen (Eberhardt 2001; Eberhardt-Kaechele 2006; Sossin 1987).
- Der hier erstmals auf Deutsch zusammenhängend vorgestellte Ansatz des Body Movement Mind Paradigma (BMMP) nach Yona Shahar-Levy, der sowohl aktuelle entwicklungspsychologische und neuropsychologische Aspekte (Shahar-Levy 1999, 2001) als auch unsere Weiterentwicklungen einschließt.

Andere Inventare, wie das Movement Psychodiagnostic Inventory (MPI) und die Movement Pattern Analysis (MPA), können in diesem Kontext nicht weiter berücksichtigt werden. Vertreter des MPI befassen sich mit der Bestimmung von Bewegungspathologie auf der Grundlage der Arbeiten von Laban und Bartenieff. Es gibt einige Veröffentlichungen aus dem Bereich der Grundlagenforschung z. B. zur diagnostischen Unterscheidung zwischen klinischen Gruppen und zur Kontrolle von Krankheitsverläufen (Davis 1970; Davis et al. 1995, 2007; Lausberg 1997, 2009). Vertreter der MPA versuchen Entscheidungs- und Handlungsmotivationen zu erfassen, die aus Beobachtungsstudien von Positionen und Gesten bei Managern und in der Industrie hervorgehen (Lamb & Watson 1994; Moore 2005).

6.1 Der moderne Ausdruckstanz als Ursprung der Bewegungsanalyse

Rudolf von Laban (1879 – 1958), einer der bedeutendsten Bewegungsforscher, der Anfang des letzten Jahrhunderts körpersprachliche Phänomene systematisch erfasste, vertrat die Auffassung, dass die Beherrschung des Gesamtspektrums aller menschlichen Bewegungsmöglichkeiten zu einer inneren Freiheit im Ausdruck führe und so eine kompetente

Lebensbewältigung erreicht werden könne. Laban, selber Tänzer und Choreograf, beschäftigte sich mit Musik, Architektur, Kunst und Psychologie. Er wollte ein *Denken in Bewegungsbegriffen* forcieren und stellte dies einem *Denken in Wortbegriffen* gegenüber. Seine Vision bestand darin, Bewegungs- und Wortdenken in innovativer Weise zu integrieren (Laban 1988, S. 25; s. auch Kap. 3.4.3, S. 50 ff.).

Die Laban-Bewegungsanalyse in ihrer Weiterentwicklung durch Labans Schülerin Irmgard Bartenieff (1981; Bartenieff & Lewis 1980) und deren Schülerin Peggy Hackney (2003) unterscheidet folgende **sechs Bewegungskategorien**:

- der Körper mit seinen anatomisch vorgegebenen Bewegungsmöglichkeiten
- die Form, in der Bewegungen ausgeführt werden können
- der Raum, der durch Bewegung ausgefüllt wird
- die Antriebe, die zu Bewegungen motivieren
- die Phrasierungen, die bestimmte Betonungen von Bewegungen umfassen
- die Beziehung, die durch Bewegungsformen mitbestimmt wird

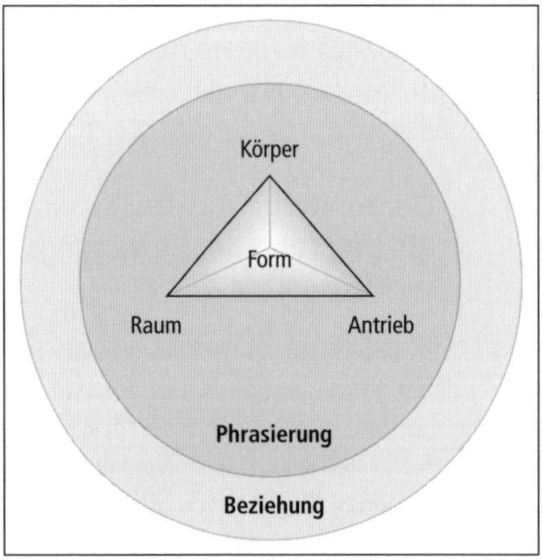

Abb. 6-1 Laban-Kategorien (nach Kennedy, zit. in Koch & Bender 2007, S. 25).

Alle Kategorien (Abb. 6-1) stehen in einem Wechselverhältnis zueinander, zudem können eine oder auch zwei Kategorien in den Vordergrund treten. Ohne Anspruch auf Vollständigkeit soll die Systematik der Bewegungsanalyse nach Laban zusammengefasst werden.

6.1.1 Grundsätzliche Aussagen

Im Gegensatz zur (gesunden) Fähigkeit, über die gesamte Palette an möglichen Bewegungen zu verfügen, stehen für Laban die (pathologische) Einschränkung des Bewegungsrepertoires, die rigide Kombination von stereotypen Bewegungselementen und die geringe körperliche Adaptionsfähigkeit an die Umwelt. Die Unterdrückung von Bewegungsmöglichkeiten, das Fehlen von ausgleichenden Bewegungen und einer rhythmischen Struktur in Bewegungsabläufen hatte er bei Industriearbeitern in England beobachtet (und bereits das erkannt, was heute als intermodale Entsprechung von Bewegungshandlungen, Denkoperationen und emotionalen Mustern bezeichnet wird). Daraus leitete Laban Überlegungen ab, wie man das Bewegungsrepertoire aktiv anregen könnte, um den Menschen auch eine Erweiterung in anderen Bereichen zu eröffnen. Sehr viel später belegten Studien zur kognitiven Entwicklungsforschung die Wechselwirkung zwischen Physiognomie, Bewegungsentfaltung und der Verfügbarkeit über kognitive und emotionale Schemata (Thelen et al. 2001). Labans Basisüberlegungen wurden durch Irmgard Bartenieff und Judith Kestenberg in den USA, durch Marian North in England und durch Juliana Lau in Kanada weiterentwickelt (Eberhardt-Kaechele 2009).

Körper *(body)*: über die Grundstrukturen

Laban unterscheidet unter anatomischem Aspekt Körperteile, Gelenkstrukturen, Körperaktionen (z. B. Gesten, Gewichtsverlagerungen, Rotationen) und Raumwege. Später wurden verschiedene Körperverbindungen und Körperorganisationsmuster beschrieben zur genauen Erfassung des Bewegungsrepertoires. Im Anhang (s. Anhang A3, S. 435 ff.) findet sich ein ausführliches Analyseschema (DITAT), das das Bewegungsrepertoire-Modell nach Laban sowie Kurzerklärungen umfasst. Je nach Kenntnis und eigener Körpererfahrung kann es ganz oder teilweise zur Beobachtung und Analyse von Körperbewegungen genutzt werden. Es verhilft dem Anfänger dazu, einen Überblick über Möglichkeiten der Verwendung von Körpersprache zu erlangen.

Raum *(space)*: über Nähe und Distanz

Laban unterscheidet den allgemeinen Raum, in dem Bewegungen ausgeführt werden können, vom persönlichen Raum, der durch die Reichweite der Gliedmaßen begrenzt wird. Der ein-, zwei- und dreidimensionale Raum erfährt als persönlicher Bewegungsraum, als *Kinesphäre*, eine besondere Bedeutung. Verschiedene Orientierungspunkte, die als ein auf der Spitze stehendes Oktaeder formalisiert werden, sollen die Aufmerksamkeit für die Raumnutzung nach vorne, hinten und zu den Seiten wecken und verstärken. Darauf soll ein großes, dreidimensional verfügbares Bewegungsrepertoire aufgebaut werden.

Antrieb *(effort)*: über die Dynamik

Laban begann als Erster eine Diskussion über dynamische bzw. energetische Qualitäten in der Bewegung. Er wollte die *interpretierende* Sprache (z. B.: »Er rast wie ein Wirbelwind durch die Wohnung.«) zugunsten einer *präziseren Beobachtungssprache* ersetzen und definierte folgende Antriebsfaktoren, die jede Bewegung determinieren: die Schwerkraft, den Raum und die Zeit sowie als verbindenden Faktor zwischen diesen drei Antriebsfaktoren den Bewegungsfluss. Antriebe können in einer grundsätzlich polar gedachten Weise immer eher *ankämpfend* oder eher *erspürend* sein. Aus den **vier Bewegungsfaktoren**

- Körperkraft (kraftvoll/stark oder leicht/zart),
- Raumbezug (direkt/geradlinig oder indirekt/kurvig),
- Zeit (schnell/beschleunigend oder langsam/verzögernd) und
- Fluss (gebunden oder frei fließend zwischen einzelnen Bewegungen)

können nach Rudolf von Laban sechs Antriebskombinationen mit jeweils zwei Bewegungsfaktoren gebildet werden (Laban 1988, S. 84 f.; s. Tab. 6-2).

Form *(shape)*: über die Dreidimensionalität von Körperbewegungen

Laban, der sich auch mit Bildender Kunst beschäftigt hatte, fasste Bewegung zunächst als eine Abfolge von Ruhepositionen bzw. als eine Folge von Formverwandlungen auf. Bei den in Ruhe verharrenden Formen wird die **Plastizität des Körpers** beschrieben als

- längliche Form (Nadel),
- runde Form (Ball),
- flache Form (Wand),
- verwrungene Form (Schraube) und als
- eckige, sphärische Form (Pyramide).

Verschiedene **Formqualitäten** (Shaping-Modi) sind

- ausbreitend oder einschließend (öffnen und schließen, nach innen und außen) auf der horizontalen Ebene;

- hebend oder senkend (sinken und aufrichten, aufrichten und fallen lassen) auf der vertikalen Ebene sowie
- vorwärts strebend oder zurückweichend (zurückziehen und vorwärtsdrängend) auf der sagittalen Ebene.

Diese Beschreibungsmöglichkeiten der Körpersprache sind hilfreich, um eine definierende Terminologie für die Körpersprache zu entwickeln.

Auf Bewegungsebenen bezogen ergibt sich ein **Formenfluss** (s. Tab. 6-1), der erste Aussagen über die Beziehungsregulation auf der Ebene der Körpersprache gestattet: vor – zurück, hoch – tief, rechts – links.

Kombination zweier Bewegungsantriebe: über die innere Haltung

Die Kombination von zwei Antriebsfaktoren in einem gegebenen Beobachtungszeitraum entspricht nach Laban sechs inneren Haltungen bzw. »Charaktereigenschaften« einer Person. Wie bereits mehrfach betont, halten wir diesen Interpretationsansatz auf der einen Seite für zu linear, auf der anderen Seite ist er aber auch Hypothesen-generierend und hilfreich bei der Analyse einer Übertragungs-Gegenübertragungs-Szene in einer Therapiestunde (s. Tab. 6-2).

Aus den acht Antriebselementen (stark – leicht, direkt – indirekt, schnell – langsam, gebunden – frei) wurden entsprechende Kombinationsmöglichkeiten von körpersprachlicher Beziehungsregulation und damit dynamische Qualitäten der Beziehungs- und Selbstwertregulation erschlossen, die auf Einstellungen bzw. innere Haltungen hinweisen sollten. Diese grundlegenden Theoriebausteine hat Daniel Stern (s. Kap. 5.4, S. 134 ff.) aufgegriffen, als er das Konzept der Vitalitätskonturen entwickelte (Laban 1981, S. 50).

Aus der Kombination der dynamischen Qualitäten der Bewegungsformen, bezogen auf einen bestimmten Energieaufwand, konnten einfache Stereotypen körpersprachlicher Muster zusammengestellt werden: Drücken, stoßen, gleiten, tupfen, wringen, peitschen, schweben und flattern wurden in der Nachfolge Labans leider häufig zu einer monokausalen Typologie umgedeutet, die sich leicht in der Ratgeberliteratur vermarkten ließ.[7] Monokausale Interpretationen von Bewegungstypen eignen sich unserer Ansicht nach nicht für psychotherapeutische Deutungen. Laban beabsichtigte auch keine Interpretation von Bewegungsmustern, sondern eine *Beschreibung* der Komplexität von Bewegungsmöglichkeiten hinsichtlich verschiedener Grunddeterminanten des In-der-Welt-Seins. Dabei betonte er die Determinanten: Schwerkraft, umgebender Raum und Zeit.

Seine Nachfolger fügten dann, ohne Weiterentwicklung einer einheitlichen Terminologie, alle möglichen Begriffe und Aspekte hinzu. Die Kombination von zwei oder drei Antriebsfaktoren wurde daher häufig als mentale innere Einstellung fehlgedeutet und im Sinne von externalisierten inneren Antrieben im Verhältnis 1:1 aufgefasst. So haben Autoren von Ratgebern zum Einsatz der Körpersprache bestimmte Bewegungstypen identifiziert und z. B. »Dynamik-Gymnastik-Programme« mit Labans Begrifflichkeiten entworfen. Es wurden Stärken und Schwächen von Bewegungsmustern beschrieben und sogar gesundheitliche Risiken definiert. Auch diese Entwicklung hat dazu geführt, dass Be-

7 Ein abschreckendes Beispiel: »Sowohl Schweber wie Flatterer wird man häufig an weit ausladenden Armbewegungen erkennen. Der Schweber wirkt dabei aber eher ruhig und sanft, ein Flatterer energiegeladen oder leicht hektisch. Ein typischer Flatterer wird beispielsweise häufiger mit den Fingern schnipsen und in die Hände klatschen als ein Schweber.« (Rebel 1997, S. 64)

wegungsanalysen eher der populärwissenschaftlichen Literatursparte zugewiesen werden (Molcho 2013).

Phrasierung: über den Rhythmus

Phrasierungen haben etwas mit zeitlichen Modulierungen und mit Akzentuierungen von Bewegungsfolgen zu tun. Anfangs-, Mittel- oder Endbetonungen in Bewegungen können außerdem unterschiedlich dominieren. Es geht bei Laban bei der Phrasierung um *Bewegungsmodellierungen* unter einem rhythmisch-dynamischen Aspekt, was allerdings noch nicht ausdifferenziert wird. Auf Rhythmus- und Spannungsregulation im Körper geht später Judith Kestenberg mit ihrer Konzeption der Spannungsflussregulation vertiefend (s. Abschn. 6.2, S. 176 ff.) ein.

Beziehung: über Selbst- und Objektwahrnehmung

Körperteile können untereinander in Beziehung stehen, z. B. beim Handkontakt mit dem Kopf, wenn man sich kratzen oder eine Haarsträhne zurückstreichen will. Beziehung kann auch zu Gegenständen oder anderen Personen über Bewegung aufgenommen werden. Es geht bei dieser Kategorie im weitesten Sinne um *Nähe- und Distanzregulationen*, die binnenkörperlich oder zu anderen Menschen erfolgen können. Die Ausgestaltung der Kinesphäre (mit enger, mittlerer oder weiter Reichweite) wird hier vor allem beobachtet. Diese Kategorie ist bei Laban ebenfalls noch unzureichend konzipiert, weil keine psychologischen Theorien einbezogen wurden. Eine entwicklungspsychologisch fundierte Verknüpfung von Beziehung und Bewegung wird besonders von Shahar-Levy aufgegriffen (s. Abschn. 6.3, S. 183 ff.). Auch hier gilt wieder: Labans Basisüberlegungen eignen sich zur Konzipierung der Beobachtung von Körpersprache, noch nicht für eine direkte Verwendung in der Psychotherapie.

Notation: reduzierte Zeichen für komplexe Körperprozesse

Laban bemühte sich grundlegend um eine Verschriftlichung von Bewegungsprozessen, also um eine erste Grammatik der Körpersprache, indem er eine einfache Strich-Notation vorschlug und bestimmte Zeichen für die Bewegungsantriebe einführte: Die Notationssymbole wurden von Laban und seinen Schülern immer weiter zu verschiedenen Schriftkombinationen zusammengefügt. (Bartenieff 1981; Hutchinson Guest 1983; Laban 1995), die unseres Erachtens für die klinische Praxis zu kompliziert sind.

Zusammenfassung

Laban orientierte sich an polaren Gegensatzpaaren im menschlichen Bewegungsrepertoire und unterschied

- schließende, enge, indirekte/kurvige gegenüber öffnenden, weiten oder direkten/geradlinigen Bewegungen im Raum;
- langsame, allmähliche gegenüber schnellen, abrupten Bewegungen bezüglich des zeitlichen Verlaufs einer Bewegung;
- starke gegenüber leichten Bewegungen bezüglich der aufgewendeten Muskelkraft gegen die Schwerkraft sowie
- eine eher ankämpfende gegenüber einer eher erspürenden (Bewegungs-)Beziehung zur Welt.

Dieses rhythmische Prinzip eines immerwährenden An- und Abschwellens ist überall in der Natur zu beobachten (Ebbe und Flut, Tag und Nacht, Wachen und Schlafen, Vorangehen und Sichzurückziehen usw.), das Leben ist von ständigen polar ausgerichteten Intensitätswechseln bestimmt. Sämtliche Nachfolger Labans behielten seine Grundannahmen über polare Bewegungsausprägungen bei, veränderten allerdings die Terminologie immer weiter mit neu hinzugefügten Theoriebausteinen. Eine einheitliche Theoriesprache für die Bewegungsanalyse konnte so nicht entstehen. Erst seit Kurzem gibt es in der Tanztherapie erste Bemühungen zu einer Vereinheitlichung der Terminologie (Koch & Bender 2007).

Merke
Eine Bewegungsanalyse auf der Basis der Grunddeterminanten des Seins – Raum, Schwerkraft und Zeit – ermöglicht einen physikalisch begründeten Beobachtungsansatz des Signalsystems der Körpersprache (s. Abb. 3-4, S. 47).

6.1.2 Reduzierte Laban-Bewegungsanalyse für die psychotherapeutische Praxis

Obwohl Labans Sicht auf die Körpersprache nicht aus einer psychotherapeutischen Perspektive erfolgte, ist aus dieser Perspektive eine Reduktion seiner Effort-Shape-Lehre auf Wesentliches möglich.

Der von uns verwendete Bewegungsanalysebogen (Abb. 6-2) zur Erfassung der Signalseite körpersprachlichen Ausdrucks (s. Kap. 3.4, S. 45 ff.) umfasst folgende vier Bereiche:

- **Körper und Körperteile:** Welche werden vermehrt benutzt?
- **Antrieb:** Welche zwei Antriebe (Raum, Kraft, Zeit, Fluss) kommen vermehrt zum Ausdruck?
- **Kinesphäre:** Wie wird der den Körper direkt umgebende Raum durch Bewegung gestaltet?
- **Shaping-Modus:** Welcher Formenfluss wird vermehrt benutzt?

Unter Zuhilfenahme der Tabellen 6-1 und 6-2 wird der Analysebogen ausgefüllt. Dabei werden vier Beobachtungsbereiche differenziert, die in den folgenden Abschnitten ausführlicher erläutert werden.

Ein Beispiel zur klinischen Anwendung der Analyse der Laban-Antriebsfaktoren und zur Erläuterung der Tabelle 6-2:

Fallbeispiel
Mia ist sieben Jahre alt. Sie wird von ihren Eltern, die beide zum Erstgespräch kommen, vorgestellt, weil sie »aggressiv und unleidlich in der Schule« sei. »Sie lässt sich überhaupt nicht begrenzen! Die Lehrerin ist verzweifelt. Mia kann nicht still sitzen.« Sie sei bereits mehrfach »abgehauen aus dem Unterricht«. Während die Mutter dies mit einem ärgerlichen Unterton berichtet, schießt Mia nur so durch den Raum: Sie rennt mehrfach durch die Mitte, rammt das Schaukelpferd, das am Rand steht, fängt ihren Körper aber geschickt ab und schießt schon wieder zurück, als ob sie sich zwischen die erzählende Mutter, die neben ihrem Mann auf dem Sofa sitzt und die Therapeutin, die beiden gegenübersitzt, »werfen« wolle. Was teilt Mia durch ihre Körpersprache mit?
Eine reduzierte Laban-Bewegungsanalyse ergibt Folgendes:
Mias Bewegungen sind vorwärtsstrebend und direkt gerichtet (von einer Seite des Raumes zur anderen), beschleunigend und frei in ihrem Bewegungsfluss (dynamisch und gut koordiniert). In den Vordergrund der therapeutischen Wahrnehmung tritt das Vorwärtsstrebende, das Beschleunigende, ein »freier« Bewegungsdrang, der nur durch die Wände des Raumes begrenzt wird: Mia zeigt, dass sie wach und mobil ist: Sie kann sich gut koordinieren, sie kann sich gut an die Ausmaße des Raumes anpassen, sie ist sich ihrer Körpergrenzen und der Raumbegrenzungen durchaus bewusst, sie zeigt einen expandierenden Antrieb und eine Betonung der sagittalen Dimension. Vielleicht sagt ihre Körpersprache: »Ich will vorwärts, ich will weiter…«? Vielleicht sagt dieses Bewegungsmuster auch: »Hindert mich nicht!«? Als die Thera-

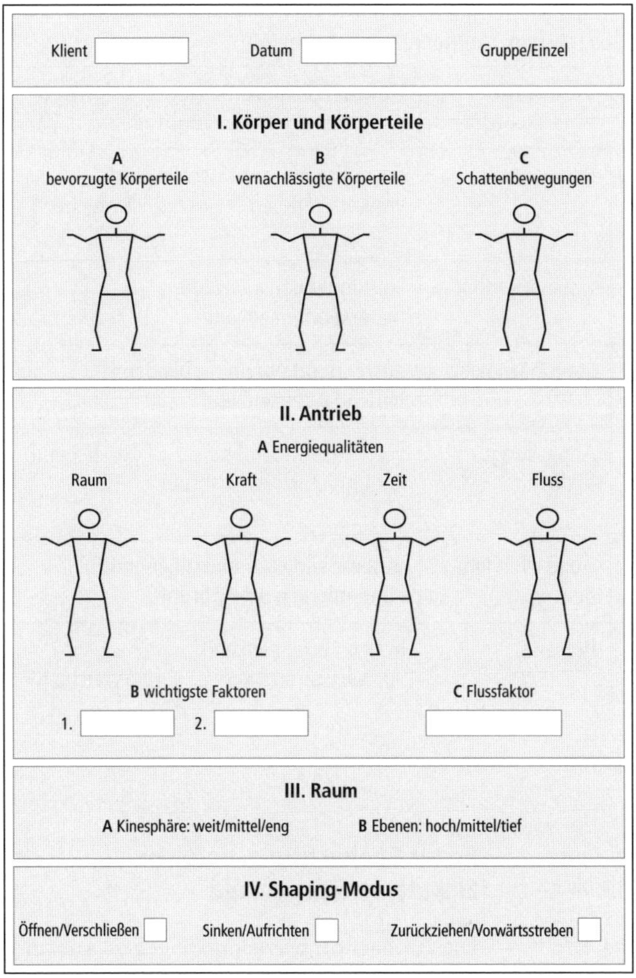

Abb. 6-2 Bewegungsanalysebogen (nach Herda 1994).

Tab. 6-1 Formenfluss

Betonte Dimension	Gliederbewegung in Bezug auf den Körper und Körperbewegung allgemein	
Horizontale	ausbreitende Formen weit	einschließende Formen eng
Vertikale	hebende/steigende Formen hoch	sinkende/fallende Formen tief
Sagittale	vorwärtsstrebende oder vorandrängende Formen nach vorn gerichtet	rückwärts strebende/zurückweichende Formen nach hinten gerichtet

Tab. 6-2 Bedeutung der Kombination zweier Antriebsfaktoren und darin enthaltener dynamischer Qualitäten in ihrer Dreidimensionalität (nach Laban »Antriebe« und »Formen«)

Kombination von Antriebsfaktoren	Innere Haltung	Charakter-eigenschaften	Hervortretende Bewegungsformen mit dynamischen Qualitäten
Raum (indirekt/direkt) Zeit (verlangsamend/beschleunigend)	wach	Bewusstheit	ausbreitend *oder* einschließend vorwärtsstrebend *oder* zurückweichend
Fluss (frei/gebunden) Kraft (leicht/stark)	träume-risch	Unbewusstheit	kontinuierlich *oder* abrupt hebend *oder* senkend
Raum (indirekt/direkt) Kraft (leicht/stark)	stabil	Standhaftigkeit	ausbreitend *oder* einschließend hebend *oder* senkend
Zeit (verlangsamend/beschleunigend) Fluss (frei/gebunden)	mobil	Anpassungs-fähigkeit	vorwärtsstrebend *oder* zurückweichend kontinuierlich *oder* abrupt
Raum (indirekt/direkt) Fluss (frei/gebunden)	fern	Abgeschieden-heit	ausbreitend *oder* einschließend kontinuierlich *oder* abrupt
Kraft (leicht/stark) Zeit (verlangsamend/beschleunigend)	nahe	Präsenz	hebend *oder* senkend vorwärtsstrebend *oder* zurückweichend

peutin diese Hypothesen in den Raum wirft, werden beide Eltern nachdenklich, Mia blickt kurz zur Therapeutin, lächelt und fährt mit ihrem Bewegungsspiel, wie ich es nenne, fort. Im Verlauf dieses Erstgesprächs ergeben sich Hinweise darauf, dass Mia in der Schule unterfordert sein könnte. Die daraufhin eingeleitete Testdiagnostik ergibt eine Hochbegabung und eine leichte Irritierbarkeit bei zu vielen auditiven Impulsen von außen. Nachdem Mia im Laufe der Kinder- und Jugendlichenpsychotherapie, die sie beginnt, erstens eine Klasse überspringt, zweitens gezielt Sport zu treiben beginnt, der ihr viel Freude bereitet, verändert sich ihr Antrieb: Mia bewegt sich manchmal auch verlangsamend und mit weniger Kraftaufwand als früher: Zeichen für Präsenz und eine neue Form der Achtsamkeit. Heute spielt Mia in einer hohen Liga sehr erfolgreich Fußball und studiert Informatik.

Erster Beobachtungsbereich: Einsatz der Körperteile

Die Beobachtungsergebnisse geben Auskunft über die bevorzugte bzw. vermiedene Anwendung der Körperteile, den Gebrauch derselben sowie die Bevorzugung zentraler oder peripherer Bewegungen. Von besonderer Bedeutung sind auch **Schattenbewegungen** – unbewusste Körperaktionen, in denen sich Einstellungen und innere Anteilnahme zeigen. Dies sind in der Regel winzige Muskelbewegungen, wie z. B. das Hochziehen der Augenbrauen oder das Zucken einer Hand. Es können aber auch größere Bewegungen sein. Sie erfolgen meist unbewusst und begleiten die ansonsten zweckgerichteten Bewegungsaktionen wie ein Schatten: Der Wärme einer Armgeste kann das kalte Starren der Augen oder ein Zucken der Gesichtsmuskeln widersprechen. Ein Teil des Körpers kann vielleicht bejahend wirken, während der andere verneint. Viele Schattenbewegungen sind Vorbereitungen zu letztlich nicht ausgeführten Antrieben (Laban 1988, S. 18, 112, 173). Dazu ein Beispiel.

Fallbeispiel
Eine Patientin zeigt während einer Bewegungssequenz vorrangig kraftvolle und indirekte Bewegungen. Dem Therapeuten ist zunächst unklar, ob und vor allem wie er Kontakt zu ihr aufnehmen soll. Seine Gegenübertragung signalisiert ihm Vorsicht. So konzentriert er sich auf die Beobachtung und sieht von einer Kontaktaufnahme auf der Bewegungsebene im Raum ab. Im reflektierenden Gespräch darüber registriert er, dass die Frau zart mit der linken Hand am rechten großen Zeh spielt. Er nimmt diese sehr kleine Bewegung auf und spiegelt sie zunächst auf der körpersprachlichen Ebene. Sie erscheint ihm als unbewusste Handlung der Patientin (Schattenbewegung). Er beschreibt ihr, was er sieht und was sie tut, macht sie aufmerksam und wiederholt mit ihr gemeinsam bewusst diese Bewegung. In seiner Gegenübertragung assoziiert er ein unterschwellig vorhandenes Bedürfnis nach Kontakt und Zärtlichkeit. Er bietet diese Idee zum Nachspüren an.

Zweiter Beobachtungsbereich: Antriebsanalyse

Unter Antrieb (*effort*) wird der jedem Menschen eigene Drang zur Bewegung verstanden (Laban 1984, S. 150 ff.; s. Abschn. 6.1.1, S. 158 ff.). Die Antriebsanalyse beruht auf der Beobachtung und Interpretation der vier Faktoren Kraft, Raum, Zeit und Fluss und der sie bestimmenden Energiequalitäten: stark, leicht; geradlinig bzw. direkt, kurvig bzw. indirekt; gebunden, frei; verlangsamend, beschleunigend. Diese Energiequalitäten beruhen auf der inneren Einstellung des sich Bewegenden zu den folgenden vier physikalisch bzw. biologisch determinierten Faktoren:

Raum Jemand, der den Faktor Raum betont, hat eine besondere Tendenz, sich zu orientieren und sich in Bezug zum Gegenstand des Interesses zu bringen. Diese mit *einem bestimmten Aufmerksamkeitsgrad verbundene Handlung kann fokussierend und direkt gerichtet oder aber defokussierend und eher indirekt erfolgen.*

Kraft Ein Mensch, der den Faktor Kraft betont, drückt sein Verlangen aus, eine bestimmte Sache zu tun. Diese mit einer bestimmten *Absicht* verbundene Handlung kann stark und fest sein oder aber leicht und zart.

Zeit Wenn ein Mensch die Verwendung des Faktors Zeit besonders betont, drückt er seine Art aus, *Entscheidungen zu fällen.* Diese Handlung kann entweder plötzlich und unerwartet bzw. schnell sein oder aber eher allmählich bzw. langsam ablaufen.

Fluss Der Faktor Fluss bezieht sich auf das Vermögen eines Individuums, sich auf den Prozess des Vollendens einzustellen, also sich selbst zu der Aktion in Beziehung zu setzen. Diese mit *Genauigkeit* (Kontrolle) ausgeführte Handlung bedeutet entweder, den natürlichen Strom des Vollendungsprozesses zu kontrollieren und zu binden, oder aber ihm ungehemmt freien Lauf zu lassen (Laban 1988, S. 122).

Die vier inneren Haltungen zu den Faktoren (aufmerksam, absichts- und planvoll, entschieden, genau) folgen phasenartig aufeinander.

Die Antriebsfaktoren in vier Phasen

1. In der Phase der *Aufmerksamkeit* (Faktor Raum) wird die Situation und das Ziel der Aktion erkannt.
2. In der sich anschließenden Phase der *Absicht* (Faktor Kraft) zeigt sich die Entschlossenheit einer Person zu handeln (sichtbare Muskelspannungen im Körper).
3. In der Phase der *Entscheidung* (Faktor Zeit) trifft die Person die Entscheidung, etwas zu tun oder nicht.
4. Die letzte Phase der *Genauigkeit* (Faktor Fluss) ist der Augenblick, in dem die auszuführende Handlung noch einmal kurz vorher geistig vorweggenommen wird (Laban 1988, S. 112 f.).[8]

Dazu ein Beispiel: Eine Person geht durch einen Raum und sieht auf einem Tisch ein Buch mit einem verlockenden Titel (Aufmerksamkeit). Sie bleibt stehen und wendet sich dem Buch zu (Absicht). Die Person entschließt sich, das Buch zu nehmen (Entscheidung) und denkt kurz über die Art nach, das Buch zu nehmen (Genauigkeit). Da die anschließende Handlung ein bekannter Vorgang ist, wird sie mit gebundenem Fluss (Kontrolle) ausgeführt.

Psychologisch betrachtet, weisen die Phasen des inneren Antriebes, die nur zu Zwecken der schriftlichen Darstellung so voneinander abgegrenzt beschrieben werden, auch Parallelen zu den Entwicklungsphasen des Kindes auf (s. Tab. 5-6, S. 135).

Die Phase der Aufmerksamkeit (Raum) ist auch in der Entwicklung des Kindes die früheste Phase. Sie kann mit dem Gewahrwerden der Umwelt in den ersten zwei bis drei Monaten des Lebens verbunden werden (hier stehen die inneren Wahrnehmungen im Vordergrund). Anfangs dominiert die Raumwahrnehmung aus der Horizontalen, mit der Zeit erweitert sich der sichtbare Raum, andere Dimensionen können in den Fokus der Aufmerksamkeit gelangen. Dies ist der Seh- und Greifraum aus der Liegeposition (Abb. 6-3).

Die sich anschließende Differenzierungs- und Übungsphase ist durch die Zunahme der motorischen Fähigkeiten und des Erkenntnisvermögens geprägt. Diese Phase könnte der

8 Dieser Gedankengang wurde in der Nachfolge Labans durch Warren Lamb (1965) differenziert.

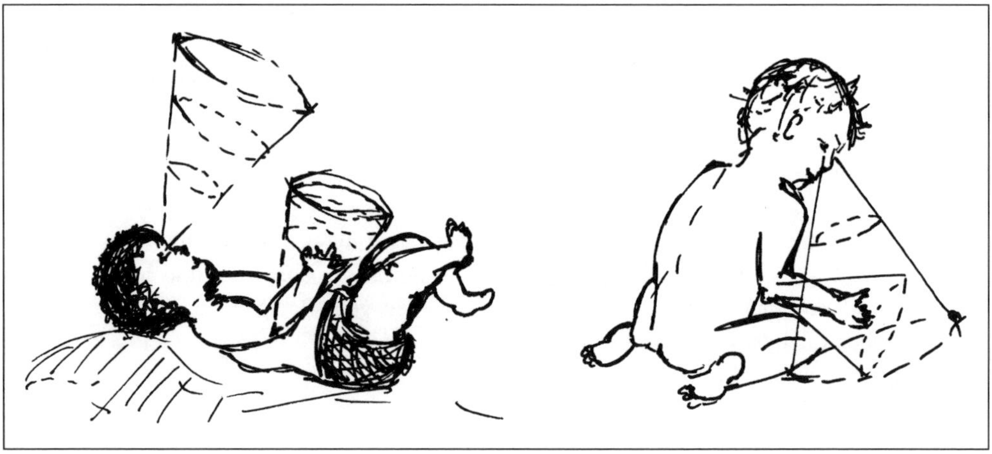

Abb. 6-3 Der Greif-Sehraum aus der liegenden und der aufgerichteten Position.

Phase der Absicht (Kraft) entsprechen. Das Kind kann Kraft einsetzen, es beginnt, sich spielerisch mit der Schwerkraft auseinander zu setzen, es entdeckt die Vertikale, die Balancefähigkeit, die Dimension hoch und tief, oben und unten, Macht und Ohnmacht – aus der Sicht des Körpers betrachtet. Dies ist der Wahrnehmungsraum aus der stehenden Position (Abb. 6-4).

In der Wiederannäherungsphase tritt das Kind in die **Phase der Entscheidung** ein (**Zeit**). Das Kind beginnt zu merken, was es will. Es sieht sich mit der Frage konfrontiert, ob es autonom funktionieren will oder ob es wieder in den Zustand der Abhängigkeit, zurück zum Sicherheit spendenden Objekt, zurückkehren möchte. Es kann sich *eine Zeitlang* von der Bezugsperson *weg* bewegen. Mit der Fortbewegung, von etwas oder jemandem weg, entwickelt sich die Vorstellung von Zeit und von der Integration der sagittalen Dimension (d.h. die Dimension, die z.B. beim Radschlagen oder bei Vor- und Rückwärtsbewegungen betont wird) (Abb. 6-5). Dies ist der Wahrnehmungsraum für die autonome Re-

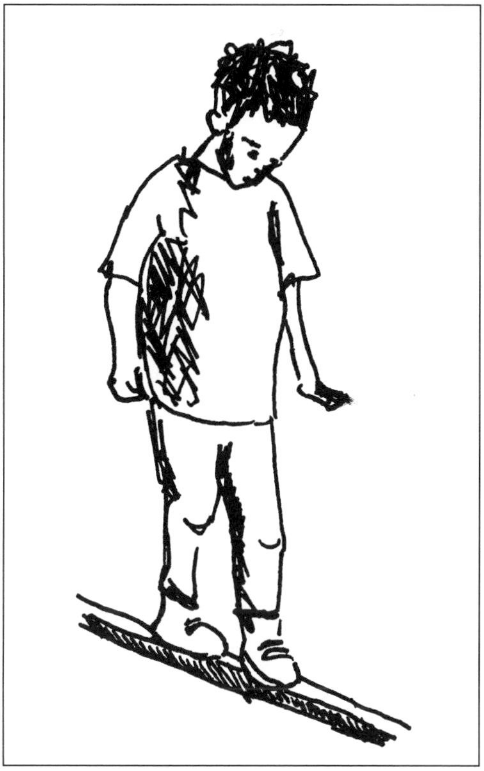

Abb. 6-4 Der Wahrnehmungsraum aus der stehenden Position.

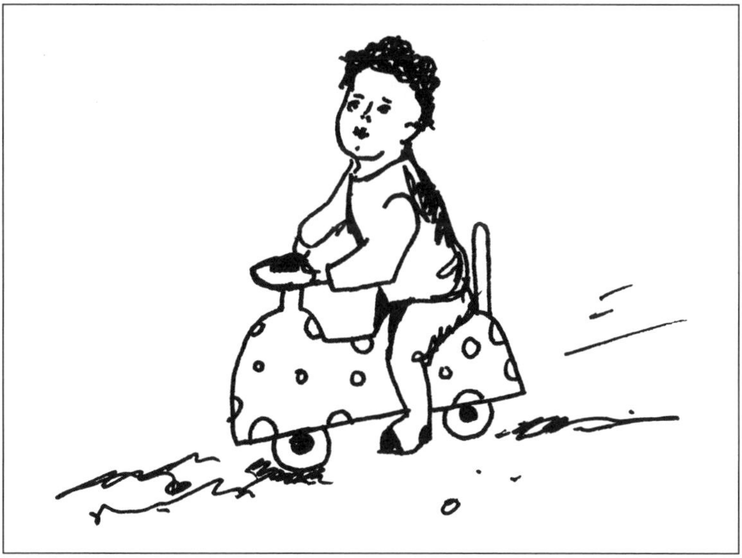

Abb. 6-5 Der Wahrnehmungsraum für die autonome Regulation von Nähe und Distanz in Verbindung mit selbst bestimmter Dauer.

gulation von Nähe und Distanz in Verbindung mit selbst bestimmter Dauer, »allein« zurechtzukommen.

Die körpersprachliche Erfahrungsgrundlage für alle späteren Entwicklungen basiert auf der Integration der **drei Grunddeterminanten des Seins**, nämlich auf der Wahrnehmung, dass

- der Raum dreidimensional ist (Aufmerksamkeit),
- dass etwas gegen die Schwerkraft nach (Körper-)Plan ausgeführt werden kann (Absicht) und
- dass eine zeitweise Loslösung und Weg-Bewegung erfolgen kann (Entscheidung).

Darauf wiederum baut die Fähigkeit auf, auf unbekannte Situationen kontrolliert bzw. spontan zu reagieren, d. h., das potenzielle Bewegungsrepertoire situationsadäquat, flexibel und variabel einsetzen zu können (Genauigkeit = Fluss).

Zum Ausfüllen des Bewegungsanalysebogens

In der Spalte I. bietet der Analysebogen die Möglichkeit, für jedes Körperteil die ihm eigene Besetzung festzuhalten. Der Körperteil wird markiert und kann durch eine beschreibende Notiz genauer gekennzeichnet werden. Durch diese Notierungen können Spaltungen bzw. entgegengesetzte Antriebe im Körper erkannt und benannt werden, die in der Regel auch eine Entsprechung auf der psychischen Ebene haben. Eine besonders auffällige Körperbesetzung hat grundsätzlich auch eine wichtige Bedeutung für den Patienten. Sie weist auf Besonderheiten der Persönlichkeit hin, die sich in einem zweiten Schritt dann allerdings erst aus einer umfassenden Interpretation der Körpersignale, der vermuteten Appelle und der zugeschriebenen Bedeutungen ergibt (s. Kap. 7, S. 232 ff.).

Unter II. besteht die Möglichkeit, die beiden bedeutsamsten Antriebsfaktoren des Patienten festzuhalten. Dabei werden die am stärksten mit Energie besetzten Bewegungsbereiche markiert. Stärkste Energie bedeutet hierbei, dass ein Antrieb entweder *besonders erspürend* oder *besonders erkämpfend* vorhanden ist, z. B. der Bewegungsfaktor Zeit: Es dominieren entweder vorwiegend allmähliche Bewegungen oder vorwiegend plötzliche Bewegungen. Diese Einschätzung ist immer subjektiv. Keine Bewegungsanalyse ist objektiv, sondern immer vom Erkenntnisinteresse des Beobachters abhängig.

Dritter Beobachtungsbereich: Raumanwendung

Zunächst wird festgestellt, innerhalb welcher Schicht seiner Kinesphäre sich der Patient bewegt. **Kinesphäre** beinhaltet nach Laban den persönlichen Bewegungsraum bzw. die Bewegungskugel, die mit normal ausgestreckten Gliedmaßen ohne Veränderung des Standorts erreicht werden kann (Laban 1984, S. 100). Sie kann folgendermaßen unterteilt werden (Laban 1988, S. 45; s. Abb. 6-2, Punkt III.A):

- Die **enge Kinesphäre**, die unmittelbar an die eigene Haut grenzt.
- Die **mittlere Kinesphäre**; sie reicht von der engen Kinesphäre bis an die Raumpunkte, die noch mit den Ellenbogengelenken erreicht werden können.
- Die **weite Kinesphäre**, die von der mittleren Kinesphäre bis hin zur größtmöglichen Ausstreckung der Gliedmaßen reicht.

Während die *enge* Kinesphäre den selbstbezogenen Kontaktbereich kennzeichnet, ist die *weite* Kinesphäre die Ebene des spielerischen (leichten bzw. lockeren) Kontaktes. Die *mittlere* Ebene ist die Ebene der Auseinandersetzung. Dazu ein Beispiel aus einer Gruppentherapiestunde.

Fallbeispiel
Ein Mann wählt als Begegnungsebenen die enge und die weite Kinesphäre. Im anschließenden Feedback erklärt er, dass ihm die mittlere Kinesphäre bedrohlich erscheint. Auffällig ist sein distanzloser Umgang mit der Kinesphäre der anderen Gruppenmitglieder. Mit seiner eigenen weiten Kinesphäre dringt er sehr schnell bis zur engen Kinesphäre der anderen vor, was zu Konflikten führt. Das Thema dieses Mannes könnte schon aus dieser Bewegungsbeobachtung abgeleitet werden: Respektierung der Grenzen der anderen und der eigenen Grenzen. Andere Gruppenmitglieder wiederum zeigen völlig unrealistische Einschätzungen, wie sie ihre eigene Kinesphäre einnehmen. Aus dieser einfachen Bewegungsbeobachtung können Rückschlüsse auf die Abgrenzungsfähigkeit gezogen werden.

Der Unterpunkt III.B im Analysebogen (s. Abb. 6-2) bezieht sich auf die bevorzugte Raumebene. Die untere Raumebene reicht vom Boden bis etwa zur Hüfte, die mittlere liegt zwischen der Hüfte und Schulter und die obere oberhalb der Schulter (Bartenieff & Lewis 1980, S. 26). Ein Patient, der bevorzugt die tiefe Ebene wählt, hat vielleicht ein eher selbstbezogenes Kontaktverhalten. Seine Themen könnten *Loslassen* und *Vertrauen* sein. Die mittlere Ebene ist die Ebene des Ich-Kontaktes, der *Auseinandersetzung* und der *Aktivität*. Die obere Ebene umfasst *Leichtigkeit* und *Fröhlichkeit* sowie den *geistigen Kontakt* – allgemein betrachtet.

Vierter Beobachtungsbereich: Bewegungsform

Die drei grundlegenden Shaping-Formen sind
- Öffnen und Verschließen,
- Sinken und Aufrichten sowie
- Zurückziehen und Vorwärtsstreben.

Auf die psychischen Entwicklungsphasen bezogen ist die Bewegung des **Öffnens und Schließens** im Wesentlichen mit den frühen Bewegungen des Säuglings vergleichbar, der vornehmlich eine horizontale Position (liegend) einnimmt. Es handelt sich dabei um zunächst indirekte und später direkte Bewegungen der Arme im Raum (Bewegungsfaktor Raum = Aufmerksamkeit).

Das **Sinken und Aufrichten** kennzeichnet die Differenzierungs- und Übungsphase, wenn der Säugling durch die Zunahme seiner motorischen Fähigkeiten vom Krabbeln über das Sitzen zum Stehen und Gehen, also in die Vertikale, gelangt (Bewegungsfaktor Kraft = Absicht).

Das **Zurückziehen und Vorwärtsstreben** kennzeichnen die Wiederannäherungsphase. Hier liegt der Hauptaspekt auf der Entscheidung, ob das Kind autonom funktionieren will oder zurück (zur Mutter) geht (Bewegungsfaktor Zeit = Entscheidung).

Diese drei Shaping-Formen finden ihre Entsprechung also auch in den Bewegungsfaktoren.

Neben der vereinfachten Bewegungsanalyse kann auch eine ausführliche Analyse des gesamten Bewegungsrepertoires erstellt werden. Hierfür ist es ggf. ratsam, eine Einführungsveranstaltung in die Bewegungsanalyse zu besuchen um entsprechende körpersprachliche Erfahrungen zu sammeln (s. Anhang A3, S. 435 ff.).

6.1.3 Körpersprachliche Analysen des rhythmisch-dynamischen Handlungsdialogs: die Dimensionen Raum, Kraft und Zeit

Die Säuglingsforschung ist nicht aus einer körpersprachlichen Perspektive entstanden, sondern aus dem Interesse heraus, frühe Interaktionsprozesse aufzuklären.

Was ist aber an körpersprachlicher Terminologie implizit verarbeitet, wenn Stern z. B. *Gestalt, Intensität* und *Zeit* als Determinanten, über die körpersprachliche Kommunikation funktionieren soll, beschreibt? (Trautmann-Voigt 2001a, 2007; Trautmann-Voigt & Voigt 1998a, S. 52 ff., 1999, 2002a).

Das frühe Raumerleben

Die **Gestalt** einer Begegnung zwischen zwei Menschen entwickelt sich immer als Bewegungsform im zwischenmenschlichen Raum. Das heißt, Ganzkörperbewegungen, Gestik, Mimik oder der Einsatz einzelner **Körperteile** können als fortschreitender Formenfluss bzw. als Bewegungsprozesse im Zwischenraum beschrieben werden. Körperformen im umgebenden Raum (als Synonyme benutzen wir Bodyshaping, Körpermorphologie und Gestalt) geben Auskunft über die Selbstwahrnehmung, über die Wahrnehmung eines anderen und über die Orientierung hinsichtlich der folgenden **Richtungen**:

- einwärts oder auswärts
- nach vorne oder nach hinten
- gestreckt oder gebeugt
- geradlinig oder rund
- symmetrisch oder asymmetrisch

In dieser Dimension werden die Bewegungsmöglichkeiten angesprochen, die bereits in frühen Reflexmustern vorhanden und durch die Anatomie des menschlichen Körpers festgelegt sind (s. Tab. 6-7, S. 226 f.).

Unter Beachtung der **Raumnutzung** werden Bewegungen unter dem Aspekt, wie sie in den umgebenden Raum hinein entworfen werden, erfasst:

- hin und her oder in eine Richtung strebend
- rotierend oder gleichmäßig geführt
- horizontal, vertikal oder sagittal ausgerichtet
- stark ausgedehnt oder wenig ausgedehnt bzw. eng ausgeführt

Merke
Unter Gestalt ist aus der Perspektive körpersprachlicher Zeichen (s. Kap. 3.4, S. 45 ff.) ein komplexes Phänomen gleichzeitiger Körperbewegungen zu verstehen, welche unter einer dreidimensionalen Perspektive beschrieben werden können.

Ebenso wie Horowitz (1979) von einer gefühlten Künstlichkeit spricht, wenn man Systemzustände isoliert voneinander beschreiben will, so ist es auch hier nur begrenzt möglich, natürliche, lebendige Bewegungsprozesse in beobachtbare Abschnitte zu unterteilen, so als würde man bei einer Filmvorführung auf *Slow Motion* oder *Pause* schalten, um einzelne Bilder, aus denen eine Gesamtaufnahme besteht, herauszufiltern (s. Kap. 5.5.2, S. 146 ff.). Videoaufnahmen belegen, wie sich mit der Wandlung der Gestalt von Bewegungen im Raum parallel dazu das *Aufmerksamkeitsniveau* in einer zwischenmenschlichen Kommunikationssituation verändert. Dies trifft sowohl auf Säuglingsinteraktionen mit ihren Bezugspersonen wie auch auf Alltagssituationen zu, bei denen verschiedene Gesprächspartner aufeinander treffen (Trautmann-Voigt & Zander 2007). Versuchen wir also, Bewegungsformen in Bezug auf die Nutzung im Raum zu beschreiben, so erhalten wir Aussagen über die Aufmerksamkeit, Wachheit, Achtsamkeit und Bewusstheit für sich selbst und andere.

Merke
Eine genaue Analyse der Gestalt bzw. des Formenflusses der Körpersprache im Raum gibt Auskunft über psychische Vorlieben bezüglich der Aufmerksamkeit, der Orientierung und der Nähe-Distanz-Regulation.

Das frühe Intensitätserleben

Der zweite Begriff, den Stern zur Beschreibung der Vitalitätsaffekte benutzt, ist die **Intensität**. Hiermit ist die Kraftaufwendung, die muskulär und/oder durch die Intonation der Stimme zum Ausdruck kommen kann, gemeint. Der Intensitätsbegriff erfasst Aspekte der verfügbaren Energie eines Menschen. In Interaktionen werden Muskelspannung und Lautstärke in verschiedenen Körperbereichen eingesetzt. Wir beschränken uns hier auf die Darstellung der Bewegungsebene. Dabei wirkt die Schwerkraft jedem aktiven Einsatz von Muskelkraft entgegen. Muskuläre Kraft kann in verschiedenen Körperteilen oder Körperbereichen unterschiedlich eingesetzt werden. Je nachdem, ob es z. B. darum geht, sich aufzusetzen, aufzustehen, sich hinzulegen oder einen Wagen anzuschieben oder jemand anderen zu streicheln (s. Abb. 6-3, 6-4 und 6-5).

Kraft kann dabei grundsätzlich unterschiedlich mobilisiert werden:

- Der ganze Körper und seine Muskulatur kann mehr oder weniger stark eingesetzt werden.
- Die Kontraktion spezieller Muskulatur kann mehr oder weniger stark sein.
- Das gegebene Intensitätsniveau kann dabei sehr hoch und intensiv oder wenig intensiv und niedrig ausfallen.
- Die Energie kann sich zur Schwerkraft hin oder von der Schwerkraft weg bewegen.
- Von außen oder aus dem Körperinneren kommende Impulse können eher gehemmt werden oder sie können eher fließend und ungehemmt beantwortet werden (s. Tab. 6-7, S. 226 f.).

Energie im Sinne von körperlicher Kraftaufwendung verdeutlicht, mit wie viel Intensität bzw. Nachdruck eine Intention oder eine Kommunikation in einer Beziehung verfolgt bzw. mit wie viel Absicht eine Aktion ausgeführt wird. Absicht und Nachdruck sind mit inneren Antrieben, Emotionen und aktivierten motivationalen Systemen verknüpft (s. Kap. 5.5.1, S. 141 ff.).

Interessant ist bei der Aufwendung von körperlicher Energie die Frage nach der Bewegungsökonomie, nach der Adaptationsfähigkeit hinsichtlich sich ändernder Außenbedingungen und nach der Gerichtetheit der Intentionalität. Körperabwehrmechanismen können unter dieser Perspektive auch bewegungsanalytisch als maladaptive Spannungsmuster (Downing 1996; Geuter & Schrauth 2001; Reich 1971) eingeordnet werden (s. Tab. 5-8, S. 144 f.).

> **Merke**
> Intensität (*Body-Drives* bzw. *Body-Motivations*) in der Aufwendung von Körperkraft steht in Zusammenhang mit dem affektmotorischen Umgang hinsichtlich der Gravitation und gibt Auskunft über Antriebe, Motivationen und Absichten.

Die Funktion von Rhythmus und Dynamik

Sterns Verwendung des Begriffes **Rhythmus** weist auf die dynamischen und zeitlichen Einteilungsaspekte von Bewegungsprozessen hin. Wiederholungen, die Dauer oder Ausbreitung von Bewegungssequenzen, ggf. ein strukturierender Takt von Bewegungsfolgen können unter dieser Perspektive beschrieben werden.

Zeitliche Aspekte treten in den Vordergrund bei der Beachtung des Atemrhythmus (Leygraf 2002) oder des Einsatzes der Sing- oder Sprechstimme und der Musik (Heiland 2002). Beim Tanzen und in der Tanztherapie treten zuweilen zeitliche Phrasierungen und rhythmische Konturen in Bewegungsabläufen in den Vordergrund des Interesses.

Bewegungen können dabei unter dem Aspekt der **temporalen Passung** erfasst werden:

- Eine Bewegungssequenz kann langsam oder schnell sein.
- Übergänge, z. B. zwischen verschiedenen Bewegungsphasen, können kontinuierlich und gleichmäßig oder unterbrochen und fragmentiert sein.
- Der Bewegungsfluss kann alternierend oder fixierend sein.
- Die Differenzierung von Bewegungen in ihrem zeitlichen Verlauf kann rhythmisch-dynamisch differenziert oder wenig differenziert sein.
- Die dynamische Bewegungssteuerung im Kontakt mit anderen kann gerichtet und moduliert oder ungerichtet und explosiv sein.
- Die Fokussierung kann verstreuend oder sammelnd sein (s. Tab. 6-7, S. 226 f.).

Der Bewegungsfluss ist unter dieser Perspektive nichts anderes als die rhythmisch-dynamische Komponente der Körpersprache. Rhythmus und Dynamik in der Körpersprache bringen die Modulation von Kontakt zum Ausdruck. Die Analyse des Rhythmus zeigt die Art und Weise der Abstimmung zwischen Menschen und gibt letztendlich Auskunft über die Modalität interaktiver, interpersoneller und kommunikativer Fähigkeiten.

In seinem Buch »Der Gegenwartsmoment« schreibt Stern (2018, S. 94):

> *»Entscheidend ist, dass wir einen Aspekt des Erlebens unseres Gegenübers teilen, wenn wir uns synchron oder zeitlich mit ihm koordiniert bewegen. Unter diesen Umständen leben wir zum Teil aus dem Zentrum des Anderen heraus.«*

Psychotherapie im rhythmisch-dynamischen Handlungsdialog berücksichtigt diese drei Dimensionen, in denen sich Beziehung ereignet und gleichzeitig unter Verwendung der Grammatik der Körpersprache detailliert beschrieben und analysiert werden kann.

6.1.4 Psychotherapeutisches Embodiment

Das prozedurale Gedächtnis speichert ständig vernetzte Wahrnehmungen ab, die über die Sinneskanäle auch wieder erinnert werden können (s. Kap. 5.2.1, S. 117 f.).

> **Fallbeispiel**
> Ein Ehepaar besucht nach zehn Jahren eine kleine Insel wieder, wo beide den ersten gemeinsamen Urlaub verbracht haben. Er sieht einen Baum an der Landstraße und »weiß« sofort, dass danach eine Linkskurve auftauchen wird und dann ein altes Bauernrestaurant am Straßenrand liegt – damals aßen sie dort Gyros …
> Alle Geräusche, Gefühle, Berührungsempfindungen und Gerüche von damals hinterließen im prozeduralen Gedächtnis Spuren (Körper-Gedächtnisspuren), die bei der erneuten Wahrnehmung solch einer Spur einmal Erlebtes rascher erkennen lassen. Alte Erfahrungen bahnen *(to prime)* spätere Wahrnehmungserlebnisse, weshalb diese Gedächtnisprozesse als *Priming* bezeichnet werden (s. Kap. 5.4, S. 134 ff.).

Schemata oder RIGs (s. Kap. 5.4.1, S. 134 ff.), die als Wahrnehmungskodierungen irgendwo im Gehirn abgelegt werden, sind ein körpersprachlich existentes Hintergrundwissen, das unsere Aufmerksamkeit leitet und uns ermöglicht, Neues und Gewohntes voneinander zu unterscheiden (s. Kap. 5.1, S. 99 ff.). Körperlich verankerte Gedächtnisspuren spielen beim Erinnern eine große Rolle. Wenn eine Erlebnisabfolge allerdings genau den bekannten Schemata entspricht, wird sie eher nicht behalten: Wir vergessen, wie wir Auto fahren, wir tun dies automatisch. Wenn eine Erlebnisfolge völlig neu ist, so kann dies zu Verwirrungen führen: Wir müssen Neues bahnen, neu lernen. Genau dazwischen haben wir zuweilen »Aha-Erlebnisse«, die uns auf alte Erinnerungsspuren zurückblicken lassen – eine plötzliche zuckende Bewegung, eine Geste, die wir kaum wahrnehmen, ein Blick, der unstet schweift … Diese Signale in einer Psychotherapie zu registrieren, ist eine große Herausforderung!

Wie erlebt sich ein Patient aktuell auf der prozeduralen Ebene, und wie kann er sich auf dieser Ebene erinnern? Es muss zeitlich überdauernde Wahrnehmungsqualitäten geben, die jenseits expliziter Erinnerungen ständig aktuell abrufbar sind. Schon aus den ersten Berührungen und Kontaktgestaltungen in den frühesten Interaktionen entstehen Körpererinnerungen, die als verallgemeinerte Konturen eines kombinierten Gestalterlebens im umgebenden Raum, als Intensitätserleben und als Rhythmuserleben abgespeichert und immer wieder überlagert werden (Trautmann-Voigt & Moll 2011).

Grundlegende Aussagen über letztlich *physikalische Determinanten* des Körpergedächtnisses liegen jeder körpersprachlichen Diagnostik zugrunde. Für Psychotherapeuten, die den »Sinn« eines Symptoms verstehen wollen, ist eine physikalisch begründete diagnostische Herangehensweise eher ungewohnt.

Menschliches Erleben ist, wie oben systematisch dargestellt (s. Abschn. 6.1.1, Abschn. 6.1.2, S. 158 ff.), aber zunächst durch folgende drei **physikalische Grunddeterminanten** bestimmt:

- durch die **Lage oder Stellung des Körpers im Raum**
- durch auf den Köper **einwirkende Kräfte wie Schwerkraft oder Muskelkräfte**
- durch die **Zeit**, die in bestimmten **Rhythmen, Phrasen und Perioden** das Leben insgesamt von einem Anfang bis zu einem Ende strukturiert

Handeln und Erinnern ist Raumerleben

Der Körper registriert die **Lage** und die damit verbundene **Stabilität** und **Balance** sowie **Abstände** im *Raum*. Für ein Baby ist es ein spezielles Körpererleben, auf dem Arm hochgehalten bzw. in die Waagerechte (horizontal) hingelegt zu werden. Erst mit etwa einem Jahr entdeckt es dann für sich selbst eine neue räumliche Perspektive, die Vertikale, wenn es z. B. auf einem Bein stehen oder noch später in die dritte Dimension durchstarten kann, z. B. in der sagittalen Ebene vorwärts gehen oder laufen kann. Wenn ein bestimmtes Erleben im Raum früher affektiv positiv oder negativ besetzt wurde, wird es als positive bzw. negative affektmotorische Kodierung für räumliche Wahrnehmungen im prozeduralen Gedächtnis verinnerlicht. Dies hat Einfluss auf spätere Kontaktgestaltungen, z. B. auf die Besetzung des sozialen Abstandes, auf die individuelle Nähe-Distanz-Regulation und auf das Intimitätsverhalten.

Fallbeispiel

Eine Patientin konnte nicht liegen. Sie hatte Angst vor jeder horizontalen Haltung. Sie saß z. B. seit Jahren im Bett, wenn sie einschlafen wollte. Sie konnte nur mit vielen Kissen im Rücken schlafen. Das Einnehmen der Horizontale war verknüpft mit einer lange zurückliegenden und zunächst »vergessenen« Missbrauchserfahrung, einer Vergewaltigung durch einen Mann, der zur Reparatur eines Heizungskörpers in ihre Wohnung gekommen war. Die Szene hatte in ihrem eigenen Bett stattgefunden. Aus Scham hatte sie nie jemandem von diesem traumatischen Ereignis erzählt.

Handeln und Erinnern ist Intensitätserleben

Desgleichen werden Erlebniskonturen von Spannungsregulationen bzw. erlebter **Intensität** (gedrückt werden, festgehalten werden, weggestoßen werden usw.) als von außen einwirkende *Kraft* erlebt, die eine muskuläre Spannung oder Entspannung in direkter Korrespondenz dazu auslösen. Das Intensitätserleben von Erfahrungen speichert sich als verdichtete Kontur ebenfalls im Körper ab.

Fallbeispiel
Eine depressive Patientin wurde als Kind regelmäßig geschlagen. Wenn ein kleiner Mensch geschlagen wird, so ist die Intensität bzw. körperliche Krafteinwirkung des misshandelnden Erwachsenen so immens groß, dass dem Angreifer mit der eigenen kindlichen Muskelkraft nichts entgegengesetzt werden kann. Die innere Spannung, die dennoch in Korrespondenz dazu entsteht, kann also nicht in eine äußere Handlung umgesetzt werden. Die entstehende Intensitätskontur bleibt sozusagen innen stecken. Die affektmotorische Kodierung der entstandenen Depression lautet in diesem Fall in etwa so: »Wenn draußen zu viel Druck ist (= Krafteinwirkung), zu laut, zu heftig, zu stark usw., dann verursacht dies eine solche Spannung (= Druck in mir), dass ich keinerlei Gegenkraft mehr entwickeln und mich nicht wehren kann. Ich überlasse mich lieber der Schwerkraft, lege mich also im Dunkeln ins Bett, ziehe mich zurück, verhalte mich lieber still.« Auf der kognitiven Ebene entsteht die Überzeugung: »Ich bin hilflos ausgeliefert«.

Gleichzeitig ist jedes Erleben, das mit einer bestimmten **Raumwahrnehmung** (Nähe – Distanz, oben – unten, rechts – links usw.) und mit einer gewissen **Intensität** (starke druckvolle Umarmung – schwache leichte Berührung oder festes Händedrücken – zartes Streicheln usw.) verknüpft ist, auch an **zeitliche Abläufe** gebunden.

Handeln und Erinnern ist rhythmisches Erleben

Jedes Erleben spielt sich in Form von **rhythmisch und dynamisch strukturierten Handlungsdialogen** ab, d.h. in bestimmten Zeiteinheiten geschieht etwas, entweder z.B. stereotyp wiederholend, variabel wiederholend, akzentuiert oder monoton, verlangsamend oder beschleunigend, mit anschwellender oder abschwellender Dynamik, allmählich oder abrupt. Handlungsdialoge werden als Erlebniskonturen mit einem bestimmten *Zeit*ablauf gespeichert, als langsam oder schnell erlebte Aktionen, als beruhigendes Einschwingen auf den Eigenrhythmus oder als rapide einbrechendes Stoppsignal auf die Eigenbewegung (Trautmann-Voigt & Voigt 2010b).

Fallbeispiel
Als Kind wurde eine heute 14-jährige Patientin häufig an der Hand ihrer Mutter hinter dieser hergezogen. Sie erinnert sich daran, dass sie viel weinte; denn sie konnte den schnellen Schritten der Mutter meist nicht folgen. Später konnte sie die Ansprüche der Mutter auch in anderer Hinsicht nicht erfüllen. Vom Gefühl her »stolperte ich meiner Mutter immer hinterher und sie zerrte immer weiter an mir oder sie schrie mich an und ließ mich stehen«: Das Kind konnte dem vorgegebenen Rhythmus der Mutter nicht folgen. Die Mutter wollte oder konnte ihre eigene Grundgeschwindigkeit nicht drosseln und sich nicht auf den Rhythmus ihres Kindes einstellen. Als sie älter war, fiel Mitschülern und Freunden auf, dass sie immer einen halben Schritt hinter den anderen hergegangen ist. Sie erlebt sich als eine, die »nie hinterherkommt«. Das wirkte sich auf ihre schulische Leistungsfähigkeit aus, weswegen sie in die Therapie kam.

Fazit

Psychotherapie, die den Körper ernst nimmt, muss den rhythmisch-dynamischen Handlungsdialog berücksichtigen bzw. das sogenannte prozedurale Gedächtnis, das, aus einer körpersprachlich fundierten psychodynamischen Perspektive betrachtet, das Unbewusste ist. Das »Körpergedächtnis« speichert erlebte Kommunikationsprozesse, die als **Prozessgestalten** in Form von »vitalen Kodierungen« ganzheitlich wahrgenommen und gespeichert wurden. Das Körpergedächtnis zeigt sich in jeder aktuellen affektmotorischen Kommunikation als »Körper-Selbst« in Form von Handlungen, in der Gestik, in der Mimik, in der Haltung und in (unbewussten) Bewegungsangeboten bzw. auch in (unbewussten) Bewegungsantworten, in Schattenbewegungen, die nicht immer mit dem (bewusst) Gesagten übereinstimmen. Das prozedurale Gedächtnis prägt die Auswahl von nonverbalen Kommunikationsweisen, was jede aktuelle Kommunikationssituation beeinflusst; wir wissen seit der modernen Säuglingsforschung (Dornes 1993), dass jede aktuelle affektive Kommunikation zu weit mehr als 90 % von außerverbalen Kodierungen, also körpersprachlich, geprägt wird! Psychotherapie muss diese Dimension des verkörperten Selbst aktiv berücksichtigen, jedenfalls dann, wenn sie den Anspruch erhebt, »das Unbewusste« berücksichtigen zu wollen.

6.1.5 Herausforderungen für eine andere Handhabung der Gegenübertragung

In der Tanz(-psycho-)therapie sprechen wir (synonym zur prozeduralen Ebene des Unbewussten in Sterns Terminologie) vom *Körper- oder Leibgedächtnis*, das über den rhythmisch-dynamischen Handlungsdialog in der Therapiestunde reaktiviert werden kann.

Raum, Zeit und Kraft sind drei Dimensionen, die wir zur Analyse der Körpersprache aus bewegungsanalytischer Perspektive nutzen können. Die **phänomenologische Bewegungsanalyse** im therapeutischen Prozess wird dabei durch die Gegenübertragungsgefühle getragen. Therapeuten können Vitalitätskonturen (im Raum, in der Zeit und in der Kraft) in den eigenen Bewegungsantrieben spüren und erstens mental registrieren und zweitens direkt im Körper mitvollziehen. An den Vitalitätskonturen *hängen* sozusagen die Affekte, die sich bei der visuellen Wahrnehmung von Bewegung oder in gemeinsam ausgeführten Bewegungen übertragen. In diesem Sinne beginnt der Körper des Therapeuten auf einer anderen Ebene aktiv zu *denken*. Dornes (1993) formuliert mit Bezug auf die Säuglinge sogar, dass die Schemata, die Stern mithilfe der Vitalitätskonturen beschreibt, das Denken des Säuglings *darstellen*. Therapeuten können ihr Körper-Denken als Gegenübertragungsinstrument erstens über leibliche Selbsterfahrung und zweitens über gezieltes Erlernen der Bewegungsanalyse ausbilden. Stern (1998a) spricht von 90 % der Übertragung, die auf der Ebene der Vitalitätskonturen ablaufen. Eine **Erweiterung des Gegenübertragungsbegriffs** um dezidierte körpersprachliche Analysen halten wir deshalb für unverzichtbar (s. Kap. 5.1.4, S. 110 ff.).

Vieles spricht heute dafür, dass die prozeduralen Schemata der Patienten in anderen Gedächtnisformen zum Vorschein kommen: in einem impliziten Beziehungswissen, das an zeitliche Erlebniskonturen, eben an die Vitalitätskonturen, gebunden ist.

Nicht nur Säuglinge und Bezugspersonen synchronisieren sich in ihrer sensomotorischen Kommunikation, sondern alle Beziehungspartner, auch Patienten und Psychotherapeuten. Sander hat (frühe) Interaktion unter drei Aspekten beschrieben, die die Basis für alle späteren kommunikativen Strukturen bildet (Sander 1975):

- Die Fähigkeit der Mutter, sich an den Wach-Schlaf-Rhythmus ihres Säuglings anzupassen: Wir haben dies auf Körpersprache bezogen und als State-Regulation mit Labans Antriebskategorien verbunden (s. Kap. 5.5.2, S. 146 ff.).
- Die beidseitige Fähigkeit, den Aufmerksamkeitsfokus aufeinander abzustimmen: Dies wurde als Fähigkeit beschrieben, sich hinsichtlich Nähe und Distanz und anderer Raumkriterien abzustimmen. Die Mutter muss z. B. im State der ruhigen oder

wachen Aufmerksamkeit sein, um ihrem explorierenden Kind angemessen folgen zu können.

- Die Akzeptanz von Phasen relativen Gleichgewichts, in denen das Kind unangestrengt explorieren kann und dafür ein spezifisches, wohlwollendes Feedback erhält: Auch hierfür ist es unerlässlich, dass die Mutter den State der ruhigen Aufmerksamkeit über einen längeren Zeitraum aufrechterhalten kann.

Unter entwicklungstheoretischer Perspektive ist die körpersprachliche Dimension insbesondere durch Daniel Stern und seine Forschungsgruppe in die Psychotherapie einbezogen worden. Er argumentiert implizit aus einer körpersprachlichen Sicht, wenn er beschreibt, wie sich der Affektaustausch zwischen Bezugspersonen und Baby von Anfang an in rhythmisch-dynamischen Konturen abspielt. Beziehungserlebnisse zwischen Säugling und Mutter werden in sogenannten Beziehungsschemata – *schemas-of-being-with* – aufgenommen und sind auf der Ebene des Körper- oder Prozessgedächtnisses als *procedural knowledge* gespeichert. Verallgemeinerte Beziehungserfahrungen, die auf viele ähnliche Episoden des körpersprachlichen Austausches zurückgehen, sind der verbalen Erinnerung nicht immer zugänglich.

> *»Durch die Ausführungshinweise eines Verhaltens können, was Zeitmuster, Intensität und Gestalt betrifft, vielfältige stilistische Versionen oder Vitalitätsaffekte ein- und desselben Zeichens oder Signals oder ein- und derselben Handlung gestaltet werden.«* (Stern 1992, S. 227; s. auch Siegel et al. 1999, S. 39, 137 ff.)

Viele ähnliche Interaktionen werden so im Lebensfluss als **Episoden** gespeichert, an deren vitale Konturen ein Mensch sich körpersprachlich erinnern kann. Im *moving along* von Episode zu Episode und von Systemzustand zu Systemzustand mit jeweils anders aktivierten Motivationssystemen werden die einzelnen schon verankerten Episoden immer wieder überformt und durch neue Empfindungen und neue Erfahrungen erweitert. So entwickelt sich ein sich stetig erweiterndes Körper-Ausdrucksrepertoire mit vielen affektmotorischen Kodierungen und ersten Körpererinnerungen, die mit der Zeit das tief eingegrabene **Körpergedächtnis** bilden.

Wir haben diese Ergebnisse der neueren Säuglingsforschung hier aus einer körpersprachlichen Perspektive betrachtet. Diese Perspektive begründet unseres Erachtens das Vorgehen, das wir für die psychotherapeutische Interaktion vorschlagen möchten.

Merke

Körper-Ausdrucksprozesse (komplexe Bewegungen, Mikrobewegungen und rhythmisch-dynamische, tänzerisch anmutende Bewegungssequenzen) des Therapeuten, die durch die leibliche Gegenübertragung evoziert werden, können bewegungsanalytisch exploriert werden, um auf der Ebene der Körpersprache den therapeutischen Prozess aktiv zu strukturieren. Hierzu kann die tanztherapeutische Bewegungsanalyse in der Tradition von Rudolf von Laban als diagnostisches Instrument und zur Interventionsentwicklung genutzt werden.

6.2 Das Kestenberg Movement Profile (KMP)

In der Nachfolge Labans gab es interessante Fokussierungen auf einzelne Aspekte seines Modells. In unserer Arbeit hat sich das Kestenberg Movement Profile zur Erfassung der **Spannungsflussregulation** in der Körpersprache in Teilen ebenfalls als hilfreich für Diagnostik und Interventionsentwicklung erwiesen. Es hilft, das Konstrukt der »Beziehungsdynamik« unter einer körpersprachlichen Perspektive genauer zu erfassen.

Das KMP wurde von der Psychoanalytikerin Judith Kestenberg entwickelt. In Polen geboren, studierte sie in Wien bei Sigmund Freud Medizin und wanderte 1937 nach New York aus, wo sie als Nervenärztin und Psychoanalytikerin für Kinder und Jugendliche arbeitete. Wie Elaine Siegel (1997) war Kestenberg von Schilders Arbeiten zum Körperbild inspiriert und davon überzeugt, die intrapsychischen Prozesse von Kindern nur erfassen zu können, wenn sie die Sprache der Bewegung aktiv in die Therapie einbezog. Seit 1953 verfolgte sie über 20 Jahre hinweg Mutter-Kind-Interaktionen und entwickelte hierfür nonverbale Kategorien, um das frühe Interaktionsverhalten zu erfassen. Sie war, ebenso wie Laban, an einer *objektiven Verhaltensanalyse*, also an der Körpersprache von Menschen interessiert. Inzwischen ist wahrnehmungspsychologisch und hirnphysiologisch erwiesen, dass es Objektivität nicht geben kann, da jeder Mensch im Gehirn seine eigene Wirklichkeit auf seine Weise konstruiert (s. Kap. 3.3.3, S. 44 f., Kap. 5.1.4, S. 134 ff.).

6.2.1 Beziehungsdynamik in der Körpersprache

Aus einer psychodynamischen Perspektive ist die von Greenson (1981) getroffene Unterscheidung zwischen einer Realbeziehung, einer Arbeitsbeziehung und einer Übertragungsbeziehung zum Ausgangspunkt für die Definition eines hilfreichen therapeutischen Arbeitsbündnisses geworden (Wöller & Kruse 2018).

Wir wollen den Beziehungsbegriff hier aus einer körpersprachlichen Perspektive darstellen und verweisen auf einschlägige Veröffentlichungen, die in jeder Therapierichtung in großem Umfang vorliegen.

Dynamisch heißt umgangssprachlich so viel wie »voller Kraft und Energie sein« und ist eine Neubildung von (griech.) *dýnamis*, was ursprünglich *Kraft* bedeutet und eine Ableitung von *dýnasthai* ist, was *können, vermögen* bedeutet. Aus derselben Quelle entwickeln sich übrigens im 19. Jahrhundert die Worte *Dynamit* für einen Sprengstoff und *Dynamo* für einen Stromgenerator. Auch die *Dynastie* ist etymologisch mit diesem Wort verwandt. Es geht aber bei keiner Bedeutung von Dynamik, im Übrigen auch nicht bei der Psychodynamik, um die Kraft als solche, sondern es geht um die *Kraftentwicklung* in zeitlichen Verläufen in einem bestimmten Rahmen in bestimmten (Beziehungs-)Konstellationen.

Die Beziehungsdynamik hat mit der **Intensitätsentwicklung** in einer zunächst und vorher nicht näher bestimmbaren Zeiteinheit zu tun. Das macht dieses Phänomen auch so spannend: Es gibt keinen Minutentakt und keine starren Festlegungen auf Sekunden oder Stunden, in denen sich eine Beziehung entfaltet, wenn ein Gesprächspartner z. B. allmählich zornig wird und dann unvermittelt einen Wutausbruch bekommt. Auch das An- und Abschwellen der Instrumente einer bestimmten Symphonie klingt bei jedem Konzert ein bisschen anders: Es liegt am Dirigenten, wie er die Dynamik und den Spannungsfluss, also Intensitätsentwicklung, Lautstärke und Zusammenspiel in seinem Orchester beeinflusst. So ähnlich ist es bei der Beziehungsdynamik. Es entwickelt sich eine gewisse Spannung, die mal anschwillt und mal abebbt, jedenfalls in einem gewissen Fließgleichgewicht bleibt, so lange die Beziehungspartner miteinander kommunizieren. Man könnte auch so formulieren:

Merke
Die Beziehungsdynamik ist eine implizite Regulation unterschiedlicher zwischenmenschlicher Spannungsflusszustände, die mit muskulärer Enervierung, Lautstärke, dem Erreichen einer bestimmten Intensitätsstufe und dem Umgang mit der Schwerkraft in einer gegebenen Zeitspanne zu tun haben.

Der Begriff **Spannungsfluss** erschließt sich, wenn er als *Dynamik der Körpersprache* verstanden wird. Wenn ein Mensch seinen rechten Arm hebt, weiß sein Gegenüber zunächst nicht, ob er gleich schnell auf seinen linken Unterarm schlagen wird, weil ihn dort eine Mücke gestochen hat, oder ob er sich behutsam eine Haarsträhne aus dem Gesicht streichen wird. In beiden Bewegungen stecken dynamische Komponenten, die wir *im ersten Fall* als zunächst langsam anschwellend (Arm heben), dann explosiv und abstoppend (zuschlagen, um die Mücke zu treffen) beschreiben könnten. *Im zweiten Fall* könnten wir von einer kontinuierlichen und langsamen, leicht anschwellenden (Hand bis hin zur Strähne) und dann wieder abschwellenden Bewegung (Hand zurück in Ausgangslage) sprechen. Die rhythmisch-dynamische Verlaufskontur der gesamten Bewegungssequenz zeigt die Art und Weise der Spannungsflussregulation, d. h. der *Kontrolle* und der *Antizipationsfähigkeit* und der *Genauigkeit* eines Menschen in einer Handlung in einem gegebenen Moment (s. Tab. 5-7, S. 138).

Lange vor der Entdeckung der Spiegelneurone nahm Kestenberg zunächst über **kinästhetische Identifikationen** (letztlich über Spiegeln in der Körpersprache) die Muskelspannung von psychisch auffälligen Kindern wahr. Sie bezog sich auf die psychoanalytischen Konzepte von Anna Freud (1966), Donald Winnicott (1956) und Erik Erikson (1973) sowie René Spitz (2005) und nutzte sie, um ihr bewegungsanalytisches Modell zu konzipieren. Besonders stark beeinflusst durch Anna Freuds Modell einer Entwicklung gemäß den frühen psychosexuellen Phasen (Tab. 6-3), entwickelte Kestenberg das KMP, in das zudem wesentliche Aspekte des in den 1960er-Jahren entwickelten *Action Profile* von Warren Lamb, einem Schüler Rudolf von Labans, eingingen (Lamb 1965). Kestenberg übernahm die ursprünglichen Kategorien der Bewegungsanalyse aus Labans Effort-Shape-System (Laban 1988), in dem, wie oben dargelegt, Form- und Gestaltungsaspekte von Bewegungen sowie innere Antriebe bezüglich der physikalischen Grunddeterminanten Raum, Kraft und Zeit beobachtet werden. Kestenberg interessierte sich besonders für die Ausarbeitung von Labans Kategorie (Bewegungs-) Fluss als rhythmische Determinante.

1965 suchte Kestenberg Anna Freud in London auf und entwickelte entwicklungspsychologisch begründete Normen für bestimmte Rhythmen, die ihrer Meinung nach zu bestimmten Entwicklungsphasen gehören.

In einem Teilbereich des KMP geht es, zusammengefasst, um

- die Erschließung des Trieblebens und seine Bewältigung mithilfe der Ich-Kontrolle durch die Beschreibung von sogenannten Spannungsflussrhythmen in der Bewegung;
- die Analyse von Bewegungsprozessen in Haltung und Gestik, woraus sich Bezüge zur Umwelt erschließen lassen (Hörmann 1993).

Kestenbergs Benennung von zehn ursprünglichen menschlichen Rhythmen (Abb. 6-6) mutet heute eher merkwürdig an. Sie unterscheidet folgende Rhythmen mit Rekurs auf das polare triebtheoretische Modell von Anna Freud, die vier (statt ursprünglich drei) psychosexuelle Entwicklungsphasen annimmt: die orale, anale, urethrale und innergenitale Phase. Das KMP bleibt, auch in aktuellen Be-

Tab. 6-3 Zehn Rhythmen nach Kestenberg (nach Koch & Bender 2007, S. 56)

Körperregion/Alter	Rhythmus	Thema		Qualität
Oral libidinös/ 1.–6. Monate	Saugrhythmus	→	Einverleiben – Bedürftigkeit	wenig intensiv, rund, klein (etwa Herzschlagfrequenz)
Oral aggressiv/ 6.–12. Monate	Beißrhythmus	→	Trennung	wenig intensiv, klein, eckigere Übergänge (etwa Herzschlagfrequenz)
Anal libidinös/ 2. Lj.	Verdreh-rhythmus	→	Ausweichen	ständig wechselnde Spannung
Anal aggressiv/ 2.–3. Lj.	Pressrhythmus	→	Autonomie	abruptes Anspannen, Halten der hohen Spannung und abruptes Loslassen
Urethral libidinös/ 3. Lj.	Fließrhythmus	→	Laufen lassen	mit wenig Energie fließt die Bewegung aus dem Körper
Urethral aggressiv/ 3. Lj.	Stopprhythmus	→	Unterbrechung	kurze, scharfe Stopps
Innergenital libidinös/ 4.–5. Lj.	Wiegerhythmus	→	Ausbrüten	Hin- und Herwiegen, Streicheln, länger als der Saugrhythmus
Innergenital aggressiv/ 4.–5. Lj.	Wogerhythmus	→	Gebären	langsam aufbauende hohe Spannung, die auch nur allmählich wieder nachlässt
Außergenital libidinös/ 5.–6. Lj.	Hüpfrhythmus	→	Begeisterung	schnelle, runde Übergänge mit hoher Intensität
Außergenital aggressiv/ 5.–6. Lj.	Sprung-rhythmus	→	Explosion	schnelle, scharfe Übergänge mit hoher Intensität

schreibungen (Bender 2007), an der inzwischen klassisch zu nennenden Phaseneinteilung Anna Freuds orientiert (Abraham 1953) und beruht auf einem Theoriekonzept psychomotorischer Entwicklung, das sich am ersten psychoanalytischen Modell Freuds, der klassischen Triebtheorie, orientiert.

6.2.2 Kritik am Rhythmuskonzept

Eine Beschreibung und demzufolge auch eine Notation psychosexuell determinierter Spannungsflussrhythmen, in denen sich das *Triebleben* darstellen soll, ist aus heutiger Sicht zu sehr an einer ursprünglich rein intrapsychisch ausgerichteten Trieb- bzw. Ich-Psychologie orientiert. Aus einer systemtheoretischen Per-

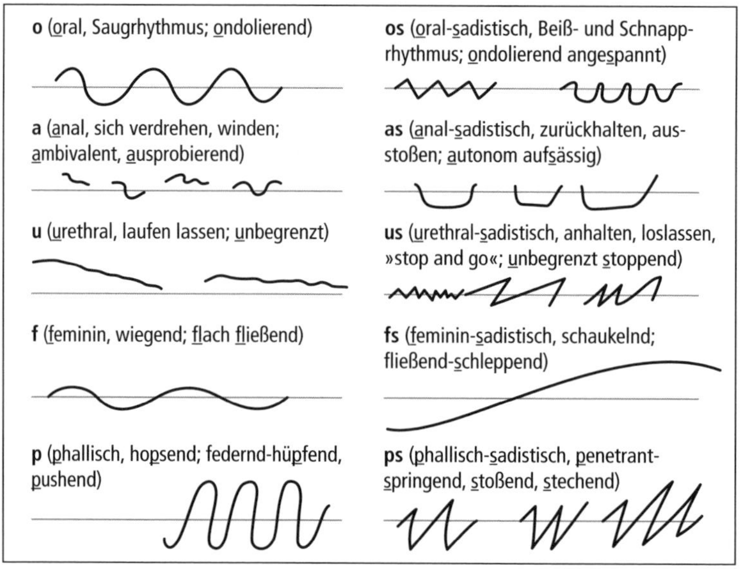

Abb. 6-6 Zehn Rhythmen nach Kestenberg (Kestenberg 1965; s. auch Hörmann 1993, S. 128).

spektive, wie sie in diesem Buch vertreten wird, ist Kestenbergs Ansatz unter dieser Prämisse nicht haltbar. Außerdem existieren auch hier verschiedene Terminologien nebeneinander (Koch & Bender 2007).

Wie jeder andere Versuch, nur über Auszählungen von beobachtbaren Items statistische Aussagen über das psychische Innenleben von Menschen zu machen, muss sich auch das KMP mit der Frage beschäftigen, wie linearkausale Berechnungen, seien sie auch noch so komplex, das ganzheitliche und kontextgebundene Wesen des Psychischen erfassen sollen. Die Kodierung von Spannungsflusselementen und -attributen, die augenscheinlich auf Kontinuitäten oder Wechsel von Affektlagen hindeuten (unter dem Grundaspekt einer entweder erspürenden oder ankämpfenden inneren Einstellung in Anlehnung an Laban), sind aber Kodierungen, die durch subjektiv einschätzende Beobachter vorgenommen werden. Diese müssen letztlich wieder kognitive »Entweder-oder-Entscheidungen« treffen. Auch Kestenbergs Bewegungsbeobachtungsmethode bleibt einer polaren Antriebs-/Formtheorie verhaftet. Dies ist angesichts der Ergebnisse der Säuglings- und Hirnforschung für klinische Anwendung und auch für Bewegungsforschung nicht mehr angemessen (s. Kap. 5.1, S. 99 ff., Kap. 5.4, Kap. 5.5, S. 134 ff.).

Die Gründe dafür sind wie folgt:

- Menschliches Verhalten im Bewegungsausdruck ist nicht auf eine monokausale Innen-Außen-Repräsentanz zurückzuführen: Der innere Antrieb bildet sich nicht automatisch in äußerer Bewegung ab, auch nicht in acht oder zehn Rhythmen.
- Die ersten beiden psychoanalytischen Theorien sind inzwischen teilweise überholt bzw. in ihren Grundannahmen erschüttert (die Triebtheorie mit ihrer zweigegliederten Strebung »Libido gegenüber Aggression« ist z. B. durch die Motivationstheorie Lichtenbergs widerlegt und die auf Anna Freud zurückgehende Ich-psychologische Einteilung in wenige Basisrhythmen ist angesichts des Konzepts der Vitalitätsaffekte kritisch zu hinterfragen).
- Aus erkenntnistheoretischer Perspektive muss die quantitative Forschung der Kör-

persprache, zumindest für klinische Zusammenhänge, durch kontrollierte qualitative Beobachtungssettings erweitert werden, damit die menschliche Interaktionen mitbestimmenden Kontextvariablen und die Beobachterperspektive angemessen reflektiert werden (s. Kap. 8, S. 253 ff.).
- Aus phänomenologischer und hermeneutischer Sicht ist so präzise wie möglich an der Unterscheidung zwischen Beobachtungen und Interpretationen (Bewertungen) festzuhalten. Das KMP wie auch die Laban-Bewegungsanalyse vermischen stark Beobachtbares mit Einschätzbarem (Trautmann-Voigt 1997).

Aus unserer Sicht auf die Körpersprache ist kritisch anzumerken, dass erstens das Kleinkind noch nicht über eine innere Einstellung verfügt (Dornes 1993), insofern ist die von Kestenberg und Nachfolgern vorgenommene Zuordnung des Ausdrucks von Wohlbehagen bzw. Unbehagen zu einzelnen Spannungsflussrhythmen zu *monokausal* gedacht. Abgesehen davon, dass die fixierende entwicklungspsychologische Terminologie theoretisch nicht dem aktuellen Forschungsstand entspricht, sind die kontextunabhängigen Interpretationen von Bewegungsqualitäten zunächst allerhöchstens Hypothesen-generierend, lassen aber keine eindeutigen Aussagen über psychische Zustände eines Menschen im Erwachsenenalter zu. Auch beim KMP wird das körpersprachliche Zeichen nicht in seiner Dreidimensionalität (als Appell, Ausdruck und Darstellung) berücksichtigt (s. Kap. 3.4.2, S. 49 f.).

6.2.3 Einschätzung von Spannungsflusseigenschaften

Neben der Formulierung der oben genannten Basisrhythmen, die wir in dieser Weise für unsere Konzeption einer Grammatik der Körpersprache nicht übernehmen, unterscheidet Kestenberg in Ergänzung zu Laban verschiedene rhythmische Eigenschaften der Spannungsflussregulation. Diese Ausführungen passen gut zu unserem Ansatz.

Kestenberg nennt die Gestaltungsmerkmale der Dynamik in der Bewegung »Spannungsfluss-Eigenschaften«. Die Aspekte der Gestalt in der Bewegung nennt sie »Formfluss« (Kestenberg 1993), darauf wird hier nicht näher eingegangen (s. dazu Eberhardt-Kaechele 2006, 2007, 2009).

Ihre grundsätzliche Unterscheidung übernimmt Kestenberg dazu von Laban und unterteilt den Spannungsfluss in *gebundenen* (z.B. Faust) und *freien* Fluss (z.B. locker schwingender Arm). Zuviel oder zu wenig von jedem führt ihrer Einschätzung nach zu negativen Erlebnissen. Gebundener Fluss wird mit Furcht, Angst, Hemmung in Verbindung gebracht, freier Fluss mit Gelassenheit, Entspannung, Sicherheit assoziiert.

Tension Flow Attributes (TFA)

Kestenberg unterscheidet sechs Qualitäten des Spannungsflusses. Wir ordnen diese Qualitäten folgenden drei Bereichen zu (Tab. 6-4):

Erster Bereich Die Spannungsflussregulation befindet sich auf einem *hohen muskulären Anspannungslevel.* Das heißt, grundsätzlich wird viel Energie mobilisiert: der Intensitätsgrad ist mittel bis hoch.

Mit gleichmäßiger Spannungsverteilung im Körper ist unter dieser Bedingung gemeint, dass sich der Bewegungsfluss auf einem gleich bleibenden Level in den meisten Bereichen des Körpers stabilisiert. Bei diesem Spannungsflussmuster wird von Kestenberg Wohlbefinden, Standfestigkeit und Ausgewogenheit angenommen.

Bei sehr intensiven Veränderungen in der Spannungsverteilung handelt es sich um extrem gebundenen oder extrem freien Fluss in verschiedenen Körperbereichen. Bei diesem Spannungsflussmuster werden von Kestenberg intensive Gefühle wie Freude oder auch Wut angenommen. Dieses Spannungsflussmuster erzeugt oft eine gereizte Stimmung.

Zweiter Bereich Die Spannungsflussregulation ist dadurch gekennzeichnet, dass *zeitliche bzw. rhythmische Komponenten* in den Vordergrund des Beobachtungsinteresses rücken.

Bei vielen sichtbaren abrupten Wechseln im Spannungsfluss herrscht meist gebundener Fluss mit hoher Intensität und einem Anstieg oder Abfall der Spannung in kurzen Abständen vor. Bei diesem Spannungsflussmuster wird von Kestenberg unterdrückte Aggressivität, Impulsivität oder Anstrengung angenommen. Dieses Spannungsflussmuster zeigt sich aber auch z. B. als hoher Energieaufwand, wenn sich das Baby aufrichtet.

Bei häufigen allmählichen Wechseln herrscht eine Spannungsflussanpassung an äußere Einflüsse vor, meist verbunden mit freiem Fluss. Bei diesem Spannungsflussmuster wird von Kestenberg Anpassung an wechselnde Situationen, Toleranz und Bereitwilligkeit angenommen.

Dritter Bereich Die Spannungsflussregulation befindet sich auf einem *niedrigen muskulären Anspannungslevel*. Das heißt, der grundsätzlich sichtbare Intensitätsgrad ist eher gering: Es liegt wenig intensiver Krafteinsatz bei oft moderat gebundenem Bewegungsfluss vor. Bei diesem Spannungsflussmuster wird von Kestenberg geringe Erregung oder eine milde Stimmungslage angenommen.

Es gibt wenig intensive rhythmische Veränderungen, eher langsame, oft angenehm empfundene Rhythmen werden in der Bewegung sichtbar. Bei diesem Spannungsflussmuster wird von Kestenberg Ausdauer, Geduld und Zeit für intensive Gefühle angenommen.

Eine phänomenologische Zuordnung von Intensität und Spannungsflusseigenschaften kann als Hypothesen-generierende Orientierung für einen Zusammenhang zwischen der sichtbaren Dynamik in der Körpersprache in einer gegebenen Situation und einer zugrunde liegenden Stimmung bzw. emotionalen Qualität dienen. Eine eindimensionale Zuordnung z. B. bestimmter Abwehrmechanismen und Charaktereigenschaften zu bestimmten Spannungsflusseigenschaften und zu bestimmten frühkindlichen Entwicklungsphasen halten

Tab. 6-4 Spannungsregulation

Intensität/Spannung	Spannungsflusseigenschaft	Emotionale Qualität
Mittel bis hoch	bei gleich bleibender Verteilung im ganzen Körper	Ausgewogenheit, Wohlbefinden, Standfestigkeit
	bei intensiven Wechseln in verschiedenen Körperteilen	intensive Gefühle wie Freude, Wut
Im zeitlichen Verlauf	bei abrupten Wechseln	Impulsivität, unterdrückte Aggression, Zerfahrenheit, Anstrengung
	bei allmählichen Wechseln	Toleranz, Anpassung, Bereitwilligkeit
Niedrig	bei wenig Krafteinsatz	Gelassenheit, Ermüdung, geringe Erregung
	bei langsamem Tempo	Geduld, Ausdauer

wir für artifiziell, da das Denkmodell Kestenbergs mit neueren Denkmodellen aus oben genannten Gründen nicht kompatibel erscheint. Es ist darauf hinzuweisen, dass es sich beim Spannungsfluss und bei allen rhythmisch-dynamischen Phänomenen besonders ausgeprägt um Einschätzungen handelt. Rhythmus kann nicht direkt operationalisiert und beobachtet werden, anders als beispielsweise eine räumliche Ausrichtung ziemlich genau als »geradlinig« oder »kurvig« empirisch erfasst und beschrieben werden kann! Dies hat mit dem kontinuierlichen Aspekt der rhythmisch-dynamischen Entfaltung der Körpersprache und mit vorn dargelegten erkenntnistheoretischen Phänomenen zu tun (s. Kap. 3.1, S. 27 ff., Kap. 3.4.3, S. 50 ff.).

6.3 Das Body Movement Mind Paradigma (BMMP)

In der ersten und zweiten Auflage wurde dieses Kapitel von Yona Shahar-Levy und Sabine Trautmann-Voigt verfasst. Damals wurde erstmals zusammenhängend und auf Deutsch die theoretische Grundannahme eines neuen bewegungsanalytischen Kategoriensystems, des Body Movement Mind Paradigmas (BMMP), vorgestellt, das in einer mehrjährigen Zusammenarbeit gemeinsam mit Yona Shahar-Levy (2001, 2004) in der DITAT-Projektgruppe »BMMP und Bewegungsanalyse« entwickelt worden war.[9] Diese interdisziplinäre Projektgruppe, die von 1998 bis 2007 an der Entwicklung eines Messinstruments für nonverbale Kommunikation arbeitete, bestand aus Absolventinnen und Absolventen des DITAT-Programms in Tanztherapie und aus Psychotherapeutinnen, die körperbezogene Aspekte in ihre klinische Arbeit integrierten. Weitere Ausarbeitungen zur Anwendung von Interaktionsanalysen in der Praxis finden sich in Trautmann-Voigt & Moll (2011) sowie in der Weiterentwicklung des Modells mit klinischer Leitlinie und Übungsmaterial für die psychotherapeutische Arbeit mit Einzelnen und in der Gruppe (Trautmann-Voigt & Voigt 2017; s. auch Moll & Trautmann-Voigt 2019).

Im Folgenden wird diese Weiterentwicklung zum Bonner Modell der Interaktionsanalyse (BMIA), das auf den Arbeiten zum BMMP aufbaut und die neuere Embodiment-Forschung integriert, von Sabine Trautmann-Voigt dargestellt.

6.3.1 Die Verkennung der körperlichen Selbstregulation – ein kulturelles Phänomen in der westlichen Welt

In westlichen Kulturen erleben wir seit etwa 50 Jahren eine rasante wissenschaftliche Entwicklung, wodurch Zusammenhänge zwischen Gehirn- und Körperfunktionen zunehmend besser verstanden werden können (Ansermet & Magistretti 2005; Maturana & Varela 2012). Diesen Entwicklungen steht ein relativ geringes öffentliches Bewusstsein über die enge Verknüpfung von Empfindungen, Gefühlen, Körperverhalten und kognitiven Praktiken gegenüber.[10] Das sogenannte ver-

9 Die hier enthaltenen Grundüberlegungen zum BMMP von Y. Shahar-Levy wurden von Anne Birkenhauer aus dem Hebräischen ins Deutsche übertragen. Das Modell wurde von Sabine Trautmann-Voigt bearbeitet und in das Konzept der vorliegenden Grammatik der Körpersprache integriert.

10 Diese im Englischen und Deutschen unterschiedlich definierten Begriffe wurden ursprünglich aus dem Hebräischen in die gemeinsame Arbeitssprache Englisch und von dort ins Deutsche übersetzt. In dieser 3. Auflage lösen wir uns teilweise von dem Ursprungstext und nutzen übliche deutsche Begriffe.

körperte Selbst (LeDoux 2001; Trautmann-Voigt 2016) ist also ein komplexes Konstrukt, das leibliche Interaktionen über die Lebensspanne einschließt. Dabei werden die Bedeutung der Motorik für die psychische Befindlichkeit und die nonverbale Beziehungsgestaltung in der Öffentlichkeit eher gering eingeschätzt. Krisen bzw. seelische und körperliche Erkrankungen gelten eher als medikamentös behandelbar und der gesellschaftliche Trend, den Körper unter *Schönheitsaspekten* zum Objekt zu machen, steigert sich immer weiter bis dahin, dass Eingriffe von ästhetischen Chirurgen zum Abitur verschenkt werden. Obwohl körperliche Vorgänge und Gegebenheiten Gefühle und mentale Prozesse stark beeinflussen, werden der Körper und seine motorische Funktionsfähigkeit insgesamt gesellschaftlich eher zwiespältig betrachtet (s. Trautmann-Voigt & Voigt 2007b, S. 121 ff.; s. zusammenfassend auch Geuter 2006a, b).

Motorik wird hier als das zugrunde liegende System für die Verwendung von Körpersprache verstanden, das für die Gesamtheit aller möglichen Bewegungsaktionen und damit der Regulation körpersprachlichen Austauschs steht. Motorik umfasst Grobmotorik, Feinmotorik, Kondition sowie Koordination mit Kopplungsfähigkeit, Differenzierungsfähigkeit, Reaktionsfähigkeit, Gleichgewichtsfähigkeit, Orientierungsfähigkeit, Rhythmisierungsfähigkeit und Umstellungsfähigkeit. Wir sehen bei dieser komplexen Begriffsbestimmung »des Motorischen«, dass es fließende Übergänge zu Begriffsbestimmungen »des Mentalen« gibt, z. B. wenn wir »Orientierung« oder »Umstellungsfähigkeit« sagen.

Unser Anliegen ist es, in diesem Buch einen in unserer Lesart kongruenten Ansatz für eine »Grammatik der Köpersprache« zur Verfügung zu stellen, der aus der körpersprachlichen Perspektive zusätzliche Ansatzpunkte für (psychotherapeutische) Diagnostik und Intervention bietet sowie selbstverständlich emotionale und interaktionale Aspekte einschließt.

Das grundlegende Körper-Bewegung-Geist-Paradigma (BMMP) verband bereits das auf dem Gebiet der Tanz- und Bewegungstherapie gesammelte Wissen bezüglich operationalisierbarer motorischer Marker (Chart; s. Abschn. 6.3.10, S. 209 ff.; Tab. 6-7, S. 226 f.) mit wichtigen Erkenntnissen aus der Anatomie, der Physiologie und der Hirnforschung sowie mit entwicklungspsychologischem und psychodynamischem Basiswissen zu einem neuen begrifflichen System, das schon vor 20 Jahren die Beobachtung und Analyse affektmotorischer (also körpersprachlicher) Prozesse aus einer integrativen Perspektive ermöglichte (Definitionen s. Abschn. 6.3.2).

Unsere Sicht heute berücksichtigt nach wie vor die in diesem Buch dargelegten Theoriebausteine:

- universale Gegebenheiten des menschlichen Körpers – Gravitation, Raum, Zeit und die Gesetze der Bewegungsentwicklung als »Grunddeterminanten des Seins« (s. Kap. 4.1, S. 57 ff., Abschn. 6.1, S. 157 ff.)
- Mechanismen der menschlichen Motorik – Aufbau von Skelett und Muskulatur, Reflexentwicklung und Biomechanik (s. Kap. 4.2, Kap. 4.3, S. 59 ff.)
- Komponenten der affektmotorischen Dynamik des Fühl-Körpers und die neuere Hirnforschung (s. Kap. 5.1, Kap. 5.2, S. 99 ff.)
- Phasen der psychomotorischen Entwicklung, also moderne Entwicklungstheorie und Säuglingsforschung (s. Kap. 5.4, S. 134 ff.)
- Forschungsergebnisse auf der Basis der Bindungstheorie und der Theory of Mind (s. Kap. 4.2.5, S. 66 ff.)
- interpersonale Prozesse und zwischenmenschliche Interaktionen sowie eine reflektierte Kombination aus Psycholinguistik, Semiotik und Bewegungsanalyse (s. Kap. 3, S. 27 ff.)

6.3.2 Begriffsbestimmungen: Empfindung und Körper-Selbst – Emotion und Affekt/ Körpersprache – primäre und sekundäre Gefühle

In der Literatur fällt eine starke Begriffsverwirrung auf: Was unterscheidet Gefühle von Affekten? Was versteht man unter einer Empfindung, was unter Affektmotorik usw.? Zunächst werden die in der »Grammatik der Körpersprache« genutzten Begriffe sprachlich definiert und präzisiert. Dabei stützen wir uns auf die Emotionstheorie von Antonio Damasio (2006) sowie auf eigene Arbeiten zu diesem Themenkomplex (s. Trautmann-Voigt 2016).

Empfindung Empfindung meint eine mehr oder minder diffus lokalisierbare Wahrnehmung einer Veränderung, die im Körperinneren stattfindet und als Spannung oder Zittern bzw. Kälte/Hitze o. Ä. imponiert – jedenfalls für das Individuum zu einem körperlich spürbaren Ereignis wird. Nach Damasio entsteht zu Beginn des Lebens ein »neuronales Protoselbst«, das solche innerlich spürbaren körperlichen Zustände auf einer rein somatischen Ebene abbildet. Hiermit verknüpft ist ein »diffus spürendes Kernselbst« als Reaktion des Körpers auf Reize oder äußere Situationen. Dieses »neuronale Protoselbst« mit physiologischen Reaktionsbereitschaften ist bereits vor der Geburt vorhanden und weist (postpartal) auf unterschiedliche, angeborene System-Zustände hin (zur State-Organisation s. Kap. 5.5.2, S. 146 ff.), die reguliert werden wollen. Bereits am Anfang des Lebens entsteht so ein inneres, vollständig unbewusstes Bild vom eigenen Körper und Sein in diversen Zuständen, die als lustvoll oder weniger lustvoll empfunden werden. Noch sind sowohl die genauen differenzierenden Sinnesorgane nicht fertig als auch die Verdrahtungen der Neuronen nicht vollständig ausgebildet. Dennoch funktionieren bereits eine transmodale Sinneswahrnehmung und ein frühes Empfinden in einer Art Prä-Organisation, die geprägt ist durch verschiedene Arousals (z. B. Stern 2016, 2018).

Körper-Selbst Das »neuronale Protoselbst« und das »diffus spürende Kernselbst« zusammen bilden bei Damasio das »Körper-Selbst«. Auf dieser Organisationsebene existiert eine sensorisch-affektive Einheit, die als früher Affektvorläufer zu begreifen ist, im Dienste der Lust-Unlust-Balance des Neugeborenen steht und in von uns so bezeichneten »Empfindungsdialogen« spürbar wird. Die Ebene des Körper-Selbst ist mit dem Begriff der Empfindung verkoppelt: Das neuronale Protoselbst als a) Körperzustand und als b) diffuses Kernselbst mit Affektvorläufern im Sinne einer Lust-Unlust-Regulation wird also zunächst rein körperlich empfunden. Diese Ebene des Selbst-Erlebens bleibt bestehen und feiert als besonders zu berücksichtigende Ebene der therapeutischen Arbeit ihre Renaissance seit den 1990er-Jahren z. B. in der Mindfulness- und Achtsamkeitsbewegung (s. Kap. 2.2.7, S. 20 f.).

Fallbeispiel
Ein Beispiel für einen Empfindungsdialog beim frühen Körper-Selbst:
Ein Säugling, frisch gewickelt und gestillt, liegt nachts im großen Bett bei der Mutter – kann nicht wieder einschlafen, wälzt sich, immer wieder leise wimmernd, hin und her, zuckt mit den Ärmchen, bäumt sich mit durchgedrücktem Rücken auf. Die Bezugsperson streichelt ihm sanft über die Wange, summt beruhigend und rutscht mit dem ganzen Körper nahe an das sich allmählich entspannende Baby heran, bis es ruhiger atmet. Die Bezugsperson passt sich intuitiv an diesen Atemrhythmus an, streichelt langsamer und sanfter, das Kind schläft wieder ein.

Emotion/Affekt Emotionen bzw. Affekte umfassen auf Situationen bezogene Körperreaktionen inkl. Handlungsimpulse, die sich im Bewegungsrepertoire zeigen können. Es handelt sich um dynamische Valenzen, die mit »Erregung versus Hemmung«, »Lust versus Unlust« und »Spannung versus Lösung« verkoppelt sind, aber für das affektiv geladene Individuum selbst (noch) nicht benennbare Gefühlsqualitäten enthalten. Solche Muster haben sich als evolutionär effektiv für das Überleben der Art erwiesen. Klassisch ist die Rückzugs- oder Angstreaktion zu nennen – z. B. dann, wenn ein bedrohlicher Reiz (wie das Ansprechen einer negativ konnotierten Erinnerung durch den Therapeuten) von außen erfolgt. Das biologische Programm (sich zurück- oder abzuwenden) ist bereits intrauterin, z. B. bei Fruchtwasserpunktionen, erkennbar (s. Kap. 4.3.1, S. 69 ff.). Bei Signalisierung von Gefahr entsteht ein körperlicher Rückzugsimpuls, was auch als (zunächst unbewusste und rein körperliche) »ungerichtete Handlungsabsicht zur Flucht« gesehen werden kann. Bei chronischer Angst entstehen eine zurückgezogene Körperhaltung, eine eingefallene Brust u. Ä. Bei der (unbewussten, rein körperlichen) Einschätzung einer Verteidigungsoption entsteht hingegen ein nach vorn strebendes Bewegungsmuster, was auch als »ungerichtete Handlungsabsicht zu kämpfen« gesehen werden kann. Auch bei ständigem Hyperarousal mit ankämpfender Einstellung entstehen häufig eine entsprechende Körperhaltung mit vorgewölbter Brust oder ausladender Gestik bzw. ein Anstieg der Lautstärke und Stimmintensität im Gespräch. Emotionen/Affekte sind stets auf auslösende Situationen bezogen, sie provozieren immer Körperreaktionen und eine Handlungsbereitschaft, die manchmal auch mehr oder weniger stark in die (Willkür-)Motorik übersetzt wird.

Zentrale Aufgabe der Emotionen ist es, die Komplexität der Umwelt zu reduzieren, was dadurch gelingt, dass bestimmte Muster gebildet, zu Gestalten formiert und im Gedächtnis abgespeichert werden. Damasio (2000, 2003) hat aus der Einsicht heraus, dass hauptsächlich Emotionen für die Selbstregulation des Organismus verantwortlich sind, seine neurobiologisch fundierte Theorie der Emotionen entwickelt: Das Mentale wird demnach als Phänomen des Körperlich-Leiblichen verstanden. Die Einbettung von Denken und Fühlen *in das Körperliche* gilt als Voraussetzung für jegliches Bewusstsein inklusive Handlungsplanung und Abstraktionsfähigkeit. Diese neurobiologisch fundierte Idee einer »Verkörperung des Selbst«, welche in Abschnitt 6.3.3 (S. 189 ff.) in ihrer Komplexität dargelegt und in Abbildung 6-7 (S. 191) veranschaulicht wird, überzeugt uns. Zudem wird hierdurch unsere Haltung bestärkt, dass Psychotherapie grundsätzlich körperlich-leibliche Aspekte berücksichtigen müsste. Dies erklärt sich dadurch, dass kognitive Prozesse und ihre Umstrukturierung als rein mentale Programmierungsprozesse nicht funktionieren können, ebenso wenig wie eine Arbeit, die lediglich die Gefühlsseite von Überzeugungen anvisiert. Also könnten wir doch dem »verkörperten Erlebensstrom« unserer Patienten verpflichtet sein, wie Gendlin (1998) schon vor Jahrzehnten betonte oder wie es Siegel in den 1960er- und 1970er-Jahren bereits für verschiedenste Störungsbilder konzipiert hat (Siegel 1994, 1997; Siegel et al. 1999). Dies soll an späterer Stelle erörtert und belegt werden (s. Abschn. 6.3.3, S. 189 ff.).

Merke
Emotion/Affekt ist etwas anderes als Gefühl.

Während in Damasios Emotionstheorie unter Emotionen/Affekten (beide Begriffe synonym verwendbar) rein körperlich auftretende Reaktionsmuster auf Erlebtes gefasst werden, welche Handlungsimpulse beinhalten, energetisch geladen sind und unwillkürliche, situationsspezifische Körperreaktionen umfassen, werden *Gefühle* als subjektiv erlebte Bewertungen einer Emotion erfasst, also als *Einschätzung* eines Affektes/einer Emotion. Ein Gefühl beinhaltet neben körperlichen Emotionsreaktionen und zusätzlich einschätzenden Komponenten auch innere Bilder oder Gestimmtheiten, sogar Kognitionen, die aus früheren Zeiten stammen können. Damit konzeptualisiert Damasio die Stelle zwischen Emotionen/Affekten und Gefühlen als Schnittstelle zwischen Körper (Ort des Unbewussten) und dem Bewusstsein (mit der Kategorie des Denkens und Abstrahierens). Emotionen und Gefühle besitzen also gerade unter der Annahme eines Unbewussten die herausragende Bedeutung für die Selbststeuerung des Organismus! Emotionen sowie Gefühle stellen die Informationen über die Qualität von bestimmten Erlebnissen zur Verfügung, sie können den laufenden Bewusstseinsstrom auch unterbrechen (Downing 1996). Emotionen verbreiten sich unmittelbar im gesamten Gehirn. Gefühle hingegen übersetzen biologische Zustände in aktive Steuerungen des Verhaltens und der Sprache, teils auch in die Willkürmotorik oder die gestaltete Gestik. Einerseits sind emotionsbezogene Reaktionsweisen angeboren, andererseits werden sie durch Interaktionen und durch kulturspezielle Einflüsse sowie soziale Stimuli auch erlernt. Aus diesen zwei Wurzeln bildet sich das emotionale Gedächtnis. Das emotionale Gedächtnis umfasst gefühlte Erinnerungsspuren (autobiografische Episoden) sowie implizit gespeicherte, unbewusste vitale Erinnerungsspuren (s. Vitalitätsaffekte, Stern 2016). Für die psychodynamische Arbeit auf dieser Ebene des impliziten Erinnerungssystems haben wir die an der »Grammatik der Körpersprache« ansetzende Arbeit in Handlungsdialogen konzipiert (s. Fallbeispiele Kap. 8, S. 253 ff.; s. auch Trautmann-Voigt & Voigt 2015a, b).

Affektmotorik Unter Affektmotorik[11] wird die Mobilisierung von drei körperlichen Systemen verstanden:

- Expression bzw. unwillkürlicher Ausdruck von innerem Erleben
- Willkürmotorik, die funktional und zielgerichtet ist
- physiologische Reaktionsmuster, die sichtbare motorische Begleitphänomene zu Gefühlen darstellen

Bei der Bewegungsanalyse, wie sie hier verstanden wird, spielen diese drei körperlichen Systeme immer zusammen.[12] Es ist jedoch *nicht* davon auszugehen, dass Affektmotorik (bzw. Körpersprache) im Verhältnis 1 : 1 inneres Erleben nach außen bringt! Denn inneres Erleben ist unwillkürlich *und/oder* willkürlich gesteuert. Neben einer präzisen Beobachtung motorischer Phänomene ist eine reflektierte Einschätzung bzw. interpretierende Einordnung in einen komplexen Zusammenhang erforderlich. Diese Einschätzung erfolgt auf der Basis einer bestimmten Beobachterperspektive und eines bestimmten psychologischen Paradigmas, hier der Psychodynamischen Psychotherapie. Sie nutzt Phänomene von Übertragung, Gegenübertragung, Abwehranalyse und bezieht Kontextvariablen ein (s. Kap. 7.1.2, S. 236 ff.).

---

11 Affektmotorik in unserem Rahmen bezieht sich auf die Ebene der affektmotorischen Selbst-Organisation. In diesem Sinne können Affektmotorik und Körpersprache als Synonyme verwendet werden.

12 In diesem Zusammenhang wird nicht auf die Arbeit von Gerd Rudolf (2012) zur strukturbezogenen Psychotherapie eingegangen, in der die Bedeutung der »Affektkaskade« benannt wird. In diesem Buch soll der Fokus auf der Grammatik der Körpersprache und der Differenzierung unseres Modells liegen; hierfür wurde die Emotionstheorie Damasios, wie dargelegt, zugrunde gelegt (s. zu Emotionen auch Geuter 2015, S. 179 ff.).

Primäre Gefühle – »Basisaffekte« – und sekundäre Gefühle In den meisten psychologischen Emotionstheorien werden primäre, angeborene, vitale Gefühle mit universell einheitlichem Ausdruck in der Mimik von sekundären Gefühlen unterschieden, die biografisch, sozial sowie kulturell vermittelt werden (Tab. 6-5). Gefühle markieren in jedem Fall einen charakteristischen körperlichen Zustand und vermitteln eine emotionale Bedeutung eines Ereignisses, einer Erinnerung oder einer Fantasie über das, was der Organismus zur allgemeinen oder situativen Bedürfnisbefriedigung braucht. Dies wird dann mit einem aktuell vorhandenen Körperzustand, auf der Basis einer vorhandenen Körperstruktur, die anatomische und physiologische Basisvariablen enthält, verglichen (s. Abschn. 6.3.5, S. 193 f.).

Als »Basisaffekte« gelten die folgenden von Geburt an verfügbaren kulturübergreifenden »primären Gefühle«[13]: Freude/Glück, Wut/Ärger, Furcht/Angst, Trauer/Schmerz, Ekel und Überraschung/Schreck.[14] Basisaffekte werden in wichtigen Situationen automatisch (sowie unbewusst) aktiviert und dienen einer möglichst prompten »Bewertung« einer Situation. Reflexhaft werden unterschiedliche Körperfunktionen wie Atmung, Herzschlag, Verdauungsfunktionen und die Enervierung wichtiger Muskelgruppen organisiert. Daraus resultieren bestimmte Handlungsbereitschaften, die wiederum bestimmte Handlungsimpulse steuern und blitzartig das Verhalten sowie die Begegnung (falls es um Kontakt mit einem anderen Lebewesen geht) bestimmen. Das heißt, Menschen sind in der Lage, körperliche Signale anderer Menschen intuitiv als Gesamteindruck wahrzunehmen. Diese angeborene biologische Fähigkeit, die auf die Spiegelneurone (Rizzolatti et al. 2002) zurückgeht, ermöglicht somit schnelles Reagieren und umgeht die weitaus langsameren, bewussten Denkvorgänge. Diese biologische Fähigkeit ist noch keine Empathie im Sinne der **Einfühlung.**[15]

Wozu sind »primäre« Gefühle da?

- **Überraschung und Schreck** signalisieren, dass etwas unverhofft Neues auftaucht und zunächst gescannt wird, ob es gefährlich oder ungefährlich für das eigene Leben ist. Beides löst im Gegenüber entweder schnelles Angriffsverhalten oder Abwarten aus, bis der Scanvorgang abgeschlossen ist.
- **Wut/Ärger** aktiviert Kräfte und organisiert einen Angriff oder eine Zerstörung von bedrohlichen Anderen. Angriffe dienen zum Abwenden von Unheil und der Selbstverteidigung.
- **Trauer/Schmerz** organisiert Abschiede, Weinen löst Spannungen. Der Rückzug organisiert einen neuen Selbstbezug ohne den Anderen.
- **Ekel** dient der Organisation des Loswerdens von schädlichen Außeneinflüssen, es organisiert die Ausstoßung von Schädigendem.
- **Freude/Glück** ist zur Organisation des Annäherungsverhaltens bestimmt, z. B. kann ein spontanes Lächeln eine Annäherungsgeste auslösen und dient der Mitteilung von Annäherungsbereitschaft.

13 Die *primären*, d. h. die angeborenen Gefühle beruhen auf den Schaltkreisen des limbischen Systems, wobei hier besonders die Amygdala und der Gyrus cinguli eine wichtige Rolle spielen.

14 Auffällig ist eben diese Begriffsverwirrung, die in der Literatur herrscht (s. Tab. 6-5).

15 Einfühlung verstehen wir mit Krause (2006, S. 30) als ein bewusstes Erleben und Zuordnen von gefühlsmäßigen Geschehnissen zu einem anderen Menschen. Die kognitiv-emotionalen Voraussetzungen zur Empathie erwirbt ein Kind aber frühestens mit zweieinhalb Jahren. Solche Prozesse setzen nämlich voraus, den anderen als unabhängig von der eigenen gefühlten Innenwelt wahrnehmen zu können (Fonagy et al. 2011; s. auch Kap. 5.6, S. 151 ff.).

Tab. 6-5 Überblick über einige Klassifikationen von »Emotionen« bzw. »Gefühlen«, welche die Sprachverwirrung zeigen (s. Geuter & Schrauth 2001, S.76; Trautmann-Voigt 2017, S. 57)

»Primäre Gefühle« – oder: • **Affekte (Kernberg 1997)** • **Interrupt-Affekte (Krause 1996)** • **vegetative Affekte/perzeptuelle Emotionen (Lowen 1981)** • **Basisemotionen (Ekman et al. 1983)**	**»Sekundäre Gefühle« – oder:** • **Gefühle/Emotionen (Kernberg 1997)** • **selbstreflexive »me-emotions« (Krause 1996)** • **Gefühlszustände/konzeptuelle Emotionen (Lowen 1981)**
Überraschung/Schreck	Stolz
Wut/Ärger	Scham
Trauer/Schmerz	Schuld
Ekel	Demütigung
Freude/Glück	Hochmut
Furcht	Neid
Interesse/Neugier/Überraschung	Eifersucht
Verachtung	Selbstwertempfinden
(Vollständige Kategorien)	*(weitere Kategorien möglich)*

- **Furcht/Angst** dient der Organisation von Flucht/Distanzierung. Ein bedrohliches Objekt z. B. kann durch abwehrende oder zurückweichende Gesten vielleicht nicht gestoppt, aber die eigene Flucht kann initiiert werden.
- **Verachtung** dient der Signalisierung von Abschottung, Abgrenzung, Nicht-Zugehörigkeit, Feindschaft; grundsätzliche Abwertung.

> *»Gefühle sind also mentale Sensoren für den inneren Zustand des Organismus [...] Freude, Traurigkeit und andere Gefühle sind im Wesentlichen Vorstellungen vom Körper und seinen Bestrebungen, einen Zustand optimalen Überlebens zu erreichen.«* (Damasio 2003, S. 164)

Diese primären Gefühle bilden den Grundlagenapparat für die *sekundären* Gefühle.

6.3.3 Drei fundamentale, intrapsychische Ebenen

Das im Folgenden vorgestellte Konstrukt sind Ergänzungen und Überlegungen zu Damasios Modell der fünf Ebenen des Selbst-Bewusstseins (2006), das eingebettet ist in ein Körper-Selbst mit der »Affektmotorik« als Schnittstelle zwischen Bewusstem und Unbewusstem (hier ergänzt aus Trautmann-Voigt 2016, S. 64).

Im Hinblick auf Bedürfnisse, Emotionen sowie Affekte, die in jedem Menschen zwangsläufig aufkommen und vor allem in Interaktionen verstärkt zum Vorschein treten, differenzieren wir insgesamt drei Ebenen, die der menschlichen Selbst-Organisation zugrunde liegen und miteinander verknüpft sind – hier jedoch zum Zweck des analytischen Verständnisses getrennt voneinander dargestellt werden.

- Ebene der *Prä-Organisation:* physiologische Reaktionsmuster als sichtbare motorische Begleitphänomene zu Gefühlen (z. B. un- oder vorbewusste Schattenbewegungen, Atemreflexe)
- Ebene der *affektmotorischen Selbst-Organisation:* die Expression bzw. der spontane (meist unwillkürliche) Ausdruck von innerem Erleben (z. B. sichtbar in Mimik, Gestik, Haltung, im Tonus, in der Dynamik, auch im Rhythmus von Atem und Bewegungen)
- Ebene der *bewussten Selbst-Organisation:* die Willkürmotorik, die funktional und zielgerichtet sein kann, z. B. Lokomotion, Positionierung von Körperteilen, bewusste Nutzung von Antrieb (effort), Kraft (energy), Formung (shape/form) und Bewegungsfluss (flow) sowie Sprache[16]

Ein Säugling befindet sich zunächst auf der Ebene der Prä-Organisation. Es gilt, Affektvorläufer und Arousals aufkommen zu lassen. Diese entwickeln sich im nächsten Schritt zu Affekten/Emotionen, die sich vor allem in der Körpersprache widerspiegeln. Schließlich finden sie nicht nur psychischen, sondern auch physischen Ausdruck. Das heißt, das Bedürfnis, die Emotion oder der Affekt tritt in die bewusste Selbst-Organisation und findet aktive Regulierung wie z. B. in Form von Nähe-Distanz-Regulation oder auch Impulssteuerung. Die Frage, die sich an dieser Stelle formulieren lässt, lautet: Wie schafft man es, sich dieses Prozesses bewusst zu werden? Daraufhin können drei weitere Ebenen benannt werden, die hier dem Selbst-Bewusstsein (= dem »verkörperten Selbst«) zugrunde liegen und nicht nur parallel zu den bereits genannten Ebenen ablaufen, sondern zugleich auch miteinander verknüpft sind:

- Ebene des *neuronalen Protoselbst* und des *diffus spürenden Kernselbst* (zu verstehen als innere [Körper-]Empfindungen sowie [Körper-]Zustände – States) als Pendant zur Prä-Organisation mit Affektvorläufern und Arousals
- Ebene der *Handlungen* (bestehend aus Emotionen/Affekten, die situative Körperreaktionen und Impulse in der Körpersprache steuern) als Pendant zur affektmotorischen Selbst-Organisation mit rhythmisch-dynamischen Valenzen in Raum-, Kraft- und Zeitkonturen
- Ebene der *Gedanken und Gefühle* (zu verstehen als bewusstseinsfähige Abstraktionen, Handlungsplanungen sowie Bewertungen) als Pendant zur bewussten, verbalen Selbst-Organisation unter Nutzung der Willkürmotorik

Das verkörperte Selbst enthält Anteile physiologischer Reaktionsmuster, expressive Handlungsmuster und Willkürmotorik. Alle drei umfassen die Körpersprache im engeren Sinne, die auch in der Psychotherapie auf drei Ebenen integriert werden kann: im Empfindungsdialog, im Handlungsdialog und im verbalen Dialog. Denn die oben beschriebenen Ebenen finden sich auch im Selbst-Erleben in psychotherapeutischen Prozessen im Kontakt wieder:

- Ebene des *Körper-Selbst* (= Empfindungs- bzw. Spürmuster und bestehend aus neuronalem Protoselbst und diffus spürendem Kernselbst) als Pendant zur Prä-Organisation mit Affektvorläufern und Arousals
- Ebene des *emotional-affektiven Handlungs-Selbst* (= Ausdruck, expressives Selbst) als Pendant zur affektmotorischen Selbst-Organisation mit rhythmisch-dynamischen Valenzen in Raum-, Kraft- und Zeitkonturen

16 Hierzu findet sich eine ausführliche Darlegung in v. Laban (2003b) sowie in der Urfassung von Shahar-Levy & Trautmann-Voigt (2012), die in Kapitel 6.3 (S. 157 ff.) der 2. Auflage des vorliegenden Buches zu finden ist.

Kontext	menschliche Selbst-Organisation	Selbst-Bewusstsein (= »verkörpertes Selbst«)	Selbsterleben in psychotherapeutischen Prozessen im Kontakt	psychotherapeutische Intervention im Kontakt	
1. Ebene	**Prä-Organisation** mit Affektvorläufern und arousals	(1) **»neuronales Proto-Selbst«** (Körper-)Zustände – States – (2) **»diffus-spürendes Kern-Selbst«** innere (Körper-) Empfindungen	**Körper-Selbst,** spürt als Körperempfindung den Körperzusstand (State) = »somatischer Marker« *empfindet* PHYSIOLOGISCHE REAKTIONSMUSTER	im **Empfindungsdialog** spüren	
2. Ebene	**affekt-motorische Selbst-Organisation** Mit rhythmisch-dynamischen Valenzen in Raum-Kraft-Zeit	**Handlungen** Emotionen bzw. Affekte in Form von Körpersprache steuern situative Körperreaktionen/ Handlungsimpulse	**emotional-affektives Handlungs-Selbst** *verhält sich und nutzt* EXPRESSIONEN	im **Empfindungsdialog** experimentieren/ erleben/üben	**Bewusst-seins-schwelle**
3. Ebene	**bewusste Selbst-Organisation** mit aktiver Nähe-Distanz-Regulation/ Impulssteuerung/ Intensitätsdosierung	(1) **Gefühle** *bewusstseinsfähige* Bewertungen eigener und fremder Befindlichkeiten/ Einfühlung (2) **Gedanken** *bewusstseinsfähige* Abstraktionen/ Handlungsplanungen (auch in Körpersprache)	**bewusstes, verbales Selbst** *redet und nutzt* WILLKÜRMOTORIK UND SPRACHE	im **verbalen Dialog** analysieren/ verstehen/ integrieren	

Abb. 6-7 Drei Ebenen der Selbst-Organisation, des Selbst-Bewusstseins und des Selbst-Erlebens.

- Ebene des *bewussten, verbalen Selbst* (= Verbalisierung und bestehend aus Gedanken und Gefühlen als bewusstseinsfähige Abstraktionen, Handlungsplanungen und Bewertungen) als Pendant zur bewussten, verbalen Selbst-Organisation unter Nutzung der Willkürmotorik[17]

17 Im Prozess der Interaktion mit einem Patienten ist selten sofort klar, wie diese drei Ebenen verknüpft sind. Sie können ohne Beteiligung des zentralen Nervensystems im limbischen System angestoßen werden, d.h. die Beteiligung »höherer« kognitiver Funktionen ist für ihre Auslösung nicht unbedingt notwendig, kann aber eine Rolle spielen (s. Krause 2006, S. 29).

Zusammenfassend lässt sich festhalten, dass die drei Ebenen miteinander verknüpft und nicht voneinander zu trennen sind, unabhängig davon, unter welchen Aspekten die drei Ebenen betrachtet werden – ob unter der menschlichen Selbst-Organisation, dem Selbst-Bewusstsein oder dem Selbst-Erleben. Abbildung 6-7 soll sowohl zur Veranschaulichung als auch zum besseren Verständnis dienen.

Das Körper-Selbst und das Organisationsniveau der »Prä-Organisation« – im Empfindungsdialog spüren Auf der Ebene der »Prä-Organisation« setzen alle Methoden und Techniken an, die sich auf Achtsamkeit, Wahrnehmungsschulung, Meditation und Körperübungen zur Anspannung und Entspannung, Yoga sowie Formen der konzentrativen Selbstfokussierung u. Ä. vornehmlich nach innen erspürend richten. Wir bezeichnen diese Ebene als »Ebene des Empfindungsdialogs«, wo es um ein achtsames Spüren geht, das allerdings die Arbeit mit Übertragung und Gegenübertragung einbezieht (s. Siegel et al. 1999; s. auch Kap. 10.2.1, S. 369 ff.).

Ebene des emotional-affektiven Handlungsselbst und das Organisationsniveau der »affektmotorischen Selbst-Organisation« – im Handlungsdialog experimentieren Auf der Ebene der »affektmotorischen Selbst-Organisation« setzen alle Methoden und Techniken an, die sich auf selbst- und objektbezogene Wahrnehmungsexperimente in kreativen Spielräumen, auf Bewegungs- und Rollenspiele, Improvisationen, thematisch fokussierte (rhythmisch-dynamische) Prozess- und Handlungsdialoge sowie Formen der interaktiven Fokussierung u. Ä. vornehmlich nach außen, experimentierend und (spielerisch) erprobend richten (s. klinische Beispiele in Trautmann-Voigt & Voigt 1997, 1998a, 2002b, 2012). In kreativen Handlungsdialogen oder Rollenspielen kann dies exploriert, in Improvisationen erlebt, in Übungen auch variiert und neu eingeübt werden (s. hierzu Ideen im Übungskatalog Kap. 10.2.3, S. 374 ff.).

Ebene des bewusst-verbalen Selbst und das Organisationsniveau der »bewussten Selbst-Organisation« – im verbalen Dialog verstehen Auf der Ebene der »bewussten Selbst-Organisation« setzten alle Methoden und Techniken an, die eine sprachliche Aufarbeitung von Erlebnissen, Problemen usw. fokussieren. Die Einsetzung der verbalen Interventionen ist dabei verfahrensabhängig.

6.3.4 Das Körpergedächtnis

Der Körper speichert Erinnerungen in kodierter Form, z. B. als Muskelspannungen oder in mit Vorliebe genutzten Bewegungsformen. Geläufig ist inzwischen der Begriff des **prozeduralen Gedächtnisses** (Stern 2016, 2018). Grundlegende motorische Mechanismen reagieren schon am Anfang des Lebens auf Sinnesreize und Emotionen und vergessen diese Aktions-Reaktions-Gewohnheiten nicht. So gibt es gewisse *Basismarker*, die von den körperlichen Gegebenheiten und der motorischen Funktionsfähigkeit des Säuglings bzw. des Kleinkinds abhängen.

Die **Körperzustände** bei der Beugung sowie bei der Streckung (z. B. der Arme und Beine) besitzen jeweils eine eigene affektmotorische Bedeutung:

- In gebeugter Haltung und in Beugebewegungen sind vorsprachliche Erinnerungen an Passivität, an Abhängigkeit, an ein Sichanlehnen sowie an eine Sehnsucht nach körperlicher Verbundenheit kodiert. Wenn Emotionen der Trauer oder der Verletztheit entstehen, so neigt man auch als Erwachsener noch dazu, gebeugte Haltungen einzunehmen.
- Dagegen drückt sich das Gefühl der Stärke und des Selbstbewusstseins in Bewegungen der Streckung sowie in aufrechter Körperhaltung aus – mit anderen Worten in Bewegungen, die emotional mit dem Prozess der Individuation und der Loslösung aus der ursprünglichen elterlichen Umhüllung *(parental envelope)* korrespondieren (Mahler et al. 2008).

Dementsprechend können wiederkehrende Emotionen oder traumatische Erfahrungen zu fixierten Spannungszuständen und **wiederkehrenden fixierten motorischen Mustern** führen. So entstehen aus einer unbewussten Verbindung zwischen einem frühen physischen Zustand und der verinnerlichten Repräsentation von Personen, Erinnerungen und Gefühlen, die mit diesen zusammenhängen, psychophysische Konglomerate. Diese psychophysischen Konglomerate sind bei der Analyse der Affektmotorik von zentraler Bedeutung.

Würden sich alle Bewegungen und Bewegungsmuster jeden Moment verändern und würde die Erinnerung an vorhergehende erlebte Muster ausgelöscht, besäßen wir keine Grundlage zur Erstellung eines affektmotorischen Profils eines anderen Menschen, das über den konkreten Moment hinaus aussagekräftig wäre. Die Tatsache, dass der Körper Reaktionsweisen ansammelt und speichert, die mit Eindrücken und Ereignissen aus der Vergangenheit zusammenhängen, sowie die Tatsache, dass sich diese Reaktionsmuster von Mensch zu Mensch unterscheiden, ermöglicht uns, sichtbare Bewegungsmuster als Manifestationen verborgener seelischer Muster zu betrachten. Auf die Bedeutung der Spiegelneurone für diese Fähigkeit ist bereits hingewiesen worden (Kap. 5.1.4, S. 110 ff., Kap. 5.2.1, S. 117 f.). Lichtenbergs Konzept der kumulativen Hintergrunderfahrungen ist hilfreich für das Verständnis von komplexen affektmotorischen Zustandsbildern, die über eine Bewegungsanalyse erhoben werden (s. Geuter 2015, S. 165 ff.; Lichtenberg 1991; s. auch Kap. 5.5, S. 140 ff.).

6.3.5 Die Struktur des Körpers: das Körper-Selbst als Basis für das Selbst

Der Körper ist die physische Grundlage für die primäre Erfahrung des Selbst, er ist der erste Bezugspunkt im Verhältnis zu sich selbst und zu allem anderen auf der Welt (s. auch Panksepp, der davon ausgeht, dass das primäre Selbst auf bestimmte mit dem Körper verbundene neurosymbolische Gehirnprozesse zurückgeht; Panksepp 2003, S. 14).

Der menschliche Körper ist ein Beispiel für das natürliche Zusammenspiel von Systemen und Untersystemen, was sich unter anderem im Funktionieren der Gelenke und Gliedmaßen beim Gehen, Laufen, Rennen, Abstoppen oder Hüpfen zeigt. Der sich bewegende Körper in seiner Gesamtheit und in seiner koordinierten Motorik wird von seelischen Kräften wie Emotionen, Trieben, Motivationen, bewusst erlebten oder unbewussten Konflikten und Verteidigungs-/Abwehrmechanismen gesteuert. Diese seelischen Kräfte bestimmen zunächst, in welche Richtung die Muskulatur des Körpers mobilisiert wird, ob eine Bewegung ausgeführt oder gestoppt wird, ob Gefühle ausgedrückt oder versteckt werden, ob der ganze Organismus initiativ werden oder passiv bleiben soll.

Körper und Gehirn des Menschen besitzen eine universale neurophysiologische Struktur. In der präkognitiven bzw. präverbalen Phase ist die motorische Bewegung das zentrale Ventil zum Abbau primärer Emotionen und zum Ausdruck des eigenen Verhältnisses zu anderen Menschen und zur umgebenden Welt. Mithilfe der motorischen Bewegung realisiert der kleine Mensch von Anfang an seinen Willen, seine (An-)Triebe, Wünsche, Erwartungen usw. und drückt so sein Verhältnis zu seiner Umwelt aus. Die motorische Bewegung ist die Quelle für körperliches Wohlbefinden und ein Mittel ursprünglicher Kommunikation und Selbstbewertung. Deshalb beinhaltet jede motorische Bewegung immer sowohl physische als auch seelische Aspekte.

Neurobiologen und Hirnforscher wie Damasio und Panksepp betonen, wie schon Paul Schilder im Jahre 1970, die angeborene Verbindung zwischen motorischen und emotionalen Nervenleitungen:

»It is generally believed that emotional processes have many attributes including motor-expressive, sensory-perceptual, autono-

mic-hormonal, cognitive-attentional, and affective-feeling aspects.« (Panksepp 2003, S. 4)

»*Perception and action, impression and expression, thus form a unit, and insight and action become closely related to each other. Human action, badly misjudged in the philosophy of Bergson, and artificially separated by Kant into practical reasoning and pure reasoning, is thus restored to its full dignity […] We are, in other words, emotional beings, personalities. And personality is a system of actions and tendencies to such.*« (Schilder 1970, S. 8)

Bewegungsmangel oder die Unterdrückung der Affektmotorik können der gesunden körperlichen und seelischen Entwicklung schaden und fordern dann einen hohen Preis vom Organismus, was sich in Schmerzen, Blockierungen, kompensatorischen Verhaltensweisen oder ungewollten viszeralen Reaktionen zeigen kann, die von Psychotherapeutinnen z. B. als somatoforme Symptomatik oder in der Traumatherapie behandelt werden. Nach Siegel (1997) ist eine eingeschränkte Motorik meistens ein Indikator für Depression, besonders dann, wenn der motorische Antrieb sowie die motorischen Funktionen durch Konflikt und Trauma ihrer Vitalität beraubt sind.

6.3.6 Vier anatomische und physikalische Basisaussagen über die Affektmotorik/ Körpersprache

Es existiert ein breiter Spielraum möglicher Variationen innerhalb des psychophysischen Gesamtorganismus, doch bestimmen die axiomatischen Gegebenheiten des Körpers auch die Grenzen möglicher Entwicklungen und Funktionsweisen. Die paradigmatischen Gegebenheiten des menschlichen Körperbaus schaffen – im Unterschied zu den spezifischen Eigenschaften jedes Einzelnen – einen allen Menschen gemeinsamen Pool psychophysischer Potenziale. Diese, quasi axiomatischen Gegebenheiten, bilden darüber hinaus die Grundlage für die Analyse des affektmotorischen Verhaltens. Dabei müssen anatomische sowie hirnphysiologische Strukturmerkmale ebenso Berücksichtigung finden wie bestimmte physikalische Grunddeterminanten des Lebens auf dieser Erde: die Schwerkraft, der uns umgebende Lebensraum und der Strom der Zeit, durch den wir uns bewegen.

Die motorische Struktur

Das motorische System ermöglicht per se eine variationsreiche und differenzierte Bewegungsanwendung. Eines seiner Merkmale ist die Zusammensetzung von Extremitäten und Rumpf nicht aus *einem Guss*, sondern von Gelenken (bzw. Wirbeln) und einzelnen Verbindungsteilen, den Gliedmaßen. Die spezielle Struktur der menschlichen Anatomie ermöglicht den aufrechten Gang sowie Grob- und Feinmotorik. Jedes Gelenk ist gleichzeitig sowohl ein Ort der Verbindung als auch eine Möglichkeit der Trennung zwischen den einzelnen Gliedteilen des betreffenden Gliedes. Ein fehlender Finger an einer Hand kann z. B. dafür ausschlaggebend sein, ob komplexe Tätigkeiten wie das Greifen funktionieren oder nicht.

Die anatomische Gestaltung der Gelenke

Das Verhältnis der Gelenke zueinander ermöglicht variantenreiche axiale Annäherungen an die Umgebung. Die Tatsache, dass wir Gelenke haben, ermöglicht Variation und Differenzierung, d. h. die Regulation der Nähe und Distanz der Glieder zueinander und zur Umwelt (Abb. 6-8).

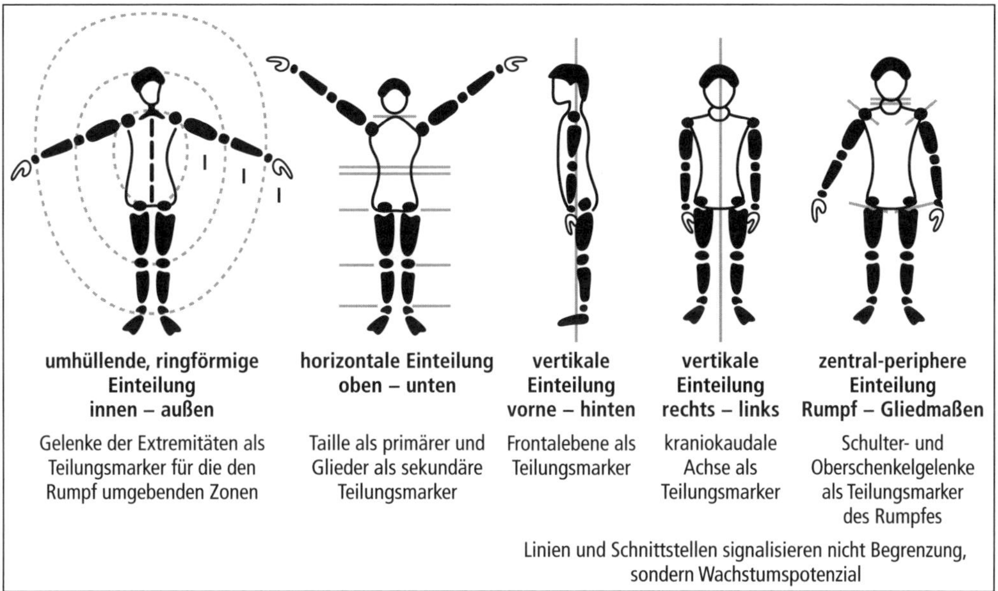

Abb. 6-8 Die Gelenke als Paradigma für Differenzierung und Entscheidung – die Unterteilung des Körpers anhand seiner Struktur und axialen Möglichkeiten (Shahar-Levy 2001; Übersetzung aus dem Hebräischen: Claudia Campisi; s. auch Tab. 5-1, S. 104).

Jedes Gelenk gleicht also einer Schaltstelle, an welcher der Körper über die Stellung der Extremitäten und ihre Veränderungen *entscheiden* kann. Damit können wir unseren persönlichen Bewegungsspielraum (die Kinesphäre) entscheidend erweitern oder aber einschränken. Die Gelenke ermöglichen vielfältige Abstufungen zwischen Beugung und Streckung sowie Rotation. Mit ihrer Hilfe gestalten wir unsere Beziehungen sowohl zu Menschen als auch zu Gegenständen. Wir können geben sowie nehmen, Objekte heranziehen und wegschieben, jemanden umarmen oder wegstoßen. Dank der Gelenke sind wir auch in der Lage unsere Arme so um den Körper zu legen, dass wir uns selbst umarmen können. Damit kann sich jeder Mensch durch seine Bewegung eine Art tröstende *zweite Haut* verschaffen, eine Art *Eigenumhüllung* (s. Tab. 5-8, S. 144 f.).

Steuerung des Bewegungsflusses durch die Gelenke

Die Gelenke leiten oder hemmen den Fluss von außen nach innen und von innen nach außen. In jedem Gelenk ist zudem auch die Möglichkeit verankert, den vom Gehirn ausgehenden motorischen Strom zu stoppen. In jedem Gelenk kann aufgrund einer emotionalen Blockierung, Verletzung oder Traumatisierung eine Überkontraktion entstehen. Es sind also dieselben Gelenkstrukturen, die sowohl den motorischen Fluss als auch die motorische Blockierung ermöglichen.

Schwerkraft

Jede Bewegung unterliegt dem Einfluss der Schwerkraft. Die universal wirkende Gravitation zieht jeden Körper auf einer unsichtbaren vertikalen Achse nach unten. Demnach geschieht jede Bewegung in der Regel unbewusst sowie im Kontext dieser Kraft – indem sie ihr entweder nachgibt, sodass der Körper nach unten sinkt, oder indem sie motorische Energien gegen die Schwerkraft mobilisiert. Die Fähigkeit, Kräfte zu mobilisieren und eine der Schwerkraft entgegengesetzte Bewegung auszuführen (aufstehen, gehen, rennen, in der Welt agieren), hängt auch von der seelischen Verfassung und von der Motivation ab. Der Körper eines traurigen oder deprimierten Menschen neigt dazu, sich nach unten sinken zu lassen. Idealtypisch könnte man sagen: Der Körper eines motivierten oder von Lebensfreude erfüllten Menschen zeigt eher der Schwerkraft entgegengesetzte Bewegungen. (Allerdings ist wiederum eine globale Einschätzung *nur* bezüglich der Schwerkraft nicht aussagekräftig genug.) Dennoch bietet sich das Verhältnis zur Schwerkraft als brauchbarer Marker bei der Analyse jeglichen Verhaltens an (das immer auch ein affektmotorisches Verhalten ist), denn es handelt sich bei der Schwerkraft um eine absolute Kraft in unserer Welt, die eine absolute Richtung – von oben nach unten – besitzt und dabei jede Bewegung – bewusst oder unbewusst – auf sie abgestimmt ist. Feldenkrais schrieb hierzu bereits im Jahr 1949:

> »*Alle Bewegungen, ganz gleich, welchem Zweck sie dienen […], sind letzten Endes gegen die Schwerkraft gerichtet […] der gesamte Körper wird in eine bestimmte Haltung arrangiert, um der niederziehenden Tendenz der Schwerkraft zu widerstehen. Auch wenn diese ständige Anpassung an jene strikten Erfordernisse ziemlich unbewusst geschieht, reagiert unser Nervensystem unablässig auf die Schwerkraft.*« (Feldenkrais 1994, S. 155)

Wenn man diese Erkenntnisse auf das bisher Gesagte anwendet, erkennt man, dass sich die Muskelaktivität eines Menschen am besten zur Untersuchung seiner Persönlichkeitsentwicklung eignet (Feldenkrais 1994, S. 161). Die Fähigkeit des Körpers, seine Glieder axial und rotierend, differenzierend und variantenreich einzusetzen, sowie die grundsätzliche physikalische Determiniertheit durch die Schwerkraft stehen bei den folgenden Überlegungen im Vordergrund.

6.3.7 Zwei archetypische Bewegungsphasen: elterliche Umhüllung und Expansion nach außen

Der Lebenszyklus von der Geburt über das Säuglingsalter, Erwachsenwerden und Altern bis zum Tod besteht aus sich teilweise überlappenden Phasen des menschlichen Lebens, ungeachtet der zahlreichen und signifikanten individuellen Unterschiede (Erikson 1973; Stern 2016). Der Körper und seine Bewegung entwickeln sich innerhalb von zwei arche- bzw. prototypischen Beziehungskonstellationen. Die motorische Aktivität beginnt in einer sehr kurzen *primären* Phase, in der das Baby nur eine beschränkte willentliche Kontrolle über einen objektiv sehr kleinen Körper besitzt. Sie entwickelt sich jedoch nach und nach in eine relativ lange andauernde *sekundäre* Phase, in der der motorische Aktivitätsradius wächst und gleichzeitig der bewussten Steuerung und dem Willen unterworfen werden kann. Diese im Folgenden beschriebenen beiden Phasen – die der elterlichen Umhüllung (= *parental envelope*) und die der *expansiven Kraftentwicklung* nach außen – bilden das körpersprachliche Fundament, worauf sich der Mensch in späteren Lebensphasen zurückbezieht.

Die primäre Beziehungskonstellation: *parental envelope*

In den ersten Lebensmonaten ist das Baby winzig; es verfügt über einen verhältnismäßig

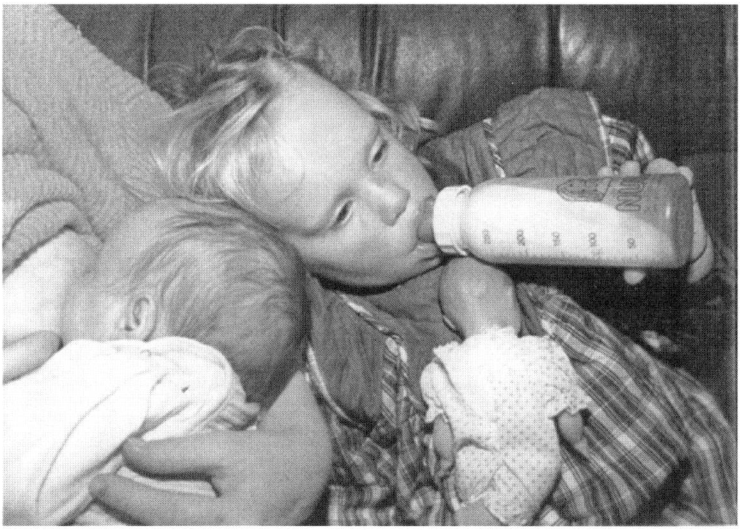

Abb. 6-9 Der *»parental envelope«* zeigt sich in runden, anlehnenden Körperformen.

schwachen Muskeltonus und bedarf der Unterstützung durch erwachsene Körper, um seinen Körper gegen die Schwerkraft aufrichten zu lassen. Darin ist begründet, dass jeder Erwachsene, der es hochhebt, seinen Körper damit nicht nur unterstützt, sondern ihn gleichzeitig auch umfängt und dadurch eine schützende Hülle für das Baby darstellt. In den ersten Tagen reicht eine elterliche Hand, um einen Großteil des Babykörpers zu umhüllen und das Baby nahezu ganzkörperlich zu berühren (Abb. 6-9).

Folglich beginnt ein Menschenbaby sein Leben in einer Beziehungskonstellation, die geprägt ist vom »Umrunden«, von der haltenden Nähe der Eltern sowie von der entspannten Beugung der Wirbelsäule des Babys. Die Eltern umfangen seinen Körper mit der Stimme, mit Berührungen und Bewegungen. Diese von tragenden und begleitenden Körpersignalen gebildete elterliche Schutzhülle dient dem Babykörper als eine unterstützende zweite Haut *(auxiliary skin)* und Rückgrat *(auxiliary spine)*, denn der Körper des Babys ist noch nicht in der Lage, sein Rückgrat in eine aufrechte Stellung zu bringen und sich gegen die Schwerkraft zu stellen. Dies begründet die absolute Abhängigkeit des Babys von den Erwachsenen – nicht nur bei dem Bedürfnis, von einem Ort zum anderen zu kommen, sondern auch bei jeglichen Bewegungen wie bspw. die Veränderung der Körperstellung (sich umdrehen, später: sich aufsetzen, stehen, gehen, laufen, springen).[18] Infolgedessen kann festgehalten werden, dass im Kontext dieser primären Umhüllung zum Teil fast noch *embryonale* Bedingungen herrschen, die möglicherweise Unterscheidungen zwischen dem Körper des umhüllten Selbst und dem des umhüllenden Anderen erschweren. Nichtdestotrotz weist die Säuglingsforschung vehement auf die *Kompetenz* des Säuglings hin, sich von Anfang an mit seinen Bedürfnissen über den regulierenden Anderen körperlich bemerkbar zu machen (Dornes 2000, 2006).

An dieser Stelle sei zudem wichtig zu nennen, dass die positiven und negativen Qualitä-

---

18 Die große Bedeutung der taktilen und propriozeptiven Sinneswahrnehmung zu Beginn des Lebens ist aufgrund dieser Konstellation gut nachzuvollziehen.

ten der (elterlichen) Umhüllung die Entwicklung des Körperbildes sowie seine spätere Einstellung zu sich selbst beeinflussen (Abb. 6-10). Im Optimalfall passen sich demnach in der Konstellation der Umhüllung die Konturen der elterlichen Körper denen des Babykörpers an. Das Baby führt, die Bezugsperson folgt.[19] Hier erlebt sich das Baby als Mittelpunkt der Welt; es macht die Erfahrung tatsächlicher Egozentrik, denn es steht konkret im physischen Mittelpunkt. Sein Körper ist das Zentrum einer Umhüllung, die allein um seinetwillen geschaffen wurde und die sich ganz auf die Befriedigung seiner Bedürfnisse konzentriert. Die Sehnsucht danach, als Einziger im Fokus zu stehen, kann noch viele Jahre andauern, denn die der primären Beziehungskonstellation inhärente Egozentrik hinterlässt in der Seele des Menschen einen tiefen Eindruck und begegnet uns später nicht nur in positiven, sondern auch in bestimmten negativen seelischen Zuständen (z.B. den narzisstischen Störungen).

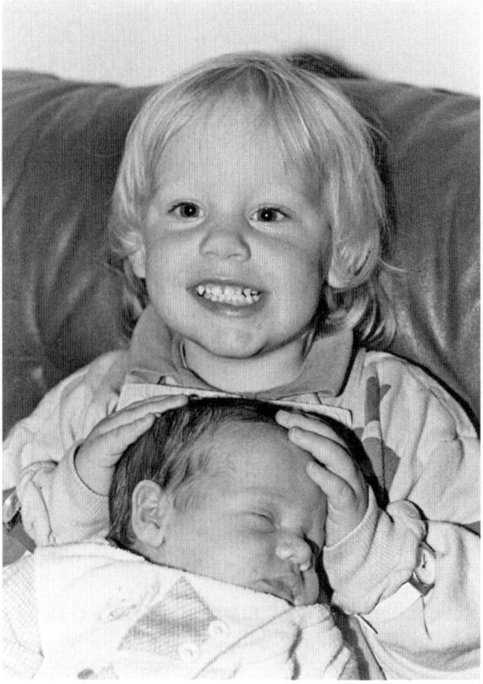

Abb. 6-10 Das »Umrunden« erfolgt auch durch andere, ältere Bezugspersonen: hier ein älteres Geschwisterkind.

Die sekundäre Beziehungskonstellation: der autonome aufrechte Körper und sein Gegenüber

Jedes gesunde Kind verlässt den geschlossenen Raum der elterlichen Umhüllung und begibt sich in neue Räume, wo sich Gegenstände und Menschen vor ihm auftun. Es entwickelt sich aus dem Zustand eines gehaltenen Körpers zu einem Körper, der sich dank seines Skeletts und seiner Muskeln selbst von innen hält und der Welt gegenüberstehen kann. Die aufrechte Haltung bahnt ihm den Weg in die erwachsene Gesellschaft. Es kann zunehmend mehr autonome Beziehungen zu seinen Gegenübern herstellen und sich unterhalten. Im Zuge dieser Entwicklung wird der Körper durch seine Bewegungen stärker: Das Kind schafft sich über das Wachstum von Knochen und Muskeln, Sehnen und Bändern sowie über die sich ausdifferenzierende Hirnstruktur seinen eigenen Bewegungsraum. Wir können uns als Erwachsene merkwürdigerweise nur schwer vorstellen, wie stark neben der Freude über die sich eröffnende neue Welt die Ängste sind, die den Verzicht auf die äußeren Stützen der elterlichen Umhüllung begleiten!

Aus einer körperlichen Perspektive betrachtet, hängt der Prozess des Heraustretens aus der elterlichen Umhüllung mit der zunehmenden Beherrschung der Motorik und der Vervollkommnung affektgeladener Bewegungsmuster zusammen. Es ist ein langer Prozess, in dem das Kind zur Entwicklung seiner Autonomie abwechslungsreiche Übun-

19 In tanztherapeutischen Interventionen kann dieses Thema aufgegriffen und damit an diese frühe Phase der Körperempfindungen angeknüpft werden.

gen wiederholt: zur Balance und Koordination, zur Mobilisierung und Variation von Bewegungsmustern (z. B. um primäre Emotionen abzubauen), zum Einsatz von Bewegungen (um sich Wünsche zu erfüllen) und Übungen zur Kommunikation mit anderen. Dabei spielt die Reflexentwicklung, wie dargestellt, eine nicht unbedeutende Rolle.

Die Rolle der Motorik beim Übergang von einer Phase zur nächsten

Für den Übergang aus der Konstellation der Umhüllung in die des autonomen Gegenüberstehens muss das Repertoire an Bewegungsformen erheblich erweitert werden. Erst die Fähigkeit, seinen Körper selbst zu bewegen, ermöglicht es dem Menschen, sich als ein von den Eltern getrennter Körper mit einzelnen Gliedern wahrzunehmen (Differenzierung) und ein *Gegenüber* zu werden. In der Bewegung werden die eigenen Glieder und Gelenke konkret erlebbar. Mit jeder Bewegung erlernt das Kind die verschiedenen Bewegungsachsen im Raum sowie den Faktor der Zeit, indem es sich zunächst sekundenweise, später immer länger von der sicheren Basis entfernen kann. Die Bewegung ist also unerlässlich für die Entwicklung einer genauen Wahrnehmung der umgebenden Realität (Abb. 6-11).

Der Übergang aus dem umhüllenden Raum in den autonomen Raum ist die motorische Grundlage für den Prozess der Separation und Individuation des Babys, wie schon Margaret Mahler (1985) festgestellt hat. Die aufrechte Haltung – und das beginnt bereits mit der Fähigkeit zu sitzen – bildet zudem die Grundlage dafür, sich selbst stark zu fühlen sowie sich selbst und den anderen als zwei verschiedene Personen mit verschiedenen Eigenschaften im Raum bezüglich der Körperkraft, der Reichweite usw. zu erleben.

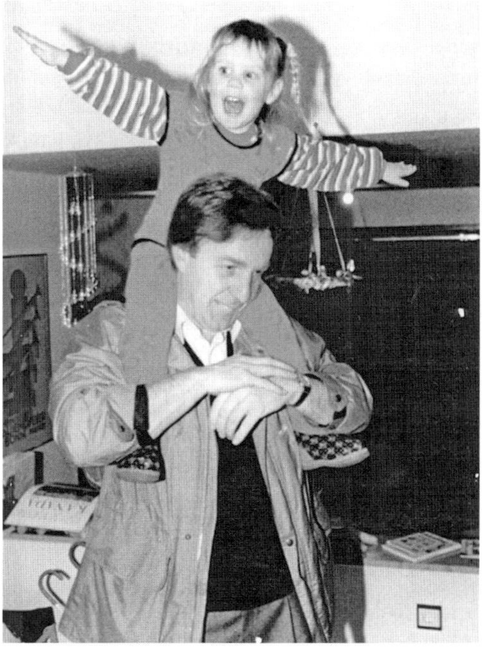

Abb. 6-11 Die Besetzung des »autonomen Raums« lässt Expansion, Neugier und Interesse an der Außenwelt wachsen.

> **Merke**
> Die dominanten Beziehungen in der menschlichen Existenz sind Beziehungen zu einem Gegenüber, also die Konstellation *von Angesicht zu Angesicht*. Es stellt sich dabei immer wieder die Frage: Sind wir mit unserem Gegenüber *auf Augenhöhe?*

6.3.8 Die doppelte Wurzel der Affektmotorik und die sich daraus entwickelnde Körpersprache

Das Wissen um die besonderen Qualitäten dieser grundlegend verschiedenen Beziehungskonstellationen ermöglicht es uns, zwischen zwei frühen körpersprachlichen Prototypen zu unterscheiden, aus denen sich persönliche Bewegungsmuster entwickeln. Zu jeder der beiden Beziehungskonstellationen gehört ein eigener affektmotorischer Prototyp (s. auch Tab. 6-7, S. 226 f.).

Der erste Prototyp – P(0) = introvertierte Bewegungen Im System der elterlichen Umhüllung dominiert der Bewegungsprototyp der runden, sich anschmiegenden, *introvertierten Bewegungen* des Babys, die das affektmotorische Verhalten am Anfang des Lebens charakterisieren. Die Bewegungsmuster des Säuglings in dieser Phase bestehen aus verhältnismäßig schwachen, runden oder sich wiegenden Bewegungen. Diese Bewegungen beruhen vor allem auf dem Prinzip der Beugung und des Sich-rund-Machens. Sie haben nur eine geringe Reichweite, dringen nicht aus dem engen Raum der elterlichen Umhüllung hinaus und ähneln von ihrer niedrigen Intensität her eher einem Zappeln oder Winden.

Vor dem Beginn der Differenzierung arbeitet der Körper des Babys in der Regel nach dem Grundsatz *alles oder nichts*: Entweder kontrahiert sich der ganze Körper oder der ganze Körper ist entspannt. Dies gibt dem Baby ein Grundgefühl des Einklangs mit seinem Körper und sich selbst. »Kontraktion versus Entspannung«, »Beugung versus Streckung«: Das sind die Vokabeln des Grundwortschatzes der primären Bewegungssprache. Das freie Hin- und Herschwingen zwischen verschiedenen Spannungszuständen in verschiedenen Körperbereichen, das *Sowohl-als-auch* ist eine Errungenschaft späterer Entwicklungsphasen.

Der erste Prototyp – P(0) – ist übrigens der motorische Urquell von **Libido** im ursprünglichen Verständnis Freuds. Wir ziehen die Idee der *introvertierten* Bewegungen der – vielleicht auch unbewusst auf Freud Bezug nehmenden – Idee Labans von grundsätzlich *erspürenden* Bewegungen vor.

Der zweite Prototyp – P(1) = expansive Bewegungen Im System der zunehmenden aufrechten Beziehungsgestaltung zu verschiedenen Gegenübern dominiert der Bewegungsprototyp der *expansiven Bewegungen* des Babys. Bewegungen mit autonomer Kraft entwickeln sich nach und nach *neben* den Mustern der sich anschmiegenden Bewegungen und dominieren erst ab etwa dem dritten Lebensjahr.

Neben dem (eher zarten) Antrieb mit vielmehr windenden Bewegungen im Raum der elterlichen Umhüllung besitzt das Baby auch das angeborene Potenzial, zu erstarken sowie expandierend in die Welt hinauszuwachsen. Dieser (eher kraftvolle) Antrieb besteht aus Bewegungen, die dem Kind später beim Loslösungsprozess aus der elterlichen Umhüllung (Separation und Individuation) im Hinblick auf sein Autonomiebestreben dienen. Der Bewegungsprototyp der Expansion, der auf die Entwicklung autonomer Kraft zielt, zeichnet sich durch einen intensiven Gebrauch der Grobmotorik und durch Bewegungen von *ballistischer Wucht (ballistic movements)* aus. Das heißt, Wurf- bzw. Schleuderbewegungen, die von starker Vehemenz charakterisiert sind, stehen im Vordergrund: ein gezieltes Ausbrechen aus den Grenzen der eigenen Kinesphäre in den umgebenden Raum hinein. Ballistische Bewegungen sind stark, geradlinig, weit und ebenfalls ein zentraler Bestandteil des primären emotionalen Erlebens sowie der primären affektmotorischen Sprache. Bei solchen Bewegungen, die aus wachsenden, autonomen Kraftimpulsen hervorgehen, werden die Wirbelsäule und die Extremitäten benutzt – sie stärken das Muskelsystem und das Skelett.

Der zweite Prototyp – P(1) – der vertikal gerichteten kraftvollen Bewegung ist darüber hinaus der motorische Urquell des **Aggressionstriebs** im ursprünglichen Verständnis Freuds. Wir ziehen die Idee der *expandierenden* Bewegungen der – vielleicht auch unbewusst auf Freud Bezug nehmenden – Idee Labans von grundsätzlich *ankämpfenden* Bewegungen vor.

Diese beiden frühen affektmotorischen Prototypen bilden zusammen die *biologische Wurzel*, aus der sich alle persönlichen Bewegungsmuster entwickeln. Aus dieser doppelten Wurzel entwickelt jeder Mensch unter dem Einfluss biografischer Interaktions- und Umwelterfahrungen seinen eigenen Bewegungsstil mit bestimmten bevorzugten bzw. vernachlässigten Bewegungsmustern. Die universalen neurophysiologischen Mechanismen und anatomischen Gegebenheiten bieten das Potenzial im Sinne eines **universalen Bewegungsrepertoires**, das es grundsätzlich ermöglicht, sowohl weiche, sich anschmiegende Bewegungen als auch expandierende Bewegungen, die aus autonomer Kraft erfolgen, zu aktivieren (s. Abb. 3-4, S. 47).

Emotionale Aspekte der beiden affektmotorischen Prototypen

Das Konfliktpotenzial des ersten Bewegungstyps P(0): Sehnsucht nach der »elterlichen Umhüllung«

Die Sehnsucht nach der umhüllenden ursprünglichen Harmonie des ersten körpersprachlichen Prototyps kann Muster von Bewegungen aus sehr frühem Lebensalter, sogar aus der präkognitiven Phase, hervorbringen. Solche Sehnsucht drückt sich in weichen, sich rundenden oder anlehnenden Körperstellungen sowie in Bewegungen aus, die der Schwerkraft nachgeben. Dieselbe Sehnsucht drückt sich u. a. in dem Wunsch aus, passiv bewegt zu werden oder in dem Wunsch nach wortlosem Verstehen. Manchmal wird diese Sehnsucht als starkes Gefühl in einem bestimmten Körperteil oder Organ empfunden, etwa als Schwäche, Wärme, Schwindel, auch als Drang (distanzlos) zu umarmen. In bestimmten Fällen weckt diese Sehnsucht aber auch eine genau entgegengesetzte (kontraphobische) Reaktion: eine Versteifung des Körpers, eine übertrieben aufrechte Haltung, die Vermeidung von runden Körperhaltungen, die vielleicht ein Gefühl der Schwäche wecken könnten.

Es gibt Menschen, deren gesamtes körperliches Funktionieren danach schreit: »Ich bin doch noch ein Kind! Liebt mich doch! Ich bin schwach und weich! Ich bin unsicher! Ich will nicht auf eigenen Beinen stehen!« Es fällt ihnen schwer, sich aufrecht zu halten, ohne sich anzulehnen; sie liegen lieber, als dass sie stehen; sie reagieren vielmehr auf Anweisungen, als dass sie eine Bewegung selbst initiieren; sie sind noch immer darauf angewiesen, von außen *genährt* zu werden. Ihr Körper bewahrt die für die Beziehungskonstellation der elterlichen Umhüllung charakteristischen runden, in sich gekehrten Konturen.

Wenn ein Mensch eine anhaltende Sehnsucht nach »Umhüllung« empfindet, dann ist die sichtbare Folge davon die Vermeidung von Bewegungsmustern der autonomen Kraft, so als wolle er die virtuelle Umhüllung nicht zerstören, die jedoch nur noch in einer affektmotorischen Erinnerung an die Säuglingszeit existiert. Auf der anderen Seite gibt es Kinder und Erwachsene, die keinen Moment ruhig sein können. Sie bewegen sich derart stürmisch, als müssten sie vor einer unsichtbaren äußeren bzw. inneren Bedrohung, einem schmerzhaften Gefühl, einem quälenden Gedanken oder aus Angst fliehen. Oft dient solche Überaktivität dazu, die Sehnsucht nach einer elterlichen Umhüllung nicht spüren zu müssen. *Kontraphobische Reaktionsweisen* sind also auch auf der motorischen Ebene deutlich sichtbar und zeigen sich in übergroßer Schnelligkeit oder ungerichteten Kraftimpulsen, die dann schnell verpuffen. Dies mag illustrieren, wie frühe Erinnerungskonglomerate das affektmotorische Verhalten und das Körpererleben prägen können.

Das Konfliktpotenzial des zweiten Bewegungsprototyps P(1): autonome Kraft oder Aggression

Die für diesen Prototyp typischen impulsiven Bewegungen der Grobmotorik sowie die ausbrechenden Bewegungen mit großer ballistischer Wucht sind nicht immer gezielt auf bestimmte Menschen oder Objekte gerichtet. Vielmehr dienen diese anfangs dem Abbau bzw. der Externalisierung von gestauten (An-)Trieben und primären Emotionen. So sind z. B. Tritte, Schläge, Schreie und auch Spucken zunächst körperliche Manifestationen nicht kognitiv bearbeiteter primärer Emotionen und treten in der Regel in frühen Fütter- und Spielsituationen auf. Die Spiegelungen eben solcher Bewegungsmuster bzw. deren Begrenzung durch das jeweilige soziale Umfeld bewirken, dass das Kleinkind lernt, seinen Körper sowohl angemessen unter Berücksichtigung der Schwerkraft als auch darauf abgestimmt zu benutzen. Es lernt, sich im umgebenden Raum zu bewegen. Dabei entdeckt es neue, sich ihm im Raum sowie mit der Zeit eröffnende Möglichkeiten. Des Weiteren lernt es zugleich, dass mit dem Hinaustreten aus der elterlichen Umhüllung bestimmte motorische Verhaltensweisen wie Spucken und ungerichtetes Treten im Kindergartenalter nicht mehr adäquat sind.

Es erscheint äußerst schwierig, den expansiven zweiten Bewegungsprototyp P(1) der autonomen Kraft in der Interaktion zwischen Kleinkindern und Erwachsenen in adäquater Weise zu *bahnen*. Formen ausbrechender Bewegungen (*ballistic movements*) sind der Ursprung für einen existenziellen Interessenkonflikt zwischen den sich entwickelnden expandierenden affektmotorischen Bedürfnissen des Kleinkindes und denen der familiären bzw. weiteren sozialen Umgebung. Familie und gesellschaftliche Institutionen erwarten von Kindern schon früh entweder starke Zügelung und (motorische) Selbstbeherrschung, wie anfangs dargelegt, oder es wird auf konsequente Grenzziehungen verzichtet, wodurch ungerichtete Ballistik und pseudoexpansives bzw. grenzüberschreitendes Verhalten geradezu gefördert werden.

Das **Aufmerksamkeitsdefizit-Hyperaktivitäts-Syndrom (ADHS)**, das nicht nur Kinder- und Jugendlichenpsychiater, sondern zunehmend auch Lehrer aller Schulformen und Erzieher im Alltag beschäftigt, ist ebenso eine Auswirkung eines unbewussten oder unachtsamen Umgangs mit der natürlichen Entwicklung der expansiven Affektmotorik. Die anwachsende Zahl von ADHS-Kindern zeigt, dass die Unterdrückung bzw. der unbeachtete und nicht regulierte Umgang mit der Motorik bei Kleinkindern gerade zu einem entgegengesetzten Ergebnis führt – nämlich zu einem gesteigerten aggressiven sowie zu einem motorisch (im wahrsten Sinne des Wortes) *haltlosen Verhalten* (s. Kap. 4.2.4, S. 64 ff.).

Besonders die expansiven und ballistischen motorischen Qualitäten sind für die Entwicklung des Selbst wichtig, lösen jedoch oftmals Besorgnis und/oder Unsicherheit aus, weil auch die Motorik der Eltern häufig eingeschränkt ist. Später (in der Schule und im Beruf) sind aber gerade die direkt gerichteten und schnellen, kraftvollen Bewegungen, die einem Gegenüber Entschiedenheit und Klarheit signalisieren, besonders gefragt. Direktheit, Klarheit, Abgegrenztheit sowie viele andere kraftvolle (Bewegungs- und) Kommunikationsqualitäten gehen auf diese *Vorläufer* – die frühen ballistischen Bewegungen – zurück.

Werden also die frühen affektmotorischen Impulse nicht durch empathische Begleitung von Erwachsenen mit einer gut ausgebildeten Passungsfähigkeit begleitet, so bleiben die Kinder auch bei normalem Wachstum von Knochen, Muskeln, Sehnen, Bändern und Gehirn sozusagen auf dem Niveau von affektmotorischen Bewegungsvorläufern zurück.

Demnach verhalten und bewegen sie sich ungerichtet, fixiert sowie unkoordiniert statt gerichtet, moduliert und koordiniert. Die Mobilisierung der eigenen vorhandenen Kräfte zu erlernen und damit auch einmal gefahrlos Grenzen überschreiten zu können ist eine Qualität, die die Entwicklung der *Selbstwirksamkeit* unterstützt. Zu Hause, im Kindergarten, in der Schule und auf der Straße werden aber gerade jene Bewegungsmuster unterdrückt, die dem sich entwickelnden Körper die Möglichkeit geben, stark zu werden sowie sich gleichzeitig in die Regeln der Gesellschaft einzufügen. Mit anderen Worten: Es werden jene Prozesse behindert, die es der Seele ermöglichen, das Gefühl der eigenen Stärke zu genießen.

Das ausbrechende oder ballistische Wesen der Grobmotorik zum *Abbau von primären Emotionen* – nicht nur bei kleinen Kindern – ähnelt Bewegungsmustern, die man der zerstörerischen Aggression zuordnen könnte. Wenn man allerdings die konstruktiven Funktionen des zweiten Prototyps der autonomen Kraft wahrnimmt, so kann man in ballistischen Mustern zunächst ein unerlässliches Potenzial für die explorative Entwicklung von Neugier und Interesse des Kindes an seiner Umwelt erkennen (s. Systemzustände und Körpersprache, Kap. 5.5.2, S. 146 ff.). Die Autoren sprechen daher vom Prototyp der *autonomen Kraft* bzw. von Expansion und nicht von *Aggression*, wenn es um ballistische Bewegungselemente geht.

Die Einstellung zur Aggression hat sich in der Psychologie und in der Psychoanalyse mehrfach geändert; heute gibt es bereits eine größere Anzahl von Psychoanalytikern, die zwischen der konstruktiven autonomen Kraft des Selbst und den zerstörerischen Manifestationen desselben (An-)Triebes unterscheiden. Das ist eine wichtige Differenzierung in der Folge von Freuds Auffassung von *destrudo* als Todes- bzw. Aggressionstrieb, der ursprünglich diametral der *libido* gegenüber stand. Wir folgen dem Ansatz einer mehrdimensionalen Motivationstheorie, der fünf grundlegende innere Antriebe oder Motivationssysteme unterscheidet. Diese Unterscheidung erfolgt nach der Regulierung von primärer körperlicher Versorgung, von Bindung sowie Exploration, von Rückzug, von Ruhe, Aversion und Letzteres von sinnlicher (und später sexueller) Stimulation (s. Kap. 5.5, S. 140 ff.; s. auch Lichtenberg et al. 2017). Der Begriff der Aggression wird hier ausschließlich für jene motorischen Muster verwendet, in denen sich eine Radikalisierung oder Störung der autonomen Kraft manifestiert. Aggression meint dann ein beabsichtigtes zielgerichtetes Verhalten gegen eine andere Person oder Gegenstände, das zu physischen Übergriffen oder gar Verletzungen bzw. Zerstörungen führt.

Die Gefahr einer Verwirrung in der affektmotorischen Sprache

Während die Bewegungselemente des ersten Bewegungsprototyps P(0) von Anfang an, nämlich bereits im Mutterleib, vorhanden sind und wirken, erscheint der zweite Prototyp P(1) in voller Ausreifung erst später, etwa zu Beginn des zweiten Quartals des ersten Lebensjahres, und zwar dann, wenn die Muskulatur sowie Koordinationsfähigkeit weiter ausgereift sind. Obwohl bereits im Mutterleib Ansätze zur Expansion vorhanden sind, erscheinen zuordnungsfähige Bewegungsmuster aus dem P(1)-Repertoire erst etwa mit vier bis sechs Monaten. Die schrittweise primäre Reifung dieses zweiten Prototyps dauert ungefähr bis zum Ende des zweiten, seine Ausformung sowie die Entfaltung der Variationsbreite bis zum dritten Lebensjahr an. Ab dem Zeitpunkt, in dem *neben* dem ersten Prototyp P(0) der Bewegungen in der elterlichen Umhüllung der zweite Prototyp P(1) der Bewegungen mit autonomer Kraft deutlich erscheint (dritter oder vierter Lebensmonat), kann es, aufgrund dieser Überlappung von zwei verschiedenen Bewegungsmustern, zu Verwirrungen kommen. Diese Verwirrung kann verschiedene Ursachen haben.

Manchmal dominieren zu lange P(0)-Bewegungen Der Übergang zur neuen Beziehungskonstellation des autonomen Gegenüberstehens löst den frühen Prototyp nicht ab. Vielmehr werden die primären Muster erweitert und es bauen sich darauf neue Muster auf. Nicht selten bleiben allerdings die Bewegungen des Prototyps P(0) dominant, obgleich dem Alter sowie der Entwicklungsstufe nach bereits der Prototyp der autonomen Kraft stärker ausgeprägt sein müsste. Dies ist z. B. bei Säuglingen, die lange Zeit nicht robben, krabbeln oder gar laufen wollen, beobachtbar.

Es gibt keine Zuständigkeit von Körperbereichen oder Gliedmaßen für *nur* P(0)-Bewegungen oder *nur* P(1)-Bewegungen Alle Gliedmaßen des Babykörpers, welche weiche, runde oder windende Bewegungen im Kontext der elterlichen Umhüllung vollziehen, bleiben grundsätzlich wie sie sind. Dem Menschen dienen weiterhin alle seine Gliedmaßen in allen Entwicklungsphasen sowie Lebensabschnitten zu Bewegungen sowohl des Prototyps P(0) als auch des Prototyps P(1). Die Gliedmaßen durchlaufen ganz allmählich eine Transformation, ihr Repertoire an Bewegungsvarianten (beugen, strecken, drehen, greifen, halten usw.) erweitert sich stetig.

Körpererinnerungen stammen aus verschiedenen Entwicklungsphasen Alle Gliedmaßen und Körperteile tragen in sich Erinnerungen und Erinnerungskonglomerate aus allen Altersstufen (grundlegend: Siegel 1997). Diese Erinnerungskonglomerate bewahren in kodierter Form affektmotorische Situationen und Bewegungsprozesse bzw. Interaktionsrepräsentanzen (Sterns *RIGs*, 2016, S. 174) aus der Vergangenheit auf. Dies kann einen weiteren Grund für Verwirrungen darstellen: einerseits an Bewegungsqualitäten aus der Zeit der elterlichen Umhüllung festhalten, andererseits zu Bewegungen der autonomen Kraft übergehen zu wollen – auch wenn das vielleicht gar nicht angemessen ist. Eine solche Verwirrung zeigt sich z. B., wenn Verhaltensmuster aus der Umhüllungskonstellation in Situationen auftauchen, wo eine aufrechte Bewegung der autonomen Kraft gefordert ist oder umgekehrt.

Merke
Im Körper gibt es keine Unterteilung, die festlegt, welche Gliedmaßen für Bewegungen innerhalb des elterlichen Raumes und welche für Bewegungen mit autonomer Kraft zuständig sind. Vielmehr müssen dieselben Gliedmaßen bzw. Teile sowohl weiche als auch starke, runde genauso wie eckige und schnelle ebenso wie langsame Bewegungsqualitäten hervorbringen.

Fazit

In der Körper-, Bewegungs- sowie Tanztherapie stößt man in vielen Fällen auf eine zunächst merkwürdige Verbindung zwischen erwachsenen Verhaltensmustern und solchen aus dem Säuglingsalter, die nicht zum Körper sowie nicht in die Lebensphase des Menschen zu passen scheinen. In anderen Kontexten erscheint ein Bewegungsmuster autonomer Kraft in einer Situation, in der Weichheit und eher runde Bewegungen aus der Umhüllungs-Konstellation angebracht wären, etwa bei dem Versuch, Intimität zu schaffen. In der Regel nimmt ein Mensch nicht selbst wahr, wann seine Bewegungsformen nicht zu einer gegebenen Situation passen; damit verwirrt er dann zusätzlich sein Gegenüber und ist aber auch seinerseits von der ausgelösten Reaktion verwirrt.

Die beiden Prototypen P(0) und P(1) beginnen sich am Anfang des Lebens zu entfalten und besitzen ihrerseits jeder eine primäre Phase, entwickeln sich dann aber während des ganzen Lebens in verschiedenen sekundären Phasen weiter. Bezogen auf die affektmotorische Entwicklung folgt dies der Konzeption von Daniel Stern, der von sich überlappenden Entwicklungsphasen des Selbstempfindens spricht (Stern 1992, S. 56). Die Einsicht, dass sich die affektmotorischen Bewegungsmuster aus einer doppelten Wurzel heraus entwickeln – also aus zwei verschiedenen Prototypen und nicht aus der Entfaltung eines einzigen Prototyps bzw. aus einzelnen Anlagen oder Kernen –, und das Wissen um die primären und sekundären Phasen innerhalb der Entwicklung eines jeden Prototyps ermöglichen völlig neue Perspektiven bei der Analyse des affektmotorischen Verhaltens bzw. der Körpersprache.

6.3.9 Die Analyse der Körpersprache

Der Neurobiologe Jaak Panksepp unterscheidet sich von vielen seiner Kollegen darin, dass er nicht nur den Ergebnissen von Untersuchungen über Hirnprozesse Bedeutung beimisst, sondern auch einer Quantifikation spontaner Körperbewegungen:

> »*The intrinsic neurodynamics of such affective, motor tone-setting circuits, along with various converging somatic and visceral inputs, may create a pervasive and fractally propagated feeling of selfness within the organism […] If this view is on the right track, we may anticipate that the neurodynamics of emotions may eventually be reliably measured via EEG recordings from electrodes placed in the neural trajectories of these systems as well as from concurrent qualification of the dynamics of spontaneous bodily movements.*« (Panksepp 2000, S. 123)

Wir möchten an dieser Stelle den gesamten Organismus durch das Prisma der **Affektmotorik** betrachten. Nach Panksepp (2000, S. 116) liegen zwei sich ergänzende Prämissen zugrunde:

- Die biologischen Programme des Körpers und seine affektmotorischen Mechanismen bilden einen Pool von Bewegungspotenzialen, die man in objektivierbare psychodiagnostische Kategorien übersetzen kann.
- In der Analyse der persönlichen Bewegungsmuster und Körperhaltungen manifestiert sich physisch die Geschichte der Seele (Emotionen, Erinnerungen, Motivationen, Gedanken usw.). Die hieraus entwickelten psychodiagnostischen Kategorien bieten Möglichkeiten zur Einschätzung individueller Verhaltensweisen sowie gleichzeitig zu körpersprachlich fundierten Interventionen.

Die leitende Frage bei einer Analyse der Körpersprache ist Folgende: Welche Potenziale haben sich aus jedem der Prototypen [P(0) sowie P(1)] im persönlichen Bewegungsstil eines Menschen entwickelt und welche nicht? Wie werden durch die Vernachlässigung von potenziellen körpersprachlichen Möglichkeiten verursachte »Löcher in der Kommunikation« sichtbar?

Ziel ist es, durch die Verbindung des oben geschilderten Modells [mit zwei Prototypen der Körpersprache P(0) und P(1)] auf der Basis der axiomatischen motorischen Gesetze des menschlichen Bewegungsapparates mit Grundbegriffen aus der Entwicklungspsychologie sowie der Bindungstheorie, der modernen Psychodynamischen Psychotherapie, der Systemtheorie und der Hirnforschung eine affektmotorische Basisgrammatik für eine methodenübergreifende Psychotherapie vorzustellen, die den Körperausdruck von Patienten ganz selbstverständlich in Diagnostik und Behandlung integriert. Dabei wird angenommen, dass jede Kategorie einen bestimmten Aspekt des gesamten psychophysischen Systems widerspiegelt, aber nicht für sich allein aussagekräftig ist (s. Tab. 6-7, S. 226 f.). Insgesamt werden 22 polar aufeinander bezogene und in der ursprünglichen Form kreisförmig angeordnete Kategorien aus je zwei polaren Bewegungselementen definiert. Diese doppelseitigen (binären) Einheiten beschreiben die Potenziale, die sich sowohl in die eine Richtung (eher introvertiert) als auch in die andere Richtung (eher expansiv) ausprägen können. Der eine Pol repräsentiert die typischen Qualitäten des Bewegungsprototyps in der Konstellation der (elterlichen) Umhüllung P(0), der andere Pol repräsentiert den Bewegungsprototyp der Expansion bzw. der autonomen Stärke P(1).

Der Begriff **binäres Kategoriensystem** könnte irreführen, wenn man ihn als duale Aufspaltung eines linearen Kategorienmodells verstünde. Ursprünglich wurde der Begriff des Binären als abstrakter Grundsatz von möglichen Beziehungen innerhalb eines Systems verwendet: Es gibt sich gegenüber stehende Bewegungselemente – z. B. eng *versus* weit, schnell *versus* langsam, gebeugt *versus* gestreckt, die in allen gängigen Bewegungsanalyseinstrumenten anzutreffen sind. Der Begriff wurde später aufgrund seiner großen Bedeutungsfülle beibehalten: Zwischen den binären Polen P(0) und P(1) einer Kategorie besteht sowohl eine Beziehung des Gegensatzes als auch eine Beziehung der wechselseitigen Entsprechung, also eine **Komplementärbeziehung**. Die binären Pole einer Bewegungskategorie sind die kleinsten Elemente *(core elements)* affektmotorischer Bewegungen. Sie ermöglichen dem Menschen das Zusammensetzen sowie Auflösen von Bewegungsmustern *(patterns)*. Bewegungsmuster entstehen, wenn man die verschiedenen Bewegungsdimensionen miteinander in Verbindung bringt und in ihrer Gesamtheit interpretiert. Gleichzeitig wird durch die Benennung von Kategorien, die in einer bestimmten Reihenfolge angeordnet sind, eine bestimmte affektmotorische Bewegungsstruktur erkennbar. Das führte später zur Entwicklung eines neuen datenbankgestützten Bewegungsanalyseinstrumentes (Trautmann-Voigt & Zander 2007), das sowohl in der Forschung als auch in der psychotherapeutischen Ausbildung eingesetzt werden kann.

In der Realität findet sich in alltäglichen Interaktionen selbstverständlich keine reine Ausprägung eines Pols einer Bewegungskategorie von *entweder* z. B. nur runden [Beispiel für P(0) der Kategorie 9] *oder* nur geradlinigen [Beispiel für P(1) derselben Kategorie 9] Bewegungen. Die polaren Ausprägungen der Kategorien existieren in Reinform nur aus der abstrakten Perspektive des Paradigmas und nicht in der Realität. Kein Mensch bewegt sich nur geradeaus oder nur in ornamentalen Schrittfolgen! Im tatsächlichen Verhalten ist jeder Mensch auf seine ganz eigene Art und Weise präsent und im ständigen Bewegungsfluss irgendwie *zwischen* eng und weit (Kategorie 14), *zwischen* schnell und langsam (Kategorie 16), *zwischen* kraftvoll aufgerichtet und zusammensinkend (Kategorie 8) usw. Jeder Mensch verwirklicht diese Potenziale nur in dem Maße, in dem Persönlichkeit, Lebenserfahrung, elterliche Schutzräume und spätere soziale Umhüllungen dies zulassen. Der Unterschied zwischen den paradigmatischen Möglichkeiten eines universalen Bewegungsrepertoires und dem persönlichen Profil eines individuellen Bewegungsmusters eröffnet dennoch Einblicke in die innere Welt des sich bewegenden Menschen.

Bewegungsmuster in drei Dimensionen

Bewegungsmuster enthalten Kombinationen aus verschiedenen Dimensionen. Es werden auch in diesem Modell drei Dimensionen unterschieden (s. Abb. 6-12), deren Beziehungen untereinander ihren besonderen räumlich-dynamischen Charakter als Bewegungshandlung bzw. ihre rhythmisch-dynamische Intensitätskontur als Teil eines rhythmisch-dynamischen Handlungsdialogs zwischen Interaktionspartnern ausmachen (s. Trautmann-Voigt & Voigt 2010a).

Energie (bei Laban »Kraft«, bei Stern »Intensität«) Die **Dimension der Energie bei Shahar-Levy** beschreibt die Mobilisierung des Körpers zum Handeln bzw. das Ausmaß muskulärer Anspannung/Intensität sowie die Kraft des gesamten Körpers oder einzelner Teile, die gegen den Einfluss der Schwerkraft aufgebracht werden muss. Es geht um Spannungsregulation, allgemeine Energiemobilisierung, Antriebe, Motivationen und Intensität.

Die Leitfrage zu dieser Dimension lautet: Was wird mit wie viel Kraftaufwand bewegt?

Form (bei Laban »Fluss im Raum«, bei Stern »Gestalt«) Die **Dimension der Form bei Shahar-Levy** enthält alle Körperstellungen und alle Gestaltungsformen, die durch Bewegungen des Körpers einschließlich der Nutzung seiner Glieder im Verhältnis zum Raum, also nach vorn, nach hinten oder seitwärts sowie in Bezug zu anderen Objekten, entstehen.

Die Leitfrage zu dieser Dimension lautet: Wo, wohin, woher und womit wird bewegt?

Modus (bei Laban »Zeit und Fluss«, bei Stern »Rhythmus«) Die **Dimension des Modus bei Shahar-Levy** zeigt die Art und Weise der Durchführung einer Bewegung. Die Bewegungselemente, die dieser Dimension zugeordnet werden, umfassen auch die visuelle Wahrnehmung und das Ausmaß der psychomotorischen Organisation. In dieser Dimension zeigen sich die Entwicklung einer differenzierten oder nicht differenzierten somatosensiblen Wahrnehmung und Aufmerksamkeit sowie das Niveau der psychophysischen Organisation und Bewegungsbeherrschung bzw. Impulskontrolle. In dieser Dimension kommen sowohl rhythmische Passungsvorgänge als auch die adäquate Nutzung des verfügbaren Bewegungsrepertoires zum Ausdruck. Diese Dimension spiegelt die Fähigkeit zur Unterscheidung zwischen dem Selbst und dem Anderen, zwischen Einzelheiten und allgemeiner Form, zwischen dem Körper und einzelnen Gliedern wider. Es geht um Flexibilität, Variabilität, Regulations- und Steuerungsfähigkeit im interpersonellen Kontakt.

Die Leitfrage zu dieser Dimension lautet: Wie, wie oft, wie lange, in welcher Weise wird bewegt?

Kategoriales Verständnis und komplementäre Beziehungen binärer Bewegungselemente

Den drei übergeordneten Dimensionen – Energie, Form und Modus – werden insgesamt 22 binär angeordnete Kategorien zugeordnet: fünf zu Energie (1 – 5), neun zu Form (6 – 10 sowie 12 – 15) und sieben zu Modus. Eine bestimmte Kategorie (Nr. 11) steht für den affektmotorischen Gesamteindruck und ist in der Mitte des Paradigmas angeordnet. Wichtig ist dabei, dass sowohl die Kategorien der Dimension *Form* relativ präzise beobachtet als auch die Kategorien der Dimension *Energie* ziemlich genau beschrieben werden können. Die Kategorien der Dimension *Modus* unterliegen eher einer geübten Einschätzung. Sie sind demnach am *deutungslastigsten*, was eine klare Unterscheidung dieser Kategorie in Beobachtung und Interpretation erschwert (s. Tab. 6-7, S. 226 f.).

Alle 22 Bewegungskategorien, die in eine ausführliche körpersprachliche Analyse einbezogen werden können, gehören zu einer der folgenden Dimensionen:

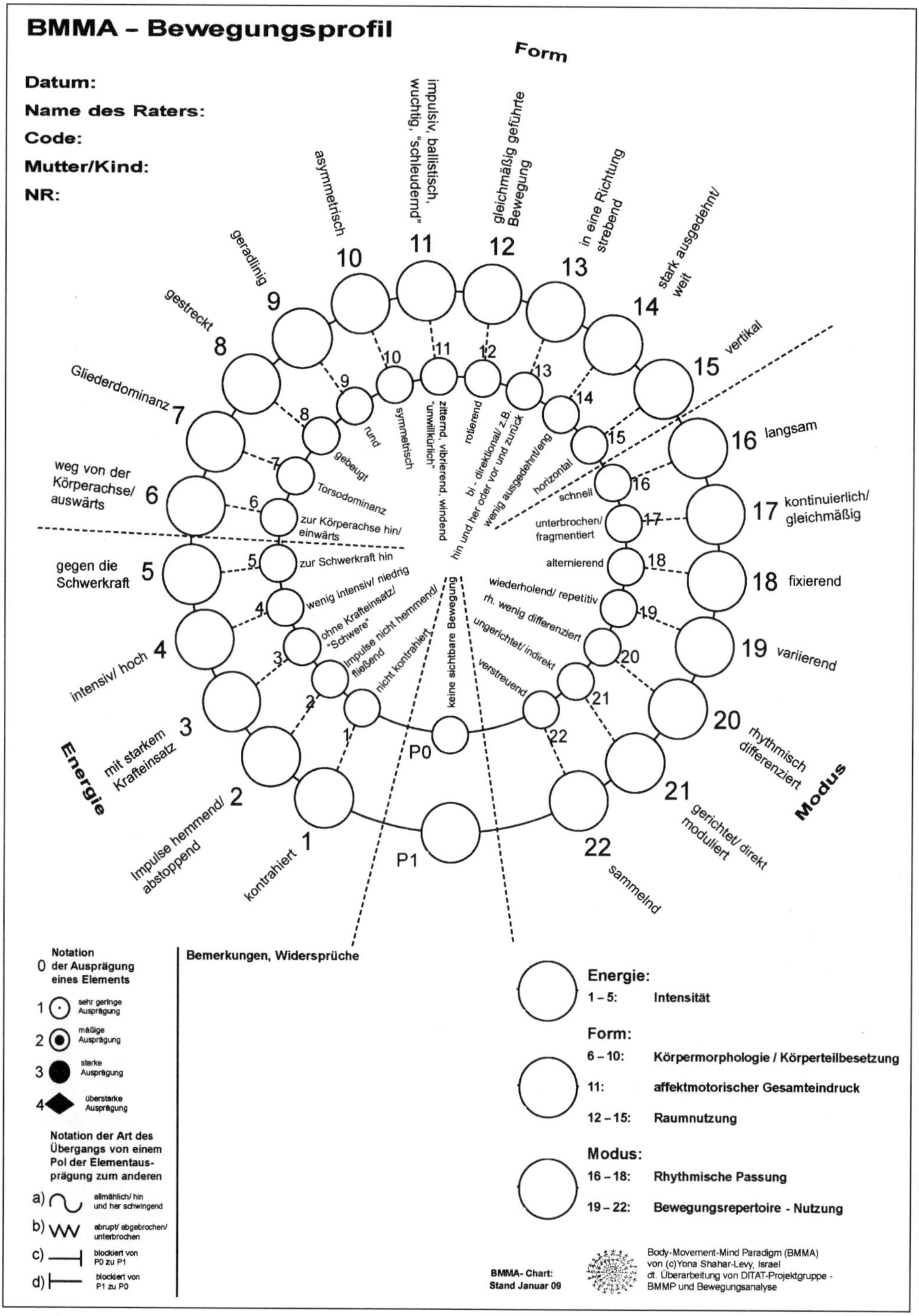

Abb. 6-12 Das BMMA-Bewegungsprofil.

- Intensität (1 – 5)
- Körperteileinsatz/Raumnutzung (6 – 10 und 12 – 15)
- rhythmische Passung/Nutzung des Bewegungsrepertoires (16 – 18 und 19 – 22)

Die Beschreibung von Aktivierungen der Muskulatur ermöglicht Aussagen über die Intensität eines inneren Antriebes bzw. über Einsatzbereitschaft für oder Abwehr gegen etwas.

Die Beschreibung des Körperteileinsatzes im umgebenden Raum ermöglicht Aussagen über die Nähe-Distanz-Regulation, die Aufmerksamkeit und die Orientierungsfähigkeit.

Die Beschreibung der Dynamik von Bewegungen im zeitlichen Verlauf und im Bewegungsfluss ermöglicht Aussagen über Passung, rhythmische Abstimmung und Adaptionsfähigkeit.

Die Kategorie 11 gibt Auskunft über den nonverbalen Gesamtausdruck: eher impulsiv, ballistisch, wuchtig, »schleudernd«/ausbrechend oder eher zitternd, vibrierend, windend, »unwillkürlich«/zurückgehalten.

6.3.10 *Body Movement Mind Analysis* (BMMA) – Das Bewegungsprofil der doppelten Kreisform

In den ersten Fassungen der BMMA standen sich die binären Bewegungselemente einfach gegenüber: »kurvig *versus* geradlinig« oder »schnell *versus* langsam« usw. Es fehlten zunächst genaue Definitionen der übergeordneten Kategorien, wie eine binäre Beziehung zwischen zwei extremen Möglichkeiten der Ausprägung eines Bewegungselements (*core element*) zu verstehen ist.[20] Die Body Movement Mind Analysis (BMMA) zeigt daher die für Shahar-Levy typische Kreisform, die eine Visualisierung eines Bewegungsprofils ermöglicht (s. Abb. 6-14 und 6-15). Die Kategorien bzw. Marker wurden im Laufe der Zusammenarbeit präzisiert (Trautmann-Voigt & Moll 2011; Trautmann-Voigt et al. 2003).

Für die Bewegungselemente, die sich innerhalb des *parental envelope* zeigen, wurde die innere Kreisform verwendet (s. Abb. 6-14), wo eine starke P(0)-Dominanz sichtbar ist.

Im **inneren Kreis** sind die eher frühen, anfangs undifferenziert eingesetzten Bewegungselemente angeordnet. Dieser Pol innerhalb eines Markers, der den Prototyp früher Bewegungspotenziale repräsentiert, wurde als Pol-Null – P(0) – bezeichnet. Alle P(0)-Bewegungselemente sind in dem inneren Kreis angeordnet.

Im **äußeren Kreis** sind die Elemente angeordnet, die sich bei der Reifung und Entwicklung als Expansion zeigen bzw. die das *holding environment* eines voll entwickelten Bewegungsrepertoires darstellen. Alle Elemente, die den Prototyp der autonomen Bewegung mit Expansion, zunehmender Kraft sowie Kontrolle repräsentieren, sind als Pol-Eins-[P(1)]-Bewegungselemente bezeichnet worden und wurden in einem äußeren Kreis angeordnet (s. Abb. 6-17), wo eine starke [P(1)-]Dominanz besonders im Bereich der Intensität/Energiemobilisierung sowie der Körperteilnutzung vorliegt.

Alle Elemente, die zu einem binären Marker bzw. zu einer Kategorie gehören (z. B. bei der Kategorie Bewegungsrichtung: »bidirektional« versus »in eine Richtung strebend«), stehen sich gegenüber. Hervorzuheben ist, dass es als Zeichen für eine gut ausgeprägte affektmotorische Regulationsfähigkeit zu werten ist, wenn alle Potenziale – sowohl aus P(0), also im inneren Kreis, als auch aus P(1), also im äußeren Kreis – vorhanden sind und flexibel, je nach Anforderung sowie Kontext, ein-

---

20 Dies findet sich jetzt in der mittleren Spalte durchnummeriert von 1 – 22 (s. Tab. 6-7, S. 226 f.).

gesetzt werden können. Es geht also niemals um ein *Entweder-oder*, sondern immer um eine Perspektive der Komplexität und des *Sowohl-als-auch*.

> **Merke**
> Diese doppelte Kreisdarstellung des Bewegungsprofils ermöglicht eine *systemische Sicht* auf verschiedene affektmotorische Zusammenhänge. Es wird angenommen, dass alle Bewegungen aus den drei oben beschriebenen dynamischen Komponenten bestehen: Energie, Form, Modus.

Die Dimensionen im Einzelnen

Bewegung enthält **Energie** – zwischen dem Einfluss der Schwerkraft und der dagegen eingesetzten Muskelkraft (Kategorien 1 – 5, Ausschnitt links unten).

Bewegung entfaltet sich in einer ständig variierenden **Form** – als Einsatz verschiedener Körperteile in Bezug zu sich selbst, zur Umgebung und zu anderen (Kategorien 6 – 15, Ausschnitt Mitte oben).

Bewegung wird in bestimmter Weise, in einem **Modus,** in interpersonellen Kontexten organisiert – sie verläuft als Bewegungskontur in Rhythmen sowie im Prozess einer Kommunikation in wechselnden Mustern und mit wechselndem Aufmerksamkeitsfokus (Kategorien 16 – 22, Ausschnitt rechts unten).

Die Dynamik lebendiger Bewegungsprozesse kommt zum Ausdruck, indem beide Elemente eines Elementpaares in ihrer jeweils sichtbaren Ausprägung in einem gegebenen Zeitabschnitt dargestellt werden.

Für die klinische Arbeit ist es notwendig, mehrere Bewegungsprofile zu erstellen, sodass Aussagen über Veränderungen des Bewegungsrepertoires möglich werden. Zudem ist es wichtig, *Charts* (= Bewegungsprofile) von Interaktionspartnern anzulegen, die dann in ihrer Bezogenheit aufeinander interpretiert werden müssen. Bei der Erstellung einer Bewegungsanalyse in einem Bewegungsprofil mit BMMA werden die Ausprägungen eines Bewegungselementes wie in Abbildung 6-13 aufgezeichnet. So wird auf einen Blick sichtbar, ob

- eine Bewegungskategorie im P(0)-Bereich gleich stark wie im P(1)-Bereich ausgeprägt ist.
- eine starke Ausprägung im P(1)-Bereich und eine überaus geringe Ausprägung im P(0)-Bereich vorliegt.
- gar keine sichtbare Ausprägung in einem oder in mehreren Markern vorliegt. Im letzteren Fall erkennt man auf einen Blick die *Löcher* in der Bewegungskommunikation (Abb. 6-14, Abb. 6-15).

I	= sehr geringe Ausprägung	➔	•
II	= mäßige Ausprägung	➔	◖
III	= starke Ausprägung	➔	●
IV	= überstarke Ausprägung	➔	◆

Abb. 6-13 Bei sehr geringer Ausprägung wird lediglich ein Punkt vergeben, bei mittlerer Ausprägung ein kleiner Kreis, bei starker Ausprägung wird der vorhandene Kreis ausgefüllt. Bei überstarker Ausprägung wird eine Raute gewählt, die über das vorgesehene Ausmaß des Elements hinausreicht.

Die Bedeutung der Übergänge zwischen den Polen

Um den dynamischen Charakter des Modells zu betonen, wird der Begriff der **Transitivitätsbeziehung** verwendet (*transitivity* = fließender Übergang zwischen den Polen). Transitivität bedeutet, dass eine Bewegung *sowohl* runde *als auch* eckige Anteile enthalten kann. Damit ist gemeint, dass sie z. B. im oberen Körperbereich schnell, im unteren Bereich jedoch langsam sein kann. Folgende Beobachtungen ist für den affektmotorischen Ausdruck von besonderer Bedeutung:

- Sind die Übergänge von einem Pol zum anderen abrupt, blockiert oder fließend?
- Findet in einer Bewegungssequenz ein Übergang von einer Qualität in eine andere überhaupt statt?
- Oder gibt es viele unterbrochene Bewegungsmuster, die unverbunden hintereinander ablaufen?

Ein integraler Bestandteil der BMMA ist daher der Übergang zwischen den einzelnen Polen. Die Qualität dieser Übergänge bestimmt die Qualität der affektmotorischen Bewegung: Je angemessener diese Übergänge sind, umso effizienter und vollständiger ist eine Bewegung! Zum Beispiel kann ein gut koordinierter, achtsamer sowie gut gelaunter Mensch problemlos aus einer entspannten, geruhsamen Sitzhaltung auf einem Sofa aufspringen und einem Freund, der gerade das Zimmer betritt, stürmisch, überschwänglich sowie energiegeladen um den Hals fallen, um sich im nächsten Moment wieder gemütlich und entspannt auf sein Sofa zurückfallen zu lassen. Wenn die Übergänge der *Impulsübertragung* (Kategorie 2) und der grundsätzlichen *Energiemobilisierung* (Kategorie 3) jedoch blockiert sind, so sind auch die Bewegungen unzweckmäßig oder wirken sogar auffällig affektisoliert bzw. abweisend. Motorische Muster spiegeln, wie allgemein bekannt, emotionale Aspekte wider. Wir können diese Vorgänge mithilfe der Transitivitätsbeziehung zwischen den binären Polen einer Kategorie genauer beschreiben.

6.3.11 Die Anfertigung eines Bewegungsprofils nach BMMA

Schritt 1: Notation der Ausprägung der Elemente In der ersten Phase der Erstellung eines persönlichen Bewegungsprofils werden alle beobachteten Bewegungsqualitäten entsprechend ihrer Ausprägung in jeder einzelnen binären Kategorie notiert (als kleiner Punkt bei sehr geringer Ausprägung, als mittlerer Kreis bei mäßiger Ausprägung, als ausgefüllter Kreis bei starker Ausprägung oder als übermäßig große Raute bei überstarker Ausprägung). Durch diese Aufzeichnung entsteht ein binäres Bewegungsprofil des Menschen für den gegebenen Beobachtungszeitraum, der je nach Situation und Möglichkeiten kurz oder lang sein kann (s. Abb. 6-14, Abb. 6-15).

Schritt 2: Notation der Art der Übergänge von einem Pol der Elementausprägung zum anderen In einem zweiten Schritt werden pro Kategorie die Übergänge zwischen den Polen notiert, wie oben bereits beschrieben: allmählich und hin- und herschwingend; abrupt und abgebrochen; blockiert von P(0) zu P(1) (s. Abb. 6-15, unten links).

Schritt 3: Analyse und Auswertung des Charts Die besondere Struktur des Kreisprofils, in welchem jeder binäre Marker einzeln verzeichnet ist, demonstriert die Verwirklichung des Potenzials bei einzelnen Elementen im Kontext des gesamten Potenzials. Ebenso ermöglicht es, sowohl die einzelnen Einheiten als auch das komplexe Bild während des gewählten Beobachtungszeitraums gleichzeitig zu sehen (s. Anhang A3, Bipolare Bewegungskategorien, S. 439 f.).

6.3.12 Zusammenfassung: BMMA

Das Profil visualisiert die grundlegende Dynamik des Einzelnen in Situationen, in denen sich das Selbst mit Zwangslagen, Konflikten, Druck der Umwelt und Herausforderungen auseinandersetzen muss, als eine Dynamik der Initiative oder der Vermeidung, der Aktion oder Reaktion, des grundsätzlichen Vertrauens oder Misstrauens, der Kontaktaufnahme oder des Rückzugs aus einem Kontakt – je

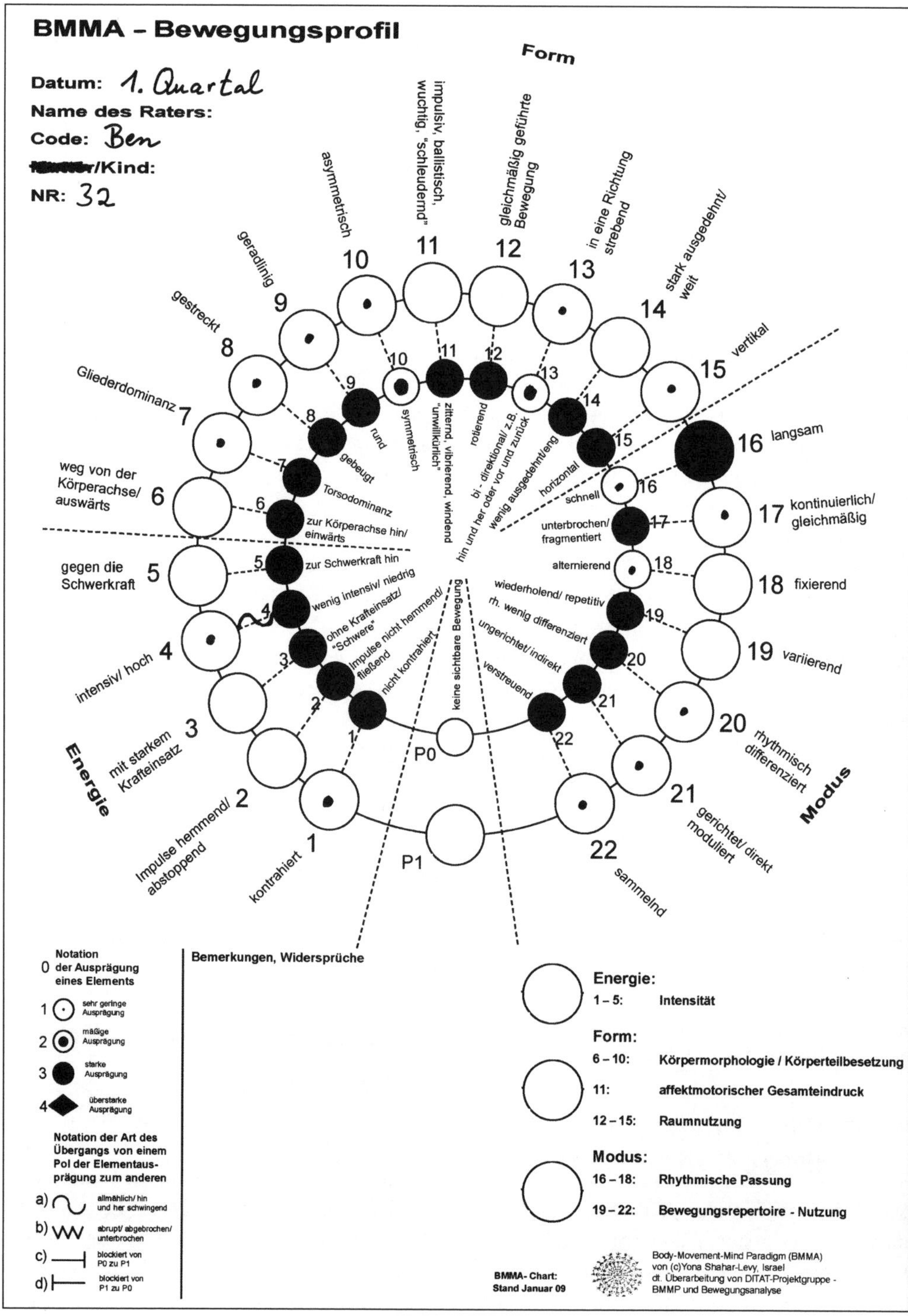

Abb. 6-14 Das BMMA-Bewegungsprofil – frühe Entwicklung: Pol-0-Dominanz

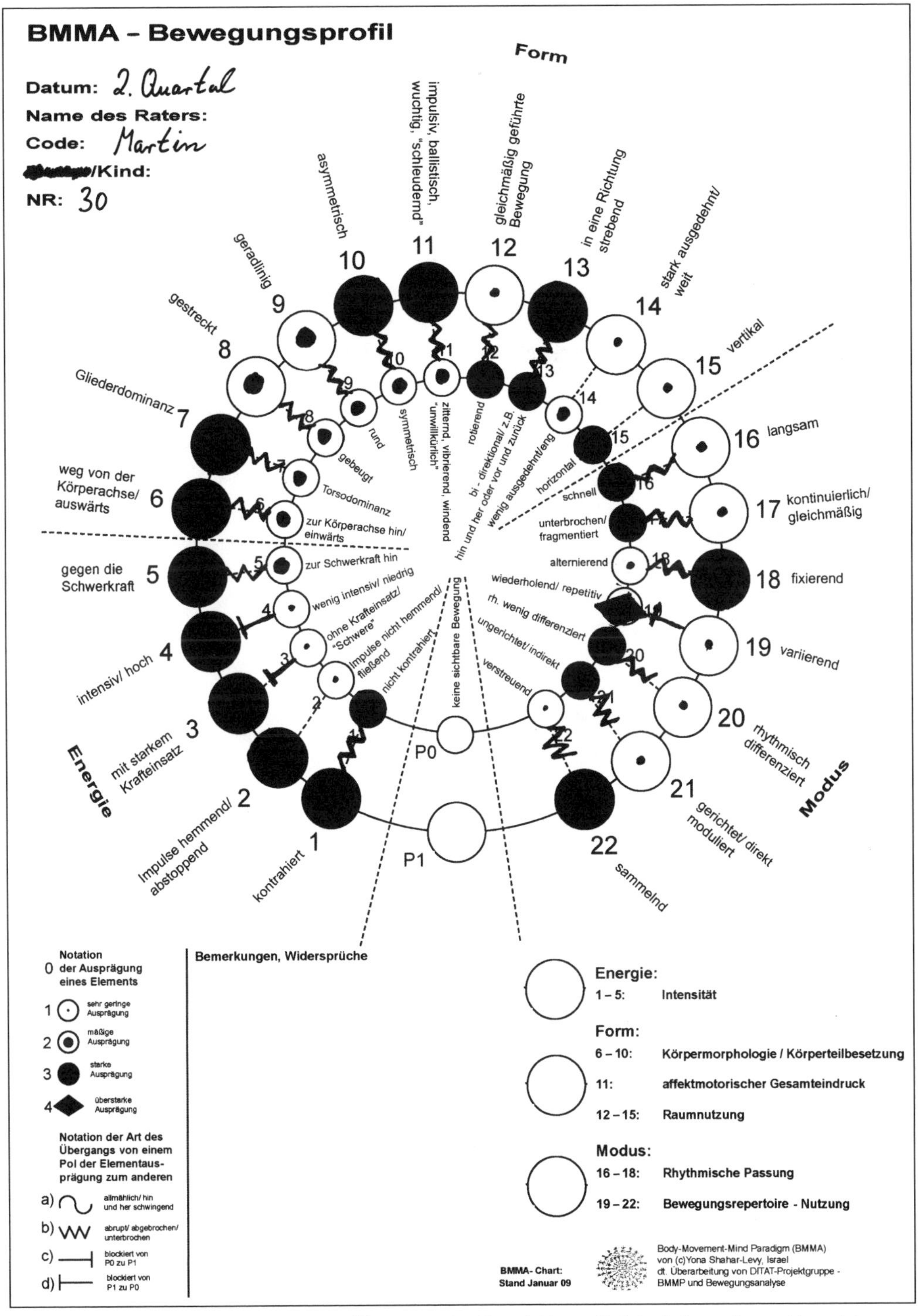

Abb. 6-15 Das BMMA-Bewegungsprofil – expansive Entwicklung: Pol-1 wird zunehmend besetzt.

nachdem, ob mehr Potenziale des äußeren oder des inneren Kreises vorhanden sind.

Das Denkmodell der Body Movement Mind Analysis (BMMA) bietet eine kompakte Basis für Bewegungsbeobachtung und Bewegungsanalyse sowohl im Einzelsetting als auch in komplexen Interaktionskontexten an. Neuere psychodynamische und entwicklungsbezogene Konzepte sowie aktuelle Ergebnisse aus der Hirnforschung sind integriert. Zugrunde liegt außerdem ein Konzept des Körpers, der aufgrund universaler Prinzipien wie der Schwerkraft und der menschlichen Anatomie funktioniert. Dieses Bewegungsrepertoire-Modell, dessen Potenziale jeweils individuell verwirklicht werden, lenkt den Blick auf Ressourcen und Möglichkeiten der Entwicklung. Erste Studienergebnisse versprechen spannende Ausblicke in eine bewegungsanalytisch untermauerte Psychodiagnostik und Interventionsentwicklung. Die entwickelte Grammatik der Körpersprache, die eine Appell-, eine Ausdrucks- und eine Bedeutungsseite berücksichtigt, ist in diesem Modell vorhanden (Trautmann-Voigt & Moll 2011; s. Abb. 3-7, S. 51).

Signalcluster entstehen durch die Verwendung der Bewegungselemente. Appelle werden deutlich durch vor allem überstark ausgeprägte Potenziale. Die sichtbaren »Löcher in der Kommunikation« erhalten ebenso Bedeutung wie das genutzte Bewegungsmuster.

6.4 Bewegungsanalytische Modelle im Vergleich

Ein Vergleich der bewegungsanalytischen Systeme (Tab. 6-6) zeigt viele terminologische und inhaltliche Überschneidungen. Zudem erweist sich der überaus starke Einfluss Labans und Kestenbergs auf konsensfähige Konzepte der *scientific community* bezüglich der neueren Säuglingsforschung.

Tab. 6-6 Vergleich der Terminologie bei Laban, Stern und Shahar-Levy: Beschreibungsmöglichkeiten und Erfassung von Körpersprache (s. Trautmann-Voigt & Voigt 1998b, S. 54; erweiterte Fassung für 2012, 2. Aufl.)

Laban und Stern	**Laban und Shahar-Levy**
Dimensionen der Interaktionsanalyse	**Bewegungselemente**
Raum/Kraft/Zeit (bei R. v. Laban)	*sind eher erspürend* (Laban) bzw. nach innen orientiert und nicht gerichtet; introvertiert: frühe Entwicklungsstufe des **parental envelope** (Shahar-Levy)
entsprechen im Wesentlichen: Gestalt/Intensität/Rhythmus (bei D. Stern)	**versus** *sind eher ankämpfend* (Laban) bzw. nach außen orientiert und gerichtet; expansiv: spätere Entwicklungsstufe des **expansion-mode** (Shahar-Levy)

Laban und Stern	**Laban und Shahar-Levy**
Dimensionen der Interaktionsanalyse	**Bewegungselemente**
1. Raum/Gestalt/Form Wir fragen aus bewegungsanalytischer Perspektive: Wie gestaltet sich eine Bewegung in ihrer Ausformung im Raum? Im Raum wird eine Bewegung zu einer körperlich geformten Bewegungsgestalt. Eine Bewegungsgestalt als kommunikative Aussage wirkt **eher introvertiert versus eher extrovertiert.** R. v. Laban nannte dies: »indirekter« oder erspürender versus »direkter« oder ankämpfender Raumantrieb mit der Gestaltkontur »öffnend« oder »schließend« **Merke:** Räumliche Ausdehnungen, Richtungen und Formen/Gestalten von Bewegungssequenzen weisen auf die **Orientierungsfähigkeit** sowie den Grad der Wahrnehmung und **Aufmerksamkeit** hin, in der eine kommunikative Handlung durchgeführt wird.	**Auf die räumliche Gestaltung bezogen sind folgende Bewegungselemente eher introvertiert oder indirekt (Laban):** *zur Körperachse hin – einwärts/Rumpf – Torso betonend/gebeugt – beugend/rund – kurvig/symmetrisch/unwillkürlich – windend/rotierend/bidirektional – z. B. hin und her/wenig ausgedehnt – eng/horizontal* (Shahar-Levy) **versus** **Auf die räumliche Gestaltung bezogen sind folgende Bewegungselemente eher expansiv oder direkt (Laban):** *weg von der Körperachse – auswärts/gliederbetont/gestreckt – streckend/geradlinig – linear/asymmetrisch/impulsiv-schleudernd/gleichmäßig geführt/unidirektional – in eine Richtung strebend/stark ausgedehnt – weit/vertikal* (Shahar-Levy)
2. Kraft/Intensität Wir fragen aus bewegungsanalytischer Perspektive: Wie ist der muskuläre Krafteinsatz bzw. der Energieaufwand in einer Bewegung bzw. die Intensität und (An-)Spannung, mit der sie ausgeführt wird? Ist der Intensitätsgrad z. B. »explosiv«, »verblassend« »hoch«, »gering« (nach Stern)? R. v. Laban nannte dies: »zarter« oder erspürender versus »starker« oder ankämpfender Kraftantrieb mit der Gestaltkontur: »hebend« oder »senkend« **Merke:** Der aufgewendete Krafteinsatz und die Intensität der muskulären Anspannung hinsichtlich des Umgangs mit der Schwerkraft in einer Bewegungssequenz weisen auf die **Absicht/Bewertung**, mit der eine kommunikative Handlung durchgeführt wird, hin.	**Auf die Intensität bezogen sind folgende Bewegungselemente eher introvertiert oder zart (Laban):** *nicht kontrahiert/fließend – Impulse nicht hemmend/ohne Krafteinsatz/von niedriger Intensität/zur Schwerkraft hin orientiert* (Shahar-Levy) **versus** **Auf die Intensität bezogen sind folgende Bewegungselemente eher expansiv oder stark (Laban):** *kontrahiert/abstoppend – Impulse hemmend/mit starkem Krafteinsatz/von hoher Intensität/gegen die Schwerkraft gerichtet* (Shahar-Levy)

Tab. 6-6 *Fortsetzung*

Laban und Stern	**Laban und Shahar-Levy**
Dimensionen der Interaktionsanalyse	**Bewegungselemente**
3. Zeit Wir fragen aus bewegungsanalytischer Perspektive: Wie gestaltet sich eine Bewegung in ihrem zeitlichen Verlauf bzw. in ihrer rhythmisch-dynamischen Entfaltung? Wie sind z. B. »Zeitmuster«, »Rhythmus«, »Dauer«, »Takt«, »Pause«? R. v. Laban nannte dies: »abrupter« versus »allmählicher« Zeitantrieb mit der Gestaltkontur: »verlangsamend« oder »beschleunigend« **Merke:** Der zeitlich-rhythmische Bewegungsprozess weist auf Modi der **Initiative/Strukturierung** und **Entscheidung** hin, mit der eine kommunikative Handlung durchgeführt wird.	**Auf die Zeit/den Rhythmus bezogen sind folgende Bewegungselemente eher abrupt/schnell (Laban):** *schnell/fragmentiert – unterbrochen/alternierend/repetitiv/wenig differenziert/ungerichtet/indirekt/verstreuend/nicht adaptiert* (Shahar-Levy) **versus** **Zeit/Rhythmus bezogen sind folgende Bewegungselemente eher allmählich/langsam (Laban):** *langsam/kontinuierlich – gleichmäßig/fixierend/variiert, rhythmisch differenziert/gerichtet – moduliert/fokussierend/adaptiert* (Shahar-Levy)

6.5 Ein Beispiel für Ambivalenz in der Körpersprache zwischen einer Mutter und ihrem Säugling[21]

Genaue Beschreibung der Szene

Fallbeispiel

Die Szene spielt sich im Wohnzimmer einer jungen Familie ab. Der Fernseher ist eingeschaltet. Rechts befindet sich die Balkontür. Gegenüber der Balkontür liegt die Zimmertür. Um den Glastisch stehen zwei Sofas und ein Sessel. Neben der Zimmertür steht ein Esstisch mit Stühlen. Davor liegt auf dem Boden eine Spieldecke. Christine bewegt sich mit einer Laufhilfe, einem »Gehfrei«. Christine ist achteinhalb Monate alt.

Christine steht in einem »Gehfrei« und klopft mit ihren Händen auf den Glastisch. Ihre Mutter legt ihre Unterarme auf den Tisch, um weiteres Klopfen zu verhindern. Christine geht ein wenig zur Seite, lächelt in die Kamera und legt ihre Hände auf den Tisch. Die Hand der Mutter erscheint ebenfalls wieder auf dem Tisch; Christine rutscht mit den Armen hin und her.

Dann versucht die Mutter, ihr ein Stückchen Kuchen in den Mund zu schieben. Christine wendet sich abrupt ab und bewegt sich schnell in Richtung Balkontür, wendet den Blick zur Seite in die Kamera, lächelt, hält kurz inne und bewegt sich zurück zum Tisch. Sie schlägt wieder mit beiden Händen und Armen auf den Glastisch, lächelt in die Kamera. Die Mutter legt ihren Arm auf den Tisch, Christine trifft ihn mit ihren Schlägen.

Sie bewegt sich wieder bis zur Balkontür, lächelt in die Kamera, dann geht sie wieder rückwärts zum Glastisch. Ihre Mutter ruft sie und streckt ihr die Arme entgegen. Christine macht dabei vergnügliche Quietschlaute. Dort angekommen bleibt sie stehen und schlägt mit den Händen auf die Glasplatte. Die Mutter versucht

21 Auszug aus: Trautmann-Voigt S, Moll M. Bindung in Bewegung. Konzept und Leitlinien für eine psychodynamisch fundierte Eltern-Säuglings-Kleinkind-Psychotherapie. Gießen: Psychosozial-Verlag 2011, S. 238 – 251; mit freundlicher Genehmigung des Verlages.

sie weiter in ihre Richtung zu locken und ruft mit »flirtender« Melodie ihren Namen. Christine setzt ihr Spiel fort, wendet sich nicht der Mutter zu.
Diese greift nun nach dem »Gehfrei« und zieht ihre Tochter zu sich herüber. Sie nimmt sie in die Arme und kommentiert: »Komm, knuddeln, bitte, bitte!« Christine versucht sich nach unten weg aus der Umarmung zu lösen, wendet sich zur Seite, beugt sich nach vorn, dreht sich mit ihrem Oberkörper von der Mutter weg, versucht sich aus der Umarmung zu winden, während ihre Beine im »Gehfrei« hängen. Ihr Lächeln verzerrt sich zu einem eher quengeligen Ausdruck.
Die Mutter lässt ihre Tochter los, die sich sofort wieder in die vorherige Position schiebt und mit beiden Händen auf den Tisch schlägt. Die Mutter legt wieder ihre Hände zwischen Platte und Kinderhände und sagt wiederholt in bestimmtem Tonfall: »Nein, nein!«
Christine versucht, den Arm zur Seite zu schieben. Nun hält die Mutter ihre beiden Hände fest und redet mit ihr. Als sie die Hände loslässt, schiebt diese sich mit dem »Gehfrei« in Richtung Kamera, schlägt und klopft sofort wieder, nur ein wenig unterhalb, auf den Tisch. Der Arm der Mutter liegt wieder auf dem Tisch, Christine schiebt ihn zur Seite; diese Abfolge wiederholt sich dreimal.
Dann schlägt sie auf die Couch, lächelt in Richtung Kamera, wendet sich erst in Richtung Balkontür, dann in die andere Richtung und bewegt sich mit dem »Gehfrei« schnell in die Mitte des Raumes.
Auf halbem Weg hält die Mutter den »Gehfrei« fest und zieht Christine zu sich; diese will sich weiter bewegen, wendet sich ab, dann wieder hin zur Mutter; ihr Gesicht hellt sich auf, sie lächelt und klatscht einige Male in die Hände; die Mutter singt einen Kinderreim, bei dem man in die Hände klatscht, wie bei »backe, backe Kuchen«.
Christine klatscht nun nicht mehr, steckt eine Faust kurz in den Mund, während die Mutter sie wieder zu sich hinzieht. Sie klatscht noch einmal in die Hände, lacht und die Mutter streicht ihr das Haar aus der Stirn – ihr Oberkörper ist zur Seite weggedreht.
Jetzt klatscht die Mutter in die Hände, Christine macht es nach, richtet den Oberkörper aber schon wieder zur Seite. Sie steuert wieder auf den Tisch zu und beginnt erneut mit ihrem Schlagspiel. Sie ist schon ganz verschwitzt. Wieder hält die Mutter ihre Hände darunter; Christine haut auf ihre Arme, will die Hand wegschieben.
Sie rollt mit dem »Gehfrei« seitwärts in Richtung Tür, bleibt vor einer Spieldecke stehen, die auf dem Boden liegt und die der Vater gerade zusammenlegt.
Die Mutter breitet ihre Arme aus, Christine lächelt, steuert auf sie zu, dann wieder zur Seite in Richtung Tisch, wo eine volle Kaffeetasse und ein Teller stehen. Sie versucht, den Teller zu erreichen, die Mutter stellt ihn weg.
Als der Vater den Raum verlässt, wendet Christine sich vom Tisch ab und versucht ihm zu folgen, gebremst durch die Spieldecke, die auf dem Boden liegt. Sie strampelt heftig mit den Beinen, die den Boden kaum berühren und streckt ihre Arme in Richtung Vater.
Als sie das Hindernis passiert hat, bewegt sie sich aus dem Raum hinaus; die Mutter steht auf, folgt ihr zur Tür, streckt ihr die Arme entgegen.
Der Vater kommt in den Raum zurück, er nimmt Christine an die Hand und führt sie zurück ins Wohnzimmer, während die Mutter sich wieder auf die Couch setzt. Christine steuert wieder den Glastisch an und schlägt auf die Glasplatte; die Mutter hält ihre Hand dazwischen, Christine schiebt sie mit Kraft zur Seite, abermals die Hand der Mutter, wieder schiebt sie die Hand weg.
Als die Mutter ihr den Schnuller hinlegt, ergreift sie ihn und steckt ihn zielsicher in den Mund. Nun bewegt sie sich in Richtung Balkontür, wo der Vater mit ausgestreckten Armen im Türrahmen kniet und sie lockt. Christine steuert auf ihn zu, verliert aber vor Zielerreichung kurz den Fokus, schaut zur Seite, dann halb nach hinten. Sie kommt bei ihm an, wendet den Blick zur Seite, nach hinten und steuert schon wieder in die andere Richtung.

Atmosphärischer Eindruck

Die Szene macht einen sehr hektischen und unruhigen Eindruck. Beide Elternteile sind anwesend. Der Fernseher läuft gleichzeitig. Christine wirkt ruhelos, hektisch, läuft (in ihrem »Gehfrei« »gefangen«) von einem zum anderen Ende des Raumes und schlägt mit ihren Händen immer wieder auf den Glastisch. In dieser Szene kommt sie nicht einen Moment zur Ruhe. Dieses ständige Hin und Her findet auf einem hohen Intensitätsniveau statt, sodass sie regelrecht ins Schwitzen gerät. Sie strengt sich sehr an, ist wie getrieben. Die Spannung des Geschehens ist deutlich spürbar; es gibt keinen Ruhepol. Als Beobachter dieser Szene wird man von der Unruhe regelrecht angesteckt.

Die Mutter initiiert viele Impulse; sie wirkt dabei eher einengend, störend; sie hält Christine immer wieder fest. Ständig ist eine Hand der Mutter zu sehen; mit ihren vielen Impulsen behindert sie ihr Kind; sie ist recht invasiv. Ihr Ziel, Christine daran zu hindern, auf den Tisch zu schlagen, erreicht sie nicht, weil sie diesen Impuls nicht konsequent fortführt.

Christine ist von sich aus überaus aktiv; nach Kontaktaufnahme vonseiten der Mutter wendet sie sich oft ab oder schiebt sie weg; auf ihren Vater bewegt sie sich zu, sie sucht seine Nähe, hier sind die Impulse wechselseitig; er lässt Christine mehr Spielraum als die Mutter. Gegenüber der Mutter ist sie eher abwehrend, sie »wischt sie weg«. In den Handlungsdialogen mit der Mutter, die von schnellen Wechseln geprägt sind, baut sich eine hohe Spannung mit Überaktivität im Sinne von *high tension* auf. Der Vater vermittelt in dieser Sequenz mehr Ruhe und Gelassenheit.

Analyse des Bewegungsverhaltens

Bei der Bewegungsanalyse des Kindes (Abb. 6-16, Abb. 6-17) ist zu berücksichtigen, dass es sich mit einer Laufhilfe bewegt. Christine reicht nur knapp mit den Zehenspitzen bis auf den Boden; sie wird quasi künstlich in der Vertikalen gehalten und »kämpft« gegen die Einengung im Torso. Ihr Torso ist fixiert, sodass sie vor allem Arme und Beine so bewegt, als würde die Torsofixierung auf diese Weise ausgeglichen. Alle Bewegungen erfolgen auf hohem Intensitätsniveau.

- Die *Energiemobilisierung beim Kind* ist extrem hoch; es bewegt sich ständig auf hohem Intensitätsniveau. Es gibt nur abrupte Übergänge oder Blockierungen zu p(0). Dies hängt unter anderem mit der Fixierung in dem Laufgerät zusammen, ist aber auch Antwort auf das *hohe Intensitätsniveau der Mutter.* Auch sie hat nur abrupte Übergänge in dieser Dimension; im inneren Kreis zeigen sich bei Mutter und Kind nur geringe Ausprägungen. Beide kommen nicht zur Ruhe, wobei die Werte von Christine noch höher sind, sie strengt sich mehr an, und es entsteht der Eindruck, dass sie gänzlich überfordert ist.
- Auch in den anderen Dimensionen und Kategorien fallen die *abrupten Übergänge bei Mutter und Kind* ins Auge. Die Blockaden beim Kind in Kategorie 7 und 15 (Körperteileinsatz, *body alignment*) hängen mit der Fixierung im Laufgerät zusammen; der Torso ist fixiert, das Kind hat keine Möglichkeit, in die Horizontale zu kommen.
- Die *geringen Ausprägungen im Innenkreis von Kategorie 1 – 10* verdeutlichen, wie anstrengend die Bewegungen für Christine sind.
- Das *hohe Intensitätsniveau der Mutter* findet seine Entsprechung im *Modus*; hier zeigt sich eine *starke Fixierung*; in der rhythmischen Passung finden sich nur fragmentierte, unterbrochene Bewegungsabläufe. Im Modus sind die Kategorien 17 (rhythmisch-dynamische Passung) und 19 bzw. 20 (Variabilität und Differenzierung)

bei der Mutter nur wenig ausgeprägt in P(1). Sie nutzt ihre Energie also nicht für ein entfaltetes Bewegungsrepertoire, sondern bleibt in einer fixierten und stereotypen Körpersprache hängen.

- Auch im *Modus* finden sich beim *Kind höhere Ausprägungen im Außenkreis* als bei der Mutter, durchweg mit *brüchigen Übergängen*. Das Bewegungsrepertoire von Christine ist umfangreicher als das der Mutter, weil bei ihr auch Notationen im Innenkreis zu sehen sind, während bei der Mutter regelrechte Lücken vorliegen.
- Bemerkenswert ist, dass Mutter und Kind in Kategorie 22 (fokussierend/verstreuend) einen hohen Wert haben, dass die Mutter einen übermäßig hohen Wert in P(1) hat und dass bei beiden eine *Blockade von P(1) zu P(0)* vorliegt. Die Mutter ist stark interessiert an dem, was ihre Tochter macht, sie

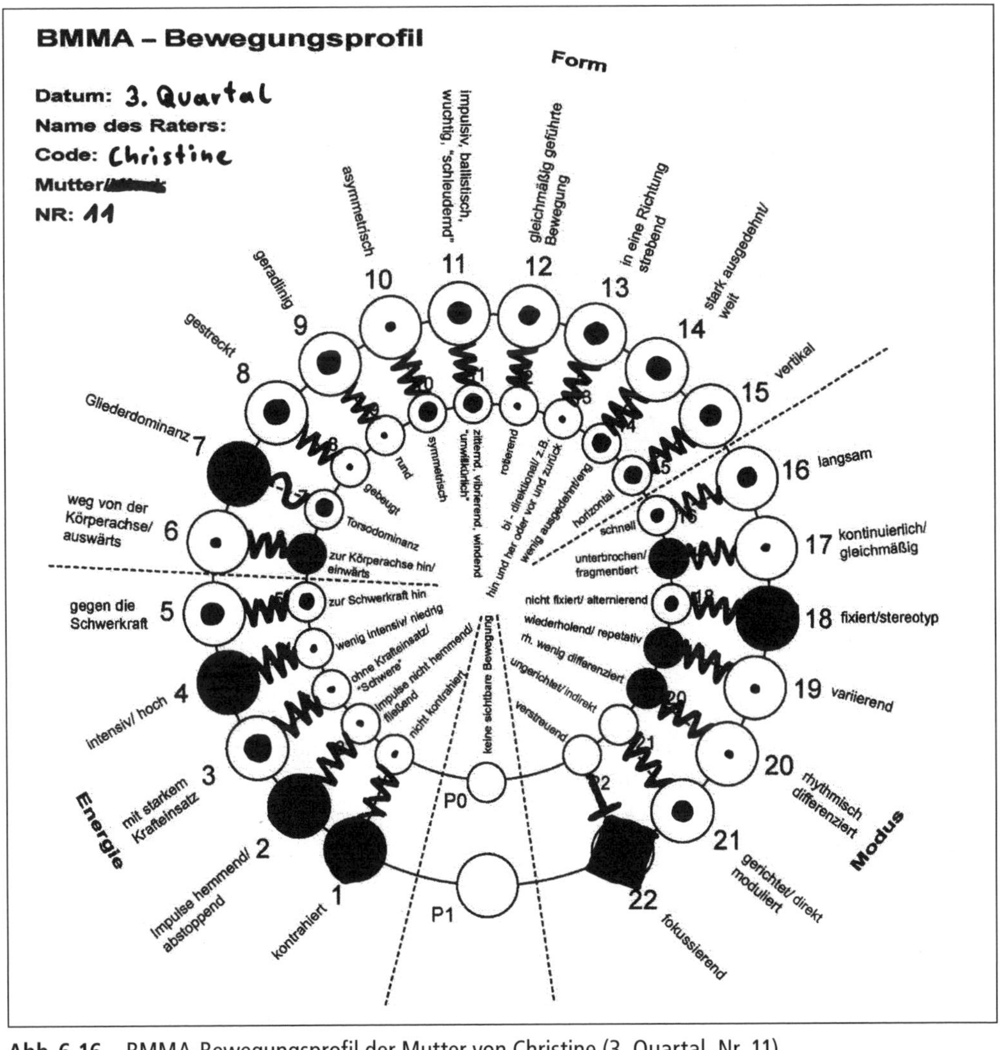

Abb. 6-16 BMMA-Bewegungsprofil der Mutter von Christine (3. Quartal, Nr. 11).

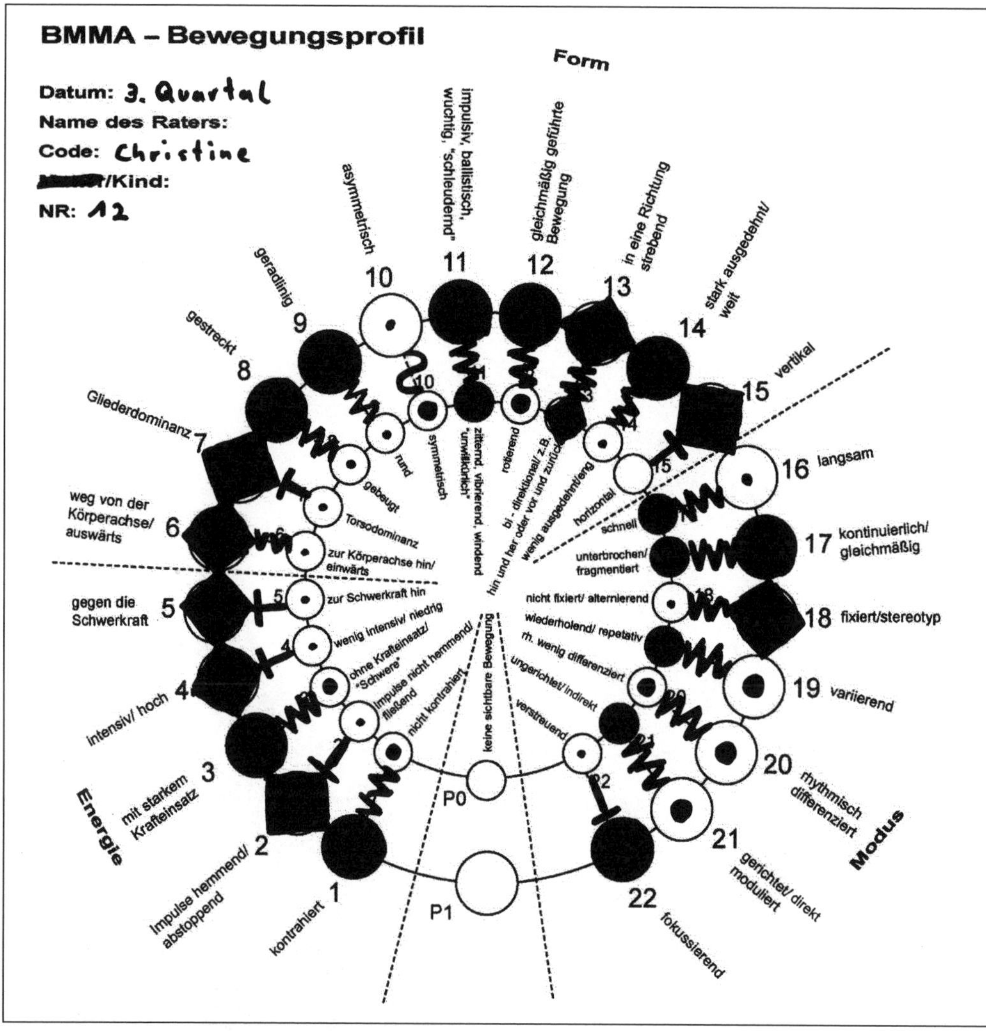

Abb. 6-17 BMMA-Bewegungsprofil von Christine (3. Quartal, Nr. 12).

lässt ihr Kind nicht aus den Augen. Aber sie stimmt sich nicht unterstützend ein, sondern wirkt sehr einschränkend. Absichten zu einem wirklichen Dialog mit ihrer Tochter sind kaum zu erkennen. Auch Christine richtet ihren Fokus nicht auf ihre Mutter, sondern setzt andere Aufmerksamkeitsprioritäten.

Bewertung des Gesamteindrucks

Die Interaktionen zwischen Mutter und Kind sowie zwischen Vater und Kind unterscheiden sich in Bezug auf ein vermutetes Bindungsbedürfnis deutlich: Die Mutter versucht immer wieder, ihr eigenes Bindungsbedürfnis durchzusetzen, auch wenn Christine aversiv reagiert und sich klar abwendet. Der Vater lässt seiner Tochter mehr Spielraum, sodass sie die Möglichkeit hat, von sich aus das Bindungssystem zu aktivieren bzw. entsprechende Impulse zu setzen.

Die ganze Szene macht einen wenig abgestimmten Eindruck. Alle Interaktionen finden auf hohem Intensitätsniveau statt, nur in kurzen Sequenzen erfolgt eine Abstimmung, z. B. beim In-die-Hände-Klatschen. Aber auch dieses Spiel wird schnell abgebrochen – Christine selbst setzt diesen Impuls. Hier zeigt sich, inwieweit Christine die Interaktions- und Bewegungsmuster ihrer Mutter schon übernommen hat – immer schnell, kurz, intensiv und abrupt zu Ende. So verliert sie den Fokus. Christine zeigt das Fragmentierende ihrer Mutter. Es gibt keinen allmählichen Wechsel von einem Spiel zum anderen (Kind fährt schnell durch den Raum, die Mutter zieht das Laufgerät aus der Bewegung heraus zu sich heran). Diese schnellen und abrupten Handlungsabfolgen führen dazu, dass sich Mutter und Kind »hochschaukeln«. Die Mutter kann in dieser Szene ihre Tochter nicht angemessen regulieren (Spannung reduzieren, einen Wechsel in den State wacher Aufmerksamkeit initiieren), sondern putscht sie noch weiter auf.

Durch das Laufgerät wird Christine zusätzlich an einer adäquaten Bewegungsabfolge gehindert. Es verführt zu hoher Intensität, fördert den Bewegungsablauf aber nicht altersgemäß; einerseits erfolgt eine Einschränkung der beim Kind vorhandenen Möglichkeiten, andererseits wird künstlich die Möglichkeit der Vertikalen gegeben, die Christine in ihrem Entwicklungsstand noch nicht erreicht hat; Krabbeln wäre die dem Alter angemessene Fortbewegungsmöglichkeit. So wird Christine an der Erprobung ihrer Bewegungsmöglichkeiten letztlich gehindert. Zusätzlich behindert die Mutter sie immer wieder in ihren Aktionen. Christine findet so keine Resonanz und keine angemessene Antwort auf ihren Bewegungsdrang.

Das Thema der Familie könnte lauten: »Wir brauchen unser Kind für uns.«

Am Ende des ersten Lebensjahres haben sich einige typische Interaktionsmuster herauskristallisiert, in denen sich deutlich zwei Aspekte zeigen:

1. Die Mutter sucht in allen Szenen immer wieder die Nähe ihrer Tochter, aktiviert immer wieder das Bindungssystem, selbst dann, wenn ihre Tochter klar zum Ausdruck bringt, dass sie die Nähe nicht möchte. So entsteht eine paradoxe Situation: Indem die Mutter immer wieder das Bindungsbedürfnis in den Vordergrund stellt, erreicht sie beim Kind das Gegenteil von dem, was sie möchte; Christine aktiviert als Antwort auf den Bindungswunsch der Mutter sehr häufig das aversive Motivationssystem, wehrt also die Wünsche nach Bindung ab (s. Kap. 5.5, S. 140 ff.). In den analysierten Sequenzen stimmt die Mutter sich nicht auf die Motivation des Kindes ein, sondern versucht, ihre eigenen Bedürfnisse nach Nähe und Anerkennung zu befriedigen. Christine reagiert ab dem siebten Monat oft aversiv, wenn ihr etwas nicht gefällt; sie wendet sich ab oder äußert ihren Unmut akustisch. Mit der zunehmenden motorischen Entwicklung hat sie die Möglichkeit, sich aus dem Kontakt aktiv zu lösen. Von sich aus setzt sie nur wenige Impulse nach Bindung.
2. Die Vater-Tochter-Beziehung ist eindeutiger; er lässt seiner Tochter mehr Spielraum als die Mutter, bedrängt sie nicht, stimmt sich besser ein. So kann Christine von sich aus die Nähe des Vaters suchen, die der Vater dann beantwortet. Im Verlauf des Jahres haben sich bei Christine unterschiedliche Bindungsqualitäten bezogen auf Mutter und Vater entwickelt.

Bei der Befriedigung der physiologischen Bedürfnisse erscheinen die Eltern gut abgestimmt auf ihre Tochter. Bezogen auf das explorative Motivationssystem ist die Mutter oft überfordernd; ihre Angebote folgen zeitlich zu schnell aufeinander und sind meist mit (zu) hoher Intensität verbunden. Bei Christine führt dies zu den oben beschriebenen und zu lethargischen Reaktionen: Sie steigt nicht auf das Spiel der Mutter ein, folgt ihm nur kurz und beendet es rasch wieder. Ein Dialog zwischen Mutter und Tochter findet nicht statt. Die Anregungen kommen oft vonseiten der Mutter. Auch beim Spielen ist der Vater langsamer und nimmt das Tempo von Christine auf. Er kommuniziert mit ihr über Blickkontakte, Mimik und sensorische Kanäle, während die Mutter vor allem auf motorischer Ebene agiert.

In ihren explorativen/spielerischen Handlungen ist augenfällig, dass Christine ihren Blick immer auf ihr Gegenüber richtet und eine Reaktion erwartet. Sie ist kaum in der Lage, einen Gegenstand zu erkunden und sich als selbstwirksam zu erleben, ohne eine lächelnde Rückmeldung seitens der Eltern zu erhalten. Gleichzeitig gibt es zwischen Mutter und Kind wenig Austausch über Blickkontakte, die dem Bindungssystem zuzuordnen sind. Folgendes Schema entwickelt sich:

- Bei der *Mutter ist die Fixierung auf das Bindungssystem* vorherrschend, während das Kind Impulse zur Bindung eher meidet.
- Die *Mutter antwortet auf Aversion oft mit Bindung*, während das *Kind auf Bindung mit Aversion antwortet.*
- Die Mutter vermeidet Aversion, das *Kind sucht oft Aversion.*
- Bei der *Mutter findet Exploration nur in Verknüpfung mit Bindung statt*, beim *Kind ist Exploration oft mit Aversion* verknüpft.
- Es *fehlen* Sequenzen von *gemeinsamer Bindung* oder gemeinsamer Exploration.

Die Regulation der aktivierten Systemzustände des Kindes gestaltet sich ebenfalls schwierig. Der Kontakt zwischen Mutter und Kind findet oft im State der wachen Aufmerksamkeit oder bis hin zur *high tension* statt. Die ruhige Wachheit ist selten zu beobachten. Im Kontakt mit der Mutter scheint dieser State nahezu zu fehlen. Gerade in diesem State ist eine gute Selbstexploration möglich. So fehlt diesem Kind die Erfahrung, sich in Anwesenheit der Mutter mit sich selbst zu beschäftigen. Zudem gelingt es der Mutter nur schwer, ihr Kind beim Übergang in den flachen Schlaf zu begleiten. Anstatt ihre Tochter zu beruhigen, aktiviert sie Christine; hier fehlen der Mutter angemessene Interaktionsangebote zur Spannungsreduktion und Beruhigung, ihre Bewegungen sind zu schnell und zu intensiv (s. Kap. 5.5.2, S. 146 ff.).

Kennzeichnend für den Dialog ist die Fixierung auf den State der aktiven Aufmerksamkeit bis hin zu *high tension* und wenig gemeinsames Erleben im State ruhiger Wachheit.

Interaktionsanalyse

Alle Interaktionen finden auf einem *hohen Intensitätsniveau* statt und dies über lange Sequenzen. Die *Bewegungsabläufe sind meist fragmentiert.* Die Abstimmung in der Zeit ist nicht gelungen – es finden viele abrupte Übergänge statt. Die Bewegungen sind schnell, neue Impulse folgen in kurzen Abständen (rhythmisch-dynamische Passung).

Bei Betrachtung der *Dimension Kraft* (Drücken gegen die Schwerkraft als Ausdruck von Selbstwirksamkeit) *hat das Kind wenig Möglichkeiten zu experimentieren*, sich auszuprobieren, da es durch die Laufhilfe, den Hochstuhl und ständige Umarmungswünsche der Mutter daran gehindert wird. Die Mutter ist in ihren Handlungen immer zu schnell und zu intensiv.

Durch die *Laufhilfe* kann sich Christine letztlich nicht entsprechend ihrem Entwicklungsstand bewegen und ihre Möglichkeiten ausprobieren. Es besteht eine *Diskrepanz zwischen ihrem körperlichen Entwicklungsprozess und den Möglichkeiten der Laufhilfe*; dies führt auch zu einseitigen Belastungen des Körpers – viel Spannung im Oberkörper und wenig in den Beinen, die im Gerät herunterhängen. Bezogen auf die Intensitätskontur ist das Ergebnis eine regelrechte Spaltung im Körper: oben viel Intensität und Kraftaufwendung, unten wenig.

Bei der *Entwicklung der Vertikalen findet eine motorische »Konditionierung«* statt, die nicht in die normale motorische Entwicklung integriert ist. Hier erfolgt eine Fremdbestimmung des Kindes – scheinbar werden die Vertikale und die Sagittale trainiert, obwohl es von seinem sonstigen Entwicklungsstand noch nicht auf dieser Stufe ist. Christine wird in eine Bewegung gezwungen, die sie in Anbetracht ihrer Bewegungskompetenz psychophysiologisch noch nicht erreicht hat. Im gesamten Bewegungsablauf finden sich sehr viele nicht zu Ende geführte Bewegungsimpulse.

Rivalität der Eltern um die Gunst des Kindes Als problematisch für die Entwicklung des Kindes mag sich das rivalisierende Verhalten der Eltern erweisen, die, um ihre eigenen Bedürfnisse zu befriedigen, um die Zuneigung/Zuwendung ihrer Tochter buhlen. Damit unterbrechen sie oft Handlungsdialoge bzw. verhindern, dass sich gelungene und abgestimmte Dialoge zwischen Christine und einem Elternteil entwickeln.

In der Szene wird deutlich, wie die Mutter durch ihr Eingreifen die Entwicklung eines gelungenen und abgestimmten Dialogs zwischen Vater und Tochter unterbricht. Da aber oft beide Elternteile anwesend sind und sich um ihre Tochter kümmern bzw. um die Gunst ihrer Tochter konkurrieren, wird Christine ständig mit den unterschiedlichen Impulsen vonseiten der Eltern überfordert. Somit lernt sie wenig über ihre eigenen Bedürfnisse und Wünsche, weil ihr stets die Wünsche und Bedürfnisse der rivalisierenden Eltern widergespiegelt werden. Ihre Mentalisierungsfähigkeit wird eingeschränkt sein, weil die Mutter häufig nicht die Affekte von Christine markiert, sondern ihre eigenen spiegelt.

Konfliktvermeidung Insgesamt entsteht der Eindruck, dass insbesondere die Mutter darum bemüht ist, Konflikte mit ihrer Tochter zu vermeiden. Bei Einbeziehung der *stimmlichen Qualitäten* ist eine Diskrepanz zwischen Inhalt und Art der Äußerung festzustellen: Auf inhaltlicher Ebene spricht die Mutter Verbote aus, ihre Stimme ist aber eher lockend; der Inhalt wird also auf amodaler Ebene nicht angemessen begleitet. Sie vermittelt gleichzeitig zwei Botschaften, sodass sich Christine nicht wirklich orientieren kann, zu beobachten in der beschriebenen Szene; sie verbietet Christine, auf den Tisch zu schlagen, macht aber gleichzeitig ein Spiel daraus.

Auf der anderen Seite möchte sie *ihrer Tochter Konflikte und Frustrationen ersparen.* So lässt sie ihre Tochter zu wenig selbst ausprobieren, greift vorschnell ein und erschwert ihr damit eine Entwicklung zur Selbstständigkeit, die mit entsprechenden Frustrationen verbunden ist – das Gefühl von Selbstwirksamkeit entwickelt sich an den eigenen Grenzen. Die Mutter kann nicht aushalten, dass Christine z. B. aus Frustration weint. Im weitesten Sinne geht es um den Konflikt von Autonomie und Abhängigkeit: Wie viel Entwicklung kann sie geschehen lassen, ohne gleich einzugreifen oder die Probleme des Kindes selbst zu lösen?

Bei möglicherweise auftauchenden Konflikten beobachtet Christine ihrerseits genau die Mimik des Gegenübers, ist zunächst ernst, abwartend und beobachtend; dann lächelt sie so lange, bis der andere auch lächelt. *Sie hat das Muster ihrer Mutter übernommen*, die große Schwierigkeiten hat, Konflikte zuzulassen und auszutragen, und die immer wieder nach Harmonie/Anerkennung strebt.

Fazit

Beide Elternteile scheinen Bestätigung und ein Publikum für ihre Tochter zu suchen, die einmal ein erfolgreiches Mädchen werden soll. Im Umgang mit dem Kind wirken sie fast euphorisch und zeigen – so die Beobachterin – keine Ängste oder negativen Gefühle. Sie präsentieren, welche Fähigkeiten ihre Tochter hat und was sie Neues gelernt hat. Sie inszenieren ihre Tochter für die Beobachterin, ohne sich dabei wirklich auf das Kind abzustimmen. Sie bieten ein Programm und überfordern oft ihre Tochter. Insbesondere die Mutter wünscht sich sehnlichst, dass ihre Tochter Schauspielerin oder Gesangskünstlerin wird – eine Karriere, die ihr verwehrt wurde. Die Intuition der Mutter (intuitive Elternschaft), sich auf ihr Kind einzustimmen, ist dadurch eingeschränkt.

Es ist anzunehmen, dass die Mutter hier eigene unerfüllte Wünsche nach Anerkennung – sehr unreflektiert bzw. unbewusst – auf ihre Tochter projiziert. Das Kind gibt ihrem Leben einen Sinn, sie will alles tun, damit ihr Kind ein Star wird. Im Ergebnis wird es Christine schwer haben, ihre eigenen Bedürfnisse und Wünsche zu erkennen. Immer ist ihr Blick auf die Mutter gerichtet, sucht sie deren Anerkennung und Bestätigung, genau wie die Mutter diese bei ihrer Tochter sucht. Die Entwicklung von Christine führt möglicherweise zu einem »falschen Selbst« (Winnicott): Ständig lächelt das hübsche Mädchen in die Kamera; es wird nur ein kurzer, flüchtiger Blickkontakt hergestellt; ein Dialog kann sich nicht entfalten. Die Mutter spiegelt ihrer Tochter immer ihre eigene Bedürfnislage wider. Verhindert wird dadurch ein wirklicher Dialog mit wechselseitiger Bezogenheit, in dem Christine die Chance hätte, die Welt in ihrem eigenen Tempo zu erkunden, zu erobern und zu begreifen, die Welt mit ihren Augen zu sehen, begleitet von einer Mutter, die sich darauf einstellen kann.

Vielleicht grenzt sie sich später einmal massiv gegen ihre Mutter ab. Eine Auseinandersetzung zwischen Mutter und Tochter könnte dann einmal so aussehen:

Mutter: »Ich liebe dich über alles und hab' doch alles für dich getan.«

Tochter: »Du hast mich nie wirklich verstanden.«

Vielleicht resultiert daraus ein Autonomiekonflikt? Vielleicht wird Christine wirklich einmal ein Star, vielleicht sucht sie dann auch nach immer neuer Anerkennung und Bewunderung und kann keine wirklich partnerschaftlichen Beziehungen entwickeln. Vielleicht erschüttert sie später jede Kritik und Frustration – erlebt als massive narzisstische Kränkung – in hohem Maße.

6.6 Klinische Anwendung der Analyse der Körpersprache im Bonner Modell der Interaktionsanalyse (BMIA)

Die von Psychodynamikern trainierte Analyse therapeutischer Kommunikation im Sinne des szenischen Verstehens, wonach sich Affekte entfalten und vom Therapeuten mental aufnehmend und verstehend mit Bedeutungen und Interpretationen in Übertragungs-Gegenübertragungs-Szenen aufgeladen werden (Argelander 1970; Dührssen 1990), vernachlässigt die Ebene der visuell erschließbaren körpersprachlichen Kommunikation. Eine mehrdimensionale Operationalisierung der Beziehung unter Einschluss der Informationen aus der Körpersprache und eine stets kontextbezogene Interpretation der nonverbal übertragenen Gegenübertragung könnten zu einer Erweiterung des psychodynamischen Beziehungskonzepts führen und die Diskussion um weitere Bemühungen, den Körper in die OPD-2 bzw. OPD-2-KJ zu integrieren, anregen (s. ausführlich Trautmann-Voigt 2017, S. 165–195). Aus diesem Grund entsteht die Notwendigkeit einer Weiterentwicklung der Analyse der Körpersprache, die an dieser Stelle näher erläutert werden soll.

Das weiterentwickelte Instrument zur Analyse der Körpersprache (BMIA) bietet für eine interaktionsorientierte (operationalisierbare) psychodynamische Diagnostik Folgendes:

- *Anwendbarkeit* in offenen (therapeutischen) Beziehungskontexten durch videogestützte Beobachtung (Trautmann-Voigt & Moll 2011)
- *mehrdimensionale Interpretierbarkeit* hinsichtlich klinischer Anwendung und wissenschaftlicher Aussagen durch datenbankgestützte Kodierungen (Trautmann-Voigt & Zander 2007)
- *dialektische Verknüpfung* von beobachtbaren Körperverhaltenskategorien und einzuschätzenden qualitativen Aussagen sowie Kompatibilität mit der OPD-2 (Trautmann-Voigt 2017)

Für das Anliegen, Patient-Therapeut-Interaktionen in vivo zu beobachten und dabei sowohl Kriterien der klinischen Diagnostik zu berücksichtigen als auch quantitativ auswertbare Daten über das körpersprachliche Verhalten aller Interaktionspartner zu erlangen, wurde ein mehrdimensionaler Beobachtungsleitfaden entwickelt, dessen Berücksichtigung zur Beantwortung folgender Fragen führt:

1. Wie verhalten sich Therapeut und Patient sowohl im körpersprachlichen als auch im verbalen Kontakt zueinander, wenn sie Nähe und Distanz regulieren, wenn sie bestimmte Absichten vermitteln, wenn sie bestimmte Entscheidungen treffen? Mit anderen Worten: Was lässt sich zu ihrem Körperverhalten in Bezug auf die Nutzung des Raumes, der Intensität und zeitlicher Parameter sagen?
2. Können Bewegungseinheiten bzw. -episoden in einer Therapiestunde mithilfe der Beobachtung des verwendeten Bewegungsrepertoires genauer beschrieben werden? Und bergen solche Analysen möglicherweise Erklärungen für bestimmte Gegenübertragungsreaktionen?
3. Welche Handlungsdialoge synchronisieren sich, wenn überhaupt? Und welche Bewegungsantworten werden aus dem jeweils verfügbaren Bewegungsrepertoire ausgewählt, wenn intersubjektiver Austausch stattfindet?
4. Können durch Interaktionsanalysen verifizierbare Hypothesen hinsichtlich des Beziehungsmodus, der strukturellen Fähigkeiten und der Konfliktdynamik aufgestellt bzw. ergänzt werden?
5. Wie sehen während der verbalen therapeutischen Kommunikation *Passung, Bindung, Mentalisierung* und *Containment* in der Körpersprache aus?[22]

In Tabelle 6-7 wird zunächst das ausführliche Kategoriensystem präsentiert.

6.6.1 Sechs Indikatorvariablen für die klinische Praxis

In unseren Untersuchungen und insbesondere in der Anwendung von Interaktionsanalysen in der klinischen Praxis hat sich schnell herausgestellt, dass die Analyse der Beziehung aus körpersprachlicher Perspektive unter Be-

22 Eine ausführliche Diskussion sowie zahlreiche klinische Fallbeispiele finden sich u. a. in Trautmann-Voigt & Moll (2011).

Tab. 6-7 BMIA – bipolare Bewegungskategorien (weiterentwickelt in Trautmann-Voigt & Voigt 2017, S. 179)

Dimensionen	Pol 0 »frühe« Bewegungen/ *core elements*	Kategorien/Bewegungsmöglichkeiten	Pol 1 »expansive« Bewegungen/*core elements*
Energie (1–5): Auskunft über **Intensität/ Kraft**	nicht kontrahiert	1. Muskulatur	kontrahiert
	Impulse nicht hemmend/ fließend	2. neurologische Impulsübertragung	Impulse hemmend/ stoppend
	ohne Krafteinsatz/»Schwere«/ Eigengewicht	3. grundsätzliche Energiemobilisierung	mit starkem Krafteinsatz
	wenig intensiv/niedrig	4. Intensitätsniveau	intensiv/hoch
	zur Schwerkraft hin	5. Auseinandersetzung mit der Schwerkraft	gegen die Schwerkraft
Formung (6–10): Auskunft über **Körperteil-besetzung**	zu Körperachsen hin/ einwärts	6. Ein- und Auswärtsbewegungen	von Körperachsen weg/ auswärts
	Torsodominanz	7. Körperteileinsatz	Gliederdominanz
	gebeugt	8. Aktivität von Gliedern und Gelenken	gestreckt
	rund	9. Körperform	gerade/geradlinig
	symmetrisch	10. Körpersymmetrie	asymmetrisch
(11): **Impuls-kontrolle**	zitternd, vibrierend, windend, »unwillkürlich«/ zurückgehalten	11. affektmotorischer Gesamtausdruck/Expansionsdrang als Gesamteindruck	impulsiv, ballistisch, wuchtig, »schleudernd«/ ausbrechend
Raum (12–15): Auskunft über **Raumnutzung von Körperteilen**	rotierend	12. Bewegungsformen im Raum	gleichmäßig geführte Bewegung
	bidirektional: hin und her oder vor und zurück	13. Bewegungsrichtungen	in eine Richtung strebend
	wenig ausgedehnt/eng	14. Kinesphäre/Reichweite	stark ausgedehnt/weit
	horizontal	15. bevorzugte Axialität (*body alignment*)	vertikal

Dimensionen	Pol 0 »frühe« Bewegungen/ *core elements*	Kategorien/Bewegungsmöglichkeiten	Pol 1 »expansive« Bewegungen/*core elements*
Zeit (16–18): Auskunft über **rhythmische Passung**	schnell	16. Passung: zeitlich/ temporal	langsam
	unterbrochen/fragmentiert	17. Übergänge/rhythmische Passung	kontinuierlich/gleichmäßig
	alternierend	18. Formung im Bewegungsfluss	fixierend
Modus/Fluss (19–22): Auskunft über **Dynamik der Bewegungsrepertoire-nutzung**	wiederholend/repetitiv	19. Variabilität im Bewegungsfluss	variierend/moduliert
	rhythmisch-dynamisch wenig differenziert	20. Differenzierung von Bewegungen	rhythmisch-dynamisch differenziert
	ungerichtet/explosiv/ indirekt	21. Bewegungssteuerung im Kontakt	gerichtet/moduliert/ direkt
	verstreuend	22. visuelle Aufmerksamkeit	fokussierend

rücksichtigung aller 22 bipolaren Kategorien zu aufwendig ist. So wurden insgesamt *sechs Indikatorvariablen* aus dem ursprünglichen Modell (s. Tab. 6-7) bestimmt, die den drei Dimensionen entsprechen, die bei Laban, Stern und Shahar-Levy teils sprachlich unterschiedlich bezeichnet werden (s. Tab. 6-6, S. 214 ff.), aber eigentlich die drei Grunddeterminanten des In-der-Welt-Seins meinen. Es handelt sich um die in der Physik so bezeichneten Dimensionen Raum, Kraft und Zeit. Die folgenden Kategorien, die wir für die Analyse der Körpersprache ausgewählt haben, erachten wir demnach für praktikabel und sinnvoll:

- **(3) »Grundsätzliche Körperintensität (Energiemobilisierung gegen die Schwerkraft)«** mit dem introvertierten Bewegungselement »ohne Krafteinsatz/Schwere« und dem expansiven Bewegungselement »starker Krafteinsatz«. Diese Kategorie gibt Auskunft über *Absicht/Motivation.*
- **(7) »Körperteileinsatz/Explorationsverhalten«** mit dem introvertierten Bewegungselement »Torsodominanz« und dem expansiven Bewegungselement »Gliederdominanz«. Diese Kategorie gibt Auskunft über *Differenzierung im Kontakt.*
- **(11) »Art des Expansionsbedürfnisses (Energiemobilisierung bzgl. Impulsivität)«** mit dem introvertierten Bewegungselement »unwillkürlich« und dem expansiven Bewegungselement »impulsiv«. Diese Kategorie gibt Auskunft über *Loslösung und Individuation sowie Angemessenheit der Impulskontrolle.*
- **(14) »Orientierung bei Ausdehnung und eigener Reichweite«** mit dem introvertierten Bewegungselement »wenig ausgedehnt bzw. eng« und dem expansiven Bewegungs-

element »stark ausgedehnt bzw. weit«. Diese Kategorie gibt Auskunft über *Nähe- und Distanzregulation (Selbst- und Fremdbezug).*

- **(17) »Gestaltung von Übergängen«** mit dem introvertierten Bewegungselement »abrupt bzw. unterbrochen sowie fragmentiert« und dem expansiven Bewegungselement »kontinuierlich bzw. gleichmäßig«. Diese Kategorie gibt Auskunft über *rhythmische Passung als Qualität des affect attunement.*
- **(19) »Adaptive/variable Nutzung des Bewegungsrepertoires (im Bewegungsfluss)«** mit dem introvertierten Bewegungselement »wiederholend bzw. stereotyp, repetitiv« und dem expansiven Bewegungselement »variierend, modulierend«. Diese Kategorie gibt Auskunft über *(entwicklungsbezogene) Kommunikations-/Regulationsfähigkeit.*

6.6.2 Die Fragekategorien im BMIA

Um das Ausmaß der *graduellen Abstufung der Nutzung eines Bewegungselements aus dem Bewegungsrepertoire* zu kodieren, wird auch im BMIA eine vierstufige Skala eingesetzt, in der darstellbar wird, ob das gezeigte Bewegungselement sehr gering, mäßig, stark oder überstark ausgeprägt ist. Dies kann durch eine Markierung, z. B. ein X, dargestellt werden (bei I, II, III oder IV wie in der binären Skala zur Codierung dargestellt; s. Tab. 6-8). Wichtig ist, darauf hinzuweisen, dass in einer gegebenen Sequenz eine Kategorie *sowohl* in ihrem introvertierten *als auch* in ihrem expansiven Pol auftauchen kann. Die *Gewichtung* gilt es vom Beobachter, aufgrund des vorwiegend gezeigten körpersprachlichen Verhaltens, festzustellen.

Eine solche Skala zur Interaktionsanalyse wird bei Videoauswertungen von allen Kommunikationspartnern in einer Beobachtungssequenz angefertigt. Qualitative Aussagen über Interaktionen ergeben sich, wenn man diese Beobachtungen in ein Verhältnis zueinander setzt und sich sodann auf der Basis dieser körpersprachlichen Beobachtungen folgende Fragen beantwortet.

- Welche Wahrnehmungskanäle des Patienten/Therapeuten sind besonders stark aktiviert (akustisch, visuell, taktil, kinästhetisch, haptisch)?
- Wie erlebt der Therapeut den Informationsaustausch (z. B. angenehm, beruhigend, unangenehm, ermüdend, aktivierend, erfreulich, bedrohlich, abstoßend, irritierend, aufregend, anstrengend)? Durch welche Beobachtungen hinsichtlich der *Intensität* und *Energiemobilisierung* lässt sich dieser Eindruck belegen?
- Von wem gehen Impulse häufiger aus? Wie sind Aktionen und Reaktionen aufeinander bezogen? Durch welche Beobachtungen hinsichtlich der *Gestaltung von Übergängen und des Bewegungsflusses* lässt sich dieser Eindruck belegen?
- Welchen Interaktionsmodus wählt der Patient in Bezug auf den Therapeuten bzw. der Therapeut in Bezug auf den Patienten (scheu, zurückgezogen, gehemmt, unterwürfig, anklammernd, entspannt, freundlich, überaktiv, vereinnahmend, ermunternd, kommunikativ, abladend, einladend, hektisch bemüht usw.)? Durch welche Beobachtungen hinsichtlich der *Nähe-Distanz-Regulierung und Fokussierung* lässt sich dieser Eindruck belegen?[23]

23 Zahlreiche klinische Beispiele finden sich auch in Trautmann-Voigt & Moll (2011) sowie in Trautmann-Voigt (2017, S. 165 ff.).

6.6.3 Drei Fragekategorien mit je drei binären *core elements*

Drei Fragekategorien mit je drei binären *core elements*, welche die vierstufigen Ränge zwischen P(0) bzw. P(1) bezeichnen, beziehen sich auf:

- **Kraft/Intensität/Energie** mit den drei *core elements*
  - Energiemobilisierung im Körper
  - auffällige Körperimpulse in einzelnen Körperteilen
  - Muskeltonus (Anspannung – Entspannung)
- Selbst- und Objektwahrnehmung in der **Ausrichtung des Körpers im umgebenden Raum** mit den drei *core elements*
  - Körperteildifferenzierung
  - Nähe-Distanz-Regulation
  - Fokussierung auf das Gegenüber
- **Zeit/rhythmisch-dynamische Passung** mit den drei *core elements*
  - Gestaltung der Übergänge
  - Gestaltung des Bewegungsflusses
  - Gestaltung des Bewegungs-/Sprechtempos

6.6.4 Beispiel und Auswertung einer ausgefüllten Leitlinie zur Interaktionsanalyse[24]

Tabelle 6-8 dient als Beispiel für die Dokumentation einer Interaktionsanalyse. Das »X« steht für eine Häufigkeitsangabe, während das »–« dafür gesetzt wird, dass man in jenen Bereichen keine Aktivität erkennen kann.

Auswertung

Dieser körpersprachliche Informationsaustausch zwischen einem Patienten und einem Therapeuten in einer Videosequenz zeigt eine sehr geringe Energiemobilisierung beim Patienten, indessen eine starke Mobilisierung von Energie beim Therapeuten. Der Patient zeigt eher fragmentierte Bewegungen sowie einen kaum modulierten Bewegungsfluss, hingegen weist der Therapeut einen extrem variablen Bewegungsfluss auf, was auf den Versuch eines Ausgleichs der Stereotypen bzw. einer Motivation zur Anregung größerer Flexibilität beim Patienten schließen lässt. Während der Patient eher schnell und flüchtig im Kontakt ist, verhält sich der Therapeut langsam und auch hier eher kontinuierlich. Die Reaktion des Therapeuten dient zum Ausgleich des Patientenverhaltens sowie als Aufforderung im Kontakt zu verweilen. Hohe Torsodominanz des Patienten wird durch starke Gliederdominanz des Therapeuten kontrastiert. Geringe Bewegungsausdehnungen fallen beim Patienten auf, eine große Reichweite hingegen beim Therapeuten. Einzig die Fokussierung variiert bei beiden zwischen indirekt-peripherer und gerichtet-fokussierter Ausrichtung, was auf einen insgesamt unsicheren Kontakt hindeutet. Insgesamt ist festzustellen, dass der Therapeut fast durchgängig in P(1), also im expansiven Modus ist, derweil sich der Patient fast durchgängig in P(0), also im regressiven Modus befindet. Es zeigt sich demnach ein nicht ausgeglichenes Interaktionsmuster, in dem der Therapeut die Führung übernimmt.[25]

24 Im Anhang A3 (S. 440 ff.) findet sich die Leitlinie zur Interaktionsanalyse nach BMIA.

25 Die Operationalisierung im BMIA erlaubt weitere Forschung zu Interaktionsanalysen in verschiedensten Kontexten, welche begrüßenswert wäre.

Tab. 6-8 Ausgefüllte Leitlinie zur Interaktionsanalyse nach BMIA

Fragekategorie BMIA	**Patient/-in**								**Therapeut/-in**							
Informationsaustausch/binäre Skala	**P(0)**				**P(1)**				**P(0)**				**P(1)**			
P(0) eher »regressiv« P(1) eher »expansiv«	**I**	**II**	**III**	**IV**	**I**	**II**	**III**	**IV**	**I**	**II**	**III**	**IV**	**I**	**II**	**III**	**IV**
Kraft/Intensität/Energie																
1. Ist die hauptsächliche *Energiemobilisierung im Körper* gerichtet P(0) hin zur Schwerkraft, nach unten? P(1) gegen die Schwerkraft, nach oben?				X	–				X							X
2. Ist die affektive Ladung bzw. der Ausdruck von *Körperimpulsen in einzelnen Körperteilen* eher P(0) zitternd, unwillkürlich, »gewunden« bzw. zurückgehalten, nach innen gehalten? P(1) ausbrechend, impulsiv, schleudernd, hervorbrechend, ungesteuert, nach außen gerichtet?				X	–					X				X		
3. Ist der *Muskeltonus* und damit »die Absicht, etwas zu bewegen«, eher P(0) schlaff, schwach? P(1) kontrahiert, stark angespannt?				X	X				X							X
Selbst- und Objektwahrnehmung in der Ausrichtung des Körpers im umgebenden Raum																
1. Wie *differenziert* werden die einzelnen *Körperteile* in der Interaktion eingesetzt: P(0) Torsodominanz, eher »blockartig«? P(1) Gliederdominanz, differenzierter Körperteileinsatz, z. B. mit Armen/Händen/Beinen/Füßen?				X	X					X					X	

Fragekategorie BMIA	**Patient/-in**								**Therapeut/-in**							
Informationsaustausch/binäre Skala **P(0) eher »regressiv«** **P(1) eher »expansiv«**	**P(0)**				**P(1)**				**P(0)**				**P(1)**			
	I	**II**	**III**	**IV**	**I**	**II**	**III**	**IV**	**I**	**II**	**III**	**IV**	**I**	**II**	**III**	**IV**
2. Wie wird die *Nähe-Distanz-Regulation* gestaltet durch *Blick- und/oder Bewegungsrichtung*: P(0) wenig ausgedehnt, eng, eher rückwärts gerichtet? (v. a. Blick, obere Gliedmaßen) P(1) stark ausgedehnt, weit, eher vorwärts gerichtet? (v. a. Blick, obere Gliedmaßen)				X		X			–						X	
3. Wie ist die *Fokussierung auf das Gegenüber* oder auf die Umgebung ausgerichtet: P(0) indirekt, peripher, defokussierend? P(1) direkt, gerichtet, fokussiert, geradeaus?	X						X		X						X	
Zeitlicher Verlauf/Rhythmisch-dynamische Passung																
1. Wie sind einzelne Handlungssequenzen miteinander verbunden, wie gestalten sich *Übergänge*: P(0) fragmentiert, abrupt, schnell? P(1) kontinuierlich, allmählich, langsam?			X		X				X							X
2. Wie gestaltet sich der *Fluss von Bewegungen* im Körper hinsichtlich Variabilität/Flexibilität: P(0) repetitiv, stereotyp, immer ähnlich? P(1) modulierend, variabel, kreativ?				X	–				X							X
3. Wie gestaltet sich das *grundlegende Bewegungstempo/Sprechtempo*: P(0) schnell – flüchtig? P(1) langsam – kontinuierlich?				X	X				–						X	

7 Körpersprache und Psychodynamik

7.1 Die Wirksamkeit von Interventionen unter Einbezug der Körpersprache

Theoretische Bezugspunkte für die Entwicklung von Interventionen, die die Ebene der Körpersprache nicht nur mental, sondern auch aktiv durch körpersprachliches Handeln in der Therapiestunde berücksichtigen (Abb. 7-1), sind jenseits aller technischen und methodischen Überlegungen:

- neuere Hirnforschung mit der Entdeckung der Spiegelvorgänge (Rizzolatti et al. 2002), der Synchronisierung (Stern 2018) und der Neurobiologie des Fühl-Körpers (Damasio 2003; s. Kap. 3, S. 27 ff.)
- klinische Säuglings- und Bindungsforschung mit der Hervorhebung der Bedeutung sicherer Bindungsmuster (Bowlby 1958, 1982) der Feinfühligkeit (Ainsworth 1967; Ainsworth & Bell 1977; Ainsworth & Wittig 1969) und der Selbstreflexivität der Bezugsorganisation sowie der aktiven Explorationsförderung im Spiel (Fonagy & Target 2002, 2003, 2015; Stern 2016; Winnicott 1992, 2018; s. Kap. 4, S. 57 ff.)
- Bedeutung von erlebter Zeit und des erfahrenen Rhythmus und der Intensität in der gegenwärtigen (Therapie-)Beziehung (s. Kap. 5, S. 99 ff.)

Stern (2018) reflektiert mit Bezug auf Hirnforschung, Säuglingsforschung und Philosophie/

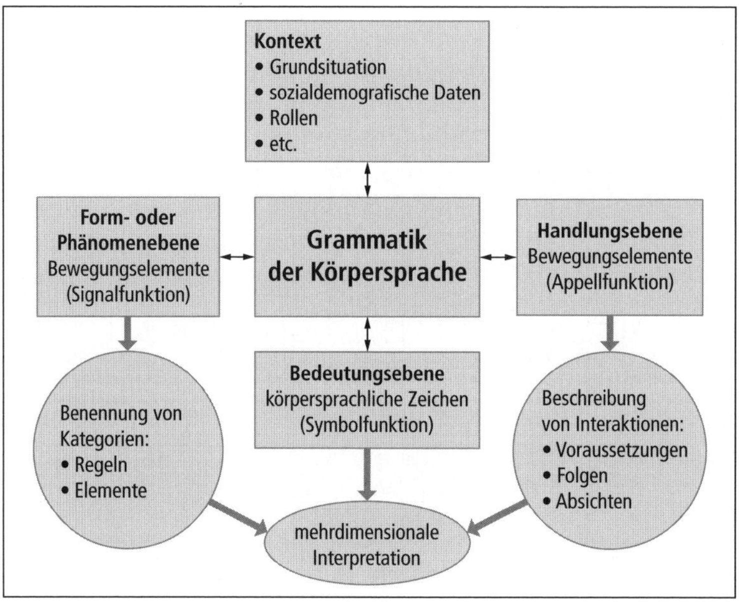

Abb. 7-1 Grammatik der Körpersprache (s. auch Abb. 3-4, S. 47).

Phänomenologie (Damasio, Husserl, Bergson) insbesondere die Bedeutung der **Zeit** für die Psychotherapie. Aha-Erlebnisse als Einheit von Körper, Geist und Gefühl entstehen nur dann, wenn der Mensch den Augenblick als bewegte und bewegende Erlebniskontur ganz erfasst, also seine Gegenwärtigkeit im Sein bewusst und achtsam erlebt. Die Entfaltung eines Jetzt-Moments ist dabei aber nicht vorhersehbar! Es braucht Zeit im Vorfeld. Insofern erscheint uns eine nur auf Effektivität im Sinne von Zeitersparnis angelegte Therapie bedenklich.

Aus der Sicht einer gezielten Einflussnahme auf die Körpersprache müssen, wie in diesem Kapitel zu zeigen sein wird, die psychischen Themen, die die impliziten Wahrnehmungen eines Patienten im Moment besetzen und die sich im Körperausdruck zeigen, in den Fokus der Aufmerksamkeit gerückt werden. Dies erfolgt besonders über gezielte Bewegungsexplorationen bzw. Übungen. Es soll in der Therapiestunde Zeit zum Experimentieren und Erfahren des eigenen Körpers gegeben werden: Dies ähnelt in Teilen der freien Assoziation der Psychoanalyse. Doch die Experimentalzeit ist nicht unbegrenzt. Experimentieren muss manchmal neu gelernt werden. Eine fokussierende Vorbereitung von »wichtigen Augenblicken« durch gezielte Übungsanweisungen erweist sich oft als sinnvoll.

Wir unterscheiden methodisch:

- Übungsorientierung,
- Erlebnisorientierung,
- Konfliktorientierung und
- Stabilisierung bzw. Traumaorientierung.

Dabei sollen gleichermaßen die konkrete Problematik und das Anliegen bzw. Problem des Patienten bearbeitet, die Beziehungsperspektive in den Blick genommen sowie eine gezielte Ressourcenaktivierung berücksichtigt werden.

Wie intervenieren Psychotherapeuten auf der Ebene der Körpersprache unter Berücksichtigung der Beziehung, der Probleme und Ressourcen?

Ursprünglich wurde in der **frühen Psychoanalyse** davon ausgegangen, dass spannungsreiche Momente, die in spezifischen Erlebnissen entstanden, eine grundsätzlich generalisierende Wirkung haben, so wie ein Felsbrocken, der in einen ruhigen Teich geworfen wird. Daraus resultierte lange Zeit die besondere Bedeutung einer Fixierungstheorie mit folgendem Interventionsfokus: Frühe Traumata in spezifischen Lebensphasen führen zu einem Einbruch in der Persönlichkeitsentwicklung. Therapeutisch soll daher immer eine Regression bis zu diesem Fixierungspunkt eingeleitet und dann in der Übertragungsbeziehung eine Korrektur vorgenommen werden, um Heilung in einem positiv haltenden Kontakt zu erleben.

Die **neuere Säuglings- und Hirnforschung** stützt diesen Gedanken grundsätzlich schon, allerdings mit anderen Konsequenzen für die Ebene der Intervention: Die Deutung der Übertragungsbeziehung ist eben nicht immer die beste aller Möglichkeiten. Es ist nicht immer sinnvoll und möglich, zeitlich ausgedehnte Erinnerungs- und dann erst Neuorientierungsprozesse entstehen zu lassen. Vielmehr ist das Bild vom Teich, der ein ökologisches Gesamtsystem mit vielen Einflussfaktoren darstellt (Wetter, Jahreszeiten, Erosion usw.), ein Symbol für den ständigen Erlebensstrom mit aktuellen Eingriffsmöglichkeiten. Es wurde die Bedeutung des Hier und Jetzt, ähnlich der Gestalttherapie in einer leiblichen Aktualbeziehung mit der Möglichkeit klarer Strukturierung und Begrenzung der Regression neu entdeckt.

Kumulative Hintergrunderfahrungen nennt Lichtenberg (1991) die wichtigsten Einflussgrößen, die auf die fünf grundlegenden *motivationalen Systeme* (physiologische Regulation,

Bindung, Exploration, Aversion und sinnlicher Genuss) zurückgehen, auf die die therapeutische Aufmerksamkeit gerichtet werden sollte (s. Kap. 5.5, S. 140 ff.). Stern (2016) spricht von den *Repräsentationen verallgemeinerter Interaktionserfahrungen*, den RIGs, die sich durch beschreibbare Intensitätskonturen erkennen lassen und die Basis aller beschreibbaren Affekte bilden (s. Kap. 5.4, S. 134 ff.). Young (2008) differenziert durch die Frustration von Grundbedürfnissen (Bindung, Orientierung, Selbstkontrolle, Selbstwert, Lust) entstandene frühe maladaptive Schemata, ähnlich Grawe (2004), der von vier Grundbedürfnissen nach Bindung, Kontrolle, Selbstwert und Lustgewinn spricht.

In all diesen Modellen wird weniger von einmaligen Ereignissen mit hoher Spannung ausgegangen, vielmehr handelt es sich jeweils um die meist eher geringen oder mäßigen Spannungen im alltäglichen Leben, die *wiederkehrenden Erlebnisse*, die zeitlichen, örtlichen und personellen Redundanzen, die zu Schemata bzw. übergeordneten Beziehungserfahrungen generalisiert wurden. Bei Traumapatienten, die insgesamt durch häufig wiederkehrende Überflutungserlebnisse mit *hoher Intensität* geprägt sind, sind solche Redundanzen allerdings fast immer mit einer sehr hohen Spannung verbunden (s. Kap. 6.2, S. 176 ff.).

Schulenübergreifend gibt es wahrscheinlich nur zwei grundsätzliche Dimensionen, die Psychotherapie wirksam machen: Gelungene Beziehungsregulierungen und gezielte problembezogene Interventionen. Das eine knüpft eher am impliziten Wissen an, das andere bedarf einer theoretisch fundierten und gut eingesetzten Technik und sollte sich auf alle Ebenen der menschlichen Wahrnehmungen, auf Kognition, Motorik und Emotion beziehen. Dabei spielen die theoretische Ausrichtung sowie die methodische Umsetzung eine eher sekundäre Rolle.

Es geht im Kern jeder Interventionsstrategie um eine Ressourcenaktivierung in einer maßgeschneiderten Beziehung und um gezielte störungs- und problembezogene Interventionen (Grawe 2004). Gezielte Ressourcenaktivierung richtet sich, folgt man Grawes

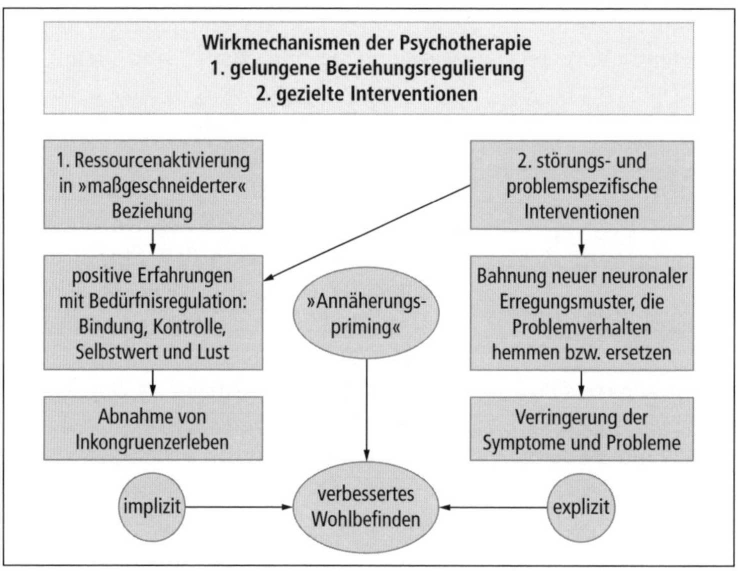

Abb. 7-2 Wirkmechanismen der Psychotherapie.

Einteilungsraster, z. B. auf positive Erfahrungen des Bindungs-, des Orientierungs- und Kontroll-, des Selbstwert- und des Lustbedürfnisses. Gezielte problemspezifische Interventionen bahnen neue neuronale Erregungsmuster, die das aktuelle Problemverhalten hemmen oder ersetzen.

Dies führt auf der einen Seite zu einer Abnahme von Inkongruenzerlebnissen und auf der anderen Seite zur Verringerung von Symptomen und Problemen und letztlich zur Verbesserung des Wohlbefindens (Abb. 7-2).

Egal, welche Methode Psychotherapeuten favorisieren, wenn Ressourcenorientierung und Störungsorientierung *möglichst immer* auf positive (Körper-)Erfahrungen mit der eigenen Bedürfnisregulation im Hier und Jetzt zurückbezogen werden können, dann kommt es zum sogenannten **Annäherungspriming**, also zu einer Aktivierung von positiv geladener psychischer Aktivität und zur Hemmung von Abwehr- und Vermeidungsstrategien. Diese Theorie Grawes ähnelt einigen Überlegungen Fonagys (Fonagy & Target 2002, 2015), der hervorhebt, dass sich Therapeuten in die Bedürfnislage und in die Problematik ihres Gegenübers hineinversetzen müssen wie eine Mutter in ihr Kind und dabei sowohl die Exploration anregen als auch, wenn nötig, die inneren Bremssysteme (wieder) in Gang setzen helfen. Dies versuchen enge Bezugspersonen intuitiv implizit vor allem über körpersprachliche Synchronisierung, Spiegelung und Abstimmung, wie in Abbildung 7-3 dargestellt (s. auch Kap. 5.4.1, S. 134 ff.).

7.1.1 Behandlungsprinzipien

Therapeuten benötigen zusätzlich zu ihrer intuitiven und besonders geschulten Beziehungskompetenz eine reflektierte therapeutische Diagnostik, Methodik und gezielte

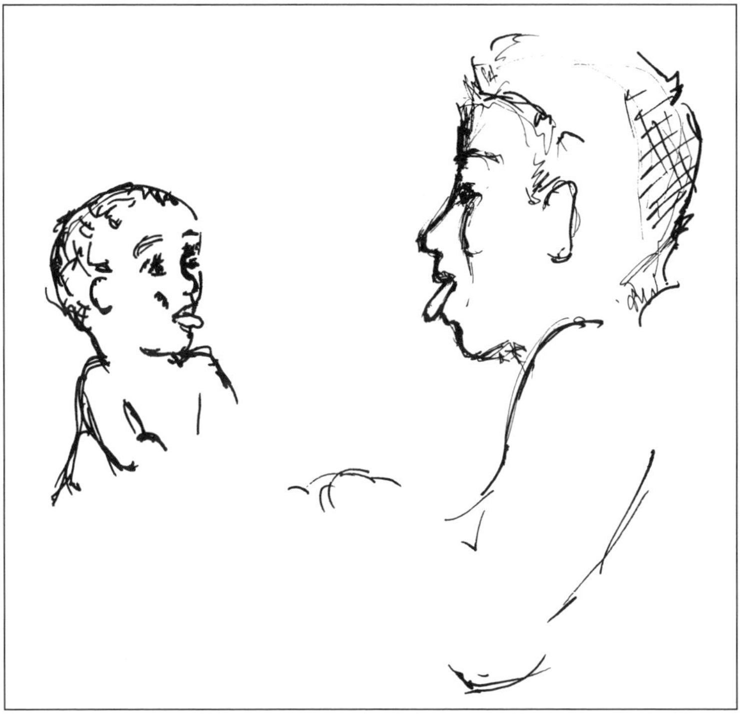

Abb. 7-3 Spiegelung und Synchronisierung.

Interventionsstrategien. Grundlegende Behandlungsprinzipien, die ein »Annäherungspriming« anstreben, sind, je nach Schule etwas anders konzipiert.

In vielen Therapierichtungen lassen sich aber unseres Erachtens folgende **fünf grundlegende Prinzipien** finden, die jeweils nur unterschiedlich terminologisch benannt werden, wobei die tiefenpsychologische Terminologie hervorgehoben ist:

- *Verbalisierung*/Klärung und Stabilisierung psychischer, sozialer und somatischer Zustände
- Dekonditionierung (VT-Terminologie) bzw. *Konfliktbearbeitung* (TP/AP-Terminologie) traumatisierender negativer (Körper-)Erinnerungen oder -reaktionen
- Rekonstruktion positiver (prätraumatischer) Schemata (nach moderner VT-Terminologie) bzw. *Repräsentanzen* (nach Stern und moderner TP/AP-Terminologie) bzw. motivationaler Strukturen (nach Lichtenberg) bzw. Domänen (nach Young) bzw. Grundbedürfnisse (nach Grawe)
- *Wiederherstellung* sicherer persönlicher und *sozialer Beziehungen*
- *Ermöglichung heilender* (affektmotorischer) *Erfahrungen*

Die Berücksichtigung dieser fünf Prinzipien möchten wir auf der Basis des Ansatzes von Grawe für die Interventionsentwicklung vorschlagen unter besonderer Berücksichtigung der Theorie der motivationalen Systeme nach Lichtenberg und der Repräsentanzen nach Stern. Diese wurden auch zur Begründung des bewegungsanalytischen Vorgehens (s. Kap. 6, S. 157 ff.) herangezogen (s. u. a. Trautmann-Voigt & Voigt 1997, 1998a, 2001, 2007a, b, 2010a – c).

Bei einer hilfreichen Interventionsentwicklung im **therapeutischen Dialog** gilt es Folgendes zu beachten:

- Es geht darum, gemeinsam mit dem Patienten Redundanzen und maladaptive repetitive Muster in den impliziten Gedächtnisarealen, also in den nonverbalen Kodierungen, zu erforschen.
- Es müssen dabei die Bedingungen des affektiven Lernens berücksichtigt werden (Rudolf 2012): Dazu gehören die Affektgenerierung, die Affektwahrnehmung die Affektdifferenzierung und die Affektkontrolle, die aufs engste mit der Entwicklung körpersprachlicher Erfahrungen verknüpft sind.
- Lernen kommt bei Interesse und Neugier zustande. Bei wacher Aufmerksamkeit ist der Aufbau sensomotorischer Schemata optimal, dagegen ist im Zustand der *high tension* die Informationsaufnahme und -verarbeitung sehr begrenzt, wenn nicht unmöglich (Lichtenberg 1991). Daher muss für eine gewisse Leichtigkeit und eine positive Grundatmosphäre gesorgt werden, was durch kreatives Arbeiten in der Stunde besonders gut gelingen kann.

Das Selbstempfinden, das als ein einheitliches Erleben auf der Basis der Organisation bestimmter Motivationssysteme hervorgeht sowie eine aktive Regulierung von *im Körper sichtbaren Systemzuständen* muss durch den Therapeuten sowohl in seiner körperlichen Gegenübertragung miterfasst werden als auch mithilfe eines beschreibenden Systems analysiert werden können.

7.1.2 Bezugspunkte der Interventionsentwicklung

Therapiegestaltung

In den Vordergrund des Interesses rückt das individuelle Körpererleben des Patienten. Es wird genau beobachtet und gezielt angesprochen. Selbst- und Fremdwahrnehmungen, die das Körperbild (die Einschätzung des eigenen

Körpers) betreffen, werden über strukturierte Gespräche als Teilaspekte des Selbsterlebens reflektiert. Die Gestaltung der Therapie erfolgt dabei auf zwei Ebenen: auf der Ebene des bewegten Handlungsdialogs zweier interagierender Körper und der gemeinsamen Auswertung innerer und äußerer körperlicher Aktionen (Trautmann-Voigt & Voigt 1997, 1998a, 2003a, b).

Umgang mit Strukturdefiziten

Emotional instabile Menschen zeichnen sich durch Polysymptomatik und Überflutungszustände durch Wut, Angst, Hass oder andere Emotionen aus. Unerträgliche affektive Dysregulationen führen nicht selten zu selbstverletzendem (Körper-)Verhalten oder Substanzmittelmissbrauch, der ebenfalls körperliche Leidenszustände nach sich zieht. Extreme Liebes- oder Hassgefühle prägen auch die interpersonellen Beziehungsmuster. Konflikte werden eher interpersonell als intrapsychisch erlebt und entsprechend in Beziehungen, (z. B. durch körperliche Gewaltanwendung), agiert. Eine allgemeine Ich-Schwäche als strukturelles Merkmal, verschiedenste Einschränkungen der Ich-Funktionen, der Impulskontrolle und eine oft chaotische Lebensbewältigung können dazu kommen (Rudolf 2012). Es gibt nicht immer ein kohärentes Selbstbild, noch weniger ein gutes Bild von den wichtigen Bezugspersonen. Menschen in einer Psychotherapie erleben sich selbst sowie andere im Verlauf von kürzeren oder längeren Zeiteinheiten als uneinheitlich oder widersprüchlich, als unzureichend, bedürftig, voller Symptome oder unstet. Meist fehlen klare Vorstellungen über die Bedürfnisse des eigenen Körpers (z. B. Wechselspiel von Ruhe und Aktivierung, geregelte Energiezufuhr).

Ziele

- körperbezogene Stärkung von betroffenen Ich-Funktionen: Selbst- und Objektwahrnehmung, Selbststeuerung, Kommunikation, Abwehr, Bindung
- Förderung der Affektdifferenzierung, der Selbst- und Fremdwahrnehmung, der Selbstwertregulation, des Selbstausdrucks, der Selbstwirksamkeit
- Regulierung der (Körper-)Beziehung zu sich selbst und zu anderen, d. h. auch Förderung der kommunikativen Kompetenz
- Förderung, Stärkung oder Neucodierung von Genussfähigkeit mit sich selbst und im Kontakt, Empathie und Spielfähigkeit
- Einflussnahme auf das Konzept des Körperbildes: Bei erlittenen Traumata, die das Körperbild verzerrt haben, unterstützt ein positives Körpererleben, z. B. durch das Erleben von körperlicher Spannungsreduktion, die Neucodierung relativierender Körpererfahrungen (Schenk & Schedlich 2001).
- körperbezogenes Stoppen von affektiven Überflutungserlebnissen: Damit kann der psychophysischen Stressreaktion, die zum Zeitpunkt einer Traumatisierung grundsätzlich erfolgt, aktiv entgegengewirkt werden.

Methodik

Die sechs wichtigsten methodischen Aspekte einer körperbezogenen Psychotherapie sind im Einzelnen:

1. **Sammeln ausgewählter sensorischer Erfahrungen:** etwa durch positiv besetzte Musik, Klänge, Gerüche, Nähe-Erlebnisse, Farben. Hierdurch können bei Trauma- und Borderline-Patienten z. B. Intrusionen oder Flashbacks begrenzt werden.
2. **Externalisierung inneren Erlebens:** durch Umsetzen von psychischen Themen in Be-

wegungsthemen wie: Stand halten, Balance halten, sich anlehnen, Widerstand bieten, öffnen und schließen, fixieren und lösen, symbolisch oder mit Materialien erproben lassen. Hierdurch können unbewusste oder abgewehrte Bedürfnisse zum Ausdruck kommen.

3. **Inszenierung von Unsagbarem:** durch z. B. Umsetzung von belastenden Themen mit Materialanwendung: Papier bemalen und zerschneiden/zerknüllen, Tongebilde kneten und zerquetschen, gegen Sandsack schlagen, Rituale in Bewegung entwickeln. Durch Inszenierungen kann quälendes Erleben externalisiert und körpersprachlich kommuniziert werden.
4. **Probehandeln im therapeutischen Handlungsdialog:** führen und folgen, geben und nehmen, halten und gehalten werden. Hierdurch können Schutz, Halt und/oder Selbstwirksamkeit erlebt werden.
5. **Übungen zur Nähe-Distanz-Regulation, zur Intensitätsdosierung und zur rhythmischen Passung:** Raumrichtungen und Abstände erproben, Übungen zur Körperkraft und Ausdauer mit oder ohne Material, Tanz und Bewegung im spiegelnden Kontakt. Hierdurch wird das körperliche Verhältnis zur Umgebung (Raumwahrnehmung), zur eigenen Impulsivität (Intensitätsdosierung) und zur Abstimmung im Kontakt (Rhythmische Passung) geschult.
6. **Angebote zur Kompensation von Negativ-Erlebnissen durch positive Körpererfahrungen:** Rücken an Rücken, vorsichtige Handkontakte und andere, sorgsam dosierte Körperkontakte; hierdurch kann das Körper-Selbst neu besetzt werden.

Umgang mit der Psychodynamik

Manchmal ist die Stimmung von Patienten z. B. von Angst vor Trennung und Objektverlust oder vor Vereinnahmung durch das Objekt oder Selbstverlust gekennzeichnet. Es stehen z. B. unreife Abwehrorganisationen wie Spaltung im Vordergrund, begleitet von primitiver Idealisierung, Entwertung, Verleugnung oder projektiver Identifizierung. Oder es werden Vermeidungsverhalten, Bagatellisierung, oder Reaktionsbildung augenfällig. Die Art und Weise des Vorhandenseins einer Abwehrorganisation ist das Ausschlaggebende bei der Entscheidung für eine angemessene körperbezogene Intervention.

Fallbeispiel

Eine traumatisierte Patientin entwickelte während einer Übung in der Körpertherapiegruppe, in der ihre Partnerin ganz vorsichtig ihre Handgelenke umfasste, urplötzlich eine archaisch anmutende Wut. Sie riss sich los und rannte weg, dabei stolperte sie und stieß mit dem Kopf gegen die Wand. Dann setzte sie sich auf den Boden und weinte wie ein kleines Kind. Sie beschimpfte sich selbst, sie habe es nicht so gemeint, aber sie sei eben zu dumm, um mitzukriegen, dass die andere Patientin ihr ja nicht habe weh tun wollen.

Eine Intervention, die die gezeigte Körpersprache angemessen aufgreift, wäre z. B. ein Experiment zum Thema: sich lösen und sich binden. Die Patientin könnte aufgefordert werden, zunächst einen passenden Abstand zu einer selbst ausgesuchten Partnerin zu finden. In ihrem eigenen Tempo soll sie sich dieser nähern und versuchen, ihr einen Handkontakt anzubieten, der ihr selbst angenehm ist. Dabei muss kein Berührungskontakt entstehen.

Die oben beschriebene Patientin wählte einen Handabstand von ca. 5 cm. Sie begann langsam wiegende Bewegungen nach rechts und links vor ihrer Partnerin auszuführen, die in diesen Rhythmus hineinfand und sich darauf wie selbstverständlich einzuschwingen begann. Die Therapeutin blendete leise eine ruhige, den Bewegungsrhythmus unterstützende Musik dazu ein und forderte die anderen Gruppenmitglieder auf, sich ebenfalls zu zweit zusammenzufinden und in jeweils angenehmem Abstand paarweise dem Rhythmus zu folgen. So wurde die Aufmerksamkeit von der Protagonistin abgezogen, die sich ihrem eigenen selbst gestalteten Körperprozess zum aktualisierten Hintergrundthema in Ruhe widmen konnte.

Der oben beschriebene fünfte Aspekt wurde so auf der Interventionsebene in einen **rhythmisch-dynamischen Handlungsdialog** (Trautmann-Voigt & Voigt 2010a, b) umgesetzt. Das Konzept des rhythmisch-dynamischen Handlungsdialogs wurde ab Mitte der 90er-Jahre des vergangenen Jahrhunderts entwickelt (Trautmann-Voigt & Voigt 1996, 1997, 1998b, 2001, 2010a, b). Es geht aus der Rezeption der neueren Säuglingsforschung und besonders aus direkten Diskussionen anlässlich der »Bonner Symposien« mit Lichtenberg (1991, 1998), Stern (1998b, 2016), Siegel (1994, 2002; Siegel & Trautmann-Voigt 1998; Siegel et al. 1999) und Dornes (2000, 2003, 2006) hervor (Geuter 2006a, b; Karges-Hampel 1997).

Das »Prinzip Beziehung« und das »Prinzip Deutung« wurde in spezieller Weise um das »Prinzip Handlung« erweitert: Bestimmte interaktionsanalytische Kategorien wurden aus der tanztherapeutischen Bewegungsanalyse ausgewählt und in die verbale Psychotherapie inte-griert: Psychotherapie im rhythmisch-dynamischen Handlungsdialog wird als ein Beziehungsprozess aufgefasst, der per se durch rhythmische Abstimmungen und dynamische Beziehungskonturen geprägt ist. Um diese beschreiben zu können, wurde ein praktikables Analyseinventar zur Integration der Körpersprache in therapeutische Diagnostik und Intervention entwickelt (s. Kap. 6.1, S. 157 ff.).

Fallbeispiel (Fortsetzung)
So wurde für alle Gruppenteilnehmer körpersprachlich erfahrbar, dass jede Nähe-Distanz-Regulation mit einem ständig neuen Aushandeln von Kontakt zu tun hat. Im Anschluss an diese Übung formulierte die Patientin, dass sie sich als selbstwirksam und gut im Kontakt mit sich selbst und mit der Partnerin erlebt habe.

Manchmal ist auch das Über-Ich als strukturierende Größe kaum integriert oder archaisch grausam, wie bei dieser Patientin. Rigide Selbstverurteilungen richten sich häufig im selbstverletzenden Sinne gegen die eigene Person oder können nur durch Externalisierung und Projektion abgewehrt werden. Die Gegenübertragungsreaktionen bei Borderline-Patienten sind bekanntlich heftig wechselnd, grobe Verzerrungen der Wahrnehmung auf Seiten der Patienten nicht selten. Archaische, wenig differenzierte Selbst- oder Objektimagines werden dabei auch oft wechselnd auf den Therapeuten übertragen. Die Übertragungsdisposition kann dann stark fluktuieren, von der dämonisierten Position in die idealisierte und umgekehrt. Der Therapeut kann als liebevoll, dann als kalt, als zu feinfühlig, dann als feindselig, zu manipulativ oder sadistisch, dann wieder als zu gutmütig bis »trottelig« gelten. Dies ist manchmal für Therapeuten schwer auszuhalten. Im Gespräch und in der sitzenden Position kann man sich aber noch einigermaßen gelassen und neutral verhalten. Anders ist das, wenn Therapeuten körpersprachlich direkt involviert sind.

Fallbeispiel
Eine andere Patientin in der Einzeltherapie formulierte einmal ausdrücklich den Wunsch, massiert zu werden. Als sich die Therapeutin darauf einließ, reagierte die Patientin mit unverhohlenem Ärger: Diese Massage sei ihr zu wenig einfühlsam, es würde ihr weh tun, am Nacken angefasst zu werden. Die körperbezogene Befriedigung von Wünschen kann, wie in diesem Fall, manchmal formuliert, aber häufig noch nicht angenommen werden. Im Gegenteil werden Körpererfahrungen blockiert und durch Ex-

ternalisierung und Projektion abgewehrt. Dann ist es notwendig, den entgleisten Kommunikationsprozess, auch auf der nonverbalen Ebene, wieder neu zu strukturieren.

Das Arbeitsbündnis

Jede Psychodynamik erfordert Konsequenzen für das körperpsychotherapeutische Arbeitsbündnis: Manchmal ergibt sich eine psychotherapeutische Körperarbeit unter bewusster Einschränkung der Berücksichtigung der Übertragung. Das heißt, dass durch eine aktiv leitende Therapeutenhaltung, durch begrenzbare Übungen und wiederkehrende Rituale Sicherheit und Vertrauen in den eigenen Körper und seine Funktionen aufgebaut werden sollen. Emotional instabile Persönlichkeiten z. B. fordern mehr als andere das Gefühl, als gleichberechtigte Partner ernst genommen zu werden. Es erscheint sinnvoll, klar strukturierend im Hier und Jetzt zu arbeiten und einen gut formulierten Behandlungsvertrag zu schließen, um sich als Therapeut vor destruktiven Handlungsimpulsen dieser Patienten zu schützen.

Das heißt weiterhin, dass es je nach Strukturniveau nicht grundsätzlich um eine Deutung von Handlungsdialogen durch den Therapeuten geht, aber auch nicht darum, das Prinzip Deutung einfach durch das Prinzip Handlung zu ersetzen.

Körperzustände und ihre therapeutische Beeinflussung

Was passiert, wenn Erinnerungen als Flashbacks auftauchen? Wie reagiert der Körper dabei, und wie kann er zur Ruhe kommen, wenn traumatische Erinnerungen ihn überfluten? Drohen beim Umgang mit der Körpersprache nicht allzu oft affektive Überflutungen und unkontrollierbare regressive Prozesse, wenn Freiräume für körperliches Erleben und Kontakt über die Körpersprache mit dem Therapeuten eröffnet werden?

Die Erkenntnisse über *somatische Marker* und *Neuroplastizität* ermöglichen eine klare Antwort: Die Körperzustände der Patienten sind die Wegweiser zu Emotionen wie auch zur Rationalität; Kartierungen von Körperzuständen im Gehirn führen zu Klassen von Gefühls-Wahrnehmungen wie Schmerz, Wut, Angst und anderen.

Die Mechanismen der *Plastizität des Gehirns* und der damit verbundenen lebenslangen Lernfähigkeit sind immer weiter an Erfahrungen gebunden, die neu körperlich verankert werden müssen. Dies erfolgt nur, wenn ohne Angst unter gezielter Berücksichtigung körperlicher Reaktionen in Überflutungssituationen körperliche Entspannung bzw. andere Formen der körperlichen Regulation hergestellt werden (Gindler 2002).

Damasio (2002) hat die Begriffe »somatische Marker« und »neuronales Selbst« als genuin körperliche Begriffe geprägt. Das bedeutet nichts anderes, als dass Körperempfindungen, die aus früheren Ereignissen stammen, an weiteren kognitiven Entscheidungsprozessen beteiligt sind, diese stören oder blockieren können. Alle Gefühle und Kognitionen basieren aber auf Körperwahrnehmungen. Wenn Psychotherapie hier ansetzt, können über die sensomotorische Erfassung und Umkodierung somatischer Zustände in körpersprachlichen Dialogen die »falschen Kartierungen« beeinflusst werden, die bei Patienten häufig durch maladaptive Interaktionserfahrungen entstanden sind.

Allerdings erfordern diese Erkenntnisse aus der Hirnforschung auch ein *Eingehen auf die Gesetze des Körpers*. Diese Gesetze sind geprägt durch biologische Rhythmen und eine gewisse Periodizität, durch die Grunddeterminanten des In-der-Welt-Seins wie Schwerkraft und Zeit (s. Kap. 6.3, S. 183 ff.; Trautmann-Voigt & Voigt 2011).

Multimodale sensomotorische Aktivierung

Durch gezielte multimodale sensomotorische Aktivierung kann die Aufmerksamkeit der Patienten im psychotherapeutischen Setting auf das prozedurale (implizite) Unbewusste gerichtet werden mit dem Ziel, neue Kodierungen für prozedurales Beziehungswissen zu etablieren.

Unter multimodalen, sensomotorischen Aktivierungen vonseiten der Therapeutin werden alle Interventionen verstanden, die Patienten zu einem bewussteren Körpererleben einladen. Dazu gehören

- der Einbezug von Körperwahrnehmungsübungen,
- der Einsatz von Musik und von Bewegungsimprovisationen,
- der Einsatz strukturierter Tänze und szenischer Interaktionen sowie
- die Erarbeitung oder das Angebot von (Körper-)Ritualen.

Ritualisierte Bewegungsfolgen können gemeinsam entwickelt werden, um etwas zu lösen. So verhelfen Afro-Tänze, meditative Tänze, Übungen aus dem Tai-Chi, Stimmrituale und viele andere Verfahren der Körpertherapie dazu, sich symbolisch zu reinigen oder zu befreien oder Verbindungen mit Anderen zu erfahren.

7.1.3 Phasen in der Psychotherapie

Wir unterscheiden folgende fünf Phasen der körperbezogenen Psychotherapie, wobei diese sich überlappen können:

1. Stabilisierung/Ressourcenaktivierung
2. Externalisierung der inneren Bühne in den kommunikativen Raum
3. Experimentieren und Neu-Erleben im Dienste des Ich
4. Konfliktbearbeitung bzw. Traumakonfrontation, auch mit anderen etablierten Techniken (z. B. EMDR)
5. kognitive Umstrukturierung und Neugestaltung von Negativerfahrungen durch positive Körpererfahrungen und verbale Einordnungen

Stabilisierung/Ressourcenorientierung Es ist grundlegend notwendig, äußere Sicherheit für den Patienten zu gewährleisten. Die körperliche Integrität und Unverletzbarkeit der Grenzen muss angesprochen werden. Es ist zu Beginn der Therapie unbedingt zu erfragen, ob die Grundversorgung (Wohnen, Essen, Schlafen, Körperpflege) gewährleistet ist.

Bei Traumapatienten muss nicht selten ad hoc dafür gesorgt werden, dass kein weiterer, insbesondere kein körperlicher Kontakt mit Tätern erfolgt. Die funktionierenden erwachsenen Anteile des Patienten, gerade bezüglich der Körperfürsorge und der aktiven Alltagsbewältigung, sind zu stärken. Stabilisierungstechniken werden je nach Kenntnis und Vorlieben der Patienten hierbei ressourcenzentriert eingesetzt. Märchen, Mythen und Rituale oder Imaginationen verhelfen dazu, innere neue und gute Bilder zu finden. Auf Sport, Natur, Tiere, Blumen, Düfte und andere sensorische Stimulanzien wird hingewiesen und deren Bedeutung für den Körper erklärt. Hier kommen ursprüngliche Körpererfahrungen aus der Tanztherapie ebenso zum Einsatz wie bekannte Techniken aus anderen Verfahren (Reddemann 2017; Schoop & Mitchell 1981; Wöller 2006).

Externalisierung der inneren Bühne in den kommunikativen Raum Es ist notwendig, möglichst schnell eine innere Distanzierung zu belastendem Material und einen therapeutischen Kontakt herzustellen. Innere, negativ oder bedrohlich erlebte Zustände, Befindlichkeiten und Körperempfindungen müssen in eine Gestalt gebracht werden. Es geht im Kern darum, alle Gefühle, die häufig nicht differenziert voneinander wahrgenommen werden können wie Angst, Verzweiflung, Wut, Ohnmacht, Hass, Ekel, also sowohl die Opfer-Selbst-Zustände als auch ggf. Täter-Introjekte, nach außen zu bringen, damit ein Gegenüber dazu Stellung nehmen kann und die *inneren Kampfszenen* zu *äußeren Auseinandersetzungsszenen über das Erleben* werden können. Das erleichtert die Mentalisierung. Diese Mechanismen liegen auch dem kindlichen Spiel zur Bewältigung belastender Erfahrungen zugrunde. Externalisierungsprozesse können durch Tänze, Bilder oder Musik unterstützt werden. Szenische Inszenierungen und sprachliche Verdichtungen in einem freien Gedicht oder Reim helfen, Ungedachtes (Bollas 1997) zu kommunizieren. Jede neu gefundene Gestalt soll dann auch verändert werden können: Neue Choreografien sollen Externalisiertes sozusagen »von hinten nach vorn« kommen lassen, im Hier und Jetzt der Therapie aktualisieren. Es darf gespielt, verkleinert, vergrößert, auch beispielsweise symbolisch zerschlagen werden.

Fallbeispiel
Ein durch seine Mutter häufig misshandelter Patient zerstörte in einer Therapiestunde eine Gliederpuppe. Er zertrampelte sie, riss ihr die einzelnen Glieder aus den Holzgelenken und warf die Einzelteile durch den Raum. Die externalisierte verhasste »Mutter«-Gestalt lag seitdem im Schrank in einer Kiste und wurde, in Begleitung der Therapeutin, in einer der Folgestunden »entsorgt« und im Müllcontainer auf der Straße deponiert. Das verhasste Introjekt wurde im Schutz der Therapie ausgelagert, der Patient nahm kurz darauf erste vorsichtige Kontakte zu Frauen auf, was er sich bis dahin nicht hatte vorstellen können. Er hatte nicht an glückliche Beziehungen zu Frauen glauben wollen.

Fallbeispiel
Eine andere Patientin schrieb der lange verstorbenen Mutter einen Brief, in dem sie sie zur Rechenschaft zog, denn die Mutter hatte sie nicht vor dem Onkel geschützt, der sich jahrelang an ihr vergangen hatte. Sie fuhr vierhundert Kilometer weit zum Grab der Mutter und vergrub dort den Brief. Dies war in einer tanztherapeutischen Stunde durch ein tänzerisches Ritual vorbereitet und eingehend besprochen worden. Dieses Ritual verhalf ihr dazu, sich von bösen Anschuldigungen zu befreien, die sie häufig in der Übertragung anderen Frauen, auch der Therapeutin, zugedacht hatte. Die Patientin konnte danach anderen Frauen weniger misstrauisch begegnen.

Experimentieren und Neu-Erleben im Dienste des Ich Mithilfe von strukturierten Tänzen oder geleiteten Tanz- und Bewegungsimprovisationen können Anregungen gegeben werden, um Regressionen in eingefahrene Trauma-States zu stoppen.

Fallbeispiel
Eine Patientin berichtete von quälenden Rückzugstendenzen. Gemeinschaftserlebnisse in angeleiteten meditativen Tänzen wie »Ich kann kommen, wie ich bin« oder »Sonnentanz« (s. Trautmann-Voigt 2007) halfen ihr, Bewegung und Kommunikation in einer Gemeinschaft allmählich wieder zuzulassen.

Durch Experimente, Übungen und Wahrnehmungserlebnisse, die den Körperausdruck integrieren, können Aspekte einer guten Beelterung nacherlebt werden. Gleichzeitig regen z. B. aktivierende Paarübungen, in denen Rollenwechsel stattfinden, das »Selbst-Coaching« der Patienten an. Besonders geeignet sind Übungen aus den Themenkreisen »Geben und Nehmen« und »Führen und Folgen«.

Konfliktbearbeitung bzw. Traumakonfrontation, auch mit anderen etablierten Techniken (z. B. EMDR) Konfrontationen mit überflutendem Erleben mithilfe von Körpertherapie halten wir persönlich für wenig effektiv. Hier sind Traumaexpositionsmethoden wie Eye Movement Desensitization and Reprocessing (EMDR) als dosierte und gut dosierbare Möglichkeiten der Traumasynthese und Traumaintegration klinisch bewährt und in ihrer Wirksamkeit empirisch belegt (zur Integration von Körpertherapie und Körperpsychotherapie mit EMDR s. Trautmann-Voigt & Voigt 2007c). Wichtig ist, dass bei jeder Konfrontation, ganz gleich ob durch EMDR oder andere Techniken, *gleichzeitig* eine Ressourcenaktivierung und eine konkrete Tröstung im therapeutischen Hier und Jetzt zusammen mit der Konfrontation erfolgt, sonst kommt es leicht zu einer Retraumatisierung (s. Sachsse 2004, S. 211). Der Vollständigkeit halber sei darauf hingewiesen, dass Levine (1999) auf der Basis bioenergetischer Theorien eine sehr behutsame körpertherapeutische Traumakonfrontationsmethode zur Abreaktion entwickelt hat. Wir arbeiten nicht mit diesen Techniken, weil sie nach unserer Erfahrung sehr schwer dosierbar sind. Sehr differenzierte Erfahrungen liegen mit der Konzentrativen Bewegungstherapie (KBT) vor (Schmitz 2004). Dieses Vorgehen hat mit dem unseren viele Gemeinsamkeiten.

Kognitive Umstrukturierung und Neugestaltung von Negativerfahrungen durch positive Körpererfahrungen und verbale Einordnungen Eine Arbeit an negativen Kognitionen erfolgt im Zusammenhang mit der Differenzierung der bislang verinnerlichten sensomotorischen Qualitäten. Wird z. B. das Gleichgewicht als gestört erlebt, so hängt damit meist folgende innere Überzeugung eng zusammen: »Ich habe keine Kontrolle.« Unsicheres Gravitationsverhalten deutet häufig auf das Grundthema Sicherheit und Überleben hin, dessen positive Integration verhindert oder gestört wurde. Bei Hyper- oder Hypotaktilität handelt es sich meist um Störungen der Tiefensensibilität oder der Bewegungsorganisation. Häufig werden damit Grundüberzeugungen folgender Art verknüpft wie »ich kann mich nicht schützen« oder »ich bin in Gefahr«. Auch hier handelt es sich um Kognitionen, die das grundsätzliche Sicherheitsgefühl tangieren. Bei Störungen des Körperschemas, des Körperbildes und der Körperkoordination, des visuellen Selbstsystems und bei häufigen Schattenbewegungen (unbewusste Mitbewegungen) ist oft das Grundthema des Selbstwerts berührt: »Ich bin schwach«, »Ich muss perfekt sein«, »Ich bin nicht liebenswert« sind damit verknüpfte unbewusste Leitvorstellungen. Durch verbale Begleitung von Körperbewegungen und Interaktionen in der Körpertherapie vonseiten des Therapeuten können kognitive Selbstzuschreibungen, die mit negativen Bewertungen verknüpft sind, konfrontiert werden. Neue Bewegungsgestaltungen können in ihrem therapeutischen Kontext neu definiert und in ihrer Verknüpfung mit Vergangenem und zukünftig Geplantem anders eingeordnet werden (s. Kap. 5.2, S. 116 ff.).

Die Ergebnisse der Neurophysiologie zur Vernetzung, Plastizität und Notwendigkeit des wachen Bewusstseins zum Lernen von Neuem werden nach unserer Überzeugung den Stellenwert der Körpersprache für jede Form der Psychotherapie in den nächsten Jahren erheblich verändern. Wenn die Ergebnisse von Damasio (2002) sich als stabil erweisen, bedeutet dies, dass jede Veränderung in einer Psychotherapie immer auch in einer körperlichen Veränderung fundiert sein muss.

7.1.4 Erkennen, verstehen und intervenieren mit Körpersprache

Interventionen aus der hier vertretenen Perspektive berücksichtigen drei diagnostische Dimensionen:

- **Analyse der Übertragungs-Gegenübertragungs-Szenerie – Beziehungsdimension:** Diese Analyse bezieht sich unter körpersprachlicher Perspektive auf die Wahrnehmung des eigenen Körperzustandes und auf die Einfühlung in den Körperzustand des Patienten.
- **störungsspezifische Diagnostik – Problemdimension:** Diese Analyse bezieht sich auf die intellektuelle, auf einer psychotherapeutischen Theorie fußenden Zuordnung zu dem berührten Entwicklungs- bzw. Motivationsthema (bzw. Schema bzw. Domäne bzw. Grundbedürfnis). Diese Dimension ist nicht expliziter Gegenstand der Darstellung dieses Buches, sondern wird vorausgesetzt. Bewegungsanalytische Aspekte fließen ein, wenn z. B. die »Löcher in der Kommunikation« erfasst werden (s. Kap. 6.3.11, S. 213).
- **bewegungsanalytische Diagnostik – Ressourcendimension:** Diese Analyse begründet die Entscheidung über eine »passende« Intervention, die den aktualisierten Erlebensprozess des Patienten unter Einschluss der aktuell genutzten nonverbalen Kodierungen berührt. Diese Ebene berücksichtigt auch andere Ansätze salutogenetischen Denkens (Reddemann 2017).

Dies bedeutet

- genaues Hinschauen, Hinspüren, ggf. Mitbewegen und dabei erste Hypothesen-generierende Bewegungsbeobachtungen vorzunehmen;
- den Verlockungen der Grandiosität von Körperprozessen zu widerstehen, also nicht in die ausgelösten Affekte mit hinein zu fallen und implizite Wünsche unreflektiert nonverbal zu erfüllen (Symbiosewünsche, Kontaktsuche, Sucht nach Verbundenheit, aber auch Distanzierungsdruck, Abweisung von jeglicher Körperwahrnehmung usw.);
- die induzierte Gegenübertragung und die eigenen (auch durch die implizite Theorieannahmen möglicherweise verzerrten) Übertragungstendenzen (unbewusste Verschmelzungswünsche, Helfersyndrom, Ringen um Abstinenz usw.) zu unterscheiden!

Analyse der Übertragungs-Gegenübertragungs-Szenerie – Beziehungsdimension

Zur Anregung der Handlungsebene müssen Psychotherapeuten ständig mitreflektieren (s. Tab. 5-8, S. 144 f.):

- Was bedeutet mein jetzt aktualisierter Körperzustand für mich?
- Welches (Körper-)Verhalten möchte der Patient jetzt in mir auslösen?
- Wenn ich darauf eingehe: Welcher Handlungsdialog wird sich wahrscheinlich daraus ergeben?
- Welche Modellszene mit welchen (früheren) Bewegungs- bzw. Handlungsthemen könnten sich darin zeigen (z. B. Blicken, Tasten, Halten, Treten, Berühren, Kämpfen)?

Störungsspezifische Diagnostik – Problemdimension

Zur Rekonstruktion maladaptiver Interaktionserfahrungen und mit dem Ziel der Entwicklung adaptiver Handlungsdialoge müssen Psychotherapeuten ständig mitreflektieren (s. Abb. 3-7, S. 51):

- Welche frühe Objektbeziehungseinheit/Lerngeschichte erstens aus meiner Geschichte und zweitens aus der Geschichte

des Patienten beherrscht die momentane Situation?
- Welche Rolle spiele ich gerade im Film der Geschichte meines Patienten, zu welcher Zeit, an welchem Ort?
- Welches (frühe) Entwicklungsthema/Schema steht bei meinem Patienten im Moment im Vordergrund?
- Welches Konfliktthema steht möglicherweise im Moment im Vordergrund?
- Welche strukturellen Defizite werden möglicherweise im Moment deutlich?
- Welches Trauma stellt sich möglicherweise in der momentanen Interaktionsatmosphäre dar?

Bewegungsanalytische Diagnostik – Ressourcendimension

Zur Entdeckung von Spielräumen und Ressourcen und zur Neuorientierung des Selbst im geschützten Rahmen therapeutischer Interaktionsprozesse müssen Psychotherapeuten bewegungsanalytisches Handlungswissen einsetzen:
- Welche Dimensionen der klassischen Bewegungsanalyse kommen durch ihr besonderes Hervortreten im Moment zur Anwendung (Raumbezug, Intensitätsbezug, Zeitbezug)? (s. Abb. 6-2, S. 163)
- Welche Energierichtung und welche Antriebsrichtung liegen zur Bedürfnisbefriedigung im Moment vor, eher nach innen oder eher nach außen gerichtet, also eher ankämpfend oder eher erspürend? (s. Tab. 6-2, S. 164)
- Welche rhythmisch-dynamischen Vitalitätskonturen werden im Moment ersichtlich und sind mit welchen Spannungen besonders deutlich verbunden (Eher hohes oder niedriges Spannungsniveau? Welche rhythmische Vorliebe?)? (s. Tab. 6-4, S. 182)
- Welches Bewegungsthema vor dem Hintergrund welcher Motivationssysteme wird dadurch im Moment aktualisiert und kann durch eine gezielte Anregung oder Übung experimentell genauer eruiert werden? (s. Tab. 5-1, S. 104, Tab. 6-7, S. 226 f.)

Auswahl einer Intervention

Alle Überlegungsdimensionen gemeinsam führen zur Auswahl einer Intervention, im Sinne einer adaptiveren Interaktionsgestaltung. Letztlich wird also immer ein psychisches Thema, das in einem therapeutischen Kontakt aktualisiert wird, in ein »passendes« Bewegungsthema umgesetzt. Es wird nicht einfach eine »Übung« (z. B. eine Atemübung oder eine Entspannungsübung) ohne Kontextbezug angeboten!

Allerdings lassen sich auch Bewegungsthemen als Angebote verwenden, um bestimmte psychische Themen anzuregen. Es ist einsehbar, dass jeweils eine Verbalisierung und Einordnung des impliziten Materials erfolgen muss, was auf der Basis der jeweiligen Schulrichtung erfolgt.

> **Merke**
> Interventionen im rhythmisch-dynamischen Handlungsdialog sind schulenübergreifend einsetzbar.

Unabhängig vom Strukturniveau und der zugrunde liegenden Konfliktdynamik geht es für Patienten darum, den subjektiven Leidensdruck zu verändern im Hinblick auf einen angemesseneren Umgang mit den Aufgaben ihres Lebens. Die Körpersprache ist immer dabei, daher sollte sie gezielter für Interventionen genutzt werden. Das Entstehen von *now-moments* kann durch die gezielte Anregung in körpersprachlichen Dialogen schneller und intensiver erfolgen.

7.2 Wie therapiert man »abgespaltene Gefühle«?

7.2.1 Der »affektive Zyklus«

Das ursprüngliche Modell des affektiven Zyklus nach Southwell (1990; s. auch Geuter 2015; Geuter & Schrauth 2001) geht von einem Erregungsanstieg zu Beginn eines affektiven Prozesses aus, wenn ein äußerer oder innerer Stimulus auftritt.

Daraufhin erfolgt eine Mobilisierung von Antrieben bzw. Energien als Reaktionsbereitschaft und Handlungsimpuls im Individuum »hin zur Welt«, also nach außen gerichtet. Dies macht eine Außenregulation erforderlich, sprich intendiert eine vollständige Expression, einen Ausdruck im Handeln und/oder in Worten. Erfolgt dieser Ausdruck, eine Handlung bzw. eine vegetative Reaktion im Dienste der Bedürfnisbefriedigung (nach Stimulusempfang), so erfolgt ein natürlicher Erregungsabfall hin zum Ende dieses affektiven Zyklus mit Entspannung, Beruhigung und einer neuen Balance in einem erneuten Ausgangszustand. Die Reorganisation zur Wiederherstellung des inneren Gleichgewichts stellt demzufolge eine Bewegung nach innen dar und dient einer ausgleichenden Innenregulation. Folglich werden vegetative, muskuläre und psychische Mobilisierungsebenen innerlich aktiviert, die denen aus dem Modell des »verkörperten Selbst« (s. Kap. 6.3, S. 183 ff.) gleichen. Aus systemischer Perspektive betrachtet, geht es um Formen der Selbstregulation in Auseinandersetzung mit der Umwelt und um gelingende Rückkopplungsprozesse.

Nach Geuter & Schrauth (2001) ergeben sich bis zu sieben Möglichkeiten, den Zyklus von Ladung und Entladung bzw. Anspannung und Entspannung zu unterbrechen, die wir im Folgenden zusammenfassen. Demnach können im Verlauf eines affektiven Zyklus nachstehende Störungen oder Blockierungen auftreten (Abb. 7-4):

1. **Wahrnehmungsblockaden:** Ein innerer oder äußerer Reiz/Stimulus wird gar nicht/nur peripher wahrgenommen.
2. **Verhinderung von Erregung:** Ein innerer oder äußerer Reiz/Stimulus wird zwar wahrgenommen, jedoch ohne Erregungsanstieg.
3. **Begrenzung der Erregung:** Ein Erregungsanstieg wird nicht toleriert, die Erregung ist deshalb gedämpft, z. B. weil ein Gefühl nicht ausgehalten werden kann.
4. **Ausdrucksblockaden:** Die entstandene Erregung kann nicht zum Ausdruck kommen, was zu chronischer Anspannung/Spannung führen kann.
5. **Chronifizierter Ausdruck:** Ein Affektausdruck wird stereotyp wiederholt, ohne Lösung der Erregung bzw. ohne Spannungsabfall. Folge: Ärger/Wut oder Trauer verbleiben als chronische Ausdrucksmuster.
6. **Begrenzung der Entspannung:** Entladung im Sinne von Katharsis kann stattfinden, aber das hohe Erregungsniveau fällt nicht ab. Dies ist bei »Aktiv-Entspannern« der Fall, die z. B. Sport benötigen, um sich zu entspannen.
7. **Blockaden von Einsicht und Erholung:** Die Erregung kann abfallen, aber es kommt nicht zur Reintegration oder Wiederherstellung eines neuen Gleichgewichts, z. B. durch eine positive Bewertung des Ruhezustandes.[26]

26 Ähnliche Darstellungen sind inzwischen aus der Traumatherapie bekannt: Arousal-Verläufe werden in einem »*window of tolerance*« abgebildet. Starke energetische Valenzen (z. B. beim Erleben von Flashbacks) werden als Übererregung oder Dissoziationen als Untererregung durch Kurvenverläufe ober- oder unterhalb eben dieses Fensters dargestellt.

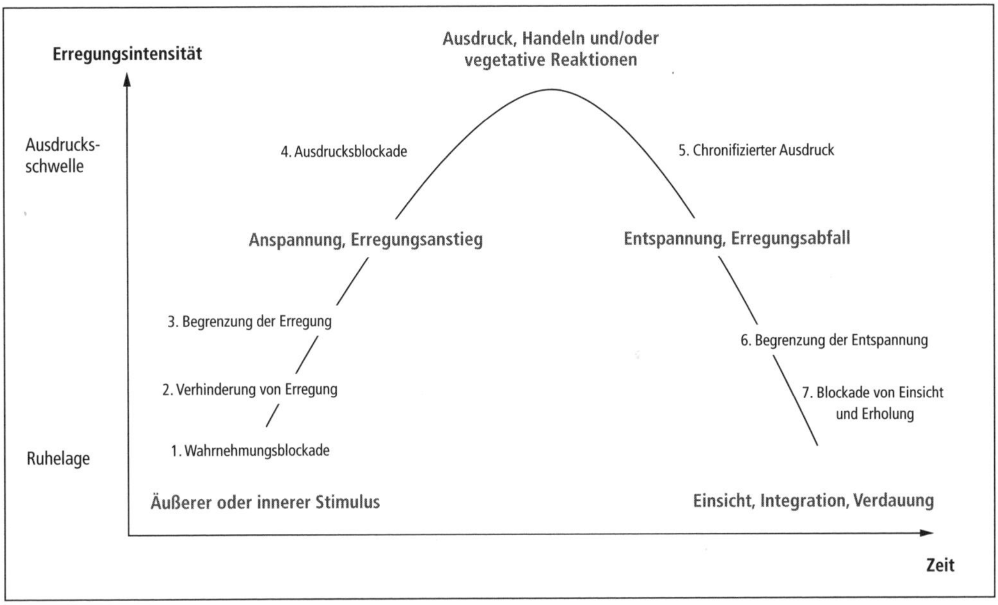

Abb. 7-4 Darstellung eines affektiven Zyklus als Kurve mit den im Text beschriebenen Blockadepunkten 1–7 (in Anlehnung an Geuter & Schrauth 2001, S. 84, zit. Abb. 6-2 in Trautmann-Voigt 2017, S. 69).

Die Feststellung einer Störung oder einer Blockierung des affektiven Zyklus innerhalb einer Psychodynamischen Psychotherapie kann zur Integration klar fokussierender Interventionen führen.[27]

7.2.2 Interventionsmöglichkeiten bei den sieben Blockadepunkten des affektiven Zyklus

Hier soll auf Interventionsmöglichkeiten aufmerksam gemacht werden, die sich als hilfreich erweisen, um blockierte affektive Zyklen wieder in Gang zu setzen. Dabei geht es nicht etwa darum, einzelne »abgespaltene Gefühle« wiederfinden zu wollen, z. B. wenn man bei der Diskussion über Depressionsbehandlungen immer wieder darauf stößt, dass Therapeuten der »unter« der Trauer sitzenden »Aggression« zum Ausdruck verhelfen wollen. Vielmehr geht es darum, das ganzheitliche Erleben des Patienten auf die rhythmisch-dynamische Kontur seiner Affektmotorik zu richten und diesen für die daraus resultierende Beziehungsdynamik bezüglich einer bewusstseinsferneren Ebene des Selbst im »Damals« und im »Jetzt« zu sensibilisieren.

Folgende Interventionskategorien unter Berücksichtigung des »verkörperten Selbst« bieten sich im Rahmen der Psychotherapie an (s. Abb. 7-4):

Zu 1. Wahrnehmungsblockaden Behutsame Wahrnehmungsübungen, die das innere Spüren anregen, finden sich z. B. in Gindlers Arbeit und in vielen Lehr- und Arbeitsbüchern der konzentrativen Bewegungstherapie (Gendlin 1998; Selver 1988). Das Buch »Sensory Awareness« birgt Beispiele, die sich heute in zahlreichen traumatherapeutischen Ver-

27 Vertiefende Theorie findet sich in Geuter (2015). Zur praktischen Fortbildung für klinisch Tätige siehe auch www.tanztherapie.de.

öffentlichungen wiederfinden (Reddemann 2004). Bei Menschen mit Persönlichkeitsstörungen sind Innen- und Außenwahrnehmung oft so stark beeinträchtigt, dass sie fast gar nicht in der Lage sind, Affekte in sich wahrzunehmen. Die Wahrnehmung wird demnach als nicht integrierbar nach außen projiziert. Hier bieten sich dann zusätzlich Übungen oder Experimente an, die im Folgenden auch unter Punkt 5 genannt sind.

Zu 2. Verhinderung von Erregung **Aktivierungen oder das »*Charging*« (= Aufladen mit Emotionen)** können durch den Einsatz von Musik und Tanz, von vitalisierenden Übungen, dies ebenso verknüpft mit Gruppenpsychotherapie (s. Trautmann-Voigt & Voigt 2018), angeregt werden. Auch ausgewählte und auf den einzelnen Patienten zugeschnittene Übungen aus der Bioenergetik (Lowen 1999a) sind zeitweise als »Provokationen« geeignet, um das Erregungsniveau zu steigern, damit ggf. ein bisher unbekanntes Erregungsniveau überhaupt erreicht werden kann, sowie darüber hinaus Mut und Selbstvertrauen zu verbessern. Bei depressiven, passiven und selbstunsicheren Patienten sollten Anregungen zum Aufbau von Eigenspannung immer einen spielerischen Charakter besitzen.

Zu 3. Begrenzung der Erregung Vielen Patienten gelingt es nicht, **Gefühle auszuhalten**. Eine Erregung nicht nur im sexuellen Erleben auszukosten, sondern überhaupt eine Toleranz für eine aufgeladene Erregungsspannung zu entwickeln, gelingt z. B. über Progressive Muskelrelaxation (PMR). Zudem ist eine ausdrücklich freundliche, anregende, aktive Zuwendung des Therapeuten von großem Vorteil, da diese zunehmend mehr ertragen und nicht länger abgebremst bzw. durch abrupte Worte oder Handlungen abgebrochen werden muss. Wenn z. B. eine Verlustangst gedämpft werden soll, setzen Patienten häufig Kontaktunterbrechung, Kontaktvermeidung oder Affektersetzung ein. Anderenfalls werden auch Ablenkungsaktivitäten sowie Ausweichmanöver initiiert, die die Funktion inne haben, dass der Patient nicht auf der affektmotorischen Ebene in Kontakt geht. Dieses Verhalten deuten wir in der Psychodynamischen Psychotherapie gerne als Abwehr oder Widerstand. Zunächst gilt es, solches Verhalten gemeinsam mit dem Patienten zu erforschen (z. B. über Spiegelung oder Rollenspiel), die Bedeutung zu identifizieren und nicht auf Ersatzbefriedigungen (»Okay, wir hören für heute auf …«) einzusteigen. Körperliche Präsenz bzw. körperlicher Halt kann in vielerlei Hinsicht angeboten werden (s. Kap. 10.2.3, S. 374 ff., Übungskatalog). Ebenso kann es manchmal nötig sein, Zurückhaltung zu zeigen, Affektregungen sowohl aushalten wie auch signalisieren zu können und für Konfliktdynamiken keine »Lösungen« (im Sinne einer zu schnellen körperlichen Spannungsabfuhr oder einer entlastenden Deutung) anzubieten.

Zu 4. Ausdrucksblockaden Manchmal geht es aber genau darum, **Katharsis** zu ermöglichen, auf einen Boxsack zu schlagen oder den Druck der Hände eines Gegenübers zu spüren und in einen »Kampf« (natürlich nach therapeutisch vereinbarten Regeln) einzusteigen, der die eigene Kraft deutlich zutage treten lässt. Bei Menschen, die Gefühle nicht zum Ausdruck bringen können und Angst vor Destruktion oder Beschämung haben, kann es sinnvoll sein, ein sicheres Setting für starken Affektausdruck zu schaffen, Musik einzusetzen, schlagen, treten, ziehen, schieben in einem sicheren Rahmen zu ermöglichen, Kräfte zu messen sowie ein klares Gegenüber zu sein, dem die Aufgabe der Kanalisierung von schwierigen Affekten (wie z. B. Wut oder sogar Hass) zukommt.

Zu 5. Chronifizierter Ausdruck **Dysfunktionalen Ausdruck und dysfunktionale Affektzustände gilt es hingegen klar zu unterbinden** sowie aktiv zu unterbrechen bzw. zu beenden. Das Festhängen in pseudokathartischem Ausdruck, chronischer Wut oder Angst sollte bewusst gestoppt werden. Dies gelingt in der Psychodynamischen Psychotherapie nach wie vor durch Spiegelung, Klarifizierung und Deutung, die auch durch körpersprachliche Spiegelung, Klarifizierung und Deutung (Siegel 1994) erweitert werden können. Das Stoppen von dysfunktionalem Ausdruck kann in Handlungsdialogen erfolgen. Die psychodynamisch fundierte Deutung der Abwehr, die dysfunktionale Abwehrmuster erkennbar machen will, kann weiterhin eingesetzt werden. Das Aufspüren der Affekte, die natürlich auch »hinter« einem chronischen Affektzustand liegen, können zudem über vielgestaltige Experimente im Handlungsdialog mit der Umsetzung psychischer Problematiken in Bewegungsthemen erreicht werden. Der Entdramatisierung dienen z. B. Übungen zum Erspüren des Bodenkontakts und der eigenen Balance im Körper sowie Übungen zur Verbesserung der Realitätskontrolle, beispielsweise durch kinästhetische Erforschung des realen Raumes. Konfrontationen mit dem Erlebten und Klärungen von Zusammenhängen erfolgen sodann immer im therapeutischen Diskurs.

Zu 6. Begrenzung der Entspannung **Entspannen**, Besprechen, Abbauen von Störungen, das Annehmen von Erreichtem, die Akzeptanz von Unlösbarem, das Genießen sowie zur Ruhe kommen im Hier und Jetzt usw. können durch **Meditation**, durch tröstliche Rituale, z. B. auch in strukturierten meditativen Tänzen oder durch spirituelles Erleben von Texten bzw. Symbolen, durch Halten im Körperkontakt oder durch Massagen, die dem Abbau von Restspannungen dienen, erreicht werden. Die Tradition der Biodynamik (Boyesen 1987) hat hier eine Vielzahl von Beiträgen geleistet. In dieser Auflage finden sich meditative Rituale und Tänze, die vielfältig erprobt wurden und sich eignen (s. Kap. 9, S. 297 ff.).

Zu 7. Blockaden von Einsicht und Erholung Und nichts geht in der Psychotherapie aus unserer Sicht ohne die Ebene des **ganzheitlichen Verstehens und des Integrierens in die Lebensgeschichte**. Dabei wird das Arbeiten innerhalb der therapeutischen Beziehung stets von der Sprache bzw. dem Wort begleitet: Patienten können Tagebuch schreiben, malen, assoziieren, sie können sich viel Zeit für die Integration des Erlebten lassen, dennoch bleiben die Narration der belastenden Ereignisse aus der Vergangenheit und deren autobiografische Einordung in den Lebensplan unbestrittenes Ziel.

7.2.3 Der unabgeschlossene affektive Zyklus bei Borderline und Trauma

Bei Kern (2015, S. 62 f.) findet sich eine Weiterführung der Arbeit mit dem affektiven Zyklus, nämlich für Patienten mit exzessivem Gefühlsausdruck bzw. fehlender Impulssteuerung (Abb. 7-5).

Folgende Aspekte können differenziert werden:

I. Hypersensitivität Übersteigerte Wahrnehmungen finden sich beispielsweise bei hypochondrischer Körper-Selbstbeobachtung und bei einer zu niedrigen Toleranzschwelle für auditive, visuelle oder andere Sinnesreize. Eine (Körper-Selbst-)Abgrenzung nach innen wie auch nach außen ist nicht möglich, d. h. die Empfindungsschwelle für Reize ist herabgesetzt. Entstehungsgrund hierfür kann eine Überstimulierung sein, ausgelöst z. B. durch körperliche Gewalteinwirkung, Missbrauch

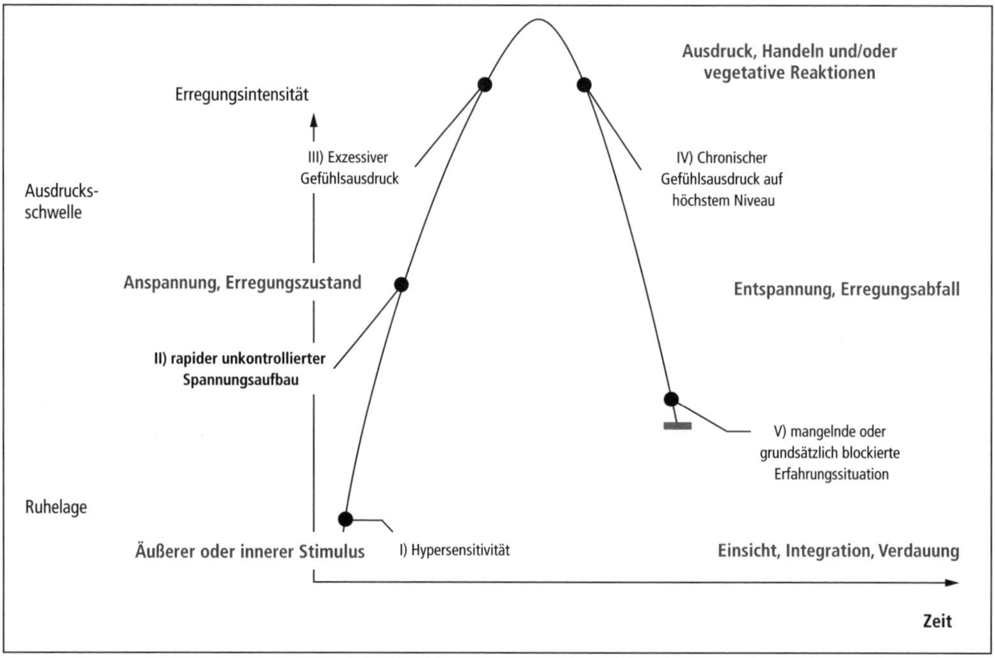

Abb. 7-5 Darstellung eines unabgeschlossenen affektiven Zyklus mit exzessivem Pol (in Anlehnung an Kern 2015, S. 62 f.; s. auch Trautmann-Voigt 2016, S. 67).

oder andere Traumatisierungen. Vorsichtige Spürerfahrungen, die die Kontrollbedürfnisse des Patienten respektieren, sind anzuraten (s. Punkt V).

II. Rapider, unkontrollierter Spannungsaufbau Der Spannungsaufbau nach der Wahrnehmung eines Reizes ist derart schnell, dass moderierende Reize oder Handlungen Dritter nicht mehr wahrgenommen werden können. Dies ist z. B. bei Impulskontrollstörungen zu beobachten. Es gibt keine Nuancierungen im Affekterleben und in den affektiven Reaktionen. Immer erfolgt ein schneller, unkontrollierbarer Erregungsanstieg bei minimalem Auslöser. Dies findet sich auch bei exzessiver Angst oder massiver Wut wieder. Das Individuum gerät durch implizite Erinnerungsspuren in Auslösesituationen so stark unter Druck, dass sofort »falsche Interpretationen« von angenommenen Gefahrensignalen ausgehen und sich eine fast ständige Alarmbereitschaft einstellt. Dies ist häufig zu sehen bei Patienten mit Posttraumatischen Belastungsstörungen. Spannungsregulierende, zyklisch ablaufende Übungen zur Sensibilisierung beider Pole von Ladung und Entladung sind anzuraten (Beispiel zum emotional-affektiven Handlungs-Selbst s. Kap. 6.3.3, S. 189 ff.).

III. Exzessiver Gefühlsausdruck Bei traumatisierten und/oder Borderline-Patienten kommt es nicht selten zu überschießenden Handlungen, zu unkontrolliertem Schreien bzw. zu Gewaltausbrüchen gegenüber Personen und ggf. Gegenständen. Der Gegenpol ist nicht enden wollendes und nicht stoppbares Weinen bei Trauer, Verzweiflung, aber auch bei Wut und Enttäuschung. Beides verdeckt ursprüngliche Gefühle, die früher angesichts schrecklicher Beziehungserfahrungen vermutlich nicht ausgehalten werden konnten. Jegliche Form der Selbstregulation oder ein Ausgleichen der impulsiven Ausbrüche durch Erregungshemmungen, welcher Art auch immer, ist unmöglich. Daher sind Übungen aus dem gesamten oben genannten Spektrum vorsichtig auszuprobieren und individuell zusammenzustellen (s. Punkt II).

IV. Chronischer Gefühlsausdruck auf höchstem Niveau (»Affektstau«) Es können sich überdauernde, stereotype Haltungen verfestigen, die durch frühere ständige Überreizung entstanden und nun chronifiziert sind. Dies zeigt sich z. B. in ständiger Reizbarkeit, Feindseligkeit oder in lang anhaltenden, stuporösen depressiven Trauerzuständen. Auch hier geht es bei Interventionen um körperliche Antriebe bremsende oder vitalisierende Anregungen sowie Experimente in einem sicheren Spielraum.

V. Mangelnde oder grundsätzlich blockierte Erfahrungsintegration Selbst bei vollständigem Gefühlsausdruck können z. B. somatoforme Patienten häufig kaum Veränderungspotenziale ableiten. Symptome bleiben oft in psychosozialen Abwehrschleifen und interaktionellen Teufelskreisen gebannt. Ärger darüber, Gereiztheit im Kontakt und daraus resultierende Hoffnungslosigkeit führen nicht selten zur Ablehnung (auch des Therapeuten), zu negativen Grundannahmen über das eigene Selbst und zu sich zunächst verstärkenden Symptomen. Hier bleibt nichts anderes übrig, als geduldig auszuharren und auf Reste von Selbstwirksamkeitsmechanismen des Patienten zu vertrauen.

Die erneute Ergänzung des ursprünglichen Modells durch Kern (aus einer verhaltenstherapeutischen Sicht) um einen exzessiven Pol halten wir angesichts der vielen Posttraumatischen Belastungs- und Borderline-Störungen für äußerst hilfreich zur Entwicklung angemessener Interventionen – vor allem in Bezug auf alle drei Ebenen psychotherapeutischer Interventionen im Kontakt: im Empfindungsdialog, im Handlungsdialog und im verbalen Dialog.

Es geht nicht nur um das Öffnen von Blockaden und um das Abfließen von Emotionen, sondern um vielschichtige Selbst-Regulationen in therapeutischen Interaktionen. Zwar war das Modell des affektiven Zyklus ursprünglich auf physiologische Erregungs- und Ablaufmuster ausgerichtet, doch der Vorteil besteht heute darin, ihn sowohl auf funktionale, körperlich vegetative Aspekte von Empfindungen zu beziehen als auch gleichermaßen die affektmotorische Seite der Emotionsregulierung im Dialog in den Blick zu nehmen. Dazu gehört die Arbeit mit Atmung, mit Spannung und Entspannung, mit unterschiedlichen Erregungsniveaus in rhythmisch-dynamischen Handlungsdialogen sowie selbstverständlich die psychologische Berücksichtigung von Imagination, Symbolisierung, Narration und kognitiver Einordnung.

7.2.4 Fazit

Die hier für die Nutzung innerhalb der Psychotherapie zusammengetragenen, systematisierten Interventionsansätze sind darauf ausgerichtet, mit Patienten gemeinsam im dialogischen Handeln unter Berücksichtigung der leiblichen Übertragungen und Gegenübertragungen auf allen drei dargestellten Ebenen individuell erlebte und im »verkörperten Selbst« verankerte Blockaden in den jeweilig aktualisierten affektiven Zyklen aufzuspüren, handelnd zu erforschen und schließlich zu reduzieren. Maladaptive zyklische Abläufe können so vervollständigt werden, dass sich beim Patienten nach und nach ein affektiver Fluss als dynamisches Anschwellen und Abschwellen, adaptiert an die

Wechselspiele des Lebens, einstellt. Die zentrale Rolle von Emotionen und Gefühlen ist unbestritten, ihre Verankerung im Körper-Selbst hingegen bisher in unserer Profession noch wenig akzeptiert. Es wäre hilfreich, sich körperpsychotherapeutische Konzeptionalisierungen anzuschauen, die schon in der zweiten Hälfte des letzten Jahrhunderts zahlreiche methodische Ansätze, technische Übungsbeispiele und theoretische Modelle aus der Psychotherapie-Praxis heraus entwickelt haben. Es ist vieles schon konzipiert und praxeologisch belegt, z. B. wie man Emotionen/Affekte über den Körper schnell erreichen und verdeckte bzw. »abgespaltene Gefühle« bewusstseinsfähig machen kann. Besonders die moderne Psychodynamische Psychotherapie als integratives Verfahren kann darauf zurückgreifen.

8 Fallbeispiele

Aus der großen Fülle von Material werden nun vier Fallbeispiele zur Veranschaulichung der Grammatik der Körpersprache in der Psychotherapie präsentiert.

Im ersten Abschnitt wird eine Psychotherapie mit einem achtjährigen Mädchen in Auszügen beschrieben. Im zweiten Abschnitt stellen wir Ausschnitte aus einer Gruppentherapie dar, in deren Mittelpunkt eine 43-jährige Frau mit starker Depression und sozialen Ängsten steht. Im dritten Fall handelt es sich um eine Einzeltherapie mit einer alkoholkranken Frau. Im abschließenden vierten Fall wird Psychotherapie im Handlungsdialog bei einer Traumapatientin in der Gruppenpsychotherapie dargestellt.

Diese Einblicke in die praktische klinische Arbeit verhelfen zu einer konkreteren Vorstellung darüber, wie sich Körpersprache in der Therapie als rhythmisch-dynamischer Handlungsdialog entfalten kann. Im Kapitel 10 (S. 356 ff.) werden dann 60 Interventionsbeispiele, die zum Teil in den Fallvignetten in ihrer Prozessentwicklung dargestellt werden, zusammengestellt. Sie sind für Psychotherapeuten, aber auch für Pädagogen und anderen Menschen, die mit Bewegung und Beziehungsförderung arbeiten, als Anregungen gedacht, die sie unabhängig von ihrer Schulrichtung in ihre Arbeit einbeziehen können. Die Projektgruppe »Bewegungsinterventionen« arbeitet kontinuierlich seit 2004 an der Zusammenstellung erprobter Interventionsbeispiele. Die Fallbeispiele entstammen Abschlussarbeiten der jeweiligen Erstautorinnen am DITAT.

8.1 Emotionale Störung und Bindungsstörung des Kindesalters

Anita Weissenberger, Sabine Trautmann-Voigt und Jochen Kehr

8.1.1 Störungsbild

Welche Störungen entwickeln Kinder aus Familien mit Alkoholproblemen? Die Leitsymptome bei Kindern aus solchen Familien können sehr unterschiedlich sein: Sie leiden häufig unter einer starken Selbstwertproblematik, haben wenig Vertrauen, eine mangelnde Rationalität und Emotionslosigkeit oder emotionale Inkontinenz. Sie zeigen erhöhte Vigilanz, Bindungsstörungen, überstarke oder mangelnde Leistungsorientiertheit, manchmal Kontrollzwang, häufig Kontaktstörungen und Verlassenheitsängste. Multiple psychische und/oder körperliche Traumatisierungen sind manchmal ebenfalls anzutreffen. Dissoziales Verhalten und Delinquenz treten im Jugendalter auf. Hyperkinetische Störungen, Sprachstörungen, Lern- und Leistungsstörungen treten häufig schon im Kindesalter auf.

Aus ätiologischer Sicht könnten einige der Symptome aus pränatalen Schädigungen des ZNS hervorgegangen sein.

In einigen Fällen entwickeln sich bei Kindern, deren Mütter einen erhöhten Alkoholkonsum aufweisen, schon in der Schwangerschaft pränatale Schädigungen des ZNS (s. Kap. 4.2.4, S. 64 f.). Das fetale Gehirn ist besonders für Toxine und Stressfaktoren anfällig. Säuglinge, die pränatalem Stress ausgesetzt sind, reagieren mit einer höheren Konzentration von Stresshormonen im Körper. Bei späteren Anforderungen reagieren sie mit höherer Empfindlichkeit. Dies könnte eine erhöhte Vigilanz der Kinder erklären. Meistens kommen die Kinder mit Untergewicht und einem niedrigen Muskeltonus zur Welt. In schweren Fällen sind verschiedene körperliche Anomalien als mögliche Ursache für das häufig vorliegende hyperaktive Syndrom zu beobachten. Wahrnehmungs- und Aufmerksamkeitsstörungen sind oft die Folge einer verzögerten kognitiven Entwicklung oder auch einer Intelligenzminderung.

Die Auswirkungen der pränatalen Schädigungen des Gehirns, emotionale Vernachlässigung und die manchmal über Jahre andauernden Reifungs- und Entwicklungsstörungen durch Verwahrlosung, Sucht oder auch soziale Notstände führen meist zu einer ungünstigen Prognose (Senf & Broda 2002, S. 663). Bei schweren Schädigungen können bleibende Behinderungen entstehen. Bei mittelgradigen und leichten Schädigungen greifen gezielte therapeutische Maßnahmen und regen Nachreifungs- und Kompensationsprozesse an. Es sei auf die neuronale Plastizität des Gehirns hingewiesen, die es dem Kind ermöglicht, zu jeder Zeit neue Verknüpfungen im Gehirn herzustellen, positive Erfahrungen zu machen und Veränderungen zu bewirken. Nach der ICD-10 können folgende Klassifizierungen relevant sein:

Reaktive Bindungsstörung des Kindesalters (F94.1) Diese tritt in den ersten fünf Lebensjahren auf und wird durch anhaltende Auffälligkeiten im sozialen Beziehungsmuster des Kindes charakterisiert. Diese sind von einer emotionalen Störung begleitet und reagieren auf Wechsel in den Milieuverhältnissen. Symptome sind Furchtsamkeit und Übervorsichtigkeit, eingeschränkte soziale Interaktionen mit Gleichaltrigen sowie gegen sich selbst oder andere gerichtete Aggressionen, Unglücklichsein und in einigen Fällen Wachstumsverzögerung. Das Syndrom tritt wahrscheinlich als direkte Folge schwerer elterlicher Vernachlässigung, Missbrauch oder schwerer Misshandlung auf.

Einfache Aktivitäts- und Aufmerksamkeitsstörung (F90.0) Ein Aufmerksamkeitsdefizit tritt auf bei hyperaktivem Syndrom, Hyperaktivitätsstörung und Störung mit Hyperaktivität.

Bindungsstörung des Kindesalters mit Enthemmung (F94.2) Ein spezifisches abnormes soziales Funktionsmuster, das während der ersten fünf Lebensjahre mit einer Tendenz auftritt, trotz deutlicher Änderungen in den Milieubedingungen zu persistieren. Dieses kann z. B. in diffusem, nichtselektivem Bindungsverhalten bestehen, in aufmerksamkeitssuchendem und wahllos freundlichem Verhalten sowie kaum modulierten Interaktionen mit Gleichaltrigen; je nach Umständen kommen auch emotionale und Verhaltensstörungen vor.

Emotionale Vernachlässigung eines Kindes (Z62.4) Hier handelt es sich um mindestens ein Elternteil, das mit dem Kind in zurückweisender oder gefühlloser Weise umgeht. Mangel an Interesse am Kind, an Mitgefühl für die Schwierigkeiten des Kindes, Mangel an Lob und Ermutigung. Ärgerliche Reaktion auf ängstliches Verhalten oder Mangel an ausreichendem Trost und emotionaler Zuwendung.

8.1.2 Selbsterleben

Fehlende Zuwendung bis hin zur Verwahrlosung lässt die Wahrnehmung und das Körpererleben der Kinder im Verschwommenen. Das Selbsterleben ist durch mangelnde Affektdifferenzierung geprägt. Das gesteigerte Bedürfnis nach Sicherheit kann zu ausgeprägten Kontrollbedürfnissen führen. Hypervigilanz mit gesteigerter motorischer Unruhe oder extreme Zurückgezogenheit bis hin zur Depression können sich weiterhin auf das Verhalten der Kinder auswirken.

Kinder aus Suchtfamilien können außerdem mit existenziellen Problemen belastet sein (Armut, Ernährung, soziale Isolation). Die frühe Übernahme von Verantwortung lässt sie manchmal älter erscheinen als sie sind. Meistens werden die Probleme der Familien verschwiegen oder bewusst verleugnet, sodass die Wahrnehmung der Kinder verschwommen bleibt. Gefühle von Scham und Schuld über die Familiensituation beeinträchtigen die sozialen Bezüge im Umfeld. Rückzug und mangelnde Kommunikation der Kinder sind häufig. Ambivalenzkonflikte innerhalb der Familie gehören zum Alltag. Sie schützen häufig ihre Familie, obwohl sie unter den Verhältnissen leiden und diese gerne verändern möchten. Je nach Gewalt- und Missbrauchspotenzial in den Familien kann es notwendig werden, Kinder in Pflegefamilien oder Kinderheimen unterzubringen.

8.1.3 Psychodynamischer Befund

In Anlehnung an die OPD (OPD im Kindes- und Jugendalter, Arbeitskreis OPD 2007) können sich aus den elementaren Motivationssystemen vor allem folgende Konflikte herauskristallisieren:

- Abhängigkeit versus Autonomie (aktiver Modus)
- Unterwerfung versus Kontrolle (aktiver Modus)
- Konflikte des Selbstwertes (passiver Modus)
- Loyalitätskonflikte (Schuld- und Über-Ich-Konflikte)
- Identitäts-Selbstkonflikte (Identität versus Dissonanz)

Kinder, die in einer Alkoholikerfamilie aufwachsen, sind meistens durch eine frühe Bindungsstörung geprägt. Suchtverhalten eines Elternteils bedeutet für die Kinder, in deren Familiensystem Alkohol eine große Rolle spielt, eigene Überlebensstrategien innerhalb der Familie entwickeln zu müssen. Bei Suchterkrankungen ist immer die ganze Familie betroffen.

Je nach Ausprägung und Schweregrad der elterlichen Sucht werden diese Kinder emotional vernachlässigt, sind unter Umständen Gewalt oder Missbrauch ausgesetzt. Aufgrund dieser verschiedenen Einwirkungen können sich vielfältige Symptome entwickeln.

Der Vertrauensverlust prägt diese Kinder besonders. Sie können sich meist nicht auf ihre Eltern verlassen, sodass sie sich in Tagträume und Fantasiewelten flüchten oder ihre Gefühle abspalten. Die ständige Angst vor Objektverlust verursacht Anspannungen, die sich im Körper und Verhalten durch Unruhe und Aggressionen äußern können. Nach außen wird eine Normalität gelebt, sodass sich die Kinder ständig in einem Ambivalenzkonflikt bewegen. Sie bekommen häufig Zuwendung auf der negativen Ebene, sodass ihre inneren Repräsentanzen gering ausgeprägt sind und sich negative Selbstbilder entwickeln.

Häufig wird das Kind von einem Leistungs- und Perfektionsdrang getrieben, um die eigenen narzisstischen Bedürfnisse zu befriedigen. Aber auch Rückzugsverhalten bis hin zu Depressionen können entstehen. Das schwache Ich benötigt viel Kontrolle, um vom Kind gehalten werden zu können, sodass es in einer ständigen Überforderung gefangen ist und kein stabiles Selbst entwickeln kann.

Weitere Konfliktthemen entstehen im Ungleichgewicht zwischen Chaos und Struktur dieser Familien.

Je nach Struktur sind folgende Abwehrmechanismen feststellbar: Kontrolle bis zum

Zwang, Abspalten von Gefühlen, Rationalisieren, Verdrängung und Verleugnung.

8.1.4 Phänomenologie des Bewegungsbildes – körpersprachliche Vorlieben

Bei Kindern aus Familien mit Alkoholproblemen gibt es ganz verschiedene Ausprägungen des Bewegungsverhaltens. Hier kommt sicherlich zum Tragen, ob das Kind eine eher depressive oder offensive Verarbeitungsstrategie entwickelt hat. Die folgende Beschreibung bezieht sich in erster Linie auf das nachfolgende Fallbeispiel, wobei die körpersprachlichen Besonderheiten auch auf andere Kinder zutreffen könnten.

Bei der Bewegungsanalyse fällt häufig vor allem eine **hohe Spannung des Körpers** auf, die Bewegungen finden auf hohem Intensitätslevel statt. Dadurch erscheinen die Bewegungen kraftvoll und expandiert. Ein hohes Energiepotenzial wird aufgebaut, was aber schnell zu Anstrengung und Ermüdung führen kann. Diese Anstrengungen dienen vor allem der Kontrolle des Körpers, um den »Halt« nicht zu verlieren, bzw. den Körper gut spüren zu können. In der Entspannung liegt die Gefahr des sich »Auflösens«, was Angst und Diffusion des Kindes fördert.

Es besteht eine Tendenz, vor allem die **Extremitäten** zu bewegen. Der Rumpf erscheint eher fest und gehalten. Die eher expandierenden Bewegungen der Arme lassen den Eindruck entstehen, »auf der Suche« zu sein [Dominanz von P(1) in den Kategorien 5 – 7; s. Tab. 6-7, S. 226 f.].

Der **Raum** wird auf allen Raumebenen (obere, mittlere und untere Ebene) genutzt, wobei Ziele eher indirekt angesteuert werden [Dominanz von P(0) in Kategorie 13; s. Tab. 6-7, S. 226 f.].

Meist wird ein schnelles **Tempo** bevorzugt, sodass häufig hektische Bewegungen entstehen. So wirkt das Bewegungsbild eher fragmentiert und zerstreut. Häufig entsteht der Eindruck, dass das Kind in einer ständigen inneren Erregung ist, die es nicht abstellen kann [Dominanz von P(0) in Kategorie 16 u. 17; s. Tab. 6-7, S. 226 f.].

Durch **schnelle Wechsel** von Zeit, Kraft und Raum zeigt sich häufig der Leistungs- und Perfektionsdrang eines Kindes. Das Körperbild ist durch die ständig kontrollierte Haltung und Anspannung im Körper geprägt. Es besteht ein großes narzisstisches Bedürfnis. Das »Gesehen-Werden« nimmt großen Raum ein. Andererseits gibt es auch Tendenzen sich zu verstecken, um das schwache Ich zu verbergen. Diese ambivalente Haltung lässt das Gesamtbild häufig verschwommen und unklar erscheinen.

8.1.5 Behandlungsziele

In der Psychotherapie, die die Körpersprache aktiv nutzt, beispielsweise in einer Tanztherapie, können verschiedene Ziele für Kinder alkoholkranker Eltern hervorgehoben werden.

Die im Vordergrund stehende Bindungsstörung sollte durch eine kontinuierliche Beziehung begleitet werden. Beziehungsfindung kann speziell bei Kindern in verschiedene Spiele eingebettet sein. Hier bieten sich Rollenspiele und die Einbeziehung von Medien besonders an. In der entstehenden Beziehung wird deutlich, wie wichtig das »Gesehen-Werden« des Kindes zur nachholenden Ich-Entwicklung ist.

Die Bedürfnisse des Kindes sind häufig durch fehlende oder ambivalente emotionale Versorgung »unersättlich«, sodass sich hier das nächste Ziel definieren lässt: Erfahrbarmachen von Grenzen und ein ausgewogenes Verhältnis von Nähe- und Distanzregulation können in verschiedenen Übungen erprobt werden.

Die Förderung des emotionalen Ausdrucks und auch die Schaffung eines Bodens zur Entfaltung des kreativen Selbstausdrucks sind besonders in der Tanztherapie möglich.

Durch die Entwicklung von Körperbewusstsein bzw. durch die Wahrnehmung des Körpers in der Bewegung kann eine bessere Integration der Sinne erfolgen. Die primären Bedürfnisse nach Halt und taktilen Erfahrungen können spielerisch und mit Entspannungssequenzen in die Therapie eingebunden werden.

Die Stärkung des Selbstwertes und des Selbstbewusstseins steht im gesamten Verlauf der Therapie im Vordergrund. Hier ist es wichtig, dem Kind die Möglichkeit zu bieten, eigene Wünsche zu äußern und sie zu respektieren. Dabei kann es hilfreich sein, das Kind dahingehend zu begleiten, dass es eine gewisse Frustrationstoleranz entwickelt und mit Unlustgefühlen umgehen kann. Dazu ist es notwendig, eine gewisse Objektkonstanz zu entwickeln. Das Anbieten einer regelmäßigen Struktur und Zuverlässigkeit in der Therapie ist dafür sicherlich als Basis zu sehen.

Grundsätzlich ist die Einbeziehung des Familiensystems in die Therapie mit Kindern erforderlich. Die Diagnostik in Bezug auf den Entwicklungsstand sowie das Erfassen der interaktionellen Beziehungsmuster innerhalb der Familie ist in den meisten Fällen für die Therapie sehr aufschlussreich. Besonders in Familien mit Alkoholerkrankungen kann sich eine Therapie als schwierig herausstellen, wenn die Eltern nicht gleichzeitig an ihrer eigenen Problematik arbeiten bzw. weiter trinken. Hier ist dann die Unterstützung des Kindes und, je nach Schweregrad, auch die Einbeziehung des Jugendamts unerlässlich.

8.1.6 Patientenbeschreibung

Fallbeispiel

In diesem Fallbeispiel wird ein achtjähriges Mädchen, Martha, beschrieben. Sie lebt seit anderthalb Jahren in einem Kinderheim. Dort ist sie in der Mädchengruppe und die Jüngste von insgesamt elf Kindern und Jugendlichen im Alter von acht bis 17 Jahren.

Im Rahmen meiner praktischen Ausbildung zur Tanztherapeutin hat das Kinderheim-Team Martha für die Einzel-Tanztherapie ausgewählt, weil sie zur Zeit Probleme in der Schule hat und als Jüngste in der Mädchengruppe zur Zeit etwas untergeht.

Martha ist ein schmales, zierliches Mädchen mit braunen Haaren und blauen Augen. Sie ist quirlig und redet viel. Zur Tanztherapie kommt sie sehr gerne, weil sie in der Schule bereits an einer Tanz-AG teilgenommen hat.

Bei unserer ersten Begegnung fällt mir besonders ihre »erwachsene« Haltung auf. Sie möchte immer alles selber machen und wirkt auf mich wie eine Zwölfjährige.

In der tiefenpsychologischen Anamnese wird deutlich, dass Martha gemeinsam mit ihren drei älteren Geschwistern (19 w, 18 w, 14 m) freiwillig von zu Hause weggegangen ist. Alle Kinder standen laut Aussage der Betreuerinnen im Jahr 2000 vor dem Kinderheim und wollten aufgrund der Alkoholabhängigkeit der Mutter nicht mehr zu Hause leben.

Über die Familienverhältnisse gibt es nur wenige Informationen. Laut Aussage der Betreuerin im Kinderheim ist die Mutter etwa zehn Jahre jünger als der Vater. Die Eltern sind sehr häufig innerhalb Deutschlands umgezogen, zuletzt wohnten sie gemeinsam in K. Hier hat dann die Trennung der Eltern stattgefunden. Der Vater ist daraufhin nach S. umgezogen, wo er bis heute auch noch lebt. Beide Eltern sind alkoholkrank, der Vater ist außerdem gewaltbereit gewesen. Die Mutter lebt von Sozialhilfe, und es gibt keine Angaben über einen erlernten Beruf der Mutter. Über Beruf und Berufstätigkeit des Vaters konnte ich ebenfalls nichts erfahren.

Martha erzählt mir in einer der ersten Stunden, ihre Mutter sei alkoholkrank, ich solle es aber bitte niemandem weitererzählen. Über den Vater erzählt sie kaum etwas. Sie besucht die Grundschule und weist nach Aussage der Betreuerinnen Defizite in Deutsch und Mathematik auf. Sie brauche recht viel Unterstützung bei den Hausaufgaben.
Mir fällt besonders auf, das Martha sehr gerne malt, singt und tanzt. Sie macht auf mich einen sehr aufgeweckten und neugierigen Eindruck und erzählt gerne von ihrem Alltag im Kinderheim.

8.1.7 Therapieverlauf: Martha baut sich ihr neues Haus und zähmt den Tiger

4. Stunde: Gefühlsausdruck – Improvisationstanz (Übung 33)

Als sie in die Stunde kommt, erzählt Martha, dass es ihr gut gehe und sie ihre Mutter in zwei Wochen besuchen dürfe. Sie äußert den Wunsch, sich aus dem Materialraum etwas auszusuchen. In diesem Raum gibt es verschiedene Materialien wie z. B. Tücher, Bälle, Reifen, Matten und auch ein Grundsortiment von Orff'schen Instrumenten. Sie sucht sich heute ein großes Holzxylophon aus.

Martha trägt mit mir gemeinsam das Xylophon in die Nähe des Fensters und beginnt eine melancholische Melodie zu spielen. Dann beginnt sie mir plötzlich zu erzählen, dass ihre Eltern geschieden seien und ihre Mutter alkoholkrank sei. Sie erzählt mir, wie viel Geschwister sie hat, wie sie heißen und wie alt sie sind. Zwei ihrer Geschwister leben auch im Heim. Dabei spielt sie immer weiter eine ruhige, fast monotone Melodie. Ihre Eltern haben sich immer gestritten, und manchmal habe eins von den Elternteilen eines der Kinder einfach geschlagen. In der Gegenübertragung bin ich berührt von ihrer Offenheit, spüre aber kaum Gefühle zu dem schweren Thema. Dann wird es mir kalt.

Sehr abrupt hört Martha auf zu spielen. Sie möchte jetzt gerne Jennifer Lopez hören und gemeinsam mit mir tanzen. Mit der Musik machen wir uns warm, indem wir uns kräftig ausschütteln und verschiedene Körperteile tanzen lassen. Martha möchte mir etwas vortanzen. Sie stellt sich dabei in eine Ausgangspose und erklärt mir, dass sie jetzt Videoclip-Dancing mache. Sie beginnt sehr strukturiert eine Choreografie zu tanzen, wird vom Tempo her immer schneller und wirbelt im wahrsten Sinne herum, indem sie beginnt, Räder zu schlagen. In der Gegenübertragung werde ich immer angespannter, und mir wird sehr warm.

In der nächsten Sequenz möchte sie noch einmal das gleiche Musikstück hören und fordert mich auf mitzutanzen. Sie legt wieder ein hohes Tempo vor, das ich diesmal kontrastiere, ich werde ruhiger und langsamer in den Bewegungen. Daraufhin kommt Martha tanzend auf mich zu und beginnt mimisch, mich zu beschimpfen. Ich gehe mit ihr in einen Dialog und spiegele ihre Bewegung, indem ich wütende Fratzen ziehe und ihre Mimik verstärke. Sie findet das lustig und stellt sich mir gegenüber. Ihre Arme stützt sie in den Hüften ab, ihre Beine beginnen aufzustampfen, und sie wettert nonverbal gegen mich los. Wir ziehen Fratzen, und irgendwann fängt Martha an laut loszulachen, und die vorangegangene Spannung löst sich. Sie sagt dann, dass dies aber alles nur Spiel sei, sie das nicht ernst meine.

In der Reflexion sage ich ihr, dass sie ruhig mal wütend sein kann und das auch zeigen könne. Sie schaut mich erstaunt an. Die Stunde endet mit einer Entspannungs- und Atemübung.

Auswertung

In dieser Stunde wird deutlich, dass Martha ihre aggressiven Regungen sehr eingeschränkt auslebt. Ihre wütenden Impulse haben noch keine »Stimme«, aber es ist ihr möglich, ihren Ärger im Tanz zu zeigen. Ich unterstütze sie darin, diese Gefühle zu spüren, indem ich sie in ihren Bewegungen spiegele und darüber hinaus ihre Mimik verstärke. Im Rahmen der Stunde hat sich Marthas Anspannung allmählich lösen können und wurde durch den Tanz kanalisiert.

11. Stunde: Anspannung/Entspannung – Raumgestaltung (Übung 19)

Martha kommt zur elften Stunde und äußert sofort, dass sie eine »Kuschelecke« bauen möchte. Dazu stelle ich ihr verschiedene Materialien wie z. B. Matte, Decken, Kissen und Tücher zur Verfügung. Außerdem möchte sie sich aus dem Materialraum noch etwas zum Spielen aussuchen. Sie nimmt von dort vier Koosh-Bälle mit.

Sie beginnt, sich eine gemütliche Ecke einzurichten, legt sich hin, steht wieder auf, um etwas zu verändern und wirkt auf mich etwas zerfahren. Ich biete ihr nach Fertigstellung ihrer Kuschelecke an, eine Geschichte zu erzählen, woraufhin sie mich fragt, ob ich ihr dabei die Füße massieren würde. Sie hätten dies einmal in Verbindung mit einer Entspannungsreise in der Gruppe gemacht. Ich gehe auf ihren Wunsch ein und beginne zunächst ihre Füße zu massieren.

Als ich mit der Geschichte beginnen möchte, sagt sie in einem beiläufigen Ton, dass sie mir vorher etwas zu erzählen habe. Sie beginnt zu erzählen, dass sie gestern bei Gericht war. Sie beschreibt detailliert den Raum und wer dort anwesend war. Die Richterin habe sie gefragt, ob sie zu ihrer Mutter zurückgehen oder im Heim bleiben wolle. Sie habe sich dann entschieden, im Heim zu bleiben, weil ihre Mutter sie geschlagen habe und diese auch noch immer trinken würde. Als ich sie frage, wie sich das für sie gerade anfühlt, antwortet sie nur, dass es im Heim doch besser als zu Hause sei und dass sie jetzt nicht mehr weiter davon erzählen möchte. Durch die Fußmassage beginnt Martha sich zu entspannen. Sie erzählt, dass ihr das gut tue.

Dann möchte sie aufstehen und tanzen. Sie sucht sich wieder die Musik von Jennifer Lopez aus und beginnt sofort, bei ihrem Tanz wütende Fratzen zu ziehen. Plötzlich beginnt sie wütend und wie eine Erwachsene loszuschimpfen und betont im nächsten Satz, dass dies aber alles nur ein Spiel sei. Ich antworte, dass sie auch außerhalb des Spiels ruhig wütend sein könne und dass wir gemeinsam ausprobieren könnten, welche Töne wütende Tiere machen könnten. Zu dem Ton könnten wir auch eine Bewegung machen. Martha lässt sich darauf ein, und wir beginnen laut zu knurren und zu zischen und machen ausdrucksvolle Tierbewegungen dazu. Aus dem gemeinsamen Anfang wird sehr schnell ein Dialog aus Tönen und Bewegungen, die zunächst eher unstrukturiert und wild sind und dann immer klarer im Ausdruck werden. Der Dialog endet dann im gemeinsamen Lachen über die wilden Tiere.

Den Rest der Stunde möchte Martha mit mir Ball spielen. Die Stunde endet mit einer Atem- und Entspannungsübung.

Auswertung

Diese Stunde berührt mich, weil Martha mir ihre Geschichte anvertraut und ich über diese schnelle Vertrauensbasis überrascht bin. Martha hat in meinen Augen ein gutes Gespür für ihre Bedürfnisse entwickelt. Zu Beginn baut sie sich einen sicheren Raum in Form ihrer Kuschelecke, um ihre Geschichte zu erzählen.

In ihren Erzählungen vermisse ich jegliche Emotionalität.

Die Massage der Füße erdet und wärmt im Kontakt, sodass Martha sich entspannen konnte. So war sie dann später in der Lage, sich wieder zu bewegen, sich Raum für ihre Gefühle zu nehmen und im Tanz ihre Gefühle zu verdeutlichen. Damit die Wutgefühle einen Rahmen erhalten und in einem erträglichen Maß ausgedrückt werden konnten, habe ich ein Rollenspiel (Tiere) in die Intervention eingebracht. Damit konnte sich Martha mit einem starken Tier identifizieren und sich in ihrer Kraft fühlen. Nach dem Spannungsabbau greift sie von sich aus auf ein einfaches Ballspiel zurück. Das ruhige Hin-und-her-Werfen des Balles gibt ihr eine Struktur und einen regelmäßigen Rhythmus. Dies wird durch das Abschlussritual einer einfachen Atemübung verstärkt, sodass sie entspannt aus der Stunde gehen kann.

18. Stunde: Affektdifferenzierung – multimodale Improvisation (Übungen 29, 34)

Für die heutige 18. Stunde möchte Martha eine Trommel mit einem Schlägel aus dem Materialraum mitnehmen. Ansonsten erscheint sie mir ganz lebhaft, sie erzählt, sie freue sich auf die Stunde und sie wisse schon, was sie machen möchte. Diese Stunde findet in der Adventszeit statt.

Im Bewegungsraum angekommen, geht Martha gezielt zu den Matten und beginnt sich eine Bühne aufzubauen. Dann verschwindet sie hinter der Bühne und kündigt mir dann an, dass es jetzt eine Vorstellung geben würde und ich das Publikum spielen soll. Sie kommt auf die Bühne und inszeniert eine Show mit Ansage und Programm. Die Trommel wird auf die Bühne geholt, und sie legt zunächst mit ein paar Weihnachtsliedern los. Anschließend beginnt sie, Fantasielieder zu singen, in deren Text zunächst meine Person vorkommt.

Schließlich werden die Lieder immer skurriler. Sie singt z. B.: »Deine Mutter ist tot und wird begraben.« Dann wechselt die Stimmung wieder, die Lieder handeln von anderen Kindern, vom Frech- und vom Traurigsein. Mich berührt diese Vielfalt von Emotionen sehr, und als Martha ihr Stück beendet, erzähle ich ihr, dass mich das alles sehr berührt hat und ich mich für ihre ehrliche Darbietung bedanke. Martha strahlt einen kurzen Moment und möchte weiter trommeln. Ihr Trommelrhythmus wird in einer relativ kurzen Zeit immer heftiger und wilder. Dabei beginnt sich ihr Gesicht zu verzerren und sie haut immer fester auf die Trommel.

Weil ich befürchte, sie könnte sich verletzen, frage ich sie, ob sie sich vorstellen könnte, auf ein Kissen zu hauen, was sie sofort annimmt. Sie haut kurz auf das Kissen, hört dann aber ganz plötzlich auf und meint, es wäre jetzt genug. Sie wirkt etwas entspannter durch die Abreaktion. In meiner Gegenübertragung fühle ich trotz des vorangegangenen Ausbruchs kaum etwas. Ich habe allerdings das Bild, jemand habe mir einen Kübel Wasser über den Kopf gegossen. Daraufhin frage ich Martha, wie sie sich jetzt fühlt. Sie antwortet mir nicht, sagt nur, dass sie jetzt weiter spielen möchte.

Sie sucht sich eine Bewegungsmusik-CD von mir aus und möchte vortanzen. Ich frage, ob sie Lust hat, einen Schneeflockentanz zu machen. Martha ist einverstanden und beginnt dann zu tanzen. Danach möchte sie ohne Musik Bewegungen machen, und ich soll raten, was sie macht. Zunächst macht sie Trinkbewegungen. Ich sage ihr, was ich sehe. Dann wiederholt sie die Bewegung, streckt sich aus und mimt eine schlafende Person. Ich kommentiere weiter, was ich sehe. Sie zeigt erneut die Trinkbewegung und beginnt, nonverbal einen wütenden schreienden Menschen zu imitieren. Jetzt ist es ganz klar, dass dies ihre Mutter sein soll und ich sage ihr dies spontan. Sie schaut mich einen Moment an, sagt nichts dazu und möchte zum Abschluss der Stunde noch einmal auf ihrer selbst gebauten Bühne etwas mit Musik vortanzen. Nach einer kleinen Choreografie beenden wir die Stunde mit der Atemübung.

Auswertung

Nach dieser Stunde habe ich das Gefühl, Schwerstarbeit geleistet zu haben. Ich fühle mich abgespannt und müde.

Martha inszeniert verschiedene Geschichten, kann aber nicht darüber reden. Sie verpackt einen Teil ihrer Befindlichkeit in Lieder, und ihre Mimik sowie ihre Bewegungen sprechen Bände. Mein Versuch, dem Geschehen Worte zu geben, werden von ihr weder dementiert noch erhalte ich eine Zustimmung, sodass die im Spiel und Tanz körpersprachlich symbolisierten Geschichten ihren Ausdruck finden. Zu Beginn wird deutlich, dass Martha ein sehr großes Bedürfnis hat, sich zu zeigen. Sie liebt es, ihren Gefühlen mithilfe von Instrumenten Ausdruck zu verleihen. Dies ersetzt ihr dann auch einen Teil der Sprache. Ihre dadurch heftig ausgelösten Emotionen suchen nach einem Ventil. Im Tanz konnte ihre überschüssige Energie dann kanalisiert werden.

In dieser Stunde kamen ihre traumatischen Erlebnisse mit der Mutter zu Tage. Für mich war sehr stark spürbar, in welchem Ambivalenzkonflikt sich Marta während des pantomimischen Spiels befand. Einerseits zeigt sie mir ihre Geschichte und deckt damit ihr Leid auf, andererseits kann sie ihre Mutter nicht verleugnen, was sie dann sprachlos werden lässt. So besteht ihre einzige Möglichkeit darin, mir ihre Geschichte ohne jegliche Worte darzustellen.

25. Stunde: Konfliktlösung – improvisiertes Rollenspiel (Übungen 19, 23)

In dieser Stunde geht es Martha ganz gut. Sie sucht sich im Materialraum ein großes Metallglockenspiel aus. Außerdem nehmen wir von dort auch eine große Matte, eine Wolldecke und ein paar Kissen mit in den Therapieraum. Martha hat eine eigene CD mitgebracht. Es ist eine Schlumpflieder-CD.

Wir gehen gemeinsam in den Therapieraum und stellen fest, dass zunächst verschiedene Tische und Stühle beiseitegeschoben werden müssen, um Platz für das Tanzen zu schaffen. Martha möchte unbedingt mithelfen und kommt durch das Zusammenschieben der Möbel auf die Idee, sich eine »Bude« zu bauen. Sie erbittet sich dabei von mir Hilfe bei der groben Zusammenstellung der Tische. Dies erstaunt mich heute, weil Martha sonst meistens sehr darauf bedacht ist, alles alleine tun.

Bei der Inneneinrichtung ihres Häuschens soll ich draußen bleiben. Sie holt sich die große Matte, Decke und Kissen und richtet sich ihr Haus ein. Die Matte ist dabei eine Wand, um die Sicht des »Wohn-/Schlafzimmers« abzuschirmen. Die Decke wird zu einer Jalousie in der »Küche«. Das Glockenspiel wird von ihr in das Wohn-/Schlafzimmer transportiert. Die Kissen nimmt sie ebenfalls mit in diesen Raum. Außerdem legt sie fest, wo der Eingang des Hauses ist. Ich lasse Martha während ihrer Arbeit einfach gewähren, und auf die Nachfrage, ob sie Hilfe brauche oder alles alleine machen möchte, antwortet sie, ich dürfe ihr zuschauen, aber nicht helfen.

Anschließend begutachtet sie kurz ihr »Werk« von außen und verschwindet dann im Inneren des Hauses. Ich sitze mit etwa zwei Metern Abstand in der Nähe der Eingangstür. Dann höre ich aus dem Inneren die Töne des Glockenspiels und Martha erzählt mir, dass sie ein Lied für die Opfer der Flutkatastrophe spiele. Ich höre mir das Lied an und kommentiere ihre eher langsame und traurige Melodie. Dann frage ich nach, ob sie traurig sei. Sie antwortet, dass dies alles doch schlimm sei und dass sie und die Gruppe Geld gespendet haben.

Dann kommt sie plötzlich aus ihrem Haus herausgeschossen und schlüpft in die Rolle eines Tigers. Dabei sagt sie mir, was sie sich in dem folgenden Rollenspiel wünscht und erklärt mir, dass der Tiger nur besucht und gestreichelt werden kann, wenn er schläft. Sie würde jetzt in das Haus gehen, und wenn sie dann schnarchen würde, solle ich hineingehen und sie besuchen. Außerdem solle ich sie am Kopf streicheln. Wenn der Tiger aber wach würde, dann solle ich schnell aus dem Haus gehen, denn dann wäre er gefährlich. (Dies ist eine Fortsetzung der letzten Stunde, in der der Tiger sehr wild und kaum zu bändigen war, sodass ich mit ihr einen wilden Tigertanz gestaltete.) Ich gehe auf dieses Rollenspiel ein. So gehe ich also beim Schnarchen des Tigers in das Haus hinein und nähere mich Martha vorsichtig. Sie lässt kurzen Körperkontakt am Kopf zu und beginnt sich dann zu räkeln, woraufhin ich dann ihr Haus wieder verlasse und mich in der Nähe des Eingangs niederlasse. Diese Szene möchte Martha wiederholen, worauf ich wieder eingehe.

Dann kommt Martha als Tiger aus ihrem Haus heraus und streift durch das Gelände. Ich beobachte sie von meinem Platz aus. Nachdem sie im Raum herumgekrabbelt ist, kommt sie zu mir und lädt mich in ihr Haus ein. Ich krabbele hinter ihr her, und wir gehen in das Wohn-/Schlafzimmer. Dort legen wir uns hin und unterhalten uns in der Tigersprache mit verschiedenen Lauten, von zartem Mauzen bis zu wildem Knurren. Martha wünscht sich nach diesem lustigen Austausch, dass ich (ein großer alter Tiger) auch bei ihr übernachten solle. Wir legen uns dann jeder in eine eigene Ecke des Raumes und »schlafen«. Dann gibt es gemeinsames Frühstück, und der kleine Tiger möchte mir die Umgebung zeigen. Martha führt mich zum schönsten Platz im Raum, dann führt sie mich zu einer imaginären Bildergalerie, wo ich dann nachfrage, was auf den Bildern zu sehen ist. Dies verrät sie mir allerdings nicht. Sie meint, ich solle mir das selber vorstellen, das alles sei ja nur im Spiel so.

Allmählich wird mir die »Krabbelei« zu anstrengend, sodass ich äußere, dass ich als großer, alter Tiger doch allmählich eine Pause bräuchte. Zunächst reagiert sie darauf etwas ungehalten und will immer weiter mit mir durch den Raum krabbeln. Ich sage ihr, dass sie das doch gerne weitermachen könne, während ich mich dann so lange auf meinem Platz ausruhen würde, woraufhin Martha mir anbietet, dass wir uns gemeinsam im Haus ausruhen.

Nach einer kleinen Pause frage ich Martha, was sie denn jetzt noch gerne möchte, woraufhin sie den Wunsch äußert, ihr die Füße zu massieren. Diesem Wunsch folge ich dann auch. Anschließend möchte sie noch am Rücken gekrault werden. Martha entspannt sich während dieser letzten Sequenz der Stunde zunehmend. Wir beenden anschließend die Stunde mit einer kurzen Reflexion, in der ich nachfrage, wie die Stunde für Martha heute war. Sie antwortet mir einfach mit »gut«.

Ich reflektiere darüber, dass der Tiger im Gegensatz zur letzten Stunde heute doch ganz friedlich gewesen sei und sie ein schönes Haus für ihn gebaut habe. Martha antwortet daraufhin nichts. Dann beenden wir die Stunde, indem wir den Raum gemeinsam aufräumen.

Auswertung

In dieser Stunde wird sehr deutlich, dass Martha gut in Kontakt geht. Sie entwickelt konkrete Spielideen, holt sich Hilfe für die Dinge, die zu zweit leichter gehen. Im Raumbau gestaltet sie zunächst ihren eigenen Bereich und steckt ihre Grenzen ab. Im Symbolspiel übernimmt sie die Rolle eines starken und gefährlichen Tieres, das aber durchaus bereit ist, mit mir Kontakt aufzunehmen. Sie füllt ihre Rolle im Spiel dabei sehr fantasievoll aus und geht darin auf, ohne sich beirren oder ablenken zu lassen.

Aufgefallen ist, dass sie viel im Vierfüßlergang durch den Raum gekrabbelt ist. Sie wirkte dabei wie ein Krabbelkind, das auf Entdeckungsreise geht und sich dann anschließend über die Fußmassage wieder Zuwendung holt. Hier sehe ich erste Hinweise auf eine sich anbahnende befriedigende Interaktion unter dem Aspekt einer allmählichen Autonomieentwicklung, die Martha nur sehr zögerlich zulässt, da sie wahrscheinlich keine zuverlässigen Bezugspersonen hatte. In dieser Stunde macht sie verschiedene neue Erfahrungen. Grenzen werden respektiert, und im Symbolspiel kann sie ihre Bedürfnisse nach Nähe und Autonomie ausprobieren. Verschiedene Entwicklungsaspekte (z. B. Sichbinden und Sichlösen) werden auf diese Weise nachgeholt, sodass eine befriedigende Interaktion und Regulierung von Emotionen möglich ist.

Diese Stunde habe ich als sehr bedeutend empfunden. Martha hat sich ihren Konflikten, z. B. Kontakt, Grenzen, Nähe-Distanz im Spiel gestellt, und es war möglich für sie, alte Erfahrungen durch neue zu ersetzen.

Durch den körpersprachlichen Ausdruck fasste Martha Mut, sich in ihrem Tempo an schwierige Themen heranzutasten und ihren Konflikten Raum zu geben. Ihr bisher sehr fahriges und unstetes Verhalten aufgrund ihrer Unsicherheit im körperlichen sowie emotionalen Bereich hat sich in dieser Stunde positiv entwickelt.

8.1.8 Körpersprache in der (Psycho-) Therapie mit Kindern

Die Arbeit mit Kindern erfordert andere Kriterien des therapeutischen Settings.

Kinder im ambulanten Setting aus Familien mit Alkoholproblemen kommen meist mit verschiedenen Symptomen zur Therapie. Häufig sind die familiären Probleme gut verdeckt, sodass sich die eigentliche Ursache erst im Verlauf zeigt.

Dies erfordert eine genaue Diagnostik. Im OPD-KJ werden psychodynamische Aspekte erfasst und befundet anhand der Achsen

- Krankheitserleben,
- Beziehungsmuster,
- intrapsychische Konflikte und
- psychische Struktur.

Bei Kindern sind außerdem körperliche Entwicklung und allgemeiner Reifungsgrad wichtig. Hier ist ein Anamnesegespräch mit den Eltern, Ärzten, Erziehern einer Institution (Kinderheim) oder des Jugendamtes hilfreich. Bei Kindern ist es wichtig, das aktuelle Problem abzuklären, z. B.: Wie geht es mit seiner Symptomatik um? Wie lange dauert sie bereits an? Wie akut oder chronifiziert ist sie, und wie ausgeprägt ist der sekundäre Krankheitsgewinn im Eltern-Kind-Verhältnis. Auch sollte bedacht werden, dass Kinder häufig Symptomträger für die neurotischen Konflikte der Eltern sind.

Als besonders schwierig kann sich dann die Arbeit mit den Eltern gestalten, die in ihrer Sucht gefangen sind. Im ambulanten Setting ist es notwendig, die Eltern auf familiensystemische Bezüge zu verweisen und sie aufzufordern, sich dem jeweiligen Problem von Sucht und Co-Abhängigkeit in Form einer Therapie zu stellen bzw. eine Familientherapie zu empfehlen. Dies kann unter Umständen zu einem schnellen Abbruch der Zusammenarbeit mit den Eltern oder auch zum Therapieabbruch führen. Erst ab etwa 12 Jahren können Kinder relativ unabhängig von ihren Eltern eigene Entwicklungsschritte vollziehen, auch wenn sie noch in der elterlichen Familie leben.

Falls im Familiensystem wenig Motivation zur Veränderung vorhanden ist, arbeitet der Therapeut mit dem Kind häufig zunächst nur an den Symptomen. Eine Therapie des Kindes kann dann als Schutzraum dienen, in welchem es eine nachholende Ich-Entwicklung und neue Beziehungsmuster erfahren kann.

In Bezug auf Kinder aus Familien mit Alkoholproblemen ist auf eine zu große Übernahme von Verantwortung vonseiten des Kindes zu achten. Die ständigen Überforderungen der Kinder, die in diesen Familien häufig anzutreffen sind, sollten in der Therapie vermieden werden.

Ausufernde Sequenzen während der Stunde sind durch eine stabile Struktur zu begrenzen, wobei die Kreativität erhalten bleiben sollte.

Körpersprachlich symbolisierte Themen geben dem Kind die Möglichkeit, sich allmählich und in seinem Tempo an schwierige Themen heranzutasten. In bestimmten Situationen kann es hilfreich sein, klare Standpunkte zu formulieren, um sich nicht im diffusen Raum mit dem Kind zu bewegen und sich nicht verführen zu lassen über Problematiken hinwegzugehen.

Jugendlichen kann parallel zur Einzeltherapie eine Empfehlung zur Teilnahme an Selbsthilfegruppen gegeben werden, um der Isolation mit der Lebenssituation entgegen zu wirken. Sie kommen in der Regel selten aus freien Stücken zur Therapie. Sie werden im Kindergarten oder in der Schule auffällig und benötigen daher ein Setting, das den speziellen Bedürfnissen entgegenkommt. Solch ein Setting bieten z. B. Kinder- und Jugendlichenpsychotherapeuten im ambulanten Bereich an. Auch Tanz-, Bewegungs- und Ausdruckstherapeuten verfügen häufig über Räumlichkeiten, Materialien und vor allem über eine körpersprachlich fundierte Ausbildung und verantwortungsvolle Vorgehensweise.

Die Tanztherapie bietet die Möglichkeit über Tanz, Musik und Spiel den eigenen Körper zu erfahren und sich zunächst nonverbal mitzuteilen. Wie in der Falldarstellung schon beschrieben, ergeben sich vielfältige Situationen, in denen symbolhaft Probleme aufgearbeitet und zur gegebenen Zeit dann verbalisiert werden, wobei das Hier und Jetzt eine große Rolle spielt. In Übertragungs- und Gegenübertragungsgefühlen, die in der tiefenpsychologisch-tanztherapeutischen Arbeit auch durch körperliche Phänomene genutzt werden, kann emotionaler Ausdruck in seinem Appellcharakter aufgegriffen und durch den Therapeuten im Hinblick auf ein positives Abstimmverhalten reguliert werden.

Die besondere Bedeutung des Spielens in der Therapie mit Kindern ist vielfach hervorgehoben worden (Winnicott 2018). So kann das Spiel mit Bewegung und Materialien als Möglichkeitsraum für die Darstellung von Konflikten und als (kindliches) Ausdrucks- und Kommunikationsmittel mit sich selbst und anderen genutzt werden. Das körpersprachlich unterlegte Spiel ist der imaginäre Ort, an dem Beziehung stattfindet und sich neu entwickeln kann. Im körpersprachlichen Austausch können Entwicklungshemmungen beseitigt und Reifungsprozesse unterstützt werden. Im Tanz und mithilfe selbst produzierter oder gehörter Musik können Kinder über Körpersprache und Bewegung einen spontanen spielerischen Impuls direkt umsetzen und durch Spiegeln, Kontrastieren, Minimieren, Maximieren und Variieren des Therapeuten neue Kontaktmuster auch kinästhetisch und taktil entwickeln. Narzisstische Bedürfnisse werden im Tanz durch den expressiven Charakter der gestalteten Körpersprache herausgefordert und in der Beziehungsgestaltung neu definiert.

Im Tanz lassen sich auch Nähe und Distanz durch verschiedene körperlich-räumliche Annäherungen spielerisch ausprobieren und geben Kindern die Möglichkeit, Wünsche, Fantasien und Vermisstes neu zu erleben.

Mit dem Einsatz von Medien kann der Zugang zum Spiel und zur Wahrnehmung des Körpers häufig erleichtert werden. So können Bewegung, Musik und Spiel kreativ kombiniert werden, sodass sich vielfältige Interventionsmöglichkeiten unter Berücksichtigung der Grammatik der Körpersprache entwickeln lassen.

8.2 Ängste bei depressiver Persönlichkeit

Marlene Damm, Sabine Trautmann-Voigt und Jochen Kehr

8.2.1 Symptomatik

Soziale Phobie (ICD-10: F40.1)

Als soziale Phobie werden Ängste bezeichnet, die vor allem in sozialen Situationen auftreten. Das manifestiert sich im Umgang mit der Herkunftsfamilie, bei der Partnerwahl, im Bindungsverhalten bzw. im eigenen Familienleben, am Arbeitsplatz, im Umgang mit der umgebenden soziokulturellen Struktur und im Krankheitserleben. Kritik- und Konfliktfähigkeit sind durch das niedrige Selbstwertgefühl äußerst begrenzt. Diese Angstpatienten legen manchmal zwanghaft Wert auf ein gepflegtes, ansprechendes Äußeres. Dahinter steht der Wunsch, sich die Sympathie des Sozialpartners zu sichern und Abweisung oder Konflikte zu vermeiden. Nach der ICD-10 gehört die Furcht vor prüfender Betrachtung durch andere Menschen – nicht in Menschenmengen, sondern in verhältnismäßig kleinen Gruppen – zu den Kriterien einer sozialen Phobie. Die Befürchtungen können sowohl klar abgegrenzt (z. B. beschränkt auf Essen oder Sprechen in der Öffentlichkeit oder Treffen mit dem anderen Geschlecht) als auch unbestimmt sein und in fast allen sozialen Situationen außerhalb des Familienkreises auftreten. Soziale Phobien sind in der Regel mit einem niedrigen Selbstwertgefühl und Furcht vor Kritik verbunden. Die Befürchtungen können sich in Beschwerden wie Erröten, Vermeiden von Blickkontakt, Händezittern, Übelkeit und Stuhl-Lassen äußern. Die sekundären vegetativen Symptome werden vom Betroffenen manchmal als primäres Problem erlebt. Die psychischen und vegetativen Symptome sind primäre Manifestationen der Angst. Sie beruhen nicht auf anderen Symptomen wie Wahn- oder Zwangsgedanken.

Depression (ICD-10: F32.0–32.2)

Bei der Depression herrscht eine typische Konstellation psychischer Beeinträchtigungen vor, bei denen eine gedrückte resignative Grundhaltung gekennzeichnet ist durch den Verlust von Freude, emotionaler Leere und Antriebslosigkeit. Außerdem sind zahlreiche, begleitende körperliche Beschwerden symptomatisch. Je nach Schwere werden leichte, mittelgradige und schwere Episoden unterschieden. Auffällig ist eine ausgeprägte Selbstwertproblematik und die Tendenz zu Selbstvorwürfen und Schuldgefühlen. In schweren Fällen kann dies zu Suizidgedanken und letztendlich zum Suizid führen. Die Person leidet unter einer Verminderung von Antrieb und Aktivität, was zu erhöhter Ermüdbarkeit führt. Die Fähigkeiten zur Konzentration und Aufmerksamkeit sind stark beeinträchtigt. Weitere häufige Symptome sind negative pessimistische Zukunftsperspektiven, Schlafstörungen, Appetitlosigkeit und somatische Symptome wie Früherwachen, Morgentief und deutliche psychomotorische Hemmungen die zu einem »Sichzurückziehen von der

Welt« führen. Abhängig von Anzahl und Schwere der Symptome ist eine depressive Episode als leicht, mittelgradig oder schwer zu bezeichnen. Manifeste oder somatisierte Ängste sind eine häufige Begleitsymptomatik. Verlust-, Verunsicherungs- oder Enttäuschungserlebnisse in der Kindheit von später depressiv Erkrankten spielen häufig eine zentrale Rolle. Dazu gehören der Verlust einer wichtigen Bezugsperson, der Umzug aus einer vertrauten Umgebung. Beim Erwachsenen kann der Verlust des Arbeitsplatzes oder Todesfälle nahe stehender Menschen Auslöser sein. Diese belastenden Ereignisse führen jedoch nur dann zu einer neurotischen Depression, wenn bereits eine neurotisch-depressive Neurosenstruktur zugrunde liegt, die einen Objektverlust nicht mit der normalen Trauerreaktion verarbeiten lässt. Bei der Depression handelt es sich immer um eine starke Beeinträchtigung des Selbstwertgefühls, die mit Aspekten unsicherer Bindung zur Bezugsperson in Verbindung gebracht werden. Das Bindungsverhalten ist gespalten. Einerseits wird Kontakt gesucht, andererseits Kontakt vermieden, was sich auch im Körperverhalten zeigt.

Die besonders häufig erlebte Hilf- und Machtlosigkeit bei Depressiven kann auch als Ausdruck eines spezifischen emotionalen Dilemmas gesehen werden, das von verschiedenen Autoren als depressiver Grundkonflikt bezeichnet wird. Auf der Basis eines geringen Selbstwertes, häufig verknüpft mit einer unsicheren Bindung an eine primäre Bezugsperson, entsteht eine überstarke Abhängigkeit von äußeren oder inneren Objekten. Diesen wird aber gerade wegen der als bedrohlich erlebten Abhängigkeit ein Gefühl wütenden Aufbegehrens und der Distanz entgegengebracht.

Diese negativen Gefühle können jedoch nicht ausgedrückt werden, weil damit die als lebensnotwendig gesehene Beziehung gefährdet würde. Die verborgenen Aggressionen und Neidgefühle führen zu inneren Spannungen und zu einer Vielfalt schwieriger Interaktionsmuster. Hierzu gehören gehemmte Aggressivität, Abwehr durch Pseudoaltruismus, Ambivalenz und Selbstentwertung. In der Gegenübertragung lösen sie beim anderen Ärger und Distanzierung aus.

Es entsteht ein Patt zwischen einer teilweise verborgenen Abhängigkeit und nicht realisierbaren Individuations- bzw. Abgrenzungswünschen.

Je nachdem, wie die Lösungsversuche dieses unbewusst zugrunde liegenden Konflikts gestaltet sind, wird von einer regressiv verstrickten oder vermeidenden Verarbeitung ausgegangen. Im ersten Fall handelt es sich um einen beziehungsorientierten, anklammernden depressiven Typus, der sich am dominanten Anderen orientiert. Beim introjektiven, durch hohe Selbstanforderungen gekennzeichneten Typus wird von einer angestrebten, Sicherheit suchenden Bindung an ein dominantes Ideal ausgegangen. In Verbindung mit eher narzisstischen Verarbeitungsformen des Konflikts können Kränkungen oder das Scheitern von Lebensentwürfen Auslöser einer Depression sein.

Nach OPD werden anklammernde Patienten dem passiven Verarbeitungsmodus des Autonomie-Abhängigkeits-Konflikts oder des Versorgungs-Autarkie-Konflikts zugeordnet. Der introjektive autonome Typus gehört eher dem aktiven Modus des Autonomie-Abhängigkeitskonflikts und des Selbstwertkonflikts an.

8.2.2 Selbsterleben

Die Patienten äußern Angst, im Zentrum der Aufmerksamkeit zu stehen und sich peinlich oder erniedrigend zu verhalten. Schon bei minimalen Belastungen kommt es zum Auftreten von starker Angst und Überforderungsgefühlen. Das Selbstbild ist geprägt durch Selbstzweifel und Selbstunsicherheit (durch frühere negative Beziehungserfahrungen). Alleingelassen werden ist mit heftigen depressiven Gefühlen verbunden. Als Abwehr der Angst schlägt das ängstliche Vermeidungsverhalten manchmal in impulsive Aggression gegenüber den Sozialpartnern um. Kurz danach plagen den Patienten heftige Gefühle von Scham, Schuld und erneuter Angst sowie der heftige Wunsch, das vermeintlich eigene Versagen ungeschehen zu machen; sucht eine Lösung durch Rückzug – manchmal in eine Krankheit. Häufig drücken Kopfschmerzen, Schlafstörungen und allgemeine Mattigkeit die Stimmung immer weiter nach unten. Selbstvorwürfe oder negative Einstellungen zu anderen quälen die Patienten, die keine Zufriedenheit mehr kennen.

8.2.3 Psychodynamischer Befund

Zur Angststörung gehören unbewusste Objektverlustängste: Innere Bilder und Vorstellungen von signifikanten Anderen stehen nicht hinreichend zur Verfügung. Lebensführung und Vitalität sind stark begrenzt durch den unbewussten Konflikt »Abhängigkeit versus Autonomie«. Gefühle der Abwertung und der Verlassenheit hängen zusammen.

Als Kind hatte Frau S. gelernt, dass der wichtige Andere Achtung und Anerkennung versagt. Sie empfindet sich als nicht richtig und glaubt, mit Makeln behaftet zu sein, wenn eine Bezugsperson sie verlässt. Um Beziehungen nicht zu gefährden, werden daher eigene Autonomiewünsche unzureichend wahrgenommen und den Wünschen bedeutsamer Beziehungspersonen untergeordnet. Frau S. erscheint auch in der Beziehung zur Therapeutin abhängig. Durch die Furcht vor negativer Bewertung werden hohe Ansprüche an das eigene soziale Funktionieren entwickelt. Ihre Beziehungen zu den Mitpatienten und zu ihrer Familie sind emotional verflacht und verdünnt und führen zu unkontrollierten Ängsten. Bei drohendem Verlust von Bindung, z. B. als eine ihrer beiden erwachsenen Töchter auszog, wird Angst als Affekt mobilisiert. Um Trennung zu vermeiden, soll durch den Affekt der Angst das Bindungssystem des Interaktionspartners aktiviert werden. Die wahrgenommene Ängstlichkeit verstärkt in der Regel dessen Fürsorgeverhalten.

Nicht selten schlägt die Angst in impulsives aggressives Verhalten gegen Sozialpartner um sowie anschließend in heftige Schuldgefühle (ungeschehen machen). So kann Frau S. unvermittelt Wutanfälle bekommen und Türen schlagend und zeternd umherlaufen. Es entsteht ein neuer Kreislauf von Angst, Scham, Wut und Schuldgefühlen. Das Problem löst Frau S. häufig durch Rückzug bzw. Krank-Werden.

8.2.4 Phänomenologie des Bewegungsbildes – körpersprachliche Vorlieben

Bewegung und Sprache sind sehr verhalten, als müsse der Einsatz von Kraft vermieden werden. Die Intensität der Kraft ist leicht. Die Bewegung überlässt sich häufig der Schwerkraft und geht ungerichtet nach unten. Trotzdem haben die Füße wenig Bodenkontakt [Dominanz von P(0) in den Kategorien 1 – 5; s. Tab. 6-7, S. 226 f.].

Die Kinesphäre ist eher eng: dementsprechend kleine, eher körpernahe Bewegungen mit geringer Beteiligung des Körperzentrums. Die Bewegung konzentriert sich eher auf Arme oder Beine. Der Bewegungsfluss ist gebunden mit Bevorzugung von allmählichen indirekten Bewegungen. Auffällig ist auch die geringe Differenzierung und Variabilität. Gliederdominante Bewegungen (Arme, Hände) gehen zur Körperachse hin. Die Beugung im Rumpf (Brustbeinbereich) behindert Aufrichtung und Atmung. Im Raum wird der Rückzug an den Rand bevorzugt [insgesamt P(0)-Dominanz; s. Tab. 6-7, S. 226 f.].

Bewegungen erfolgen sehr langsam. Der Bewegungsfluss wirkt eher verstreuend, rhythmisch wenig differenziert. Bewegung und Kontakt werden öfter abrupt abgebrochen. Ausdrucksmöglichkeiten von gesundem Abgrenzungsverhalten stehen kaum zur Verfügung.

In der Behandlung zeigte sich dieses explosive, ungerichtete Abbrechen von Bewegungsfluss und Kontakt im Affektausbruch deutlich bei einer Interaktion mit dem Ball, während der die Patientin plötzlich von ihren Gefühlen der Wut und Hilflosigkeit überschwemmt wurde. Sie brach den Augenkontakt ab und gleichzeitig die gerichtete Wurfbewegung des Balles, der explosiv ausbrach. Danach wurde sie von Trauer überschwemmt, sank in sich zusammen und zog sich in Weinen zurück.

Im Bewegungsbild zeigt sich hohe innere Anspannung bei gleichzeitiger Antriebshemmung. Sie führt häufig zu passiven, indirekten, eher kleinen, vor allem kraftlosen Bewegungen, die der Schwerkraft folgen. Dabei besteht gleichzeitig wenig Kontakt zum Boden. Die Arme werden eher gebeugt mit Betonung zur Körperachse hin bewegt. Der Rumpf wird so gut wie nicht einbezogen. Die Bewegungen im Raum sind zögerlich, unterbrochen, indirekt und eher kurvig. Weite kräftige Bewegungen nach außen werden vermieden.

8.2.5 Behandlungsziele

Körpersprachliche Interventionen bei depressiven Patienten

Bei depressiven Patienten ist es wegen des schwachen Selbstwertgefühls besonders wichtig, zu Anfang einer Therapie eine vertrauensvolle und akzeptierende Atmosphäre zu schaffen. Ein eindeutiges, verbindliches, Sicherheit gebendes Verhalten des Therapeuten ist wegen des häufig vorliegen ambivalenten Bindungsverhaltens notwendig.

Selbstwahrnehmung und Selbstvertrauen in den eigenen Körper fördern Ein strukturiertes Vorgehen, das Sicherheit vermittelt und die Selbstwahrnehmung in konfliktfreier Atmosphäre ermöglicht, ist dafür Voraussetzung. Dabei ist darauf zu achten, Eigenimpulse zu fördern und die damit einhergehenden Gefühle wahrzunehmen, zu benennen und in einen lebensgeschichtlichen Zusammenhang einzuordnen. Durch die ungenügende Verarbeitung des depressiven Grundkonflikts (Bindungswunsch versus Autonomiestreben) können Körperwahrnehmungen und damit assoziierte Gefühle als bedrohlich und belastend erlebt werden. Dies kann, vor allem zu Beginn der Therapie, dazu führen, dass Interventionen abgebrochen oder abgelehnt werden. Es ist deshalb sinnvoll, ressourcenorientiert bei den Stärken des Patienten zu beginnen und durch Modifizierung von vertrauten Übungen einen besseren Zugang zu der eigenen Befindlichkeit zu schaffen. Damit wird gleichzeitig Raum für neue Erfahrungen, z. B. die eigene Kraft betreffend, gegeben.

Alle tanztherapeutischen Interventionen (z. B. durch den Raum gehen und dabei auf die eigene Haltung achten), die die Selbstwahrnehmung stärken, sind hier zu nennen. Angeleitete, strukturierte Übungen wie Gelenke aufwecken (alle Gelenke einmal bewegen) oder Tai-Chi-Übungen, die den Bodenkontakt verbessern und den Atem mit einbeziehen, sind gerade am Anfang einer Therapie sinnvoll, können aber auch als Aufwärmübungen, um die momentane Stimmung zu verdeutlichen, auch in späteren Phasen eingesetzt werden.

Selbstwirksamkeit, Eigeninitiative stärken Im tanztherapeutischen Setting kann nach einer

Phase des Ausprobierens in einer unterstützenden und ermutigenden Atmosphäre mit der Verstärkung von Eigenimpulsen durch Experimentieren mit dem eigenen Rhythmus und anderen Bewegungsimprovisationen begonnen werden.

Mit dem Herstellen von Kontakt zu selten bewegten Körperteilen können bisher unterdrückte Antriebe und die damit verbundenen Gefühle nach und nach zugelassen und modifiziert werden. Dies sollte in kleinen Schritten passieren, um so das Muster der Hilflosigkeit und des Ausgeliefertseins in Richtung auf Selbstwirksamkeit und Eigeninitiative zu durchbrechen.

Durch Variieren schon gezeigter, vertrauter Bewegungsmuster mit dem Faktor Raum (vergrößern oder verkleinern) oder Zeit (ganz langsam oder schnell ausführen) soll die Eigeninitiative gestärkt werden nach dem Grundsatz »Ich kann selbst etwas bewirken, indem ich eigene Impulse gebe«. Dazu gehören Übungen, die dem Patienten ermöglichen, selbst zu bestimmen, wie und wann eine Übung beendet werden soll. Das kann ein einfaches »Stopp«-Sagen sein oder auch das Vorgeben bestimmter Bewegungen für die Gruppe. Die Hinzunahme von Musik und Medien (z. B. Tücher oder Seile) unterstützen die Vergrößerung des Bewegungsrepertoires. Hier kann die Arbeit in der Gruppe förderlich sein, um in der Paararbeit Bewegungen gegenseitig zu spiegeln und in ihrer emotionalen Besetzung nach zu empfinden. Themenzentriertes Arbeiten ermöglicht es, verborgene Wünsche nach Wachstum und Entfaltung in der Fantasie zu erleben und in der Körpersprache schon einmal »vorzuformulieren«.

Zentrierung/eigene Kraft spüren Dazu gehört die eigene Mitte zu spüren und über einen besseren Bodenkontakt einen neuen Zugang zur eigenen Kraft zu erhalten, der dazu führen kann sich selbst differenzierter wahrzunehmen und kraftvolle direkte Bewegungen integrieren zu können.

Um die eigene Kraft erst einmal spüren zu können, ist es wichtig, mit dem aktiven Körpereinsatz zu experimentieren (von einer Wand mit den Armen abdrücken oder im Raum hüpfen). Das spielerische Umgehen mit der eigenen Kraft ist ausschlaggebend. Dazu gehört z. B. einen eigenen Gehrhythmus finden, der durch stärkere Betonung zum Stampfrhythmus wird und von der Gruppe übernommen wird.

Beispiele:
- Rhythmus und Stampfen
- Mit der eigenen Kinesphäre experimentieren
- Tuch vor sich hertreiben

Förderung der Kontakt- und Beziehungsfähigkeit Für depressive Menschen ist es wichtig, sich im Beziehungsgeschehen nicht nur anzupassen, sondern zu ihrem eigenen Standpunkt zu stehen. Es geht darum, sich im Kontakt mit anderen nicht zu verlieren, sondern im Bewegungsgespräch eigene Positionen zu behaupten und adäquat auf Forderungen des anderen einzugehen.

Das oben schon beschriebene Ausgerichtetsein auf andere bei gleichzeitigem Verzicht auf eigene Selbstverwirklichung führt zu dem innerseelischen Erleben, keinen eigenen Raum zu haben und sich nicht abgrenzen oder durchsetzen zu können. Deshalb ist ein wichtiges Interventionsziel, den Anspruch auf einen eigenen Raum zu fühlen, sich abgrenzen und Nein sagen zu können und damit nicht mehr bedingungslos für andere verfügbar zu sein. Dies schließt den eigenverantwortlichen Umgang mit Nähe und Distanz ein. In diesen Zusammenhang gehören Themen wie »Geben – Nehmen«, »Öffnen – Schließen« oder »Monster mit Schutzschild«.

Beispiele:
- einen eigenen Raum gestalten
- Nähe-Distanz-Übungen
- Markierungs- und Grenzspiele
- Geben – Nehmen
- Öffnen – Schließen

Körpersprachliche Interventionen bei Ängsten mit begleitenden Depressionen

Im Wesentlichen ist die eigene Körperaufrichtung zu unterstützen. Voraussetzung hierfür ist der sichere Kontakt der Füße zum Boden, und im übertragenen Sinn das Thema »auf die eigenen Füße zu kommen«. Dies ermöglicht es den Klientinnen, Beziehung aufzunehmen und sich im Raum zu bewegen.

Mit Übungen, bei denen ein eigener Platz im Raum in Besitz genommen wird, wobei auch Rückzug und Abgrenzung thematisiert werden, entstehen Möglichkeiten, Nähe und Distanz selbst zu regulieren.

Über selbstversorgende Massagen und Berührungen kann Vertrauen in den eigenen Körper vermittelt werden. Die Erfahrung, selbst für die eigene Ruhe oder Vitalität sorgen zu können, unterstützt wesentlich die innere Unabhängigkeit.

Abgrenzungs- und Beziehungsfähigkeit werden so gestärkt. Das sind wechselseitige Wirkungen. Durch fehlende Geborgenheit in der Kindheit entwickelten die Klientinnen Abhängigkeiten gegenüber ihren Bezugspersonen. Indem Versorgungswünsche jetzt ernst genommen und beachtet werden, kann Vertrauen und Beziehungsfähigkeit wachsen. Versorgungswünsche werden nachgenährt, damit Autonomiebestrebungen Förderung und Unterstützung finden.

Vertrauen aufbauen »Ankommen auf meinem Platz«: sich durch Dehnen und Strecken und tiefes Durchatmen auf dem eigenen Stuhl ausbreiten, um danach in aufrechter, entspannter Haltung den eigenen Platz »ganz zu besitzen«.

Diese Übung, als Körperwahrnehmung angeleitet, ermöglicht sowohl auf der körperlichen als auch auf der emotionalen Ebene einen Zustand von Sicherheit und Vertrauen, was gerade zu Beginn der Stunde wesentlich ist. Der gute Kontakt mit sich selbst führt dazu, dass die Teilnehmerinnen sich vorsichtig zu mir und den anderen Gruppenteilnehmerinnen hin öffnen. Es ist ein Ankommen bei sich selbst und im Kreis der Gruppe.

Selbstwirksamkeit und Beziehung Im Bewegungskreis (Chace-Kreis) kommen wir auf die eigenen Füße. Oft wird auf ein Thema der Klientinnen aus der vorangegangenen Gesprächsrunde zurückgegriffen. Die Therapeutin greift Bewegungsimpulse aus dem Kreis auf und bietet Deutungen an. Dabei entstehen neue Bewegungsimpulse einzelner Klientinnen, die wieder von allen anderen gespiegelt werden. Über den Bewegungskontakt entwickelt sich ein Gefühls- und Gedankenaustausch. Es entsteht Beziehung.

Versorgungswünsche und Selbstwirksamkeit Selbstberührung und -massage können Selbstregulierung und Selbstwirksamkeit fördern und erlauben bewussten Rückzug auf sich selbst. Der positive eigene Körperkontakt unterstützt Selbstvertrauen, Abgrenzungs- und Kontaktfähigkeit.

Vertrauen und Autonomie Die Fantasiereise zum »Inneren Baum« hat das Erleben eines inneren sicheren Ortes zum Ziel. Das Erzählen einer Geschichte kommt außerdem den Versorgungswünschen der Klientinnen entgegen. Dieses »Nachnähren« kann eigene Autonomiebestrebungen stärken und fördern. Die anschließende Reflexion ermöglicht das Aussprechen und Bearbeiten von sowohl stabilisierenden als auch belastenden Bildern und unterstützt Selbstvertrauen und innere Unabhängigkeit.

Selbstregulierung und Selbstausdruck Die aus dem Qigong entlehnten »Baumübungen« unterstützen Bodenkontakt, Beinkraft, Aufrichtung und Ausdehnung in den Raum. Ruhig fließende, variierende Bewegungsabläufe fördern den positiven Umgang mit Spannung und leibhaftem Selbstausdruck. Sie haben sowohl öffnenden als auch abgrenzenden, den eigenen Raum schützenden Charakter.

Zusammenfassung

Gerade bei schwerer gestörten Patienten sind leichte, übungszentrierte Angebote Vertrauen fördernd. Eine oft wiederholte, vertraute Struktur ermöglicht im Laufe der Therapie die Erweiterung des Bewegungsrepertoires und der Reflexionsbereitschaft. Dabei wird Raum gegeben zum bewussten Umgang mit Gefühlen zum »signifikanten Anderen« hin und damit dem »Nachreifen« persönlichen Bindungsverhaltens.

Durch das beständige Wiederholen von Übungen und dem regelmäßigen Austausch lernen die Klientinnen ihre körperliche und seelische Befindlichkeit auszudrücken. Sie werden ermuntert eigene Wünsche und Bedürfnisse mitzuteilen und lernen eigenverantwortlich für sich zu sorgen. Die Teilnehmerinnen berichten immer wieder, dass sie zu Hause verschiedene Übungen wiederholen, die helfen, sich selbst zu beruhigen oder auch zu aktivieren.

8.2.6 Patientenbeschreibung

Fallbeispiel
Frau S., 43 Jahre alt, ist schlank und zartgliedrig, ihre Gesichtsfarbe wirkt leicht grau – schlecht durchblutet. Ihr Brustbein ist eingezogen, der Atem geht flach, sie friert häufig. Ihr gesamter Körperausdruck wirkt energielos, schlaff. Sie äußert immer wieder Angst, von ihrem Partner verlassen bzw. darüber in ihrer Angst verrückt zu werden.
Ihr wird als chronifizierte psychische Erkrankung eine schwere Depression mit sozialer Phobie attestiert mit der Symptombildung kindlicher Bedürftigkeitsstruktur, Affektlabilität, Antriebsstörung, Konzentrationsstörungen und Schlafstörungen. Sie ist seit 20 Jahren in Behandlung. Die zweiwöchentliche Depotmedikation, ein Antidepressivum, das vor allem ihre Schlafstörungen beheben soll, wirkt stark sedierend. Der Tag- und Nacht-Rhythmus ist erheblich gestört.
Frau S. führt eine Partnerschaft, lebt aber in einem eigenen Haushalt allein. Sie hat zwei erwachsene Töchter. Die Abgrenzung zu ihren Kindern gestaltet sich immer wieder schwierig. Sie überfordert sich oft durch ihr eigenes Bild von der »guten Mutter«. Seit drei Jahren arbeitet sie in einer Werkstatt für psychisch behinderte Menschen.
Unter der Spannung ungelöster Partnerschaftskonflikte konnte sie die Arbeitssituation oft kaum aushalten. Sie reagierte häufig mit aggressiven Affekten und anschließenden Kontaktabbrüchen. Hinter den Konflikten in ihrer Partnerschaft spiegeln sich die heftigen Probleme ihrer Kindheit, die mit Abwertung und Verlassensein zusammenhängen. Sie ist oft in ihre kindliche Bedürftigkeit verstrickt, und es fällt ihr schwer, gut und verantwortlich für sich selbst zu sorgen. Auffallend ist jedoch, dass sie selbst in akuten Krisenzeiten und rauen Arbeitsbedingungen Wert auf eine gepflegte und modische Erscheinung legt.

8.2.7 Therapieverlauf: Frau S. berührt die Leichtigkeit des Seins

Als ich (Marlene Damm) im Rahmen der Behindertenwerkstatt die tanztherapeutische Arbeit mit einer Frauengruppe begann, fühlte sich Frau S. in einem Gespräch mit mir noch nicht in der Lage teilzunehmen. Soziale

Ängste und Rückzugsverhalten waren zu diesem Zeitpunkt stark ausgeprägt. Es war ihr z. B. nicht möglich, den gemeinsamen Arbeitsraum mit mehr als drei Personen oder etwa ihr Unbekannten zu teilen.

Ein halbes Jahr später, während einer erneuten Krise durch Partnerschaftsprobleme, entschied sie sich nach einem Gespräch mit mir zur Teilnahme an der bereits bestehenden tanztherapeutischen Frauengruppe.

Im Kontakt mit ihr stellten sich als Übertragungsgefühle Leere und Verlassenheit ein: Es hat ja doch alles keinen Zweck – ich bin nichts wert, und du wirst das auch noch feststellen. Verlass mich nicht, sonst kann ich selbst nicht bei mir bleiben. Halte mich, sorge für mich.

In der körperlichen Gegenübertragung reagierte ich mehrfach mit Zurücklehnen bzw. dem Vergrößern des Zwischenraumes zu ihr unter Beibehaltung des Augenkontaktes. Ich spürte die Gefahr ihres inneren Weggehens, würde ich in ihren Raum eingreifen. Durch meinen Augenkontakt und meine Worte signalisierte ich ihr: ich bin und bleibe da. Ich bemühte mich, ihr durch meine Körperhaltung zu vermitteln, dass ich sie nicht vereinnahmen würde.

Anfangs forderte Frau S. viel Aufmerksamkeit ein durch Weinen, Hilflosigkeit und Rückzug, oder sie fehlte und meldete sich krank. Während der 60-minütigen Sitzung beanspruchte sie fast regelmäßig ein bis zwei Pausen. Sie zog sich häufig gedanklich aus dem Gruppengeschehen zurück und übernahm kaum Initiative zum Kontakt. Als sie zum siebten Mal teilnahm, kündete sie erstmals eigene Wünsche für den Stundenablauf an und zeigte Interesse an den anderen Teilnehmerinnen.

Wir hatten ihren häufigen Rückzug mehrfach thematisiert. Nun lockerte sich ihr rigides Rückzugsverhalten und sie ging ihre Antriebsstörungen bewusster an. Frau S. konnte neues Vertrauen zu sich selbst und in die Gruppe aufbauen. Dadurch reagierte sie weniger mit Rückzug oder passiver Opferhaltung. Sie zeigte im Umgang mit sich, ihrem Körper und in ihren sozialen Kontakten auch außerhalb der Gruppe mehr Wertschätzung und Selbstsicherheit.

Da die Teilnehmerinnen in der Gruppe durch frühe Beziehungs- und Entwicklungsstörungen psychisch schwer erkrankt sind, arbeite ich mit einem stark strukturierten Stundenaufbau. Dies vermittelt den tief gestörten Klientinnen Sicherheit und Vertrauen. Wiederholungen ermöglichen im Laufe der Zeit Erfolgserlebnisse: »Das weiß ich schon, das kann ich schon.« Durch diese Vertrautheit können sich die Klientinnen im Kontakt mehr und mehr öffnen. Langsam kann ich weitergehende Impulse in Bewegung und Gespräch aufgreifen. Es ist ein beständiges Pendeln zwischen »zurück zum Vertrauten – hinaus zu neuen Entdeckungen – und wieder zurück zu Vertrautem«. Diese Pendelbewegung erinnert an die Wiederannäherungsphase. In dieser Zeit übt das kleine Kind die Loslösung von der Mutter, um die Welt zu erobern. Dann kehrt es wieder zur Mutter und zum Auftanken von Sicherheit zurück und unternimmt die nächsten Schritte hinaus.

15. Stunde: Bedürftigkeit ernst nehmen, um Autonomie zu gewinnen

Im Verlauf der Stunde griff ich körperlich oder verbal ausgedrückte Versorgungswünsche der Teilnehmerinnen gezielt auf. In dieser Atmosphäre von Geborgenheit und Vertrauen öffnete sich Frau S. zu tieferer Gesprächs- und Reflexionsbereitschaft. Sie konnte ihre Angst vor dem Verlassenwerden neu wahrnehmen und einordnen.

Selbstkontakt – Gruppenkontakt: Ankommen auf meinem Sitzplatz (Übung 30)

Im »Blitzlicht«, der kurzen Befindlichkeitsrunde zu Beginn der Stunde, erlebe ich die Gruppe, wie so oft, als antriebslos und zurückgezogen. Ich reagiere darauf mit der Übung »Ankommen auf meinem Sitzplatz«, die die Klientinnen in dehnende Bewegungen holt, die aufrichten und öffnen. Danach begleite ich das eigene Spürbewusstsein vom Stand der Füße auf dem Boden über das Spüren des Stuhlsitzes bis zur Aufrichtung des Rückens an der Rückenlehne und zum Kopf und wieder den Körper hinunter zurück zu den Füßen. Dies hat zur Folge, dass die Klientinnen in aufrechter und entspannter Haltung den eigenen Platz »ganz besitzen« und ihren persönlichen Raum einnehmen. Sie ermöglicht sowohl auf der körperlichen als auch auf der emotionalen Ebene einen Zustand von Sicherheit und Vertrauen. Der gute Kontakt mit sich selbst führt dazu, dass die Teilnehmerinnen sich vorsichtig zu mir und den anderen Gruppenteilnehmerinnen hin öffnen.

Selbstausdruck und Kontaktfähigkeit wachsen: Chace-Kreis (Übung 16)

Im kurzen »Blitzlicht« äußert Frau S. nun konkret, dass sie friert und müde ist. Das neue Antidepressivum bessere ihre Schlafstörungen noch nicht. Sie wirkt auf mich apathisch und erschöpft. Während des Sprechens sinkt sie wieder in sich zusammen und starrt danach geistig abwesend vor sich hin. Ich spüre eine innere Verlorenheit und Leere, verbunden mit Schwere. Mein nächster Impuls gilt daher wieder der Körperaufrichtung und dem Kontakterleben in der Gruppe.

Ich lade die Frauen in den Bewegungskreis *(Chace-Kreis)* und damit betont dazu ein, »auf die eigenen Füße zu kommen«. Der Ablauf ist den Klientinnen bekannt. Ich lenke zunächst die bewusste Wahrnehmung auf den eigenen Stand und die eigenen Füße. Während wir im Kreis stehen, greife ich diesmal die Wippbewegung einer Gruppenteilnehmerin auf. Es beginnt ein gemeinsames Vor- und Rückpendeln. Die Frauen erweitern und variieren das Pendeln durch Bewegungen von Armen und Händen, die sich durch das Ausbalancieren des Gleichgewichtes von selbst ergeben. Über das gemeinsame Spiegeln ihrer Bewegungen erfahren die Teilnehmerinnen Sicherheit. Sie fühlen sich gesehen und verstanden. Das motiviert zu weiterem Selbstausdruck und ermöglicht mir Einsicht und Einfühlen in ihr Befinden.

Ich spüre, wie Leichtigkeit und Interesse aneinander entstehen und wachsen. Die Frauen nehmen daher gerne meine Anregung auf, Bewegungen zu erinnern und zu zeigen, die sie am Morgen zu Hause schon gemacht haben. Das Erzählte wird in Bewegung umgesetzt, erweitert und variiert. Dazu biete ich Deutungen an, die zu Austausch von Gefühlen und Gedanken untereinander anregen. Jede steuert neue Ideen bei, die wir gemeinsam und im Austausch körperlich gestalten.

Bewegungsintensität und emotionale Offenheit nehmen zu. Ich erfahre, wie die Frauen mit ihrem Tagesbeginn umgehen. Es entsteht ein lockerer Austausch über persönliche Morgenrituale.

So berichtet Frau S., dass die erste Zigarette zur Tasse Kaffee sehr wichtig für ihr Wachwerden sei und das anschließende Bad beruhigend auf sie wirke. Diese Mitteilung deute ich verbal: »Sie brauchen Wachheit und Ruhe und versorgen sich damit.« Frau S. stimmt mir lachend zu.

Bedürftigkeit und Selbstwirksamkeit: Vitaldusche (Übung 8)

Mit dem Thema des morgendlichen Duschens und Badens eröffnet sich der nächste Schritt zum Ernstnehmen der eigenen körperlichen Bedürfnisse und deren eigenverantwortliche Befriedigung. Mit den Bildern von fließendem warmen Wasser und dem Erinnern guter Düfte leite ich in der Gruppe eine Selbstmassage an. Dabei klopfen und massieren wir uns gegenseitig, um unsere eigenen Körpergrenzen besser in Erfahrung zu bringen. Ich rege Vergleiche von Körperwahrnehmungen zwischen den schon behandelten und den noch unberührten Körperseiten und -teilbereichen an.

Zu Beginn einer Stunde würde das Anleiten von Selbstberührungen bei den meisten dieser Klientinnen Widerstand auslösen. Durch das langsame Vorgehen und das Vertrautsein mit den bisherigen Übungen wird nun ein direktes Zugreifen am eigenen Körper in Gegenwart anderer möglich. Ich zeige die Massage an mir und begleite gleichzeitig unser gemeinsames Tun verbal. Dadurch erhalten die Frauen Sicherheit. Außerdem kann ich beobachten, wie die Klientinnen mit dem eigenen Körper umgehen bzw. welche Körperbereiche gemieden werden, weil sie möglicherweise traumatisch besetzt sind. So beobachte ich bei Frau S., dass ihre Hände fast widerwillig über den Bereich von Brust und Bauch huschen.

In der folgenden Befindlichkeitsrunde werden Körperwahrnehmungen ausgetauscht und die Klientinnen bemerken, dass sie sich jetzt seelisch ausgeglichener fühlen. Sie spüren sich körperlich angenehm erwärmt und entspannt. Im Gespräch wird der Zusammenhang zwischen den selbstversorgenden Berührungen und dem körperlich-seelischen Wohlbefinden hergestellt. Drei der vier Frauen melden dabei ihr Bedürfnis nach einer Ruhepause im Stuhlkreis an. Diesem Wunsch nach Rückzug und Ruhe gebe ich nach, indem ich nach einer kurzen Pause eine Fantasiereise anbiete.

Ich habe immer wieder die Erfahrung gemacht, dass Fantasiereisen in Kontakt- und Bewegungspausen gerne angenommen werden. Das wirkt geistigem und körperlichem Ab- und Wegsacken (in Verlorenheit oder depressive Gedanken) entgegen.

Zudem kommt auch dieses »Erzählen einer Geschichte« dem Bedürfnis der Klientinnen nach Versorgung entgegen und eröffnet eventuell Möglichkeiten, an gute Erinnerungen aus der Kindheit anzuschließen.

Auseinandersetzung mit Abhängigkeit und Autonomie: Baum mit Wurzeln, Stamm und Krone (Übung 32)

Die folgende Fantasiereise hat die Begegnung mit einem Baum zum Thema. Sie ermöglicht dabei den Zugang zu inneren Bildern eines ruhigen, sicheren Platzes in der Natur. Und sie unterstützt durch das Bild und das Symbol des Baumes das Vertrauen in den Boden, die eigene Aufrichtung und Kraft. Durch die Imagination des Baumbildes arbeite ich indirekt am körperlichen Erleben. So kann ich z. B. beobachten, dass die Klientinnen aufrechter sitzen und ihr Atem freier in den Körper fließen kann.

Es entsteht eine Wechselwirkung zwischen innerem Bild (Bedeutung) und äußerem Körperausdruck (Signal). In der anschließenden Reflexion (Kontext) können sowohl stabilisierende als auch belastende Bilder und Erinnerungen aufgefangen und neu eingeordnet werden.

Bei Frau S. lösen die inneren Bilder eine Bedürftigkeit aus, die sie emotional in Verbindung zu ihrer Ursprungsfamilie bringt. Sie beginnt während der Geschichte zweimal zu weinen, wobei ich Augenkontakt zu ihr halte. In unserer Austauschrunde erzählt sie, dass das Bild des Baumes in das ihres Vaters wechselte. Sie sah ihre Geschwister als Vögel, die vergeblich versuchten, in den Ästen des Baumes zu landen. Dann berichtet sie unter Weinen vom letzten Streitgespräch mit ihrem Vater, ihrer Enttäuschung über seine Kälte und dem folgenden Kontaktabbruch. Sie bemerkt, dass der Vater sie immer wieder so auf Distanz hielt und weiterhin hält, wie sie das ebenfalls bei ihrem jetzigen Lebenspartner erfährt.

Sie kann den Ursprung ihrer Abhängigkeit sehen und sich vom Belastenden ihrer Kindheitsgeschichte distanzieren. Dabei erlebt sie Annahme und Bestätigung in unserer Gruppe. Während des Gespräches wird ihr deutlich, wie unterschiedlich die Bedürfnisse nach Nähe und Kontakt in ihrer Ursprungsfamilie erlebt und gestaltet werden. Durch die Geborgenheit und Unterstützung in der Gruppe kann sie sich in der Auseinandersetzung mit ihrem Vater von ihrer Abhängigkeit distanzieren.

Sie wechselt dabei gefühlsmäßig zwischen Trauer, Erleichterung und Lachen.

Durch mein verbales Spiegeln ihrer Gefühle erlebt sie diese als Potenzial und kann sich positiv mit ihnen verbinden. In der Gegenübertragung erfährt ihr Autonomiebestreben Unterstützung gegenüber ihrer Ursprungsfamilie. Ihr verletztes inneres Kind schließt sich vertrauensvoll ihrem Erwachsenen-Ich an.

Abschließend erwähnt sie, dass sie sich jetzt besser und erleichtert fühle. Auch die Rückmeldungen der anderen Teilnehmerinnen in der Gruppe zeigen einen Zuwachs an Vertrauen und Kontaktfähigkeit. Diese Erfahrung gesunder Autonomie intensiviere ich abschließend mit einer aus dem Qigong entlehnten Übung zum Thema Baum. Dabei wird das Erlebte durch körperlichen Ausdruck positiv gefestigt. Die Übung ist vielschichtig einsetzbar, vermittelt Selbstvertrauen und zielt hier auf Selbstregulierung und Selbstausdruck ab. Die Übenden kommen dabei wieder ganz bewusst auf die eigenen Füße. Die fließenden Bewegungen sind gerichtet. Sie haben zunächst öffnenden Charakter und schützen danach abschließend die eigene Kinesphäre.

Hier erlebe ich, dass Frau S. sich erstmals emotional auf diese Übung einlassen kann, in der sie selbst einen Baum mit seinen Wurzeln, seinem Stamm und seiner Krone verkörpert. Sie wirkt auf mich wesentlich lebendiger und kraftvoller, sicherer in ihrer Aufrichtung und auf ihren Füßen. Ihre depressive Schwere und ihre Opferhaltung haben sich in Leichtigkeit und Selbstsicherheit verwandelt.

Zusammenfassung und Auswertung

Für Frau S. war die Teilnahme in dieser Gruppe ein entscheidender Schritt. Hier konnte sie nicht nur lernen Vertrauen in Beziehungen zu fassen, sondern sich für das Geschehen in der Gruppe mit verantwortlich zu fühlen. Eine wesentliche Voraussetzung dabei war das Aushalten von Spannungen und das emotionale Interesse an den Prozessen der anderen Teilnehmerinnen. Bewegungsmäßig war es für sie wichtig, »auf die eigenen Füße zu kommen«. Dies wurde von Anfang an thematisiert, z. B. um sie bei einer ihrer häufigen Auszeiten während der Bewegungssequenzen in den Ablauf zurückzuholen.

Sie vermittelte zunächst über lange Zeit große Hilfsbedürftigkeit und forderte viel Aufmerksamkeit und Zuwendung durch sehr wechselhafte Affektäußerungen. In ihrer Körperhaltung und ihrem Sprachverhalten signalisierte sie häufig das Bedürfnis nach Gehaltenwerden und Unterstützung. Ihre Angst vor Abwertung und Verlassenwerden führte andererseits immer wieder zu Aggressions- und Rückzugsverhalten.

Das Thema Abwertung und Verlassen-Sein beeinflusste nicht nur ihre Beziehung zum Partner, dem Elternhaus, ihre Kontakte am Arbeitsplatz, sondern vor allem zu sich selbst und ihrem Körper.

Im Laufe der tanztherapeutischen Begleitung konnte Frau S. vorsichtig freundschaftliche Kontakte zu den anderen Frauen in der Gruppe aufbauen. Auch Körperkontakt konnte sie in der Gruppe zulassen. Die negative Besetzung ihrer Hände wurde insoweit gelöst, als sie etwa zum Ende der Therapie von sich aus eine Handmassage erbittet und zulassen kann.

8.3 Suchtkrankheit

Christina Puzicha, Sabine Trautmann-Voigt und Jochen Kehr

8.3.1 Störungsbild

Nach ICD-10 wird Sucht als »psychische und Verhaltensstörung durch psychotrope Substanzen« definiert. Dabei gehört die Alkoholsucht als eine der häufigsten psychischen Erkrankungen und Alkohol zu der am meisten konsumierten Droge.

Zu den Leitsymptomen eines Abhängigkeitssyndroms zählen nach ICD-10: Alkohol wird zwanghaft konsumiert, die Kontrollfähigkeit ist gemindert und ein körperliches Entzugssyndrom ist vorhanden. Menschen mit Alkoholsucht entwickeln Toleranz gegenüber dem Konsum, ihre Lebenswelt engt sich auf die Beschaffung und den Konsum von Alkohol ein, andere Aktivitäten werden vernachlässigt. Der Konsum wird trotz schädlicher Folgen fortgesetzt. ICD-10 F1x.20 bezeichnet das Abhängigkeitssyndrom bei gegenwärtiger Abstinenz.

Zu den möglichen körperlichen Schädigungen zählen Leberschäden, Schädigungen des Verdauungsapparates, Herzmuskelerkrankungen, Beeinträchtigungen des Gedächtnisses bis hin zu Gehirnschrumpfung, diverse Krebserkrankungen. Da übermäßiger Alkoholkonsum meist mit schlechter Ernährung und oft jahrelangem Bewegungsmangel einhergeht, entsteht so ein Erscheinungsbild, das durch blasse welke Haut, häufiges Über- oder Untergewicht, schlaffe Muskulatur des Bewegungsapparates und chronische Verspannungen der Rückenmuskulatur sowie schmerzende Gelenke und Gleichgewichtsstörungen gekennzeichnet ist.

Psychische Folgen der Abhängigkeit zeigen sich im Kontrollverlust und dem unwiderstehlichen Drang *(craving)* zur Suchtmitteleinnahme (Senf & Broda 2002, S. 691). Es entsteht ein unwiderstehliches Verlangen nach einer weiteren und dauernden Einnahme der Substanz, um Lust zu erzeugen oder Missbehagen zu vermeiden. Psychische Probleme können durch starken Alkoholkonsum verursacht oder verschlimmert werden. Insbesondere Depressionen und Ängste sowie Persönlichkeitsveränderungen bis hin zur Suizidalität entstehen gehäuft.

8.3.2 Selbsterleben

Alkohol kann zunächst beruhigend oder euphorisierend wirken. Durch Alkoholkonsum werden Hemmungen abgebaut, man fühlt sich mutiger, wird offener, funktioniert besser, spürt negative Gefühle nicht mehr so sehr. So kann Alkohol zunächst als Erleichterung, Hilfe und Erlösung erlebt werden. Alkohol ersetzt Auseinandersetzung mit Themen wie der inneren Leere, einem geringen Selbstwertgefühl, Ängsten, Kontaktängsten, Nähe-Distanz-Problemen sowie Gefühlen wie Trauer und Wut. Sobald die Wirkung des Suchtstoffes nachlässt, werden diese Themen wieder präsent. Das hat zur Folge, dass der Suchtstoff immer häufiger nötig wird, bis zu dem Stadium, in dem eine psychische und körperliche Abhängigkeit gegeben ist und der Tagesablauf darauf ausgerichtet ist, Alkohol zu besorgen bzw. zu konsumieren. Den Alkoholkonsum geheim halten zu müssen, verursacht Stress und Anstrengung. Es folgen Scham- und Schuldgefühle, die durch erneutes Trinken wieder gedämpft werden. Rückzug aus dem sozialen Gefüge und Isolation sind weitere Folgen.

8.3.3 Psychodynamischer Befund

In Anlehnung an den OPD sind folgende Konflikte als vorrangig zu nennen:

- Abhängigkeit – Autonomie
- Versorgung – Autarkie
- Selbstwertkonflikte

Aus **psychoanalytischer Sicht** wird davon ausgegangen, dass die Suchtkrankheit auf Störungen in den verschiedenen Entwicklungsphasen des Kindes bei der Ich- und Identitätsbildung im familiären Umfeld zurückzuführen ist. Es mangelt an einem identischen Bezug zur Gefühls- und Gedankenwelt sowie an Beziehungsfähigkeit zum sozialen Umfeld.

Im Gegensatz zur **Triebtheorie**, die die Sucht auf eine vom Ich nicht zu bewältigende Störung der Triebentwicklung zurückführt, beschreibt die **Ich-Psychologie** eine nicht genügend entwickelte bzw. lückenhafte Reizschutzfunktion des Ichs, insbesondere Unlust zu vermeiden oder zu ertragen. Der Alkoholkonsum ist demnach ein Versuch der Selbstheilung, in dem das strukturelle Ich-Defizit durch eine künstliche Ich-Funktion, den Suchtstoff, ausgeglichen wird.

Nach der **Objektbeziehungstheorie** ist bei der Suchtkrankheit die Bildung innerer Strukturen aus Selbst- und Objektrepräsentanzen durch Internalisierungsprozesse misslungen und hat schwer erträgliche Zustände des Systems »Ich« bewirkt. Die Einnahme von Substanzen ist ein vergeblicher Versuch, die fehlenden Repräsentanzen zu ersetzen. Eine Suchterkrankung beruht auf einer schweren Beziehungsstörung und deren innerer Repräsentierung. Mutter oder Vater waren emotional nicht ausreichend vorhanden, sodass das Suchtmittel als Ersatz dient. Dies kann dazu führen, dass das Bedürfnis nach emotionaler Versorgung negiert oder im Gegenteil in einer übermäßig starken Bindung an andere Personen ausgelebt wird. Die Störung in der frühen Entwicklungsphase kann zu einem neurotischen Abhängigkeitskonflikt führen oder zur Abhängigkeit von einem externen Objekt. Beim neurotischen Abhängigkeitskonflikt wird das Suchtmittel als Ersatzobjekt eingesetzt. Bei Abhängigkeit von einem externen Objekt wird das Objekt als narzisstischer Spiegel benötigt, um den eigenen Selbstwert aufrecht zu erhalten. Sucht entsteht dann, wenn die Objekte das narzisstische Gleichgewicht nicht mehr stabilisieren können (Senf & Broda 2002, S. 699 ff.).

Je nach Struktur sind folgende **Abwehrmechanismen** typisch: Bagatellisierung und Verdrängung der Suchtproblematik sowie Abspaltung und Verleugnung von Gefühlen.

8.3.4 Phänomenologie des Bewegungsbildes – körpersprachliche Vorlieben

Menschen mit Alkoholproblematik haben häufig ein problematisches Verhältnis zum eigenen Körper. Sie haben ihren Körper oft über längere Zeit vernachlässigt. Bei übermäßigem, langjährigem Alkoholkonsum bestehen oft körperliche Beeinträchtigungen bzw. ein schlechter allgemeinkörperlicher Zustand. Dies wirkt sich auch auf das Bewegungsbild aus.

Typische Bewegungsauffälligkeiten werden bei der Arbeit mit Suchtkranken nicht sofort sichtbar. Zum Beispiel kann es Patienten geben, die sich gerne bewegen und ein durchaus differenziertes Bewegungsrepertoire zeigen, und Patienten, die nur über sehr eingeschränkte Bewegungsmöglichkeiten verfügen. Dennoch kehren bestimmte Bewegungsmuster wieder: Es werden eher periphere Körperteile wie Arme und Beine bewegt. Bewegungen sind eher wenig raumeinnehmend, sowohl auf den Gesamtraum als auch auf die eigene Kinesphäre bezogen. Es ist wenig

Raumgespür vorhanden. Zum Therapeuten oder in der Gruppe ist die Kontaktaufnahme eher eingeschränkt. Außerdem wirken Bewegungen wenig emotional angebunden, es fehlt das Gespür für die eigene körperliche und emotionale Befindlichkeit. Die Bewegungen zeigen wenig Vitalität, es wird eher wenig Kraft eingesetzt. Die Muskulatur ist teils verspannt, teils schlaff. Häufig wiederholen sich die gleichen Bewegungsabläufe [Dominanz von P(0) in den Kategorien 3, 4, 13, 14, 19, 21; s. Tab. 6-7, S. 226f.].

Frau L. bewegt sich zwar gerne, ist jedoch schnell aus der Puste. Sie tanzt meist mit wenig Krafteinsatz. Dabei bewegt sie hauptsächlich die Arme und Beine. Besonders bei den Armbewegungen ist kaum Krafteinsatz sichtbar. Oft tanzt sie auch mit den Armen und Händen eng am Körper. Die Schultern sind gehalten. Ihre Haltung ist sehr aufrecht.

Frau L. nutzt zwar mit ihren Schritten den Raum (Raumnutzung), wobei sie sich allerdings häufig auf einer Linie hin und her bewegt. Auffällig sind stereotype, wiederkehrende Bewegungen. Sie vermeidet es, von sich aus Kontakt zu mir aufzunehmen, tanzt in sich gekehrt und wirkt distanziert. Wenn die Aufgabenstellung gemeinsame Bewegungen erfordert, so stellt sie den Kontakt über den Blick her, der kontrollierend und starr fixierend erscheint.

Körperkontakt ist grundsätzlich schwierig. Frau L. verspannt sich bei Berührungen. Sie berührt sich aber häufig selbst, hält die Hände am Körper, umarmt sich selbst. Frau L. achtet auf den Musikrhythmus, versucht sich anzupassen. Ihre Bewegungen sind davon beeinflusst, ob sie die Musik mag. Sie mag wenig Musik. Bei lauter und stark strukturierter Musik oder unbekannten Rhythmen erstarrt sie.

8.3.5 Behandlungsziele

Da bei Suchtkranken der Körper mit allen seinen Funktionen eher vernachlässigt wird, ist ein wichtiges Interventionsziel die Förderung der Körperwahrnehmung, d.h. das Gespür für den eigenen Körper wieder zu beleben, Körperteile wieder als bewegliche Teile wahrzunehmen, zu erspüren, wie eigene Bewegungen sich anfühlen. Über **Körperwahrnehmungsübungen** wird der Kontakt zur emotionalen Befindlichkeit gefördert. Es geht um Vitalisierung, Anregung des explorativen Systems, das wie abgeschnitten erscheint.

Die Wahrnehmung einzelner Körperteile kann auch negativ erlebte Gefühle spürbar machen, z.B. Anspannung, Schmerzen, Wut, Trauer. Körpererinnerungen können ausgelöst werden.

Zur Förderung der Körperwahrnehmung können folgende Übungen dienen:

- Nach Anleitung einzelne Körperteile drehend, schwingend, lockernd, geradlinig usw. bewegen und erspüren.
- Sich von den Füßen bis zum Kopf bewegen. Wie fühlen sich verschiedene Körperteile vor und nach der Bewegung an?
- Durch Abklopfen einzelner Körperteile oder des ganzen Körpers wird der Körper belebt und die Körpergrenzen werden erfahrbar gemacht.
- Anhand unterschiedlicher Musikrhythmen differenzieren, welche Musik welche Emotionen auslöst.

Mit Körperwahrnehmung eng verbunden sind **Entspannungsübungen** im Sitzen oder Liegen. Im entspannten Zustand wird der Körper anders wahrgenommen. Entspannung ist häufig mit Loslassen und Zulassen verbunden, dies kann für Suchtpatienten schwierig sein. Häufig wurde das Suchtmittel Alkohol eingesetzt, um einen Entspannungszustand herzustellen.

Ein weiteres Interventionsziel ist die **Bewusstmachung des eigenen Raumes**. Am Raum können verschiedene Themen deutlich werden. Zum einen geht es darum, die eigenen Grenzen deutlicher wahrzunehmen. Wie viel Raum darf ich mir nehmen, gestehe ich mir zu? Wie setze ich Grenzen? Damit verbunden ist häufig auch die Regulation von Nähe und Distanz. Außerdem geht es um die Gestaltung des eigenen Raums. Wie gestalte ich meinen Raum? Einen Platz für sich haben, den man selber gestalten, bauen kann: Wie fühle ich mich darin? Was möchte ich im Raum tun? Möchte ich andere einladen? Innere Leere kann spürbar werden, wenn es um die Gestaltung des eigenen Raumes geht, die Leere, die nicht mehr spürbar war, da sie mit Alkohol ausgefüllt wurde.

Übungen:

- einen eigenen Raum mit verschiedenen Materialien bauen
- eigene Kinesphäre

Ein weiteres Interventionsziel ist die Wiederentdeckung der eigenen **Emotionalität** und **Vitalität**. Wichtig ist, den Kontakt zu den Gefühlen wiederherzustellen. Dies bedeutet zum einen, unterdrückte negative Gefühle, wie Trauer, Wut, Angst bewusst zu machen, aber auch die eigene Vitalität, Kraft, Lust wieder zu beleben und zu fördern. Suchtpatienten erleben sich häufig abgeschnitten von den eigenen Gefühlen, verspüren innere Leere sowie Kraftlosigkeit und wenig Vitalität.

Folgende Übungen unterstützen die Revitalisierung:

- Zu eigenen Gefühlen ein Bild malen. Unbewusstes kann zu Papier gebracht und anschaubar gemacht werden.
- Minimieren und Maximieren von Bewegungen, um durch Variationen des eingefahrenen und häufig reduzierten Bewegungsrepertoires Neues zu erfahren.
- Übungen zur eigenen Kraft entwickeln (Thema Selbstwert, Selbstvertrauen, Aktivität – Passivität) z. B. in Bewegung mit leichtem und starkem Krafteinsatz experimentieren: stampfen, boxen, »Ringkampf« oder Tauziehen, mit den Händen arbeiten, zugreifen, anpacken usw.
- Übungen zum stabilen Stand, Bodenkontakt spüren und sich aus dieser Stabilität heraus bewegen, das Gefühl erleben, »geerdet« zu sein.

Ein wichtiges Interventionsziel ist ein kontrollierter **Umgang mit Wut und eigenen Aggressionen**. Lebensgeschichtlich haben Suchtpatienten häufig Gewalterfahrungen hinter sich, sodass Aggressionen per se angstauslösend wirken oder es schwierig ist, die eigenen Aggressionen so zu regulieren, dass es nicht zu Impulsausbrüchen kommt. Oft wird der eigene Ärger nicht geäußert, Konflikte vermieden und statt konstruktiven Auseinandersetzungen werden negative Gefühle mit Alkohol »ertränkt«.

Übungen zum Umgang mit starken Gefühlen:

- einen Sack schieben, ziehen, drücken, boxen
- sich kontrolliert mit den Händen gegenseitig wegdrücken

Ein weiteres wichtiges Thema ist **Eigenverantwortung** zu übernehmen, den **Selbstwert** aufzubauen und ein Gefühl von eigener **Stärke und Selbstbestimmung** (wieder) zu bekommen. Es geht darum, aus der Passivität herauszufinden und das eigene Leben selber in die Hand zu nehmen und nicht dem Alkohol als »Problemlöser« zu überlassen.

Übungen zur Stärkung des Selbstwerts:

- alle erdenden Übungen, z. B. Stabilität durch Kontakt zum Boden unter den Füßen spüren
- Bewegungen anführen
- Partnerkontakte mit körperlichem Einsatz

8.3.6 Patientenbeschreibung

Fallbeispiel
Frau L. ist eine attraktive Frau, Anfang 40, verheiratet mit zwei Kindern. Sie hat jung geheiratet und ihren Beruf aufgegeben, als das erste Kind kam. Sie schildert, dass sie ein Idealbild von Familie hatte, welches sich aber nicht erfüllte. Im Gegenteil hatte sie das Gefühl, als Mutter zu versagen und keine Nähe zu ihren Kindern aufbauen zu können. Da ihr Mann beruflich viel unterwegs war, war Frau L. oft mit den Kindern alleine und fühlte sich überfordert. In dieser Zeit begann sie verstärkt Alkohol zu trinken, um sich lockerer zu fühlen und ihre Unzufriedenheit und Unfähigkeitsgefühle nicht wahrnehmen zu müssen. Über mehrere Jahre hinweg trank sie heimlich, was ihr Umfeld zwar dann bemerkte, aber lange nicht thematisierte. Als ihr Alkoholproblem zu offensichtlich wurde und die Familie sie nicht mehr ernst nahm, nahm Frau L. aus eigenem Antrieb eine Entgiftung vor und begab sich vor ca. vier Jahren in eine mehrwöchige stationäre Therapie. Seither hatte sie keinen Alkohol mehr getrunken. Eine therapeutische Gesprächsgruppe hatte sie abgebrochen, weil sie sich in der Gruppe nicht öffnen konnte und Ängste entwickelte.
In der tiefenpsychologischen Anamnese wurde deutlich, dass Frau L. in ihrer Kindheit wenig Interesse an ihrer eigenen Person erfahren hat. Ihre Eltern hatten berufsbedingt wenig Zeit für sie. Außerdem beschrieb sie ihre Mutter als eine Person, die selbst gerne im Mittelpunkt stand und ihr wenig emotionale Versorgung zuteilwerden ließ. Ihr Vater tat ihr eher leid, weil die Mutter so viel an ihm herumnörgelte. Frau L. war als Kind viel allein, dadurch hat sie wenig Spiegelung erfahren, im Positiven wie im Negativen. Wichtig war für die Eltern, dass sie »funktionierte«, keinen Ärger machte, immer nett und vorzeigbar war. Gleichzeitig hat sie ihre jüngere Schwester als ständig bevorzugt wahrgenommen. Die fehlende emotionale Versorgung hatte bei Frau L. offenbar zu einer strukturellen Ich-Schwäche geführt, die es ihr erschwert hatte, ein positives Selbstwertgefühl zu verinnerlichen. Gleichzeitig hat sie erfahren, dass ihre eigenen Bedürfnisse unwichtig waren und ihre Gefühle nicht ernst genommen werden. Dies führte zu einer Abspaltung der eigenen Emotionen.

8.3.7 Therapieverlauf: »Komm mir nicht zu nah!« – Frau L. findet ihren Sicherheitsraum

Die Tanztherapie wollte Frau L. beginnen, weil sie »etwas für sich tun« wollte. Sie fühlte sich am Anfang der Therapie depressiv und antriebsarm. Ihr Leben empfand sie als stumpf und langweilig. Ihr Ziel war, wieder aktiver zu werden. In den tanztherapeutischen Stunden stand also weniger das Alkoholproblem im Vordergrund als vielmehr die Bewusstmachung der zugrunde liegenden Themen für ihre depressiven Insuffizienzgefühle.

Frau L. fühlte sich vor der Therapie inaktiv, unmotiviert, nichts machte ihr Freude. Sie war am liebsten alleine und wollte ihre Ruhe haben. Sicherheit und Vertrautes waren ihr wichtig. Frau L. hatte wenig Selbstwertgefühl: Neue Situationen machten ihr Angst und jede Herausforderung Stress. Aus Angst etwas falsch zu machen, reagierte sie mit starkem Vermeidungsverhalten. Andererseits klagte sie aber auch über Langeweile und innere Leere. In Beziehungen verhielt sie sich passiv, konsumierend. Von sich aus ging sie kaum in Kontakt, hielt Distanz und mied Auseinandersetzungen. Körperkontakt war ihr meist unangenehm, insbesondere der Kontakt zu ihrem Mann. Sie hatte große Angst, etwas falsch zu machen oder sich zu blamieren. Frau L. sagte von sich, dass sie nicht viel fühle.

4. Stunde: eine Vertrauensbasis schaffen – Körperwahrnehmung (Übung 18)

In den ersten Therapiestunden wurde deutlich, wie schwer es für Frau L. war, Vertrauen zu mir aufzubauen. So äußerte sie auch in der vierten Stunde nur wenig ihre eigenen Bedürfnisse. Ich bot ihr eine angeleitete Körperarbeit an. In der Zusammenarbeit mit Frau L. war es zunächst wichtig, eine Vertrauensbasis in der therapeutischen Beziehung zu schaffen, sodass ein Raum entsteht, in dem sie sich sicher fühlen kann.

Übungsanleitung: »Klopfen Sie sich selbst vom Kopf bis zu den Füßen ab. Ich werde mitmachen, dann können Sie sich an mir orientieren.«

Zunächst war es notwendig, jede Bewegung zu kommentieren, und Frau L. immer wieder aufzufordern mitzumachen. Allmählich, als wir bei den Unterschenkeln angelangt waren, wurden dann weniger verbale Vorgaben notwendig. Zaghaft ging sie auf diese Übung ein. Sie schaute die ganze Zeit zu mir herüber und hörte sofort auf, wenn ich mit meinem Abklopfen langsamer wurde. Sie wartete darauf, dass ich ihr genau vorgab, was sie zu tun hatte. Ich erlebte diese Übung selbst als anstrengend, ich fühlte mich in der Gegenübertragung wie ein »Zugpferd«. Sie äußerte nach der Übung, dass es ihr gut tue, körperlich etwas zu tun: »Das tut mir ja richtig gut, den Körper mal wahrzunehmen.«

Gleichzeitig spürte ich in der Gegenübertragung, wie wichtig es wurde, ihr etwas zu zeigen, dass sie »richtig machen« konnte. Um die Eigenwahrnehmung anzuregen, fragte ich sie, welche Körperbereiche besondere Aufmerksamkeit brauchten. Darauf konnte Frau L. nicht antworten, eine genauere Differenzierung von Körperwahrnehmungen war ihr noch nicht möglich, sodass es zuerst darum ging, ihre eigene Befindlichkeit global wahrzunehmen.

Angeleitete Körperwahrnehmungsübungen, die den ganzen Körper von den Füßen bis zum Kopf umfassen, haben wir öfter wiederholt, um nachzuspüren, was sich durch die Bewegung verändert, welche Körperbereiche verspannt oder durchlässig sind.

Auswertung

Einerseits tat es Frau L. gut, körperlich etwas für sich zu tun. Andererseits hatte ich den Eindruck, dass sie stets darum bemüht war, die »Aufgabe« richtig zu machen, und dass es ihr schwerfiel, auf ihre körperlichen Bedürfnisse zu achten oder diese zu benennen.

In dieser Stunde wurde deutlich, wie wenig Selbstwertgefühl sie hatte und wie wenig sie selber in der Lage war, ihre eigenen Bedürfnisse wahrzunehmen und zu äußern, sondern sich vorwiegend passiv-konsumierend verhielt. Mich berührte, dass sie offensichtlich so wenig Zuwendung bekommen hatte, so resigniert war, dass sie kaum etwas erwartete, andererseits aber dankbar war, dass sich jemand um sie kümmerte und ihr »etwas beibrachte«. Vermutlich hatte sie früher, wenn Zuwendung kam, im Gegenzug dafür Anforderungen erfüllen müssen.

15. Stunde: durch Spiegeln einen Raum für die eigenen Bedürfnisse schaffen – Raumgestaltung (Übungen 19, 33)

Ein wichtiges Thema für Menschen mit Suchterkrankungen ist, sich über die eigenen Grenzen und die Gestaltungsmöglichkeiten in den eigenen Grenzen Klarheit zu verschaffen. Einen *eigenen Raum* haben, sich Raum nehmen können, den eigenen Raum ausfüllen, entspricht einem gleichermaßen psychisch aktiven Vorgehen. Eine physische Aktivierung wird zunächst im real existierenden Umgebungsraum angeregt. Die Dimension des Raumes steht für die grundsätzliche Orientierungsfähigkeit.

Frau L. sprach darüber, dass sie sich gern ein Zimmer in ihrer Wohnung für sich selbst einrichten würde, sich aber nicht traut, mit ihrem Mann darüber zu sprechen. Ich schlug ihr vor, hier, in der Therapiestunde, das Thema einmal durchzuspielen und sich erst einmal Klarheit darüber zu verschaffen, was für ein Zimmer sie haben wolle. Sie solle mit den verfügbaren Utensilien hier einen Raum für sich bauen. Zunächst war sie irritiert, fing dann aber schnell an, in einer Ecke unter dem Fenster zwei Tische als Abtrennung aufzubauen, die für mich klare Grenzen symbolisierten. Dahinter legte sie eine Matte, darüber eine Decke, die ihr als Tischdecke diente, auf welche sie eine Uhr, eine Pflanze und zwei Gegenstände, die einen Teller und ein Telefon darstellen sollten, stellte. Dann schaute sie mich erwartungsvoll an.

Ich regte sie an, zunächst zu überlegen, was sie in ihrem Raum machen wolle. Sollte das Telefon dazu dienen, Kontakte aufzubauen, der Teller dazu, in ihrem Raum in Ruhe zu speisen? Frau L. schien irritiert, ging auf meine Assoziationen nicht ein und legte sich mit dem Rücken auf die Matte, die Beine ausgestreckt, die Arme eng am Körper haltend. Ich wunderte mich darüber, denn eigentlich sollte das ja ihr Tisch sein. Ich fragte sie, wie es ihr in dieser Position gehe. Frau L. meinte, es gehe ihr gut, zumindest glaube sie das. Hier würden keine Anforderungen an sie gestellt, keiner rede auf sie ein und sie habe keine Schuldgefühle, einfach hier zu liegen. Ich hatte in der Gegenübertragung ein ganz anderes Gefühl, als ich Frau L. ansah: Für mich sah es aus, als liege sie in einem Sarg. Ich hielt es für notwendig, ihr meine Beobachtungen ihrer Körpersprache so genau wie möglich mitzuteilen. Also teilte ich ihr vorsichtig mit, dass ich ihre Haltung so wenig entspannt fände und dass ihre Arme so angestrengt an den Körper gepresst aussähen: Ich hätte das Gefühl, sie presse sich selbst zusammen.

Frau L. schwieg eine Weile, verharrte aber wie erstarrt in dieser Position und sagte dann unaufgefordert, dass sie sich eigentlich ganz leer fühle. Es sei nichts mehr da, nur Leere. Sie hielte die Arme eng am Körper, damit sie überhaupt etwas fühle. Dieses Gefühl kenne sie von zu Hause. Deshalb schlafe sie so viel, da sie nichts mit sich anzufangen wisse. Früher habe sie dann getrunken. Sie blieb nach dieser Aussage zwar weiter in dieser Haltung liegen, entspannte sich aber ein wenig, und ich fragte sie, wie sie es fände, wenn ich ihr mitteilte, was ich sehe und was ich bei ihren Haltungen und Positionen empfinden würde.

Sie schien dankbar zu sein, dass ich dies ansprach und forderte mich aktiv dazu auf, ihr meine Gefühle mitzuteilen: »Ich weiß manchmal nicht, was sich traurig oder gut anfühlt.« Ich fragte sie, wie sie sich jetzt im Liegen fühle und ob sie wisse, was ihr jetzt gut tun würde. Ihre Stimmung schien abrupt zu kippen: Sie fühle sich schlecht, habe Schuldgefühle, weil sie nur herumliege und nichts tue. Sie spüre Übelkeit im Magen, leichten Schwindel im Kopf und sei verwirrt.

Ich fragte sie: »Wie würde das aussehen, wenn Sie mir diese Gefühle ohne zu sprechen und nur mit dem Körper mitteilen wollten?« Frau L. rollte sich spontan zusammen, riss an der unter ihr liegenden Decke um sich zu zudecken und schloss verkrampft die Augen: »Ich will nur noch schlafen.«

Auf mich wirkte Frau L. nun sehr weit entfernt, einsam und ganz klein, wie sie dort lag, und ich hatte das Bedürfnis, ihr näher zu kommen, sie zu streicheln wie ein kleines Kind. Gleichzeitig fühlte ich mich wie festgehalten. Auf meine Frage, ob es ihr recht wäre, wenn ich näher an ihren Raum herankäme, sagte sie »Ich will aber nicht gestört werden. Wenn Sie zu mir kommen, muss ich ja aufstehen!«

Sie erlebte sich also in einer Weise, als ob jeglicher Kontakt damit verbunden sei, das eigene Bedürfnis (nach Ruhe oder Zuwendung) zurückzustellen. Während sie sprach, hielt sie weiter die Augen krampfhaft geschlossen, der ganze zusammengekrümmte Körper war eine hochgeladene Intensitätskontur, als ob sie einen Panzer angelegt hätte und signalisierte: »Fass mich ja nicht an.«

Ich entschied mich dazu, ihr zunächst meine Intention zu erklären: »Sie können liegen bleiben, auch wenn ich näher komme, denn ich will gar nichts von Ihnen. Ich würde mich einfach neben Sie setzen und Sie könnten spüren, wie das ist, wenn kein Anspruch an Sie gestellt wird, aber einfach jemand da ist.«

Nachdem ich ihr sozusagen »erlaubt« hatte, liegen zu bleiben, war es ihr recht, dass ich näher zu ihr kam. Sie entspannte sich ein wenig und öffnete die Augen. Dann erzählte sie über ihre Angst vor allen Anforderungen und über ihre Schuldgefühle, besonders ihren Kindern gegenüber. Als Kind habe sie ständig das Gefühl gehabt, funktionieren zu müssen und keine großen Ansprüche stellen zu dürfen. »Es gab einfach keinen Raum für mich. Keiner hat sich für meine Bedürfnisse interessiert. Zur Ruhe kam ich einfach nie!«

16.–24. Stunde: Lebendige Innenräume wiederfinden

Seit dieser Stunde wählten wir Variationen von »eigenen Räumen«, die sich Frau L. jeweils am Anfang einer Stunde gestaltete. Wir regulierten jedes Mal, wo ich mich aufhalten sollte. Ich achtete darauf, ihr viel ruhige Aufmerksamkeit zukommen zu lassen und ihr viel Raum zum Erzählen zu geben. Wenn wir an Themen kamen, die ihr emotional zu nahe gingen, reagierte Frau L. meist mit Verwirrung, Anspannung oder konnte sich nicht mehr konzentrieren. Sie hatte dann ein »Rauschen und Nebel im Kopf« und ihre Gedanken drifteten ab. Auch das spiegelte ich ihr so genau wie möglich verbal und emotional wider (s. Kap. 5.5.2, S. 146 ff.).

Wir setzten auch das Nebelgefühl in Bewegung um: Sie tastete sich dabei in Zeitlupe durch den Raum und stellte dabei fest, wie anstrengend das ist, weil die Körperspannung bei Zeitlupenbewegungen sehr hoch sein muss, um den spontanen Bewegungsfluss zu hemmen. Im Gegensatz dazu experimentierten wir mit lockeren schnellen Bewegungen, z. B. mit dem Gefühl »wie ein Wackelpudding« durch die Gegend zu schlackern.

Frau L. lernte allmählich, dass sie das Wechselspiel zwischen langsam und schnell beeinflussen konnte: Nicht mehr nur langsam und erstarrend waren ihre Bewegungen, sondern sie benutzte allmählich mehr ausladende Bewegungen mit den Armen, brachte selbst Musik mit in die Stunden und verstand, dass ihr bisheriger Rückzug von der Außenwelt auch anstrengend gewesen war.

Über vielfältige Improvisationsaufgaben, vor allem zu Themen wie Vitalisierung und Selbst- und Fremdwahrnehmung, entdeckte sie Möglichkeiten, auch schneller und spontaner auf etwas anderes oder jemand anders zuzugehen. Zeitgleich sprach sie mit ihrem Mann und konnte die Erfahrung machen, dass er ihr gern dabei half, sich ein eigenes Zimmer einzurichten.

In den folgenden Stunden arbeiteten wir weiter an ihrer Selbstwahrnehmung mithilfe von Wahrnehmungsübungen, Körperreisen, Erdungsübungen zur eigenen Stabilisierung und Kraftübungen. Dabei benannte ich immer wieder meine Beobachtungen und teilte meine Gefühle mit. Frau L. begann über vorsichtige Spiegelungen meiner Bewegungen ihr eigenes Bewegungsrepertoire und die damit verbundenen Gefühle sozusagen »neu« zu definieren. Sie hatte in ihrer Kindheit so wenig Spiegelung erfahren, dass sie kaum ein Bewusstsein für eigene Emotionen und Bedürfnisse hatte entwickeln können und bislang wie abgespalten von ihren angenehmen wie auch unangenehmen Gefühlen lebte.

Seit dieser Stunde übersetzte ich, so gut es mir gelang, ihre Körperhaltungen und Bewegungen in Sprache und half ihr dadurch, ihre Affekte zu generieren und in weiteren Stunden zunehmend mehr zu differenzieren. So konnte sie immer wieder neu überprüfen, ob sie auch traurig oder gelangweilt oder ärgerlich usw. war oder etwas anderes als ich empfand.

Von Frau L. selbst kamen zu Beginn dieses Arbeitens wenig eigene Impulse oder Ideen. Sie zeigte eher Konsumverhalten, es kam auch schon mal das Gefühl von Langeweile auf. Ich spürte in der Gegenübertragung oftmals den Impuls, aktiv sein und ihr etwas bieten zu müssen. Diese Gefühle änderten sich, je mehr Gespür Frau L. für sich selber bekam und dadurch eigene Bedürfnisse deutlich machen konnte.

25. Stunde: Angst vor Einsamkeit, Bedürfnis nach Freiheit – Nähe-Distanz-Regulation

Frau L. blieb häufig weit weg von mir, war misstrauisch und konnte körperliche Nähe nach wie vor nicht zulassen. Beim Tanzen fiel auf, dass Frau L. niemals von sich aus Kontakt aufnahm. Sie wirkte distanziert und tanzte in sich gekehrt. In dieser Stunde ging es um ihr Bedürfnis nach Freiheit. Zunächst versuchten wir verbal herauszuarbeiten, was das Gegenteil von Freiheit für sie sei: »Sicherheit«, sagte sie.

Durch ein langes Seil teilte ich den Raum in zwei Hälften. Die eine Raumhälfte stand für Sicherheit und die andere für Freiheit. Frau L. bewegte sich zuerst in dem »Sicherheitsraum«. Ich forderte sie auf, eine Bewegung oder Haltung zu ihrem Gefühl in diesem Raum zu finden.

Sie stand im Raum und fühlte wieder Leere. Sie fühle sich wie ein Möbelstück, das in der Ecke abgestellt wurde, kommentierte sie. Ihr Körper sei bleiern schwer, ihr Kopf rausche. Sie fühle sich dick und unattraktiv. Es war kein Sicherheitsgefühl zu spüren, sondern nur Leere, Schwere, Energielosigkeit und Gleichgültigkeit. Sie stand alleine da. Ein Kissen, das ihre Familie darstellen sollte, wollte sie weit weg von sich legen. Ihr Impuls war, sich an der Wand anzulehnen. In den anderen Raum zu gehen konnte sie sich nicht vorstellen. Auch dem Impuls, sich im Sicherheitsraum an die Wand zu lehnen, konnte sie erst nachkommen, nachdem ich ihr ausdrücklich dazu riet.

Sie setzte sich dann an die Wand, die Beine angezogen und teilte mir mit, so gehe es ihr etwas besser. Sie kenne es von sich, dem Gefühl von Schwere nachzugeben, sich zu Hause auf die Couch zu setzen und Süßigkeiten zu essen, bis wieder Schuldgefühle aufkämen, weil sie nichts tun konnte. Ich setzte mich mit ihrem Einverständnis neben sie und spürte sehr viel Traurigkeit und teilte ihr dies mit. Frau L. äußerte, dass sie nicht traurig sein wolle. Sie versuche, dieses Gefühl möglichst zu verdrängen, da es ihr ja nichts nutze, schlechte Gefühle zuzulassen. Sie hätte keine Ahnung, was ihr gut tun würde, wenn sie traurig sei.

Ich spürte wieder einmal den Impuls, sie in den Arm zu nehmen. Gleichzeitig spürte ich ihr »komm mir nicht zu nah« sehr deutlich. Dies teilte ich ihr wieder so genau wie möglich mit. Sie bestätigte, dass es ihr viel zu nahe gewesen wäre, wenn ich sie in den Arm genommen hätte. Dennoch täte es ihr gut, dass ich den Impuls gehabt hätte (s. Kap. 5.2.4, S. 122 ff.).

Den allmählichen Annäherungsprozess zwischen uns beiden erlebte ich als mühsam und langsam. In den folgenden Stunden konnten wir weiter an den Themen »Anlehnen« und »Gehaltenwerden«, arbeiten, wobei die enge Verknüpfung zwischen Verbalisierung meiner Gefühle und ihrer Bewegungen immer weiter notwendig blieb. Es ging zunächst um den Aufbau von Sicherheit im Kontakt als Voraussetzung, sich davon überhaupt lösen zu können. Es dauerte 10 weitere Stunden, bis Frau L. sich entschloss, den »Freiheitsraum« kurz zu betreten.

40. Stunde: Affektausdruck von zaghafter Wut und Aggression – Tanz mit viel/wenig Kraft (Übung 59)

Wut und Aggression waren ebenfalls schwierige Themen. Frau L. spürte zwar im Alltag, wann sie wütend wurde, die Wut verpuffte jedoch immer sehr schnell. Als sie noch trank, hatte sie zu Hause häufiger geschrien und Türen geknallt. Seit sie nicht mehr trank, hatte sie das Gefühl, von ihrer Familie nicht mehr ernst genommen zu werden. Meist unterdrückte sie ihren Ärger, bis es nicht mehr ging und platzte dann plötzlich heraus.

Sie kam mit Ärger auf ihren Mann in die Stunde. Sie fühlte sich gereizt und angespannt. Ich schlug ihr vor, zu kraftvoller Musik mit stampfenden Bewegungen zu tanzen. Sie fing an, mit den Beinen zu stampfen und bewegte sich immer kraftvoller, bis sie plötzlich nachließ und die Energie verpuffte. Ihre Wut war wie verschluckt und sie fühlte sich eher wieder kraftlos.

Ich bot ihr Trommeln an. Sie trommelte erst laut, dann immer leiser werdend. Ich bot ihr eine stark strukturierte harte Popmusik an. Diese Musik empfand sie als schrill und bedrohlich, gleichzeitig konnte sie auf mich wütend werden, weil ich ihrem zaghaften Rückzug nicht entsprach und sie immer wieder mit verschiedenen Medien in kraftvolle Auseinandersetzungen zurückholte.

Ihr wurde in dieser Stunde bewusst, dass sie Auseinandersetzungen und Streit immer als etwas Bedrohliches erlebt hatte. Ihre Eltern hatten sich häufig, auch handgreiflich, gestritten. Ein klares Gegenüber, das sich mit ihr über einen längeren Zeitraum auseinandersetzte, hatte sie nie gehabt.

Zusammenfassung

Oberstes Ziel der tanztherapeutischen Arbeit mit Frau L. war, zunächst eine Vertrauensbasis zu schaffen und u. a. durch Körperwahrnehmungsübungen ein Bewusstsein für sich zu entwickeln. Sie konnte auf der Bewegungsebene viel stärker eigenen Impulsen folgen und spielerisch eigene neue Bewegungen ausprobieren.

Außerdem war es wichtig, ihr einen Raum zu bieten, in dem sie sich ernst genommen fühlte und einfach da sein durfte. Dabei war das Experimentieren im realen Raum von Vorteil. Frau L. verstand, dass die Gestaltung ihres äußeren Lebensraumes viel mit der psychischen Besetzung ihres inneren Raumes zu tun hatte.

Im weiteren Verlauf der Therapie ging es um ihre Angst vor Nähe und ihren großen Wunsch nach Sicherheit. Indem sie sich ihre Näheängste zunehmend bewusst machte und ihr eigenes Verhalten reflektierte, konnte sie mehr Verantwortung für ihr Leben übernehmen.

Ihr Gefühl für die eigene Stärke ganzkörperlich zu fördern, war für Frau L. notwendig, damit sie sich ihren Ängsten stellen konnte. Auf der Bewegungsebene wurde mit der Zeit erkennbar, dass sie kraftvoller und variationsreicher wurde [P(1) entwickelte sich; s. Tab. 6-7, S. 226 f.].

Co-Abhängigkeit kann auch im therapeutischen Prozess ein Thema sein. Ich habe erlebt, dass ich in der Arbeit mit Suchtkranken schnell das Gefühl hatte, viel anbieten zu müssen, und damit die Gefahr bestand, dem Suchtkranken Verantwortung abzunehmen. Dies wird sicherlich durch das Verhalten der Patienten ausgelöst (Angst vor Gefühlen, vor

Eigenverantwortung, das Leben in die eigenen Hände nehmen). Wichtig ist daher, nicht zu viel in den Stunden anzubieten und mehr Raum zum Erspüren und Wahrnehmen zu lassen.

Tanztherapeutische Arbeit mit Suchtkranken hat keinen Sinn, wenn diese noch trinken. Zwar kann es in der Zeit der Zusammenarbeit zu Rückfällen kommen, aber grundsätzlich sollten die Patienten abstinent leben. Solange der Alkohol als Ersatzmittel zur Verfügung steht, wird kein ernsthaftes Erspüren der inneren Konflikte möglich sein. Die künstliche Ich-Funktion Alkohol muss erst bewältigt sein, bevor schrittweise ein eigener Selbstwert aufgebaut werden kann.

8.4 Posttraumatische Belastungsstörung und Traumafolgestörungen

Jochen Kehr und Sabine Trautmann-Voigt

8.4.1 Störungsbild

Diagnostische Besonderheit der Posttraumatischen Belastungsstörung (PTBS; *post-traumatic stress disorder*, PTSD) und der Traumafolgestörungen ist das notwendige Vorhandensein eines traumatisierenden Ereignisses. Traumafolgestörungen sind idealtypisch durch ihre Ätiologie von anderen Krankheitsbildern abzugrenzen, die durch Unter- und Übersozialisation und die Psychobiologie erklärbar (Fischer 2000, S. 168 f.) sind. Diagnostische Kriterien der Posttraumatischen Belastungsstörung sind nach ICD-10 und DSM IV

- ein traumatisierendes Ereignis von außergewöhnlicher Schwere, d. h. ein belastendes Ereignis oder eine Situation außergewöhnlicher Bedrohung oder katastrophenartigen Ausmaßes (kurz oder lang anhaltend), die bei fast jedem eine tiefe Verzweiflung hervorrufen würde. Die PTSD-Kernsymptomatik, besteht aus drei Symptomgruppen, die innerhalb von 6 Monaten nach dem traumatisierenden Ereignis auftreten:
  - die wiederholte unausweichliche Erinnerung oder Wiederinszenierung des Ereignisses in Gedächtnis, Tagträumen oder Träumen;
  - die anhaltende Vermeidung von Reizen, die mit dem Trauma verbunden sind;
  - anhaltende Symptome erhöhten Arousals.

Nach ICD-10 handelt es sich bei diesem Fall um F43.1. Eine auf diese Symptomatik begrenzte reine PTSD ist aber relativ selten und stellt nur etwa ein Viertel der posttraumatischen Störungen dar (Ermann 2004, S. 147). Mehrfachdiagnosen und hohe Komorbiditäten mit anderen Störungsbildern, beispielsweise Depression, Sucht, Borderline-Persönlichkeitsstörungen, gehören zum klinischen Alltag und werden seit einigen Jahren unter dem Begriff der Traumafolgestörungen gefasst.

Ein psychisches Trauma zeigt sich nach aktueller Auffassung als eine körperlich verankerte psychische Verletzung, die durch ein schwer belastendes Ereignis ausgelöst wurde und im Körpergedächtnis als prozedurale Erlebniskontur aufbewahrt ist (Hofmann 2006), d. h. Informationsverarbeitung und Integration belastender Emotionen sind bei traumatischem Stress wie durchschnitten. Belastende Informationen werden in der rechten Hemisphäre in fragmentierter Form gespeichert. Die in Flashbacks häufig verwirrenden und in unterschiedlichen Modalitäten auftauchenden Informationsfragmente (Geruch, Geschmack, Bilder, Gehörtes, Körperempfindungen usw.) sowie die teilweise Unfähigkeit sich kohärent zu erinnern bzw. die Geschichte des Ablaufs eines Trauma-Ereignisses zu erzählen, sind neurophysiologisch bedingt (Trautmann-Voigt & Voigt 2007c).

Ausgehend von dem verursachenden Ereignis ist die Zeitdimension im Verlaufsprozess psychischer Traumatisierung von großer Bedeutung: Je früher akute Traumastörungen erkannt und behandelt werden, desto wahrscheinlicher ist die Vermeidung chronifizierter Störungen.

Die Art der Traumatisierung wird durch Besonderheiten des traumatischen Ereignisses beeinflusst:

- Häufung traumatischer Ereignisse oder Umstände, die als Typ I versus Typ II-Traumatisierung unterschieden werden. Typ I bezeichnet ein einmaliges Ereignis, Typ II sich längerfristig hinziehende traumatische Situationen;
- mittelbare versus unmittelbare Betroffenheit;
- Gesichtspunkte der Verursachung, z. B. ob das Ereignis *human made* oder *nature made* ist;
- das Verhältnis zwischen Täter und Opfer;
- klinisch relevante Situationsdynamiken, die nach Ochberg (s. Fischer & Riedesser 2003, S. 126) als »Negative Intimität«, Beraubung, Viktimisierung, Angst und Erregung und Todesnähe unterschieden werden.

8.4.2 Selbsterleben

Das Selbsterleben des Patienten ist von einer starken Erschütterung des eigenen Selbst- und Weltverständnisses geprägt. »Trauma besteht u. a. in der Erfahrung einer unerträglichen Desillusionierung« (Fischer & Riedesser 2003, S. 99), die sich aus dem Erleben von Hilf- und Hoffnungslosigkeit während des traumatischen Ereignisses entwickelt. Während des traumatischen Ereignisses wird der Situationskreis von Merken und Wirken (nach von Uexküll & Wesiack in Fischer & Riedesser 2003, S. 74) durchbrochen, der es ermöglicht, auf wahrgenommene Reize zu reagieren und so eine Veränderung der Außenwelt zu bewirken. Reaktionen auf innere oder äußere Reize wie Kampf-, Flucht- oder Freeze-Reaktionen werden durch die Gewalteinwirkung verunmöglicht. Insofern definiert Fischer das Trauma auch als »unterbrochene Handlung in einer vital bedeutsamen Problemsituation« (Fischer & Riedesser 2003, S. 179).

Nach der Schockphase innerhalb der ersten 48 Stunden versucht der Patient zur Normalität zurückkehren. Diese Reaktion verläuft im wellenförmigen Wechsel von intrusivem Wiedererleben und Verleugnung der traumatischen Erinnerungsbilder im Dienste der Tendenz, die unterbrochene Handlung zu vollenden (Fischer & Riedesser 2003, S. 95). Durch den Wechsel zwischen den beiden Polen wird das Erlebte in verarbeitbare Dosen unterteilt. Bei einem guten natürlichen Verlauf wird das Trauma innerhalb von sechs bis acht Wochen bewältigt.

Ein entscheidender Vulnerabilitätsfaktor für das Gelingen der Traumaverarbeitung ist die Reaktion der Umwelt, inwieweit diese das traumatische Ereignis und die traumatische Reaktion als verständliche Reaktionen auf ein verrücktes Ereignis anerkennen oder abwehren. Reagiert die Umwelt mit Unverständnis, dann steigt die Wahrscheinlichkeit, dass die Verarbeitung nicht gelingt und in den traumatischen Prozess übergeht, der eine Fixierung in einem der beiden Pole zur Folge haben kann.

Das Selbsterleben variiert in Abhängigkeit davon, an welchem der beiden Pole »Vermeidung« und »Wiedererleben« der Patient sich befindet. Beim Pol »Vermeidung« überwiegt ängstliches, unsicheres Erleben, beim Pol »Wiedererleben« überwiegen Intrusionen und Albträume, die als präventives Probehandeln verstehbar sind, aus dem Erlebten zu lernen, um beim fiktiven nächsten Ereignis besser bestehen zu können.

8.4.3 Psychodynamischer Befund

Der Umgang von Menschen mit dem Trauma ist von dem Versuch geprägt, einerseits wieder Kontrolle über das eigene Leben zu bekommen und andererseits das unfassliche Ereignis zu verarbeiten bzw. zu kompensieren. Die Reaktion wird vom sogenannten traumakompensatorischen Schema (Fischer 2000, S. 157 f.) beeinflusst. Das Schema entwirft ein Gegenbild, wie eine Person davon ausgeht, dass sie präventiv ein zukünftiges Ereignis verhindern kann, z. B. durch mehr eigene Vorsicht, reparativ die Folgen des Geschehenen reduzieren kann, z. B. durch Vergessen, und was sie ätiologisch als Ursache des Ereignisses ansieht, z. B. als selbstverschuldet.

Sie greift dabei auf lebensgeschichtliche Verarbeitungsmuster zurück, auf Abwehrmechanismen, die sie lebensgeschichtlich erworben hat. Unbewusste Konflikte beeinflussen das Bewältigen des traumatischen Ereignisses und können dabei reaktualisiert werden. Zum Beispiel kann eine Frau, die frühkindlich eine altruistische Abwehrorganisation erworben hat, nach einer Vergewaltigung alles dran setzen, um den Täter zu fassen. Sie betont den präventiven Aspekt, um anderen Frauen ihr eigenes Leid zu ersparen. Die eigenen Wünsche nach Geborgenheit und Schutz werden in den Hintergrund gedrängt, sodass sie den eigenen Schmerz anderen nicht mitteilt, aus dem Gefühl heraus, die anderen schonen zu müssen und sowieso nicht verstanden zu werden.

Lebensgeschichtliche Verarbeitungsmuster beeinflussen auch, ob Personen bei mittelgradigem Stress emotional mit zunehmend mehr Sorge und Rückzug, also mit einem Fluchtimpuls reagieren. Andere reagieren emotional mit mehr Aggression und motorisch bzw. sozial mit stärkerer Gewaltbereitschaft, also mit einem Kampfmuster (s. Trautmann-Voigt & Voigt 2007a).

Weitere mögliche Reaktionsweisen von Patienten mit einer traumatischen Erfahrung sind:

- ein übergroßes Misstrauen in Beziehungen als präventive Reaktion zur Vermeidung weiterer Enttäuschungen;
- eine Selbstbeschuldigungstendenz, die ätiologisch das Gefühl des Kontrollverlustes reduziert;
- die Identifikation mit dem destruktiven Introjekt des Täters, sodass die Gefühle und Bedürfnisse dieser Person übernommen und sein Gegenüber, z. B. der Therapeut, in die Position des Opfers gebracht werden.

8.4.4 Phänomenologie des Bewegungsbildes – körpersprachliche Vorlieben

In der Beobachtung von traumatisierten Menschen auf der Bewegungsebene werden im Folgenden beispielhaft Besonderheiten dargestellt. Wenn das Trauma als unterbrochene Handlung, d. h. als unterbrochene Kampf- oder Fluchthandlung oder auch als Erstarrungszustand verstanden wird, so sind als körperliche Entsprechung bestimmte neuromuskuläre Aktivationsmuster anzusehen, die bei einer psychischen Traumatisierung im Handlungsablauf erstarren. Der Fluchtimpuls zeigt sich im Körper deutlich in Rückzugsbewegungen, manchmal auf Reflexniveau (s. Kap. 4.3.1, S. 69 ff.). Das Kampfmuster zeigt sich im Körper z. B. durch verstärkte Kontraktionsmuster in bestimmten Muskelgruppen u. a. in den Bereichen der Schulter, des Nackens, des Halses und des Kopfes.

Die natürliche Fähigkeit des Organismus, sich aufzurichten und im Rahmen der entgegengesetzten Bewegungsmodalität auch zusammenzusinken, ist gestört und häufig nur unter großer muskulärer Anspannung möglich. Periphere Körperteile wie die Arm- und

Beinglieder wirken wie erstarrt und werden auf muskulärer Ebene angespannt, sodass der Freiheitsgrad der Bewegung eingeschränkt ist. Im Rahmen der Übererregungssymptomatik zeigt sich ein hoher Muskeltonus im gesamten System, der seinen Anfang als Energiebereitstellungsreaktion in der traumatischen Situation hat. Auf der Bewegungsebene zeigt sich die Überregungssymptomatik in motorischer Unruhe und Schattenbewegungen.

Durch Trigger ist die implizite Erinnerung an das Ereignis plötzlich auslösbar und zeigt sich unvermittelt z. B. durch Körperschmerzen, durch bizarre Bewegungsstereotypen, durch Rückzugsmuster im Körper oder durch massive Verspannungen und maladaptive Haltungsmuster. Der Körper ist Symbolträger für weitreichende psychische Verletzung.

Das Körpererleben, der Bezug zum eigenen Körper und die Umgangsmöglichkeiten mit dem Körper sind bei traumatisierten Menschen, insbesondere bei komplex-traumatisierten Menschen, beeinträchtigt. Nach Schedlich & Schenk (1999) zeigen sich folgende **Beeinträchtigungen im Körpererleben** in der tanztherapeutischen Arbeit mit komplex-traumatisierten Frauen:

- negatives Körpererleben
- negatives Körperbild, da die traumaspezifische Abwehr des Körpererlebens beeinträchtigt ist
- eingeschränkte Wahrnehmung von körperlichen Primärbedürfnissen, körperlicher Belastbarkeit, Schmerz und Vitalität, Funktionalisierung des Körpers
- mangelnde libidinöse narzisstische Besetzung des Körpers
- eine Körperschemastörung in Bezug auf den ganzen Körper oder Körperbereiche

8.4.5 Behandlungsziele

Förderung von Ressourcen bzw. in der Stärkung des Ichs So wie Patienten im kreativen Erarbeiten aber auch im Ergebnis der Ergotherapie und Kunsttherapie Aspekte von sich selbst finden, die teils lange verschüttet waren, so kann auch in der Tanztherapie eine größere Ich-Stärke entstehen und ressourcenstützende, stabilisierende Bewegungen entdeckt bzw. verstärkt werden. Schon Sigmund Freud formulierte diesen Zusammenhang zwischen Ich-Stärke und Körper: »Das Ich ist vor allem ein Körperliches« (Freud 1975 [1923], S. 294). Vor allem das Wiederfreilegen der Kraft traumafreier Ich-Bereiche, Aktivieren von ressourcenorientierten Körperbereichen und von früheren positiven Erfahrungen von Spiel und Spaß, Wohligkeit und Selbstfürsorge sind Aspekte, die darunter gefasst sind.

Die Sensibilisierung des Körperbewusstseins und Stabilisierung des Körper-Selbst Durch eine verfeinerte Wahrnehmung des eigenen Körpers soll die bisherige Fürsorge für den Körper und der körperliche Zugang zur Wahrnehmung der Emotionen verfeinert werden. Das Ziel der Sensibilisierung besteht darin, vielfältige Wahrnehmungen von innen und außen einordnen zu können. Teilziele bestehen in der Wahrnehmung und Stabilisierung der Körpergrenzen und der Kinesphäre, in der Vitalisierung und Integration dissoziierter Körperbereiche, im Vertiefen des Grounding, um eine gute Verbindung zum Boden zu bekommen und in der Förderung der Körper-Selbst-Kontrolle. Körperwahrnehmungsübungen, strukturierte Wahrnehmungsübungen in Bewegung und sinnliche Anregungen über die Künste, besonders über Tanz, stehen im Zentrum der Aufmerksamkeit.

Förderung der Selbstwahrnehmung und der Selbstfürsorge Es soll ein Zugang zu den eigenen Primärbedürfnissen entwickelt bzw. erleichtert werden, z. B. durch die Wahrnehmung von Atmung und Puls. Emotionale Bedürfnisse sollen ernst genommen werden, verschüttete Emotionen, wie Freude und Neugier gestärkt werden. Teilziele bestehen darin, innere heilsame Bilder durch Bewegung zu ankern, einen kontrollierten Wechsel von Aktivität und Passivität, Ruhe und Bewegung wiederzuerlernen und den Selbstwert durch selbstbestimmte Bewegungen zu stärken.

Förderung des Körperausdrucks und der Fertigkeit der nonverbalen Kommunikation Durch neue Bewegungserfahrungen soll die bisherige soziale Kompetenz bzw. der Körperausdruck aktiviert und verfeinert werden. Bei traumatisierten Menschen ist das kommunikative Ziel die Entstehung eines kontrollierten Dialogs, mit dem sich die Klienten vor Überraschungen und einem unkontrollierten Ausgang schützen können und wieder Selbstsicherheit und Selbstwirksamkeit erlangen. Teilziele bestehen darin, Körperkontakt angstfrei erleben zu können, die eigene Kreativität zu fördern, Vitalität, Körperkraft und eigene Bewegungsrhythmen zu fördern und das Ausdrücken von Affekten und Durchsetzen eigener Bedürfnisse z. B. die Nähe – Distanz nonverbal regulieren zu können.

8.4.6 Patientenbeschreibung

Fallbeispiel

Frau K., eine 45-jährige Frau, kommt in die ärztliche Sprechstunde einer Traumaambulanz und klagt darüber, dass sie sich seit der endgültigen Trennung von ihrem Lebensgefährten vor ein paar Monaten mehr und mehr sozial zurückziehe. Sie schaffe es kaum noch, ihrer Tätigkeit als Bürokauffrau nachzugehen und fürchte, dass sie wegen der häufigen Fehlzeiten ihren Job verliere. Immer wieder kommen ihr Bilder von den gewalttätigen Übergriffen des Lebensgefährten in den Kopf, die ihr dann stundenlang nachgingen und das Konzentrieren auf die Arbeit erschwere. Sie fühle sich innerlich angespannt und unruhig und leide außerdem unter starken schmerzhaften Verspannungen im Rücken und Nacken, die sich seit der Trennung verstärkt haben.

Von ihrem Lebensgefährten, mit dem sie vier Jahre zusammen gewesen sei, habe sie sich früher schon zweimal getrennt, die Trennung aber beide Male wieder rückgängig gemacht, weil ihr achtjähriger Sohn so sehr an ihm gehangen habe und sich gewünscht habe, dass er zurückkomme. Sie habe ihm das Aufwachsen ohne eine väterliche Bezugsperson im Haushalt ersparen wollen. Zudem habe der Lebensgefährte ihr jedes Mal versichert, dass ihm die Schläge »schrecklich leid« täten und dies nicht mehr vorkommen werde. Als er aber während einer Auseinandersetzung versucht habe, ihr auch die Luft abzuschnüren, habe sie sich ganz von ihm getrennt.

Von dem Vater des Sohnes habe sie sich schon vor sechs Jahren getrennt, da dieser seit der Geburt des Kindes vermehrt zum Alkohol gegriffen habe und sie dann beschimpft und entwertet habe.

Da sie als Jugendliche und junge Frau gerne getanzt habe, stimmt Frau K. zu, neben den therapeutischen Einzelgesprächen in die wöchentliche Tanztherapiegruppe zu gehen, die als halboffene Gruppe konzipiert ist und an der zwischen vier und acht Patienten teilnehmen.

8.4.7 Therapieverlauf: Frau K. tanzt ihre eigene Schutzhülle und lernt den kontrollierten Dialog kennen

4. Stunde: Stabilisierung durch ritualisierte Körperbewegungen – Gehen und Abklopfen (Übung 18)

Zu Beginn der Stunde beklagt Frau K., dass sie eine turbulente Woche hinter sich habe, sie fühle sich erschlagen und ausgelaugt und wünsche sich etwas Ruhiges in der Therapiestunde. Ich greife das zu Beginn der Stunde auf, indem ich eine an Tai-Chi angelehnte **Gehübung** vorschlage, die wir auch schon in den letzten zwei Stunden durchgeführt haben. In dieser Übung geht jeder ganz bewusst und langsam, indem Arme und Beine bewusst vorwärts bewegt werden sollen und jeder einzelne Moment der Bewegung gespürt werden soll: Wie hoch muss das Bein gehoben werden? In welchem eigenen Tempo soll die Bewegung ausgeführt werden? Wie kann man sich das Gehen leichter machen, sodass es mit möglichst wenig Energieaufwand ausgeführt wird?

Frau K. beginnt die Übung ohne sichtbare mimische Regung und passt sich zunächst an meinen Rhythmus an. Dann bemerke ich, wie sie ihr eigenes Tempo findet und fast unmerklich einen Tick langsamer wird. Nach der ersten Runde äußert sie den Wunsch, dass wir die Übung nochmals durchführen. Ihr tut die Übung sichtlich gut, und ich bin froh darüber. In der zweiten Runde behält sie ihr eigenes Tempo bei, ihr Atem wird dabei fließender und ruhiger. Nach der Übung äußert sie, dass sie jetzt zum ersten Mal seit einer Woche wieder das Gefühl habe, durchatmen zu können, dass sie merke, wie sie ruhiger werde und gar nicht so ausgelaugt sei, wie sie dachte. Sie sei erstaunt, mit wie wenig Energie das Gehen durch den Raum klappe.

Ich schlage als Nächstes das **Abklopfen des Körpers** vor und leite es mit den Worten ein, dass es darum gehe, sich selber etwas Gutes zu tun. Jeder solle das Abklopfen in dem für ihn stimmigen eigenen Tempo und in angenehmer Stärke durchführen. Außerdem fordere ich nach jedem Abschnitt dazu auf, den Körper wahrzunehmen, ob sich etwas verändert habe und wie sich der Körper nun anfühle. Wenn eine Bewegung spontan entstehe, dann sei es gut, dieser nachzugehen, der Körper wisse schon selber, was er brauche. Wir beginnen mit der Arminnenseite von der Hand zur Schulter und klopfen an der Armaußenseite wieder zurück, auf jeder Seite zweimal. In diesem Teil der Stunde ist Frau K. mit voller Konzentration dabei. Zwischendurch beginnt sie, ihre Arme zu strecken und gähnt zuerst vorsichtig, dann stärker. Beim Abklopfen der Beine von der Taille außen zu den Zehen hinab und innen zurück, merke ich, wie ihre Energie zurückgeht und sie sich ohne innere Beteiligung abklopft.

In den Zwischenphasen stellt sie ein paar Mal die Beine wieder neu auf den Boden auf, als würde sie diese wieder ordnen und ihnen einen neuen Platz zuweisen.

Im dritten Abschnitt der Übung (diagonal von den Schultern über das Brustbein zur gegenüberliegenden Hüfte, außen am Bein zu den Zehen und innen wieder zurück) ist sie wieder konzentriert bei der Sache und zeigt am Ende ein kurzes entspanntes Lächeln. Sie bewegt ihren ganzen Körper dreimal seitlich hin und her und richtet sich etwas auf. Beim Abklopfen des Hinterkopfs, des Kopfscheitels und der Stirnseite des Kopfes mit den Fingerspitzen schließt sie die Augen. Beim Ausstreichen des Gesichts und des ganzen Kopfes als Abschluss gähnt sie zweimal und streckt sich am Ende der Übung.

Frau K. äußert, dass sie heute beim Abklopfen das erste Mal richtig mitmachen konnte. Nur bei den Beinen sei sie noch etwas gehemmt. Sie sei verwundert, dass sie so wenig dabei spüre. Aber insgesamt merke sie, wie gut es ihr tue, sich von dem Stress der letzten Woche abzulenken.

Auswertung

Nach dieser Stunde habe ich das Gefühl, dass Frau K. nun mit den in jeder der bisherigen Gruppenstunden angebotenen Übungen vertraut ist und sich dadurch auf das eigene Erleben konzentrieren kann. Durch die ritualisierte Wiederholung der Übungen ist ein Gefühl von Verlässlichkeit und Sicherheit in der therapeutischen Beziehung und der Gruppe entstanden. In der Gehübung richtet sie ihre Wahrnehmung auf die Bewegungen des Körpers, indem sie sich zuerst an mir orientiert, bevor sie ihrer eigenen Befindlichkeit und dem eigenen Rhythmus Raum geben kann und der Atem fließender wird. Dadurch, dass die Übung eine Bewegung aufgreift, die wir ständig ausführen, kann die Aufmerksamkeit auf die Art und Weise des Ausführens gelenkt werden. Es entsteht ein Gefühl der Kontrolle über die eigenen Bewegungen. Das Fortbewegen im Raum und das Herausfinden des eigenen Tempos gibt die erschütterte Kontrolle über sich selbst in Raum und Zeit zurück. Die Aufgabenstellung, die Bewegung mit möglichst wenig Energieaufwand durchzuführen, ermöglicht die Erfahrung, das eigene Arousal reduzieren zu können. Frau K. hat dies in einer der nachfolgenden Stunden so beschrieben, dass sie in der Gruppe derzeit lerne, die Aufmerksamkeit mehr auf sich zu lenken und sich im Alltag weniger auf andere auszurichten. Zuerst sei es für sie sehr ungewohnt gewesen, sich im Beisein anderer Menschen auf sich selbst zu besinnen. Aber dadurch, dass die anderen Gruppenmitglieder dies auch machen, falle es ihr zunehmend leichter.

Das Abklopfen des Körpers richtet die Wahrnehmung auf die eigenen Körpergrenzen und lässt den Körper als Ganzes erleben, da positiv besetzte mit möglicherweise traumaassoziierten Körperbereichen verbunden werden. Das Abklopfen ermöglicht einen für viele Menschen unproblematischen Körperkontakt. In den folgenden Stunden habe ich die beiden Übungen mit Variationen immer wieder durchgeführt, um durch den vertrauten Ablauf das Ankommen in der Gruppe und das Wahrnehmen des eigenen Körpers zu vereinfachen.

7. Stunde: den eigenen Raum abgrenzen – Kinesphäre (Übung 35)

Im Hauptteil dieser Stunde erläutere ich das Konzept der Kinesphäre und wir probieren zuerst Bewegungen in allen drei Kinesphärenbereichen aus. Frau K. äußert dabei, dass sie sich in der weiten Kinesphäre am wohlsten fühle und am wenigsten wohl in der nahen Kinesphäre.

Ich fordere die Gruppe auf, Bewegungen zu finden, die zwei Bereiche der Kinesphäre miteinander verbinden. Nach einer kurzen Zeit entsteht bei Frau K. eine Bewegung von der mittleren zur äußeren Kinesphäre, als ob sie mit den Handflächen etwas Unangenehmes nach außen schieben würde. Ich fordere sie auf, diese Bewegung doch etwas zu verstärken. Sie führt die Bewegung nun nach allen Seiten aus und variiert dabei die Kraft und Geschwindigkeit der Bewegung. Nach einer Weile nimmt die Intensität der Bewegungen ab und sie führt langsamere und weichere Bewegungen überwiegend in der mittleren Kinesphäre durch.

In der anschließenden verbalen Auswertung schildert Frau K., dass die »pushende Bewegung nach außen« für sie wie eine Säuberung ihres eigenen Raums gewesen sei. Sie habe zur Zeit wieder vermehrt Probleme in größeren Menschenansammlungen. Wenn sie z. B. U-Bahn fahre, habe sie Angst davor, von anderen Menschen angerempelt zu werden. Auch in der Fußgängerzone komme sie sich ungeschützt und angreifbar vor.

Ich fordere die Gruppe auf, nochmals Bewegungen in der weiten Kinesphäre auszuführen und dabei die Außenseite der Kinesphäre imaginativ mit einer »Schreckfarbe« zu bemalen und wie ein Schutzschild zu gestalten. Frau K. verharrt ein paar Sekunden und beginnt zuerst zaghaft, fährt dann mit immer dynamischeren Bewegungen in der äußeren Kinesphäre fort. Nun lege ich eine ruhige melodische Musik auf und fordere als nächstes die Gruppe auf, die Innenseite mit der eigenen Lieblingsfarbe angenehm zu gestalten. Es können auch Imaginationen über Stoffe, Watte usw. dafür verwendet werden und Lieblingssätze aufgeschrieben werden. Frau K. schaut mich irritiert an und führt zuerst die Übung so aus, als ob sie innerlich wenig Anteil daran nehme. Mit der Zeit fällt mir auf, dass sie vermehrt Bewegungen ausführt, die von der weiten zur mittleren Kinesphäre führen, und sie sich von der Musik inspirieren lässt.

Nach der Übung erzählt sie, dass sie sehr schnell Rot als Schreckfarbe gefunden habe und die Außenseite mit Beton gefüllt habe. Das habe ihr Spaß gemacht. Als sie dann die Innenseite gestalten sollte, habe sie zuerst mit Ablehnung reagiert und gemerkt, dass der Beton viel zu starr sei und ihr im Inneren die Luft zum Atmen nehme. Sie habe kurz resigniert und habe sich über sich selbst geärgert, dass sie sich ja sowieso nicht schützen könne. Dann habe sie aber den Beton durch eine gummiartige Masse ausgetauscht, bevor sie sich der Innenseite zuwenden konnte. Den Innenbereich habe sie zuerst mit Watte ausgelegt, bevor sie ihn mit ihrer Lieblingsfarbe ausgemalt und mit angenehmen Worten beschrieben habe. Sie sei selber überrascht, wie leicht ihr das gefallen sei, weil sie sonst mit Malen ihre Schwierigkeiten habe und ihr auch das Gestalten von Räumen schwerfalle.

Ich bestärke sie darin, sich die Kinesphäre auch unter der Woche vorzustellen. Wenn wie in U-Bahnen der Abstand zu anderen Menschen zu gering sei, könne sie sich vorstellen, dass sich die Kinesphäre zusammenzieht und sie dadurch umso dichter umhüllt.

Auswertung

Viele traumatisierte Patienten kommen mit dieser Übung gut zurecht, weil sie selber bestimmen können, in welchem Bereich der Kinesphäre sie sich überwiegend aufhalten. Außerdem lassen sich so die eigene Ausdehnung und die Körpergrenzen erfahrbar machen. Sie bekommen das Gefühl der Selbstkontrolle, selber bestimmen zu können, wen sie wieweit an sich heranlassen. Für Frau K. war das Spiegeln der befreienden, nach außen gerichteten Bewegung wichtig. In der darauf folgenden Einzelstunde erzählte sie, warum ihr die eigene Abgrenzung so schwer falle. Wenn sie in ihrer Kindheit keine Lust auf den Vorschlag der Mutter gehabt habe, etwas gemeinsam zu unternehmen, habe ihre Mutter verletzt reagiert. Sie sei letztlich doch auf den Vorschlag der Mutter eingegangen aus Angst, dass ihre Mutter sonst nichts mehr von ihr wissen wolle.

Die Verbindung von Bewegung und Imagination wie beim Gestalten der Außen- und Innenseite erleichterte Frau K. den Ausdruck eigener Bedürfnisse. Sie hat schnell Rot als Schreckfarbe gefunden und sich dadurch symbolisch die Erlaubnis gegeben, sich gegen unangenehme Reize zur Wehr zu setzen. Mit der Korrektur des Materials vom starren unbeweglichen Beton hin zu einer flexibleren Schutzschicht, die ihr selbst mehr Freiheit gibt, modifizierte Frau K. zugleich ihre bisherige Grundüberzeugung, sich selbst nicht schützen zu können.

10. Stunde: Grounding im Bewegungsdialog – Rhythmustanz mit den Füßen

Um die Wahrnehmung des Kontakts zum Boden zu verfeinern, fordere ich die Teilnehmer auf, ihr Gewicht soweit wie möglich zuerst auf die Fußballen und dann auf die Fersen zu verlagern, mehrfach zwischen Ballen und Fersen hin und herzupendeln, um dann langsam auszupendeln und die eigene Körpermitte neu zu finden. Als Nächstes sollen sie das Gewicht mehrfach von der linken zur rechten Fußkante verlagern, um am Ende wieder die

Körpermitte neu auszuloten. Nun lege ich rhythmische, flotte lateinamerikanische Musik auf, verbunden mit der Aufgabe, von einem Fuß auf den anderen zu wechseln, dabei verschiedene Rhythmen auszuprobieren, um dann einen Rhythmus zu finden, der im Moment am besten zu jedem passt. Nach einer Weile findet Frau K. einen langsamen Rhythmus und führt dazu Bewegungen mit wenig Krafteinsatz durch. Ich ermutige die Teilnehmer daraufhin, den gefundenen Rhythmus zuerst mit so wenig Krafteinsatz wie möglich und lautlos durchzuführen, danach mit mehr Krafteinsatz und lauteres Aufsetzen der Füße. Erst nach einer erneuten Aufforderung gelingt es Frau K., mehr Kraft einzusetzen, ihr Rhythmus wird hörbarer.

Im nächsten Abschnitt spiegeln wir uns gegenseitig die unterschiedlichen Rhythmen im Chace-Kreis (s. Kap. 10.2.3, S. 388 f., Übung 16, Chace-Kreis). Nacheinander übernehmen alle den Rhythmus eines Teilnehmers und machen diesen eine Weile mit, bis dieser an seinen Nachbarn weitergibt. Als Frau K. an der Reihe ist, ihren Rhythmus vorzugeben, schüttelt sie ihren Kopf und sagt, dass sie das nicht wolle. Erst als ich ihr verbal rückmelde, sie habe doch gerade einen eigenen Rhythmus sicher ausgeführt, ob sie es nicht ausprobieren wolle, fängt sie an, den eigenen Rhythmus zaghaft und leise vorzugeben. Als die anderen den Rhythmus mitmachen, lächelt Frau K. und führt den Fußrhythmus kräftiger aus. Relativ schnell übergibt sie dann an ihre Nachbarin.

Als Nächstes sollen die Teilnehmer wieder den eigenen Rhythmus tanzen und dafür entweder den Rhythmus von vorher aufgreifen oder einen anderen, der im Moment für jeden passt. Nun sei es auch möglich, den Platz zu verlassen und sich langsam im Raum zu bewegen. Wenn Kontakt mit jemand anderem entstehe, könne jeder selber schauen, wie er diesen Kontakt gestaltet, wie nah er dem anderen kommt und wann er sich wieder distanziert, ob er den Kontakt mit kraftvollen oder zarten Schritten gestalte und ob sich der eigene Rhythmus eventuell verändere. Frau K. nimmt nun einen deutlich schnelleren Rhythmus, verharrt aber zuerst auf der bisherigen Stelle im Raum. Als eine Teilnehmerin, zu der Frau K. seit Beginn ihrer Gruppenteilnahme einen guten Kontakt pflegt, sich ihr nähert, bewegt Frau K. sich langsam im Raum zu ihr hin. Im Abstand von einem Meter bleiben beide ungefähr im Neunziggradwinkel voreinander stehen und animieren sich gegenseitig zu einem lebhafteren, der Musik angepassten Tanz, sodass die anderen Gruppenteilnehmer ebenfalls davon angezogen werden. Der Tanz findet seinen Höhepunkt, in dem alle im gleichen Rhythmus tanzen, doch einige der Teilnehmenden mithilfe von Zwischenschritten leichte Variationen des Grundrhythmus vornehmen. Nach und nach löst sich das gemeinsame Tanzen auf, und jeder bewegt sich wieder allein durch den Raum.

In der anschließenden Reflexion äußert Frau K., dass sie im Chace-Kreis zuerst die Befürchtung gehabt habe, die anderen wegen des langsamen Rhythmus zu langweilen. Danach sei es nicht mehr schwer gewesen zu tanzen, sie habe nicht mehr achtgegeben, wer welchen Rhythmus von wem übernimmt, sondern »drauflos getanzt«. Besonders schön habe sie den Kontakt mit der anderen Teilnehmerin empfunden, aus dem dann ein gemeinsamer Tanz aller entstanden sei.

Auswertung

Das Grounding, das Sichverbinden mit der Stabilität der Erde, um daraus selber Stabilität und Vitalität zu bekommen, benötigt etwas Übung, aber vor allem eine veränderte Haltung, sich auf die eigene Stabilität zu verlassen. Durch die von väterlichen Gegenübertragungsgefühlen begleitete Unterstützung gelingt es Frau K., den eigenen Rhythmus mit mehr Kraft auszuführen und auf sich selbst zu vertrauen, dass die gefundene Eigenbewegung so in Ordnung sei. Den anderen Teilnehmern im Chace-Kreis den Eigenrhythmus mitzuteilen, war für Frau K. ein großer Entwicklungsschritt. Ich merkte deutlich, wie ihr Selbstwert durch die Übung berührt wurde. Sie hatte Schwierigkeiten, sich anderen anpassen zu müssen und glaubte, dass ihre eigenen Impulse für andere sowieso nicht ausreichend und nicht attraktiv genug seien.

Im dritten Abschnitt wurde deutlich, wie leicht Frau K. Kontakt aufnehmen kann, wenn sie jemanden sympathisch findet und ihre Selbstkritik und Selbstabwertung hinter sich lassen kann. Dieses positive Kontakterleben knüpft an ihre Ressourcen an, als Jugendliche und junge Erwachsene gute Beziehungen zu Freundinnen gepflegt zu haben und verdeutlichte ihr, dass es im Hier und Jetzt ein anderes Beziehungserleben gibt als damals mit ihrem Expartner.

14. Stunde: kontrollierter Dialog – Wurfsack

Nach dem Beginn der Stunde mit Körperwahrnehmungs- und ritualisierten Bewegungsübungen stellen wir uns im Kreis auf. Ich hole einen prallgefüllten, fünf Kilogramm schweren gelben Therapiesack, der so gebaut ist, dass man sich nicht verletzten kann, und bitte die Teilnehmer, sich den Sack anzuschauen und zu überlegen, was wir mit diesem machen können.

Eine Teilnehmerin schlägt vor, den Sack mit den Füßen hin- und herzuschieben. Ich fordere sie auf, dies auszuprobieren. Nach anfänglicher Vorsicht treten die Teilnehmerinnen den Sack mit zunehmendem Krafteinsatz zwischen sich hin und her. Es entsteht eine spielerische Interaktion zwischen den Teilnehmern, die dem Fußballspiel ähnelt, allerdings durch die Schwere des Sacks langsamer und dadurch kontrollierter abläuft: Die Richtung des Sacks wird angetäuscht, der Sack wird direkt an die Nachbarin weiter geschoben, einige versuchen den Sack von unten zu treten und dadurch vom Boden abzuheben. Ich merke, wie in der Gruppe eine spielerische Freude entsteht.

Nach einer Weile wird das Treten lustloser und ich schlage vor, den Sack doch mal in die Hände zu nehmen. Beeindruckt von der Schwere des Sacks, der beim Anfassen trotzdem angenehm nachgibt, fangen die Teilnehmer an, sich den Sack vorsichtig hin und her zuzuwerfen. Eine Teilnehmerin schlägt vor, eine Reihenfolge im Ablauf festzulegen, sodass niemand durch den Sack überrumpelt wird. Frau K. nickt erleichtert und stimmt spontan zu, dass das eine gute Idee sei. Sie bringt außerdem ein, dass der Sack nur so stark geworfen werden solle, dass er von jedem gefangen werden könne. Mit diesen beiden Vereinbarungen entsteht ein kontrollierter Dialog, an dem sich Frau K. aktiv beteiligt.

Mit der Zeit entsteht wieder Spielfreude in der Gruppe, die Teilnehmenden trauen sich, den Sack auch kraftvoller und schneller zu werfen. Auf mich wirkt es zwischendurch, wie wenn Jugendliche gemeinsam miteinander spielen und ihre Kraft mit neuem Spielmaterial ausprobieren. Im verbalen Blitzlicht sieht Frau K. nachdenklich und traurig aus. Sie erzählt, dass sie als Jugendliche mit drei Freundinnen gerne Basketball gespielt habe, das Werfen mit dem Sack habe sie daran erinnert. Sie merke, wie sie diese Art des Kontakts schon lange nicht mehr gehabt habe und vermisse. In den nächsten Stunden äußert Frau K. mehrfach das Bedürfnis, wieder mit dem Sack zu arbeiten. Sie ist mit vollem Eifer dabei.

Auswertung

Mit dem Wurfsack entstand ein spielerischer Beziehungsraum, in dem es möglich war, lustvoll mit anderen in Kontakt zu treten und die eigene Kraft und Aggressivität kontrolliert auszuprobieren. Bei Frau K. öffnete dies eine Tür zu einer positiven Beziehungserfahrung in ihrer Jugend, in der Aggressivität eben nicht in Kampf- oder Fluchtreaktionen endete, sondern im sportlichen Wettkampf. Entscheidend war dabei, dass Frau K. eine der beiden Vereinbarungen selbst vorgeschlagen und so einen kontrollierten Dialog eingeleitet hatte. Deutlich war für mich spürbar, wie sie während des Spiels mit dem Wurfsack mehr und mehr Selbstsicherheit erlangte und dadurch Raum für spontanes Handeln und Entscheiden entstanden.

Durch fokussierende Bewegungsübungen konnte sie sich stabilisieren und das »Jetzt« vom traumatischen »Damals« differenzieren. Durch die Arbeit mit der Kinesphäre konnte sie deutlich ihre Nähe- und Distanzbedürfnisse wahrnehmen. Durch die Kultivierung eigener Bewegungsimpulse wurde sie zunehmend fähig, das eigene Selbstwertgefühl zu stabilisieren.

9 Die Bedeutung strukturierender Bewegungsrituale

Sabine Trautmann-Voigt unter Mitarbeit von Maria Gärtner, Edith Schulz-Wüst und Jennifer Mioc

9.1 Rituale im westlich-kulturellen Wandel und ein etwas anderer Psychotherapie-Auftrag für die Zukunft

Befinden wir uns heute, in den beginnenden 20er-Jahren des 21. Jahrhunderts, erneut in einer »Wiederaneignungsepoche«? Ging es vor 40, 50 Jahren um die Wiederentdeckung des Körpers und dessen Wiederaneignung in den beiden »anerkannten« Psychotherapieverfahren, so könnte es heute und in Zukunft um eine neue Bewertung und Wiederaneignung kultureller Wurzeln gehen, jedenfalls für eine integrationsorientierte und transkulturelle Psychotherapie. Dies ist eine zusätzliche Perspektive auf den Patienten, die die teilweise reduktionistische Sicht auf den Menschen, der mit einer »psychischen Störung« zu uns kommt, welche schnellstmöglich behoben werden muss, ergänzt.[28]

Eine zweifelhafte Nachwirkung der Nazi-Zeit in Deutschland und nicht zuletzt auch der bilderstürmerischen Aktivitäten der 68er-Generation liegt ja in der Entritualisierung unserer Gesellschaft, was der kapitalistischen Dynamik auch im Gesundheitswesen viele Türen geöffnet hat.[29] Es werden evidenzbasierte Techniken sowie neuerdings auch Apps eingesetzt, die Zeit und Kosten im Gesundheitssystem sparen und definierbare, krankheitswertige, seelisch bedingte Probleme lösen helfen sollen. Eines jedoch scheinen sie nicht zu können: Verbindungen zwischen »Fremden« neu zu definieren, Gemeinsamkeiten erfahrbar zu machen und Symbole in ihrer kulturübergreifenden und sinnstiftenden Bedeutsamkeit erlebbar werden zu lassen. Mit einem Satz: Digitale Anwendungen können schlecht der Vereinzelung von Menschen entgegenwirken und die Kommunikation auf einer gemeinsamen leiblichen Basis fördern.

Wir stehen dem spürbaren »Anbruch einer neuen Zeit« (Lanier 2018) und der Veränderung unseres zukünftigen Gesundheitssystems durch digitale Anwendungen und eventuell durch »virtual reality« durchaus skeptisch gegenüber, wiewohl es auch hier gilt, die modernen Medien mit ihren Möglichkeiten für die Psychotherapie aufmerksam wahrzunehmen und sinnvolle Entwicklungen in die Arbeit zu integrieren. Wichtig sowie unverzichtbar bleiben für uns allerdings die direkte zwischenmenschliche Beziehung und das Leiberleben in der Psychotherapie, jenseits aller Digitalisierung und aller Effizienzversprechungen im

28 17. Bonner Psychotherapie-Symposium »Global-Digital-Vernetzt: Quo vadis Psychotherapie?« am 13./14.09.2019 (Buch zum Kongress in Vorbereitung).

29 Dies wurde anderenorts ausführlich diskutiert (Trautmann-Voigt, Heiland 2020).

Hinblick auf »innovative« therapeutische Anwendungen (Burckhardt 2018; Turkle 2019).

In unserer Kultur erleben wir verstärkt seit September 2015 und Merkels legendärem »Wir schaffen das«-Slogan einen gigantischen *Bedeutungswandel* hinsichtlich unserer kulturellen Identität, religiöser Überzeugungen und familiär-sozialer Wertesysteme. Unvermittelt sind wir mit Kindern, Jugendlichen und Erwachsenen uns extrem fremder Kulturen – auch in psychotherapeutischen Settings – konfrontiert, mit denen wir uns vor einigen Jahren noch nicht näher auseinandergesetzt hätten, waren sie doch weit weg und ihre Probleme kaum weniger im Fokus (Hegemann & Salman 2010). Jetzt sind sie hier und Teil unserer Gesellschaft: Wir müssen sie ansehen, anhören und verstehen lernen, was sie beschäftigt, und uns überlegen, wie diese zu einem großen Teil schwer traumatisierten Menschen hier mit uns gut leben können (Goebel et al. 2018). Sie haben andere Gewohnheiten, kommen aus anderen Kulturen und verfügen über andere Rituale, andere Störungsvorstellungen sowie sehr andere Vorstellungen von »Heilung«, kurz gesagt: über einen anderen Habitus (Bourdieu). Das bedeutet: Nicht nur unsere Sprachen sind einander fremd, auch in der Art und Weise der traditionellen Verwurzelung, des Krankheitsverständnisses, der gelebten Rituale sowie der Art und Weise, wie Verbindungen in Gruppen und Familien gelebt werden, stehen sich Menschen, die hier in unserem Kulturkreis zusammenleben, plötzlich als Fremde gegenüber (Kristewa 2019).

Wir sind in allen Lebensbereichen, auch in der Psychotherapie, zunehmend mehr mit der transkulturellen Diversität von Menschen aus aller Welt konfrontiert. Daraus folgt möglicherweise folgende Konsequenz: eine Rückbesinnung auf unsere eigene kulturelle Verwurzelung und auf Rituale, die übergreifende Themen der Menschheit ansprechen. Dies könnte uns als Psychotherapeuten dabei helfen, über eine rein störungsspezifisch ausgerichtete Therapie hinaus Heilung, Trost und neue Verbindungen zwischen Menschen anzuregen.

Könnten wir nicht sogar etwas von den traditionelleren Kulturen des Südens und Ostens lernen, die mit ihren zahlreichen Ritualen viel mehr Bindung und Gemeinsinn schaffen? Rituale – über die ein neues Nachdenken durchaus sinnvoll erscheint – könnten sicherlich auch als Gegengewichte zu den Auswüchsen des neoliberalen Kapitalismus fungieren. Momentan allerdings scheint die jahrhundertelange Passion des Westens für die orientalischen Kulturen – man denke nur an Goethes Westöstlichen Diwan – nahezu vergessen zu sein. Nichtsdestotrotz wirkt die Tatsache, dass, wie 2015 in mehreren Berliner Kindergärten geschehen, die St. Martinsfeier in »Sonne, Mond und Sternefest« umbenannt werden sollte, weil muslimische Eltern damit sonst Probleme haben könnten, doch wohl wie eine unfreiwillig komische Fehlentwicklung in unserem kulturellen Selbstverständnis!

Rituale, man denke nur an den Karneval im Rheinland, sind also bedeutsam für das Identitätsgefühl einer Gemeinschaft; auch insofern wundert es nicht, dass sie in Deutschland durch den Nationalsozialismus und seine überaus pompösen Inszenierungen nachhaltig beschädigt wurden. Dennoch sind Rituale überall auf der Welt in einfachen Bewegungsabläufen zu finden, denen eine starke Symbolkraft innewohnt. Rituelle Tänze (wie auch Aufmärsche oder Folkloreeigen) wurden und werden in vielen Kulturen nicht nur vielfach praktiziert, sondern auch stundenlang ausgeübt und in der Gemeinschaft getanzt, gesungen oder in Maskenspielen gestaltet (Eibach 2007). Ritualisierte Reihen- und Kreistänze basieren zum einen auf den Determinanten des Lebensrhythmus: Übergang von Jahreszeiten, Wechsel von Lebens- und Entwicklungsaufgaben, Verarbeitung von starken Gefühlen in Kriegs- oder Trauerritualen (Wosien 1995). Und sie gründen zum anderen auf den Grundlagen des menschlichen Bewegungsrepertoires: Lokomotion und Position, Anhalten und Gehen, Koordination und ordnende Bewegung in Streckung, Beugung und Drehung, Anordnungen im Raum als Reihe, Kreis, Spirale usw. (Laban 1988; s. auch Kap. 6, S. 157 ff.).

Infolgedessen erscheint uns eine körper- bzw. bewegungsfokussierte psychotherapeutische Arbeit, bei der Menschen real miteinander in Kontakt treten und zwischenmenschliche Verbindung jenseits von sprachlichen Barrieren möglich ist, unabdingbar. Hierzu sei erwähnt, dass die Integration anderer übungsorientierter und gleichzeitig erlebnisaktivierender Körpertechniken bekanntlich in den 1970er- und 1980er-Jahren im Zuge der Rezeption der humanistischen Tradition in der deutschen Psychotherapie bereits stattfand (Geuter 2015; s. Kap. 2.2, S. 13 ff.). Tanz- und Bewegungstherapie, Focussing, Yoga und zahlreiche Körperbewusstseinstechniken, die der Gymnastikbewegung Anfang des 20. Jahrhunderts entstammen, begründen den großen Schatz heute verwendeter körperorientierter Psychotherapiemethoden und -techniken. Gerade die moderne tiefenpsychologisch fundierte Psychotherapie bot sich zuerst als Dach für diese auf das *Körperunbewusste und die kollektiven Erinnerungsspuren* gerichteten Vorgehensweisen an: Elemente aus der Gestalttherapie, dem Psychodrama und der Tanztherapie flossen seitdem sowohl methodisch als auch technisch ausgearbeitet sowie teilweise evaluiert (s. Koch & Bräuninger 2006; Iris Bräuningers Beiträge in der KTB[30]) in viele Richtungen der »Awareness«-orientierten psychotherapeutischen Arbeit ein, selbst wenn der Humanistischen Therapie als eigenständiges Verfahren in Deutschland die wissenschaftliche Anerkennung vom G-BA versagt wurde (Bühring 2018). Seit der dritten Welle in der Verhaltenstherapie, also seit den späten 1990er-Jahren, eignete sich auch diese vehement den Körper an. Das ist nicht nur gut so, sondern hilft darüber hinaus vielen Menschen dabei, ihre Selbstwirksamkeit über alle Sinne des Körpers wiederzuentdecken (Lüers & Nölle 2017).

Über moderne, im letzten Jahrzehnt hauptsächlich effizienzorientierte Entwicklungen hinaus sehen wir heute eine besondere Anforderung an die Psychotherapieforschung der Zukunft: Jegliche Weiterentwicklung, nicht nur von körper- und leiborientierter Psychotherapie, sollte die kultursensible Dimension des menschlichen Daseins wieder neu in die Profession integrieren; denn das Verständnis von »psychischen Störungen« ist im gegenwärtigen akademisch-wissenschaftlichen Diskurs verengt und einseitig ausgerichtet (Trautmann-Voigt & Voigt 2020).

9.2 Einbezug meditativer Tänze in die Psychotherapie

Dieses Kapitel widmet sich ausdrücklich allen kulturellen Traditionen, in denen dem Tanz eine hohe Bedeutung beigemessen wurde. Dabei spielt es keine Rolle, welcher Kultur oder Glaubensrichtung der Tanz entstammt oder welcher Tradition und Kultur ein Klient oder Patient angehört. Denn mit Blick auf den Ursprung lässt sich feststellen, dass den allermeisten Religionen letztlich eine gemeinsame Werthaltung zugrunde liegt: Ob im Christentum, Judentum, im Islam, im Buddhismus oder Hinduismus, allen gemein sind Menschen verbindende Ideen in Bezug auf Zent-

30 Iris Bräuninger stellt in der seit 2014 vierteljährlich erscheinenden Zeitschrift »Körper, Tanz, Bewegung« (KTB) im Rheinhardt Verlag wichtige Studien aus dem Bereich der Bewegungs-, Körper- und Tanztherapie zusammen; als ein Beispiel s. Mas & Riera 2017.

rierung auf ein »gutes Prinzip« wie z. B. Dankbarkeit, Akzeptanz und Ehrfurcht, Anerkennung, Liebe und Gemeinschaft. So stellte bereits Carl Gustav Jung den Begriff des kollektiven Unbewussten mit Rekurs auf eine suprakulturelle Symbolsprache ins Zentrum seiner analytischen Theorie (Franz et al. 1980).

Auch wenn Grundwerte wie Akzeptanz, Ehrfurcht, Dankbarkeit oder auch Demut unmodern klingen und aufgrund von gesellschaftlichen sowie politischen Verwerfungen durch machtpolitische Interessen in allen Kulturen über die Jahrhunderte hinweg immer wieder in den Hintergrund rückten und Kriege in der Zerstörung »des Fremden« ausarteten, so liegt der Ursprung alles Religiösen und zugehöriger kulturell überformter Riten doch in dem Wunsch, eine gesellschaftliche Ordnung in Frieden zu erfahren. In der Entwicklung eines Wir-Erlebens, z. B. in kultischen Ritualen, liegt nämlich eine Kraft, sich als einzelnes anerkanntes und respektiertes Mitglied innerhalb einer Gruppe voll funktionsfähig zu fühlen: Es geht, modern gesprochen, um Bindung in und an Traditionen, um (Sippen-)Zusammenhalt und Abgrenzung feindlichen Mächten gegenüber, allerdings nicht durch kriegerische Handlungen, sondern durch Konzentration auf und Ausdruck von symbolischen Bedeutungen. Das Symbol in Riten und Gebräuchen kann eine allgemeinverständliche Vermittlungsfunktion übernehmen (s. Kap. 3.4, S. 45 ff.).

Genau solch eine Vermittlungsfunktion übernehmen auch kulturell überlieferte Rituale und Tänze, die zugleich als mögliche »Quelle für seelische Heilung« dienen können. Dabei geht es vor allem darum, über die unterschiedlichen kulturellen Traditionen hinweg die Wahrnehmung für das Verbindende zwischen Menschen auszudrücken sowie dies als mögliche Quelle der Rückbesinnung und Zentrierung auf Wesentliches (was auch immer das Wesentliche individuell sein mag) zu verstehen. Es geht um »Harmonien« – auch dies ist wohl heute ein Begriff, der aus der Mode gekommen scheint, findet sich aber in anderem Gewand in der zeitgenössischen Achtsamkeit überall und ständig wieder (Kloke 1996).

Durch eine vertiefende Auseinandersetzung mit meditativen Tänzen aus den unterschiedlichsten Kulturkreisen und Ländern könnte die ursprüngliche Bedeutung von »Religion« (lat. relegere, zurückbinden) wieder sehr modern werden: als Zentrierung auf das »Ich« bei *gleichzeitiger* Verbindung mit dem »Wir« in einem humanistischen Verständnis (Bassler 2000). Jedenfalls nehmen wir dies für eine integrative und transkulturell ausgerichtete Psychotherapie an. Deutlich soll betont werden, dass es uns nicht um eine Auseinandersetzung mit einer bestimmten Religion bzw. dem Glauben in einem transzendentalen oder institutionalisierten Sinne geht, sondern um Erlebnisse von lebendiger Gemeinschaft, um Respekt und Akzeptanz von Jedermann sowie Jederfrau sowie um Kulturen übergreifende Strukturen der leiblichen Kommunikation – man könnte auch sagen: um eine moderne Form von Spiritualität (Utsch 2005).

So ist, bevor auf die Bedeutung der hier vorgestellten meditativen Tänze eingegangen wird, zunächst der Begriff »Meditation« zu erläutern. Denn dieses Wort wird unterschiedlich interpretiert, je nachdem, ob es in einem religiösen, medizinischen oder psychologischen Sinne genutzt wird. Ursprünglich galt Meditation in vielen Religionen als das »vornehmste Tun«, das Innewerden des Innersten – und zwar auf der ganzen Welt! Oft wird angenommen, dass Meditation ausschließlich langsam oder sogar in absoluter Stille zu vollziehen sei. Dies muss grundsätzlich jedoch nicht so sein. Es kann in schnellen Tänzen und pulsierenden Rhythmen meditiert werden – so z. B. in vielen israelischen Tänzen oder im Tanz der Derwische. Denn das lateinische Wort »meditari« heißt übersetzt »zur Mitte hin gegangen werden«. Und das bedeutet, nicht nur den eigenen Weg zur Mitte zu finden, sondern in einem positiv konnotierten loslassenden Sinne auch sich tragen zu lassen. Hier klingt an, dass es um einen freien Fluss von Lebensenergie geht – nicht um das aktive Zupacken, Tun und Machen, sondern um das Einlassen und Spüren von Bewegung und Bewegtheit (Eibach & Ernst 2007). »Meditari« beinhaltet strukturierte Annäherungen in einfachen Schrittfolgen mit und ohne Handfassungen; den Anregungen einer fachkompetenten Autorität (wie früher und in anderen Kulturen dem Schamanen oder Häuptling) folgen; sich auf einen anderen einlassen, der die Ordnung bewahrt; Zielorientierung statt Chaos; Wahrnehmung von Struktur und Bindung bei gleichzeitigem Sich-Gehen-Lassen. Dies sind einige der inhärenten Prinzipien im meditativen Tanz und in vielen Ritualen auf der ganzen Welt.

Meditative Tänze gehen auf einfache, oft kulturell tradierte Symbole wie Kreisform, Spiralform oder Kreuz zurück. Es kann für Patienten erhellend und berührend sein, auf einer leiblichen Ebene nachzuvollziehen, wie diese Symbole auf die *Zeit* und den *Raum* verweisen, in dem wir alle zusammen einfach nur *SIND*. In Ritualen und meditativen Tänzen erscheint die gelebte Gegenwärtigkeit in strukturierten Rhythmen, die gemeinsam mit anderen durchlebt werden. Dabei werden *festgelegte Gestaltungen in Raum und Rhythmus* genutzt, um eine zwischenmenschliche Verbundenheit jenseits sprachlicher Hindernisse zu spüren. Im modernen Sprachgebrauch geht es also in ganz besonderem Maße um »Achtsamkeit«! Anders als bei individuell durchgeführten Übungen zum Gewahrsein und zum Körperbewusstsein, die wir aus dem Yoga und aus eher individuumzentrierten Wahrnehmungsübungen kennen, geht es beim meditativen Tanz aber weit mehr um *Kulturen verbindende Rituale in der Gruppe*, die sogar bestimmten allgemeinmenschlichen psychischen Themen zugeordnet werden können, wie etwa Zuneigung, Hoffnung, Tod, Trauer, Abschied (Lander & Zohner 1997).

In diesem Kapitel finden Sie neben den genauen Tanzbeschreibungen ausgewählter meditativer Tänze und Rituale auch Verbindungen zu den Basisthemen, die sich in der Körpersprache zeigen, wie wir sie im Buch bereits auch unter anderen Blickwinkeln beschrieben haben (z. B. Kap. 6, S. 157 ff., Kap. 8, S. 253 ff.).

9.3 Erbschaft einer Psychosomatikerin: Hannelore Eibach

Anlässlich eines Workshops in Bonn, den Dr. med. Hannelore Eibach am 11.02.2007 gab, wurde die Idee geboren, von ihr gesammelte sowie besonders häufig in der psychotherapeutischen Arbeit genutzte Tänze genau zu dokumentieren und so ihr Vermächtnis weiterzugeben.

Der Internistin und psychosomatischen Medizinerin Hannelore Eibach ging es um einen speziellen Zugang zur Spiritualität, den sie Patientinnen und Patienten verfügbar machen wollte. Ihre Klientel waren zunehmend mehr onkologische sowie psychosomatisch schwer erkrankte Patientinnen und Patienten, die häufig den Sinn ihres Lebens nicht mehr erkennen konnten und nicht nur schwer depressiv, sondern auch vereinsamt waren. Hannelore Eibach war es wichtig, diesen Menschen Mut zu machen und sie wieder in ein soziales Umfeld einzubinden, was in vielen Fällen weder medikamentös noch durch traditionelle Psychotherapie gelungen war.[31] Aus

31 Film von Hannelore Eibach (1996): Spielarten der Tanztherapie. Tanz in der psychosomatischen Medizin. Selbstverlag.

diesem Grund bot sie »meditative Tanzgruppen« an. Diese fanden außerhalb der Klinik, in Göttingen z. B. im Gemeindehaus der Evangelischen Kirche, statt. Demnach war es ihr nicht nur besonders wichtig, Menschen zusammenzuführen, sondern ihnen auch Zusammenhänge zwischen ursprünglichen Ritualen, wie z. B. einem Begrüßungstanz, und heutiger Verwendung, z. B. in Form eines getanzten Begegnungsrituals, verfügbar zu machen. Dabei machte sie auf kulturelle Besonderheiten sowie auf tiefer liegende Menschheitsthemen aufmerksam und fokussierte dadurch auf das über die individuelle Thematik eines Menschen Hinausgehende. Es ging ihr immer um eine klare äußere Struktur, die Halt und Bindung in Zeiten voller Unsicherheit, Angst sowie Leiden bieten sollte. Ihre protestantische Ethik, die unter anderem getragen war von bedingungsloser Ehrlichkeit, Zielgerichtetheit, Struktur und Ordnung sowie von ihrem Glauben an Möglichkeiten von Trost und Heilung durch das Erleben innerer Verbundenheit, verleugnete sie nie (Eibach & Ernst 2007). Ihr Ansatz einer modernen psychosomatischen Medizin war zutiefst von einem humanistischen und positiven Menschenbild geprägt. Sie hätte ihre Freude an den Ausführungen Steven Pinkers in »Aufklärung jetzt« gehabt, der die Errungenschaften der Moderne verteidigt und gleichzeitig an die Anerkennung des jeweiligen kulturellen Erbes einer Gesellschaft appelliert (Pinker 2018).

Es kam in den Jahren unserer Zusammenarbeit vor dem Tod von Hannelore Eibach im Jahr 2013 nicht mehr zu einer gemeinsamen Veröffentlichung ihrer Arbeitsweise. Doch hinterließ sie uns für unsere Arbeit am DITAT und an der KBAP/KBAV ihre Sammlung von Tänzen und Ritualen, mit denen sie den »Auftrag« ihres Supervisors, Bernhard Wosien, den »Tanz wieder in die psychosomatische Medizin zurückzuführen«, erfolgreich ausgeführt hatte (Eibach 2001, S. 46). Mir persönlich wiederum wurde ein umfangreicher Teil ihrer Notationen und Interpretationen meditativer Tänze schon um die Jahrtausendwende übergeben (Eibach 2007).

So hatte ich auch die bereichernde Gelegenheit, über mehr als eine Dekade, anlässlich der Lübecker Psychotherapietage im Ostchor des Lübecker Doms, diverse der hier dokumentierten Tänze für Besucherinnen und Besucher der Psychotherapietage so anzuleiten, wie Hannelore Eibach selbst dies in Lübeck über bald drei Jahrzehnte zuvor getan hatte.

In der Arbeit mit Patientengruppen in meiner psychotherapeutischen Praxis haben seither ebenfalls Rituale und meditative Tänze ihren festen Platz. Darüber hinaus werden am DITAT in Bonn Workshops zu diesem Thema mit besonderer Berücksichtigung psychotherapeutischer Interventionen in stationären und ambulanten Settings durchgeführt.

Meine Kolleginnen Maria Gärtner und Edith Schulz-Wüst arbeiten ebenfalls seit vielen Jahren mit meditativen Tänzen, sind in der Fortbildung engagiert und bringen dankenswerterweise ihre Erfahrungen in dieses Kapitel ein. Wir bemühten uns hier, gemeinsam mit Jennifer Mioc, die insbesondere bei der Komplexitätsreduktion der Notation der Tänze half, um sorgfältige Quellenangaben, sofern wir diese eruieren konnten. Aber wie bei der Weitergabe von Märchen oder Erzählungen oder wie hier bei leiblich überliefertem Kulturgut ist es auch bei Tänzen manchmal schwierig, »Erstautoren« zu finden. Die zitierte Literatur am Ende des Kapitels enthält daher weitere Quellenangaben und zeigt Überschneidungen der Arbeit Hannelore Eibachs mit der anderer Wegbereiterinnen des meditativen Tanzes in Deutschland.

Bevor wir im Folgenden 21 ausgewählte meditative Tänze so notieren, dass sie in ihrer Bewegungsstruktur leicht nachvollzogen und individuell, gern auch von Ihnen, liebe Leserinnen und Leser, eingesetzt werden können, möchten wir unsere Überlegungen kurz darlegen, wieso meditative Tänze in unserer beschleunigten Epoche (s. Ball 2014; Rosa 2005) besonders gut als psychotherapeutische Interventionen verwendet werden können.

9.4 Strukturen entdecken im meditativen Tanz

Menschen leben in Strukturen der Natur, des Kosmos, aber auch der Kultur und der Gesellschaft. Struktur kann einengend sein, kann machtvoll sein oder sie kann auch verborgen und unsichtbar bleiben, z. B. die Struktur eines Samenkorns bzw. einer Pflanze. Wir sind in vielerlei Strukturen eingebunden und wir können sie verstehen oder nicht, mit unseren Sinnen entdecken oder nicht, aber auch über die Bewegung und über die Entschlüsselung von Symbolen erfassen. Bestimmte Strukturen, z. B. anatomische, sind augenfällig, während natürliche Strukturen unsichtbar scheinen. Das menschliche Herz ist an den kleinen und den großen Kreislauf angeschlossen und ist der Motor für unsere Blutzirkulation. Es gibt Jahreskreisläufe sowie Strukturen durch die Kreisbahnen der Gestirne. Das menschliche Herz hat einen Rhythmus. Es gibt Rhythmen in der Natur wie Frühjahr, Sommer, Herbst und Winter. Es gibt Sonnen- und Mondphasen, die das Wachstum beeinflussen, es gibt bestimmte Rhythmen in Teichen oder Flüssen.

Rhythmus ist strukturierte Zeit bzw. gilt als die Architektur des Seins. Struktur und Rhythmus scheinen zusammenzugehören, z. B. zieht ein autonomer Rhythmus das menschliche Herz zusammen und dehnt es ebenso wieder aus. Es ist ein Wechselspiel zwischen zurücknehmen und ausströmen, ausdehnen und sich zusammenziehen, ähnlich dem Atem.

Alle Bewegungen leben einerseits von der Extension bzw. Expansion und Ausdehnung sowie andererseits von der Kontraktion, also dem Zusammenziehen nach innen. Dies findet sich in der Pol(0)- und Pol(1)-Klassifizierung des BMIA streng operationalisiert wieder (s. Kap. 6.6.2, Kap. 6.6.3, Kap. 6.6.4, S. 228 ff.). Extension und Kontraktion zeigen sich im binnenkörperlichen Rhythmus ebenso wie in der äußeren Raumorientierung und auch in Kreis- oder Reihentänzen, in Spiral- oder Labyrinthtänzen. Einfache Strukturen wie Kreis, Kreuz, Linie oder Reihe finden sich in uralten Tänzen aller Kulturen wieder. Sie sind mit den Brauchtümern des Lebens, dem Rhythmus von Sonne und Mond, also mit dem Jahresverlauf, eng verbunden. Raumformen, die sich in zahlreichen meditativen Tänzen wiederfinden, sind somit *symbolisch und suprakulturell* begründet. Es sind in ihnen Reste alter kultischer Vorstellungen zu finden, die heutzutage meist ihren Symbolgehalt verloren haben und zur bloßen Form geworden sind, deren ursprünglicher Sinn aber noch existiert (Urban 2005). In folkloristischen Tänzen gibt es auch diese ursprünglich strukturierenden Raumformen, wie den Kreis, den Halbmond, die Schlange, den Stern, die Spirale, die Schnecke, das Viereck, die Kette, die Mühle, das Kreuz – alle waren mit kultischen Vorstellungen verbunden.

Bezogen auf den psychotherapeutischen Kontext stellt sich nun u. a. die Frage, wie jemand seine eigene Struktur wahrnehmen kann. Hier ist vor allem das Anschauen der Spuren der eigenen Körperachse von Bedeutung. Bestimmte Tanzrituale dienen dabei als Binnenraum, in dem die Struktur von Leib, Seele und Geist zum Ausdruck kommen kann, denn Bewegungsausdrücke, Bewegungsthemen sowie Gebärden gehen zurück auf urtümliche Strukturen der Menschheit (s. Kap. 3.1, Kap. 3.2, S. 27 ff.). Dabei kann der Fokus in der psychotherapeutischen Bewegungsarbeit z. B. auf die Struktur einer bestimmten Spannung, einer Dynamik oder einer Entspannung gelegt werden.

9.5 Beispiele für ritualisierte Bewegungsabläufe in der Gruppenarbeit

Die nun folgenden Beispiele meditativer Tänze (Übersicht s. Anhang A6, S. 461 ff.) eignen sich hervorragend für die Gruppenarbeit. Bewegungsabläufe werden in größeren Gruppen häufig in bestimmten Formationen getanzt, die, wie bereits oben dargelegt, sowohl kulturellen als auch symbolischen Ursprungs sind. Die für dieses Buch ausgewählten Tanzbewegungen werden überwiegend in den drei gängigsten Tanzformen ausgeführt.

Zum einen ist der *Kreistanz* zu nennen. Hier wird eine Verbindung zum DU nach beiden Seiten hergestellt, sodass der Einzelne das Gefühl des Eingebundenseins spürt – sich selbst als Teil eines Ganzen (ohne Anfang und ohne Ende) sowie als gleichwertiges Glied zu erfahren. Infolgedessen kommt auch der Handfassung eine wichtige Rolle zu. Der Kreis ist immer auf eine Mitte ausgerichtet und dieses Zentrum ist nur zu finden, wenn der Tanzende mit ihr in Beziehung tritt und im symbolischen Sinne so auch seine eigene Mitte findet.

Zum anderen gibt es den *Reihentanz*. Auch hier ist der Einzelne Teil einer Kette, sodass Geborgensein, Angenommensein und Halt erlebbar werden. Beim Reihentanz gibt es allerdings einen Anfang sowie auch ein Ende, was aus symbolischer Perspektive nicht nur für die Geburt und den Tod stehen kann, sondern darüber hinaus auch auf Entwicklungsschritte, Lebensveränderungen oder Umbrüche hinweist.

Eine weitere zu erwähnende Tanzform ist der *Spiraltanz*. Über die Windung, ohne eine symmetrische Form, entstehen eine Verdichtung sowie Weitung des Inneren, des Zentrums. Der Tanzende hat hier die Möglichkeit, sowohl sich selbst zentriert wahrzunehmen als auch durch die Weitung das Außen zu fokussieren und sich auszudehnen. Vor allem das Gefühl von Selbstwirksamkeit kann hier erlebbar gemacht werden.

Zudem sei zu Bewegung und Verhalten von Patientinnen und Patienten im Bewegungsraum noch anzumerken, dass der Tanz keine verbale Therapie ist, bei der es um rein intellektuell verstehbare Zusammenhänge geht. Vielmehr besteht sein Beitrag in der libidinösen Wiederbesetzung des Körpers, der damit ein Teil des umgebenden Raumes wird, ein lebendiger Teil seines Kontextes. Der Tanzraum wird also quasi zu einem Spielraum, vielleicht als Möglichkeitsraum, um an (nicht) gelungene frühe Spielerfahrungen anzuknüpfen. Mit anderen Worten: Er ist – in Anknüpfung an Winnicott (2018) – ein Übergangsraum, ein intermediärer Erfahrungsraum zum Beziehungsaufbau zwischen sich selbst und der Welt (Trautmann-Voigt & Voigt 2002).

9.5.1 Pilgertanz oder auch Weg-Meditation bzw. Weg-Raum-Meditation

Der Pilgerschritt geht ursprünglich zurück auf die Echternacher Springprozession und enthält die Aussage, dass Fortschritte auch immer Rückschritte beinhalten. Der Pilger ist meistens mehrere Tage oder Wochen zu Fuß unterwegs; für ihn ist »der Weg das Ziel«. Das Pilgern ist in vielen Religionen verbreitet, im Christen- und Judentum, im Islam, im Buddhismus sowie im Hinduismus. Heutzutage pilgern Menschen auch, um Klarheit bei anstehenden Lebensentscheidungen zu erhalten, Abstand vom Alltag zu gewinnen und wieder mehr im Einklang mit sich selbst zu sein.

In diesem ritualisierten Tanz wird der Pilgerschritt in Form einer Spirale getanzt, die, nach innen geführt, den Selbstkontakt stärkt und, nach außen geführt, den Kontakt sowie die Verbindung zu den Mittanzenden ermöglicht. Durch die einfache Schrittfolge und den Wiegeschritt entsteht ein Gefühl des Gehaltenwerdens in der Gruppe. In der getanzten Form der Spirale werden sowohl die Selbstwahrnehmung als auch die Wahrnehmung der anderen gefördert. Darüber hinaus können Vertrauen, Sicherheit, Stabilität und Wertschätzung füreinander durch Blickkontakte erfahren werden. In Verbindung mit der »Pilgersymbolik« kann vielleicht eine Heilungserfahrung unterstützt werden.

Choreografie	Bernhard Wosien
Musik	jede ruhige, tragende Musik; wichtig ist, dass das Stück ausreichend lang ist (mind. 6–7 Minuten Dauer) »Air« von Johann Sebastian Bach aus der Suite No. 3 in D-Dur, BWV 1068, Capella Istropolitana in der Fassung von Volkstänze Rockig Traditionell Meditativ Vol. 2, Stück 17 (5'21''); JUSESO Thurgau, Impulsstelle für kirchliche Jugendarbeit, juseso.thurgau@smile.ch Oder: Johann Pachelbel, »Kanon D-Dur«, Festival Strings Lucerne, Rudolf Baumgartner 1968, hier verwendet in der Fassung von ›Movie Classics‹ Favorit, Berühmte klassische Filmmelodien; CD/MC 445 290-2/4 Stück 5 (6'27'') Oder: Antonio Vivaldi, Flötenkonzert C-Dur, Largo, Eckhart Haupt, Flöte, Dresdner Barocksolisten, Ltg: Peter Schreier, hier in der CD-Fassung Barock Truxal Edition Vol. 41997, P21034 ProMONTA Lundbeck Arzneimittel, Stück 13 (4'04'') Oder: Concerto für Piccoloflöte C-Dur RV 433, Quartett der Berliner Philharmoniker
Rhythmus	Vierer-Rhythmus (langsam, fast schwebend)
Tanzform	offener Kreis, der sich spiralig ein- und auswindet

<table>
<tr><th colspan="4">PILGERTANZ oder auch WEG(RAUM)-MEDITATION</th></tr>
<tr><td colspan="2">Aufstellung/ Bewegungsrichtung</td><td colspan="2">offener Kreis mit einer führenden Person, normale V-Handfassung</td></tr>
<tr><td rowspan="2">Takte</td><td rowspan="2">Schritte</td><td colspan="2">Ausführung</td></tr>
<tr><td>Füße</td><td>Arme</td></tr>
<tr><td>4 Takte</td><td>1-2-3-4
1-2-3-4
1-2-3-4
1-2-3-4</td><td colspan="2">Beginn des Tanzes ist entweder sofort, also auf den ersten Ton des Gesangs, oder alternativ nach den ersten vier Takten möglich</td></tr>
<tr><td>1 Takte</td><td>1-2-3-4</td><td>1 – re. Fuß vor
2 – li. Fuß vor
3 – re. Fuß vor
4 – Gewicht auf linken Fuß zurückverlagern (= Wiegeschritt)</td><td>die Arme bleiben die ganze Zeit über gestreckt und bewegen sich locker, leicht sowie gering vor und zurück bei 1-2-3-4 (V-Haltung)</td></tr>
<tr><td colspan="4">Die anführende Person führt die Gruppe in die Spirale nach innen und wieder nach außen. Bewegungsablauf bis zum Schluss der Musik wiederholen. Das Ende kann ein offener oder geschlossener Kreis sein.</td></tr>
</table>

<table>
<tr><th colspan="2">Bewegungsanalytische Aspekte des PILGERTANZES/der WEG(RAUM)-MEDITATION</th></tr>
<tr><td>Zeitfaktor</td><td>langsam, allmählich</td></tr>
<tr><td>Bewegungsfluss</td><td>gebunden, zentriert</td></tr>
<tr><td>Raumorganisation</td><td>geordnet, fokussiert auf eine gemeinsame Mitte und auf ein gemeinsames Außen, aber auch auf die anderen, denen man im Verlauf immer wieder begegnet</td></tr>
<tr><td>Kraftdosierung</td><td>gleichmäßig geringer Krafteinsatz mit einfachen Gehschritten</td></tr>
</table>

9.5.2 Jakobs Traum

Der Tanz stammt aus dem Repertoire von Hilda-Maria Lander und Maria-Regina Zohner. Sie beschreiben, dass Jakobs Traum die Geschichte von Jakob ist, der sich auf einer Wanderung zum Abend niederließ, einen Stein unter seinen Kopf legte und einschlief. Er sah im Traum eine Leiter, auf der Engel hinauf- und hinunterstiegen. Oben stand Gott selbst und sprach zu ihm. Er stellte sich als seinen Gott vor und versprach ihm eigenes Land, zahlreiche Nachkommen sowie seinen Beistand. Dieser Traum stärkte Jakob auf seiner weiteren Reise.

Im Tanz wird das Hin und Her, das Hinauf und Hinunter, sowohl im Tanzweg als auch in den Armbewegungen sichtbar. Die Hände zunächst noch unten, sind erdorientiert, erheben sich allmählich, schwingen in der Höhe und senken sich wieder ab. Durch den Tanzweg im Kreis wechselt ständig die Verdichtung hin zur Mitte und wieder das Weiten hin zur Peripherie. Verdichtung und Erweiterung des Kreises sind aufeinander bezogen.

Choreografie	Lander/Zohner
Musik	jede ruhige, getragene Musik, die wiegende Elemente hat »Andante« aus Concerto G-Dur für Saltiero von Paolo Salulini in der Fassung von Volkstänze Rockig Traditionell Meditativ Vol. 3, Stück 19 (5'21''); JUSESO Thurgau, Impulsstelle für kirchliche Jugendarbeit, juseso.thurgau@smile.ch
Rhythmus	Vierer-Rhythmus
Tanzform	Kreislinie, Beginn mit V-Haltung

JAKOBS TRAUM			
Aufstellung/ Bewegungsrichtung		einfacher Kreis, alle stehen auf einer Kreislinie nebeneinander, Hände in V-Haltung der Tanz kann auch in zwei oder mehreren konzentrischen Kreisen getanzt werden	
Takte	Schritte	Ausführung	
		Füße	Arme
4 Takte	1-2-3-4 1-2-3-4 1-2-3-4 1-2-3-4	abwarten, einstimmen, zuhören	Hände nach oben gestreckt (Handhaltung offen oder beliebig, jedoch alle gleich)
2 Takte	1-2-3-4	1 – re. Fuß nach rechts schräg vor zur inneren Kreisbahn 2 – li. Fuß nach rechts schräg vor zum re. Fuß 3 – nach rechts wiegen 4 – nach links wiegen	1 – bewegen der Arme nach rechts (gedehnt) 2 – bewegen der Arme nach rechts (gedehnt) 3 – bewegen der Arme nach links (gedehnt) 4 – bewegen der Arme nach links (gedehnt)
	1-2-3-4	1 – re. Fuß nach rechts schräg zurück zur äußeren Kreisbahn 2 – li. Fuß nach rechts schräg zurück zum re. Fuß 3 – nach rechts wiegen 4 – nach links wiegen	1 – Hände senken ganz nach unten 2 – Hände senken ganz nach unten 3 – Hände senken ganz nach unten 4 – Hände senken ganz nach unten

Bewegungsablauf bis zum Ende der Musik wiederholen. Nach Abschluss der Musik gehen die Arme wieder hoch in die Schulterfassung und für weitere zwei Takte im Kreis seitwärts wiegen, alle sind dabei verbunden.

Bewegungsanalytische Aspekte von JAKOBS TRAUM	
Zeitfaktor	langsames Tempo
Bewegungsfluss	gebunden
Raumorganisation	geordnet, fokussiert abwechselnd auf das Oben und das Unten und auf die Verbindung mit den anderen in Schulterfassung
Kraftdosierung	gleichmäßig geringer Krafteinsatz

9.5.3 Sonnentanz oder auch Sonnenstrahlentanz

Von der Sonne hängt alles Leben auf der Erde ab. In diesem Sinne symbolisiert sie unter anderem Lebendigkeit und Kraft. Außerdem hat sie Einfluss auf den Gemütszustand sowie die Gesundheit jedes Einzelnen.[32] In allen Völkern der Erde ist die Sonne ein bedeutsames Symbol. Sie wird und wurde auch selbst als Gott verehrt. Nicht nur der Heiligenschein über dem Kopf Gottes oder Jesu deutet in der christlichen Ikonografie auf besondere Größe und lebensspendende Energien hin. Auch in der christlichen Mythologie steht die Sonne für die Dreifaltigkeit Gottes, die Sonnenscheibe für Gott-Vater, die Strahlen für Gott-Sohn und die Wärme für Gott-Geist. In den mittelalterlichen Kirchbauten wurde die Apsis in der Richtung der aufgehenden Sonne gebaut. Dabei ist das älteste Sonnenzeichen der Kreis: Der Himmelslauf der Sonne gliedert die Zeit in Tag und Nacht sowie das Jahr, symbolisiert in der Sonnenuhr.

Der Sonnentanz war einer der ersten meditativen Tänze. Bernhard Wosien, der als einer der Begründer des meditativen Tanzes gilt, hat ihn symbolisch so aufgefasst, dass jeder Einzelne einen Sonnenstrahl verkörpert und im gemeinsamen Tanz die Sonne als Ganzes entsteht. Das heißt der Tanz symbolisiert eine Sonne mit ihrem Strahlenkranz. Dabei wird die Sonne bzw. das Licht sowohl intrapersönlich als auch in der Gemeinschaft spürbar. Darüber hinaus ermöglicht der Sonnentanz die Erfahrung von Lebensfreude sowie von Vitalität. Durch den ruhigen und einfachen Rhythmus der Schritte und das immer wieder gleiche Wiegen können auch frühkindliche Bewegungsmuster angesprochen und die Wahrnehmung von Halt und Geborgenheit unterstützt sowie ggf. eigene frühe Mangelerfahrungen korrigiert werden (Innere-Kind-Verbindung).

32 Depressiven Menschen fehlt häufig das Licht.

Choreografie	Bernhard Wosien, aufgezeichnet von Hilda-Maria Lander (Lander & Zohner 1997, S. 178 f.)
Musik	»Sonnentanz«, Largo aus Flötenkonzert in d-Moll, Academy of St Martin in the Fields (Neville Marriner), J. S. Bach, BWV 1056, 20. Lied, in der Fassung von Volkstänze Rockig Traditionell Meditativ, CD Nr. 1, Fidula Verlag Rockig Traditionell Meditativ , Stück 20 (3'12''); JUSESO Thurgau, Impulsstelle für kirchliche Jugendarbeit, juseso.thurgau@smile.ch
Rhythmus	Vierer-Rhythmus (langsam, schreitend)
Tanzform	Kreisform, Frontkreis, geschlossen, Hände durchgefasst, locker schwingend im Rhythmus der Musik, dadurch Wechsel von V-Fassung und W-Fassung

SONNENTANZ oder auch SONNENSTRAHLENTANZ			
Aufstellung/ Bewegungsrichtung		einfacher Frontkreis, Hände in V-Haltung gefasst, Bewegungsrichtung nach rechts mit Vor- und Rückpendeln	
Takte	**Schritte**	**Ausführung**	
		Füße	**Arme**
4 Takte	1-2-3-4 1-2-3-4 1-2-3-4 1-2-3-4	Einfühlen und abwarten auf das Einsetzen der Soloflöte	re. Hand »empfängt« (Handfläche nach oben) li. Hand »gibt« (Handfläche nach unten) → Teilnehmer halten sich an den Händen fest
2 Takte	1-2-3-4	1 – re. Fuß zurück 2 – li. Fuß zurück 3 – re. Fuß vorwärts mit Gewichtsverlagerung 4 – Gewicht auf linken Fuß zurückverlagern (= Wiegeschritt)	bei Beginn gestreckt und bewegen sich locker, leicht sowie gering vor und zurück bei 1-2-3-4 (V-Haltung)
	1-2-3-4	1 – re. Fuß vor mit Gewichtsverlagerung 2 – li. Fuß vor 3 – re. Fuß zur rechten Seite 4 – li. Fuß schließt zur rechten Seite mit Gewichtsverlagerung an	Arme nicht schwingen! Sie bewegen sich langsam »geführt« nach vorne-oben bei 1-2-3-4 (W-Haltung)

2 Takte	1-2-3-4	1 – re. Fuß zurück 2 – li. Fuß zurück 3 – re. Fuß vorwärts mit Gewichtsverlagerung 4 – Gewicht auf linken Fuß zurückverlagern (= Wiegeschritt)	Hände, etwa in Höhe der Brust senken, sich wieder langsam »geführt« nach unten bei 1-2-3-4 (V-Haltung)
	1-2-3-4	1 – re. Fuß vor mit Gewichtsverlagerung 2 – li. Fuß vor 3 – re. Fuß zur rechten Seite 4 – li. Fuß schließt zur rechten Seite mit Gewichtsverlagerung an	Arme sind erneut gestreckt und bewegen sich locker, leicht sowie gering vor und zurück bei 1-2-3-4 (V-Haltung)

Bewegungsablauf bis zum Ende der Musik wiederholen. Am Ende Hände in W-Haltung, Augen schließen und kurz nachspüren. Alle Bewegungen halten sich einen Lidschlag hinter dem Rhythmus.

Bewegungsanalytische Aspekte des SONNENTANZES/SONNENSTRAHLENTANZES	
Zeitfaktor	langsam, allmählich, rhythmisch einfach strukturiert; wirkt dadurch entlastend, wiegend, Halt bietend
Bewegungsfluss	moderat gebunden, zwischendurch schwingend, verweist auf kurzes Verweilen ohne zu stoppen
Raumorganisation	geordnet, fokussiert auf eine gemeinsame Mitte; Rotation im Kreis in Ruhe und Besonnenheit
Kraftdosierung	leichter, gleichmäßig geringer Krafteinsatz mit einfachen Gehschritten; lässt die Wahrnehmung auf den Fluss der Bewegung zu, fördert die unangestrengte Bewegung in der Gruppe

9.5.4 Rumänisches Wiegenlied

Wiegenlieder begleiten in allen Kulturen auf der Welt Babys in den Schlaf. Sie zeichnen sich durch eine einschläfernde sowie beruhigende, im Modus der ruhigen Aufmerksamkeit schwingende Melodie aus. Zudem fördern sie nicht nur das Erleben von Sicherheit sowie Getragen- und Gehaltensein, sondern ebenso ein Gefühl von Wärme, Liebe, Vertrautheit und Zärtlichkeit.

Das rumänische Wiegenlied ist ursprünglich ein Volkstanz, hier in einer durch Hannelore Eibach tradierten Form aufgeschrieben, ursprünglich aufgezeichnet von Bernhard Wosien. Es ist der gemeinsame Tanz der Frauen und Mütter, die in diesem Ritual ihre Beziehung zu ihren lebenden oder verstorbenen Kindern feiern und/oder verarbeiten. Ein Video auf YouTube (www.youtube.com/watch?v=kaalZdMTyTc; letzter Zugriff: 12.02.2020) zeigt eine Tanzform dieser Bewegungsabläufe, die in einer Reihe hintereinander mit Schulterfassung getanzt wird. Die Frau, die die Reihe anführt, trägt ein neu geborenes Baby. Es handelt sich, anders als bei bekannten Wiegenliedern, um einen schwingenden Viervierteltakt. Ansonsten kennen wir in unserer Kultur meist Wiegenlieder, die im Dreivierteltakt geschrieben sind.

Somit stammt auch die Musik dieses Tanzes aus Rumänien. Traditionell ist die rumänische Musik vielfach von Einflüssen der Nachbarvölker (u.a. Bulgaren, Türken, Griechen oder Roma) geprägt. Der ursprüngliche Bezug dieser Musik zur Choreografie der hier dargestellten ritualisierten Bewegungen ist uns jedoch nicht bekannt. Die tradierte Geschichte, die nach der Musik von Joc de Leagane (www.youtube.com/watch?v=KjmQ67uRVOA; letzter Zugriff: 12.02.2020) von uns getanzt wird, geht folgendermaßen: In den Dörfern wurden viele Säuglinge tot geboren oder starben früh an Krankheiten. Das unsagbare Leid wurde von den Müttern eines Dorfes in eine Trost spendende Gemeinschaftshandlung eingebettet. Ein vorhandener Volkstanz wurde um eine symbolische Dimension – und zwar die Nutzung weiß und schwarz eingefärbter Stoffwindeln – erweitert. Die Idee war eine Auseinandersetzung mit dem Tod in der Gemeinschaft, eine Geste der Zugehörigkeit zu den Lebenden, um mit der Trauer nicht allein zurückzubleiben. Daher wird der Tanz in einer Kreisform getanzt. Die Mütter brauchten und sammelten so ihre Kraft, denn sie mussten für ihre anderen Kinder da sein. Sie versammelten sich also mit anderen Betroffenen und mit Müttern, die gesunde Kinder hatten, um in diesem Ritual ihre Trauer zu verarbeiten und ihre Hoffnung auf neues Leben zu feiern. Die Mütter, die ein Kind verloren hatten, hielten eine schwarze Windel in ihren Händen, die anderen eine weiße.

Choreografie	aufgezeichnet von Bernhard Wosien, Länge: 3'18''
Musik	»Rumänisches Wiegenlied« Joc de Leagane (Tanzherkunft trad. aus Rumänien), in der Fassung von Volkstänze Rockig Traditionell Meditativ Vol. 2, Stück 15 (3'53''); JUSESO Thurgau, Impulsstelle für kirchliche Jugendarbeit, juseso.thurgau@smile.ch
Rhythmus	schwingender Vierer-Rhythmus (langsam, schreitend)
Tanzform	Kreisform – Frontkreis

RUMÄNISCHES WIEGENLIED			
Aufstellung/ Bewegungsrichtung		einfacher Kreis, mit dem Gesicht zur Mitte gerichtet und ohne Handfassung jeder trägt mit beiden Händen an den beiden oberen Ecken zwischen Daumen und Zeigefinder abwechselnd eine weiße und eine schwarze Windel, die frei nach unten hängt	
Takte	**Schritte**	**Ausführung**	
		Füße	**Arme**
4 Takte	1-2-3-4 1-2-3-4 1-2-3-4 1-2-3-4	Einfühlen und abwarten auf das Einsetzen der Singstimme	

2 Takte	1-2-3-4 1-2-3-4	1,2 – nach rechts wiegen 3,4 – nach links wiegen 1,2 – nach rechts wiegen 3,4 – nach links wiegen	allmähliches Anheben beider Hände, Handflächen nach oben, die Windeln hängen in Brusthöhe der Tanzenden nach unten; Unterarme und Hände wie eine Wiege halten, als ob ein Kind darin liege, das durch leichtes Wiegen zum Schlafen gebracht wird
1 Takt	1-2-3-4	1 – re. Fuß vor 2 – li. Fuß vor 3 – re. Fuß vor 4 – li. Fuß vor zur inneren Kreisbahn	die Arme strecken und locker, leicht sowie gering vor und zurück bei 1-2-3-4 (V-Haltung) bewegen, die Windeln hängen weiterhin nach unten, dabei die Hände vom rechten sowie linken Nachbarn berühren
oder	oder	oder langsamer in doppelten Zeiteinheiten	
2 Takte	1-2-3-4 1-2-3-4	1,2 – re. Fuß vor 3,4 – li. Fuß vor 1,2 – re. Fuß vor 3,4 – li. Fuß vor zur inneren Kreisbahn	
2 Takte	1-2-3-4 1-2-3-4	1,2 – nach rechts wiegen 3,4 – nach links wiegen 1,2 – nach rechts wiegen 3,4 – nach links wiegen	Anheben beider Hände, Handflächen nach oben, die Windeln hängen weiterhin nach unten; Unterarme und Hände wie eine Wiege halten, als ob ein Kind darin liege, das durch leichtes Wiegen zum Schlafen gebracht wird
1 Takt	1-2-3-4	1 – re. Fuß zurück 2 – li. Fuß zurück 3 – re. Fuß zurück 4 – li. Fuß zurück zur äußeren Kreisbahn	die Arme strecken und locker, leicht sowie gering vor und zurück bei 1-2-3-4 (V-Haltung) bewegen, die Windeln hängen weiterhin nach unten, dabei die Hände vom rechten sowie linken Nachbarn berühren
oder	oder	oder langsamer in doppelten Zeiteinheiten	
2 Takte	1-2-3-4 1-2-3-4	1,2 – re. Fuß zurück 3,4 – li. Fuß zurück 1,2 – re. Fuß zurück 3,4 – li. Fuß zurück zur äußeren Kreisbahn	
2 Takte	1-2-3-4 1-2-3-4	1,2 – nach rechts wiegen 3,4 – nach links wiegen 1,2 – nach rechts wiegen 3,4 – nach links wiegen	V-Haltung mit Handfassung, die Windeln hängen weiterhin nach unten
Bewegungsablauf bis zum Ende der Musik wiederholen			

Bewegungsanalytische Aspekte des RUMÄNISCHEN WIEGENLIEDES	
Zeitfaktor	langsam, allmählich; Zeit zur Auseinandersetzung entsteht, um sich der Schwere des Gefühls zu widmen, es auszuhalten und dem Trauerprozess zu folgen
Bewegungsfluss	gebunden, zentriert, die Windeln schwingen zwischenzeitlich frei; Verbundenheit mit anderen, die sich mit auf den Prozess einlassen, wirkt entlastend
Raumorganisation	geordnet, fokussiert auf eine gemeinsame Mitte
Kraftdosierung	gleichmäßig geringer Krafteinsatz, mit einfacher Schritt- und Gebärdenfolge; die geringe Anstrengung und die eigentlich schöne Wiegebewegung wirkt der Schwere der Trauer entgegen

Indikationen Dieser Tanz dient der Trauerarbeit. Der Umgang mit Trauer ist bei jedem Menschen sehr unterschiedlich und hängt davon ab, in welcher Trauerphase er oder sie sich befindet. Anwendbar ist dieser Tanz bei Neurosen, leichten bis mittelgradigen Depressionen, PTBS (wenn Kontakt möglich ist), Persönlichkeitsstörungen (wenn Gruppenfähigkeit vorhanden ist), Psychosomatik, Psychoonkologie, Suchterkrankungen, Zwangserkrankungen, Gerontologie, Psychosen (wenn nicht im akuten Stadium), besonders geeignet in Müttergruppen, auch wenn es nicht speziell um aktuelle Trauerthemen mit den eigenen Kindern geht.

Kontraindikationen Dieser Tanz eignet sich nicht bei akuten Psychosen, schweren Depressionen mit Suizidalität, schweren Persönlichkeitsstörungen mit Impulsdurchbrüchen und ohne Gruppenfähigkeit sowie schweren PTBS mit Vermeidung von jeglichem Kontakt. Darüber hinaus bietet er sich nicht für Kinder und Jugendliche an.

9.5.5 Quellentanz

Die Quelle ist ein Symbol für Segen, Heil sowie Reinigung. Seine Quelle aufzusuchen bedeutet lebensnotwendiges Wasser aufnehmen. Dies macht Überleben und Entwicklung überhaupt erst möglich und verstärkt ein Erleben von Fülle (z. B. Quelle des Vertrauens, Quelle des Friedens, Quelle der Freude, Quelle der Lust, Quelle der Gesundheit). Quellwasser entspringt immer der Erde und steht für den ewigen Kreislauf des Lebens.

Diesen ritualisierten Tanz hat Anastasia Geng zum ethnischen Märchen »Die zwölf Töchter« choreografiert, durch welches sich der Satz »Geh zur Quelle, wo deines Glückes Wasseradern fließen« wie ein roter Faden zieht. Der Tanz regt dazu an, sich selbst wahrzunehmen und sich gleichzeitig mit den eigenen Bedürfnissen und Wünschen auszudrücken. Sowohl die Selbstfürsorge als auch die Fürsorge für die Mitmenschen stehen nebeneinander (Treffen auf der mittleren Kreislinie) und stärken die Stabilität im wechselseitigen Halten sowie Gehaltensein. Die Selbstverantwortung für den Gang zur Quelle wird erlebbar. Die eigenen Ressourcen und Potenziale können entdeckt oder (wieder-)belebt werden. Die spirituelle Bedeutung von »Quelle« steht für Weiblichkeit, Fruchtbarkeit und Wiedergeburt.

Choreografie	Anastasia Geng
Musik	CD Espe, Tänze von Anastasia, Balsies Verlag Keltische Tradition oder Fidula Verlag, Volkstänze Rockig Traditionell Meditativ, CD Nr. 6, Lied Nr. 18
Rhythmus	Vierer-Rhythmus (langsam)
Tanzform	Kreisform

QUELLENTANZ					
Aufstellung/ Bewegungsrichtung		einfacher Frontkreis, paarweise (Tänzer A steht rechts und Tänzer B steht links) ohne Handfassung; alle stehen auf einer mittleren Kreisbahn nebeneinander			
Takte	**Schritte**	**Ausführung**			
		Füße		**Arme**	
4 Takte	1-2-3-4 1-2-3-4 1-2-3-4 1-2-3-4	einfühlen und abwarten auf das Einsetzen der Flöte			
		Tänzer A	**Tänzer B**	**Tänzer A**	**Tänzer B**
1 Takt	1-2-3-4	1 – re. Fuß vor 2 – li. Fuß vor 3 – re. Fuß vor 4 – li. Fuß vor zur inneren Kreisbahn	1 – re. Fuß zurück 2 – li. Fuß zurück 3 – re. Fuß zurück 4 – li. Fuß zurück zur äußeren Kreisbahn	Hände sind zu einer Schale geformt	
4 Takte	1-2-3-4 1-2-3-4 1-2-3-4 1-2-3-4	bleibt auf der Stelle stehen	bleibt zunächst stehen, dreht sich dann in 4 Schritten über die re. Schulter	schöpft aus der Mitte (Quelle) und gießt das Geschöpfte über sich, wobei ein Rest in den zur Schale geformten Händen verbleibt	schöpft mit der re. Hand aus der li. Hand, dreht sich über die re. Schulter und verteilt dabei das Geschöpfte nach re., li., re., li.

2 Takte	1-2-3-4	1 – re. Fuß zurück 2 – li. Fuß zurück 3 – re. Fuß zurück 4 – li. Fuß zurück bis zur mittleren Kreisbahn	1 – re. Fuß vor 2 – li. Fuß vor 3 – re. Fuß vor 4 – li. Fuß vor bis zur mittleren Kreisbahn	Hände bleiben zur Schale geformt	mit ausgebreiteten Armen zur mittleren Kreisbahn, dann die re. und li. Hand auf den Rücken (Kreuzbein) der rechts und links stehenden Partner legen
	1-2-3-4	gemeinsames Wiegen auf der mittleren Kreisbahn: re., li., re., li.	gemeinsames Wiegen auf der mittleren Kreisbahn: re., li., re., li.		
1 Takt	1-2-3-4	1 – re. Fuß zurück 2 – li. Fuß zurück 3 – re. Fuß zurück 4 – li. Fuß zurück zur äußeren Kreisbahn	1 – re. Fuß vor 2 – li. Fuß vor 3 – re. Fuß vor 4 – li. Fuß vor zur inneren Kreisbahn	Hände bleiben zur Schale geformt	
4 Takte	1-2-3-4 1-2-3-4 1-2-3-4 1-2-3-4	bleibt zunächst stehen, dreht sich dann in 4 Schritten über die re. Schulter	bleibt auf der Stelle stehen	schöpft mit der re. Hand aus der li. Hand, dreht sich über die re. Schulter und verteilt dabei das Geschöpfte nach re., li., re., li.	schöpft aus der Mitte (Quelle) und gießt das geschöpfte über sich, wobei ein Rest in den zur Schale geformten Händen verbleibt
2 Takte	1-2-3-4	1 – re. Fuß vor 2 – li. Fuß vor 3 – re. Fuß vor 4 – li. Fuß vor bis zur mittleren Kreisbahn	1 – re. Fuß zurück 2 – li. Fuß zurück 3 – re. Fuß zurück 4 – li. Fuß zurück bis zur mittleren Kreisbahn	mit ausgebreiteten Armen zur mittleren Kreisbahn, dann die re. und li. Hand auf den Rücken (Kreuzbein) der rechts und links stehenden Partner legen	Hände bleiben zur Schale geformt
	1-2-3-4	gemeinsames Wiegen auf der mittleren Kreisbahn: re., li., re., li.	gemeinsames Wiegen auf der mittleren Kreisbahn: re., li., re., li.		
Bewegungsablauf bis zum Ende der Musik wiederholen. Am Ende stehen alle auf der mittleren Kreisbahn.					

Bewegungsanalytische Aspekte des QUELLENTANZES	
Zeitfaktor	eher mittleres Tempo, rhythmisch strukturiert
Bewegungsfluss	gebunden und frei im Wechsel, zentrierend und versprühend im Wechsel
Raumorganisation	geordnet, Kanontanz, aber auch in Variationen mit Partnern rechts und links interagierend
Kraftdosierung	gleichmäßiger geringer Krafteinsatz mit einfachen Geh- und Wiegeschritten

9.5.6 Zeitlose Freude

Bei diesem meditativen Tanz geht es im Wesentlichen um das zeitlose Erleben der Freude. Das Erleben dieses Gefühls soll, unabhängig von parallel existierenden, belastenden Themen, hierdurch immer wieder abrufbar sein und darüber hinaus Zuversicht vermitteln und positiv stimmen. Dieser Affekt wird allein durch das Wahrnehmen im Tanz und im Miteinander erfahrbar, denn das Erleben von Freude vermittelt Glücksgefühle, die zugleich auch das Empfinden von Geborgenheit spürbar machen. Durch eine Einbeziehung von persönlich assoziierten freudigen Erlebnissen, Erfahrungen und Begegnungen kann die Selbstwirksamkeit angeregt werden.

Choreografie	ursprünglich: Friedel Kloke hier: Variante Eibach
Musik	»Branle« aus Orchestersuite Nr. 81 G-Dur für Streicher und Basso continuo »La Bizarre« Collegium Instrumentale Lipsiense/Georg Moosdorf, 1981, VEB Deutsche Schallplatten Berlin; hier in der Fassung von Volkstänze Rockig Traditionell Meditativ Vol. 4, Stück 18 (2'29''); JUSESO Thurgau, Impulsstelle für kirchliche Jugendarbeit, juseso.thurgau@smile.ch Alte Angabe: Telemann, Orchester-Suite Nr. 81 G-DUR, »La Bizarre«, 4. Branle, Berlin, Classica ETERNA, 0013312 BC ADD TT: 59:1, LC 6203, Edel-Projekt Company 1979
Rhythmus	Dreier-Rhythmus (Walzerschritt)
Tanzform	Kreisform

ZEITLOSE FREUDE			
Aufstellung/ Bewegungs- richtung		im Kreis und V-Haltung mit Handfassung	
Takte	**Schritte**	**Ausführung**	
		Füße	**Arme**
		Beginn des Tanzes entweder sofort mit Einsatz der Musik oder nach dem Vorspiel	
4 Takte	1-2-3 1-2-3 1-2-3 1-2-3	4 Walzerschritte nach rechts (re., li., re./li., re., li./re., li., re./li., re., li.)	V-Haltung mit Handfassung
4 Takte	1-2-3 1-2-3 1-2-3 1-2-3	Drehung um die re. Schulter in 2 Walzerschritten (re., li., re./li., re., li.) Drehung um die li. Schulter in 2 Walzerschritten (re., li., re./li., re., li.)	V-Haltung ohne Handfassung
4 Takte	1-2-3 1-2-3 1-2-3 1-2-3	4 Walzerschritte vor zur inneren Kreisbahn (re., li., re./li., re., li./re., li., re./li., re., li.)	Arme und Hände zur Mitte hochheben und über dem Kopf führen (mit Handfassung)
4 Takte	1-2-3 1-2-3 1-2-3 1-2-3	4 Walzerschritte zurück zur äußeren Kreisbahn (re., li., re./li., re., li./re., li., re./li., re., li.)	Arme zügig nach unten senken in V-Haltung mit Handfassung
Bewegungsablauf bis zum Ende der Musik wiederholen. Im Anschluss an die Reflexion/Besprechung und vor dem Wiederholen des gesamten Tanzes bietet es sich an, die Musik erneut abzuspielen und sich im Raum frei zu bewegen, dabei in gegenseitiger Gebärde Freude und Glück zu verschenken.			

Bewegungsanalytische Aspekte von ZEITLOSE FREUDE	
Zeitfaktor	mittleres Tempo
Bewegungsfluss	gebunden und frei
Raumorganisation	geordnet, direkter Raumbezug
Kraftdosierung	leichter bis mittlerer Krafteinsatz

9.5.7 Die Ulme

Die Baumsymbolik steht für Erdung, Standfestigkeit, Kraft, Aufrichtung, Stärke sowie Stabilität. Der Baum schafft eine Verbindung zwischen Erde und Himmel. Seine Symbolik findet sich auch in Alltagsritualen wieder, wie beim Aufstellen eines Maibaums oder in der christlichen Tradition beim Aufstellen eines Weihnachtsbaums. Verschiedenen Bäumen werden verschiedene Symbole zugeordnet. So wird der Ulmenblüte in der Bachblütenbehandlung die Bedeutung zugesprochen, sich sowohl auf das Wesentliche fokussieren zu können als auch zur Ruhe sowie zu den eigenen Kraftquellen zu finden. Sie fördert die Balance zwischen Forderung und Überforderung sowie die Differenzierungsfähigkeit zwischen Selbst- und Fremdverantwortung. In der tanztherapeutischen Anwendung wird die Baumsymbolik auch gerne als Selbstbildrepräsentanz verwendet und berührt zudem die Entwicklungsthemen Bindung (= Wurzeln), Entwicklung sowie Standfestigkeit (= Stamm), Handlungsfähigkeit und Beziehungserfahrungen (Äste), die Selbstdarstellung im Leben und Identität (Krone).

Nach Anastasia Geng hat dieser Tanz die lettische Befreiungsbewegung durch die Sängerin Ieva Akoratere begleitet und unterstützt. Dadurch hat sie den Menschen in den Flüchtlingslagern geholfen, gewaltlos zu bleiben. Insgesamt kann er als Friedens- und Freiheitbotschaft angesehen werden. Diese Choreografie lag aufgrund dieser Bedeutung Anastasia Geng und auch Hannelore Eibach ganz besonders am Herzen. In ihrer Tanzbeschreibung (Geng 1996) betont sie ausdrücklich, dass dieser Tanz in dieser Form bleiben soll und keinerlei choreografische Variationen vorgenommen werden dürfen.

Choreografie	Anastasia Geng
Musik	Ka man klajas (übersetzt: »Wie es mir geht«), lettische Musik, Gesang: Ieva Akoratere, CD »Die Schlüsselblume« von Anastasia Geng
Rhythmus	Vierer-Rhythmus (langsam)
Tanzform	Kreisform

<table>
<tr><th colspan="4">DIE ULME</th></tr>
<tr><td colspan="2">Aufstellung/ Bewegungsrichtung</td><td colspan="2">einfacher Kreis, alle stehen auf einer Kreislinie nebeneinander ohne Handfassung</td></tr>
<tr><td rowspan="3">Takte</td><td rowspan="3">Schritte</td><td colspan="2">Ausführung</td></tr>
<tr><td>Füße</td><td>Arme</td></tr>
<tr><td colspan="2">Einfühlen und abwarten auf das Einsetzen des Gesangs</td></tr>
<tr><td rowspan="3">2 Takte</td><td></td><td>Front nach li. (gegen die Tanzrichtung) drehen:</td><td rowspan="3">V-Haltung</td></tr>
<tr><td>1-2-3-4</td><td>1 – re. Fuß zurück in Tanzrichtung
2 – li. Fuß zurück in Tanzrichtung
3 – re. Fuß zurück in Tanzrichtung
4 – li. Fuß zurück in Tanzrichtung</td></tr>
<tr><td>1-2-3-4</td><td>1 – nach rechts wiegen
2 – nach links wiegen
3 – nach rechts wiegen
4 – nach links wiegen</td></tr>
<tr><td rowspan="3">2 Takte</td><td></td><td>Front nach re. (in die Tanzrichtung) drehen:</td><td rowspan="3">V-Haltung</td></tr>
<tr><td>1-2-3-4</td><td>1 – re. Fuß vor
2 – li. Fuß vor
3 – re. Fuß vor
4 – li. Fuß vor</td></tr>
<tr><td>1-2-3-4</td><td>1 – nach rechts wiegen
2 – nach links wiegen
3 – nach rechts wiegen
4 – nach links wiegen</td></tr>
<tr><td rowspan="3">2 Takte</td><td></td><td>Front zurück zur Mitte drehen:</td><td rowspan="3">V-Haltung</td></tr>
<tr><td>1-2-3-4</td><td>1 – re. Fuß vor
2 – li. Fuß vor
3 – re. Fuß vor
4 – li. Fuß vor</td></tr>
<tr><td>1-2-3-4</td><td>1 – nach rechts wiegen
2 – nach links wiegen
3 – nach rechts wiegen
4 – nach links wiegen</td></tr>
</table>

2 Takte	1-2-3-4	1 – re. Fuß zurück 2 – li. Fuß zurück 3 – re. Fuß zurück 4 – li. Fuß zurück	V-Haltung
	1-2-3-4	1 – nach rechts wiegen 2 – nach links wiegen 3 – nach rechts wiegen 4 – nach links wiegen	
Bewegungsablauf bis zum Ende der Musik wiederholen			

Bewegungsanalytische Aspekte von DIE ULME	
Zeitfaktor	langsam, allmählich, strukturiert
Bewegungsfluss	gebunden, zentriert
Raumorganisation	geordnet, fokussiert auf eine gemeinsame Mitte und ein gemeinsames Außen
Kraftdosierung	gleichmäßig geringer Krafteinsatz mit einfachen Gehschritten

9.5.8 Löwenzahnwalzer oder auch Dänischer Walzer

Dieser meditative Tanz entstammt den Bachblütentänzen von Anastasia Geng, die erkannte, dass die heilsame Wirkung der jeweiligen Blüten auch in den ihnen zugeordneten Choreografien erfahren werden kann. Der Löwenzahn gehört zur Familie der Korbblütler, was sich im Tanz in der Korbfassung der Hände widerspiegelt. In der Volksmedizin wird der Löwenzahn aufgrund seiner Bitterstoffe zur Entgiftung des Körpers und der Leber eingesetzt, daher setzen viele Menschen diese Heilpflanze bei Frühjahrs- und Fastenkuren ein.

Beim Löwenzahntanz bilden die Gruppenteilnehmer symbolisch gemeinsam eine Löwenzahnblüte, die sich öffnet und schließt. Das Bewegungsthema »Öffnen – Schließen« spricht den natürlichen Atemrhythmus an. Analog zu dem Reinigungsgedanken (z. B. Fastenkur) wird hier bewegend im Einatmen (offene Blüte – Weite/Freiraum) frische Energie aufgenommen und im Ausatmen (geschlossene Blüte – Enge/Schutzraum) verbrauchte Energie losgelassen. Eine weitere Bedeutung ist die Idee der Erneuerung, die sich in den Lebens- und Jahreszeitrhythmen (geschlossene Blüte – Winter, offene Blüte – Sommer, halboffene Blüte nach außen – Frühling, nach innen – Herbst) wiederfindet.

Choreografie	nach Anastasia Geng
Musik	»Löwenzahntanz« (Dänischer Walzer) Lesnoto, in der Fassung von Volkstänze Rockig Traditionell Meditativ Vol. 2, Stück 16 (3'50''); JUSESO Thurgau, Impulsstelle für kirchliche Jugendarbeit, juseso.thurgau@smile.ch
Rhythmus	Vierer-Rhythmus (langsam, schreitend)
Tanzform	Kreisform, zunächst eng nebeneinander stehend, Gesichter zur Mitte ausgerichtet, dann zueinander und auseinander, in Kreisformation verbleibend, bewegend und wiegend in bestimmtem Wechsel

<table>
<tr><th colspan="4">LÖWENZAHNWALZER oder auch DÄNISCHER WALZER</th></tr>
<tr><td colspan="2">Aufstellung/ Bewegungsrichtung</td><td colspan="2">einfacher Kreis, mit dem Gesicht zur Mitte gerichtet sowie mit Handfassung, beginnend auf der inneren Kreisbahn</td></tr>
<tr><td rowspan="2">Takte</td><td rowspan="2">Schritte</td><td colspan="2">Ausführung</td></tr>
<tr><td>Füße</td><td>Arme</td></tr>
<tr><td>4 Takte</td><td>1-2-3-4
1-2-3-4
1-2-3-4
1-2-3-4</td><td colspan="2">einfühlen und abwarten auf das Einsetzen der Querflöte; der Rhythmus ist nicht völlig stetig, da Fermaten (haltende Töne bzw. Längen) enthalten sind</td></tr>
<tr><td rowspan="4">4 Takte</td><td>1-2-3-4</td><td>1 – re. Fuß seitwärts nach rechts
2 – mit li. Fuß den re. Fuß nach rechts überkreuzen
3 – re. Fuß seitwärts nach rechts
4 – mit li. Fuß den re. Fuß nach rechts überkreuzen</td><td rowspan="4">Korbfassung: geschlossene Blüte (jeder breitet seine Hände nach re. und li. aus, fasst den übernächsten re. Arm mit der Handfläche nach oben durch und den li. übernächsten Arm mit der Handfläche nach unten); langes Vorspiel, dabei Wiegen nach rechts und links, Verbindung zu allen anderen ist spürbar</td></tr>
<tr><td>1-2-3-4</td><td>1 – aus dieser Geh-Bewegung ohne Pause fließend den re. Fuß seitwärts nach rechts und gleichzeitig wiegen
2 – nach links wiegen
3 – nach rechts wiegen
4 – nach links wiegen</td></tr>
<tr><td>1-2-3-4</td><td>1 – aus der Wiege-Bewegung wieder re. Fuß seitwärts nach rechts setzen
2 – mit li. Fuß den re. Fuß nach rechts überkreuzen
3 – re. Fuß seitwärts nach rechts
4 – mit li. Fuß den re. Fuß nach rechts überkreuzen</td></tr>
<tr><td>1-2-3-4</td><td>1 – aus dieser Geh-Bewegung ohne Pause fließend den re. Fuß seitwärts nach rechts und gleichzeitig wiegen
2 – nach links wiegen
3 – nach rechts wiegen
4 – nach links wiegen</td></tr>
</table>

<table>
<tr><td rowspan="7">4 Takte</td><td></td><td>langsam rückwärts zur mittleren Kreisbahn gehen:</td><td rowspan="7">Handfassung: halboffene Blüte, Handkanten in Augenhöhe nach rechts und links aneinanderlege), Arme seitwärts angewinkelt (= Adorante-Haltung), leichter Druck zu den Handkanten der Nachbarn ist spürbar</td></tr>
<tr><td rowspan="2">1-2-3-4</td><td>1 – re. Fuß zurück
2 – li. Fuß zurück
3 – re. Fuß zurück
4 – li. Fuß zurück</td></tr>
<tr><td>fließender Übergang zur Geh-Bewegung (wie oben):</td></tr>
<tr><td>1-2-3-4</td><td>Geh-Kreuz-Bewegung nach rechts (re., li., re., li.)</td></tr>
<tr><td>1-2-3-4</td><td>Wiegeschritt (re., li., re., li.)</td></tr>
<tr><td>1-2-3-4</td><td>Geh-Kreuz-Bewegung nach rechts (re., li., re., li.)</td></tr>
<tr><td colspan="2"></td></tr>
<tr><td rowspan="6">4 Takte</td><td></td><td>langsam rückwärts zur äußeren Kreisbahn gehen:</td><td rowspan="6">Handfassung: offene Blüte, Arme seitwärts nach oben ausstrecken, Handflächen liegen mit sanftem Druck aneinander und die Fingerspitzen sind dabei nach oben gerichtet, Öffnung und Weite sind spürbar</td></tr>
<tr><td rowspan="2">1-2-3-4</td><td>1 – re. Fuß zurück
2 – li. Fuß zurück
3 – re. Fuß zurück
4 – li. Fuß zurück</td></tr>
<tr><td>fließender Übergang zur Geh-Bewegung (wie oben):</td></tr>
<tr><td>1-2-3-4</td><td>Geh-Kreuz-Bewegung nach rechts (re., li., re., li.)</td></tr>
<tr><td>1-2-3-4</td><td>Wiegeschritt (re., li., re., li.)</td></tr>
<tr><td>1-2-3-4</td><td>Geh-Kreuz-Bewegung nach rechts (re., li., re., li.)</td></tr>
<tr><td rowspan="6">4 Takte</td><td></td><td>langsam vorwärts zur mittleren Kreisbahn gehen:</td><td rowspan="6">Handfassung: halboffene Blüte, Handkanten in Augenhöhe nach rechts und links aneinanderlegen, Arme seitwärts angewinkelt (= Adorante-Haltung), leichter Druck zu den Handkanten der Nachbarn ist spürbar</td></tr>
<tr><td rowspan="2">1-2-3-4</td><td>1 – re. Fuß vor
2 – li. Fuß vor
3 – re. Fuß vor
4 – li. Fuß vor</td></tr>
<tr><td>fließender Übergang zur Geh-Bewegung (wie oben):</td></tr>
<tr><td>1-2-3-4</td><td>Geh-Kreuz-Bewegung nach rechts (re., li., re., li.)</td></tr>
<tr><td>1-2-3-4</td><td>Wiegeschritt (re., li., re., li.)</td></tr>
<tr><td>1-2-3-4</td><td>Geh-Kreuz-Bewegung nach rechts (re., li., re., li.)</td></tr>
</table>

4 Takte		langsam vorwärts zur inneren Kreisbahn gehen:	Korbfassung: geschlossene Blüte, jeder breitet seine Hände nach re. und li. aus, fasst den übernächsten re. Arm mit der Handfläche nach oben durch und den li. übernächsten Arm mit der Handfläche nach unten, langes Vorspiel, dabei Wiegen nach rechts und links, Verbindung zu allen anderen ist spürbar
	1-2-3-4	1 – re. Fuß zurück 2 – li. Fuß zurück 3 – re. Fuß zurück 4 – li. Fuß zurück	
		fließender Übergang zur Geh-Bewegung (wie oben):	
	1-2-3-4	Geh-Kreuz-Bewegung nach rechts (re., li., re., li.)	
	1-2-3-4	Wiegeschritt (re., li., re., li.)	
	1-2-3-4	Geh-Kreuz-Bewegung nach rechts (re., li., re., li.)	
Bewegungsablauf bis zum Ende der Musik wiederholen.			

Bewegungsanalytische Aspekte des LÖWENZAHNWALZERS/DÄNISCHEN WALZERS	
Zeitfaktor	langsames bis mittleres Tempo, rhythmisch strukturiert; wirkt belebend
Bewegungsfluss	zwischen frei und gebunden, wirkt dadurch anregend, macht neugierig und aufmerksam
Raumorganisation	geordnet, gerichtet auf eine gemeinsame Mitte und ein gemeinsames Außen, Kinesphäre eng-mittel-weit (Nähe-/Distanzerfahrung), Öffnen – Schließen bis in die Extreme, bewirkt Orientierungswechsel
Kraftdosierung	gleichmäßiger mittlerer bis stärkerer Krafteinsatz bei weiten und öffnenden Bewegungen auf der Kreisperipherie; bewirkt Dynamik und Wechsel in der Anspannung, Vitalisierung

9.5.9 Griechisches Gebet

Schon Plato sagte: »Tanzen ist von Natur aus himmlisch und ein Geschenk der Götter.« Dabei gelten sowohl der Kreistanz als auch der meditative Tanz in Griechenland bereits seit der Antike als existenzielle Ausdrucksmittel für alle Lebenslagen. Verglichen mit anderen antiken Völkern wurde dem Tanz in Hellas bis heute eine außerordentlich hohe Bedeutung zugemessen. Die Griechen glauben, dass die ritualisierten Bewegungsabläufe der körperlichen und emotionalen Gesundheit dienlich sind. Der Tanz ist somit untrennbar mit der griechischen Kultur verbunden.

Das griechische Gebet folgt in seinen Schrittfolgen einem bestimmten traditionellen Takt und wird immer gegen den Uhrzeigersinn getanzt. Musikeinsatz ist nicht unbedingt notwendig. Analog dem Liedtext spricht der Tanz das eigene Selbst- und Körperbild sowie Identitäts- und Beziehungsthemen an

(z. B. inneres Kinderleben, Ich-Identität, eigene Grenzen sowie die der anderen, Ziele, Vergebung und Verzeihung) oder ist Zuversicht vermittelnd.

Choreografie	Kyriakos Chamalidis 2019, Deutschlandtournee
Musik	Haris Alexiou, Prosefchi, Album Odos Nefelis '88
Rhythmus	Vierer-Rhythmus (langsam)
Tanzform	Aufstellung im Frontkreis, V-Haltung

GRIECHISCHES GEBET			
Aufstellung/ Bewegungs-richtung		einfacher Kreis mit Handfassung	
Takte	**Schritte**	**Ausführung**	
		Füße	**Arme**
2 Takte	1-2-3-4 1-2-3-4	Beginn des Tanzes nach dem zweiten Takt des Gesangs	
2 Takte	1-2-3-4 1-2-3-4	1,2 – re. Fuß seitlich nach links 3,4 – li. Fuß seitlich nach links 1,2 – re. Fuß seitlich nach links 3,4 – li. Fuß seitlich nach links	V-Haltung mit Handfassung
4 Takte	1-2-3-4 1-2-3-4 1-2-3-4 1-2-3-4	4 Takte: langsames Wiegen am Platz: 1,2 – wiegen nach rechts 3,4 – wiegen nach links 1,2 – wiegen nach rechts 3,4 – wiegen nach links mit Gewichtsverlagerung	V-Haltung mit Handfassung
1 Takt	1-2-3-4	1 – re. Fuß kreuzt vor dem li. Fuß mit tip 2 – re. Fuß wieder zurück zur Ausgangsposition 1 – li. Fuß kreuzt vor dem re. Fuß mit tip 1 – li. Fuß wieder zurück zur Ausgangsposition	V-Haltung mit Handfassung
2 Takte	1-2-3-4 1-2-3-4	1,2 – re. Fuß vor 3,4 – li. Fuß vor 1,2 – re. Fuß vor 3,4 – li. Fuß vor zur inneren Kreisbahn	W-Haltung mit Handfassung
2 Takte	1-2-3-4 1-2-3-4	1,2 – re. Fuß zurück 3,4 – li. Fuß zurück 1,2 – re. Fuß zurück 3,4 – li. Fuß zurück zur äußeren Kreisbahn	dabei Arme wieder zurück in V-Haltung mit Handfassung

4 Takte	1-2-3-4 1-2-3-4 1-2-3-4 1-2-3-4	4 Takte: langsames Wiegen am Platz: 1,2 – wiegen nach rechts 3,4 – wiegen nach links 1,2 – wiegen nach rechts 3,4 – wiegen nach links mit Gewichtsverlagerung	V-Haltung mit Handfassung

Bewegungsablauf bis zum Ende der Musik wiederholen. Zur Besprechung des Tanzes bietet sich im Anschluss der Songtext »Prosefchi« von Haris Alexiou an.

Bewegungsanalytische Aspekte des GRIECHISCHEN GEBETS	
Zeitfaktor	sehr langsam, allmählich, rhythmisch strukturiert
Bewegungsfluss	gebunden, zentriert, leichte Koordinationsanforderung
Raumorganisation	geordnet, fokussiert auf eine gemeinsame Mitte und ein gemeinsames Außen, Ebenen: oben – unten (Himmel – Erde)
Kraftdosierung	gleichmäßig geringer Krafteinsatz mit einfachen Gehschritten, Gleichgewicht: stabil/labil

9.5.10 Trias

Das Wort »Trias« kommt aus dem Griechischen und bedeutet »Dreiheit«. In diesem Tanz wird dies metaphorisch in der Auseinandersetzung mit Vergangenheit, Gegenwart und Zukunft verdeutlicht. Zudem können diese drei Zeitformen in Bezug auf das eigene Leben immer wieder neue Weichenstellungen im Hier und Jetzt, vor allem für die Zukunft anregen. Es werden unterschiedliche Kontakte möglich. Dieser Tanz wurde von Hannelore Eibach in freier Aufstellung getanzt. Er ist auch als Tanz auf einer Kreisperipherie möglich.

Choreografie	tradiert
Musik	CD Danks Senior Nr. 9, CD SD 11, Mikis Theodorakis, Ali Ponthartoun Griechischer Begrüßungstanz
Rhythmus	Dreier-Rhythmus (langsam)
Tanzform	offene Aufstellung, frei verteilt im Raum

<table>
<tr><th colspan="4">TRIAS</th></tr>
<tr><td colspan="2">Aufstellung/ Bewegungsrichtung</td><td colspan="2">freie Aufstellung im Raum</td></tr>
<tr><th rowspan="2">Takte</th><th rowspan="2">Schritte</th><th colspan="2">Ausführung</th></tr>
<tr><th>Füße</th><th>Arme</th></tr>
<tr><td>9 Takte</td><td>1-2-3 1-2-3
1-2-3 1-2-3
1-2-3 1-2-3
1-2-3 1-2-3
1-2-3</td><td colspan="2">einfühlen und abwarten auf das Einsetzen der Singstimme</td></tr>
<tr><td rowspan="4">4 Takte</td><td>1-2-3</td><td>Drehung über die re. Schulter in 3 Schritten (re., li., re.) und dabei auf der Kreislinie weitergehen, d. h. nicht auf dem Platz bleiben</td><td>V-Haltung</td></tr>
<tr><td>1-2-3</td><td>1 – li. Fuß kreuzt vor dem re. Fuß, nach vorne mit dem Gewicht
2 – re. Fuß leicht anheben und dann Gewichtsverlagerung zurück auf den re. Fuß
3 – li. Fuß wieder seitlich zurück neben den re. Fuß</td><td></td></tr>
<tr><td>1-2-3</td><td>1 – re. Fuß kreuzt vor dem li. Fuß, nach vorne fallen mit dem Gewicht
2 – li. Fuß leicht anheben und dann Gewichtsverlagerung zurück auf den li. Fuß
3 – re. Fuß wieder seitlich zurück neben den li. Fuß</td><td>während der Bewegung vor diversen Partnern quasi »verbeugen«; bei der Schulterdrehung um die re. Schulter eine neue Richtung einschlagen und ggf. neue Partner finden zur »Verbeugung«</td></tr>
<tr><td>1-2-3</td><td>1 – li. Fuß kreuzt vor dem re. Fuß
2 – re. Fuß leicht anheben und dann Gewichtsverlagerung zurück auf den re. Fuß
3 – li. Fuß wieder seitlich zurück neben den re. Fuß</td><td></td></tr>
<tr><td colspan="4">Bewegungsablauf bis zum Ende der Musik wiederholen. Zur Besprechung des Tanzes bietet sich entweder zu Beginn oder im Anschluss an den Tanz das Zeichnen einer Lebenskurve bzw. die Benennung von Lebensstationen an.</td></tr>
</table>

Bewegungsanalytische Aspekte von TRIAS	
Zeitfaktor	Dreier-Rhythmus, rhythmisch strukturiert, Betonung auf 1, sodass eine Akzentuierung entsteht
Bewegungsfluss	moderat gebunden und frei in der Drehung, wodurch der Energiefluss in den Vordergrund gerät
Raumorganisation	nicht geordnet, in Variation von mehreren Partnern, Kinesphäre: eng, mittel, weit
Kraftdosierung	ungleichmäßig mittlerer Krafteinsatz; Gleichgewicht: stabil/labil

9.5.11 Enas Mithos

Der Begriff »Mäander« ist auf den griechischen Namen des Flusses »Maiandros« zurückzuführen und bezeichnet u. a. eine Folge von starken, die Richtung wechselnden Bach- oder Flusswindungen bzw. den kurvenreichen Verlauf eines Weges bzw. einer Straße. Die kunstvoll verschlungene Linie mit Anfangs- und Endpunkt ist das Raumornament dieses Tanzes. Im Hinblick auf den symbolischen Gehalt des Mäanders gilt er als eine Metapher für das Element Wasser. Darüber hinaus kann er auch als Kennzeichnung für den Lebensweg, der nicht immer geradlinig verläuft, sondern aufgrund von unvorhersehbaren Ereignissen, Entscheidungen und Geschehnissen manchmal steinig oder gewunden ist, gesehen werden. Wie bei anderen Wegetänzen auch ist der Anfang mit der Geburt, das Ende mit dem Tod assoziiert. Das heißt, der irdische Lebensweg bietet immer wieder neue Herausforderungen und Perspektiven, so wie der Fluss mit all seinen Windungen, der immer weiter unterwegs ist.

Dieser symbolische Gehalt findet sich auch in Enas Mithos wieder. Das Vor- und Zurückgehen weist auf den Lebensweg hin, der nicht immer geradeaus verläuft, sondern mit Anstrengung und ggf. Rückschlägen verbunden ist. Darüber hinaus soll die Handfassung das Gefühl von Zusammenhalt, Unterstützung und Schutz bieten. Dieser Tanz fokussiert auf Akzeptanz und Wertschätzung für den eigenen Lebensweg und die Entwicklung neuer Lebensziele. Enas Mithos war ursprünglich ein Begrüßungstanz und stammt aus dem Repertoire von Bernhard Wosien. Er selbst erzählte die folgende Geschichte gerne zur Einführung: »Stellt euch eine Gruppe von Tempelrittern auf dem Kreuzzug vor, die nach langer Reise und grandiosen Abenteuern wieder zurückkommen, vielleicht auf die Insel Kos. Und während ihre Blicke denen ihrer Gefährten im Kreis begegnen, was mögen wohl für Gedanken und Erinnerungen in der Luft liegen? Werden sie einander jemals wiedertreffen und wann und wo, wenn überhaupt?«

Choreografie	tradiert, Bernhard Wosien, Friedl Kloke-Eibl, Hilda-Maria Lander, Hannelore Eibach
Musik	Griechenland tradiert CD Beginners Dances, Balsies Verlag Kiel oder CD Tänze aus Griechenland von Friedel-Kloke-Eibl, ISRC Nr. 45986701-1/6718-1, Nr. 1
Rhythmus	Daktylus (lang, kurz, kurz)
Tanzform	Frontkreis in V-Haltung oder Korbfassung

ENAS MITHOS			
Aufstellung/ Bewegungs-richtung		Variante I: einfacher Kreis mit Handfassung Variante II: Aufstellung in zwei zugewandten Kreisen mit Handfassung (Kreise begegnen sich)	
Takte	**Schritte**	**Ausführung**	
		Füße	**Arme**
2 Takte	1-2-3-4 1-2-3-4	einfühlen und abwarten auf das Einsetzen der Flöte	
1 Takte	1-2-3-4	1,2 – re. Fuß vor (lang) 3 – li. Fuß vor neben den re. Fuß und leicht die Knie beugen (kurz) 4 – leicht die Knie beugen (kurz)	Korbfassung: jeder breitet seine Hände nach re. und li. aus, fasst den übernächsten re. Arm mit der Handfläche nach oben durch und den li. übernächsten Arm mit der Handfläche nach unten
1 Takte	1-2-3-4	1,2 – re. Fuß zurück (lang) 3 – li. Fuß zurück neben den re. Fuß und leicht die Knie beugen (kurz) 4 – leicht die Knie beugen (kurz)	Korbfassung: jeder breitet seine Hände nach re. und li. aus, fasst den übernächsten re. Arm mit der Handfläche nach oben durch und den li. übernächsten Arm mit der Handfläche nach unten
1 Takte	1-2-3-4	1,2 – re. Fuß zur re. Seite (lang) 3 – li. Fuß zur re. Seite neben den re. Fuß und leicht die Knie beugen (kurz) 4 – leicht die Knie beugen (kurz)	Korbfassung: jeder breitet seine Hände nach re. und li. aus, fasst den übernächsten re. Arm mit der Handfläche nach oben durch und den li. übernächsten Arm mit der Handfläche nach unten
Bewegungsablauf bis zum Ende der Musik wiederholen			

Bewegungsanalytische Aspekte von ENAS MITHOS	
Zeitfaktor	langsam, rhythmisch strukturiert im Daktylus
Bewegungsfluss	gebunden, zentriert
Raumorganisation	geordnet und shaping = vertikal (hoch/tief)
Kraftdosierung	gleichmäßig geringer Krafteinsatz mit einfachen Gehschritten, Gewichtsverlagerung

9.5.12 Adoramus Te Domine

Die Gesänge aus Taizé sind in der »Communauté de Taizé« entstanden, einem internationalen ökumenischen Männerorden, der durch seine ökumenischen Jugendtreffen mit jährlich bis zu 100 000 Besuchern bekannt wurde. Gegründet wurde der Orden von Roger Schutz im Jahr 1942. Ein Ziel der Arbeit zu Beginn war die Aufnahme von Kriegsflüchtlingen und Juden während des Zweiten Weltkrieges. Die Gemeinschaft verstand sich stets als ein Zusammenschluss von Menschen, die die überkonfessionelle Verbindung mit anderen Menschen fördert. Taizé wollte zu einer Kirche der Versöhnung werden. Ab den 1960er-Jahren entwickelte sich die Idee, regelmäßige Jugendtreffen zu veranstalten. Das Grundprinzip des Gründers, Frère Roger Schutz, lautete: »Wir wollen vor allem Menschen sein, die anderen zuhören. Wir sind keine Lehrmeister.« (Brico 1979) Die Gesänge von Taizé sind einfach, meist einstrophig. Sie können in vielen Sprachen gesungen werden, da der Kanon und das lateinische Ostinato (ein aus acht Takten bestehendes musikalisches Grundelement) den Charakter der Taizémusik ausmachen. Die Umsetzung dieser Gesänge in Tänze erfolgte in Deutschland durch verschiedene Personen. Friedel Kloke-Eibl nutzte unter anderem die Taizé-Musik und entwickelte die Meditation des Tanzes, den sog. »sacred dance«, weiter. Auch Hilda-Maria Lander sammelte und verschriftlichte Tänze, die sie in zahlreichen Workshops sowie Kursen weitergab.

Wir nutzen hier die Choreografie, die Hannelore Eibach aufgeschrieben hat: Die implizite Aussage des Tanzes lautet: »Wir sind einander Segen. Ich segne, ich werde gesegnet, ich bin furchtlos, ich habe keine Angst, ich habe keine Waffe.« Dies wird ausgedrückt durch die Adorante-Haltung. Durch die gemeinsame Handfassung verbinden sich die Einzelnen mit der Gruppe und symbolisch mit der Welt. Der »Fruchtknoten« (die Verbindung dreier Menschen durch die Verbundenheit ihrer Hände) symbolisiert einen Segen von außen. Durch die abwechselnden Bewegungen zur Mitte und wieder nach außen auf die Kreisperipherie wird leiblich spürbar: »Ich gehe in meine Mitte, verbinde mich mit anderen, werde gesegnet, gehe wieder zurück in die Welt und mache dadurch den Segen fruchtbar.«

Choreografie	Eibach nach Lander & Zohner (1997)
Musik	Taizé Cantate, T 505 Stück 1, 7'54'' Atelierset pressèe Taizé 1980/1990
Rhythmus	Vierer-Rhythmus (langsam, schreitend)
Tanzform	Kreisform – zwei konzentrische Kreise

<table>
<tr><th colspan="6">ADORAMUS TE DOMINE</th></tr>
<tr><td colspan="2">Aufstellung/ Bewegungs- richtung</td><td colspan="4">einfacher Kreis, paarweise (Tänzer A steht rechts und Tänzer B steht links) ohne Handfassung, Blick und Körper sind zur Kreismitte hin ausgerichtet, alle stehen auf einer mittleren Kreisbahn nebeneinander (auf genügend Platz achten, damit sich zwei konzentrische Kreise nach innen und nach außen entwickeln können)</td></tr>
<tr><th rowspan="2">Takte</th><th rowspan="2">Schritte</th><th colspan="4">Ausführung</th></tr>
<tr><th colspan="2">Füße</th><th colspan="2">Arme</th></tr>
<tr><td rowspan="2">4 Takte</td><td rowspan="2">1-2-3-4
1-2-3-4
1-2-3-4
1-2-3-4</td><td colspan="4">Beginn ist möglichst sofort auf den ersten Ton des Gesangs oder alternativ nach den ersten 4 Takten</td></tr>
<tr><th>Tänzer A</th><th>Tänzer B</th><th>Tänzer A</th><th>Tänzer B</th></tr>
<tr><td rowspan="2">2 Takte</td><td>1-2-3-4</td><td>1 – re. Fuß vor
2 – li. Fuß vor
3 – re. Fuß vor
4 – li. Fuß vor zur inneren Kreisbahn</td><td>1 – re. Fuß zurück
2 – li. Fuß zurück
3 – re. Fuß zurück
4 – li. Fuß zurück zur äußeren Kreisbahn</td><td>Adorante-Haltung der Hände (= »Anbetungshaltung« – gemeint sind rechtwinklig erhobene Hände, die Handflächen zeigen zur Kreismitte, ähnlich wie bei der Segnung</td><td>seitwärts gesenkte Arme, Handflächen zeigen ebenfalls nach innen zur Kreismitte hin</td></tr>
<tr><td>1-2-3-4</td><td>1 – rechts wiegen
2 – links wiegen
3 – rechts wiegen
4 – links wiegen</td><td>1 – rechts wiegen
2 – links wiegen
3 – rechts wiegen
4 – links wiegen</td><td></td><td></td></tr>
</table>

		Personengruppe im Innenkreis	**Personengruppe im Außenkreis**	**Personengruppe im Innenkreis**	**Personengruppe im Außenkreis**
2 Takte	1-2-3-4	1 – re. Fuß zurück 2 – li. Fuß zurück 3 – re. Fuß zurück 4 – li. Fuß zurück zur mittleren Kreisbahn	1 – re. Fuß vor 2 – li. Fuß vor 3 – re. Fuß vor 4 – li. Fuß vor zur mittleren Kreisbahn	V-Haltung mit beidseitiger Handfassung	V-Haltung ohne beidseitige Handfassung
1 Takt		Im mittleren Kreis begegnen sich nun automatisch beide Gruppen in folgender Weise: Die Personen vom Außenkreis umfassen vorsichtig und schützend von oben und unten zwei bereits verbundene Hände aus dem Innenkreis. Es entsteht ein Kontaktpunkt aus vier Händen und drei Personen. Beide derart miteinander verbundenen Kreise wiegen nun langsam im Rhythmus der Musik.			
	1-2-3-4	1 – rechts wiegen 2 – links wiegen 3 – rechts wiegen 4 – links wiegen			
		Tänzer A	**Tänzer B**	**Tänzer A**	**Tänzer B**
2 Takte	1-2-3-4	1 – re. Fuß zurück 2 – li. Fuß zurück 3 – re. Fuß zurück 4 – li. Fuß zurück zur äußeren Kreisbahn	1 – re. Fuß vor 2 – li. Fuß vor 3 – re. Fuß vor 4 – li. Fuß vor zur inneren Kreisbahn	seitwärts gesenkte Arme, Handflächen zeigen zur Kreismitte	Adorante-Haltung der Hände
	1-2-3-4	1 – rechts wiegen 2 – links wiegen 3 – rechts wiegen 4 – links wiegen	1 – rechts wiegen 2 – links wiegen 3 – rechts wiegen 4 – links wiegen		

		Personen-gruppe im Innenkreis	Personen-gruppe im Außenkreis	Personen-gruppe im Innenkreis	Personen-gruppe im Außenkreis
2 Takte	1-2-3-4	1 – re. Fuß zurück 2 – li. Fuß zurück 3 – re. Fuß zurück 4 – li. Fuß zurück zur mittleren Kreisbahn	1 – re. Fuß vor 2 – li. Fuß vor 3 – re. Fuß vor 4 – li. Fuß vor zur mittleren Kreisbahn	V-Haltung mit beidseitiger Handfassung	V-Haltung ohne beidseitige Handfassung
1 Takt		Im mittleren Kreis begegnen sich nun automatisch beide Gruppen in folgender Weise: Die Personen vom Außenkreis umfassen vorsichtig und schützend von oben und unten zwei bereits verbundene Hände aus dem Innenkreis. Es entsteht ein Kontaktpunkt aus vier Händen und drei Personen. Beide derart miteinander verbundenen Kreise wiegen nun langsam im Rhythmus der Musik.			
	1-2-3-4	1 – rechts wiegen 2 – links wiegen 3 – rechts wiegen 4 – links wiegen			
Bewegungsablauf bis zum Ende der Musik wiederholen. In Ruhe ausklingen und das Schweigen in Raum für wenige Momente greifen lassen. Alternativ = anschließende Frage: »Welches Wort ist intuitiv da?« Wörter laut in den Raum sprechen lassen.					

Bewegungsanalytische Aspekte von ADORAMUS TE DOMINE	
Zeitfaktor	langsam, allmählich, rhythmisch strukturiert; die Einfachheit des Schreitens und Wiegens ermöglicht eine gewisse Versenkung, ohne nachdenken zu müssen
Bewegungsfluss	gebunden, zentriert; die Zentrierung auf die eigenen Schritte und gleichzeitige Berührungen von anderen (beim Fruchtknoten) machen unverhoffte, doch immer wiederkehrende warme Kontakte an den Händen erfahrbar
Raumorganisation	geordnet, fokussiert auf eine gemeinsame Mitte und ein gemeinsames Außen; die Bewegungsrichtung nach innen und nach außen ermöglicht das Erlebnis eines vorsichtigen Pulsierens zwischen dem Ich und den Anderen
Kraftdosierung	gleichmäßiger geringer Krafteinsatz mit einfachen Gehschritten; die geringe Intensität, die aufgebracht wird, kontrastiert mit einer starken emotionalen Schwingung, die sich in der Kreisgruppe einstellt

9.5.13 Al Achat

Der Begriff Al Achat kommt aus dem Israelischen und bedeutet »Der Eine«. Damit gemeint ist der Allmächtige, da in Israel das Wort »Gott« nicht ausgesprochen wird. Das sinngemäße Verständnis von Al Achat ist vielmehr »wir werden Gott in Ewigkeit danken«.

Der Tanz wird gerne als Begrüßungstanz oder, wie Hannelore Eibach ihn bezeichnet hat, als »Einsammeltanz« angewandt, wenn zu Beginn einer nach dem anderen ankommt.

Choreografie	tradiert, Eibach-Variante
Musik	»Al Achat« (Shuly Nathan und Helena Hendel) in der Fassung von Volkstänze Rockig Traditionell Meditativ Vol. 2, Stück 12 CD (2'31''); JUSESO Thurgau, Impulsstelle für kirchliche Jugendarbeit, juseso.thurgau@smile.ch
Rhythmus	Vierer-Rhythmus (langsam, schreitend)
Tanzform	Kreislinie, Beginn mit V-Haltung

AL ACHAT			
Aufstellung/ Bewegungsrichtung		einfacher Kreis, alle stehen auf einer Kreislinie nebeneinander, Hände in V-Haltung	
Takte	**Schritte**	**Ausführung**	
		Füße	**Arme**
4 Takte	1-2-3-4 1-2-3-4 1-2-3-4 1-2-3-4	instrumentales Vorspiel abwarten und einstimmen, Beginn des Tanzes mit dem Gesang	
4 Takte	1-2-3-4 1-2-3-4 1-2-3-4 1-2-3-4	1 – re. Fuß nach rechts 2 – li. Fuß nach rechts 3 – re. Fuß nach rechts 4 – li. Fuß nach rechts	V-Haltung mit beidseitiger Handfassung
2 Takte	1-2-3-4 1-2-3-4	1 – re. Fuß vor 2 – li. Fuß vor 3 – re. Fuß vor 4 – li. Fuß vor zur inneren Kreisbahn	Hände lösen und Arme erheben
2 Takte	1-2-3-4 1-2-3-4	1 – re. Fuß zurück 2 – li. Fuß zurück 3 – re. Fuß zurück 4 – li. Fuß zurück zur äußeren Kreisbahn	Arme wieder senken

2 Takte	1-2-3-4 1-2-3-4	mit 8 Schritten um die re. Schulter drehen	re. Hand führt die Bewegung an
2 Takte	1-2-3-4 1-2-3-4	mit 8 Schritten um die li. Schulter drehen	li. Hand führt die Bewegung an
2 Takte	1-2-3-4 1-2-3-4	1 – re. Fuß vor 2 – li. Fuß vor 3 – re. Fuß vor 4 – li. Fuß vor zur inneren Kreisbahn	Hände lösen und Arme erheben
2 Takte	1-2-3-4 1-2-3-4	1 – re. Fuß zurück 2 – li. Fuß zurück 3 – re. Fuß zurück 4 – li. Fuß zurück zur äußeren Kreisbahn	Arme wieder senken
2 Takte	1-2-3-4 1-2-3-4	mit 8 Schritten um die re. Schulter drehen	re. Hand führt die Bewegung an
2 Takte	1-2-3-4 1-2-3-4	mit 8 Schritten um die li. Schulter drehen	li. Hand führt die Bewegung an
Bewegungsablauf bis zum Ende der Musik wiederholen			

Bewegungsanalytische Aspekte von AL ACHAT	
Zeitfaktor	mittleres Tempo, lebendig
Bewegungsfluss	gebunden und frei
Raumorganisation	geordnet, fokussiert auf eine gemeinsame Mitte und ein gemeinsames Außen
Kraftdosierung	gleichmäßig mittlerer Krafteinsatz

9.5.14 Masithi oder auch südafrikanischer Danktanz

In der afrikanischen Tradition gehören Tänze zum emotionalen Ausdruck des Alltaglebens. Dies zeigt sich nicht nur in alltäglichen Handlungen wie das Essen servieren oder die Wäsche aufhängen, sondern auch in der Art der Begrüßung sowie der Verabschiedung als Respekt vor dem Gast. Beerdigungen werden als Wertschätzung für die Verstorbenen ebenso in rituelle Bewegungsformen eingewoben wie Hochzeiten oder die Einführung in die Gemeinschaft. Kriegstänze dienen dem Ausdruck von Kraft und Stolz.

Der südafrikanische Danktanz symbolisiert den Bezug zum Leben und die Würdigung der Zwischenmenschlichkeit. Einfache wiederholende Schritte zur Mitte hin und zurück sowie die feste Orientierung an Partnern im Kreis wirken nicht nur strukturierend, sondern auch belebend. Dieser Tanz gibt Halt,

Sicherheit und fördert darüber hinaus das Gruppengefühl, denn durch die rhythmische Verbindung und gemeinsames Klatschen entsteht ein Gleichklang in der Gruppe (Wir-Erleben).

Choreografie	Gabriele Wosien (ursprünglich) Variante I: Dr. Hannelore Eibach Variante II: Edith Schulz-Wüst
Musik	Masithi-Singers, DZI München/Berlin, Missio-Verlags-Gesellschaft, Pettenkoferstr. 26, 80336 München
Rhythmus	Vierer-Rhythmus (mittleres Tempo, belebend durch Klatschen)
Tanzform	im Kreis, zunächst nicht angefasst, im Refrain Handfassung, die sich immer wieder löst

MASITHI oder auch SÜDAFRIKANISCHER DANKTANZ			
Aufstellung/ Bewegungsrichtung		von der äußeren Kreisbahn zur Mitte hin	
Takte	**Schritte**	**Ausführung**	
		Füße	**Arme**
Variante I		**Beginn des Tanzes nach dem ersten »Masithi«**	
2 Takte	1-2-3-4	1 – re. Fuß vor 2 – li. Fuß vor 3 – re. Fuß vor 4 – li. Fuß vor zur inneren Kreisbahn kurze Pause oder einen fünften Schritt vor	Arme hochheben und ganz oben locker halten auf Ma-si-thi 3x klatschen (kurz, kurz, lang)
	1-2-3-4	1 – re. Fuß zurück 2 – li. Fuß zurück 3 – re. Fuß zurück 4 – li. Fuß zurück zur äußeren Kreisbahn kurze Pause oder einen fünften Schritt vor	
2 Takte	1-2-3-4 1-2-3-4	insgesamt 8 Schritte in Tanzrichtung: 1 – re. Fuß nach rechts 2 – li. Fuß nach rechts 3 – re. Fuß nach rechts 4 – li. Fuß nach rechts	V-Haltung mit Handfassung auf Ma-si-thi 3× klatschen (kurz, kurz, lang)

1 Takt	1-2-3-4	Drehung um die re. Schulter mit 4 Schritten (re., li., re., li.) kurze Pause oder eine Fünf-Schritt-Drehung	auf Ma-si-thi 3× klatschen (kurz, kurz, lang)
Variante II		**Beginn des Tanzes nach dem ersten »Masithi«**	
2 Takte	1-2-3-4	1 – re. Fuß vor 2 – li. Fuß vor 3 – re. Fuß vor inneren Kreisbahn	4 – Arme vor der Brust kreuzen, kurze Verbeugung (bei Lumisar oder Amen)
	1-2-3-4	1 – re. Fuß zurück 2 – li. Fuß zurück 3 – re. Fuß zurück äußeren Kreisbahn	4 – Arme vor der Brust kreuzen, kurze Verbeugung und auf Ma-si-thi 3× klatschen (kurz, kurz, lang)
2 Takte	1-2-3-4	1 – li. Fuß überkreuzt den re. Fuß von vorne 2 – re. Fuß zieht seitlich nach 3 – li. Fuß überkreuzt den re. Fuß von hinten 4 – re. Fuß zieht seitlich nach (Mayimschritt)	
	1-2-3-4	Drehung um die re. Schulter mit 3 Schritten (re., li., re.)	4 – Arme vor der Brust kreuzen, kurze Verbeugung und auf Ma-si-thi 3× klatschen (kurz, kurz, lang)
Bei beiden Varianten Bewegungsabläufe bis zum Ende der Musik wiederholen			

Bewegungsanalytische Aspekte von MASITHI/des SÜDAFRIKANISCHEN DANKTANZES	
Variante I	
Zeitfaktor	schnell, abrupt, rhythmisch strukturiert
Bewegungsfluss	gebunden und frei
Raumorganisation	geordnet, fokussiert auf eine gemeinsame Mitte und ein gemeinsames Außen
Kraftdosierung	mittlerer bis fester Krafteinsatz mit Klatschen
Variante II	
Zeitfaktor	langsam, allmählich, rhythmisch strukturiert
Bewegungsfluss	gebunden, zentriert
Raumorganisation	geordnet, fokussiert auf eine gemeinsame Mitte und ein gemeinsames Außen
Kraftdosierung	gleichmäßig geringer Krafteinsatz mit einfachen Gehschritten

9.5.15 Na Lugu oder auch der Weinrebentanz

Der Tanz wurde von Hannelore Eibach anlässlich der Begrüßung von Flüchtlingen in einem Flüchtlingslager bei Göttingen entwickelt und dort als Willkommens- sowie Verabschiedungsritual angewandt. So konnte sowohl ein Zugehörigkeitsgefühl erzeugt als auch eine Verbindung von verschiedenen Nationalitäten hergestellt werden. Zur Bedeutung dieses Tanzes sagte Eibach: »Ich kann mich nur neu binden, wenn ich vorher gelöst bin, d. h. mich gut verabschiedet habe.« Unsere Einstellung zum Leben gibt uns im »Weinstock« Bezogenheit (Bindung) und in der Rebe Freiheit (Autonomie). Der Tanzende, der den »Weinstock« symbolisiert, bleibt auf seinem Platz und schaut, wer als Nächstes (von links) ankommt. Der Tanzende, der die »Rebe« symbolisiert, bewegt sich auf der Kreisbahn fort und schaut nach rechts: »Wo gehe ich hin?« Aus der entwicklungspsychologischen Perspektive kann in Bezug auf diese Assoziationen zu Weinstock und Rebe festgehalten werden, dass eine gute Bindung (Urvertrauen) erfolgt sein muss, um loslassen und eine neue Bindung eingehen zu können.

Die Grundaussage dieses Tanzes lautet: »Das Leben feiern und bedenken«. Der Na Lugu stärkt vor allem die Kontakt- sowie Beziehungsfähigkeit (z. B. Lösen/Binden – Autonomie/Abhängigkeit). Darüber hinaus wird das Gefühl von Sicherheit und Vertrauen erfahrbar.

Choreografie	Hannelore Eibach nach Anastasia Geng
Musik	Ursoaica, Leichte Volkstänze Nr. 20, Balsies Verlag, Kiel, CD Nr. 14458
Rhythmus	Vierer-Rhythmus (schwingend gehend)
Tanzform	Kreisform, paarweise (re. – Weinstock, li. – Rebe), V-Fassung

NA LUGU oder auch WEINREBENTANZ			
Aufstellung/ Bewegungs-richtung		in einem Frontkreis paarweise (Tänzer A, rechts – Weinstock, Tänzer B, links – Rebe) aufstellen und Arme in V-Haltung mit Handfassung	
Takte	**Schritte**	**Ausführung**	
		Füße	**Arme**
8 Takte	1-2-3-4 1-2-3-4 1-2-3-4 1-2-3-4 1-2-3-4 1-2-3-4 1-2-3-4	einfühlen mit dem Einsetzen der Flöte beginnen (rechter und linker Partner gemeinsam)	

		Tänzer A	Tänzer B	Tänzer A	Tänzer B
2 Takte		Mayimschritt:		V-Haltung mit Handfassung	
	1-2-3-4	1 – li. Fuß überkreuzt den re. Fuß von vorne 2 – re. Fuß zieht seitlich nach 3 – li. Fuß überkreuzt den re. Fuß von hinten 4 – re. Fuß zieht seitlich nach			
	1-2-3-4	1 – li. Fuß überkreuzt den re. Fuß von vorne 2 – re. Fuß zieht seitlich nach 3 – li. Fuß überkreuzt den re. Fuß von hinten 4 – re. Fuß zieht seitlich nach			
1 Takt (schnelle Ausführung) oder 2 Takte (langsame Ausführung)	1-2-3-4 oder 1-2-3-4 1-2-3-4	bleibt auf der Stelle stehen	wird in einem Halbkreis (in 4 Schritten) vor Tänzer A auf dessen rechte Seite vorbeigeführt (re., li., re., li.)	lässt die mit der re. Hand gefasste Hand des rechten Nachbarn los und hält nur noch die li. Hand von Tänzer B. führt Tänzer B vorsichtig bei der Drehung, danach Handwechsel, d. h. die re. Hand ergreift die li. Hand von Tänzer B und die li. Hand ergreift die re. Hand des neuen Nachbarn	lässt die mit der li. Hand gefasste Hand des linken Nachbarn los und hält nur noch die re. Hand von Tänzer A. nach der Drehung Handwechsel, d. h. die li. Hand ergreift die re. Hand von Tänzer A und die re. Hand ergreift die li. Hand des neuen Nachbarn
Bewegungsablauf bis zum Ende der Musik wiederholen					

Bewegungsanalytische Aspekte von NA LUGUS/WEINREBENTANZ	
Zeitfaktor	mittleres Tempo, allmählich, rhythmisch strukturiert
Bewegungsfluss	gebunden, variierend
Raumorganisation	geordnet, indirekte Raumrichtung
Kraftdosierung	gleichmäßig leichter Krafteinsatz

9.5.16 Hingewillte Hände oder auch Begrüßungs- bzw. Begegnungstanz

Sich öffnende Hände begründen vielerlei Gesten der Hin- und Zuwendung zu anderen Menschen. Aneinandergelegte bzw. gefaltete Hände symbolisieren die Konzentration auf das eigene Innenleben. Mit der Gestik der Hände werden in vielen Kulturen Begrüßung und Abschied eingeleitet. Mitteilungen über Handzeichen als Händedruck oder bezeichnende Handbewegungen sind uns also über viele Kulturen hinweg vertrautes »Handwerkszeug«. Zwischenmenschliche Berührungen, auch im emotionalen Sinne, erfolgen ebenfalls zu diversen Zwecken über die Hände. So stellt der hier vorgestellte Tanz ein häufig von Eibach zu Beginn einer Gruppensitzung genutztes Ritual dar, das das uneingeschränkte Angenommensein in einer Gruppe erlebbar macht: Öffnende, zentrierende sowie berührende Gesten und Gebärden verhelfen dazu, die Akzeptanz sowohl für das eigene Selbst als auch gegenüber den Anderen zu erhöhen. Wie aus dem buddhistischen Glauben oder der Achtsamkeitslehre bekannt ist, ermöglicht Akzeptanz neue Entwicklungsmöglichkeiten und verleiht Impulse, die Selbstheilungskräfte zu mobilisieren.

Begegnungen und Kontaktaufnahmen werden latent immer von der Frage »Kann ich mich auf andere einlassen und sie auch wieder loslassen?« begleitet. Konfliktthemen wie Autonomie vs. Abhängigkeit oder Lösung vs. Verbindung werden dadurch leiblich erfahrbar. In diesem ritualisierten Tanz kann die Spiegelung in der Begegnung die Veränderung des eigenen (negativen) Selbstbildes anregen. Darüber hinaus kann das leichte und kurzzeitige Spüren von Handkontakten frühe Erfahrungen von Gehalten- oder Nichtgehaltenworden sein anrühren und neue, unter Umständen korrigierende Erfahrungen ermöglichen.

Choreografie	diese Choreografie ist nach den Unterlagen von Hannelore Eibach dem von Bernhard Wosien choreografierten Tanz »Ehrfurcht und Dankbarkeit« nach dem Kanon D-Dur von Pachelbel nachempfunden[1]
Musik	Georg Friedrich Händel, Larghetto, Concerto Grosso in B Minor, op. 6, Nr. 12 CD: The very best of Händel, CD 1, Stück 5, Naxos Verlag, www.naxos.com
Rhythmus	Dreivierteltakt (leicht und beschwingt, langsam, geruhsam)
Tanzform	zwei konzentrische Kreise mit einander gegenüberstehenden Personenpaaren; ein Partner schaut zur Kreismitte, ein Partner schaut nach außen. Die Schritte werden als Walzerschritte im ¾ Takt ausgeführt.

[1] Zudem ist als eine bekannte Choreografin auch Nanni Kloke aufzuführen. Ob sie die hier vorgestellte Choreografie übernommen, entwickelt oder verändert hat, ist nicht bekannt. Dieses Buch stützt sich lediglich auf die Herangehensweise von H. Eibach. Denn diese Fassung ist mir von Hannelore Eibach persönlich ans Herz gelegt worden. Ich habe sie so über zehn Jahre lang im Lübecker Dom mit den Kollegen der Norddeutschen Psychotherapietage zur Einstimmung in den Tag getanzt. Die Worte zur Einführung in die Gebärdensprache nutze ich gerne auch heute noch mit Patienten: »Ich nähere mich Dir an und wir wiegen das Leben. Ich lasse Dich gehen und begegne dem Leben.«

<table>
<tr><th colspan="4">HINGEWILLTE HÄNDE oder auch BEGRÜSSUNGS- bzw. BEGEGNUNGSTANZ</th></tr>
<tr><td colspan="2">Aufstellung/ Bewegungsrichtung</td><td colspan="2">2 Kreise mit einander-gegenüberstehenden Personen (Paare); der Abstand der beiden Kreise voneinander ist in etwa so groß, dass man von beiden Seiten aus jeweils mit 2 kleinen Walzerschritten aufeinanderzu tanzen kann (1-2-3/4-5-6)</td></tr>
<tr><td rowspan="2">Takte</td><td rowspan="2">Schritte</td><td colspan="2">Ausführung</td></tr>
<tr><td>Füße</td><td>Arme</td></tr>
<tr><td>4 3/4 Takte</td><td>1-2-3
4-5-6
7-8-9
10-11-12</td><td colspan="2">Beginn des Tanzes entweder mit dem ersten Ton der Musik oder nach der ersten Sequenz</td></tr>
<tr><td rowspan="2">2 3/4 Takte</td><td>1-2-3</td><td>aufrechter Stand</td><td>1,2,3 – beide Arme bilden mit nach oben geöffneten Handflächen seitlich einen Halbkreis nach oben</td></tr>
<tr><td>4-5-6</td><td></td><td>4,5,6 – die sich oben kurz berührenden Hände zusammenführen und an den Außenkanten der Handflächen, sich leicht berührend, zentral vor dem Oberkörper nach unten bis in Herzhöhe führen, sie bilden dort für einen kurzen Moment eine Art Schale</td></tr>
<tr><td>2 3/4 Takte</td><td>1-2-3
4-5-6</td><td>beide Partner bewegen sich in 2 Walzerschritten aufeinander zu</td><td>dabei sind die Arme im Ellenbogen gebeugt und die Handflächen locker nebeneinander sowie nach oben geöffnet, bis sich die beiden Partner an den Fingerspitzen fast berühren</td></tr>
<tr><td>2 3/4 Takte</td><td>1-2-3
4-5-6</td><td>aufrechter Stand</td><td>beide fassen sich vorsichtig an den Händen und wiegen auf 2 Takte hin (1,2,3) und her (4,5,6); dabei wiegen der Innenkreis nach links und der Außenkreis nach rechts; die genaue Handfassung ist hier jedem Paar selbst überlassen</td></tr>
<tr><td>2 3/4 Takte</td><td>1-2-3
4-5-6</td><td>beide Partner bewegen sich in 2 Walzerschritten wieder zurück</td><td>Hände lösen und mitzurücknehmen; zum Abschied ein leichtes Kopfnicken vom gegenüberstehenden Partner</td></tr>
</table>

2 ¾ Takte	1-2-3 4-5-6	Spiraldrehung um die eigene Achse (360°) mit 2 dynamischen Walzerschritten (1,2,3/4,5,6) sowohl die Personen im Innenkreis als auch die im Außenkreis drehen sich um die re. Schulter nach rechts, so steht jeder vor einem neuen Partner	

Bewegungsablauf bis zum Ende der Musik wiederholen. So lernen sich im Laufe des Tanzes alle Teilnehmer über Augen, Gebärden und Handkontakte etwas besser kennen. Es bietet sich an, folgende Fragen im Anschluss (ggf. schriftlich) zu beantworten: »Wie habe ich die unterschiedlichen Begegnungen wahrgenommen (Sympathie/Antipathie)?«, »Habe ich mich im Kontakt sicher oder unsicher gefühlt?«, »Woher kenne ich diese Gefühle aus meinem realen Leben?«

Bewegungsanalytische Aspekte von HINGEWILLTE HÄNDE/des BEGRÜSSUNGS- bzw. BEGEGNUNGSTANZES	
Zeitfaktor	langsam, allmählich, rhythmisch strukturiert, Wiegen der Dreier (der leiblich an frühes Wiegen/Halten erinnert)
Bewegungsfluss	gebunden und frei, zentrierend, aber auch dynamisch wechselnd in Gebärden und Drehungen, Spannungsvariation durch Partnerwechsel im Bewegungsfluss und verbindendem Rhythmus
Raumorganisation	geordnet im Kontakt mit einem Partner, frontal und sagittal sowie rotierend
Kraftdosierung	gleichmäßig geringer bis mittlerer Krafteinsatz mit einfachen Gehschritten und Gebärden

9.6 Beispiele für ritualisierte Bewegungsabläufe in der Einzel- oder Paararbeit

Die im Folgenden aufgeführten Tänze können wie die oben bereits vorgestellten ritualisierten Tanzbewegungen in Gruppenarbeit erfolgen. Diese bieten sich jedoch darüber hinaus auch für Einzel- oder Paararbeit an.

9.6.1 Das Samenkorn oder auch Bewegungsmeditation

Das Samenkorn wird in den Boden gelegt, es sprießt ohne unser Dazutun, neues Leben wächst heraus. Jedes einzelne Samenkorn muss aus der Hand gelassen und seinem Schicksal übergeben werden – je nach Fruchtbarkeit des Bodens und je nach Wetter wird es aufgehen oder nicht. Dieser Metapher des Loslassens, des Übergebens von Etwas oder von Jemand an die Mutter Erde ist eine ursprüngliche, archaische Symbolik inhärent. Um etwas ernten zu können, muss gesät werden, denn nur wenn ein Korn in die Erde gelegt wird, kann etwas Neues entstehen, dann kann sich Lebendigkeit entfalten. In der Bibel wird der Sämann mit Gott verglichen, der den Menschen ihre zeitlich begrenzte Lebendigkeit verleiht. Dieses Symbol des Samens ist im Christentum der männlichen Energie zuzuordnen. Es steht für Handlungsfähigkeit und Tatkraft. Paulus sagt: »Es wird gesät verweslich und wird auferstehen unverweslich«. Hier versteckt sich die christliche Hoffnung eines Lebens nach dem Tod, so, als ob die Transzendenz Neues bereithalte. Jenseits dieser Religionen überspannenden Hoffnung auf ein besseres Leben im Jenseits ist hier auch der Prozess des »stirb und werde« wie im Spiraltanz enthalten. Das heißt, jeder Tag und jeder Jahreszyklus enthalten die immer gleiche Botschaft: »Lege dich zur Ruhe, reife und gedeihe neu, entfalte deine eigenen Kräfte.« Der Samen als Sinnbild bedeutet also auch, etwas zu verbreiten oder etwas hervorzubringen, schöpferisch sowie selbstbewusst zu sein und Neues zu schaffen. In diesem Sinne ist das Samenkorn ein Symbol sowohl für die Entfaltung von Lebenskraft als auch für die Entfaltung von vielleicht noch verborgenem Potenzial.

Hannelore Eibach hat diese Bewegungsmeditation in ihrer Arbeit als Ärztin mit Schwerstkranken entwickelt. Die Idee war dabei, diesen Gedanken der Neuschöpfung und Entfaltung zum einen in die Körpersprache zu überführen, zum anderen in die bewegungsorientierte psychotherapeutische Behandlung einzubeziehen. Dadurch wird es Patienten auch in ausweglos erscheinenden Situationen möglich, Hoffnung zu schöpfen, sich in der Meditation im Hier und Jetzt auf die verschiedenen Stadien des Samenkorns zu konzentrieren sowie das Gedankenkarussell von Verzweiflung, Mutlosigkeit und Todesangst zum Stoppen zu bringen. Mit dem Bild des Samenkorns können demnach die Themen Wachsen, Werden und Vergehen in unterschiedlichen Kontexten angesprochen werden. Die Form der freien Improvisation lässt Raum für die eigenen Entwicklungsimpulse.

Choreografie	frei nach Hannelore Eibach
Musik	Deuter »From here to there«, Verlag Kuckuck Schallplatten, ASIN NR. B001S4S4BE
Rhythmus	Vierer-Rhythmus
Tanzform	freier Ausdruckstanz ohne feste Schrittfolge

DAS SAMENKORN oder auch BEWEGUNGSMEDITATION			
Aufstellung/ Bewegungsrichtung		Einzelaufstellung frei im Raum	
Takte	**Schritte**	**Ausführung**	
		Füße	**Arme**
		einfühlen und langes Vorspiel abwarten, Beginn mit dem Einsetzen der Flöte	
		Ausgangstellung ist liegend, sitzend, hockend oder stehend dann sich allmählich »entwickelnd« aufrichten zu einer Pflanze oder zu einem Baum	freie Improvisation mit der Metapher Samenkorn: »Ich halte das Samenkorn in meiner Hand und halte schützend die Hände darum«

			»Ich lege mein Samenkorn in die Erde und erfahre zunächst, dass es nun im Außen nicht mehr sichtbar ist« »Ich erfahre, dass das Korn austreibt, und begleite in der Bewegungsmeditation den Wachstumsprozess bis zum Erblühen«
Bis zum Ende der Musik eine frei improvisierte Wiederholung der Gebärde			

Bewegungsanalytische Aspekte von DAS SAMENKORN/der BEWEGUNGSMEDITATION	
Zeitfaktor	langsam, allmählich; dadurch werden die Endlichkeit und der Prozess des Lebens als Teil eines Kreislaufs auf einer leiblichen Ebene erfahrbar
Bewegungsfluss	gebunden, zentriert; dadurch wird die Konzentration auf das eigene Leben mit seiner Endlichkeit gerichtet
Raumorganisation	Ebenen, Vertikale, Kinesphäre (Öffnen – Schließen); dadurch wird die innere Aufmerksamkeit auf das Wachsen und Vergehen, aber auch auf das Weitergehen des Lebensprozesses, z. B. durch das Aufgehen anderer Saatkörner, gerichtet
Kraftdosierung	gleichmäßig geringer Krafteinsatz; dadurch wird die Anstrengung, das Festhaltenwollen, gemildert, das Loslassen gefördert

9.6.2 Krippgang von Maria und Josef

Im Krippgang von Maria und Josef wird das Thema »einen schweren Gang vor sich haben« aufgegriffen, in der Suche nach der Herberge. Dabei stellt Josef die führende Person und Maria die ihm vertrauensvoll folgende Person dar.

Da im therapeutischen Prozess das Thema »Führen und Folgen« oft tangiert wird, hat Eibach diesen ritualisierten Tanz unter genau diesem Aspekt behandelt. Sie hat die ursprüngliche Choreografie um die Möglichkeit des »sich Lösens« erweitert, womit wiederum die Entwicklungsthemen Bindung und Loslösung sowie Abhängigkeit und Autonomie angesprochen werden. Die Idee bei diesem Tanz ist, dass der Gang des eigenen Lebensweges durch den Begleiter Unterstützung findet. Dies kann vor allem bei frühkindlichen Bindungsstörungen oder bei aktuellen Belastungsthemen (z. B. einen schweren Gang vor sich haben) entlastend wirken. Der Begleiter übernimmt die Verantwortung für den Weg und schützt dabei den zu Begleitenden.

Choreografie	Gabriele Wollmann, erweitert durch Hannelore Eibach
Musik	im therapeutischen Kontext kann der begleitete Gang nach langsamer, klassischer Musik erfolgen, z. B. Wolfgang Amadeus Mozart, Klarinettenkonzert A-Dur KV 622, Adagio (7'08''), in der Fassung von ›Movie Classics‹ Favorit; berühmte klassische Filmmelodien, CD/MC 445 290-2/4 (Kadenz: H. Wirght), Harold Wright, Klarinette, Boston Symphony Orchestra (Seiji Ozawa 1980), Stück 4
Rhythmus	Vierer-Rhythmus (im eigenen Tempo)
Tanzform	Paartanz, Wegetanz

<table>
<tr><th colspan="6">KRIPPGANG VON MARIA UND JOSEF</th></tr>
<tr><th colspan="2">Aufstellung/ Bewegungsrichtung</th><td colspan="4">paarweise nebeneinander (Person A rechts stehend als Begleiter/Führer, Person B links stehend als Begleiteter/Folgender), frei im Raum, Wegetanz</td></tr>
<tr><th rowspan="4">Takte</th><th rowspan="4">Schritte</th><th colspan="4">Ausführung</th></tr>
<tr><th colspan="2">Füße</th><th colspan="2">Arme</th></tr>
<tr><td colspan="4">einfühlen und abwarten auf das Einsetzen der Gitarre</td></tr>
<tr><th>Person A</th><th>Person B</th><th>Person A</th><th>Person B</th></tr>
<tr><td rowspan="2">2 Takte</td><td>1-2-3-4</td><td>individuelle Gehfolge:
1 – re. Fuß vor
2 – li. Fuß vor
3 – re. Fuß vor
4 – li. Fuß vor und tip</td><td>folgt Person A:
1 – li. Fuß vor
2 – re. Fuß vor
3 – li. Fuß vor
4 – re. Fuß vor und tip</td><td>li. Hand zwischen den Schulterblättern von Person B (schützend), re. Hand trägt die re. Hand von Person B</td><td>re. Hand liegt auf der re. Hand von Person A, li. Hand hängt entweder nach unten oder wird in die li. Flanke gestützt</td></tr>
<tr><td>1-2-3-4</td><td>1 – re. Fuß vor
2 – li. Fuß vor
3 – re. Fuß vor
4 – li. Fuß vor und tip</td><td>1 – li. Fuß vor
2 – re. Fuß vor
3 – li. Fuß vor
4 – re. Fuß vor und tip</td><td></td><td></td></tr>
<tr><td colspan="6">Bewegungsablauf bis zum Ende der Musik wiederholen. Anschließend den ganzen Tanz mit Positionswechsel wiederholen.</td></tr>
</table>

Bewegungsanalytische Aspekte des KRIPPGANGES VON MARIA UND JOSEF	
Zeitfaktor	langsames bis mittleres Tempo, allmählich rhythmisch wenig strukturiert
Bewegungsfluss	gebundenes, geführtes Gehen
Raumorganisation	frei gestaltend, direkt – indirekt
Kraftdosierung	gleichmäßig geringer bis mittlerer Krafteinsatz mit einfachen Gehschritten

9.6.3 Karawane

Der Begriff Karawane stammt aus dem Persischen und bezeichnet eine Reisegesellschaft, die vor allem durch Wüstengebiete wandert und dabei auf gegenseitige Hilfeleistung angewiesen ist. Das heißt, die Weggefährten als Mitreisende, Tiere (Kamele) wie Mitmenschen, sind lebensnotwendig.

Eine kulturelle Wurzel dieses ritualisierten Tanzes ist die Begrüßungsform, welche noch heute unter den Beduinenstämmen im Sinai-Gebiet üblich ist. Sinnhaft steht dieser Tanz wie viele andere für den Lebensweg. Er impliziert die Metapher, den eigenen Lebensweg auch in schwierigen Lebenslagen weiterzugehen und sich dabei unter anderem (von der Gruppe) gehalten und getragen zu fühlen. Im Tanz können verschiedene Begegnungen stattfinden, welche unterschiedliche Erfahrungen von Kommunikation und Beziehung ermöglichen. Die Karawane fördert die Bereitschaft, Eigenverantwortung (für den eigenen Weg) zu übernehmen, und stärkt sowohl das Vertrauen als auch die Wertschätzung für sich selbst sowie für andere. Zudem bietet der Tanz Potenzial für konfliktzentriertes Arbeiten, z. B. beim Umgang mit schwierigen Situationen. Darüber hinaus fördert er nicht nur die Hoffnung auf eine positive Weiterentwicklung, sondern auch den eigenen Entwicklungsprozess (evtl. Identitätsthemen berührend). Abschied kann hier als Neubeginn erfahren werden.

Choreografie	Hilda Maria Lander auf der Grundlage des israelischen Tanzes Ahavat Hadassah (Kamel)
Musik	»Ahavat Hadassa«, Die Karawane, Israel (2'24") CD-Mix International Folk Dances, 3, Syncoop 5751, CD 118, Stück 8 syncoop Produktiers, Slot Assumburgpfad 54, 3123 RR Schiedam, Tel. 010 4707439
Rhythmus	2 Viervierteltakte bilden eine Sequenz (lang-lang-kurz-kurz-lang)
Tanzform	Aufstellung in einer Reihe

<table>
<tr><th colspan="4">KARAWANE</th></tr>
<tr><td colspan="2">Aufstellung/ Bewegungs-richtung</td><td colspan="2">Aufstellung in einer Reihe</td></tr>
<tr><td rowspan="2">Takte</td><td rowspan="2">Schritte</td><td colspan="2">Ausführung</td></tr>
<tr><td>Füße</td><td>Arme</td></tr>
<tr><td colspan="2"></td><td colspan="2">einfühlen und abwarten auf das Einsetzen der Singstimme</td></tr>
<tr><td>1 Takte</td><td>1-2-3-4
1-2-3-4</td><td>1 – re. Fuß vor
2 – li. Fuß vor
3 – re. Fuß vor und zurückwiegen auf li. Fuß
4 – vorwiegen auf re. Fuß
5 – li. Fuß vor
6 – re. Fuß vor
7 – li. Fuß vor und zurückwiegen auf re. Fuß
8 – vorwiegen auf li. Fuß</td><td>Variation I = V-Haltung der Arme oder
Variation II = die li. Hand liegt auf dem eigenen Rücken und wird von der gestreckten re. Hand des hinteren Tänzers gefasst (diese Variation entspricht in der Körperhaltung und im Körperausdruck viel mehr dem Karawanegedanken)</td></tr>
<tr><td colspan="2"></td><td colspan="2">diese Abfolge achtmal wiederholen, bis der Gesang/die Musik sich ändert</td></tr>
<tr><td rowspan="3">2 Takte</td><td>1-2-3-4
1-2-3-4</td><td rowspan="3">die Reihen werden aufgelöst, alle bewegen sich mit 8 Schritten frei im Raum, danach eine frontale Begegnung (Nähe-/Distanzregulation intuitiv herstellen)
mit adoranter Haltung (Begegnung friedlicher Absicht) zueinander leicht verbeugen (1,2,3,4)
mit vor der Brust gekreuzten Armen (re. Hand liegt unten und schützt das Herz) zueinander leicht verbeugen (5,6,7,8)</td><td></td></tr>
<tr><td>1-2-3-4</td><td>mit adoranter Haltung (Begegnung friedlicher Absicht) zueinander leicht verbeugen (1,2,3,4)</td></tr>
<tr><td>1-2-3-4</td><td>mit vor der Brust gekreuzten Armen (re. Hand liegt unten und schützt das Herz) zueinander leicht verbeugen (5,6,7,8)</td></tr>
<tr><td colspan="2"></td><td colspan="2">Verabschiedung in Ehrfurcht</td></tr>
<tr><td colspan="4">Bewegungsablauf bis zum Ende der Musik mit wechselnden Partnern in der Begrüßungssequenz sowie wechselnder Führung der Karawanen wiederholen</td></tr>
</table>

Bewegungsanalytische Aspekte der KARAWANE	
Zeitfaktor	langsam, allmählich, rhythmisch strukturiert
Bewegungsfluss	gebunden, zentriert
Raumorganisation	geordnet und frei, Wechsel von Führen und Folgen
Kraftdosierung	gleichmäßig geringer Krafteinsatz mit einfachen Gehschritten

9.6.4 Die Blüte

Die Blüte wird hier im Zusammenhang mit dem Thema Kreislauf von Leben und Tod verwendet. Die Gebärdenabfolge entspricht dem Wachstum der Blüte vom Samen bis hin zur Knospe, dem Erblühen, Verwelken und den Samen wieder der Erde zurückgeben. Diese Symbolik wird in der Anwendung durch die Einbeziehung des Gedichtes von Rainer Maria Rilke intensiviert:

»Das ist mein Streit:
Sehnsuchtgeweiht
Durch alle Tage schweifen.
Dann, stark und breit, mit tausend
Wurzelstreifen
Tief in das Leben greifen –
Und durch das Leid
Weit aus dem Leben reifen,
Weit aus der Zeit!«

Rainer Maria Rilke

Ursprünglich stammt diese Bewegungsmeditation von Nanni Kloke, die eng mit Hannelore Eibach zusammengearbeitet hat.

Choreografie	Variante I: Nanni Kloke Variante II: Hannelore Eibach
Musik	CD Classical Gold, Instrumental Worship featuring Guitar and Classical Quartett, Vol. 4; CD 1, Stück 3, »The King of Love My Sheppherd is« CD Soften my heart, Classical Praise Guitar, Kingsway Music, music@kingsway.co.uk Oder: Loreena Mc Kennitt Parallel Dreams, Ancient Pines, Stück 83, Quinland Road, CD 103, Digitally remastered, 2004
Rhythmus	ungleichmäßiger Rhythmus
Tanzform	Variante I: einzeln in frei gewählter Position im Raum Variante II: in Partnerarbeit nebeneinanderstehend

<table>
<tr><th colspan="4">DIE BLÜTE</th></tr>
<tr><td colspan="2">Aufstellung/ Bewegungsrichtung</td><td colspan="2">Variante I: eine frei gewählte Position im Raum
Variante II: paarweise, nebeneinanderstehemde Aufstellung</td></tr>
<tr><td rowspan="2">Takte</td><td rowspan="2">Schritte</td><td colspan="2">Ausführung</td></tr>
<tr><td>Füße</td><td>Arme</td></tr>
<tr><td colspan="2" rowspan="7">Variante I
Der Rhythmus wird von jedem selbst bestimmt, dabei können einzelne Wahrnehmungen (Kontakt nach innen) länger sein als andere</td><td colspan="2">einfühlen und abwarten auf das Einsetzen der Flöte</td></tr>
<tr><td rowspan="6">Meditationsstellung ist entweder liegend, sitzend, hockend oder stehend</td><td>Weite entstehen lassen: Arme öffnen sich und werden über die Seite in einem Bogen geführt, die Handflächen sind nach unten gerichtet</td></tr>
<tr><td>umarmen und beschützend an sich herannehmen: die Arme werden wie bei einer Selbstumarmung nach vorne zur Körpermitte (Solarplexus) geführt, indem die li. Hand eine Schale bildet und sich die re. Hand leicht schützend darüberlegt</td></tr>
<tr><td>reifen lassen: beide Hände drehen sich, bis über der Herzquelle eine »Knospe« entsteht</td></tr>
<tr><td>wachsen lassen: die Knospe wächst nach oben, beide Arme werden nach oben geführt (die Energie wird aufwärts gerichtet), dabei bleiben die Hände in Knospenform</td></tr>
<tr><td>aufblühen und sich öffnen: es öffnet sich die Knospe, d. h. die Finger und Arme öffnen sich seitlich und formen eine Blüte</td></tr>
<tr><td>verwelken und sich hingeben: die Arme werden nach unten gesenkt, wobei die Handflächen ebenso nach unten gerichtet sind</td></tr>
</table>

Variante II Der Rhythmus wird von jedem selbst bestimmt, dabei können einzelne Wahrnehmungen (Kontakt nach innen oder nach außen) länger sein als andere	Meditationsstellung ist entweder liegend, sitzend, hockend oder stehend	Weite entstehen lassen: zwei Partner stehen dicht nebeneinander, der li. Arm der rechts stehenden Person und der re. Arm der links stehenden Person geben sich gegenseitig im Rücken Halt
		umarmen und beschützend an sich herannehmen: die jeweils anderen Arme und Hände formen gemeinsam eine Schale, wobei eine Hand (intuitive Abstimmung) unten liegt und sich die andere Hand schützend darüber legt
		reifen lassen: beide Hände drehen sich im »Zwischenraum« und lassen gemeinsam eine Knospe entstehen
		wachsen lassen: die Knospe wächst nach oben, beide Arme werden gemeinsam nach oben geführt (die Energie wird aufwärts gerichtet), dabei bleiben die Hände in Knospenform
		aufblühen und sich öffnen: es öffnet sich die Knospe, d. h. die Finger und Arme öffnen sich seitlich und formen eine Blüte
		verwelken und sich hingeben: die Arme werden nach unten gesenkt, wobei die Handflächen ebenso nach unten gerichtet sind, re. Partner nach rechts, li. Partner nach links
Bei diesen ritualisierten Bewegungsabläufen eignet es sich, zu Beginn der Meditation das Thema Blüte mithilfe von Medien einzuleiten (z. B. Musik, Vivaldi »Der Frühling«, oder das Vorlesen eines passenden Textes/Gedichtes). Im Anschluss an die Bewegungsmeditation kann eine imaginierte Blüte gemalt werden lassen. Fragen zur Reflexion – Variante I: »Welche Blüte habe ich gewählt und welchen Bezug habe ich dazu?«, »Welche Farbe hat die Blüte, wie wirkt das auf mich?«, »Ist die Blüte offen oder geschlossen?«, »In welchem Stadium befindet sich die Blüte – im Wachstum, in voller Blüte oder im Verwelken?«, »Welche Gefühle, Gedanken und Empfindungen löst das Bild in mir aus?« Variante II: »Wie wirkt das gemeinsame Bild auf beide Partner?«, »Wie war der Bewegungsablauf unter dem Aspekt von ›Führen und Folgen‹?« Das ursprüngliche eigene Bild wird rechts und links neben das gemeinsam gemalte Bild gelegt und anhand sowohl des Bewegungsprozesses als auch des Malprozesses analysiert: »Welche Elemente der Ursprungsblüte (Selbstbildrepräsentanz) finden sich im gemeinsamen Bild wieder? Welche sind hinzugekommen, welche verloren gegangen?«		

Bewegungsanalytische Aspekte von DIE BLÜTE	
Zeitfaktor	langsam
Bewegungsfluss	gebunden und frei
Raumorganisation	an einer selbst gewählten Position frei im Raum, direkt und indirekt; Kinesphäre: eng-mittel-weit
Kraftdosierung	leichter Krafteinsatz

9.6.5 Öffnen der Sinne

Diese Meditation besteht aus einer Gebärdenverbindung, die den Kontakt zu den eigenen Augen, den Ohren und dem Herzen herstellt. Gleichzeitig werden die Dimensionen oben, unten, rechts und links einbezogen: Der Mensch scheint eingespannt zu sein in den ihn umgebenden Raum und steht in Verbindung mit einem transzendent imaginierten (oder religiös vorgestellten) »Oben« sowie einer Basis oder einem »Unten«, also der Erde, die ihn trägt. Die Selbstberührungen verweisen auf den notwendigen Selbstbezug, um sich selbst im Außen überhaupt spüren zu können.

Choreografie	Hannelore Eibach
Musik	auf das Stück »Rosettentanz« nach dem Menuett von Händel, »Berenice«, Academy of St Martin in the Fields (Neville Marriner) in der Fassung von Volkstänze Rockig Traditionell Meditativ Vol. 2, Stück 18 (3'43''); JUSESO Thurgau, Impulsstelle für kirchliche Jugendarbeit, juseso.thurgau@smile.ch Oder: »Air« von Johann Sebastian Bach aus der Suite No. 3 in D-Dur BWV 1068, Capella Istropolitana in der Fassung von Volkstänze Rockig Traditionell Meditativ Vol. 2, Stück 17 (5'21''); JUSESO Thurgau, Impulsstelle für kirchliche Jugendarbeit, juseso.thurgau@smile.ch
Rhythmus	jeder kann in seinem eigenen Rhythmus diese Meditation durchführen und sich von der Musik leiten lassen
Tanzform	Aufstellung frei im Raum oder im Kreis mit größerem Abstand zu den Nachbarn

<table>
<tr><th colspan="4">ÖFFNEN DER SINNE</th></tr>
<tr><td colspan="2">Aufstellung/ Bewegungsrichtung</td><td colspan="2">freie Aufstellung im Raum oder im Kreis mit größerem Abstand zu den Nachbarn</td></tr>
<tr><td rowspan="2">Takte</td><td rowspan="2">Schritte</td><td colspan="2">Ausführung</td></tr>
<tr><td>Füße</td><td>Arme</td></tr>
<tr><td colspan="2" rowspan="10">Der Rhythmus wird von jedem selbst bestimmt, dabei können einzelne Wahrnehmungen (Kontakt nach innen oder nach außen) länger sein als andere</td><td rowspan="10">Meditationsstellung ist entweder liegend, sitzend, hockend oder stehend</td><td>Hände vor die geschlossenen Augen bringen (Augen nach innen öffnen – Selbstkontakt)</td></tr>
<tr><td>Arme und Hände langsam waagerecht nach vorne sinken lassen und dann mit gestreckten Ellenbogen die Arme nach vorne ausgestreckt, nebeneinander halten, Handflächen sind nach oben geöffnet (Augen nach außen öffnen – Kontakt nach außen)</td></tr>
<tr><td>gestreckte Arme langsam in der Waagerechten zur Seite öffnen, Handflächen bleiben nach oben geöffnet (die Weite des Raumes erspüren – Weltkontakt)</td></tr>
<tr><td>Arme seitlich nach oben führen, dabei zeigen die Handflächen zueinander (Verbindung zum Transzendenten/Göttlichen/Imaginierten)</td></tr>
<tr><td>Arme langsam seitlich neben dem Körper absenken und die Handflächen mit leichter Wölbung nach außen auf die Ohren legen (Ohren nach innen öffnen – Selbstkontakt)</td></tr>
<tr><td>re. Arm langsam seitlich senken und in die Waagerechte bringen, Handfläche nach oben geöffnet (Ohr nach rechts öffnen – Außenkontakt)</td></tr>
<tr><td>li. Arm langsam seitlich senken und in die Waagerechte bringen, Handfläche nach oben geöffnet (Ohr nach links öffnen – Außenkontakt)</td></tr>
<tr><td>Arme nach vorne bringen und vor dem Herzen auf der Brust überkreuzen (Kontakt zum eigenen Herzen)</td></tr>
<tr><td>Arme und Hände am Körper entlang sinken lassen zum Solarplexus, dort kommen die Hände kurz zur Ruhe (Kontakt zur eigenen Mitte)</td></tr>
<tr><td>Arme langsam seitlich neben dem Körper entspannt sinken lassen</td></tr>
<tr><td colspan="4">Bewegungsablauf bis zum Ende der Musik wiederholen; Übung ausklingen lassen</td></tr>
</table>

Bewegungsanalytische Aspekte von ÖFFNEN DER SINNE	
Zeitfaktor	langsam, allmählich, rhythmisch einfach strukturiert; wirkt dadurch entlastend, wiegend, Halt bietend
Bewegungsfluss	moderat gebunden, zwischendurch schwingend, verweist auf kurzes Verweilen, ohne zu stoppen
Raumorganisation	geordnet, fokussiert auf die eigene Mitte; jeder für sich im Raum, in Ruhe und Besonnenheit
Kraftdosierung	leichter, gleichmäßig geringer Krafteinsatz im Stand; lässt die Wahrnehmung auf den Fluss der Bewegung zu, fördert die unangestrengte Bewegung im Selbstbezug

9.7 Ritualisierte Bewegungen im Behandlungskontext

9.7.1 Wirkungen auf Patienten

Jeder meditative Tanz erzeugt bei Patienten eine (affektive) Resonanz. Meditative Tänze beeinflussen den Stresszustand (s. Kap. 5.5.2, S. 146 ff.), die Gefühlslage und die Haltung der Tanzenden. Dabei können strukturierende, fördernde, vitalisierende und stärkende Aspekte für den Einzelnen im Vordergrund stehen. Doch auch abgewehrte Gefühle wie Trauer, Verlassenheit, Angst, die unter Umständen destabilisierend wirken, können auftauchen. Hierbei ist eine empathische, auffangende und stabilisierende Haltung des Therapeuten notwendig.

Meist stehen jedoch die Energie und Kraft spendenden Aspekte im Vordergrund. Dies steigert das Erleben von Leichtigkeit, Freude, Lebenslust sowie Selbstvertrauen. Selbstverantwortung und Selbstfürsorge werden in vielen Tänzen implizit angesprochen (Salutogenese-Prinzip). Die Patienten machen die Erfahrung, dass sie im Rahmen von einfachen Vorgaben auch selbst gestalten können und dafür verantwortlich sind, Wünsche und Bedürfnisse klar zu äußern. Sie lernen, dass sie sich symbolisch etwas nehmen dürfen, denn nur wenn man sich selbst gut versorgt, kann man sich um andere kümmern. Damit wird immer auf die Spannung zwischen realistischer Selbstwahrnehmung und unverzerrter Fremdwahrnehmung abgehoben. Vor allem werden aber Gruppengefühl bzw. Wir-Erleben gestärkt, was nicht nur Schutz, Halt und Sicherheit betrifft, sondern auch Gefühle von Entlastung, Zugehörigkeit, Willkommen- sowie Angenommensein vermittelt.

Zusammenfassend lässt sich sagen, dass die ritualisierten Tanzbewegungen in meditativen Tänzen starke Gefühle wie Freude, Geborgenheit, Vertrauen, aber auch Angst Trauer und Wut auslösen können. Sie ermöglichen ganzheitliche Wahrnehmungen sowie den Umgang mit eigenen Grenzen, was unter Umständen auch mit Selbstzweifeln und Versagensgefühlen (»Wieso sind andere besser als ich?« oder »Wieso schaffe ich diese Schrittfolge nicht?«) einhergehen kann. Es können Unsicherheiten und durch manchmal intensive Blickkontakte auch negative Projektionen entstehen. Darüber hinaus können sich dysfunktionale Beziehungs- oder Verhaltensmuster aus der eigenen Lebensgeschichte zeigen, die einer therapeutischen Nachbearbeitung bedürfen. Einige Bewegungsabläufe

(z. B. die Bewegungsmeditation) können ggf. Regression auslösen oder auch bei unvorsichtigen Anwendungen retraumatisierend wirken. Wichtig ist dann eine achtsame und aufmerksame therapeutische Haltung gegenüber den Patienten und seinen Verarbeitungsmöglichkeiten.

9.7.2 Therapeutische Wirksamkeit und kurative Behandlungsziele

Die vorgestellten ritualisierten Bewegungsabläufe werden hier als therapeutische Interventionsmöglichkeiten verstanden. Sie dienen nicht nur dazu, die Fähigkeiten der Patienten zu stärken (ressourcenorientiertes Arbeiten), sondern eignen sich darüber hinaus auch zur Bearbeitung von Defiziten oder konfliktbehafteten Thematiken. In Bezug auf den Einzelnen kann zur Stärkung der Ich-Funktionen beigetragen werden. Im Hinblick auf das Gruppenerleben können Beziehungs- und Gruppenfähigkeit gefördert werden.

Meditative Tänze wirken in Bezug auf den Einzelnen:

- Ich-stärkend, -stützend und ressourcenaktivierend
- emotionale Wahrnehmung sowie Empathie- und Anpassungsfähigkeit verbessernd
- zentrierend, die Mitte findend, die innere Balance sowie Resilienzfähigkeit verbessernd
- selbstwertsteigernd, die Selbstverantwortung, Selbstwirksamkeit, Selbstwertschätzung und Selbstachtung fördernd
- dienen der Auseinandersetzung mit Entwicklungsthemen (z. B. Bindung vs. Loslösung oder Abhängigkeit vs. Autonomie)
- Eigenwahrnehmung und angenehme Schwingungsfähigkeit fördernd
- Körperwahrnehmung und Rhythmusgefühl verbessernd
- vitalisierend, energetisierend, mobilisierend und antriebsfördernd
- gleichzeitig auch Ruhe sowie Hoffnung und Zuversicht vermittelnd
- stabilisierend, strukturierend, ggf. herausfordernd und variationsreich
- stimmungsaufhellend (intermedialer Transfer, z. B. Sonne als Bild verinnerlichen)
- entlastend – oder durch die Bearbeitung von schwierigen Themen belastend (konfliktzentriertes Arbeiten, z. B. durch die Auseinandersetzung von Vergangenem und Zukünftigen – hier ist ggf. ein therapeutisches Auffangen sehr wichtig)

Meditative Tänze wirken im Hinblick auf das Gruppenerleben:

- durch die Begegnung innerhalb eines strukturierten Rahmens Sicherheit vermittelnd
- kontaktfördernd und beziehungsstärkend (Wir-Gefühl), das Ich-Erleben in der Gruppe stärkend
- ermöglichen die Erfahrung von Wertschätzung, Angenommensein und Vertrauen (u. a. weil jeder Einzelne gesehen, wahrgenommen, beachtet wird), begünstigen das Erleben von Getragensein bzw. das Erleben, über so viel eigene Kraft zu verfügen, jemanden zu halten
- erlauben das Erlebbarmachen von Beziehungsthemen
- entwicklungsfördernd; da Bewegungs-, Beziehungs- und Verhaltensmuster immer in einer Wechselwirkung stehen, können über die Wiederholung der Bewegungsmuster neue funktionale Beziehungs- und Lebenserfahrungen entstehen

9.7.3 Methodische Anwendung von ritualisierten Bewegungsabläufen innerhalb einer Therapiestunde in neun Schritten[33]

Schritt 1	falls der Tanz eine Thematik oder Symbolik enthält, kann diese zunächst (z. B. durch Zuhilfenahme von Medien wie Bilder) erläutert werden
Schritt 2	eventuelle Gestaltung des Raumes durch themenbezogene Gegenstände (z. B. für das Symbol der Quelle: eine Schale mit Wasser in die Mitte des Raumes stellen)
Schritt 3	Bewegungsablauf erklären, Schritte vormachen und ggf. einmal die Musik anhören lassen
Schritt 4	Ausführung der ritualisierten Bewegungsabläufe
Schritt 5	nachspüren lassen (z. B. Worte laut in den Raum sprechen lassen zu aktuellen Befindlichkeiten)
Schritt 6	Möglichkeiten von verbalem Austausch (entweder in der gesamten Gruppe oder in der Kleingruppen): • Austausch über die gemachten Erfahrungen und imaginierten Bilder/Assoziationen • nähere Auseinandersetzung mit aufkommenden Themen • Austausch über die Symbolik und die Bedeutung/Wirkung des Tanzes • ressourcenorientierte Fragen (z. B. »Wo finde ich meine Lichtquelle?«) • Arbeit mit dem inneren Kind (z. B. Fantasiereise) • in Bezug auf Partnerarbeit: Nähe-/Distanzregulierung besprechen und erfahren, z. B. durch Ausprobieren von Anlehnen (an der Wand oder Rücken an Rücken) oder frei im Raum bewegen und Variationen von Gebärden im Partnerkontakt ausprobieren lassen
Schritt 7	möglicher Einsatz von Medien: • Zuhilfenahme von Bildern, Gedichten, Texten etc. (passend zur Thematik des Tanzes), um die meditativen Bewegungen zu besprechen • aufkommende Bilder, Assoziationen, Gedanken z. B. malen, gestalten, aufschreiben lassen (intermedialer Transfer) und die Ergebnisse besprechen • Lebensdiagramm malen lassen, Austausch der darin enthaltenen Erlebnisse • medialer Einsatz mit Bezugnahme auf die eigene Lebenswegentwicklung und Zielsetzung
Schritt 8	abschließendes Feedback (entweder in der gesamten Gruppe oder in Kleingruppen)
Schritt 9	falls das gemeinsam Erarbeitete ein Ergebnis vorgebracht hat (z. B. Bilder), dieses in die Mitte legen und den ritualisierten Tanz ggf. noch einmal wiederholen, dann in Ruhe auseinandergehen

33 Schritt 6 und Schritt 7 dienen als Anregungen für mögliche Besprechungsmethoden. Welche Verfahrensweise genutzt wird, obliegt der Entscheidung des Therapeuten und sollte passend zum ausgewählten meditativen Tanz getroffen werden.

9.8 Zusammenfassung/ Resümee

Die meist einfache Struktur meditativer Tänze führt in die eigene Mitte und zu der Erfahrung, sich selbst als Teil einer Gruppe zu erleben. Diese Erfahrung und die Einfachheit der Schrittfolgen sowie die Wiederholung der Tänze unterstützen die Einprägung von Bewegungsmustern ins Körpergedächtnis. Sie sprechen das Holistische Prinzip (Körper-Geist-Seele-Einheit); es können Impulse für ein heilsames Erleben am eigenen Leib angeregt werden.

Andererseits birgt die Anwendung der Tänze auch Grenzen sowie die Gefahr, dass traumatische Erfahrungen wiedererlebt werden oder konfliktbehaftete, unverarbeitete Lebens- oder Beziehungsthemen auftauchen können. Dies sollte dem Anleiter stets bewusst sein.

Wir Autorinnen möchten ausdrücklich darauf hinweisen, dass die von uns beschriebenen Tänze auf dem Lebenswerk von Frau Dr. med. Hannelore Eibach basieren. Wir bitten darum, dies in der Anwendung sowie bei der Weitergabe der Tänze zu benennen.

10 Interventionskatalog oder Embodiment fördern

Sabine Trautmann-Voigt, Bernd Voigt, Jochen Kehr, Anita Weissenberger, Marlene Damm, Christina Puzicha, Claudia Wiedemann und Karin Kröger

10.1 Allgemeine Anwendungshinweise

Die konkrete Durchführung von Experimenten oder Übungen wird flexibel auf den therapeutischen Prozess und die therapeutische Beziehung sowie den Patienten und seine aktuelle Situation abgestimmt und variiert, je nachdem, wie der Patient die Übung aufnimmt, abhängig davon, ob er z. B. überfordert oder gelangweilt ist. Anhand seiner Übertragungs-Gegenübertragungs-Analyse vereinfacht oder erweitert der Therapeut die Übung, wendet Variationen an oder unterbricht für eine Zwischenreflexion. Hier zeigt sich die Verschränkung von Diagnostik und Intervention.

Merke
Der diagnostische Blick bleibt während der Interventionsentwicklung fortwährend bestehen und steuert die Durchführung.

Im Einzelsetting wird der diagnostische Blick dadurch erschwert, dass der Therapeut stärker in das Interaktionsgeschehen einer Übung involviert sein kann. Im Gruppensetting dagegen muss der Therapeut einerseits die Gruppendynamik während der Durchführung im Blick haben, andererseits die einzelnen Gruppenmitglieder wahrnehmen.

Zur terminologischen Vereinfachung wird der Sammelbegriff »Übung« gewählt. Darunter fallen sowohl übungsorientierte Anweisungen wie z. B. zu Atem- oder Entspannungsübungen und anderen Körpererfahrungen, eher experimentelle Aufgabenstellungen wie Improvisationen nach Musik sowie komplexe themenorientierte Explorationen im Handlungsdialog.

10.1.1 Aufbau von Übungen

Vor der Durchführung

Mit den Patienten sollte zu Beginn der Therapie besprochen werden,

- dass sie sich zunächst auf körpersprachliche Prozesse *einlassen* sollten, um erst in einem zweiten Schritt verbal zu reflektieren, wie sie das Angebot empfunden haben;
- dass sie jede Übung so durchführen sollen, wie es den eigenen Gefühlen/Bedürfnissen entspricht (es gibt *kein »richtig« oder »falsch«*);
- dass sie die Möglichkeit haben, jede Übung *selbstbestimmt zu beenden.*

Bei Übungen, die der Patient in Partnerarbeit oder in der gesamten Gruppe ohne Anleitung des Therapeuten durchführt, beschreibt der Therapeut vorher den Ablauf der Übung bzw. die Aufgabenstellung und ermöglicht Nachfragen.

Während der Durchführung

Bei manchen Übungen ist es notwendig, dass der Therapeut so lange mitmacht, bis die Patienten die Übungen eigenständig durchführen können. Es fehlt oft das Körpergespür oder die Bewegungserfahrung, die dann durch den Therapeuten angeregt werden müssen.

Während der Anleitung der Übung kann der Therapeut verbalisieren, worauf die Patienten während der Übung fokussieren sollen: z. B. die eigenen Emotionen, Grenzen, Standfestigkeit, Kontakt, Nähe, Distanz.

Bei der Anleitung von Körperwahrnehmungsübungen ist darauf zu achten, dass die Stimme eher fest und klar ist, da der Fokus auf der Wahrnehmung des eigenen Körpers liegt. Entspannung ist ein möglicher, aber nicht notwendiger Nebeneffekt. Gleichzeitig sollte zwischen den verbalen Anleitungen ausreichend Zeit zum Wahrnehmen von Körperempfindungen gelassen werden.

Bei Paarübungen ist es wichtig, dass ein Rollenwechsel angeregt wird, sodass jeder Partner beide Rollen einnehmen kann.

Nach der Durchführung

Jede Übung sollte im Gespräch ausgewertet werden. Der verbale Austausch kann mithilfe von Auswertungsfragen strukturiert werden:

- Wie habe ich mich in meinem Körper/in Teilbereichen desselben/bezüglich der Atmung usw. gespürt?
- Wie habe ich mich als Person während der Übung erlebt, welche Gefühle sind entstanden?
- Was habe ich vom anderen/von der Umgebung wahrgenommen?
- Was kenne ich schon aus anderen Zusammenhängen/Beziehungen?

Bei Partnerübungen wird die Übung häufig zuerst paarweise reflektiert und danach in der Gruppe gemeinsam ausgewertet. Es können auch Bewegungen in Bilder/Zeichnungen umgesetzt werden oder Stichworte zum Übungsprozess aufgeschrieben werden, die im Anschluss mit ausgewertet werden.

10.1.2 Aufbau von Therapiestunden

Aufwärmung

Zu Anfang jeder Sitzung sollte den Teilnehmern genügend Zeit gegeben werden, sich einzufinden. Zum Ankommen in der Gruppe bieten sich neben verbalen Anfangsrunden, in denen die Fragen »Wie geht es mir?« »Was brauche ich?« »Was sind meine Wünsche/Erwartungen heute?« thematisiert werden können, strukturierte Gemeinschaftsübungen (z. B. Chace-Kreis), die Bewegung und Musik beinhalten können, an. Ein Vorteil solcher Übungen ist, dass die Teilnehmer sich mit dem Raum vertraut machen und in sich hineinhorchen können, um herausfinden, welches Tempo sie haben und in welcher Stimmung sie jetzt sind. Hierzu können vom Therapeuten Bewegungsqualitäten (nach Laban, z. B. »eng versus weit« oder »langsam versus schnell«) angeboten werden. Diese erleichtern häufig das körperliche Anwärmen.

Als Einstieg, auch im Einzelsetting, bieten sich weiterhin Übungen an, bei denen die Patienten eine Reise durch den eigenen Körper unternehmen oder sich selbst berühren (wie »Abklopfen«). Auch solche Einstiegsübungen können wie alle Achtsamkeits- und Wahrnehmungsübungen gut zum Feststellen der eigenen Befindlichkeit genutzt werden.

Es gibt auch Partnerübungen, die am Anfang einer Stunde eingesetzt werden können. Diese sind besonders dazu geeignet, einen ersten Kontakt zwischen den Gruppenteilnehmern oder zwischen Patient und Therapeut herzustellen. Allerdings ist zu beachten, dass in Partnerübungen die emotionalen Zustände nicht immer klar herausgearbeitet werden können, es geht dabei zu Beginn eher darum, den Kontakt zu erleichtern und weniger um eine achtsame Eigenwahrnehmung.

Wichtig ist in dieser ersten Phase, ein gemeinsames Thema zu finden, das im weiteren Verlauf der Stunde bearbeitet werden kann.

Hauptteil

Im Mittelteil einer Sitzung sollte von einem am Anfang festgelegten Thema ausgegangen werden, das dann unter verschiedenen Gesichtspunkten bearbeitet werden kann, je nach Therapieziel und Therapiephase:

- Selbstwahrnehmung/Fremdwahrnehmung
- Affektdifferenzierung/Wahrnehmung der Antriebsqualitäten
- Neuorientierung/Ressourcenstärkung
- Problemkonfrontation/Traumabearbeitung

> **Merke**
> Es sollte unbedingt beziehungs- und themenbezogen gearbeitet werden.

Weiterhin empfiehlt es sich, mit strukturierten Übungen bzw. vom Therapeuten vorgeschlagenen Bewegungsthemen zu beginnen, die im weiteren Verlauf durch Improvisationen und Handlungsdialoge erweitert werden können. In der Gruppe[34] ist es wichtig, die Gruppendynamik und -themen im Blick zu behalten. Situativ kann zwischen Partner-, Gruppen- und Einzelübungen gewechselt werden, wenn z. B. eine Einzelarbeit in der Gruppe stattfindet und anschließend ein bestimmtes Thema von allen in Partnerarbeit exploriert werden soll. Ein Partnertausch erweist sich häufig als sinnvoll zum Kennenlernen von Unterschieden und um z. B. regressive Tendenzen zu vermeiden. Sehr zu empfehlen sind nicht zuletzt Zwischenfeedbacks, sowohl im Einzelsetting als auch in Zweiergruppen oder in der Gesamtgruppe.

Abschluss

Es ist unbedingt darauf zu achten, die Stunde gut abzuschließen. Hierzu eignet sich insbesondere das körperbezogene Abschlussfeedback. Es können Fragen wie »Was nehme ich mit, was lasse ich hier?« »Wie geht es mir jetzt in meinem Körper?« »Was hat mir gut getan?« »Gibt es noch Reste?« behandelt werden.

Als Abschlussübung sind in der Gruppe Kreistänze empfehlenswert, aber auch Entspannungsübungen im Stehen oder einfach Dehnen und Auslockern oder freies Tanzen bzw. ein Abschlussritual, welches z. B. das Thema: »zusammen und auseinander« thematisiert.

10.1.3 Wie finde ich die passende Bewegungsintervention zum Thema?

Meistens können körpersprachliche Interventionen bestimmten psychischen Themen zugeordnet werden bzw. umgekehrt. Was es aber nicht gibt, sind Schubladen nach dem Motto: »Bei Aggression respektive Trauer tu das oder das.« Da der Ausgangspunkt für Interventionen nicht so sehr die diskreten Affekte (Trauer, Wut, Scham usw.) oder bestimmte Kognitionen sind, sondern die Vitalitätsaffekte (lebendige Prozesse in Raum und Zeit), sind die Interventionen eher auf Basisbeobachtungen des Raumverhaltens, der Intensitätsaufwendung, der rhythmisch-dynamischen Bezogenheit und des Spannungsflusses im Körper im körpersprachlichen Kontakt bzw. auf das Körperbild des Patienten bezogen.

34 In diesem Buch kann nicht auf Gruppentherapie im Allgemeinen eingegangen werden. Die meisten Aussagen sind aber sowohl auf Einzel- als auch auf Gruppentherapie anwendbar.

Als ausgebildete Psychotherapeuten oder Coachs vor dem Hintergrund Ihrer (Therapie-)Theorie können Sie nun, je nach Situationskontext, eine der folgenden Interventionen auswählen und in Ihre Arbeit integrieren.

Grundsätzliche **Voraussetzung** für Ihre Arbeit in und mit der Körpersprache im hier dargelegten Verständnis ist dabei:

- Ihre Identifikation mit dem eigenen Körperprozess und dem eigenen Körpererleben
- Ihr Vertrauen auf die eigene körperliche Gegenübertragung, die Sie sicher lenkt
- Ihr selbstverständlicher und unaufgeregter Umgang mit dem Körperprozess des Patienten, in gleicher Weise wie mit dem verbalen Prozess
- Ihr kreatives Umgehen mit Selbst- und Ausdrucksbewegungen des Patienten und ein bewusstes Absehen von festgelegten Übungskatalogen (!), statt dessen Ihre Versuche, auf der Basis von Raum, Intensität, Zeit und Spannungsfluss, zusammen mit dem Patienten dessen Körperausdruck als wichtigen Teil seines Selbstausdrucks immer besser zu verstehen
- Ihre schöpferische Kraft, aus Ihrem Erleben heraus in Bewegung zu kommen – gemeinsam mit Ihren Patienten/Klienten

Die folgenden Interventionen sind aus unserer Erfahrung nach praktischen Kriterien ihrer Anwendbarkeit in Gruppen und in der Einzeltherapie ausgewählt worden. Da aber bekanntlich Interventionen immer in ein komplexes Beziehungsgefüge – von der leitenden Metaebene (Menschenbild) über die allgemeine und spezielle Therapietheorie (psychodynamische und körpertherapeutische Theorien), bis hin zu gezielter Methodik und Technik eingebettet sind, versteht es sich von selbst, dass die folgende Liste nur Anregungscharakter für Sie haben kann.

Wir haben im Folgenden einige Themen, die häufig und relativ unabhängig von einem bestimmten Störungsbild immer wieder auftauchen, ausgewählt und einige wesentliche Interventionsbeispiele jeweils zugeordnet. Zuordnungen sind teilweise auch mehrfach möglich! Scheuen Sie sich nicht, diesen Katalog kreativ zu erweitern!

Sitzungsanfang

Chace-Kreis Einer im Kreis beginnt mit einer Bewegung, die anderen übernehmen. Wenn sich die Bewegung »ausgebreitet« hat, wird der rechte Nachbar gestisch eingeladen, eine eigene Bewegung vorzugeben, die wiederum von allen aufgenommen wird. So kommt jeder einmal mit einer eigenen Bewegung dran und kann sich damit vorstellen. Wichtig: Es geht darum, die *Essenz* einer Bewegung (räumlich, rhythmisch, intensitätsbezogen) zu übernehmen, nicht, die Bewegung genau zu imitieren. Dies wäre eine Überforderung, und die Wahrnehmung wäre nur beim anderen, nicht mehr bei sich selbst.

Chace-Kreis-Variation Jeder geht nacheinander in die Mitte des Kreises und gibt dort seine Bewegung vor, anstatt auf der Kreisperipherie, und geht wann er möchte an seinen Platz zurück, was dann das Zeichen für den rechten Nachbarn ist, fortzufahren. Oder: Wer abgibt, bewegt sich zu einer Person auf der anderen Seite des Kreises und nimmt dessen Platz ein, der Abgelöste geht nun in die Mitte und inspiriert die Bewegungen der Teilnehmer des Kreises.

Blitzlicht-Variation Alle sitzen im Kreis: Was steht an? Welche Bewegung passt zu diesem Moment? Was möchte jeder mit einer Geste, statt mit Worten, sagen?

Ballkontaktspiel Im Kreis sitzend oder stehend; der Therapeut beginnt und nimmt Kontakt auf, z. B. durch einen Ball, der dann weitergegeben, geworfen oder gerollt wird nach einem bestimmten Muster (entweder reihum, von einem zum anderen oder immer zum Gegenüber). Bei jedem Ballkontakt wird entweder etwas erzählt oder eine Bewegung ausgeführt.

Nonverbale Geschichte erzählen Die Therapeutin fragt, ob jemand eine Geschichte oder eine Begebenheit erzählen möchte – verbal oder, wenn die Gruppenteilnehmer sich bereits kennen, nonverbal. Die Geschichte ist dann der Ausgangspunkt für eine Bewegungsintervention bzw. bestimmt das Thema der Stunde.

Thematische Improvisation zur Aufwärmung Die Therapeutin bietet durch gezielte Vorbereitung ein Thema an zum Aufwärmen. Ideen geben Polaritäten (wie Nähe – Distanz, Annähern – Zurückweichen, Geben – Nehmen, Ziehen – Schieben, oben – unten, hoch – tief) oder Musikstücke. Hier bietet sich auch die Vorbereitung nach einem Improvisationsbuch aus dem Tanzbereich an.

Pack aus Jeder soll symbolisch oder tatsächlich Gegenstände mitbringen, seine »Tasche« auspacken und zeigen, was er dabei hat: »Was hast du heute mitgebracht?« Der Therapeut lässt darüber fantasieren und die sich daraus entwickelnden Themen in Bewegung umsetzen.

Thematischer Anschluss Das kurzfristige Thema der Gruppe (z. B. Umgang mit Widerstand, mit Leistung oder Unterwerfung) wird in den Beginn der Stunde eingebaut.

Freies Aufwärmen nach mitgebrachter Musik.

Vertrauen in den Therapeuten stärken

Rituale Meditative Tänze, Kreisrituale, einfache angeleitete Fantasien, dem Körperaufbau dienende Übungen, aus bekannten Techniken (z. B. Tai-Chi, Feldenkrais, Alexander-Technik) entlehnte Bewegungsformen anbieten und auch mehrfach wiederholen. Dabei darauf achten, was die Gruppe besonders mag (mehr Aktivität, mehr Entspannung, mehr Anleitung, mehr freie Improvisation, das kann sich im Laufe der Zeit auch ändern!).

Lauf und Fall Die Teilnehmer laufen auf den Therapeuten oder die anderen Mitglieder zu und lassen sich auffangen.

Baumstammübung In der Mitte des Kreises steht ein Teilnehmer, der sich in alle Richtungen fallen lässt und aufgefangen wird. Dies geht auch zu dritt, dann vor und zurück.

Mittanzen Die Therapeutin steht nicht am Rand (das löst Hemmungen aus!), sondern greift die Bewegungen empathisch auf. Gegebenenfalls beantwortet sie die Bewegungen und gibt Anregungen.

Spiegeln Die Bewegungen des Patienten werden gespiegelt, z. B. indem die Handflächen in Schulterhöhe aneinander gelegt werden und der Therapeut den Bewegungen des Patienten folgt, oder als Ganzkörperbewegung in Gegenüberstellung.

Rede und bewege dich Mit dem Patienten im Raum zusammen gehen und durch das Sprechen begleiten, Schrittlänge und Tempo dabei anpassen. Oft geht dies im Kreis am besten.

Selbstvertrauen des Patienten stärken

Go and stop it Auf eine Wand oder einen Partner zulaufen und abstoppen (»Achtung!«), gute Übung zur Impulskontrolle!

Zeigen und lehren Der Patient zeigt dem Therapeuten eine eigene Bewegung, bringt sie ihm bei und korrigiert ihn, bis die Bewegung »richtig« ist.

Bild oder Bildausschnitt (Körperbild) Dieses in Bewegung umsetzen und vom Partner oder Therapeuten aufgreifen und »deuten« lassen.

Dirigentenspiele Die Gruppe oder den Therapeuten anführen.

Solotänze Allein vor Publikum (dem Therapeuten und/oder der Gruppe) ein Gefühl zum Ausdruck bringen, eine Person, deren Gang oder Haltung darstellen, oder ein gestaltetes Thema vorführen. Applaus ist neben der gezielten Besprechung im Anschluss an die Darbietung nicht unwichtig!

In Bewegung »eine Rede halten« Beliebtes Thema ist »Ich bin gut, ich bin schön, ich kann alles.« Gegebenenfalls sollten alle dieses gleichzeitig sagen und damit durch den Raum gehen.

Alle Spiele auf der Bewegungsebene Ohne Gewinner oder Verlierer z. B. ausgehend von Echo, Kanon, Frage – Antwort: »Wenn du das machst, mach ich das!«

Von einem Ort zum anderen Auf unterschiedliche Art (robbend, kriechend, krabbelnd, gehend, sich drehend usw.) von einem Ort zum anderen gelangen, einen vorher markierten Ort erreichen, ggf. jemand anderes zeigen.

Monster vertreiben Sich ein Monster vorstellen, es vertreiben und sich dabei Unterstützung holen.

Höhle Sich eine Höhle bauen, sich hinein verkriechen (»Therapie-Ei«), mit einem Tuch nach draußen verbunden bleiben.

Leibwächter Einen Gefährten, der ggf. die Augen geschlossen hält, an Schulter, Hand oder am Kopf führen.

Blindenführung zu dritt Der Mittlere ist »blind« – Triangulierung!

Ein Gegenüber sein Drücken, schieben, ziehen, dabei »Stand halten« oder »nachgeben«, je nach Thema des Patienten! Wichtig ist, dass der Patient »siegt«.

Markierungs- und Grenzspiele Beispielsweise den eigenen Raum abstecken und andere abhalten, ihn zu betreten, oder gezielt andere einladen, ihn zu betreten, oder gegen mehrere, die eintreten wollen, symbolisch verteidigen. Dazu räumliche Markierungen (Seilchen, Tücher) nutzen (das Thema »Raum« hat bekanntlich immer etwas mit Orientierung zu tun!).

Wünsche Wünsche nach Massage, Gewiegtwerden, Anlehnen, Gehaltenwerden, Wärme, Ruhe oder begleiteter Entspannung äußern und sich erfüllen lassen.

Körperarbeit mit stabilem Gleichgewicht Partnerübung im sicheren Stand, Augen geschlossen; Partner streicht aus, lockert, massiert den Rücken (von oben nach unten). Variation mit Wortspielen: »Es nieselt, es regnet, es stürmt, es hagelt – die Wolken brechen auf, die Sonne scheint und wärmt den ganzen Rücken.«

Henne-Fuchs-Spiel Die Henne steht vorne, die Gruppe als Küken in einer Schlange hinter ihr. Ein Fuchs versucht, das hinterste Küken zu fangen, die Henne versucht, es zu verteidigen. Verschiedene Möglichkeiten der Reihenbildung: alle angefasst, nur hintereinander stehend, Hände auf Schultern usw.

Objektkonstanz fördern

Versteck spielen mit und ohne Musik.

Gehörstraße mit geschlossenen Augen durch eine Geräuschstraße (aus Stimmen oder aus Instrumenten) gehen.

Fisch über den Tisch Alle liegen am Boden dicht nebeneinander, einer legt sich auf die anderen, die gleichzeitig in eine Richtung rollen, der oben Liegende wird dadurch »über den Tisch gezogen«. Das Gleiche geht (z. B. mit Kindern) auch im Stand, wenn sich je zwei gegenüber stehen und an den Händen fassen. Der »Fisch« wird durch leichtes Rütteln über die Hände weitergeschoben.

Aufpassen Bei dieser Partnerübung bewegt sich ein Teilnehmer (mit geschlossenen Augen) im Raum, ein anderer (oder der Therapeut) passt auf, dass er nirgends anstößt.

Auditive Verlockung Mit einem Instrument oder selbst gemachten Geräuschen einen Partner, der die Augen geschlossen hält, durch den Raum locken.

Stunden miteinander verknüpfen Um eine Verbindung zwischen den Stunden herzustellen, kann man ein in der Sitzung gemaltes Bild zurücklassen und beim nächsten Mal daran anknüpfen durch Umsetzung in Bewegung (z. B. Körperbildarbeit). Oder aus einer Partnerübung wird eine Bewegung oder Übung »mit nach Hause« genommen, an die in der nächsten Woche wieder angeknüpft wird.

Geschenk-Auspacken Jemand wird in ein Tuch, eine Decke gewickelt und »wie ein Geschenk« wieder ausgepackt.

Leistungswillen, Forderungen, Ansprüche und Erwartungen tangieren

Übungsorientierte Technikstunde Ein Teilnehmer, der in seiner Freizeit z. B. Aerobic oder Krafttraining betreibt, macht vor, die anderen machen mit.

Zeitliche Strukturierung Übungen oder Interventionen jeder Art mit einer zeitlichen Begrenzung, z. B. x-mal im Kreis herum laufen oder eine bestimmte Bewegung x-mal ausführen, eine gewisse Zeit bis zur Beendigung einer Aufgabe setzen und einhalten oder nur begründet die Zeit überschreiten.

Lehrer-Partner-Übung Sich gegenseitig etwas beibringen, den anderen nachmachen lassen, dabei auf verschiedene Formen der Genauigkeit oder spezielle Ausführungskriterien achten, die aber vorgegeben werden!

Lauf- und Fangspiele alle Arten von Wettkämpfen, die eine spielerische Komponente haben.

Kanon Von vier Personen beginnt einer mit einer Bewegung, die ein anderer weiterführt, bis es vier Teile gibt. Diese werden zuerst homophon, d. h. gemeinsam, ausgeführt und dann – wie bei einem Kanon – polyphon, also zeitversetzt. Der Einzelne übernimmt Verantwortung für die Gruppe und hält gleichzeitig die eigene Stimme.

Aktiv-Passiv Ein Partner ist aktiv, der andere passiv. Der Aktive baut, gibt Impulse usw., der

Passive reagiert auf die entsprechenden Aktionen entsprechend den »Anforderungen«.

Freie Improvisation »Probiert aus…« (ggf. mit einem Thema verknüpfen).

Wachsen Sich vorstellen, wie ein Samenkorn zu einer Blume wächst, sich entfaltet, ggf. verwelkt, wieder neu wächst. Wichtig: Jeder benutzt ein eigenes Vorstellungsbild in seiner eigenen Zeit und seinem eigenen Rhythmus!

Rhythmus Einen vorgegebenen Rhythmus (entweder mit Musik vom Band oder mit Instrumenten) in Bewegung umsetzen.

Vorführen und sich zeigen Jeder zeigt der Gruppe eine Bewegung, eine erarbeitete Choreografie oder stellt sein Körperbild in Bewegung vor.

Von Ort zu Ort Jeder sucht sich einen Platz im Raum, auf dem er sitzt oder steht, und einen zweiten Platz, zu dem er gerne hin möchte. Wie die Teilnehmer dahin kommen, wird ihnen entweder überlassen oder ihnen entsprechend dem »Orientierungsthema« als Aufgabe vorgegeben. Wie man zurückkommt, wie man die anderen wahrnimmt, wenn sie einem in den Weg kommen usw. kann experimentiert werden, z. B. kann der Therapeut dem Patienten von hinten oder von vorn begegnen oder ihm den Weg verbauen.

Halten, hindern, begleiten Ein Partner hält den anderen fest, der Gehaltene entscheidet, ob er auf seinem Weg zu einem anderen Ort fest, mittel oder leicht gehalten (festgehalten, gehindert, begleitet usw.) werden möchte.

Überzeugen, »Verführspiele« Ein Partner soll den anderen »verführen« bzw. nonverbal dazu überzeugen, eine bestimmte Bewegungsqualität anzunehmen (schnell versus langsam, oder fest versus zart), oder ein Tuch, einen Ball so bewegen, dass der andere das Material haben will. Dabei ist wichtig, dass es nicht um Kampf geht, sondernd darum, sich auf die angebotene Bewegung einzulassen, wenn man sich positiv davon überzeugt fühlt, auf die Bewegung des Partners einzusteigen.

Humor Den Partner über einen humorvollen Bewegungsausdruck zum Lachen, Verstehen und Mitmachen bringen – als Stabilisierung hervorragend geeignet!

Isolation und Integration

Der aus-/einschließende Kreis Die Gruppe tanzt im Kreis entweder untergehakt oder an den Händen gefasst oder eng nebeneinander stehend, einer ist außerhalb oder innerhalb, versucht, nach innen/außen zu gelangen. Was muss er tun, um das zu schaffen? Wie reagiert die Gruppe? Akzeptierend oder widerspenstig, kämpferisch oder offen? Wo gibt es wann und warum »Lücken«?

Draußen ist das Paradies Man bewegt sich in einem engen Raum, der auch durch Bodenmarkierung abgeteilt werden kann. Vorstellungsbild: Der Rest des Raumes, das »Außen«, ist das »Paradies«. Nur jeweils eine Person darf sich dort aufhalten, die anderen sind immer innerhalb: Wie funktionieren die Wechsel?

Allein auf der Party Unter Paaren und Cliquen als Einzelner sich bewegen mit der Vorstellung, auf einer Party zu sein. Wie kommt man in Kontakt? Was ist das Ziel?

Einer hat's, der andere nicht Zwei Gruppen (oder Partner) kämpfen symbolisch miteinander. Der Therapeut sagt z. B. zur einen Gruppe: »Ihr habt's!«, zur anderen: »Ihr habt's nicht!«

Im Dunkeln tappen Einer hat die Augen geschlossen, versucht die/den anderen zu finden.

Zauberschnur Alle sind durch Anfassen damit verbunden und integriert (im Kreis oder in einer Reihe möglich, mit einer Plastikplane, einem großem Tuch oder einem Fallschirm).

Tanz mit Körperteilen Nur mit einem Körperteil Kontakt aufnehmen oder: »Ein Körperteil muss immer mit einem anderen in Verbindung bleiben, egal wie man sich bewegt.«

Öffnen und Schließen Beginnen mit Selbstumarmungen oder »Schmetterlingsumarmung«, durch Öffnen und Schließen der Arme im Wechsel allmählich zu einem Partner gelangen und Improvisation zum Thema: ihn umschließen und loslassen in einem fließenden Wechsel.

Verantwortung abgeben oder übernehmen

Marionetten- und Baumeisterspiel Die einzelnen Körperteile des Partners in verschiedene Positionen bringen, die von diesem gehalten werden. Oder an imaginären Strippen die Körperteile in Gelenkhöhe ohne Berührung nach oben ziehen, der Partner bewegt sich entsprechend.

Baumstammübung In der Mitte des Kreises steht ein Teilnehmer, der sich in alle Richtungen fallen lässt und aufgefangen wird. Dies geht auch zu dritt, vor und zurück.

Zusammen das Gleichgewicht halten Sich an den Partner anlehnend, seitwärts nach außen ziehend, nur an einer Hand haltend, gegenüber stehend an den Händen haltend, sich nach hinten lehnend oder nach unten und oben wiegend; oder im Kreis stehend mit Blickrichtung nach innen, mit Handfassung oder Unterarmfassung, oder ganz eng sich nach außen lehnend, alle in eine Richtung ausgerichtet, dann nach hinten absetzen.

Führen und Folgen Einer führt den anderen (ggf. Augen geschlossen), in allen Variationen möglich, auch als Dreierübung, (Triangulierung!) oder aus der Einzelarbeit heraus.

Dirigent und Orchester Durch Abstand der Hände des Dirigenten wird die Dynamik (Höhe – Tiefe, Nähe – Distanz) variiert, je nach Vorgabe oder Musik.

Geben und Nehmen Symbolisch mit den Händen etwas hin- und herreichen. Was wird daraus? Geht auch allein: Was habe ich in den Händen? Kontakt mit den eigenen Händen aufnehmen, diese aneinander reiben, öffnen, schließen; auch Unterarme und Oberarme einbeziehen. Dann zu einem Partner hin bewegen und mit diesem zusammen »Geben und Nehmen« spielen.

Kontaktimprovisation Immer im Kontakt und in Bewegung bleiben, rollen, auch über- und untereinander her, miteinander drehen usw.

Ausstreichen, ausklopfen, massieren im Stand nach ruhiger Musik, gut auch zu Beginn.

Im Knubbel durch die Diagonale Innerhalb der Gruppe Verantwortung abgeben und gleichzeitig übernehmen durch Anpassung an den Gruppenrhythmus, der sich nach einer vorgegebenen Musik etabliert und sich in einem Knubbel durch den Raum von einer Diagonale zur anderen bewegen. Keiner darf anführen, der Klumpen muss sich als Ganzes bewegen. Variante: Einer kommt von hinten nach vorne, ohne den Kontakt zur Gesamtgruppe zu verlieren und strukturiert so das Vorankommen (mit loser Handfassung, mit oder ohne Körperkontakt).

Mein Körperteil führt mich durch den Raum z. B. Hand, Ellbogen, Handkante, Faust, Schulter (Achtung: verschiedene affektive Konnotationen z. B. bei Handkante oder Ellbogen!). Wie gestalten sich Begegnungen oder Kontakte?

Schlange Verschiedene Rollenspiele, bei denen einer die Verantwortung übernehmen muss, z. B. Kapitän auf einem Schiff, Pilot, Schlange mit Kopf. Bei leiser Musik bewegt sich die Schlange normal vorwärts, der Kopf gibt die Bewegungsqualität vor, bei lauter werdender Musik kommt der Letzte nach vorn und übernimmt die Führung.

Freie Rollenwahl zu zweit Was willst du sein? A oder B? Wer soll führen, womit? Hinterher Reflexion über die Wahl und die Bewegungen bezüglich Raum, Intensität, Rhythmus und Fluss (z. B. fließende und allmähliche Übergänge oder abrupte Stopps und Wechsel von Bewegungsqualitäten?).

Arbeit zu dritt mit Rollenwechseln zu verschiedenen Themen, Triangulierungsübungen, auch Führen, Folgen, Beobachten.

Monster mit Schutzschild Ein »Monster«, Angreifer oder sich schnell Bewegender, ein »Angegriffener« oder sich langsam Bewegender, und dazwischen ein dritter, das »Schutzschild«, der den »Angegriffenen« verteidigt. Geht zu dritt oder ähnlich wie bei Henne und Fuchs mit einer Gruppe.

Abhängigkeit und Autonomie

Bildhauer/Skulptur, Puppenspieler/Marionette oder Dirigent/Orchester Meist entwickeln sich diese Interventionen aus dem normalen Grundspiel, um das Spektrum der Möglichkeiten spürbar zu machen (mit Optionen zum gezielten »Widerstand«).

Dem Blinden wird die Welt gezeigt Ein Blinder sagt, wohin er geführt werden will, man »zeigt« ihm den Ort, in dem man ihn taktile Erfahrungen machen lässt mit Mauer, Boden, Vorhängen, kalten Fensterscheiben usw.

Macht – Ohnmacht Rollenspiele, wie z. B. Mutter mit Baby im Laden. Welche Kontaktformen entwickeln sich? Was passiert?

Waage Sich zu zweit, Rücken an Rücken oder mit Händefassung z. B. gegenüber stehend, hoch und runter bewegen.

Gewicht abgeben Kontaktimprovisationen im Sitzen oder Stehen, z. B. Rücken an Rücken.

Klammeraffe Einer klammert sich am anderen fest, am Bein, Fuß oder am Bauch, der andere versucht sich zu lösen.

Das Band der Beziehung Partner tanzen verbunden durch ein Medium (z. B. Wollfaden, Ball, Kissen, Tuch). Jeder kann entscheiden, wann er die Bindung durch einen »Scherenschnitt« löst.

»Mir sind die Hände gebunden« Die Hände oder Füße des Partners (locker!) mit einem Wollfaden zusammenbinden. Dann Aufforderung zum Wettkampf: »Beweg dich, so ökonomisch, wie du kannst, zum Ziel!« Interessant ist, ob der Partner den Faden löst bzw. abstreift oder mit zusammengebundenen Füßen versucht, dem »Befehl« zu folgen!

Maximierungsübungen Einer gibt sich entwickelnde Bewegungsfolgen vor, die anderen müssen versuchen, der Bewegungsentwicklung zu folgen, z. B.: Beginn mit Handbewegung, Arme dazu, Füße dazu, Becken dazu.

Wann wird es wem zu viel? Wie kann er das mitteilen? (hinausgehen, etwas anderes machen, apathisch werden)

Maschine bauen Ein Gruppenteilnehmer beginnt mit einer einfachen Bewegung, ein nächster kommt dazu, macht eine dazu passende Bewegung, wie bei einer Maschine, in der z.B. die Zahnräder ineinander greifen. Die Maschine wird aufgebaut, was passiert, wenn einer rausgeht? Fällt die Maschine auseinander? Herrscht Monotonie oder gibt es Neuentwicklungen?

Widerstandsübungen schieben, ziehen, drücken.

Grenzen setzen

Händemauer Eine Grenze bieten durch abgrenzende Handbewegungen. Wie wird das erlebt?

Gruppenmauer Eine Hälfte der Gruppe stellt eine Grenze dar, die andere versucht, diese Grenze zu überschreiten (geht auch mit der ganzen Gruppe und einem Einzelnen).

Zwischenräume definieren Spiele mit einem definierten Zwischenraum, in den jeder darf, und mit definierten Eigenräumen, die für bestimmte oder Einzelne vorgesehen sind.

Markieren des Eigenraumes Mit Schritten einen Raum markieren, innerhalb dessen man tanzt. Ein anderer beobachtet, ob der Raum ausgenutzt, überschritten oder nicht ausgenutzt wird.

Raum mit Materialien markieren Eine Symbolarbeit anschließen, jemanden in den Raum einladen, den Raum nonverbal erkunden lassen, ggf. eine geleitete Fantasie in dem Raum durchführen.

Verbote überschreiten lernen Therapeut stellt symbolisch oder durch definierte Bewegungen eine Grenze dar (»etwas Verbotenes«). Wie kann der Partner die Grenze überschreiten?

Komm-stopp-geh-Spiel Zunächst Befehlen folgend, dann mit Widerstand. Der Therapeut beobachtet und deutet den Widerstand (Raum, Intensität, Rhythmus).

Lebendige-Grenzen- oder Quallenspiel In der Mitte des Kreises bewegt sich ein Tänzer. Dort, wo er gerade nicht ist, verlegen die anderen die Grenze nach innen, sodass sich der Tanzraum einengt. Die Grenze weicht zurück, wenn der Tänzer sich mit seinen Bewegungen ausdehnt.

Grenzen der eigenen Leitungsfähigkeit testen Sich an die Grenzen der momentanen positiv besetzten Leistungsfähigkeit bewegen (so schnell, lange, kraftvoll, wie man kann). Dazu unbedingt stimulierende Musik benutzen, weil die objektive körperliche Anstrengung, die oft *gut* tut, nicht auffällt! Dies ist eine körperlich stimulierende, positive Intervention zu »guten« Grenzerfahrungen (wie häufig in der Tanztherapie als positives Körpererleben berichtet).

(Aktive) Imagination zum schützenden Gehäuse Bewegung nach einer Mischung aus Anleitung und Assoziationsentwicklung. »Stell Dir vor, du bist in einem Gehäuse. Wie sieht es aus, aus welchem Material ist es, wie eng/weit ist es darin? Setz dieses Bild in eine Bewegung um!« »Wie verändert es sich?« »Was kannst du darin tun/nicht tun?« (Alle Übungen zum »sicheren Ort« kommen übrigens aus solchen Interventionen.)

Körpergrenzen im Kontakt thematisieren Zu zweit mit ständigem Körperkontakt tanzen.

Wo fasst du den anderen an, wo nicht? Die Thematisierung von Körpertabus/Intimität geht gut mit Tanzstilen (Tango, Salsa, Standard usw.), je nachdem, welchen man kann. Wichtig ist, *nicht* den Akzent auf den Tanzstil zu legen, sondern auf die emotionale Besetzung beim Partner.

In der Kugel Innerhalb der eigenen Kinesphäre tanzen mit dem Vorstellungsbild, von einer Kugel umgeben zu sein; Wahrnehmung von Ausdehnung am Platz nach oben, unten, vorne, hinten oder zu den Seiten; ggf. anleiten, wenn keine Bewegungseinfälle sichtbar sind!

Sich oder den anderen abklopfen Den Patienten abklopfen oder sich selbst abklopfen lassen; kann man auch im Kreis anleiten und selbst dabei mitmachen. Eine Systematik vorher überlegen: von außen nach innen oder von unten nach oben, immer von der Peripherie ins Zentrum vorarbeiten oder von oben nach unten usw. (dazu gibt es viele anleitende Bücher mit CDs).

Bilanz ziehen

Raum überschreiten Den Raum durch eine Schnur oder symbolisch durch mitgebrachte Gegenstände abteilen. Alle sitzen in einer Hälfte des Raumes, jeder geht einzeln in die andere Hälfte und sagt, wodurch er gewachsen ist, was ihm etwas gebracht hat usw. Die anderen geben ggf. einzeln eine Rückmeldung.

Eine Anfangsbewegung ergänzen Therapeut erinnert an eine häufige Geste, ein Bewegungsmuster oder -thema vom Anfang der Therapie. Der Patient wird aufgefordert, diese Bewegung durch eine neue zu ergänzen oder gemeinsam mit dem Therapeuten eine Ergänzung im Tanz zu entwickeln.

Entwicklungstanz choreografieren Entweder vorbereiten lassen oder spontan entwickeln: »Wie war ich am Anfang?« »Wie habe ich mich hier entwickelt?« »Wie bin ich jetzt?« Oft wird am Boden begonnen, dann geht es in die Aufrichtung, dann in eine Bewegung im Raum. (Das kann man auch als Strukturidee vorgeben: »Beweg Dich vom Boden über die Aufrichtung in den Raum hinein!«)

Bild vom Anfang aufgreifen Das Körperbild aus der Vergangenheit noch einmal betrachten, eventuell in einer der letzten Stunden ein neues malen lassen; ein Abschlussbild mit einem Anfangsbild vergleichen, ggf. sogar beide noch einmal in Bewegung umsetzen lassen.

Feedback der Gruppe Gruppenteilnehmer ordnen demjenigen, der geht, spontan eine Farbe oder ein Tier zu, das jetzt zu ihm passt. Welche Themen haben sich hier entfaltet? Dazu gibt der Therapeut eine passende Bewegung mit.

Gruppenbild aufstellen Einer setzt/stellt sich in die Mitte des Raumes. Die anderen positionieren sich darum herum, in der Art, wie sie sich jetzt am Schluss in der Gruppe empfinden oder wie sie sich im Verhältnis zu demjenigen empfinden, der die Gruppe verlässt. Beim Ende der gesamten Gruppe kann jeder drankommen.

Wunscherfüllung Derjenige, der geht, gestaltet die Abschlussstunde, indem er sich einen Wunsch erfüllen lässt, z. B. in einer Decke gewiegt, getragen oder von allen massiert werden, lange mit einem selbst ausgesuchten Thema tanzen.

Reisemetapher Bewegungen in der Gruppe, einer steigt aus. »Wohin geht er nun?« »Wohin fahre ich? Was nehme ich mit? Was lasse ich hier?« Welche Bewegungen entstehen, wenn die Gruppe sich weiter bewegt und derjenige, der geht, von außen zusieht? (Wichtig ist, dass der Therapeut draußen bleibt!)

Abschlussreflexion Diese sollte auf jede Bewegungsexploration folgen. Häufig wird ein ritualisiertes Ende gewünscht: etwas zusammen trinken, etwas teilen oder ein meditatives Tanzritual im Kreis.

Einzelarbeit in der Gruppe

Gruppe bildet Kreis oder Halbkreis um den Einzelnen Einer arbeitet allein oder mit Partner an einem Thema, Restgruppe begleitet durch Geräusche, Assoziationen, Bewegungen, Antwortbilder usw. (s. Abschn. 10.2.1, Körperbildarbeiten).

Traumarbeit Inszenierung eines Traumes in Szenen, Einzelne stellen Traumfiguren in Aufstellungen dar, die in Bewegung kommen, den Traum weiter träumen (den eigenen Impulsen nachgehen).

In einer Reihe sitzend aufmerksam Bewegungen beobachten Die Gruppe verstärkt den Therapeuten, nimmt ausgelöste Gefühle wahr, begleitet durch Blicke.

Gruppe gestaltet das Thema weiter Eine ausgelöste Emotion wird spontan unterstützt, begleitet, jeder folgt seinem Bewegungsprozess, Kontaktentwicklungen werden vom Therapeuten begleitet, manchmal auch verbal strukturiert und gedeutet. Welche Kontakte entwickeln sich? Welche Bewegungsthemen entstehen? Welche Dynamik zwischen welchen Personen entsteht? Welche Verbindung zu Übertragungsfiguren entsteht?

Restgruppe in Paare/Dreiergruppen aufteilen Protagonist sucht sich Partner aus, die anderen setzen das gestellte Bewegungsthema ebenfalls in Bewegung um, jeder für sich selbst. Sharing der Erlebnisse in den Paaren bringt oft (abgewehrte, abgespaltene) Teile des Erlebens des Protagonisten hervor (über kinästhetische Identifikation). Immer nachfragen: »Kennst du dieses Erleben auch? Könnte das etwas aus deinem Leben widerspiegeln? Woher kennst du das?«

Antwort der Gruppe aktiv in Bewegung Ein Protagonist schildert sein Thema, das in eine Position oder ein Bewegungsthema umgesetzt wird. Die anderen verhalten sich spontan nacheinander dazu, indem sie eine eigene Bewegungsantwort darauf formulieren. Gegebenenfalls vorher verbal vorbereiten: »Wie würdet ihr darauf in Bewegung antworten? Was würdet ihr jetzt am liebsten tun? Dann setzt dies in eine Bewegung um!«

Gruppe/Therapeut kommentiert Verbale Begleitung von Bewegungen. »Das fühlt sich jetzt so und so an.« »Jetzt komme ich mir vor wie …« »Wenn ich genau hinspüre, dann zieht es jetzt in meinem Bauch.« »Das sieht aus wie …«

Eine Idee, die wir in ihrer Essenz von unserer Mentorin, der Psychoanalytikerin und Begründerin der Analytischen Tanz- und Bewegungstherapie, Elaine Siegel, übernommen haben lautet:

> **Merke**
> Glaube nur nicht, du könntest dich raushalten! Du musst dir eins klar machen: Es gilt immer der Satz: Du intervenierst nie nicht. Das heißt dann also im Umkehrschluss und als Aufforderung so viel wie: Sei **INN!** = **I**nterveniere **n**ie **n**icht. Denn du tust immer etwas, also: Tue es so bewusst wie möglich, und handle im besten Vertrauen auf deinen Körper.

10.2 Tabellarische Übungsbeschreibungen

In der praktischen Arbeit sind Therapeuten oft in der Situation, verschiedene Ideen über den therapeutischen Prozess und Themen ihrer Patienten im Kopf zu haben, die sie in Worte fassen können. Aber mit welcher Bewegungsübung können diese Themen auf der Körperebene erfahrbar gemacht werden? Wie bekommt man einen Zugang zum impliziten Gedächtnis des Patienten? Wie kann man ein geeignetes Feld des Körperausdrucks und die Chance zur kreativen Umstrukturierung entstehen lassen?

10.2.1 Themenzentrierte Übersicht

Die folgende themenzentrierte Übersicht soll eine erste Hilfestellung geben. Vielleicht können hiermit Antwortmöglichkeiten auf einige der Fragen gegeben werden, vielleicht aber auch nur Übungen zu einem bestimmten Thema leichter gefunden werden. Manche Übungen finden sich in mehreren Rubriken. Es handelt sich durchgängig um Übungen, die in der »Projektgruppe Bewegungsinterventionen« über drei Jahre hinweg ausführlich diskutiert wurden. Alle Übungen sind vielfach in einzel- und gruppentherapeutischen Settings erprobt worden.

Aufwärmübungen zu Anfang der Stunde

01 Begrüßungsvariationen
09 Aufnehmen und zurückgeben
10 Blitzlicht in Variation
14 Eine Anfangsbewegung ergänzen
17 Schüttel-Ei und Koosh-Ball
18 Sich oder den anderen abklopfen
30 Ankommen auf meinem Sitzplatz – den eigenen Raum einnehmen
38 Tanz mit Körperteilen
54 Verschiedene Körperteile bewegen

Körperwahrnehmung – Körperbild

08 Vital-Dusche
18 Sich oder den anderen abklopfen
20 Öffnen und Schließen
30 Ankommen auf meinem Sitzplatz – den eigenen Raum einnehmen
31 Selbstwahrnehmung
34 Bilder als Verbindung zwischen den Stunden
35 In der Kugel: Kinesphäre
38 Tanz mit Körperteilen
46 Partnerübung in Kontakt
54 Verschiedene Körperteile bewegen
57 Roter Ball
59 Tanzen mit viel/wenig Kraft

Standfestigkeit – Zentrierung – Erdungsübungen

25 Wachsen: »vom Samen zur Blume«
28 Rhythmische Abstimmung mit dem Ball
44 Ball prellen
47 Afrikanischer Tanz

Eigene Kraft spüren

08 Vital-Dusche
12 Monster mit Schutzschild
47 Afrikanischer Tanz
49 Tuch vor sich hertreiben

Bewegungsrepertoire erweitern

09 Aufnehmen und zurückgeben
20 Öffnen und Schließen
21 Zeigen und Lehren
35 In der Kugel: Kinesphäre
38 Tanz mit Körperteilen
58 Fest, schwer, leicht und zart
59 Tanzen mit viel/wenig Kraft

Vitalisierungsübungen

08 Vital-Dusche
17 Schüttel-Ei und Koosh-Ball
31 Selbstwahrnehmung
42 In Bewegung »eine Rede halten«
44 Ball prellen
49 Tuch vor sich hertreiben

Selbstwert

02 Geschenk auspacken
11 »Die Mitte besetzen«
16 Chace-Kreis
29 Solotänze
30 Ankommen auf meinem Sitzplatz – den eigenen Raum einnehmen

Selbstbehauptung

03 Marionetten-/Baumeisterspiel
11 »Die Mitte besetzen«
15 Dirigent und Orchester
17 Schüttel-Ei und Koosh-Ball
22 »Mir sind die Hände gebunden«
29 Solotänze
37 Bildhauer/Skulptur, Puppenspiele/Marionette oder Dirigent/Orchester
46 »Gemeinsam arbeiten«
53 Rhythmustransfer

Selbstbewusstsein und -wirksamkeit

11 »Die Mitte besetzen«
15 Dirigent und Orchester
21 Zeigen und lehren
23 Clown – König – Sänger
26 (Aktive) Imaginationen zum schützenden Gehäuse
28 Rhythmische Abstimmung mit dem Ball
32 Baum mit Wurzeln, Stamm und Krone

Selbst- und Fremdwahrnehmung

19 Raumgestaltung
20 Öffnen und Schließen
24 Vielfalt eines Themas durch Sharing
25 Wachsen: »vom Samen zur Blume«
26 (Aktive) Imagination zum schützenden Gehäuse
27 Bild oder Bildausschnitt (Körperbild) in Bewegung umsetzen
29 Solotänze
31 Selbstwahrnehmung
32 Baum mit Wurzeln, Stamm und Krone
33 Spiegeln
40 Die Gruppe aktiv in Bewegung antworten lassen
55 Händetanz
57 Roter Ball

Emotionen ansprechen (spürbar, bewusster machen)

02 Geschenk auspacken
11 »Die Mitte besetzen«
22 »Mir sind die Hände gebunden«
24 Vielfalt eines Themas durch Sharing
28 Rhythmische Abstimmung mit dem Ball
29 Solotänze

Regulierung von Impulsen und Emotionen

06 Rollenspiel zum Thema Macht- Ohnmacht
12 Monster mit Schutzschild
22 »Mir sind die Hände gebunden«
28 Rhythmische Abstimmung mit dem Ball
46 »Gemeinsam arbeiten«
59 Tanzen mit viel/wenig Kraft

Förderung der Kreativität

07 Schlange in Varianten
12 Monster mit Schutzschild
19 Raumgestaltung

23 Clown – König – Sänger
25 Wachsen: »vom Samen zur Blume«
26 (Aktive) Imagination zum schützenden Gehäuse
51 Tanzen und trommeln
52 Metamorphoseübung
58 Fest, schwer, leicht und zart

Abgrenzung

19 Raumgestaltung
20 Öffnen und Schließen
26 (Aktive) Imaginationen zum schützenden Gehäuse
36 Draußen ist das Paradies
48 Kantenübung

Nähe-Distanz-Übungen

20 Öffnen und Schließen
36 Draußen ist das Paradies
41 Lebendige Grenzen oder Quallenspiel
53 Rhythmustransfer
56 Komm-stopp-geh-Übung

Abstimmung innerhalb einer Gruppe im Kontakt

05 Waage
07 Schlange in Varianten
09 Aufnehmen und Zurückgeben
13 Maschine bauen
16 Chace-Kreis
17 Schüttel-Ei und Koosh-Ball
28 Rhythmische Abstimmung mit dem Ball
38 Tanz mit Körperteilen
41 Lebendige Grenzen oder Quallenspiel
53 Rhythmustransfer

Kontakt

01 Begrüßungsvariationen
03 Marionetten-/Baumeisterspiel
04 Überzeugen: »Verführspiele«
05 Waage
06 Rollenspiel zum Thema Macht-Ohnmacht
07 Schlange
10 Blitzlicht-Variation
20 Öffnen und Schließen
22 »Mir sind die Hände gebunden«
32 Baum mit Wurzeln, Stamm und Krone
33 Spiegeln
37 Bildhauer/Skulptur, Puppenspiele/Marionette oder Dirigent/Orchester
39 Gewicht abgeben
42 In Bewegung »eine Rede halten«
43 Feder-Baum
45 Partnerübung in Körperkontakt
50 Dynamik im Kreis: allmählich
51 Tanzen und trommeln
54 Tanz mit Körperteilen
60 Wunscherfüllung zum Abschied

Vertrauen

02 Geschenk auspacken
20 Öffnen und Schließen
31 Selbstmassage
39 Gewicht abgeben
43 Feder-Baum
45 Partnerübung in Körperkontakt

Konfliktfähigkeit

06 Rollenspiel zum Thema »Macht – Ohnmacht«
22 Mir sind die Hände gebunden
48 Kantenübung
56 Komm-stopp-geh-Übung

Entwicklung

02 Geschenk auspacken
19 Raumgestaltung
25 Wachsen: »vom Samen zur Blume«
52 Metamorphoseübung

Abschied

21 Zeigen und lehren
60 Wunscherfüllung zum Abschied

10.2.2 Tabellenaufbau

In der oberen linken Zelle wird die Art der Übung gekennzeichnet:

- Einzel
- Partner
- Gruppe

Beschreibung

Die Übungen werden – je nachdem, ob die Übungen strukturiert und vorgegeben oder frei und stärker improvisiert werden sollen – unterschiedlich ausführlich beschrieben, z. T. in wörtlicher Rede bzw. verbalen Anweisungen. In manchen Übungen werden auf die vier Bewegungsfaktoren Raum, Zeit, Kraft und Fluss von Rudolf von Laban mit den Polaritäten »direkt – indirekt«, »schnell – langsam« bzw. »verlangsamend – beschleunigend«, »stark – leicht«, »gebunden – frei« zurückgegriffen.

Aufstellung bzw. Formation der Gruppe im Raum

- im Kreis stehen
- Partner stehen gegenüber
- Partner stehen Rücken an Rücken

Grundstellung

- stehen
- liegen
- sitzen

Armpositionen

Bewegungen des Geräts

- Ball läuft von Person zu Person im Kreis
- Ball läuft jeweils über die Person in der Mitte im Kreis
- Ball läuft kreuz und quer

Bewegungen des Körpers

- gehen oder einen Platz einnehmen
- gehen mit erhobenen Armen
- hocken oder sich Richtung Boden bewegen
- hüpfen oder improvisieren
- laufen oder etwas in Bewegung setzen
- springen oder tanzen

Bewegung im Raum

- direktes, fokussiertes Gehen durch den Raum
- indirektes, verstreuendes Gehen durch den Raum
- im Kreis auf der Kreislinie gehen
- sich im eigenen Raum um den Körper (Kinesphäre) bewegen, einen Raum gestalten

Interventionsziele

In diesem Abschnitt werden die wichtigsten Interventionsziele benannt, die mit der Übung erarbeitet werden können.

Möglichkeiten und Grenzen

In diesem Abschnitt werden einerseits mögliche Einsatzsituationen beschrieben, andererseits werden aber auch (ohne Anspruch auf Vollständigkeit) Grenzen aufgezeigt.

Zielgruppe

Hier werden Hinweise gegeben, bei welchem Klientel mit spezifischem Störungsbild die Übung besonders indiziert ist und bei welchen Störungsbildern eine Kontraindikation gegeben ist. Bei manchen Übungen werden auch Voraussetzungen des Patienten benannt.

Methodische Besonderheiten

Hier werden zuerst die methodischen Prinzipien genannt, nach denen eine Übung schwerpunktmäßig ausgerichtet ist. Übungen können übungs-, erlebnis- und konfliktorientiert angewendet werden.

Übungsorientierung ermöglicht das Erlernen von bestimmten Bewegungssequenzen, die Erweiterung des Bewegungsrepertoires, Schulung von Achtsamkeit und Eigenwahrnehmung.

Erlebnisorientierung meint das freiere Spiel, die Improvisation, der Fokus liegt auf der Exploration während der Übung.

Konfliktorientierung meint das themenorientierte Vertiefen von Erlebensbereichen, die z. B. durch Körperabwehr oder psychische Abwehrmechanismen blockiert sind. Der Fokus liegt z. B. darauf, den Ausdruck eines Konflikts zu ermöglichen.

Deduktiv – induktiv Die Anleitungsschritte in der Übung sind vorgegeben und durchstrukturiert, oder die Übung entsteht aus dem Therapieprozess und die Anleitung variiert dementsprechend.

Improvisation – Komposition Improvisation ermöglicht eine freie Gestaltung der Bewegung durch die Teilnehmenden. Teilnehmende tanzen oder bewegen sich ohne feste Formen und ohne vorgegebene Bewegungen, oder eine Komposition (im Verständnis einer Gestaltung eines Ablaufs oder einer wiederholbaren Choreografie) wird zusammengesetzt bzw. vorgegebene Bewegungen oder Übungselemente werden verbunden.

Wiederholung – Variation Bewegungen oder Übungselemente werden wiederholt oder variiert.

Einzelarbeit in der Gruppe eine Übung, die einen Einzelnen in einer Gruppe fokussiert, die anderen Gruppenteilnehmer unterstützen den Prozess.

Externe/interne Stimulierung äußere Anregungsreize (z. B. Bild, Musik, Gedicht) versus Stimuli, die der Klient einbringt bzw. die im Therapieprozess entstehen (z. B. imaginative Bilder, Körpersensationen).

Vom Leichten zum Schweren Eine Übung verläuft von einem leichten zu einem hohen Schwierigkeitsgrad bzw. Komplexitätsgrad.

Intermedialer Transfer Eine Übung überträgt den Ausdruck aus einem Medium auf das andere. Bilder können in Bewegungen umgesetzt werden, Musik in Bewegung und Tanz usw.

Rollenspiel nachahmende Identifikation der Körpersprache eines anderen versus Umsetzung von Körperausdruck und Körperhandlungen (z. B. bestimmter Familienmitglieder) in Bewegungsprozesse.

Angleichung – Konfrontation Bewegungen gleichen sich den Bewegungen von anderen an oder werden beibehalten, obwohl andere gegensätzliche Bewegungen ausgeführt werden.

Kinästhetische Identifikation bewusste Identifikation über Bewegungswahrnehmungen.

Dauer, Musik, Hilfsmittel

Die Zeitangabe der Übung in Minuten beinhaltet nur die Übungsdurchführung, die Zeit für die verbale Reflexion/Auswertung ist nicht darin enthalten. Bei manchen Übungen wird die Dauer abschnittsweise angegeben, manchmal auch die Anzahl der Durchgänge. Wenn Musik eingesetzt werden kann, werden möglichst die Eigenschaften der Musik beschrieben. Wenn nötig, werden Hilfsmittel aufgezählt, die in einer Übung verwendet werden.

Variationsmöglichkeiten

Mögliche Variationen werden analog zur Beschreibung formuliert.

Psychologisches Konzept

Hier werden ein oder mehrere der Übung zugrunde liegende psychologische Konzepte aufgezählt, um ein tieferes Verständnis der Übung und ihres intendierten Ziels deutlich zu machen. Dabei wurde bewusst darauf verzichtet, eine vorliegende Systematik zu verwenden. Es werden Konzepte benannt, die sich häufig in der Praxis ereignen (s. Tab. 5-5, S. 133):

- Selbst- und Fremdwahrnehmung
- Selbstausdruck
- Selbstwertregulation
- Selbst- und Fremdwirksamkeit
- Empathie
- Integration von Innen und Außen durch Externalisierung
- Kontakt und Resonanz
- Affektabstimmung
- Kommunikative Kompetenz und Abstimmung
- Genussfähigkeit im Kontakt
- Frustrationstoleranz
- Konzept des Körperbilds

10.2.3 Übungskatalog

	01 Begrüßungsvariationen im Raum
Beschreibung	Im eigenen Tempo durch den Raum gehen. Wahrnehmen mit der Frage: Wie bin ich hier? Beim Gehen sich umschauen und Augenkontakt herstellen (ggf. zu den anderen Gruppenmitgliedern). Bei einer Begegnung stehen bleiben und Gegenüber ohne Worte (mit Blick, mit Geste, mit einem Handschlag u. a.) begrüßen, anschließend weitergehen. Während des Gehens beim Wiederbegegnen die Geste ausführen. In der Gruppe: Eine »neue« Hand nehmen, dabei weitergehen, wieder loslassen, bis ich mit der anderen Hand wieder eine »neue« Hand ergreifen kann. In der Gruppe: Erst dann die Hand lösen, wenn wieder eine »neue« Hand in Reichweite ist, sodass immer eine Hand in Kontakt mit einer anderen bleibt. Rechts und links Hände ergreifen und den Kontakt während der gemeinsamen Fortbewegung länger beibehalten. In der Gruppe: mit zwei oder drei Partnern im Handkontakt durch den Raum bewegen (nach Ansage durch den Therapeuten). Einen Kreis bilden, sich umschauen in der Gruppe. Die Hände loslassen. (Es beginnt z. B. eine strukturierte Erwärmung im Kreis, z. B. Chace-Kreis.)

	01 Begrüßungsvariationen im Raum
Interventionsziele	• zu Beginn, Wahrnehmung des eigenen Tempos • Kontaktaufnahme • mit Musik als Warm-up
Möglichkeiten und Grenzen	Übung für Gruppen, die sich noch nicht so gut kennen. Chancen: Jeder wird einbezogen; schrittweises Vorgehen und langsames »Herantasten« an andere Personen möglich. Gefahr: Überforderung möglich, wenn Therapeut nicht ausreichend verbal anleitet und Begegnungen zu schnell intensiviert werden.
Zielgruppe	Bei Angst- und Traumapatienten und Psychotikern unter Umständen kontraindiziert, zumindest am Anfang!
Methodische Besonderheiten	• erlebnisorientiert • besser in Gruppen als in Einzeltherapie umsetzbar • Improvisation mit Wiederholungen und Variationen • externe Stimulierung • kinästhetische Identifikation
Dauer, Musik, Hilfsmittel	• 5–20 Min. • ohne Musik und Musik in mäßigem Tempo möglich, einfach strukturierte Viererrhythmen bieten sich an.
Variationsmöglichkeiten	Bei Begegnungen eine festgelegte Geste der Begrüßung finden. Nur die Mimik zur Begrüßung benutzen. Beim Zusammentreffen gemeinsam auf die untere Ebene/auf Zehenspitzen gehen usw. Sich mit anderen Körperteilen treffen/berühren. Je nach Klientel kann man die Übung abkürzen oder feste Vorgaben für die Begegnungen geben. Möglich ist die Nutzung von Bällen, die zur Begrüßung übergeben werden können.
Psychologisches Konzept	• Selbst- und Fremdwahrnehmung • Kontakt und Resonanz

	02 Geschenk auspacken
Beschreibung	Patientin legt sich auf eine Decke. Therapeut oder Gruppenmitglieder packen sie mit einer Decke/mit Tüchern ein. Patientin bestimmt den Zeitpunkt, wie und was in welchem Tempo eingepackt wird, auch welche Körperteile. Verbale Kontaktaufnahme und Kontaktaufnahme über die Hände. Patientin bestimmt den Zeitpunkt, wann sie »ausgepackt« wird.
Interventionsziele	• Aufmerksamkeit, Schutz und Geborgenheit vom Therapeuten/von der Gruppe erhalten • frühkindliche Bedürfnisse (z. B. Versorgungswünsche) nachnähren • Zulassen und Verarbeiten von Emotionen/vergangenen Erlebnissen wie z. B. Verlassenheitsängsten • Wertschätzung als einzigartiges Individuum

	02 Geschenk auspacken
Möglichkeiten und Grenzen	Bestehende Vertrauensbasis ist notwendig, längerer therapeutischer Prozess oder Bekanntheitsgrad der Gruppenmitglieder angeraten. Therapeut sollte sehr achtsam im (verbalen) Kontakt mit der Patientin bleiben, die zur Verbalisierung des Erlebens angehalten wird (Zeit lassen!). Patientin muss ansprechbar sein und Taktilität zulassen können.
Zielgruppe	Vorsicht bei Personen mit dissoziativem Störungsbild/nach traumatischen Ereignissen. Kontaktfähigkeit der Patientin erforderlich: dann sehr hilfreich beim Aufbau positiver Körpergrenzen! Für Kinder gut geeignet.
Methodische Besonderheiten	• erlebnisorientiert/konfliktorientiert • Einzelarbeit in der Gruppe, deduktives Vorgehen angeraten, externe Stimulierung • regressive Übung, die Selbstkontrolle über den Ablauf ermöglicht
Dauer, Musik, Hilfsmittel	• 5–20 Min. • Musik nach Wunsch, eher ohne Musik durchführen • Decken/Tücher
Variationsmöglichkeiten	• in Decke wickeln und hin und her gewiegt werden • eventuell zu zweit einwickeln/Partner wünschen lassen
Psychologisches Konzept	• Selbstausdruck • Integration von Innen und Außen • Selbst- und Fremdwirksamkeit • kommunikative Kompetenz und Abstimmung • Genussfähigkeit im Kontakt

	03 Marionetten-/Baumeisterspiel
Beschreibung	Einzelne Körperteile des Patienten (Partners in der Gruppe) in verschiedene Positionen bringen, z. B. Arm heben. Der Patient/Partner hält dann die jeweilige Position. So entstehen Standbilder, die Haltekraft erfordern. Dann an »imaginären Strippen« die Körperteile des Partners in Gelenkhöhe nach oben/vorn/unten »ziehen« und ohne den anderen zu berühren, an den imaginären Strippen »führen«, zur Seite, wieder nach unten usw.
Interventionsziele	• Anpassen an eine Form und ein vorgegebenes Tempo • Führen und Folgen mit einem Partner • Thema: Zulassen und Verantwortung übernehmen (was macht jemand mit mir?)
Möglichkeiten und Grenzen	Experimentieren mit Körperhaltungen: Körperwahrnehmung. Erfahren von passiven und aktiven Rollen/Rollenwechsel!

	03 Marionetten-/Baumeisterspiel
Zielgruppe	Kann (anfangs) für psychotische und traumatisierte Menschen zu konfrontativ sein (Fremdbestimmung). Für depressive und ängstliche Menschen geeignet. Für Kinder geeignet.
Methodische Besonderheiten	• erlebnisorientiert • Improvisation mit Körperteilen • vom Leichten zum Schweren • deduktiv
Dauer, Musik, Hilfsmittel	• 10 Min. • ohne Musik
Variationsmöglichkeiten	Statue als Selbstausdruck darstellen. Gruppenstatue bauen. Die Marionette kann sich nach einer gestellten Bewegung selbst bewegen und erstarrt dann wieder. Sie wird dann wieder neu geformt usw.
Psychologisches Konzept	• Fremdwirksamkeit • kommunikative Kompetenz und Abstimmung • Frustrationstoleranz

	04 Überzeugen: »Verführspiele«
Beschreibung	Zwei Personen stehen sich gegenüber und tanzen dann zur Musik. Ein Partner soll den anderen »verführen« bzw. nonverbal davon überzeugen, eine bestimmte Bewegungsqualität anzunehmen (schnell versus langsam, fest versus zart, direkt versus indirekt). Dabei soll der Verführte darauf achten, dass es nicht um Kampf geht, sondern darum, sich auf die angebotene Bewegung einzulassen. Wenn er sich positiv von den Bewegungsangeboten seines Partners/Therapeuten überzeugt fühlt, dann sollte er die Bewegung mitmachen.
Interventionsziele	• Förderung der Selbstwirksamkeit (zu verführen) • Förderung der Selbsterkenntnis, sich überzeugen zu lassen • Entwicklung von Initiative im Handlungsdialog
Möglichkeiten und Grenzen	Für Menschen, die eher ein passives Verhalten an den Tag legen, ist dies eine gute Übung, um eine aktive Rolle auszuprobieren. Chance der eigenen Abgrenzung vom Partner. Bei Menschen mit wenig Frustrationstoleranz kann ein Rückzugsverhalten eintreten.
Zielgruppe	Ein gewisses Maß an Selbstreflexion sollte vorhanden sein. Gute Übung, um Gegenseitigkeit erfahrbar zu machen.

••	**04 Überzeugen: »Verführspiele«**
Methodische Besonder-heiten	• erlebnisorientiert • Improvisation • Rollenspiel • induktiv • Angleichung an Bewegungsmöglichkeiten
Dauer, Musik, Hilfsmittel	• lebhafte Musik zur Stimulierung von Bewegungsangeboten • Tücher und Bälle
Variations-möglichkeiten	Der Partner soll ein Tuch oder einen Ball so bewegen, dass der andere das Material haben will. Der Verführte spielt mit dem Material mit, wenn er überzeugt worden ist. Zwei Gruppen sollen sich gegenseitig überzeugen.
Psychologi-sches Konzept	• Selbstausdruck • Selbst- und Fremdwirksamkeit • Kontakt und Resonanz • Genussfähigkeit im Kontakt • Frustrationstoleranz

••	**05 Waage**
Beschreibung	In verschiedenen Körperhaltungen, z. B. Rücken an Rücken oder mit Händefassung gegenüber stehend, sollen sich beide, Partner/Therapeut und Patient, langsam hoch und runter bewegen und gemeinsam eine Balance herstellen. »Achtet dabei auf eure körperlichen Grenzen, manchmal reichen auch 5 cm Bewegung nach unten oder oben aus.« Zunächst gleich bewegen, dann bewegt sich einer nach oben und der andere nach unten.
Interventions-ziele	• Förderung der Kontaktfähigkeit • Balance zwischen zwei Partnern erfordert Abstimmung • Vertrauensbildung
Möglichkeiten und Grenzen	Experimentieren mit Körpergewichten ermöglicht Körpererfahrung auf der spielerischen Ebene. Frustrationstoleranz sollte vorhanden sein. Übung benötigt eine Aufwärmphase (Kraft in unteren Extremitäten erforderlich).
Zielgruppe	Für Menschen, die Schwierigkeiten mit Körperkontakt haben, z. B. bei Psychosen, Borderline-Syndrom und Traumatisierungen, ist die Übung nur begrenzt einsetzbar, ggf. in Variation (s. unten). Personen sollten eigene körperliche Grenzen verbal signalisieren können.
Methodische Besonder-heiten	• übungszentriert mit erlebnisorientierten Aspekten • Angleichung – Konfrontation • Wiederholungen anbieten • deduktiv

	05 Waage
Dauer, Musik, Hilfsmittel	• bis zu 10 Min. • leise ruhige Hintergrundmusik
Variationsmöglichkeiten	Ein Partner gibt Gewicht ab, der andere nimmt das Gewicht auf. Die Übung kann seitwärts durchgeführt werden, Partner stehen dann nebeneinander, halten sich an Handgelenken fest und lehnen sich mit dem Gewicht nach außen (Achtung: hüftbreiter Stand; Gewicht ist auf innerem, dem Partner zugekehrtem Fuß, Schultern locker lassen).
Psychologisches Konzept	• Abstimmung • Selbst- und Fremdwahrnehmung • deduktiv • vom Leichten zum Schweren • Angleichung – Konfrontation

	06 Rollenspiel zum Thema Macht – Ohnmacht
Beschreibung	Ein/e Person/Therapeut übernimmt die Rolle der Mutter, die andere die Rolle eines Babys oder Kleinkindes. Es wird das Thema: »Einkaufen gehen« gespielt. Welche Kontaktformen entwickeln sich?
Interventionsziele	Szenische Auseinandersetzung mit eventuell zwei verschiedenen Bedürfnissen, entwicklungsbezogene Regression »im Dienste des Ich« möglich. Wahrnehmung der Gefühle in einer Macht-, Ohnmachtsituation. Konfliktlösungsstrategien entwickeln.
Möglichkeiten und Grenzen	Für Menschen, die eher ein passives Verhalten an den Tag legen, ist dies eine gute Übung, um eine aktive Rolle auszuprobieren. Chance der eigenen Abgrenzung vom Partner. Bei Menschen mit wenig Frustrationstoleranz kann Rückzugsverhalten eintreten.
Zielgruppe	Die Übung kann auch bei Kindern eingesetzt werden. Wie jedes Rollenspiel: gute Einbettung in Kontext vorab erforderlich!
Methodische Besonderheiten	• erlebnis- und konfliktorientiert • induktiv • Rollenspiel • externe Stimulierung
Dauer, Musik, Hilfsmittel	• 10 Min. • keine Musik • keine Hilfsmittel
Variationsmöglichkeiten	Andere Alltagssituationen, in denen sich das Thema Macht – Ohnmacht widerspiegelt, nachspielen, aus der psychischen Thematik entwickeln.

	06 Rollenspiel zum Thema Macht – Ohnmacht
Psychologisches Konzept	• Selbstwertregulation • Selbstwahrnehmung • Selbst- und Fremdwirksamkeit • Frustrationstoleranz • Kontakt und Resonanz: Interaktionsmuster aus der Kindheit werden reaktualisiert

	07 Schlange
Beschreibung	Ein Verantwortlicher bildet den Kopf einer Schlange, die anderen folgen. Bei leiser Musik bewegt sich die Schlange vorwärts und der Kopf gibt die Bewegungsqualität vor. Wenn die Musik (kurz) lauter wird, kommt der Letzte nach vorne und übernimmt die Führung.
Interventionsziele	Führen einer Gruppe, Verantwortung für eine Gruppe, Förderung von Selbstbewusstsein, Abstimmung in einer Gruppe.
Möglichkeiten und Grenzen	Möglichkeit, neue Bewegungsmuster kennen zu lernen. Chance des sich Zeigens in einer Gruppe. (Geringe) Gefahr der Überforderung durch das Gesehen werden.
Zielgruppe	Eignet sich auch gut für Kinder. Ist als Übung im Rahmen der Aufwärmphase sehr gut einsetzbar.
Methodische Besonderheiten	• erlebnisorientiert • externe Stimulierung • Improvisation
Dauer, Musik, Hilfsmittel	• 3–15 Min. • lebhafte Musik
Variationsmöglichkeiten	Rollenspiele, bei denen einer die Verantwortung übernehmen muss: z. B. Zugführer, Kapitän auf einem Schiff, Pilot, Brandmeister der Feuerwehr.
Psychologisches Konzept	• Selbst- und Fremdwirksamkeit • Wiederholung – Variation • Angleichung – Konfrontation • kinästhetische Identifikation

	08 Vital-Dusche
Beschreibung	Gruppe und Therapeut stellen sich im Kreis im hüftbreitem Stand auf. Der Therapeut gibt verbale Anweisungen: »Stellt Euch vor, dass ihr euch in einen klaren, warmen Wasserstrahl hinein streckt.« Die Gruppe kann sich dabei dehnen und strecken. Wenn Zeichen der Entspannung auftreten (z. B. Gähnen), kann dies verbal vom Therapeuten unterstützt werden.

	08 Vital-Dusche
	Dann selbst mit den Fingerkuppen vorsichtig vom Stirnansatz über den Schädelknochen zu Hinterkopf und Nacken trommeln (»wie Wassertropfen«). Die Ohrmuscheln zwischen den Fingern kurz durchkneten. Kammartig mit den Fingern beider Hände kräftig von der Stirn und den Schläfen durch die Haare zum Nacken hin streifen (»Wasser abstreifen«). Dann auf einer Körperseite Schulter, Arm und Hand durcharbeiten (mit linker Hand die rechte Seite): Schulterkuppe in die Hand nehmen und kräftig rubbeln, ggf. Achselhöhle weich und vorsichtig massieren. In den Ober- und danach in den Unterarm kräftig hineingreifen und kneten, einschließlich Handgelenk und Hand. Abschließend den ganzen Arm/Hand abstreifen: Außen hinauf und innen hinunter. Kurze Pause: Vergleich Körperempfinden mit unbearbeiteter Seite. Danach andere Körperseite wie oben bearbeiten. Dann mit den Fingerkuppen locker und vorsichtig den oberen Brustraum, Schultern, Nacken bis Ansatz Schädelknochen abklopfen. Schultern abstreifen. Mit beiden Handflächen über Brustraum, Bauch zu den Hüften streichen. Danach versuchen, inwieweit der eigene Rücken erreicht werden kann: Reiben mit Handrücken bzw. Handfläche: »Wassertropfen abstreifen.« Mit lockeren Händen von den Füßen aufwärts zuerst ein Bein einschließlich Gesäß und Hüften abklopfen. Kurze Pause: Vergleich Körperempfinden mit unbearbeiteter Seite. Danach auch die andere Seite abklopfen. Hüfte, hinteren Beckenraum sowie die Körperseiten kräftig über die Beine zu den Füßen abstreifen. Nachspüren, die Körperwahrnehmung wird dabei von der Therapeutin verbal vom Kopf bis zu den Füßen begleitet, z. B.: In welchen Körperteilen wird die Massage noch deutlich wahrgenommen? Welches Körperteil fühlt sich warm/kalt an?
Interventionsziele	Verbesserung der Körperwahrnehmung, Selbstkontakt und Selbstwahrnehmung, Entspannung und Vitalisierung. Diagnostik: Therapeutin kann nonverbal Einblick erhalten, welche Körperbereiche konflikthaft besetzt sind u. dies eventuell thematisieren.
Möglichkeiten und Grenzen	Die Übung oder Teile davon können zum Ankommen, als Pause zwischendurch oder auch zum Ende einer Stunde sowohl in der Gruppe als auch in Einzelarbeit eingesetzt werden. Als Beispiel für Achtsamkeitsübung.
Zielgruppe	Nicht zu Beginn der Arbeit mit psychotisch erkrankten bzw. durch sexuellen Missbrauch traumatisierten Patienten einsetzen. Der Handkontakt zum eigenen Körper wird erst langsam möglich.
Methodische Besonderheiten	• kann mit Partnern im Körperkontakt gearbeitet werden, ist als Übung sowohl erlebnis- als auch konfliktorientiert einsetzbar • deduktiv • externe Stimulierung • verbale Anleitung besonders wichtig
Dauer, Musik, Hilfsmittel	• 10–20 Min. • eventuell leise Musik z. B. Klavier, George Winston: Winter into Spring • wird die Übung intensiv durchgeführt, werden Erfahrungen und Beobachtungen ausgetauscht, braucht es eventuell die gesamte Stundeneinheit

	08 Vital-Dusche
Variationsmöglichkeiten	Innere Bilder dazunehmen wie: unter einem warmen Wasserfall oder im Sommerregen stehen, eventuell Gerüche erinnern. Das Massieren, Klopfen, Abstreichen kann durch einen Partner erfolgen und so das Erleben von Hilfestellung ermöglichen. Dabei bestimmt der passive Partner welche Bereiche wie lange und wie intensiv mit den Händen berührt und bearbeitet werden. Körperkontakt in Partnerarbeit (z. B. einzelne Bereiche abstreifen) ist in Gruppen mit schwer gestörten Klienten ebenfalls erst nach intensivem Vertrauensaufbau möglich.
Psychologisches Konzept	• Selbstwahrnehmung • Deutlichmachen von Körpergrenzen • Selbstwirksamkeit • Genussfähigkeit im Kontakt mit sich selbst • Integration von Innen und Außen

	09 Aufnehmen und Zurückgeben
Beschreibung	Gruppe stellt sich im Kreis auf. Therapeutin lädt dazu ein, »auf die eigenen Füße zu kommen«, d. h. die bewusste Wahrnehmung wird auf den eigenen Stand und die eigenen Füße gelenkt. Im Kreis stehend greift die Therapeutin entweder eine Bewegung einer Gruppenteilnehmerin auf, welche dann von der Gruppe aufgenommen wird oder die Therapeutin gibt vor, dass der Reihe nach jeder eine Bewegung, bei den Füßen beginnend bis hinauf zum Kopf vormacht, die alle im Kreis drei- bis viermal gemeinsam wiederholen. Die vorgemachten Bewegungen können dabei von der Gruppe erweitert und variiert werden. Gefühle, Erinnerungen, Deutungen oder Gedanken die dabei geweckt werden, können verbalisiert werden.
Interventionsziele	• Sichtbarmachen von momentanem Befinden über Bewegung • Bewegungskontakt • Förderung von Gefühls- und Gedankenaustausch • Selbstwirksamkeit und Beziehung
Möglichkeiten und Grenzen	Eignet sich zum Körperaufwärmen in der Gruppenarbeit. Kann themenspezifisch mit Angebot von Deutungen eingesetzt werden. Eignet sich zur Erweiterung des Bewegungsrepertoires.
Zielgruppe	In einer Gruppe von psychotischen Patienten ist anfangs die strukturierte Vorgabe von Bewegungen angezeigt. Verbale Begleitung und ggf. Strukturierung der Bewegungsangebote durch Therapeutin nötig.

	09 Aufnehmen und Zurückgeben
Methodische Besonderheiten	• als einfaches Warm-up übungs- bis erlebnisorientiert, unter themenspezifischem Einsatz auch konfliktorientiert • deduktiv • Wiederholung – Variation
Dauer, Musik, Hilfsmittel	Zum Warm-up bietet sich gut strukturierte Musik an, bei themenspezifischem Einsatz keine Musik einsetzen, Deutung und Gefühlsqualität entsprechend unterstützen.
Variationsmöglichkeiten	Vorgabe von Bewegungsthemen, z. B. polare Themen wie Öffnen – Schließen, Geben – Nehmen, Einzelarbeiten in der Gruppe können sich daraus entwickeln.
Psychologisches Konzept	• Selbstausdruck • Empathie • Selbst- und Fremdwahrnehmung • Integration von Innen und Außen • Affektabstimmung

	10 Blitzlicht-Variationen
Beschreibung	Gruppe sitzt oder steht im Kreis. Jeder drückt nacheinander mit einer Bewegung oder Geste aus, wie es ihm gerade geht.
Interventionsziele	• Ausdruck von Gefühlen • nonverbale Kommunikation • Erfassen eines Stimmungsbildes
Möglichkeiten und Grenzen	Gefühlen Raum und Gestaltungsmöglichkeit geben. Zu Beginn einer Stunde/zum Ankommen, zur Momentaufnahme nach einer Übung, zum Abschluss einer Stunde.
Zielgruppe	Für alle Zielgruppen geeignet.
Methodische Besonderheiten	• erlebnisorientiert • induktiv • interne Stimulierung • Gruppen- und Einzelarbeit
Dauer, Musik, Hilfsmittel	• Dauer abhängig von Gruppengröße • ohne Musik, ggf. unter Zuhilfenahme von persönlichen Gegenständen
Variationsmöglichkeiten	Vorgabe von Bewegungsthemen, z. B. polare Themen wie Öffnen – Schließen, Halten – Loslassen. Aus der Geste eine neue Bewegung entwickeln.
Psychologisches Konzept	• Selbstausdruck • Integration von Innen und Außen durch Externalisierung

	11 Die Mitte »besetzen«
Beschreibung	Gruppe steht im Kreis. Eine Person geht in die Mitte des Kreises, gibt dort eine Bewegung vor, welche von den Gruppenteilnehmern gespiegelt wird und geht dann wieder an ihren Platz zurück. Das ist das Zeichen für den rechten Nachbarn, in die Kreismitte zu gehen. Möglich ist auch, dass die Person in der Mitte zu einer Person im Kreis geht und diese dann in die Mitte wechselt.
Interventionsziele	• Kontakt- und Beziehungsgestaltung • »Vorgeben« und »Anpassen« üben • Erfahrung von »im Mittelpunkt stehen«
Möglichkeiten und Grenzen	»Sichöffnen« und »Sichzeigen« kann überfordern. Stärkung des Selbstwertes durch Gesehenwerden, Sich-verstanden-Fühlen (durch Spiegelung der Gruppe). Stärkung des Gruppenzusammenhaltes. Ein gewisses Vertrauen in der Gruppe sollte vorhanden sein.
Zielgruppe	Für alle geeignet.
Methodische Besonderheiten	• induktiv • erlebnisorientiert • Improvisation • externe Stimulierung • Einzelarbeit in der Gruppe
Dauer, Musik, Hilfsmittel	Dauer variiert nach Gruppengröße. Musik, die nicht zu stark bestimmte Bewegungsqualitäten vorgibt (als Hintergrundmusik) oder auf bestimmte Bewegungsqualitäten abgestimmte Musikstücke.
Variationsmöglichkeiten	Eine Person geht in die Mitte, nimmt Bezug zur vorheriger Bewegung auf und gestaltet diese weiter. Hieraus können sich Einzelarbeiten zu bestimmten Bewegungsthemen entwickeln.
Psychologisches Konzept	• kommunikative Kompetenz und Abstimmung • Selbstausdruck • Selbstwertregulation • Selbst- und Fremdwahrnehmung • Externalisierung

	12 Monster mit Schutzschild
Beschreibung	Es sind mindestens drei Personen erforderlich. Die Akteure bewegen sich frei im Raum. Eine Person ist das Monster (ein Angreifer bzw. sich schnell Bewegender), eine andere der Angegriffene (ein sich langsam Bewegender). Dazwischen ist die dritte Person, das »Schutzschild«, das den Angegriffenen verteidigt.

	12 Monster mit Schutzschild
Interventions-ziele	• Ausprobieren verschiedener Rollen und deren Besetzung • Erlebbarmachen und Erweiterung verschiedener emotionaler Aspekte (z. B. stark – schwach, »aggressiv« sein – beschützend – schutzbedürftig sein, aktiv – passiv, ausgleichend wirken) • Förderung der Selbst- und Fremdwahrnehmung
Möglichkeiten und Grenzen	Themenspezifischer Einsatz erforderlich. Teilnehmer sollten sich bereits kennen. Diagnostik von Aggression und Verantwortung.
Zielgruppe	Für Traumapatienten ungeeignet. Impulskontrolle und ein Maß an Konfliktfähigkeit sollten vorhanden sein, für Kinder geeignet.
Methodische Besonder-heiten	• konflikt- und erlebnisorientiert • konfrontativ • Einzelarbeit in der Gruppe • Rollenspiel • Angleichung – Konfrontation • externe Stimulierung
Dauer, Musik, Hilfsmittel	• 5–15 Min. mit allen Rollenwechseln • ggf. weiche Bälle, Tücher
Variations-möglichkeiten	Das Monster versucht mit einem Ball das Opfer »abzuschießen« oder ihm ein Tuch zu klauen.
Psychologi-sches Konzept	• kommunikative Kompetenz und Abstimmung • Selbst- und Fremdwirksamkeit • Konzept des Körperbilds • Frustrationstoleranz

	13 Maschine bauen
Beschreibung	Eine Person beginnt mit einer einfachen Bewegung. Eine zweite Person kommt dazu und macht eine passende Bewegung dazu, wie bei einer Maschine, in der z. B. die Zahnräder ineinander greifen. Die »Maschine« wird aufgebaut, indem alle Teilnehmer jeweils mit einer Bewegung dazukommen und einen Teil der Maschine repräsentieren. Die »Bauweise der Maschine« und eventuelle Neuentwicklungen sind der Gruppe überlassen. Während des Prozesses soll wahrgenommen werden, was innerhalb der Gruppe passiert (z. B.: »Wenn einer rausgeht, fällt die Maschine dann auseinander?« »Wann entsteht Monotonie und wann eine Neuentwicklung?«) Anschließend wird der Gruppenprozess reflektiert. Wie hat sich der Einzelne als Teil der Maschine gefühlt? Wie wurde die Maschine als Ganzes wahrgenommen? Welches Bild entstand dazu? Hat die Maschine einen Namen? Therapeut gibt Rückmeldung zu seinen Beobachtungen.

	13 Maschine bauen
Interventionsziele	• Ermöglichen des Erlebens als Teil eines Ganzen/einer Gruppe • Diagnostik und Förderung der Gruppenbildung/Gruppendynamik • Verdeutlichen der Rolle des Einzelnen in der Gruppe • Förderung der Kreativität
Möglichkeiten und Grenzen	Für Psychotiker eher schwierig. Eine gewisse Abstraktionsfähigkeit sollte vorhanden sein (für kleine Kinder zu schwierig). Erfordert Koordination und rhythmische Schwingungsfähigkeit.
Zielgruppe	Eine gewisse Kontaktfähigkeit sollte vorhanden sein. Für Kinder geeignet.
Methodische Besonderheiten	• erlebnisorientiert • Improvisation • externe Stimulierung • vom Leichten zum Schweren • intermedialer Transfer • Rollenspiel • kinästhetische Identifikation • induktiv • von der Improvisation zur Komposition
Dauer, Musik, Hilfsmittel	5–15 Min.
Variationsmöglichkeiten	Bewegungen aus dem eigenen Arbeitsleben nehmen oder mit der Bewegung das eigene Arbeitsleben ausdrücken, eigene Belastung deutlich machen. Verschiedene Medien einbeziehen. Maschine macht Töne/Rhythmen, bewegt sich weiter. Nur mit bestimmten Körperteilen bewegen.
Psychologisches Konzept	• kommunikative Kompetenz und Abstimmung • Kontakt und Resonanz • erlebte Gruppendynamik • Konzept des Körperbildes • Selbst- und Fremdwirksamkeit

	14 Eine Anfangsbewegung ergänzen
Beschreibung	Therapeut greift eine Bewegung, eine häufige Geste, ein Bewegungsmuster oder ein Bewegungsthema des Patienten (vom Anfang der Therapie/aktuell aus der Stunde) auf. Der Patient wird aufgefordert, diese Bewegung durch eine neue zu ergänzen oder gemeinsam eine Ergänzung in Bewegung/im Tanz zu entwickeln.
Interventions ziele	• Sichtbarmachen von Entwicklung, Erweiterung des Bewegungsrepertoires • Sichtbar- und Erfahrbarmachen von Alternativen

	14 Eine Anfangsbewegung ergänzen
Möglichkeiten und Grenzen	Konfrontation mit eigenen Bewegungsmustern und -themen und Chance zur Veränderung. Thema, das hinter der Bewegung steht, kann sichtbar und erfahrbar gemacht werden. Überforderung durch zu gezielte Veränderung des eigenen Bewegungsmusters möglich. Kann im Sitzen, Stehen, in Bewegung ausgeführt werden.
Zielgruppe	Grundsätzlich für jedes Klientel geeignet, insbesondere für Depressive und Suchtkranke.
Methodische Besonderheiten	• erlebnisorientiert • induktiv • Wiederholung – Variation • vom Leichten zum Schweren • kinästhetische Identifikation
Dauer, Musik, Hilfsmittel	• bis zu 10 Min. • Musik ist abhängig vom Bewegungsthema des Klienten, eher ohne Musik!
Variationsmöglichkeiten	Patient soll gezielt in gegenteilige Bewegung gehen, z. B. extrem vergrößern oder verkleinern.
Psychologisches Konzept	• Selbstausdruck • Selbst- und Fremdwahrnehmung • Empathie • Affektabstimmung

	15 Dirigent und Orchester
Beschreibung	Ein Patient ist Dirigent, die restliche Gruppe bildet das Orchester. Der Dirigent gibt durch Handzeichen Vorgaben, was das Orchester tun soll, wie es in Bewegung kommen soll und wann das Stück beendet ist (z. B. Vorgaben zu Höhe – Tiefe, Nähe – Distanz, Rhythmus und Krafteinsatz). Je nachdem, ändert sich z. B. die Dynamik in der Gruppe, vergrößert oder verkleinert sich der Abstand untereinander.
Interventionsziele	• Förderung der Abstimmung in der Gruppe • Erfahrbarmachen von Führungsqualitäten • Förderung von kreativem Potenzial
Möglichkeiten und Grenzen	Chance, dass eine Person (Dirigent) die Aufmerksamkeit der Gruppe bekommt, »Dirigent« übt Verantwortung zu übernehmen. »Orchester« macht Erfahrung, Verantwortung abzugeben, sich »dirigieren« zu lassen. Unterschiedlicher Umgang mit Verantwortung wird erfahrbar.

	15 Dirigent und Orchester
Zielgruppe	Besonders geeignet für Kinder, Depressive, Suchtkranke, keine Kontraindikation bekannt.
Methodische Besonderheiten	• erlebnisorientiert • kann Führungskonflikte provozieren • Improvisation • externe Stimulierung • Rollenspiel • Improvisation • Einzelarbeit in der Gruppe
Dauer, Musik, Hilfsmittel	• 5–15 Min. • Musikauswahl entscheidet der Dirigent
Variationsmöglichkeiten	Mehrere Kleingruppen entwickeln eine Choreografie. Einsatz von Musikinstrumenten und/oder Stimme (in Einzelarbeit in reduzierter Form!).
Psychologisches Konzept	• kommunikative Kompetenz und Abstimmung • Genussfähigkeit im Kontakt • Selbst- und Fremdwahrnehmung • Selbstwirksamkeit • Frustrationstoleranz

	16 Chace-Kreis
Beschreibung	Gruppe stellt sich im Kreis auf. Eine Person beginnt mit einer Bewegung, die anderen übernehmen diese. Wenn sich die Bewegung »ausgebreitet« hat, wird der rechte Nachbar gestisch eingeladen, eine eigene Bewegung vorzugeben, die wiederum von allen aufgenommen wird. So kommt jeder einmal mit einer eigenen Bewegung dran. Wichtig: Es geht darum, die Essenz einer Bewegung (räumlich, rhythmisch, intensitätsbezogen) zu übernehmen, nicht darum, genau alle Körperteile zu imitieren: Das wäre eine Überforderung, und die Wahrnehmung wäre nur beim anderen, nicht mehr bei sich selbst.
Interventionsziele	• sich zeigen versus etwas nachmachen, führen und folgen • positiver Umgang mit Leistungsanforderung
Möglichkeiten und Grenzen	Kreisform gibt Sicherheit, in einer Gruppenstunde zu Beginn gut einsetzbar. Diagnostische Möglichkeiten von Gruppenthemen, z. B. Atmosphäre in der Gruppe. Wird z. B. jemand übersprungen?
Zielgruppe	Kann mit jedem Klientel gemacht werden, auch in Gruppen, die sich noch nicht kennen.

	16 Chace-Kreis
Methodische Besonderheiten	Kann sehr übungszentriert angeleitet werden, führt aber auch ins Erlebniszentrierte, Wiederholung und Variationen, Angleichung, kinästhetische Identifikation, Improvisation.
Dauer, Musik, Hilfsmittel	• von 5 Min. bis zu einer ganzen Stunde • Musik von unterschiedlicher Dauer und Qualität
Variationsmöglichkeiten	Übung nur mit Händen, mit der Stimme, mit den Füßen durchführen, daraus Partnerarbeit entstehen lassen, verschiedene mimische Ausdrucksqualitäten statt formaler Bewegungsqualitäten sich ausbreiten lassen.
Psychologisches Konzept	• kommunikative Kompetenz und Abstimmung • Kontakt und Resonanz • Genussfähigkeit im Kontakt • Konzept des Körperbildes • Selbst- und Fremdwahrnehmung.

	17 Schüttel-Ei und Koosh-Ball
Beschreibung	Im Kreis mit einer Armlänge Abstand stehen. Schüttel-Ei an den Nachbarn im Uhrzeigersinn weiterreichen und gleichzeitig ein Koosh-Ball in beliebiger Reihenfolge hin- und herwerfen.
Interventionsziele	• spielerisch in Kontakt treten • Vitalisierung • Förderung der Koordinationsfähigkeit • Konzentrationsfähigkeit und Reaktionsfähigkeit
Möglichkeiten und Grenzen	Zu Anfang einer Gruppe und zu Anfang einer Stunde möglich, bei Ermüdungserscheinungen einer Gruppe, kognitive und koordinative Anordnung, Stärkung der Frustrationstoleranz.
Zielgruppe	Für alle Störungsbilder und Altersstufen geeignet.
Methodische Besonderheiten	• übungsorientiert • deduktiv • vom Leichten zum Schweren • Wiederholung • externe Stimulierung
Dauer, Musik, Hilfsmittel	• 5–10 Min. • keine Musik • Koosh-Ball, Schüttel-Ei, Kissen usw.

	17 Schüttel-Ei und Koosh-Ball
Variationsmöglichkeiten	Anforderungsgrad anpassen: Zuerst mit einem Gerät beginnen, dann ein zweites hinzunehmen und eventuell noch ein drittes. Gymnastikball, Kissen oder Decke mit den Füßen hin und her schieben. Geräte variieren: Gummiring, Kissen.
Psychologisches Konzept	kommunikative Kompetenz und Abstimmung Genussfähigkeit im Kontakt Selbst- und Fremdwahrnehmung Frustrationstoleranz

	18 Sich selbst oder den anderen abklopfen
Beschreibung	Gruppe steht im Kreis. Jeder klopft sich selbst ab. Geschwindigkeit und Intensität bestimmt jeder selbst, wie es für jeden angenehm ist. Von der rechten Schulter an der Armaußenseite entlang zur Hand und innen zurück. Das Gleiche mit dem linken Arm. Rechtes Bein von der Hüfte an der Beinaußenseite zum Fuß und innen wieder zurück. Dann das linke Bein. Von der linken Schulter diagonal über den Rumpf zum rechten Bein und außen wieder zum Fuß und innen wieder zurück. Andere Schulter ebenfalls. Dann Hinterkopf mit den Fingerspitzen leicht klopfen, hoch zum Kopfscheitel und nach vorne zum Gesicht.
Interventionsziele	• eigene Körpergrenzen wahrnehmen und erspüren • Körperwahrnehmung, einzelne Körperteile erspüren • Kontakt, Entspannung
Möglichkeiten und Grenzen	Als Aufwärmübung, um im Körper anzukommen oder am Ende der Stunde als Entspannung oder Möglichkeit, Kontakt herzustellen; von anderen abgeklopft zu werden, kann als zu nah empfunden werden (persönliche Grenzen wahren!).
Zielgruppe	Bei Missbrauchsopfern und traumatisierten Klienten eher selber bzw. nur periphere Körperteile oder Rücken abklopfen lassen. Einsatz bei Psychotikern zur Körperwahrnehmung geeignet.
Methodische Besonderheiten	Übungs- und erlebnisorientiert, Wiederholung und Variation, Einzelarbeit in der Gruppe, verbale Anleitung und Mitmachen des Therapeuten ist sinnvoll.
Dauer, Musik, Hilfsmittel	• 10 Min. • leise Hintergrundmusik
Variationsmöglichkeiten	Auch eine andere Systematik möglich, z. B. von außen nach innen oder von unten nach oben. Igelball anstelle der Hand bei Klienten, die Schwierigkeiten mit direktem Körperkontakt haben.

	18 Sich selbst oder den anderen abklopfen
Psychologisches Konzept	• Konzept des Körperbildes • Genussfähigkeit im Kontakt • Selbst- und Fremdwahrnehmung • Integration von Innen und Außen

	19 Raumgestaltung
Beschreibung	Mit verschiedenen Medien (z. B. Seilen, Tüchern) einen Raum gestalten. Sich den Raum anschauen und wahrnehmen, ob noch etwas verändert werden könnte. Wenn die Übung in der Gruppe durchgeführt wird, kann man anregen, sich gegenseitig zu besuchen, die Peripherie des Raumes abzugehen, den Raum zu zeigen (nonverbale Kommunikation).
Interventionsziele	• Wahrnehmen des eigenen Raumes und Umgang mit Grenzen • Kreativitätsförderung • Kontaktgestaltung • erweiterte Übung zum »sicheren Ort«
Möglichkeiten und Grenzen	Kann zur Diagnostik zu Beginn des therapeutischen Prozesses eingesetzt werden; gibt grundsätzlich Auskunft über Orientierung und Besetzung des Innenraumes.
Zielgruppe	Für fast alle Altersgruppen geeignet. Bei älteren Menschen eventuell nicht möglich.
Methodische Besonderheiten	• erlebnis- und ggf. konfliktorientiert
Dauer, Musik, Hilfsmittel	• 1–1½ Std. inkl. Auswertung • leise Hintergrundmusik oder ohne Musik • verschiedene Materialien, z. B. Decken, Stöcke, Seile, Tücher oder vorhandenes Material im Raum oder eigene Gegenstände
Variationsmöglichkeiten	Gestalten von gefühlsbesetzten Räumen, z. B. Wut- Ecke, Spiel- Ecke, Wohlfühlraum. Zu speziellen Themen einsetzbar: z. B. Arbeitsraum, Raum in der Partnerschaft, Wunschraum, Zukunftsraum. Gestaltung von drei Räumen bei Entscheidungsschwierigkeiten: Alternative 1, Alternative 2 und ein Kompromissraum.
Psychologisches Konzept	• Selbstausdruck • Integration von Innen und Außen durch Externalisierung

[•] [••]	**20 Öffnen und Schließen**
Beschreibung	Klientin umarmt sich selber oder führt »Schmetterlingsumarmung« durch. Dabei legt sie die Hände auf die gegenüberliegende Schulter und klopft im Wechsel rechts und links. Dann durch Öffnen und Schließen der Arme im Wechsel allmählich mit einem Partner in Kontakt kommen und improvisieren zum Thema »Partner umschließen und loslassen in einem fließenden Wechsel«. (»Kommt über das Öffnen und Schließen in Kontakt mit einem Partner und schaut, inwieweit ihr euch selbst umarmen wollt oder in Kontakt treten wollt. Spielt mit den Möglichkeiten.«)
Interventionsziele	Körperkontakt mit sich selber ermöglichen. Wahrnehmung der eigenen Bedürfnisse in der Kontaktgestaltung und Stärkung der Nähe- und Distanzregulation. Eigenes Bewegungsrepertoire der Kinesphäre und des Öffnens – Schließens wahrnehmen und erweitern.
Möglichkeiten und Grenzen	Arbeiten am Thema Nähe – Distanz. Vertrauen innerhalb der Gruppe notwendig. Gefahr der fehlenden Abgrenzung und der Grenzüberschreitung im Kontakt.
Zielgruppe	Bei traumatisierten Klienten auf Selbstumarmungen und Eigenkontakt beschränken.
Methodische Besonderheiten	• erlebnisorientiert • Improvisation • Variation einer Bewegungsform • Selbstwirksamkeit • kommunikative Kompetenz und Abstimmung
Dauer, Musik, Hilfsmittel	• 10–15 Min. • ruhige Musik möglich
Variationsmöglichkeiten	Zu Beginn als Vorbereitung mit den Händen experimentieren. Das Öffnen und Schließen vergrößern. Bei Kontaktaufnahme mit dem Partner Abstand der eigenen Kinesphäre wahren und Kontakt durch Bewegungswechsel von Öffnen und Schließen der Arme herstellen. Eine Person spielt mit den Bewegungen des Öffnens und Schließens, der Partner beobachtet und gibt Feedback.
Psychologisches Konzept	• Bewegungsanalyse nach Laban (Horizontale erfahren) • kommunikative Kompetenz und Abstimmung • Selbstausdruck

••	21 Zeigen und Lehren
Beschreibung	Der Klient/Patient zeigt 🯅 dem Therapeuten oder Partner eine eigene Bewegung und bringt sie ihm bei. Solange korrigieren bis die Bewegung »richtig« ausgeführt wird. 🯅
Interventions-ziele	Sich in der Rolle des Lehrens und Korrigierens erfahren und Verantwortung und Führung übernehmen. Die eigenen Bewegungsvorstellungen beim Gegenüber umsetzen. Stärkung des Selbstbewusstseins und der Selbstwirksamkeit.
Möglichkeiten und Grenzen	Für den Abschluss einer Therapie geeignet. Längerer Therapieprozess ist notwendig. Gefahr der Überforderung.
Zielgruppe	Mit allen Klienten umsetzbar, bei Klienten mit depressivem Störungsbild besonders geeignet.
Methodische Besonder-heiten	• übungs- und erlebnisorientiert
Dauer, Musik, Hilfsmittel	• 5–10 Min.
Variations-möglichkeiten	Größere Bewegungssequenz zeigen und lehren, eventuell mit Unterstützung von Musik. Auf Wunsch des Klienten, Bewegungen mit Tuch, Ball oder Seil ermöglichen. Klient zeigt und lehrt einer Gruppe eine Bewegung bzw. eine Bewegungssequenz.
Psychologi-sches Konzept	• Selbstwirksamkeit • Selbstausdruck • Selbstwertregulation • kommunikative Kompetenz und Abstimmung • Körperbild

••	22 »Mir sind die Hände gebunden«
Beschreibung	Ein Partner bindet dem anderen (locker!) mit einem Wollfaden die Hände zusammen. Dieser soll dann von seinem Platz aus ein vom Partner vorgegebenes Ziel erreichen und dabei einen Gegenstand vom Boden aufheben und zum Ziel transportieren (»Beweg Dich so ökonomisch wie du kannst zum Ziel«). Interessant ist, ob der Partner den Faden löst bzw. abstreift oder mit zusammengebundenen Händen versucht, dem »Befehl« zu folgen. Danach Füße zusammenbinden und damit ein Ziel erreichen.
Interventions-ziele	Wahrnehmung des eigenen Erlebens mit »von außen gesetzten Einengungen« und Bewegungseinschränkungen. Eigene Lösungsmöglichkeiten entdecken und erweitern. Umgang mit Macht – Ohnmacht verdeutlichen.

	22 »Mir sind die Hände gebunden«
Möglichkeiten und Grenzen	Kann an Spielerleben aus der Kindheit anknüpfen. In Einzeltherapie zur Verdeutlichung eines aktuellen Konfliktes (»sich wie gebunden fühlen«).
Zielgruppe	Nicht für traumatisierte Klienten geeignet, nicht für Psychotiker geeignet. Gewisser Grad an Stabilität und Frustrationstoleranz erforderlich.
Methodische Besonderheiten	• konfliktorientiert • deduktiv • externe Stimulierung • Konfrontation
Dauer, Musik, Hilfsmittel	• 10 Min. • Wollfaden
Variationsmöglichkeiten	Als Gruppenübung: Paarweise in der Gruppe zusammengehen. Jeder Partner bindet dem zweiten die Füße zusammen. Diese stellen sich auf eine Startlinie auf und müssen dasselbe Ziel erreichen. Hände oder Füße von zwei Personen werden aneinander gebunden und diese müssen gemeinsam ein Ziel erreichen. Hand und Fuß einer Person werden zusammengebunden.
Psychologisches Konzept	• Macht – Ohnmacht • Selbst- und Fremdwirksamkeit • Frustrationstoleranz

	23 Clown – König – Sänger
Beschreibung	Zwei Gruppen bilden, die sich gegenüber stehen und eine Gasse bilden. Ein Klient/Patient geht durch die Gasse und stellt in Bewegung zuvor ausgesuchte Person dar: Clown, König, Rocksänger. Beispiele für Erwachsene: alte Person, gestresster Beamter, trödelndes Kind.
Interventionsziele	In verschiedene Charaktere schlüpfen und darstellen, Kreativitätsförderung, sich in einer Gruppe zeigen.
Möglichkeiten und Grenzen	Die Patienten haben die Möglichkeit zu zeigen, was sie können. Durch die Rollenübernahme fällt es leichter, sich auszuprobieren. Kinder, die sich noch nicht lange kennen, können überfordert sein, da die Aufmerksamkeit aller auf sie gerichtet ist.
Zielgruppe	Für Kindergruppen sehr gut geeignet.
Methodische Besonderheiten	• erlebnisorientiert • deduktiv • externe Stimulierung • Rollenspiel

	23 Clown – König – Sänger
Dauer, Musik, Hilfsmittel	• Zeitaufwand je nach Gruppengröße • für jede dargestellte Person ganz typische Utensilien geben (z. B. beim Clown rote Nase) • passende Musik zur dargestellten Person (z. B. mittelalterliche Hofmusik für den schreitenden König)
Variationsmöglichkeiten	Auch als Einzelübung einsetzbar.
Psychologisches Konzept	• Selbstausdruck • Externalisierung • Konzept des Körperbildes • Kontakt und Resonanz

	24 Vielfalt eines Themas durch Sharing
Beschreibung	Eine Klientin/Patientin verbalisiert ein mitgebrachtes Thema. Jeder Gruppenteilnehmer setzt das Thema in Bewegung um. Die Klientin sucht sich den Partner aus, dessen Bewegung ihr am besten gefallen hat, die restliche Gruppe teilt sich ebenfalls in Paare/Dreiergruppen auf. Die Klientin macht die Bewegung im Kontakt mit dem Partner mit und nimmt wahr, was gefühlsmäßig ausgelöst wird und wie sich dies auf die Paarinteraktion auswirkt. Verbales Sharing des Erlebten in Partnerarbeit: »Kennst du dieses Erleben auch?« »Könnte das etwas aus deinem Leben widerspiegeln?« »Woher kennst du das?«
Interventionsziele	• Selbst- und Fremdwahrnehmung • Integration abgespalteter Erlebnisanteile durch Sharing • Erweiterung der eigenen Bewegungs-, Ausdrucks- und Erlebensmöglichkeiten
Möglichkeiten und Grenzen	Zur Verdeutlichung eines aktuellen Konflikts, längerer Therapieprozess notwendig, auch im Einzelsetting einsetzbar.
Zielgruppe	Reflexionsfähigkeit und Identitätssicherheit/Ich-Stärke der Klienten notwendig, Kontaktfähigkeit und Kontaktbereitschaft notwendig, ab dem Jugendlichenalter.
Methodische Besonderheiten	• induktiv • themenzentrierte Einzelarbeit in der Gruppe • kinästhetische Identifikation • Konfrontation
Dauer, Musik, Hilfsmittel	• 20–30 Min. • Musik je nach Thema
Variationsmöglichkeiten	Chace-Kreis: Abgrenzende Bewegungen, Bewegungs-Sharing durch Worte ergänzen, Sharing mit neuem Partner wiederholen, Gruppe macht eine gemeinsame Bewegung zum Thema, Protagonist setzt eine andere Bewegung in der Mitte des Kreises dagegen. Partner wählen, dessen Bewegung man am wenigsten mochte.

	24 Vielfalt eines Themas durch Sharing
Psychologisches Konzept	• Selbstbehauptung • Selbst- und Fremdwahrnehmung • Kontakt und Resonanz • Empathie

	25 Wachsen: »vom Samen zur Blume«
Beschreibung	Vorbereiten: Platz im Raum suchen, Stand wahrnehmen, atmen, eigenen Bewegungsimpulsen nachgeben, strecken und recken, eventuell verschiedene Körperteile fokussieren. »Stellen Sie sich eine Blume vor, es kann Ihre Lieblingsblume sein. Welche Farbe hat sie? Wie groß ist sie? Wo steht die Blume: Topfpflanze, Wiese oder Wald? Knolle oder Wurzel? Wie sehen der Stängel und die Blätter aus? Wie sieht die Blüte aus?« »Stellen Sie sich vor, wie erste Triebe und Blättchen sprießen, wie Wurzeln in den Boden wachsen, wie sich Stängel und Blätter entfalten, wie eine Knospe entsteht und erblüht.« »Stellen Sie sich vor, dass Sie nun selber die Blume sind. Machen Sie sich klein wie eine Knolle oder ein Samen; kauern Sie sich wie eine Knolle hin und lassen Sie in der Bewegung erste Triebe entstehen. Wurzeln wachsen in den Boden. Blättchen sprießen. Wurzeln, Stängel und Blätter entfalten sich. Eine Blütenknospe entsteht und erblüht.« Die Entwicklung begleitet der Therapeut durch Bewegungsbilder wie z. B.: »Strecken Sie Ihre Finger aus wie erste Blättchen.«
Interventionsziele	Vorstellungsvermögen fördern und eigene Vorstellung ausdrücken. Entwicklung gestalten: vom Kleinen zum Großen, vom Neubeginn zum Endpunkt. Kreativität fördern: Eigenes Selbst durch Blume darstellen, d. h. Stärkung des eigenen Selbst/Selbstbewusstsein. Körperwahrnehmung, z. B. eigenen Stand wahrnehmen (sich erden) und verbessern. Ich-Stärkung, Identifikation mit Eigenschaften (welche Eigenschaften habe ich, möchte ich haben, lehne ich ab?).
Möglichkeiten und Grenzen	Nicht zu Beginn der Therapie, da relativ komplex. Bei Gruppenkonflikten problematisch, Entwicklungsthema – zur Lösung von Blockaden. Kann man auch als Schlussübung in mehreren Gruppentherapie-Stunden wiederholen.
Zielgruppe	Übungen mit imaginativen Anteilen können bei Traumapatienten gut eingesetzt werden, bei Psychose kontraindiziert.
Methodische Besonderheiten	• erlebnisorientiert • Improvisation • externe Stimulierung • deduktiv

	25 Wachsen: »vom Samen zur Blume«
Dauer, Musik, Hilfsmittel	• 10–15 Min. • Musik, die Wachstumspotenzial ausdrückt, z. B. meditative oder klassische Musik (Beethoven) zur Untermalung • Blumen
Variationsmöglichkeiten	Der Blume Eigenschaften zuschreiben lassen. In einer Gruppe bilden mehrere eine Blume, einer bewegt sich als Wind, der andere als Biene, Sonne, Regen Tiere, als kleines Mädchen, das Blumen bestaunt. Imagination eines Tieres, eventuell mit Vorgaben (starkes oder sanftes Tier). Nach der Übung ein Bild der Blume malen. Nur einzelne Segmente der Entwicklung bewegen lassen.
Psychologisches Konzept	• Selbstausdruck und Entwicklung • Selbstwirksamkeit • Selbstwahrnehmung • Konzept des Körperbildes

	26 (Aktive) Imaginationen zum schützenden Gehäuse
Beschreibung	Klienten/Patienten suchen Platz im Raum und stellen sich hin. Die Therapeutin gibt folgende imaginative Anleitung: »Stell Dir vor, du bist in einem Gehäuse: Wie sieht es aus, aus welchem Material ist es, wie eng/weit ist es darin?« »Setz dieses Bild in eine Bewegung um: Wie verändert es sich? Was kannst du darin tun, was nicht tun?«
Interventionsziele	Förderung eines eigenen Schutzraums, der Selbstwahrnehmung und der -wirksamkeit, Förderung von Abgrenzung.
Möglichkeiten und Grenzen	Niederschwellig, auch bei neuer Gruppenzusammensetzung durchführbar. Vorsicht bei Psychotikern!
Zielgruppe	Für Patienten mit Traumatisierungen gut geeignet.
Methodische Besonderheiten	• erlebnisorientiert • externe Stimulierung • Komposition
Dauer, Musik, Hilfsmittel	• 10 Min. • Musikeinsatz bei Bewegung möglich
Variationsmöglichkeiten	Mit Tüchern das Bild des Gehäuses in Bewegung umsetzen, weiter ausgestalten, davon ein Bild malen.
Psychologisches Konzept	• Selbstwirksamkeit • Selbstwahrnehmung

	27 Bild oder Bildausschnitt des Körperbildes in Bewegung umsetzen
Beschreibung	Klientin hat in einer anderen Stunde ihr Körperbild gemalt und setzt ihr Körperbild oder einen Körperbildausschnitt in Bewegung um. »Suchen Sie sich einen Ausschnitt des Bildes aus, wie spricht er sie an? Probieren Sie aus, welche Bewegung dazu passt.« Die Bewegungen werden vom Therapeuten oder anderen Klienten/Patienten auf der Bewegungsebene aufgegriffen.
Interventions-ziele	Auseinandersetzung mit dem eigenen Körper bzw. Körperteilen. Unterschiede in der Selbst- und Fremdwahrnehmung des eigenen Körpers verdeutlichen.
Möglichkeiten und Grenzen	Längerer Therapieprozess notwendig. Klientin sollte so stabil sein, dass eine Konfrontation mit problembesetzten Körperteilen möglich ist. Zur Diagnostik einsetzbar.
Zielgruppe	Geeignet für Klienten mit anorektischem Störungsbild/Essgestörten und bei Klientinnen mit Körperschemastörungen.
Methodische Besonder-heiten	• erlebnis- und konfliktorientiert • intermedialer Transfer von bildnerischen Ausdruck in Bewegungsausdruck • Improvisation
Dauer, Musik, Hilfsmittel	• 15–20 Min.
Variations-möglichkeiten	Geht auch mit anderen Bildern, z. B. ein Gefühl malen und dies in Bewegung umsetzen. Einen Nachttraum in Bewegung umsetzen.
Psychologi-sches Konzept	• Konzept des Körperbildes • Selbst- und Fremdwahrnehmung • Selbstausdruck

	28 Rhythmische Abstimmung mit dem Ball
Beschreibung	Die Übung besteht aus vier Abschnitten: Zuerst in Einzelarbeit, dann in Partnerarbeit und zwei Abschnitte in Gruppenarbeit. **Einzelarbeit**: Jeder bekommt einen Koosh-Ball in die Hand und sucht sich im Stand einen selbst gewählten Platz im Raum. Sich mit dem Ball vertraut machen: mit der Hand betasten, Ball im Bogen von einer Hand zur anderen werfen. **Partnerarbeit**: Teilnehmer stellen sich paarweise gegenüber. Alle schwingen ihren Körper im gleichen Rhythmus und öffnen und schließen den Körper: Füße parallel stellen. Im Stand Rumpf beugen und wieder aufrichten, dabei etwas in die Knie gehen. Beide Hände schwingen lassen. Dabei den Handrücken vorne lassen. Jedes Paar wirft sich beim Aufrichten des Schwunges im Bogen den Ball zu.

	28 Rhythmische Abstimmung mit dem Ball
	Gruppenarbeit 1: Die Gruppe steht in einem ausreichend großen Abstand im Kreis und schwingt im oben beschriebenen Rhythmus. Die Therapeutin stellt sich in die Mitte und schwingt im gleichen Rhythmus mit. Die Therapeutin wirft der Reihe nach den Ball einem Gruppenmitglied zu, dieses wirft den Ball zur Therapeutin zurück, diese wirft ihn dem nächsten Gruppenmitglied zu und so fort. Beim Zuwerfen in die Augen schauen, das verbessert das Abstimmverhalten. Darauf achten, dass das Tempo für die Gruppe angemessen ist. **Gruppenarbeit 2:** Die Gruppe mit der Therapeutin steht im Kreis und schwingt im oben beschriebenen Rhythmus. Die Therapeutin hat den Ball in der rechten Hand und wirft ihn im Bogen zur linken Hand. Der Ball wird dann im Rhythmus dem linken Nachbarn zugeworfen, der diesen mit der rechten Hand auffängt und wieder im Bogen zur linken Hand wirft. So wird der Ball im Kreis weiter geworfen. Ein zweiter oder sogar dritter Ball kann hinzugenommen werden.
Interventionsziele	Förderung der Gruppenbildung – Integration des Ichs in der Gruppe. Förderung der Konzentration und des Rhythmus, Verbesserung des Abstimmungsverhaltens bzw. des Kontaktes. Leistung in der Gruppe thematisieren – Unterschiede feststellen und akzeptieren. Frustrationstoleranz erhöhen. Ablenkung von der eigenen Problematik und Aktivieren der spielerischen Ressourcen/der konfliktfreien Ich-Bereiche.
Möglichkeiten und Grenzen	Als Kennenlernspiel der Gruppe; zu Beginn einer Gruppenstunde einsetzbar. Für Kontaktaufbau geeignet, dient der Homogenisierung der Gruppe, es entsteht ein »Gruppen-Körper«. Übung kann zum meditativen Erleben eingesetzt werden. Jeder Abschnitt kann auch für sich durchgeführt werden. Bei Misserfolgserlebnissen können Teilnehmer an die Grenzen ihrer Frustrationstoleranz geraten. Gefahr von Chaos in der Gruppe, wenn zu wenig Selbstkontrollfähigkeit vorhanden. Vorsicht vor Überforderung! Übung kann in Etappen langsam aufgebaut und wiederholt werden. Das Tempo sollte dem Niveau der Teilnehmer angepasst werden. Schwung kann je nach Intensitätsgrad körperlich anstrengen, auf Belastungsgrenzen der Teilnehmer achten!
Zielgruppe	Koordination und rhythmische Schwingungsfähigkeit erforderlich. Für Kinder ab 8–10 Jahren geeignet, da kleinere Kinder über zu wenig motorische Koordination verfügen. Für Patienten mit Traumafolgestörungen geeignet.
Methodische Besonderheiten	• übungsorientiert, kann aber auch erlebnisorientiert werden • deduktive Übung mit wiederholender Bewegung • von Einzel- über Paar- zur Gesamtgruppenarbeit • vom Leichten zum Schweren • Angleichung im Rhythmus
Dauer, Musik, Hilfsmittel	Einzelarbeit 3–5 Min., Partner- 3–5 Min., Gruppen- (2 Runden) 2–8 Min. Koosh-Ball oder Softball, Rhythmussicherheit des Therapeuten notwendig.

	28 Rhythmische Abstimmung mit dem Ball
Variationsmöglichkeiten	Partnerarbeit kann so variiert werden, dass immer nur ein Paar sich zwei Bälle gleichzeitig zuwirft, die anderen nur den Schwung mitmachen. Das Paar wirft sich den Ball solange zu, bis der Ball auf den Boden fällt oder eine vorher festgelegte Zeitangabe überschritten ist. Dann ist das nächste Paar dran. Es können Gegenstände unterschiedlicher Schwere, Größe und Materialbeschaffenheit verwendet werden: Igelball, Sandsäckchen. Bei der zweiten Gruppenarbeit können fortgeschrittene Teilnehmer gleichzeitig einen großen Pezzi-Ball mit den Füßen durch den Kreis rollen lassen und einen kleinen Pezzi-Gymnastikball von Hand zu Hand weitergeben.
Psychologisches Konzept	• Selbst- und Fremdwirksamkeit • kommunikative Kompetenz und Abstimmung • Selbst- und Fremdwahrnehmung • Frustrationstoleranz • Genussfähigkeit im Kontakt

	29 Solotänze
Beschreibung	Jede Person sucht sich einen Platz im Raum und fühlt sich in etwas ein, was gerade aktuell ist: Ein Gefühl, eine Person und deren Gang oder Haltung oder in ein Thema, z. B. Selbstbehauptung, Mut. Therapeutin unterstützt verbal: »Entstehen Bilder? Wie sehen diese aus?« Jede Klientin probiert passende Bewegungen dazu aus. Aufteilung des Raumes in einen Bühnenbereich und einen Zuschauerbereich. Eine Klientin/Patientin drückt das Gefühlte im Bühnenbereich in einem Solotanz aus, Therapeutin oder Gruppe nehmen eine Position im Zuschauerbereich ein. Applaus ist neben der gezielten Besprechung im Anschluss an die Darbietung wichtig.
Interventionsziele	Ein eigenes Thema, ein Gefühl usw. erspüren, das psychische Erleben in Bewegung ausdrücken und sich damit zeigen. Lernen, dass die eigene Sichtweise einen Wert hat. Sich in eine andere Person hineinversetzen, sich deren Perspektive bewusst werden und die eigene Empathiefähigkeit verfeinern. Das Publikum erkennt, dass Menschen unterschiedlich empfinden, verschiedene Sichtweisen haben.
Möglichkeiten und Grenzen	Längerer Therapieprozess notwendig. In Einzeltherapie zur Verdeutlichung eines aktuellen Konfliktes. Chance, dass durch den Fokus auf eine Person diese Person die Aufmerksamkeit bekommt. Gefahr der Überforderung bzw. der Entwertung durch die Gruppe.

	29 Solotänze
Zielgruppe	Für Kinder geeignet. Bei Patienten mit depressivem Störungsbild kann es schwierig sein, sich in den Mittelpunkt zu stellen. Ungeeignet für Traumatisierte, da durch das Exponiertsein die Gefahr der Destabilisierung besteht.
Methodische Besonderheiten	• erlebnisorientiert • Improvisation und Komposition • Einzelarbeit in der Gruppe • Rollenspiel • auch konfliktorientiert
Dauer, Musik, Hilfsmittel	• max. 5 Min. pro Solotanz • selbst mitgebrachte/ausgewählte Musik der Klienten/Patienten • alles was hilft, das Thema auszudrücken
Variationsmöglichkeiten	In einer Gruppe Tanz zu zweit oder zu mehreren. Vor dem verbalen Austausch antwortet die Gruppe aktiv in Bewegung.
Psychologisches Konzept	• Selbstausdruck • Selbstwertregulation • Frustrationstoleranz • Integration von Außen und Innen durch Externalisierung: Inneres im Außen sichtbar machen

	30 Ankommen auf meinem Sitzplatz – den eigenen Raum einnehmen
Beschreibung	Zu Beginn einer Stunde setzen sich Patienten auf einen Platz: Klientin dehnt und streckt sich und lässt aufkommendes Gähnen zu. Kleiner werdende Bewegungen zeigen ein »Satt-Werden« an Bewegung und Entspannung an. Danach die Füße nebeneinander auf den Boden stellen. Ober- und Unterschenkel sollen im Verhältnis einen Winkel von 90 Grad zueinander bilden. Die Klienten sollen die Sitzhöcker in die Sitzoberfläche hinein sinken lassen und ihr Körperempfinden beobachten, »Wie empfinden Sie die Sitzfläche? Wie nehmen Sie den Sitz ein?« Die anschließende verbal begleitete Wahrnehmung des Körpers von Kopf bis Fuß kann mit geschlossenen oder mit geöffneten Augen geschehen. In der anschließenden Befindlichkeitsrunde können thematisiert werden: Aufrichtung, Ausdehnung einzelner Körperbereiche, Veränderungen des Atmens, Vergleiche von Anspannung/Entspannung, Wachheit/Müdigkeit usw. Wie nehme ich meinen Platz jetzt ein – wie tue ich das sonst? Wie nehme ich mich – wie nehme ich die anderen jetzt wahr?
Interventionsziele	Selbst- und Körperwahrnehmung, Sitzplatz/Raum den eigenen Bedürfnissen entsprechend einnehmen.

	30 Ankommen auf meinem Sitzplatz – den eigenen Raum einnehmen
Möglichkeiten und Grenzen	Mit allen Klienten/Patienten umsetzbar.
Zielgruppe	Geeignet zur Aufwärmung und zur Entspannung.
Methodische Besonderheiten	• übungsorientiert, kann auch erlebniszentriert gestaltet werden (s. Variationsmöglichkeiten) • wird konfliktorientiert genutzt, wenn die Ausdehnung des eigenen Raumes und damit das Thema Grenze sowie des eigenen Lebensplatzes angesprochen wird • deduktiv
Dauer, Musik, Hilfsmittel	• 5 Min., je nach Thematisierung von Erfahrungen kann diese Übung eine Stunde füllen • leise Hintergrundmusik ist möglich
Variationsmöglichkeiten	Platz im Raum aussuchen lassen: Wo fühle ich mich besonders wohl? Platz rundherum abgrenzen durch Seil auf dem Boden. Nähe/Distanz zu anderen bestimmen. Einrichten/Ausstatten des Platzes auf dem Stuhl oder dem Boden mit Decke, Kissen: »Was brauche ich an meinem Platz noch?« Austausch/Vorstellen des eigenen Platzes: Ort, Ausstattung, Nähe – Distanz. Auswertungsfrage: Wie viel Platz nehme ich mir im Verhältnis zu anderen in der Gruppe oder zum sonstigen Verhalten im Alltag?
Psychologisches Konzept	• Selbstwirksamkeit • Selbstwertregulation • Integration von Außen und Innen durch Externalisierung: Inneres im Außen sichtbar machen

	31 Selbstmassage
Beschreibung	Grundposition: im hüftbreiten Stand. Mit dem Bild des Dehnens und Streckens z. B. »in einen klaren, warmen Wasserstrahl hinein« beginnen. Dabei entsteht meistens Gähnen = Zeichen der Entspannung. Hände zu »kleinen Tatzen« formen, mit den Fingerspitzen vorsichtig über den Schädel und den Hinterkopf trommeln: »Kleine Wasserbäche über den Kopf rinnen lassen.« Mit den Fingern beider Hände kräftig von der Stirn bis in den Nacken durch die Haare streifen – an den Seiten zum Hinterkopf: »Wasser abstreifen.« Hände über Kreuz auf die Schultern legen und beginnen diese kräftig zu rubbeln. Die Hände kräftig in die Ober- und Unterarme hineingreifen lassen. Handgelenke und Hände kräftig massieren, ausstreichen: »Wasser abstreifen.« Mit einer Handfläche jeweils auf einem Arm außen hochfahren, innen hinunter. Hände ausschütteln: »die letzten Wassertropfen wegschleudern.«

[•] [⁙]	31 Selbstmassage
	Hände zu lockeren Fäusten formen und mit der Innenseite den oberen Brustraum abklopfen, auch überkreuz arbeiten, locker über Schultern bis zum Nacken abklopfen. Brustraum, Bauch, Hüften, Nacken und Schultern mit den Handflächen abstreifen. Danach versuchen, inwieweit der eigene Rücken erreicht werden kann und dort mit Händen und Armen abstreifen: »Wassertropfen wegschleudern.« Mit lockeren Handflächen von den Füßen aufwärts ein Bein nach dem anderen einschließlich Gesäß und Hüften abklopfen. Hände zu lockeren Fäusten ballen und mit der Innenseite vom Steißbein über Kreuzbein bis zum Hüftgürtel hochstreifen, über die Hüften nach vorne abwärts die Leisten ausstreifen. Hüfte und hinteren Beckenraum kräftig in die Hände nehmen und zur Erde hin über Beine und Füße abstreifen. Füße zum Schluss ausschütteln: »restliche Wassertropfen abschütteln«. Nachspüren im hüftbreiten Stand: Wie fühle ich mich jetzt, wie ging es mir vor der Übung (im Vergleich von Wärme oder Wachheit)? Welche Körperbereiche sind mir jetzt bewusster?
Interventionsziele	• Entspannung und Vitalisierung: den Körper als Ressource erleben • Selbstwahrnehmung und Körperkontakt • Diagnostik, welche Körperbereiche konflikthaft besetzt sind
Möglichkeiten und Grenzen	Die Übung kann zum Ankommen, als Pause zwischendurch oder auch am Ende einer Stunde eingesetzt werden.
Zielgruppe	Bei schwer gestörten Klienten nicht zu Beginn der Stunde bzw. des therapeutischen Prozesses einsetzen: Auch einfaches Abstreifen kann problematisch sein, da der bewusste eigene Handkontakt zum Körper oft vermieden wird.
Methodische Besonderheiten	• übungsorientiert • erlebnisorientiert • deduktiv • Selbststimulierung
Dauer, Musik, Hilfsmittel	• 10–15 Min; wird die Übung intensiv durchgeführt und wahrgenommen und zum Thematisieren von Beobachtungen genutzt, kann sie eine Therapiestunde dauern • untermalende Klaviermusik
Variationsmöglichkeiten	Innere Bilder dazu nehmen wie einen warmen Wasserfall/Sommerregen oder das morgendliche Duschbad. Es kann Musik dazu verwendet werden oder die Vorstellung von bestimmten Düften. Massageöle können z. B. für Hände und Füße eingesetzt werden. Das Massieren, Klopfen, Abstreichen der Rückseite kann durch einen Partner erfolgen und so das Erleben sozialer Hilfestellung ermöglichen. Dauer, Intensität, Bereich des Kontaktes bestimmt die Klientin. Im Anschluss an die Befindlichkeitsrunde nach der Übung können Beobachtungen thematisiert werden/gemeinsam ein Bild gemalt werden.

⊡ ⊞	31 Selbstmassage
Psychologisches Konzept	• Selbstwahrnehmung • Selbstwirksamkeit • Selbstwertregulation • Integration von Innen und Außen durch Externalisierung: Inneres im außen sichtbar machen

⊡ ⊞	32 Baum mit Wurzeln, Stamm und Krone
Beschreibung	**Wurzeln schlagen** Jeder sucht sich einen Platz im Raum. Grundposition: Im hüftbreiten Stand stehen, 🯅 Knie locker, Becken nach vorne kippen, damit sich das Steißbein zur Erde senkt. »Fokussiert den Kontakt zur Erde und stellt Euch vor, dass ihr Wurzeln bildet.« Arme locker hängen lassen, die Schultern entspannen, Handflächen sind nach innen gerichtet. Augen entspannen – Blick locker vor sich auf den Boden »fallen lassen«, den Kiefer lockern und das Kinn etwas senken, sodass der Nacken sich leicht dehnt. Mit jedem Ausatmen Gewicht an die Erde abgeben. Die Füße am Boden spüren. Körperwahrnehmung der Füße verbal begleiten, beginnend bei der Ferse, Fußaußenseiten, -innenseite, -höhlung, Ballen, Zehen. Die innere Vorstellung unterstützen, wie sich unter dem Ballen- und Fersenbereich Wurzeln entwickeln und in die Erde wachsen. Mit dreimaligem tiefem Durchatmen Ruhe und Kraft durch Füße und Beine in den ganzen Körper aufsteigen lassen. **Den Stamm wachsen lassen** »Stellen Sie sich vor, wie Kraft und Ruhe des Baumes sich in Ihren Beinen, Ihrem Rumpf usw. ausbreiten.« »Senken Sie ein wenig das Steißbein und spüren Sie nun, wie Ihre Wirbelsäule leicht und selbstverständlich aufgerichtet ist. Nun heben Sie langsam beide Arme/Hände mit runder Bewegung vor den Brustkorb – als würden Sie einen Baumstamm umfassen.« »Wie dick ist Ihr Baumstamm? Wie leicht oder wie kräftig umfassen Sie ihn?« »Atmen Sie tief durch und lassen Arme und Hände in einer sanften Bewegung seitwärts in Ruheposition zurücksinken.« **Baumkrone bilden** »Sehen Sie innerlich, wie Ihr Baum jetzt dasteht? Achten Sie nun auf seine Krone. Welche Form hat sie? Spitz, rund, eckig, weit, schmal?« »Heben Sie nun Ihre Arme und drücken Sie mit Armen und Händen aus, wie Ihre Baumkrone aussieht. Wie stark wiegt sie sich im Wind oder steht sie still?« »Verkörpern Sie Ihren Baum von seinen Wurzeln bis zur Krone.« »Lassen Sie nun mit dem Ausatmen Hände und Arme in einer sanften runden Bewegung sinken. Ihre Fingerspitzen weisen abschließend und in Ruhe leicht zum Körper hin.« Vor dem abschließenden Austausch die Hände kurz reiben, sich einmal durchs Haar fahren oder Gesäß und Beine abstreifen, um so ins Hier und Jetzt zurückzukehren.

[•] [⁙]	32 Baum mit Wurzeln, Stamm und Krone
Interventionsziele	Erdung und Aufrichtung stärken, Wahrnehmung des eigenen Raumes, die Auswirkung von öffnenden und abgrenzenden Bewegungen, spielerischer Umgang mit Selbstausdruck und Selbstregulierung.
Möglichkeiten und Grenzen	Der Umgang mit dem eigenen Körper kann als Ressource für das eigene Selbst- und Selbstwerterleben erfahren werden. Die Überprüfung der eigenen Haltung stärkt den Realitätssinn. Das körperliche Erfahren von Aufrichtung, Beweglichkeit und Kraft (über den Stand sowie über Spannung von Händen und Armen) öffnet den Weg für gefühlsmäßige Erfahrungen der eigenen Lebendigkeit.
Zielgruppe	Bei psychotischen Patienten ist im Umgang mit symbolhaften inneren Bildern wie das des Baumes darauf zu achten, dass sie Ich-stärkend eingesetzt werden. Die Übung kann auch mit Kindern spielerisch durchgeführt werden.
Methodische Besonderheiten	• übungs- und erlebnisorientiert • deduktiv • externe Stimulierung
Dauer, Musik, Hilfsmittel	• 10–15 Min. • auf eine ruhige Stimme achten
Variationsmöglichkeiten	Mit Armen und Händen kann mit verschiedenen Spannungszuständen gespielt werden (von leicht bis kräftiger, stark »den Stamm umfassen«). Die Klienten können ein Gefühl für Über- oder Unterspannung bekommen (was fühlt sich gut, was anstrengend an?). Die Baumkronen können sehr unterschiedlich dargestellt werden. »Bei welcher Baumkrone entsteht ein stimmiges Körperempfinden?« Zu Musik können die »Bäume« sich wiegen, mit den »Ästen« Kontakt aufnehmen oder als Zauberbäume einen Baumtanz entstehen lassen. Fantasiereise: Einen Baum besuchen und sich unter ihm niederlegen. Hier kann mit den Standard-Formeln des AT gearbeitet werden. Weiterführend kann der Baum gemalt werden. Je nach Gruppe/Klientel können die gemalten Bilder Aufschluss über eigenes Körpererleben, den eigenen Platz im Leben, über Kontakt und Umgang mit den Wurzeln aus der eigenen Vergangenheit (Stammfamilie) oder dem Gefühl für die eigene Zukunft (in den Bildern der Krone z. B. Erleben von Jahreszeitwechseln, Blüten oder Früchten) vermitteln.
Psychologisches Konzept	• Selbstwahrnehmung • Konzept des Körperbildes • Selbstausdruck • Selbstwirksamkeit

	33 Spiegeln
Beschreibung	Paarweise sich gegenüberstellen: Einer bewegt sich, der andere spiegelt die Bewegung. Entweder die Handflächen in Schulterhöhe aneinanderlegen oder ohne Körperkontakt mit dem ganzen Körper Bewegungen nachvollziehen.
Interventions-ziele	Klient/Patient erlebt das Gefühl, gesehen zu werden und mit seinen Bewegungen angenommen zu sein. Klient kann seine Bewegungsqualität aus der Distanz am Gegenüber wahrnehmen und entweder beibehalten oder diese verändern. Förderung der Beziehungsfähigkeit: Klient lernt, sich in Bewegungen führen zu lassen und zu folgen.
Möglichkeiten und Grenzen	Bei Menschen mit wenig Selbstwert, mit wenig Selbstwahrnehmungsfähigkeiten geeignet, keine Kontraindikationen.
Zielgruppe	Kann auch bei Kindern eingesetzt werden; geeignet für Depressive.
Methodische Besonder-heiten	• übungs- und erlebnisorientiert • Improvisation • Angleichung • kinästhetische Identifikation
Dauer, Musik, Hilfsmittel	• max. 5 Min., mit Variationen länger • Klient bestimmt Musik; ruhige und lebhafte Musik möglich
Variations-möglichkeiten	Auch mit Tüchern möglich, zwischen die Hände zwei Bambusstäbchen geben, um einen unmittelbaren Körperkontakt zu vermeiden.
Psychologi-sches Konzept	• Selbstwirksamkeit • Empathie • Kontakt und Resonanz • Genussfähigkeit im Kontakt • kommunikative Kompetenz und Abstimmung

	34 Bilder als Verbindung von Stunden
Beschreibung	In einer vorangegangenen Stunde wurde ein Bild gemalt (z. B. Körperbild). Das Bild wird als Grundlage genommen, das Gemalte in Bewegung umzusetzen, entweder jeder sein eigenes Bild oder ein ausgewähltes Bild gemeinsam. »Betrachtet das Bild und greift einen Aspekt, Teil des Bildes heraus, der euch auffällt. Versucht das Gemalte durch Bewegung auszudrücken.«
Interventions-ziele	Gefühle, Themen usw. die im Bild gemalt sind, nochmals Raum geben, intensivieren und in Bewegungen ausdrücken. Verbindung zum Thema der letzten Stunde schaffen und Kontinuität herstellen.

	34 Bilder als Verbindung von Stunden
Möglichkeiten und Grenzen	Bild als »Brücke« um an einem Thema zu bleiben – Möglichkeit für Klienten mit etwas Abstand nochmals Thema/Gefühl anzuschauen. Durch Bild können unbewusste Gefühle sichtbar werden.
Zielgruppe	Kontinuierlicher Prozess erforderlich, erfordert Zeit zur Auswertung, gut für Kohärenzerlebnisse.
Methodische Besonderheiten	• erlebnisorientiert • Improvisation • intermedialer Transfer
Dauer, Musik, Hilfsmittel	Verschiedene Malutensilien, passende Musik zur Umsetzung in Bewegung.
Variationsmöglichkeiten	Andere Gruppenmitglieder schreiben Stichworte auf einen Zettel und legen diesen zum Bild. Weiterführung der Arbeit durch Schreiben eines Textes, Gedichts usw. möglich.
Psychologisches Konzept	• Selbstausdruck • Integration Innen und Außen, Externalisierung • Selbst- und Fremdwahrnehmung

	35 In der Kugel: Kinesphäre
Beschreibung	Innerhalb der eigenen Kinesphäre, des eigenen persönlichen Raums tanzen. Sich den Raum als Kugel, die einen umgibt, vorstellen und mit einem imaginären Pinsel ausmalen. Dabei die eigene Ausdehnung nach oben, unten, vorne, hinten, zu den Seiten durch Bewegung ausprobieren. Bewegungen in den drei Bereichen der Kinesphäre durchführen: Die weite Kinesphäre (Handlungsraum) = Arme ganz ausbreiten. Die mittlere Kinesphäre (Begegnungsraum) = von der Hand bis zum Ellenbogen und die nahe Kinesphäre (Intimraum) = fünf Zentimeter vom Körper entfernt.
Interventionsziele	Sensibilisierung für den eigenen Raum. Eigene Ausdehnung und Grenzen erfahrbar machen.
Möglichkeiten und Grenzen	Die eigenen Grenzen deutlich machen und »Sichabgrenzen« fördern, wie viel Raum brauche ich?
Zielgruppe	Gut geeignet für Traumatisierte: Kinesphäre als Schutzraum.
Methodische Besonderheiten	• übungs- und erlebnisorientiert • Improvisation • externe Stimulierung durch ein imaginatives Bild
Dauer, Musik, Hilfsmittel	• 5–10 Min. • eher weniger lebhafte Musik

	35 In der Kugel: Kinesphäre
Variationsmöglichkeiten	Kugel mit Stoffen usw. ausschmücken, einen Satz hineinmalen, seine Lieblingsfarbe verwenden usw. Für die Außenwand der Kugel kann eine abschreckende Farbe, Stoff usw. verwendet werden. Mit der eigenen Kugel anderen »Kugeln« begegnen. Alle Laban/BMMA-Qualitäten ausprobieren, die möglich sind.
Psychologisches Konzept	• Selbstwahrnehmung • Selbstausdruck • Integration von Innen und Außen • Konzept des Körperbildes

	36 Draußen ist das Paradies
Beschreibung	Ein kleiner Teil des Raumes wird durch reale oder vorgestellte Bodenmarkierung abgetrennt. Der Rest des Raumes, das Außen stellt das »Paradies« dar. Dort darf sich nur jeweils eine Person bewegen, der Rest der Gruppe bewegt sich im abgetrennten Raum: Wie funktionieren die Wechsel zwischen außen und Innen?
Interventionsziele	Bewusstmachen, wie ich das Paradies/meinen Raum nutzen und genießen kann und wie lange ich es mir erlaube. Bewusstmachen von eigenen Beziehungsmustern: Balance zwischen Gemeinwohl und Eigenwohl, Alleinsein und Kontaktbedürfnis. Kennenlernen der Gruppendynamik: in Gruppen kommunizieren, verhandeln, durchsetzen.
Möglichkeiten und Grenzen	Zur Rollenklärung, Vorsicht bei neu zusammengesetzten Gruppen, da Konfliktorientierung überfordern kann.
Zielgruppe	Gewisses Maß an Selbstregulationsfähigkeit wichtig; geeignet für Gruppen mit Suchtproblematik.
Methodische Besonderheiten	• erlebnis- und konfliktorientiert • externe Stimulierung durch imaginatives Bild • Einzelarbeit in der Gruppe • Rollenspiel
Dauer, Musik, Hilfsmittel	• 10–15 Min. • tanzbare Musik
Variationsmöglichkeiten	Die Szene anhalten und explorieren, was die Person im Paradies darstellt und welche Wünsche entstehen. Ebenfalls explorieren, wie es den Personen im engen Raum geht.

⁙	**36 Draußen ist das Paradies**
Psychologisches Konzept	• kommunikative Kompetenz und Abstimmung • Kontakt und Resonanz • Selbst- und Fremdwahrnehmung

••	**37 Bildhauer/Skulptur, Puppenspieler/Marionette oder Dirigent/Orchester**
Beschreibung	Ein Partner ist Bildhauer, Puppenspieler oder Dirigent des anderen. Er bildet die andere Person zu einer Skulptur, bewegt sie wie eine Marionette oder dirigiert sie wie ein Orchester. Nach einer gewissen Zeit hat der passive Partner die Möglichkeit, gezielten Widerstand zu leisten.
Interventionsziele	Führen: Wechsel zwischen Zielerreichung und Frustrationserleben. Folgen: Selbstbehauptung im Wechsel zwischen Widerstand und Anpassung fördern. Förderung des Kommunikationsverhaltens und der Kreativität/Spektrum der Möglichkeiten des normalen Grundspiels im Dialog aufzeigen/spürbar machen.
Möglichkeiten und Grenzen	Gruppe sollte sich kennen. Gefahr des In-den-Kampf-Gehens, des ständigen Widerstandes.
Zielgruppe	Bei Klienten mit stark ausgeprägten psychotischen Symptomen vorsichtig anwenden, da Gefahr des Rückzugs bzw. Gefühl des Fremd-gesteuert-Werdens.
Methodische Besonderheiten	• erlebnis- und konfliktorientiert • externe – interne Stimulierung • Rollenspiel • kinästhetische Identifikation
Dauer, Musik, Hilfsmittel	• 2 × 10 Min. • Musik nicht notwendig, wenn dann Hintergrundmusik
Variationsmöglichkeiten	Meist entwickeln sich diese Interventionen aus dem normalen Grundspiel, um das Spektrum der Möglichkeiten spürbar zu machen, Bildhauer hat die Möglichkeit, die Skulptur usw. zu überreden; mit Pausen in der Musik oder verbalen Stopps Bewegung einfrieren und Wahrnehmung fokussieren.
Psychologisches Konzept	• Kontakt und Resonanz • Selbst- und Fremdwahrnehmung • Frustrationstoleranz • Genussfähigkeit im Kontakt

	38 Tanz mit Körperteilen
Beschreibung	Partner suchen sich im Stehen einen Platz im Raum und nehmen mit dem jeweils gleichen Körperteil z. B. Arm – Arm Kontakt auf, entweder mit direktem Körperkontakt oder mit Abstand. Alternativ ist auch Kontakt zwischen verschiedenen Körperteilen möglich: z. B. Fuß – Arm. Entweder gibt die Therapeutin die Körperteile vor oder die Partner können die Körperteile frei wählen. Dann Kontakt wieder lösen und mit neuen Körperteilen Kontakt aufnehmen. Als nächstes sollen die Körperteile in Verbindung bleiben, egal wie sich die Partner bewegen, d. h. die Partner treten in Körperkontakt und bewegen sich »verbunden« mit gleichen oder variablen Körperteilen.
Interventionsziele	Eigene Kontaktbedürfnisse spüren, Kontaktaufnahme sowie Lösen des Kontakts gestalten, Kontakt halten und Bewegungen abstimmen: Dabei eigene Bewegungsimpulse geben und sich zugleich an die Bewegungen des anderen anpassen.
Möglichkeiten und Grenzen	Spielerische Kontaktaufnahme, auch in Einzeltherapie gut einsetzbar. Bei einer neuen Gruppe zum Kennenlernen.
Zielgruppe	Bei Kindern gut verwendbar, auch bei Menschen möglich, bei denen direkter Körperkontakt schwierig ist.
Methodische Besonderheiten	• übungs- und erlebnisorientiert • externe Stimulierung • Angleichung – Konfrontation • induktiv
Dauer, Musik, Hilfsmittel	• 5–20 Min. • peppige, lebhafte Musik, Musik, die zum »Sichtrauen« auffordert
Variationsmöglichkeiten	Einer bewegt sich, der andere muss versuchen, mit Körperteilen in Berührung zu bleiben und zu folgen, d. h. klare Rollenverteilung. Nur mit einem Körperteil mit einem Partner in Kontakt gehen, dann neuen Partner suchen und mit einem anderen Körperteil in Kontakt gehen. Mit Tuch Körperteile verbinden.
Psychologisches Konzept	• Genussfähigkeit im Kontakt • Selbst- und Fremdwirksamkeit • kommunikative Kompetenz und Abstimmung • Konzept des Körperbildes

••	**39 Gewicht abgeben**
Beschreibung	Eventuell vorbereitend: »Schaut, mit welchen Körperteilen ihr in Kontakt gehen könnt.« Oder: »Ihr könnt wahrnehmen, ob und wie viel ihr in Kontakt gehen wollt.« Paarweise zusammen gehen. »Stellt euch Rücken an Rücken und gebt abwechselnd Gewicht ab. Achtet darauf, wie viel Gewicht ihr abgeben wollt und wie viel ihr tragen wollt.« »Probiert aus, mit welchen Körperteilen ihr noch Gewicht abgeben könnt.« »Variiert außerdem die Raumebene, z. B. im Stehen oder Sitzen.«
Interventionsziele	Bedürfnisse sowie Grenzen spüren und wahren, wie viel Gewicht ich abgeben bzw. wie viel Gewicht ich aufnehmen möchte. Vertrauen aufbauen: Anlehnen sowie jemand anders Halt geben oder ihn tragen können. Nein sagen zum Anlehnen oder zum Tragen. Kontakt als Abstimmung von Geben und Nehmen, von Körperspannung und -entspannung.
Möglichkeiten und Grenzen	Bestehende Gruppe notwendig, am Ende einer Einzel- bzw. Gruppentherapiestunde zur Entspannung, Gefahr der Grenzüberschreitung bei schon vorhandenen latenten Konflikten.
Zielgruppe	Gut geeignet bei Klienten/Patienten mit depressivem Störungsbild. Vorsicht bei Traumatisierten, da durch Grenzüberschreitung alte Beziehungsmuster/Traumata reaktualisiert werden können. Kann Klientinnen und Klienten mit psychotischem Störungsbild schnell überfordern.
Methodische Besonderheiten	• erlebnisorientiert • Angleichung – Konfrontation • deduktiv und induktiv möglich
Dauer, Musik, Hilfsmittel	• 5–15 Min. • ruhigere Hintergrundmusik
Variationsmöglichkeiten	Variieren, wie viel Gewicht abgegeben wird, von nur wenig Gewicht bis viel Gewicht. Dabei Unterschiede wahrnehmen. Durch Partnerwechsel Unterschiede spüren zwischen den Partnern. Als Vorübung: Gewicht an Pezzi-Ball abgeben.
Psychologisches Konzept	• Empathie • Selbst- und Fremdwahrnehmung • Affektabstimmung • Genussfähigkeit im Kontakt

	40 Die Gruppe aktiv in Bewegung antworten lassen
Beschreibung	Klient schildert sein Thema, das er in eine Körperhaltung oder ein Bewegungsthema umsetzt. Die anderen reagieren nacheinander darauf, indem sie mit einer Bewegung oder Körperhaltung antworten. Ggf. kann die Therapeutin die Bewegungsantwort verbal vorbereiten: »Wie würdet ihr darauf in Bewegung antworten?« »Was würdet ihr jetzt am liebsten tun? Dann setzt dies in eine Bewegung um!«
Interventionsziele	Eigenes Thema in Bewegung ausdrücken und anschaulich machen. Reaktionen auf ein Thema eines anderen wahrnehmen und in Bewegung ausdrücken. Selbst- und Fremdwahrnehmung fördern.
Möglichkeiten und Grenzen	Gruppe sollte sich etwas kennen, auch in Einzeltherapie gut einsetzbar zur Affektdifferenzierung.
Zielgruppe	Gewisses Maß an Empathiefähigkeit notwendig.
Methodische Besonderheiten	• erlebnis- und konfliktorientiert • induktiv • Angleichung – Konfrontation • Wiederholung
Dauer, Musik, Hilfsmittel	• 5–10 Min.
Variationsmöglichkeiten	Eventuell kann der Klient/Patient nochmals mit Bewegung auf die Antworten reagieren.
Psychologisches Konzept	• kommunikative Kompetenz und Abstimmung • Selbstausdruck • Empathie • Kontakt und Resonanz

	41 Lebendige Grenzen oder Quallenspiel
Beschreibung	Die Gruppe bildet einen Kreis, der die lebendige Begrenzung des Innenraumes darstellt. In der Mitte des Kreises tanzt ein Klient/Patient. Dort, wo der Tänzer gerade nicht ist, verlegt die Gruppe die Grenze wie eine Qualle nach innen, sodass sich der Tanzraum einengt. Die Gruppe weicht zurück, wenn der Tänzer sich mit seinen Bewegungen ausdehnt.
Interventionsziele	Die Grenzen des eigenen Raums bestimmen können, Abstimmung in der Gruppe, Aufmerksamkeit halten und spontanes Reagieren.
Möglichkeiten und Grenzen	Chance, dass eine Person die Aufmerksamkeit durch die Gruppe bekommt, längerer Therapieprozess notwendig.

	41 Lebendige Grenzen oder Quallenspiel
Zielgruppe	Übung mit allen Klienten/Patienten möglich.
Methodische Besonderheiten	• erlebnisorientiert • Improvisation • Angleichung – Konfrontation • Wiederholung • Variation • Einzelarbeit in der Gruppe
Dauer, Musik, Hilfsmittel	• pro Person maximal 2–3 Min. • Klient kann sich eine Musik auswählen (Dauer eines Musikstücks)
Variationsmöglichkeiten	Die Grenzen werden fixiert, der Tänzer soll von innen nach außen oder von außen nach innen dringen. Er wird aktiv daran gehindert und muss um seine Zugehörigkeit kämpfen.
Psychologisches Konzept	• kommunikative Kompetenz und Abstimmung • Selbst- und Fremdwirksamkeit • Kontakt und Resonanz

	42 In Bewegung »eine Rede halten«
Beschreibung	Klienten gehen alle gleichzeitig durch den Raum und sollen verbal eine (Nonsens-)Rede halten. Therapeut kann Themen vorgeben, z. B. »Ich bin gut, ich bin schön, ich kann alles« … Klienten können einen Satz wiederholen oder diesen mit eigenen Sätzen ausschmücken.
Interventionsziele	Einen (positiven) Selbstdialog erproben, bei sich selber bleiben. Sich trauen, einfach drauf los zu reden.
Möglichkeiten und Grenzen	Nur möglich bei guter Beziehung und grundsätzlichem Vertrauen, sich zu exponieren.
Zielgruppe	Übung mit allen Klienten/Patienten nach einigen Improvisationserfahrungen möglich.
Methodische Besonderheiten	• erlebnisorientiert • Improvisation • Rollenspiel • induktiv
Dauer, Musik, Hilfsmittel	• max. 5 Min.
Variationsmöglichkeiten	Die verbale Rede mit passenden Bewegungen verstärken, Themen entsprechend des aktualisierten psychischen Themas entwickeln.

	42 In Bewegung »eine Rede halten«
Psychologisches Konzept	• kommunikative Kompetenz • Selbstausdruck • Selbstwirksamkeit • Selbstwertregulation

	43 Feder-Baum
Beschreibung	Zu Paaren möglichst gleicher Größe zusammenkommen. Einer übernimmt den aktiven Part, den anderen hochzuheben, der andere den passiven Part, sich selber als Feder oder Baum vorzustellen. Der Therapeut leitet den Passiven mit inneren Bildern an, sich zuerst wie eine Feder leicht zu machen. Der Aktive versucht den Passiven kurz vom Boden hochzuheben. Dazu steht er in leichter Grätsche hinter dem Passiven, legt beide Arme um dessen Becken und hebt kurz an, mit aufrechtem Rücken und verbunden mit dem eigenen Ausatmen. Die Kraft zum Heben kommt aus den Oberschenkeln und dem Becken, das kurz unter dem Becken des Passiven anliegt. Das Heben muss gezeigt (evtl. kurz probiert) werden. Dann leitet der Therapeut den Passiven an, sich wie ein Baum in der Erde zu verwurzeln. Der Aktive versucht wieder den Passiven kurz vom Boden abzuheben.
Interventionsziele	Wecken der Imaginationskraft und Verbindung mit dem Körperbewusstsein, Erfahrung von Selbstbestimmung, Förderung von Zentrierung, Konzentration und Selbstvertrauen.
Möglichkeiten und Grenzen	Spielerischer Körperkontakt belebt den Austausch in der Gruppe. Gefahr des Leistungsdrucks/-anspruchs, gute Körpererwärmung vorher notwendig, Berührung muss vorher thematisiert werden.
Zielgruppe	Kinder-, Jugendlichen-, Erwachsenengruppen, Vorsicht bei Menschen, die traumatisiert sind, in Einzelarbeit gut einsetzbar.
Methodische Besonderheiten	• erlebnis- und übungsorientiert • wichtig ist die Hilfestellung für das richtige Heben
Dauer, Musik, Hilfsmittel	• 5–10 Min. • Musik für Feder und Baum (zart/stark) • Mitte kann eventuell mit Federn oder einem Bild von Baum ausgelegt werden

[••]	**43 Feder-Baum**
Variationsmöglichkeiten	Das Heben erfolgt mit leichter/fester Kraft/schnell/allmählich. Beim Bild des Baumes können Rücken, Becken, Beine, Füße des Passiven zur Unterstützung des Bodenkontakts kräftig ausgestrichen werden. Gibt es einen Unterschied beim Heben? Der Aktive kann sich an den passiven »Baum« anlehnen und mit verschiedenen Körperteilen Gewicht abgeben. Herstellen von Körperkontakt. Der Aktive und der Passive bewegen sich miteinander als Feder durch den Raum, indem sie fliegen, hüpfen, schweben, gleiten usw.; Herstellen von Bewegungskontakt. Fokus im Austausch/Diagnosehilfe: Was bin ich heute? Welcher Typ bin ich im Alltag eher? Weitere Spielmöglichkeit: Vertrauensübung/Hingabe. Statt Heben, jede andere Interaktionsform anbieten.
Psychologisches Konzept	• Intensitäts- und Rhythmusabstimmung (s. Tab. 6-6, S. 214 ff., Laban: Kraft/Zeit) • Konzept des Körperbildes • Angleichung – Konfrontation

[•] [⁘]	**44 Ball prellen**
Beschreibung	Gruppenteilnehmer gehen im eigenen Tempo durch den Raum. Dabei hat jeder einen Gymnastikball, den er mit der Handfläche prellt. Jeder kann dabei wahrnehmen, wie schnell, wie kräftig er nach dem Ball schlägt, welchen eigenen Rhythmus er hat.
Interventionsziele	Konzentration auf den eigenen Rhythmus, Spannung und Entspannung erfahren, Erkennen von Ursache und Wirkung, dadurch dass der Ball »kontrolliert« wird.
Möglichkeiten und Grenzen	Mit der Übung kann eine aktive Pause eingebaut werden, um wieder zu sich zu kommen. Als Start für die Arbeit mit dem Ball. Die Übung unterstützt, den eigenen Rhythmus zu finden.
Zielgruppe	Für psychisch behinderte Menschen eine gute Übung. Sie vermittelt Struktur.
Methodische Besonderheiten	• übungsorientiert und erlebnisorientiert • Wiederholung • intermedialer Transfer
Dauer, Musik, Hilfsmittel	• 5 Min. • mit rhythmischer Musik, aber auch ohne Musik möglich • Gymnastikbälle
Variationsmöglichkeiten	Bewusst mit verschiedenen Rhythmen spielen und den Ball unterschiedlich stark prellen, verschiede Bälle einsetzen.
Psychologisches Konzept	• Genussfähigkeit im spielerischen Kontakt • Selbstwirksamkeit

••	45 Partnerübung in Körperkontakt
Beschreibung	Paarweise zusammengehen, Partner B berührt mit der Hand verschiedene Körperteile von A, dabei wird abgesprochen was nicht berührt werden darf (Aussparung von Intimbereichen!). A nimmt die Berührung wahr und gibt verbales Feedback mit Ja = angenehme oder Nein = unangenehme Berührung.
Interventionsziele	• körperliche Wahrnehmung von angenehmen und unangenehmen Körperkontakt • Lernen, ja und nein sagen zu dürfen • Verbindung von Körper-Selbst und verbalem Selbst fördern
Möglichkeiten und Grenzen	In der Paartherapie gut einsetzbar. Sie ermöglicht die Neuentdeckung von Körperkontakt und die Stärkung einer Vertrauensebene. Eigene Körperwahrnehmung ist eine wichtige Voraussetzung, sensible Hinführung wichtig!
Zielgruppe	Nein sagen dürfen sollte vorher geübt werden. Kontraindiziert bei starken Berührungsängsten (Kontakt-Biografie) und Traumatisierten. Je länger, desto vertiefender!
Methodische Besonderheiten	• übungs-, konflikt- und erlebnisorientiert • interne Stimulierung
Dauer, Musik, Hilfsmittel	• 3–5 Min. • ohne oder mit ruhiger Hintergrundmusik möglich
Variationsmöglichkeiten	Ohne Körperkontakt mit Nähe und Distanz, Körperkontaktbiografie erstellen lassen, Kontaktlandkarte malen und positive wie negativ besetzte Regionen einzeichnen.
Psychologisches Konzept	• Konzept des Körperbildes • kommunikative Kompetenz und Abstimmung • Empathie

••	46 »Gemeinsam arbeiten«
Beschreibung	Der Therapeut sollte vor der Übung alles in Unordnung bringen. Partner A und B fassen sich an einer Hand. Mit den beiden freien Händen sollen beide Partner gemeinsam folgende Aufgaben lösen. Es darf dabei nicht gesprochen werden. Gemeinsame Aufgaben: a) eine Decke zusammenlegen, b) ein Kissen beziehen, c) eine Flasche zuschrauben. Anschließende Reflexion in denen die Themen: Führen – Folgen, Perfektionismus, Kontakt usw. angesprochen werden können.
Interventionsziele	• soziale Fähigkeiten und Kooperationsbereitschaft • Auseinandersetzungsfähigkeit im Kontakt • Reflexionsfähigkeit

⚁	46 »Gemeinsam arbeiten«
Möglichkeiten und Grenzen	Geeignet für Gruppen. Aufgaben ermöglichen verschiedene Auseinandersetzungsmöglichkeiten. Eine gewisse Reflexionsfähigkeit sollte gegeben sein.
Zielgruppe	Geeignet für Psychosomatik, Suchterkrankungen, Kinder- und Jugendliche, Neurosen. Bei Gruppen, die schnell überfordert sind, eventuell Aufgaben vereinfachen oder verbale Austauschmöglichkeit erlauben.
Methodische Besonderheiten	• erlebnis- und konfliktorientiert • deduktiv • vom Leichten zum Schweren • Wiederholung – Variation
Dauer, Musik, Hilfsmittel	• 10–30 Min. • Decke, Kissen und -bezug, Flasche u. a.
Variationsmöglichkeiten	Neue Aufgaben ausdenken. Zeitlimit einbauen. Mehrere Paare gleichzeitig »arbeiten« lassen (Konkurrenzthema).
Psychologisches Konzept	• Selbst- und Fremdwirksamkeit • Genussfähigkeit im Kontakt • kommunikative Kompetenz und Abstimmung

⚀ ⚅	47 Afrikanischer Tanz
Beschreibung	Gruppe steht im Kreis zusammen. Jeder stampft am Platz mit den Beinen in den Boden im Rhythmus der Musik. ⁘ Im Kreis gehen, eventuell Stimme hinzunehmen; Arme hinzunehmen und mit diesen kraftvoll schwingen, ◯ dadurch wird Kraft aktiviert. Wieder am Platz zum Stehen kommen: Den Rhythmus beschleunigen und zackiger stampfen. ⁘ Dabei im Rhythmus der Beine intensiv ausatmen: 1. ausatmen, 2. einatmen, 1. ausatmen usw. Ausladendere, 🯅 größere Bewegungen machen: Seitenschwingungen mit den Armen, Vor- und Rückbewegungen mit den Beinen, Bewegungen in alle Richtungen. 🯅
Interventionsziele	• eigene Kraft aktivieren und unterschiedliche Qualitäten der Kraft kennen lernen • Integration in der Gruppe und Zusammenhalt stärken • Erdung • Stabilisierung und Erfahren der weiten Kinesphäre
Möglichkeiten und Grenzen	Erwachsenengruppe, Kindergruppe, in Abwandlung auch in Einzeltherapie möglich. Strukturierung durch Therapeuten auf der Bewegungsebene ist sinnvoll.
Zielgruppe	Für alle Altersgruppen geeignet.

	47 Afrikanischer Tanz
Methodische Besonderheiten	• erlebnisorientiert • Improvisation – Komposition • deduktiv • vom Leichten zum Schweren • Angleichung
Dauer, Musik, Hilfsmittel	• 10–15 Min. • afrikanische Musik
Variationsmöglichkeiten	Wut-Affekt durch abgebende Bewegungen in die Mitte ausdrücken d. h. »Wut« oder andere Affekte in die Mitte werfen; Wechsel des Anführers, Entwicklung einer wiederholbaren Choreografie.
Psychologisches Konzept	• Konzept des Körperbildes • Selbst- und Fremdwahrnehmung • Selbstausdruck • Integration von Innen und Außen

	48 Kantenübung
Beschreibung	Zwei Teilnehmer stellen sich gegenüber und legen ihre Unterarme gegeneinander. Jeder drückt leicht gegen den Unterarm des Anderen und verstärkt dann die Kraft. Es wird mit dem Krafteinsatz gespielt, bis sich ein Gleichgewicht der Kräfte einpendelt. Der Fokus des Einzelnen liegt auf der Wahrnehmung des Krafteinsatzes, und gleichzeitig soll wahrgenommen werden, ab welchem Punkt dieser Krafteinsatz als » Kampf« empfunden wird. Die Partner sollen herausfinden, welche minimale Kraft sie aufwenden müssen, um die Abgrenzung zum Anderen zu spüren, ohne in einen »Kampf« zu gehen. Beide sollen einen Punkt finden, an dem sich der Körperkontakt stimmig anfühlt. Dann einen gemeinsamen Tanz mit den »Ecken« und »Kanten« des jeweiligen Partners auch in Verbindung mit anderen Körperteilen tanzen.
Interventionsziele	• Selbstwahrnehmung des Krafteinsatzes zur Abgrenzung im Kontakt • Selbstwahrnehmung des eigenen Kampfbedarfs • Abstimmung mit einem Partner • gemeinsamer Tanz als spielerisches Element zur Integration der Abgrenzung ohne Kampfaspekte und dadurch Möglichkeit der Selbstbehauptung
Möglichkeiten und Grenzen	Vor allem in Gruppen einsetzbar. Gruppendynamik kann dadurch »angeheizt« werden. Deshalb eventuell zum Schluss eine gemeinsame Gesprächsrunde ansetzen und verschiedenen Erfahrungen zum Thema Selbstbehauptung austauschen. Konkurrenzthemen werden häufig deutlich.
Zielgruppe	Vorsicht bei Teilnehmern, die Probleme mit Körperkontakt haben. Betonen, dass es um Abgrenzung im Kontakt geht.

	48 Kantenübung
Methodische Besonderheiten	• übungs-, konflikt- und erlebnisorientiert • Improvisation • Angleichung und Konfrontation • kinästhetische Identifikation
Dauer, Musik, Hilfsmittel	Für den zweiten Teil der Übung »zackige« Musik (z. B. Tango) auswählen.
Variationsmöglichkeiten	Zuerst den » Kampfaspekt« in spielerischer Form ausprobieren lassen: Sich gegenseitig wegschieben oder wegdrücken mit verschiedenen Körperteilen. Dann die Kraftdosierung erarbeiten.
Psychologisches Konzept	• Selbst- und Fremdwirksamkeit • Kontakt und Resonanz (s. Tab. 6-6, S. 214 ff., Laban: Kraft und Fluss) • Affektabstimmung • Frustrationstoleranz

	49 Tuch vor sich hertreiben
Beschreibung	Mit dem Tuch durch den Raum gehen und Tuch zur Musik bewegen, so wie jeder möchte. Als nächstes mit dem Tuch möglichst große Bewegungen durchführen. Tuch loslassen, hochwerfen und wieder fangen. Das Tuch vor sich hertreiben wie ein Blatt im Wind. Erst mit den Armen, dann mit den Beinen. Nach einiger Zeit im Kreis aufstellen. Wieder die eigene Mitte finden. Im Rhythmus mit dem Tuch Achten beschreiben. Chace-Kreis kann sich anschließen oder meditativer Tanz mit Tüchern. Tuch über die Schulter legen und sich gegenseitig abjagen: Wer am meisten Tücher hat, ist Sieger.
Interventionsziele	Eigene Kraft spüren und aggressive, nach außen gerichtete, wuchtige (Ballistik) Impulse fördern. Eigene Kinesphäre wahrnehmen und erweitern. Spielerisch mit der Gruppe Kontakt aufnehmen.
Möglichkeiten und Grenzen	Bei Gruppen einsetzbar, die sich noch nicht so gut kennen. Das Tuch unterstützt, andere Bewegungen auszuprobieren. Chance, den eigenen Umgang mit Ballistik wahrzunehmen. Es können aggressive Impulse gefördert werden. Beim Tücher abjagen, können Konkurrenzkonflikte in der Gruppe deutlich werden.
Zielgruppe	Wichtig ist es, einer Gruppe Zeit zu geben, sich mit dem Medium Tuch auseinanderzusetzen.
Methodische Besonderheiten	• erlebnis- und konfliktorientiert • Angleichung • externe Stimulierung • intermedialer Transfer • Konfrontation

	49 Tuch vor sich hertreiben
Dauer, Musik, Hilfsmittel	• 15 Min. • Einsatz nach Bedarf, Auswahl durch Gruppe • leichte, farbige Tücher, die gut fliegen können (z. B. Jongliertücher)
Variationsmöglichkeiten	Kontaktaufnahme zu zweit mit dem Tuch, Rhythmusschulung, Dynamikveränderung durch schwerere Tücher.
Psychologisches Konzept	• Selbst- und Fremdwahrnehmung (s. Tab. 6-6, S. 214 ff., Laban: Kraft und Fluss) • kommunikative Kompetenz und Abstimmung

	50 Dynamik im Kreis: allmählich
Beschreibung	Gruppe steht im gleichen Abstand zum Nachbarn im Kreis. Gruppe setzt sich auf der Kreislinie – so langsam wie es geht – in Bewegung. Der Abstand zwischen den Teilnehmenden sollte dabei möglichst gleich bleiben. Gruppe steigert allmählich das Tempo von Stillstand bis zum maximalen Tempo der Gruppe, ohne sich verbal abzustimmen. Erst dann das Tempo wieder allmählich reduzieren bis zum Stillstand.
Interventionsziele	Die Gruppendynamik wahrnehmen und sich gegenseitig abstimmen. Sich in eine Gruppe einfügen/anpassen lernen. Grenze der Gruppe erkennen und sich am schwächsten Teilnehmer orientieren und gleichzeitig das maximale Tempo einer Gruppe herausfinden.
Möglichkeiten und Grenzen	Vorsicht bei vorhandenen Gruppenkonflikten, Vorübungen notwendig zum Faktor Zeit: z. B. so schnell wie möglich tanzen, so langsam wie möglich.
Zielgruppe	Gut für Kinder und Jugendliche geeignet, darauf achten, ob und wie Patienten mit depressivem Störungsbild ihre Schonhaltung überwinden.
Methodische Besonderheiten	• erlebnis- und übungsorientiert • deduktiv • Angleichung – Konfrontation • externe und interne Stimulierung
Dauer, Musik, Hilfsmittel	• 10–20 Min. • ohne Musik
Variationsmöglichkeiten	Abstimmung bei der Veränderung des Tempos kann auch verbal erfolgen. Abstimmung nur mit Stimme, aber ohne Worte durchführen.
Psychologisches Konzept	• kommunikative Kompetenz und Abstimmung • Selbst- und Fremdwahrnehmung • Frustrationstoleranz

	51 »Tanzen und Trommeln«
Beschreibung	Zwei Gruppen bilden. Eine Gruppe trommelt, variiert dabei Rhythmus, Geschwindigkeit und Lautstärke. Die zweite Gruppe tanzt dazu und passt das Tanzen dem Trommeln an.
Interventionsziele	Wahrnehmen unterschiedlicher Möglichkeiten (mit Tempo und Krafteinsatz spielen), Führen und Folgen, dadurch Struktur geben und Freiraum in Struktur finden, im Gruppenerleben aufeinander achten, sich aufeinander beziehen.
Möglichkeiten und Grenzen	Selbsterleben im Gruppenkontext, Erlaubnis geben, den Raum zu verlassen, wenn die Trommelmusik unerträgliches Schmerzempfinden auslöst.
Zielgruppe	Bei Kindern, Jugendlichen und Erwachsenen möglich. Bei Psychotikern schwierig (Überforderung).
Methodische Besonderheiten	• übungs- und erlebnisorientiert, kann konfliktorientiert sein • Improvisation • externe Stimulierung • Rollenspiel
Dauer, Musik, Hilfsmittel	• 10–20 Min. • Instrumente, Trommeln
Variationsmöglichkeiten	Therapeut macht Vorgaben, wann Musik schneller, leiser usw. werden soll. Tänzer geben Takt vor und Musiker passen sich an.
Psychologisches Konzept	Kontakt und Resonanz (s. Tab. 6-6, S. 214 ff., Laban: Zeit/Rhythmus/Fluss), Kontakt und Resonanz, Selbstwirksamkeit, Fremdwirksamkeit.

	52 Metamorphoseübung
Beschreibung	Din-A4-Blatt dreimal falten (wie eine Ziehharmonika), Farbstifte bereitstellen. Nach Musik sich bewegen, wie es gerade gut tut (2–3 Min.). Den Bewegungsimpuls auf Papier bildnerisch ausdrücken. Einen Satz darunter schreiben, der sich auf den Impuls/das Gemalte bezieht. Den Ablauf des Bewegens, Malens und Schreibens insgesamt dreimal wiederholen.
Interventionsziele	• Bewusstwerden eines Prozesses • Differenzierung der Eigenwahrnehmung: positiv besetzten Impuls kreativ verstärken • verschiedene Erlebnis- und Wahrnehmungsebenen verbinden
Möglichkeiten und Grenzen	Gruppe sollte sich schon etwas kennen. Einsetzbar in der Psychosomatik, bei Depressionen, Sucht, Traumatisierten. Chancen: Diffuse Gefühle werden verdeutlicht und als wandelbar erlebt.
Zielgruppe	Für Gruppen- und Einzelklienten geeignet.

	52 Metamorphoseübung
Methodische Besonderheiten	• erlebnisorientiert • Improvisation und Komposition • Wiederholung und Variation • intermedialer Transfer von bildnerischen Ausdruck in Bewegungsausdruck
Dauer, Musik, Hilfsmittel	• 30–40 Min. • lebhafte Instrumentalmusik • Malutensilien (Papier, Buntstifte oder Ölkreiden)
Variationsmöglichkeiten	Andere Themen benennen: z. B. Zeitschiene (Vergangenheit, Gegenwart, Zukunft), Gruppendynamik (z. B. Wie fühle ich mich in der Gruppe?), aktuelle Befindlichkeit (Was bringe ich heute mit?).
Psychologisches Konzept	• Selbstausdruck • Integration von Innen und Außen • Selbstwertregulation

	53 Rhythmustransfer
Beschreibung	Im eigenen (angenehmen) Rhythmus durch den Raum bewegen. Den Rhythmus deutlicher, kräftiger machen, z. B. kräftig Ferse aufsetzen. Armbewegungen dazu nehmen (maximieren), und weitere Körperteile hinzunehmen: Ellbogen, Schultern, Hüfte einsetzen. Einer gibt seinen Rhythmus vor, andere übernehmen den Rhythmus, bis einer Stopp sagt. Dieser gibt dann seinen Rhythmus vor. Jeweils nach dem Stopp innehalten und nachspüren (Atem, Körpertemperatur, Wachheit, »Was ist besonders intensiv bewegt worden?«).
Interventionsziele	• eigenen Rhythmus spüren und finden und sich damit zeigen • eigene Kraft spüren • anderen Rhythmus kennen lernen + Stopp = verbale Grenze fördern • Autonomie/Selbstbestimmung
Möglichkeiten und Grenzen	Im Vorfeld eventuell Stopps üben (Nähe-Distanz-Übung), spielerisches Einführen von Stopp sagen (z. B. Tempi anbieten, jeder kann Stopp sagen – Stopp sagen = etwas anhalten). Musik ausstellen, daraufhin die Bewegung einfrieren.
Zielgruppe	Trauma: Betonen, dass Fremdbeeinflussung angehalten werden kann; in etwas Laufendes Einfluss nehmen; Regisseur sein. Depressive: Schwere ist auch Kraft/die eigene Kraft liegt in der Schwere.
Methodische Besonderheiten	• nicht konfliktorientiert • induktiv und deduktiv möglich • Einzelarbeit in der Gruppe

	53 Rhythmustransfer
Dauer, Musik, Hilfsmittel	Vitalisierende Rhythmen wie afrikanische Musik, Flamenco.
Variationsmöglichkeiten	Die eigene Kraft ausdrücken und wertschätzen, Spielen mit Kraft und Entdecken der tatsächlichen Kraft.
Psychologisches Konzept	• Selbstausdruck • Selbstwirksamkeit • Selbst- und Fremdwahrnehmung

	54 Tanz mit Körperteilen
Beschreibung	Einzelne Körperteile werden benannt (entweder von Klienten/Patienten oder von Therapeuten vorgegeben). Ausprobieren welche Bewegungen damit möglich sind, entweder Klienten alleine ausprobieren lassen, oder Ideen hereingeben (z. B. schütteln, kreisen, beugen, stecken). Therapeut stellt während der Übung folgende Fragen zur Körperwahrnehmung: »Wie fühlt sich das an? Was macht Spaß? Was ist angenehm/unangenehm? Was fällt schwer? Fühlt sich das Körperteil nach der Bewegung anders an?«
Interventionsziele	Körperwahrnehmung, insbesondere einzelne Teile des Körpers differenziert wahrnehmen.
Möglichkeiten und Grenzen	Zur Bewusstmachung des eigenen Körpers, Körpergefühl fördern, Affekte ausdrücken.
Zielgruppe	Für jedes Klientel geeignet, insbesondere bei Psychotikern.
Methodische Besonderheiten	• übungsorientiert • Wiederholung und Variation • externe Stimulierung • deduktiv • vom Leichten zum Schweren • Therapeut sollte klare Anweisungen geben
Dauer, Musik, Hilfsmittel	eventuell Hintergrundmusik
Variationsmöglichkeiten	In der Gruppe: Körperteile auf einzelne Zettel schreiben und verteilen. Jeder überlegt Bewegungen mit »seinem« Körperteil und gibt diese vor. Zwei Körperteile kombinieren.
Psychologisches Konzept	• Selbst- und Fremdwahrnehmung • Konzept des Körperbildes

	55 Händetanz
Beschreibung	Auf dem Boden sitzend, die Hände reiben, kneifen, drücken, streicheln. Nacheinander die einzelnen Finger abstreifen. Hände zur Faust machen, Finger spreizen. Zugleich verbal Anleitung geben, z. B. fühlen, ob die Hände kalt oder warm sind? Hände auf dem Boden ablegen und den Bodenbelag spüren, über den Boden streichen, auf dem Boden die Hände drücken, Finger krabbeln lassen.
Interventionsziele	Selbstwahrnehmung und äußere Gegenstände wahrnehmen, eigene Bedürfnisse kennen lernen (»Was ist schön?«).
Möglichkeiten und Grenzen	Überall, um die eigene Wahrnehmung zu fördern und zu unterstützen. Schwierigkeiten bei Patienten mit bestimmten Themen, wenn beispielsweise die eigenen Hände »schlechte Hände« sind.
Zielgruppe	Gut für Psychotiker, Kinder, alte Menschen, Behinderte.
Methodische Besonderheiten	• erlebnisorientiert • vom Leichten zum Schweren • deduktiv • kinästhetische Identifikation
Dauer, Musik, Hilfsmittel	• Musik möglich, aber nicht nötig • verschiedene Medien, z. B. Igelbälle, möglich
Variationsmöglichkeiten	Nach dem Bearbeiten der Hände mit den Händen einen Tanz entwickeln lassen. Erst auf dem Boden sitzend, dann langsam in den Stand kommen. Der Tanz kann eine reine Improvisation sein oder aber eine Choreografie werden oder vorgegeben werden. Auch könnte paarweise ein Händetanz getanzt werden. Chace-Kreis nur mit den Händen.
Psychologisches Konzept	• Selbstwahrnehmung • Selbstausdruck • Integration von Innen und Außen • Konzept des Körperbildes

	56 Komm-stopp-geh-Übung
Beschreibung	Zuerst Übung erklären: Patient und Therapeut stehen sich im Raum möglichst weit entfernt voneinander gegenüber, der Patient steht auf der einen, der Therapeut auf der anderen Seite. Einer gibt Anweisungen und der andere befolgt diese. Es gibt drei mögliche Anweisungen: Komm, Stopp und Geh! »Komm« bedeutet, auf der Raumlinie auf den Anweisenden zuzukommen. »Stopp« bedeutet, sofort stehen bleiben und »Geh« bedeutet rückwärts zurückgehen. Der Anweisende soll verschiedene Abstände ausprobieren.

••	**56 Komm-stopp-geh-Übung**
	Patient wählt die Seite im Raum aus, wo er stehen will. Patient entscheidet, wer mit anweisen anfängt. 5–6 verschiedene Abstände ausprobieren. Der Anweisende soll sich zum Abschluss so hinstellen, wie der Abstand für ihn am besten passt. Wenn der Therapeut anweist, dann schätzt dieser ein, welcher Abstand aus Sicht des Patienten am besten passen würde. Rollenwechsel und wieder 5–6 Abstände ausprobieren. Nun wie im normalen Leben: Der eine weist an, der andere macht, was er will, z. B. wenn der Anweisende stopp sagt, dann kann der andere anhalten, zurückgehen, vorwärts gehen, wie er will. Rollenwechsel. Auswertung: »Wie ging es Ihnen, in welcher Rolle haben sie sich am wohlsten gefühlt? Wie war die Einschätzung des Abstandes?«
Interventionsziele	• Wahrnehmen des eigenen Nähe-Distanz-Bedürfnisses • Führen – Folgen erleben • Widerstand ermöglichen • Aufeinanderprallen verschiedener Bedürfnisse
Möglichkeiten und Grenzen	Diagnostik: kontrollierter – unkontrollierter Dialog. Vorsicht bei Patienten, die Angst vor Kontrollverlust, Grenzüberschreitung haben: Eigene Gegenübertragung entscheidet, ob Übungsphase durchgeführt wird, in der den Anweisungen Widerstand geleistet werden kann.
Zielgruppe	Keine störungsspezifischen Einschränkungen, gut für Paartherapie geeignet.
Methodische Besonderheiten	• übungs- und erlebnisorientiert • Rollenspiel • Angleichen und Konfrontation • Wiederholung und Variation • deduktiv
Dauer, Musik, Hilfsmittel	• 10–15 Min.
Variationsmöglichkeiten	Gruppenübung: Einer gibt Anweisung, Gruppe folgt.
Psychologisches Konzept	• Nähe-Distanz-Regulation • Frustrationstoleranz • kommunikative Kompetenz und Abstimmung • Selbst- und Fremdwirksamkeit • Selbstwertregulation

	57 Roter Ball
Beschreibung	Eine Entspannungs-, Körperwahrnehmungs-, Imaginationsübung. Jeder sucht sich einen Platz im Raum, legt sich hin auf eine Matte, Decke o.Ä. Verbal das Ankommen auf dem Boden begleiten, dann vorstellen lassen, dass ein kleiner roter Ball durch den Körper rollt. Den Weg des Balls verbal beschreiben (am besten Weg des Balls selber vorstellen).
Interventionsziele	• Kontakt zu sich selbst • Cool-down • Körperwahrnehmung fördern • Entspannung
Möglichkeiten und Grenzen	Kann im Einzel und in der Gruppe angewandt werden, gerade hinsichtlich der Vorstellung des Balles können auch negative Gefühle hervorgerufen werden.
Zielgruppe	Bei Psychotikern besser nicht in dieser Form, bei Borderline-Patienten gut abwägen, eventuell verändert, insbesondere ohne Vorstellung des Balles anwenden.
Methodische Besonderheiten	• zunächst erlebnisorientiert, kann jedoch auch konfliktorientiert werden bzw. auch so genutzt werden (auch je nach Anleitung, worauf fokussiert wird usw.) • kinästhetische Identifikation
Dauer, Musik, Hilfsmittel	• 15–20 Min. • Decken oder Matten, damit die Teilnehmer bequem am Boden liegen
Variationsmöglichkeiten	Körperreise ohne Ball, Farbe des Balls nicht vorgeben, sondern aussuchen lassen; auf positive Bezirke oder negative Bezirke fokussieren, je nach Interventionsziel; kann in der Arbeit des Körperbilds weitergeführt werden.
Psychologisches Konzept	• Genussfähigkeit und Selbstwahrnehmung • Konzept des Körperbildes

	58 Fest, schwer, leicht und zart
Beschreibung	Der Raum wird in vier Bereiche geteilt und auf gut lesbare Zettel die Begriffe »fest«, »schwer«, »leicht« und »zart« geschrieben. Diese Zettel werden auf die vier Felder verteilt. Zu den jeweiligen Feldern werden folgende Gegenstände gelegt: fest – Holzstäbe, leicht – Luftballons, schwer – Decken zum Liegen, zart – Chiffontücher. Die Teilnehmer tanzen zu Musik durch alle angebotene Felder reihum und benutzen die jeweiligen Materialien, um die entsprechenden Qualitäten auszudrücken. Sind alle Felder durchtanzt, so bewegen sich alle nochmals ohne Musik durch die Felder. Zum Abschluss suchen sich alle eine bevorzugte Qualität aus und tanzen nochmals mit Musik zu diesem Element.
Interventionsziele	Die verschiedenen Kraftqualitäten ausprobieren und in der Bewegung erleben und wahrnehmen, eigene Bedürfnisse erfahren, Bewegungsrepertoire erweitern.

	58 Fest, schwer, leicht und zart
Möglichkeiten und Grenzen	Nicht ohne weiteres mit Kindern, besonders wegen der Stöcke. Nicht mit Teilnehmern mit hoher Aggression anwenden, wegen der Verletzungsgefahr der eigenen Person und anderer, oder Stöcke nicht einsetzen.
Zielgruppe	Teilnehmer, die sich immer nur in einer Qualität bewegen, können andere Kraftqualitäten erleben.
Methodische Besonderheiten	• vor allem übungs- und erlebnisorientiert • Wiederholung und Variation • induktiv • intermedialer Transfer
Dauer, Musik, Hilfsmittel	• Holzstäbe, Luftballons, Decken, Chiffontücher. • Zeitvorgaben sind möglich, um z. B. den Wechsel zu anderen Gruppen (Feldern) zu unterstützen • gleichbleibende, rhythmische, schwingende Musik
Variationsmöglichkeiten	Jede Qualität erst mal einzeln z. B. erarbeiten oder nur zwei Qualitäten gleichzeitig anbieten. Beim Abschluss statt bevorzugte Qualität, eine wählen lassen, die zur Zeit nicht so gerne gemocht wird. Die Qualität ohne Musik tanzen wäre auch eine Möglichkeit. Diese Übung kann mit allen Laban-Qualitäten oder mit Bewegungselementen aus dem BMMA durchgeführt werden.
Psychologisches Konzept	• Integration von Innen und Außen • Genussfähigkeit im Kontakt • Selbstausdruck • Selbstwahrnehmung

	59 Tanzen mit viel/wenig Kraft
Beschreibung	Zu Musik bewegen. Mit wenig Krafteinsatz tanzen, wenig Energie einsetzen. Danach Feedback: Wie ging es mir damit? Wie fühlte/n sich mein Körper/die Bewegungen an? Welche Körperteile habe ich benutzt? Welche Impulse hatte ich beim Tanzen? Mit viel Kraft tanzen, viel Energie einsetzen, danach Feedback. Beide Qualitäten vergleichen – welche ist mir vertrauter, bekannter? Bezug zum Alltag herstellen – wann setze ich viel/wenig Kraft ein? Was fällt leichter/schwerer?
Interventionsziele	• eigene Kraft wahrnehmen, bzw. wahrnehmen ob und wie ich Kraft nutze • Kraft/Kraftlosigkeit bzw. Leichtigkeit bewusster erleben • Bezug zu Kraft im Alltag herstellen
Möglichkeiten und Grenzen	Bewusstmachen des eigenen Handelns (bin ich eher aktiv/passiv, setze ich Kraft ein, nutze ich eher Leichtigkeit, wo strenge ich mich sehr an?). Diagnostisches Mittel – wie empfindet der Patient Kraft? Wann erlebt er sich als kraftvoll/kraftlos?

	59 Tanzen mit viel/wenig Kraft
Zielgruppe	Für jedes Klientel, insbesondere bei Frauen, Suchtklienten, Depressiven.
Methodische Besonderheiten	• erlebnisorientiert • Improvisation • externe Stimulierung • kinästhetische Identifikation
Dauer, Musik, Hilfsmittel	• ca. 20–30 Min. • Musik, die zwei rhythmische Qualitäten enthält • bei Kraft z. B. Medizinball einsetzen, bei wenig Kraft z. B. Tücher nutzen
Variationsmöglichkeiten	Vorgaben machen, z. B. mit bestimmtem Körperteil bewegen, stampfen, boxen/Tücher leicht flatternd bewegen usw. (je nach Klientel, wenn Klient mit freier Bewegung überfordert ist) Kontaktangebot, mit Kraft/Leichtigkeit in Kontakt gehen. Weitere Bewegungsqualitäten ergänzen, z. B. fließend, abrupt, weit, eng, usw. Alle Laban- oder BMMA-Elemente können erprobt werden.
Psychologisches Konzept	• Selbstwahrnehmung • Selbstausdruck

	60 Wunscherfüllung zum Abschied
Beschreibung	Abschied verbal thematisieren. Wunscherfüllung und Ideen anbieten z. B. in einer Decke gewiegt oder getragen werden, von einem Partner massiert werden (oder von allen), lange tanzen mit einem selbst ausgesuchten Thema usw. Klient/Patient formuliert dann den eigenen Wunsch und bestimmt alles für den Wunsch Notwendige: Er wählt Gruppenteilnehmer aus oder bereitet den Platz vor, bestimmt die Musik und klärt die Position (liegend oder stehend). Im Prozess der Wunscherfüllung fragt die Therapeutin immer wieder nach, ob konkrete Veränderungen gewünscht sind. Der Klient bestimmt das Ende.
Interventionsziele	Bewusstes Gestalten des Abschieds: Gefühle bekommen Raum und werden gestaltet. Autonomie fördern: Eigene Bedürfnisse und Wünsche äußern und annehmen können. Im Mittelpunkt stehen und den Wert der Gruppe spüren.
Möglichkeiten und Grenzen	Am Ende einer Therapie einsetzbar, Chance, dass eine Person die Aufmerksamkeit durch die Gruppe/den Therapeuten bekommt und bestimmt.
Zielgruppe	Wenn mehrere Gruppenteilnehmer verabschiedet werden, Zeit begrenzen. Bei Anzeichen von Überforderung, z. B. Überschwemmen von Gefühlen aktiv beenden. Darauf achten, ob es wirklich um Nähe geht. Wünsche können auch ganz anders zum Abschied sein!

[•] [⁙]	60 Wunscherfüllung zum Abschied
Methodische Besonderheiten	• induktiv • Einzelarbeit in der Gruppe • Improvisation und Komposition
Dauer, Musik, Hilfsmittel	je nach Wunsch
Variationsmöglichkeiten	Rituale zum Abschied: z. B. Gruppe steht im Kreis und fasst sich an die Hände. Dann Hände lösen und einen Schritt zurückgehen. Im Anschluss, Raum zum individuellen Abschied. Meditative Tänze zum Abschied anbieten.
Psychologisches Konzept	• Selbstausdruck • Selbstwirksamkeit • Selbst- und Fremdwahrnehmung • Kontakt und Resonanz • Genussfähigkeit im Kontakt

10.2.4 Zusammenfassung

Der Einbezug des Körpers in die Psychotherapie bringt theoretische Erweiterungen und Präzisierungen bestimmter Konzepte.

Interventionen aus der Körper-, Bewegungs- und Tanztherapie verbinden

- sensorisch-erspürende Wahrnehmungen
- affektmotorische Handlungsmuster
- strukturierende Körperarbeit
- verbale Handlungsmuster
- Reflexionen

Durch die Integration des Körper-Selbst in den therapeutischen Dialog erfolgt eine Erweiterung der Psychotherapie hinsichtlich folgender Phänomene.

Mehrmodale Empathie

- multimodale Wahrnehmungs- und Handlungskompetenz
- ganzheitliche Interaktionspräsenz des Therapeuten, die aktive Selbst-Bewegungen des Therapeuten einschließt

Mehrmodale (Re-)Konstruktion

- Fokussierung auf fixierte Körper-Selbst-Zustände zusätzlich zur Klärung von Abwehrmechanismen
- flexibler Umgang mit Wort, Handlung, Bewegung in der therapeutischen Kommunikation: szenisch, musikalisch, bildnerisch und tänzerisch, verbal (auch multimodal) unter Berücksichtigung des Handlungs-Selbst

Prozessorientierte Diagnostik und Interventionsentwicklung

- rhythmisch-dynamischer Handlungsdialog
- Wertschätzung analoger Kommunikation
- Anerkennung der Unmöglichkeit instruktiver Intervention (»Man kann nicht nicht intervenieren«)

Nutzung der körperlichen Übertragung und Gegenübertragung zur Interventionsentwicklung

- notwendig: selbsterfahrungsorientierte mehrmodale Ausbildung von Therapeuten

Anregung zur Eröffnung von Spielräumen

- Exploration anderer als der fixierten Handlungen und Zustände des Selbst
- Erleben und Neuorientieren durch multimodal strukturierte Interaktionserfahrungen

Erweiterte Auffassungen theoretischer Basisphänomene

- Abstinenz und Neutralität
- Widerstand und Repräsentanz
- Affekt- und Beziehungsregulation
- Verschränkung von Bewusstem und Unbewusstem
- Übertragung und Gegenübertragung
- Lernen und Strukturieren

Körperbezogene Interventionen können schulenübergreifend in psychotherapeutischen und beraterischen Kontexten gut eingesetzt werden, die auf die Lösung von psychischen Konflikten oder auf die Förderung struktureller Defizite oder auf die Verarbeitung von Trauma-States ausgerichtet sind. Dabei schafft eine körper- und handlungsorientierte therapeutische Atmosphäre besondere Möglichkeiten, auf multimodal vernetzte Wahrnehmungs- und Handlungsprozesse zu fokussieren und die Selbstreflexion des Patienten durch verbale und nonverbale Deutungsangebote, die auf die Kongruenz oder Inkongruenz von Verbalisierung, Körpersprache und Emotion im Beziehungsgeschehen hinweisen, zu vertiefen.

Anhang

A1 Definitionen in der Bewegungsanalyse

»Die Diagnostik der Körpersprache braucht die Entfaltung von Bewegungen.« (Elaine V. Siegel)

Bewegung ereignet sich im Körper

Raum und Zeit ereignen sich nicht im Körper. Bewegung offenbart sich im Raum und während der Zeit. Durch ihre raumzeitliche Manifestation wird Bewegung sichtbar. Analysiert wird die Bewegung in ihrer körperlichen (Anatomie) und motorischen (Bewegungsrepertoire-Eigenschaften) Bedingtheit. Der Beobachter befindet sich gedanklich stets hinter dem sich Bewegenden und vollzieht dessen Bewegungen innerlich mit. Um einen Bewegungsprozess zu evaluieren, bedarf es der analytischen Zuordnung seiner evidenten Komponenten. Die konstituierenden Elemente der Bewegung werden zunächst voneinander getrennt erfasst und dann im bewegungsanalytischen Befund wieder aufeinander bezogen.

Wichtige Aspekte der Bewegungsanalyse

- Bewegungsordnung (binnenkörperlich und mit Bezug zur Umwelt)
- Manifestation von nicht ordnendem Bewegungsverhalten
- persönliche Sinngebung des Bewegenden (Patienten/Klienten vor der Therapie)
- innovative Sinngebung, die bei der Bewegungsexploration entstehen kann (während oder nach der Therapie)
- Unterschied zwischen dem gegenwärtigen Bewegungsphänomen und dem gegenwärtigen inneren Bedürfnis mit der Zielsetzung:
  - Bezugnahme und Erschaffung von Zusammenhängen, Erlebnissinn und spontaner Organisation sowie
  - innovativer Bewegungsentwicklung hin zu ordnender Bewegungsfähigkeit

Bedingungen des Bewegungsprozesses

- Das Bewegungs*potenzial* ist abhängig von Bewegungsapparat, energetischer Disposition und sensomotorischen Anlagen (wie die Sprache, ein übergeordnetes Möglichkeitssystem, das grundsätzlich allen Lebewesen einer Art zur Verfügung steht).
- Das Bewegungs*repertoire* bezieht sich auf motorische und situative Bewegungsfertigkeiten, wie das Sprechen, die aktualisierten Bewegungswahlen.
- Die Bewegungs*entfaltung* bedeutet die Aufnahme, Verarbeitung und Bewegungserwiderung im Kontext von rhythmisch-dynamischen Handlungsdialogen.

Bewegungsevaluierung und -evaluation

Die Bewegungsevaluierung hat den Vorgang der Bewegung zum Gegenstand, nicht deren Motivation. Die Bewegungsevaluation ist die abgeschlossene Auswertung einer Bewegungsevaluierung.

Voraussetzungen des Therapeuten

- Fähigkeit zu Empfindung und Wahrnehmung von internen und externen Bewegungsimpulsen
- realitätsangemessene Wahrnehmung eigener Körperteile und deren spezifischer Bewegungsmöglichkeiten
- bewegungsökonomische und bewegungsdynamische Artikulation
- Wahrnehmung der Umwelt und die Bewegungsanpassung an diese
- Wahrnehmung des sozialen Umfelds und Bewegungsanpassung an dieses, Fähigkeit zum Bewegungsaustausch mit anderen Menschen
- zunehmende vielfältige Interaktionsmöglichkeiten mit anderen und deren Bewegungen
- Antizipationsfähigkeit oder die Fähigkeit, Konsequenzen des eigenen Bewegungsverhaltens für sich und andere sowie umgekehrt einschätzend vorauszuahnen

A2 Hinweise für die (vereinfachte) Bewegungsanalyse in der Praxis

Hauptfragen

- Welche Körperregionen werden bevorzugt bewegt?
- Welche Körperteile werden überhaupt nicht bewegt bzw. stark vernachlässigt?
- Welche Energiequalitäten bezüglich Kraft, Zeit, Raum, Fluss treten in den Vordergrund?
- Welche Kombination von zwei Faktoren fällt besonders auf? (s. Abb. 6-2, S. 163)

Efforts

Antriebsfaktoren Bewegungsbetonungen geben Auskunft über
- Raum und Zeit: wo und wann?
- Fluss und Schwerkraft: wie und was?
- Raum und Fluss: wo und wie?
- Schwerkraft und Zeit: was und wann?
- Raum und Schwerkraft: wo und was?
- Zeit und Fluss: wann und wie?

Zugang zur Welt Bekanntlich unterscheidet Rudolf von Laban Bewegungsfaktoren und Energiequalitäten bezüglich **ankämpfender** und **erspürender** Qualität. Er ordnet entsprechend subjektive Empfindungen bzw. Stimmungen zu und beschreibt objektive Funktionen bzw. die Beobachtungskategorien und messbare Aspekte (s. ausführliche Bewegungsanalyse in Anhang A3, S. 435 ff.).

Raum Die Betonung des Raumes zwischen direkt und indirekt gibt Auskunft über die subjektive Empfindung des Verhaftetseins im Kontext. Beobachtet wird die Orientierung und Aufmerksamkeit bezüglich Fokussierung, Richtung und Ebene. (Spüren, eine Handlung gezielt und geradlinig oder in minderen Graden bis – in mehrere Richtungen – verstreuend oder kurvig auszuführen: Löst der achtsame Umgang mit dem Raum Konzentration, **Strukturierung** und Konstanz aus oder Durcheinander, Ablenkung und **Desorientierung**?)

Kraft Die Betonung der Schwerkraft zwischen fest und zart gibt Auskunft über die subjektive Empfindung der Leichtigkeit (leicht oder minder schwer bis schwer). Beobachtet wird die Absicht oder der Widerstand des Körpers gegenüber einer Anforderung. (Spüren, eine Handlung mit Kraft oder ohne körperliche Anstrengung auszuführen, sie zu wollen oder Unbehagen zu spüren bei Anstrengungen; das Ganze stark oder mindere Grade bis schwach: Löst der achtsame Umgang mit der Kraft ein **Wollen** oder ein **Nicht-Wollen** aus?)

Zeit Die Betonung der Zeit (bezüglich der Übergänge) zwischen plötzlich/abrupt und allmählich gibt Auskunft über die subjektive Empfindung der Dauer (gelassen oder weniger gelassen bis gehetzt, gestresst). Beobachtet wird die Initiative oder die Entscheidung über eine Handlung. (Spüren, eine Handlung schnell oder weniger schnell bis langsam zu beginnen, zu beenden, fortzuführen oder zu stoppen, das Ganze allmählich bis plötzlich: Löst der achtsame Umgang mit der Zeit Entspannung und Ruhe und **Überlegung** oder Druck, **Hektik** und Verwirrung aus?)

Fluss Die Betonung des Flusses der Bewegung zwischen gebunden und frei gibt Auskunft über die subjektive Empfindung der inneren Anspannung. Beobachtet werden Kontrolle und (Im-) Mobilisierung der Energieentfaltung bzw. Dissoziationen im Körper (Spüren, eine Handlung zwischen fragmentiert/hoch gespannt/abstoppend oder in minderen Graden bis kontinuierlich und entspannend/pausierend auszuführen: Löst der achtsame Umgang mit dem Bewegungsfluss neue **Affektregulationen** aus? Welche? Wie wird die **Selbstkontrolle** erlebt?)

Shape

In der Modern-Dance-Terminologie bezeichnet »Shape« die *räumliche* Gestalt eines Körpers oder mehrerer Körper. Damit ist nicht unbedingt die natürlich gewachsene Form des Körpers gemeint, sondern eine momentan meist bewusst verwendete Stellung im Sinne einer Skulptur. Rudolf von Laban (1879 – 1958) führte die Grundformen ein, auf welche die Skulptur des tanzenden oder ruhenden Körpers zu reduzieren ist, er benannte Grundtypen plastischer Bewegung. Die Fähigkeit, über sämtliche Shaping-Modi flexibel zu verfügen und situationsangemessen und den eigenen Bedürfnissen entsprechend auszuwählen, kennzeichnet die gesunde Bewegungsfähigkeit.

Pfeilähnliche Gestalt Die pfeilähnliche Gestalt hat die Tendenz den Körper zu verlängern, Rumpf und Glieder streben von der Mitte nach oben, vorn. Das Ziel der Bewegung liegt außerhalb des Körpers. Die Körperform kann in alle Richtungen gehen und sich auf allen Ebenen erstrecken. Sie scheint den Raum zu durchbohren. Die Bewegung ist immer zielgerichtet und zumindest theoretisch eindimensional.

Wandähnliche Gestalt Die wandähnliche Gestalt hat eine Tendenz zur Fläche, vergrößert den Körper in der Breite und in der Höhe. Extremitäten wachsen strahlenförmig nach außen. Die Form kann sich auf der horizontalen, frontalen oder sagittalen Ebene entwickeln. Sie hat den Charakter einer Raumtrennung oder Barriere und ist – theoretisch gesehen – zweidimensional.

Kugelähnliche Gestalt Die kugelähnliche Gestalt ist in der Tendenz geschlossen. Der Körper, besonders die Wirbelsäule, rundet sich, der Mittelpunkt der Figur wird von den Gliedern umhüllt, die sich einander nähern. Der Fokus ist nach innen gerichtet. Kontakt nach außen ist nicht intendiert. Die Form ist dreidimensional.

Schraubenähnliche Gestalt Teile des Rumpfes oder Rumpf und Extremitäten drehen sich gegeneinander oder verwringen sich. Ein Teil wendet sich im Uhrzeigersinn um die Achse, der andere gegen den Uhrzeigersinn. Dadurch erhält die Gestalt einen auseinanderstrebenden Charakter. Auch diese Form ist dreidimensional.

Wichtig ist der Hinweis, dass *reine Formen selten* auftreten. Darum kann ein Tanz in seinem Wechsel von einer Position zur anderen die Grundstimmung einer Elementarform verwenden oder immer wieder zu dem einen charakteristischen oder einprägsamen Motiv zurückkehren.

Für die tanztherapeutische Bewegungsanalyse ist es wichtig, folgende **entwicklungstheoretische Zusammenhänge** zu berücksichtigen:

- Sichverschließen und Sichöffnen werden mit der horizontalen Ebene verbunden und der frühesten Entwicklungsstufe zugerechnet (das Baby kann zunächst nur liegen).
- Zusammensinken und Aufrichten werden mit der vertikalen Ebene und der Entwicklungsstufe verbunden, in der das Kind sich aufrichten und dann stehen kann (das Baby kann stehen).
- Sichzurückziehen bzw. Nach-vorne-Streben werden mit der Vorwärtsbewegung bzw. der Bewegung durch den Raum und der folgenden Entwicklungsstufe verbunden, in der das Kind gehen kann (das Baby kann [weg-]gehen).

Shape-flow: Formenfluss oder Gestalt von Bewegungen im Raum

Bezüglich des Shaping-Konzepts werden drei Polaritäten beachtet:

- die Horizontale zwischen verschließend und sich öffnend
- die Vertikale zwischen zusammensinkend und aufrichtend
- die Sagittale zwischen zurückziehend und nach vorne strebend

In der Bewegungsanalyse geht es darum, ein Bewegungsverhalten, das sich auch bezüglich des Shaping-Konzepts im Bewegungsverlauf aus vielen Komponenten zusammensetzt und sich zu einem Muster in der Zeit habitualisiert hat, unter wichtigen herausragenden oder hervortretenden Aspekten zu beschreiben. Dies muss im Verlauf einer Therapie mehrfach erfolgen (Prozessdiagnostik), denn das Bewegungsverhalten bzw. das momentan sichtbare Bewegungsrepertoire und dementsprechend das emotionale Verhalten sowie das emotionale Repertoire sind ständiger Veränderung unterlegen. Beim *Shape-flow* geht es um die Angleichung von Formen zwischen ausdehnen und zusammenziehen, heben und senken, vorwärts und rückwärts. Zugrunde liegendes rhythmisches Grundmuster ist der menschliche Atem.

A3 Arbeitsblätter zur Bewegungsanalyse

Bewegungsanalysebogen nach Laban

(s. auch Kap. 6.1.2, S. 162 ff.)

Klient ☐ Datum ☐ Gruppe/Einzel

I. Körper und Körperteile

A bevorzugte Körperteile

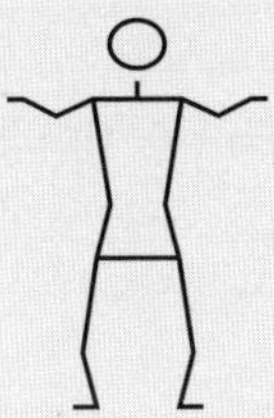

B vernachlässigte Körperteile

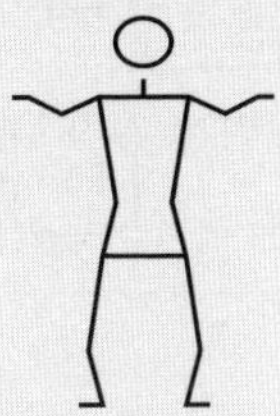

C Schattenbewegungen

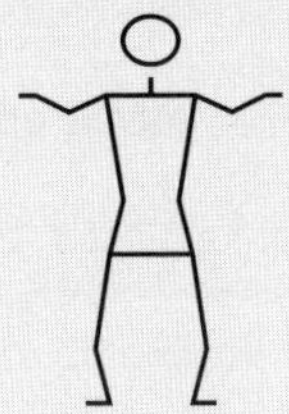

II. Antrieb

A Energiequalitäten

Raum

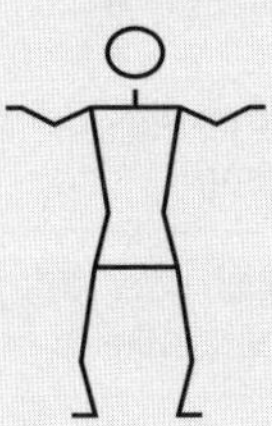

Kraft

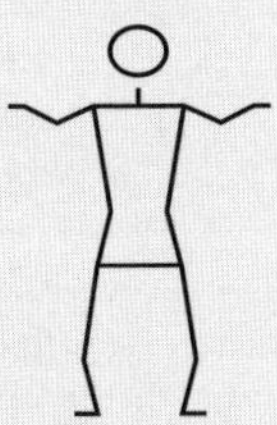

Zeit

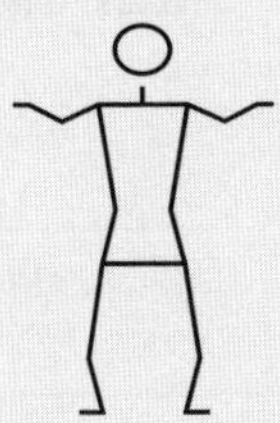

Fluss

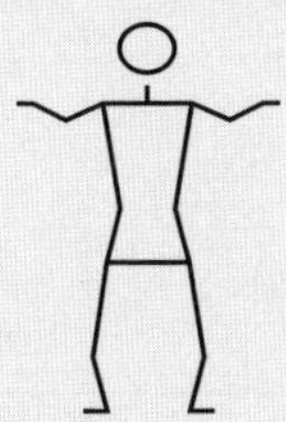

B wichtigste Faktoren

1. ☐ 2. ☐

C Flussfaktor ☐

III. Raum

A Kinesphäre: weit/mittel/eng

B Ebenen: hoch/mittel/tief

IV. Shaping-Modus

Öffnen/Verschließen ☐ Sinken/Aufrichten ☐ Zurückziehen/Vorwärtsstreben ☐

Bewegungsanalysebögen nach Kestenberg

(s. auch Kap. 6.2, S. 176 ff.)

Formenfluss

Betonte Dimension	Gliederbewegung in Bezug auf den Körper und Körperbewegung allgemein	
Horizontale	ausbreitende Formen weit	einschließende Formen eng
Vertikale	hebende/steigende Formen hoch	sinkende/fallende Formen tief
Sagittale	vorwärtsstrebende oder vorandrängende Formen nach vorn gerichtet	rückwärts strebende/zurückweichende Formen nach hinten gerichtet

Bedeutung der Kombination zweier Antriebsfaktoren

Kombination von Antriebsfaktoren	Innere Haltung	Charaktereigenschaften	Hervortretende Bewegungsformen mit dynamischen Qualitäten
Raum (indirekt/direkt) Zeit (verlangsamend/ beschleunigend)	wach	Bewusstheit	ausbreitend *oder* einschließend vorwärtsstrebend *oder* zurückweichend
Fluss (frei/gebunden) Kraft (leicht/stark)	träumerisch	Unbewusstheit	kontinuierlich *oder* abrupt hebend *oder* senkend
Raum (indirekt/direkt) Kraft (leicht/stark)	stabil	Standhaftigkeit	ausbreitend *oder* einschließend hebend *oder* senkend
Zeit (verlangsamend/ beschleunigend) Fluss (frei/gebunden)	mobil	Anpassungsfähigkeit	vorwärtsstrebend *oder* zurückweichend kontinuierlich *oder* abrupt
Raum (indirekt/direkt) Fluss (frei/gebunden)	fern	Abgeschiedenheit	ausbreitend *oder* einschließend kontinuierlich *oder* abrupt
Kraft (leicht/stark) Zeit (verlangsamend/ beschleunigend)	nahe	Präsenz	hebend *oder* senkend vorwärtsstrebend *oder* zurückweichend

Spannungsregulation

Intensität/Spannung	Spannungsflusseigenschaft	Emotionale Qualität
Mittel bis hoch	bei gleich bleibender Verteilung im ganzen Körper	Ausgewogenheit, Wohlbefinden, Standfestigkeit
	bei intensiven Wechseln in verschiedenen Körperteilen	intensive Gefühle wie Freude, Wut
Im zeitlichen Verlauf	bei abrupten Wechseln	Impulsivität, unterdrückte Aggression, Zerfahrenheit, Anstrengung
	bei allmählichen Wechseln	Toleranz, Anpassung, Bereitwilligkeit
Niedrig	bei wenig Krafteinsatz	Gelassenheit, Ermüdung, geringe Erregung
	bei langsamem Tempo	Geduld, Ausdauer

BMMA – Bewegungsprofil nach Shahar-Levy

(s. auch Kap. 6.3.11, S. 213)

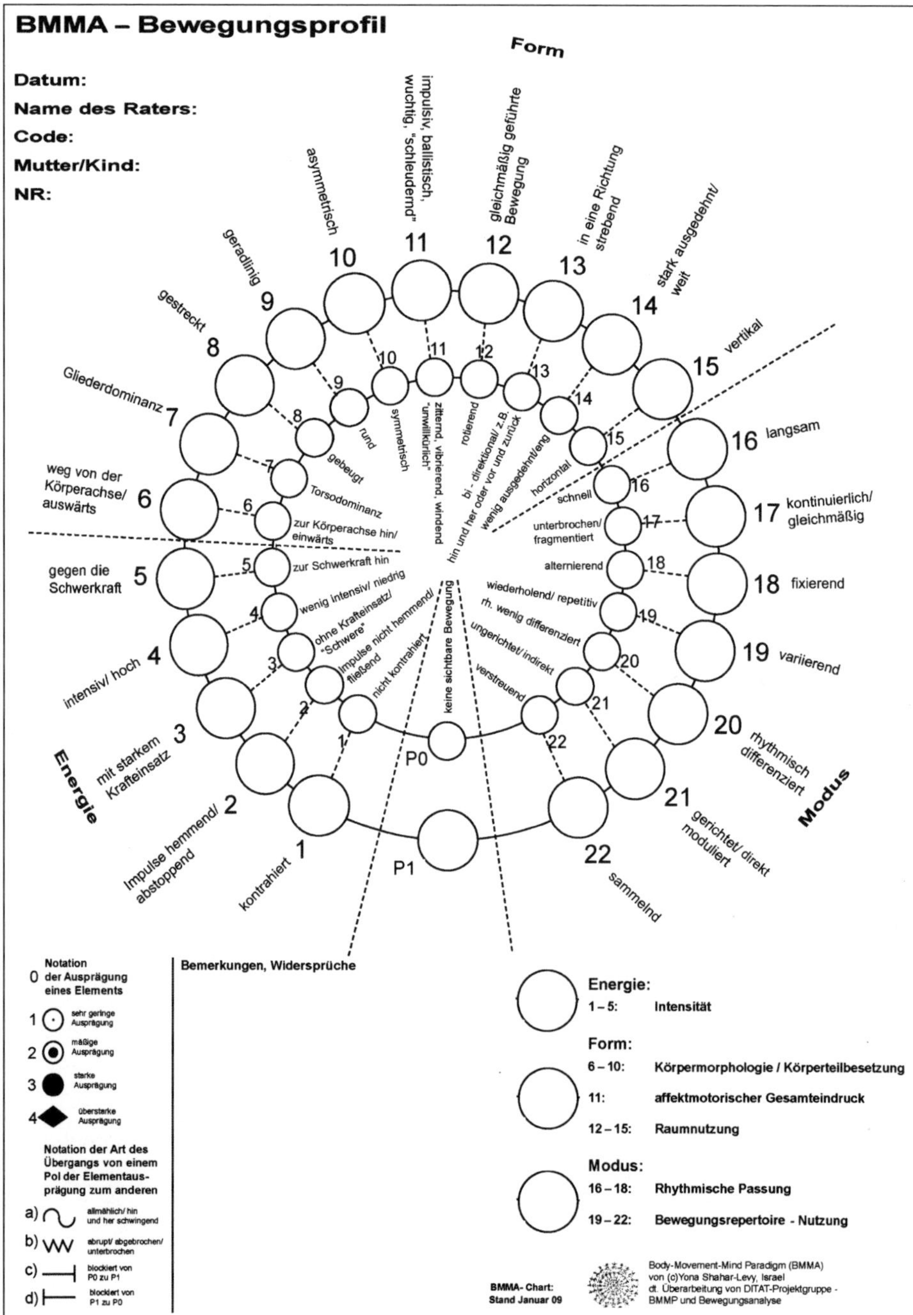

BMIA – Bipolare Bewegungskategorien

(s. auch Kap. 6.6, S. 224 ff.)

Dimensionen	Pol 0 Introvertierte Bewegungen	Kategorien	Pol 1 Expansive Bewegungen
Energie (1–5): **Intensität**	nicht kontrahiert	1. Muskulatur	kontrahiert
	Impulse nicht hemmend/ fließend	2. neurologische Impulsübertragung	Impulse hemmend/ stoppend
	ohne Krafteinsatz/»Schwere«/ Eigengewicht	3. grundsätzliche Energiemobilisierung	mit starkem Krafteinsatz
	wenig intensiv/niedrig	4. Intensitätsniveau	intensiv/hoch
	zur Schwerkraft hin	5. Auseinandersetzung mit der Schwerkraft	gegen die Schwerkraft
Form (6–10): **Körperteileinsatz**	zu Körperachsen hin/ einwärts	6. Ein- und Auswärtsbewegungen	von Körperachsen weg/ auswärts
	Torsodominanz	7. Körperteileinsatz	Gliederdominanz
	gebeugt	8. Aktivität von Gliedern und Gelenken	gestreckt
	rund	9. Körperform	gerade/geradlinig
	symmetrisch	10. Körpersymmetrie	asymmetrisch
(11): **Impulskontrolle**	zitternd, vibrierend, windend, »unwillkürlich«/ zurückgehalten	11. affektmotorischer Gesamtausdruck/ Expansion	impulsiv, ballistisch, wuchtig, »schleudernd«/ ausbrechend
Raum (12–15): **Raumnutzung**	rotierend	12. Bewegungsformen im Raum	gleichmäßig geführte Bewegung
	bidirektional: hin und her oder vor und zurück	13. Bewegungsrichtungen	in eine Richtung strebend
	wenig ausgedehnt/eng	14. Kinesphäre/Reichweite	stark ausgedehnt/weit
	horizontal	15. bevorzugte Axialität (body alignment)	vertikal

Dimensionen	Pol 0 Introvertierte Bewegungen	Kategorien	Pol 1 Expansive Bewegungen
Zeit (16–18): **rhythmische Passung**	schnell	16. Passung: zeitlich/temporal	langsam
	unterbrochen/fragmentiert	17. Übergänge/rhythmische Passung	kontinuierlich/gleichmäßig
	alternierend	18. Formung im Bewegungsfluss	fixierend
Fluss (19–22): **Nutzung des Bewegungsrepertoires**	wiederholend/repetitiv	19. Variabilität im Bewegungsfluss	variierend/moduliert
	rhythmisch-dynamisch wenig differenziert	20. Differenzierung von Bewegungen	rhythmisch-dynamisch differenziert
	ungerichtet/explosiv/indirekt	21. Bewegungssteuerung im Kontakt	gerichtet/moduliert/direkt
	verstreuend	22. Fokussierung	sammelnd

Leitlinie zur Interaktionsanalyse nach BMIA

(s. auch Kap. 6.6.4, S. 229 ff.)

Fragekategorie BMIA	Patient/-in								Therapeut/-in							
Informationsaustausch/ binäre Skala P(0) eher »regressiv« P(1) eher »expansiv«	P(0)				P(1)				P(0)				P(1)			
	I	II	III	IV	I	II	III	IV	I	II	III	IV	I	II	III	IV
Kraft/Intensität/Energie																
1. Ist die hauptsächliche *Energiemobilisierung im Körper* gerichtet P(0) hin zur Schwerkraft, nach unten? P(1) gegen die Schwerkraft, nach oben?																

Fragekategorie BMIA	**Patient/-in**								**Therapeut/-in**							
Informationsaustausch/ binäre Skala P(0) eher »regressiv« P(1) eher »expansiv«	**P(0)**				**P(1)**				**P(0)**				**P(1)**			
	I	**II**	**III**	**IV**	**I**	**II**	**III**	**IV**	**I**	**II**	**III**	**IV**	**I**	**II**	**III**	**IV**
2. Ist die affektive Ladung bzw. der Ausdruck von *Körperimpulsen in einzelnen Körperteilen* eher P(0) zitternd, unwillkürlich, »gewunden« bzw. zurückgehalten, nach innen gehalten? P(1) ausbrechend, impulsiv, schleudernd, hervorbrechend, ungesteuert, nach außen gerichtet?																
3. Ist der *Muskeltonus* und damit »die Absicht, etwas zu bewegen«, eher P(0) schlaff, schwach? P(1) kontrahiert, stark angespannt?																
Selbst- und Objektwahrnehmung in der Ausrichtung des Körpers im umgebenden Raum																
1. Wie *differenziert* werden die einzelnen *Körperteile* in der Interaktion eingesetzt: P(0) Torsodominanz, eher »blockartig«? P(1) Gliederdominanz, differenzierter Körperteileinsatz, z. B. mit Armen/Händen/Beinen/Füßen?																
2. Wie wird die *Nähe-Distanz-Regulation* gestaltet durch *Blick- und/oder Bewegungsrichtung*: P(0) wenig ausgedehnt, eng, eher rückwärts gerichtet? (v. a. Blick, obere Gliedmaßen) P(1) stark ausgedehnt, weit, eher vorwärts gerichtet? (v. a. Blick, obere Gliedmaßen)																

Fragekategorie BMIA	Patient/-in								Therapeut/-in							
Informationsaustausch/ binäre Skala P(0) eher »regressiv« P(1) eher »expansiv«	**P(0)**				**P(1)**				**P(0)**				**P(1)**			
	I	**II**	**III**	**IV**	**I**	**II**	**III**	**IV**	**I**	**II**	**III**	**IV**	**I**	**II**	**III**	**IV**
3. Wie ist die *Fokussierung auf das Gegenüber* oder auf die Umgebung ausgerichtet: P(0) indirekt, peripher, defokussierend? P(1) direkt, gerichtet, fokussiert, geradeaus?																
Zeitlicher Verlauf/Rhythmisch-dynamische Passung																
1. Wie sind einzelne Handlungssequenzen miteinander verbunden, wie gestalten sich *Übergänge*: P(0) fragmentiert, abrupt, schnell? P(1) kontinuierlich, allmählich, langsam?																
2. Wie gestaltet sich der *Fluss von Bewegungen* im Körper hinsichtlich Variabilität/Flexibilität: P(0) repetitiv, stereotyp, immer ähnlich? P(1) modulierend, variabel, kreativ?																
3. Wie gestaltet sich das *grundlegende Bewegungstempo/ Sprechtempo*: P(0) schnell – flüchtig? P(1) langsam – kontinuierlich?																

Ausführliche Bewegungsanalyse

Deckblatt

Erstellt für die Ausbildung in Bewegungsanalyse am DITAT

Erstellt von

am

Datum der Therapiestunde

Institution

Name, Vorname des Klienten/Patienten/Geburtsdatum – Chiffre

Alter

Auffällige körperliche Dysfunktionen

Akuter Zustand des Klienten/Patienten

Gegebenenfalls Dauer des Klinikaufenthaltes

Erstellt für die Ausbildung in Bewegungsanalyse am DITAT
Medikamente und deren Auswirkungen auf die Bewegung
Allgemeine Rahmenbedingungen
Ziel der Bewegungsanalyse als zusätzliches Diagnostikum

Ausführliche Bewegungsanalyse und Auswertung

1. Körper-Anwendungsmöglichkeiten (Entsprechendes ankreuzen)

1.1 Anwendung der Körperteile

	Arme	Hände	Beine	Füße
a) ganzheitlich				
b) isoliert				
c) symmetrisch				
d) asymmetrisch				
e) zentral				
f) peripher				
g) gleichzeitig/simultan				
h) aufeinander folgend/sukzessiv				
i) bevorzugt/dominant (welche?)				

j) vermieden/rezessiv (welche?)				
k) in Kontakt (wie?) (Schattenbewegung)				
l) führend (räumlich, welche?)				
m) als Impuls-Quelle (welche?)				
1.2 Anwendung des Gewichts				
a) Geste (isolierte Koordination)				
b) Gewichtsverlagerung				
c) Stützpunkt-/Ortsveränderung				
d) stabiles Gleichgewicht				
e) labiles Gleichgewicht				
f) Elevation/Sprung (gegen Schwerkraft)				
g) Grounding/Fall (mit Schwerkraft)				
1.3 Bewegungsökonomie				
a) vorhanden in der Ausführung einzelner Bewegungen				
b) nicht vorhanden in der Ausführung einzelner Bewegungen				
c) vorhanden in der Zusammenstellung von Bewegungsabläufen				

Gesamtauswertung zur Körper-Anwendung

Verbale Bezugnahme des Klienten

Interpretation des Therapeuten/Indikation

2. Effort (Energie)-Anwendung der Antriebe	
2.1 Faktoren und Qualitäten	
a) Zeit	schnell
	langsam
b) Raum	direkt/geradlinig
	indirekt/kurvig
c) Kraft	leicht
	stark
d) Fluss	gebunden
	frei
2.2 Übergänge	
a) abrupt	
b) allmählich	
2.3 Kombinationsformen (welche sind vorherrschend?) (s. Tab. Bedeutung der Kombination zweier Antriebsfaktoren, S. 436)	
a) zwei Qualitäten?	
b) drei Qualitäten?	
c) vier Qualitäten?	
2.4 Phrasierung	
Welche dynamischen Qualitäten im Bewegungsprozess herrschen vor? (s. Tab. Spannungsregulation, S. 437)	
a) häufig im Wechsel/abrupte Übergänge?	
b) nacheinander auftretend/fließende Übergänge?	
2.5 Gliederung von Bewegungsabläufen	
Musikeinsatz? Welcher?	
a) arhythmisch oder freirhythmisch	
b) rhythmisch strukturiert (4/4, 3/4, 2/4, anders)?	
c) metrisch	

d) ametrisch

d) bevorzugter Rhythmus (beschreibend)

Gesamtauswertung zu Effort (Energie)-Anwendung der Antriebe

Verbale Bezugnahme des Patienten

Interpretation des Therapeuten/Indikation

3. Form-Anwendung

3.1 Raumwege

a) Luftmuster

b) Bodenmuster

c) rund

d) eckig

e) regelmäßig

f) unregelmäßig

g) geschlossen

h) offen

i) bevorzugte Formen (z. B. Kreis, Linie, Spirale)

3.2 Körperform (in Ruhe)
a) Nadel (1-dimensional)
b) Wand (2-dimensional)
c) Ball (3-dimensional)
d) Schraube (verdreht)
3.3 Dauer der Ruhephase
a) kurz
b) mittel
c) lang
3.4 Bevorzugte Körperform
a) in Bewegungssequenzen
b) beim Feedback
c) in Ruhephasen
3.5 Ausmaß der Bewegung (Kinesphäre)
a) klein
b) mittel
c) groß
3.6 Shaping
a) wachsen/steigen (Ganzkörper)
b) schrumpfen/sinken (Ganzkörper)
c) ausbreiten/öffnen (Gesten)
d) einengen/schließen (Gesten)
e) heben (Körperteile, welche?)
f) senken (Körperteile, welche?)
g) voranstreben (Ganzkörper)
h) zurückweichen (Ganzkörper)

Gesamtauswertung zur Form-Anwendung
Verbale Bezugnahme des Klienten
Interpretation des Therapeuten/Indikation

4. Raum-Anwendung	
4.1 Ebenen	
a) obere	
b) mittlere	
c) untere	
4.2 Allgemeine Richtung der Bewegung	
a) sammeln (zum Körper hin)	
b) streuen (vom Körper weg)	
4.3 Dimensionen	
a) vertikal	nach oben
	nach unten
b) sagittal	nach vorne
	nach hinten
c) horizontal	nach rechts
	nach links

d) diagonal	von oben rechts nach unten links
e) diagonal	von oben links nach unten rechts
f) diagonal	von unten rechts nach oben links
g) diagonal	von unten links nach oben rechts
4.4 Bezug zu Objekten (dimensionale Bezugnahme)	
a) bevorzugter Bezug	
b) vermiedener Bezug	
4.5 Entfernung zu Objekten	
a) sehr nah (intime Distanz)	
b) nah (persönliche Distanz)	
c) mittel (gesellschaftliche Distanz)	
d) weit (öffentliche Distanz)	
4.6 Kinesphäre	
a) eng	
b) mittel	
c) weit	
4.7 Persönlicher Raum	
a) Raum einnehmend	
b) Raum vermeidend	
4.8 Stellung im Raum	
a) bevorzugt (welche)	
b) vermieden (welche)	

Gesamtauswertung zur Raum-Anwendung
Verbale Bezugnahme des Klienten
Interpretation des Therapeuten/Indikation
5. Haltung
5.1 Ausrichtung der Körperteile
zur Mittelachse des Körpers hin
von der Mittelachse des Körpers weg
5.2 Spannungsverteilung (s. Tab. Spannungsregulation, S. 437)
Intensität mittel bis hoch
a) gleichmäßig verteilt
b) intensive Wechsel in verschiedene Körperteilen
In der Zeit
a) abrupte Wechsel
b) allmähliche Wechsel
Intensität niedrig
a) bei wenig Krafteinsatz
b) bei langsamem Tempo

5.3 Gewichtsverteilung
a) ausgeglichen/balanciert
b) laterale Betonung (rechts oder links?)
5.4 Gleichgewicht
a) labil
b) stabil

Gesamtauswertung der Haltung
Verbale Bezugnahme des Klienten
Interpretation des Therapeuten/Indikation

6. Atmung
6.1 Verhältnis zwischen Ein- und Ausatmung
a) ausgeglichen
b) Einatmung betont
c) Ausatmung betont
6.2 Koordination mit Bewegung
a) koordiniert
b) unkoordiniert
c) gehalten

6.3 Stimmliche Auffälligkeiten

a) laut

b) leise

c) langsam

d) schnell

e) regelmäßig

f) unregelmäßig

g) schwankende Tonhöhe

h) Stottern, Brüche

i) plötzliches Aussetzen/anderes?

Gesamtauswertung der Atmung

Verbale Bezugnahme des Klienten

Interpretation des Therapeuten/Indikation

7. Körperbild
7.1 Positive Einstellung zum eigenen Körper (Akzeptanz)
a) Pflegezustand
b) Essgewohnheiten
c) Selbstberührung
d) Akzeptanz der Körperlichkeit (z. B. Geruch, Geräusche, Empfindungen)
e) Drogengebrauch
f) Selbstverletzung
7.2 Differenzierung des Körpers von der Umwelt
a) Funktionstüchtigkeit der Sinne
b) Erkennung der Körperteile
c) Erkennung der Zusammenhänge zwischen Körperteilen
d) Wahrnehmung der Körpergrenzen
e) Gewahrsein des eigenen persönlichen Raumes
f) Gewahrsein des Raumes der anderen
7.3 Bedürfnisbefriedigung in Beziehung zur Umwelt
a) Ausbildung der Sinne (gut/schlecht, welche?)
b) Koordination (gut/schlecht)
c) Differenzierung von Grob- und Feinmotorik (gut/schlecht)
d) Einschätzungsvermögen/motorische Planung (ausgebildet/unausgebildet)
e) Geschicklichkeit (hoch/gering)
f) vorhandene Kraft (viel/wenig)
g) Ausdauer/Kontinuität (vorhanden/nicht vorhanden)
h) Schnelligkeit/Anpassungsfähigkeit (gegeben, nicht gegeben)
i) Dehnfähigkeit/Flexibilität (gegeben/nicht gegeben)

7.4 Einstellung zur körperlichen Entwicklung

a) sexuelle Identität (Rolle, Verhalten)

b) Wachstums- bzw. Alterungsprozess

7.5 Symbolische Besetzung der Körperteile

7.6 Bereiche der verzerrten Körperwahrnehmung

7.7 Somatische Störungen

a) Verletzungen

b) Erkrankungen

Gesamtauswertung des Körperbildes

Verbale Bezugnahme des Klienten

Interpretation des Therapeuten/Indikation

8. Bindungsmuster

8.1 sicher

8.2 unsicher-vermeidend

8.3 unsicher-ambivalent

8.4 desorientiert

Bemerkungen

9. Modalitäten der Bezugnahme/Reizverarbeitung
9.1 Grundformen der Bezugnahme in Bewegung
a) Impuls initiierend
b) Impuls fortführend
c) Impuls modifizierend
d) Impuls terminierend
9.2 Modalitäten des Partnerbezuges
a) spiegeln
b) imitieren
c) kontrastieren
d) erweitern
e) variieren
f) initiieren
g) verkleinern
h) vergrößern

Gesamtauswertung der Bindung und der Reizverarbeitung in Beziehung

Verbale Bezugnahme des Klienten

Interpretation des Therapeuten/Indikation

Einordnungsraster: Charakteristische Neurosenstruktur
1. paranoid
2. schizoid
3. histrionisch
4. emotional-instabil
5. narzisstisch
6. aktiv-aggressiv
7. passiv-aggressiv
8. abhängig-dependent
9. zwanghaft
10. ängstlich-vermeidend
11. altruistisch-depressiv

A4 Übung für die Praxis zum Selbststudium der Bewegungsanalyse

Nehmen Sie eine spontane Bewegungssequenz (die auch eine bestimmte emotionale Qualität transportiert) auf Video auf.

Werten Sie mit mehreren Beobachtern entsprechend der vereinfachten/der ausführlichen Bewegungsanalyse diese Spontansequenz aus.

Vergleichen Sie die Beobachtungsergebnisse.

Diskutieren Sie unter bewegungsanalytischem Aspekt, welche Interventionen sinnvoll wären.

Die Zieldefinition muss gemeinsam im Gespräch mit dem Klienten/Patienten (in diesem Fall mit Ihnen) herausgearbeitet werden. Es geht darum, die Bereiche anzuregen, die im aktuell gezeigten Bewegungsrepertoire blockiert sind.

Beispiele für maladaptive oder blockierte Bewegungen

- unmotiviertes Anhalten/Abbrechen von Bewegungssequenzen
- keine Fähigkeit zur Veränderung (trotz Anregung dazu)
- stereotype Bewegungsmuster (trotz sich verändernder Kontextbedingungen)
- schematisierte Unvollständigkeit von Bewegungen (unvollendete oder fixierte Bewegungen)
- schematisierte Polarisierung (Entweder-oder-Bewegungen)
- nicht ordnender Einsatz von Bewegung (zerfahrene Bewegungsmuster)

Training

Schritt 1:	Aufnahme des Videos (ggf. unter bewusster Verwendung von maladaptiven Bewegungen)
Schritt 2:	Mehrfaches Ansehen des Videos und Erstellung der schriftlichen Bewegungsanalyse (vereinfacht oder ausführlich)
Schritt 3:	Vergleich der Beobachtungsergebnisse (bei mehreren Ratern)
Schritt 4:	Eingehende Diskussion mit dem Tänzer/mit Ihnen: • bezüglich der Beobachtungen • bezüglich der Gefühle (Übertragungen und Gegenübertragungen der Rater)
Schritt 5:	Gemeinsame Hypothesenentwicklung über eine Intervention
Schritt 6:	Ein »Therapeut« probiert eine Bewegungsintervention mit dem »Klienten« aus.
Schritt 7:	Dies wird wiederum auf Video aufgezeichnet.
Schritt 8:	Auswertung unter bewegungsanalytischen Aspekten dieser Bewegungsbeziehung (Rhythmisch-dynamischer Handlungsdialog) zwischen Therapeut und Klient/Patient
Schritt 9:	Gemeinsame Abschlussdiskussion über Bewegungsintervention und Gefühlsentwicklungen während Schritt 8
Schritt 10:	Abschlussevaluation

A5 Kompaktcurriculum Analytische Bewegungstherapie (ABT)/Körperpsychotherapie

»Körpersprache lesen lernen«

Ärztliche und psychologische Psychotherapeuten stoßen oft an die Grenzen ihrer Möglichkeiten, wenn sie ausschließlich ihre Sprache als therapeutisches Instrument einsetzen. Schon Ferenczi und Balint ist das aufgefallen. Nonverbale Kommunikationsweisen sind daher in der tiefenpsychologischen/analytischen Bewegungstherapie (ABT), die aus klinischen Erfahrungen der letzten 40 Jahre erwuchs (Siegel et al. 1999), für die Psychotherapie verfügbar gemacht worden. Auch die neuere Säuglingsforschung (Stern, Lichtenberg) zeigt heute genauer auf, wie Bewegungs- und Körperinteraktionen die psychische Entwicklung von Menschen prägen.

Im **Kompaktcurriculum Analytische Bewegungstherapie/Körperpsychotherapie (ABT)** wird körper- und bewegungsintegrierende Psychotherapie von Teilnehmerinnen »am eigenen Leibe« erprobt und methodisch reflektiert. Dabei können Erfahrungen mit nonverbalen Interaktionsformen bzw. Angeboten gemacht werden, die für die bewegungsintegrierende therapeutische Beziehung typisch sind. Modellsituationen der eigenen Biografie werden in Szene gesetzt und auf der Basis einer modernen Psychoanalyse reflektiert. Von ihrem Ursprung her ist die ABT eine analytisch begründete Körperpsychotherapie, in der verbale und nonverbale (Handlungs-/Bewegungs-)Dialoge sowie Musik und ggf. Malen eingesetzt werden. Der Vorteil von Bewegungsinterventionen ist ein direkter Zugang zum Affekt einschließlich unbewusster Gefühlskonflikte aus der Vergangenheit. Zudem wird durch eine Veränderung des Körperschemas und des Körperbildes auch eine Veränderung anderer Persönlichkeitsaspekte möglich.

Eine wichtige **Zielsetzung dieser Fortbildung** ist die Verbesserung der Körpergrundwahrnehmung und eine entsprechende Gefühlsdifferenzierung, verbunden mit der kognitiven Verarbeitung lebensgeschichtlicher Zusammenhänge. Körperarbeit findet hierbei sowohl als konzentrierte körper- und bewegungsbezogene Selbstwahrnehmung als auch im Sinne kommunikativer Bewegungshandlungen und Bewegungsgestaltungen statt. Wie in der Psychoanalyse und der tiefenpsychologischen Psychotherapie liegt bei dieser Methodik die Betonung auf einer systematischen Durcharbeitung der Konflikte aus der Vergangenheit unter ständiger Berücksichtigung gegenwärtiger leiblicher Übertragungs- und Gegenübertragungsphänomene. Insbesondere stützt sich der Ansatz der ABT auf Konzepte der neueren Entwicklungs- und Objektbeziehungstheorie, auf Erkenntnisse der modernen Säuglingsforschung und Neurophysiologie sowie auf die Psychoanalytic Dance Movement Therapy nach Elaine V. Siegel (USA).

Inhalte der Fortbildung

1. Jahr

1. **Definition und Entwicklung der Methode**
   - theoretische Bausteine und Begründungszusammenhänge
   - Anthropologie und Ethik
2. **Übergeordnete Theorie der Bewegung: Motorik und Ich-Differenzierung**
   - psychoanalytische Entwicklungstheorie und Bewegungsentwicklung
   - Säuglingsforschung und Bewegungsforschung für Deutungsanalysen nonverbaler Interaktionen
   - rhythmisch-dynamischer Handlungsdialog/Rolle des Tanzes
3. **Das Körperbild**
   - Wahrnehmung, Bewertung, Selbstkonzept und personale Kontrolle
   - Bewegungsabstimmungen und Wahrnehmungsmodalitäten
   - das kinästhetische und das taktile Körperkonzept
   - das auditive und das visuelle Körperkonzept
   - das symbolisch interagierende Körperkonzept
   - das funktionale Körperkonzept
   - das integrierte Bewegungsbild/freier authentischer Tanz
4. **Diagnostik: die Evaluierung von Bewegungsstruktur und Bewegungsbild**
   - quantitative und qualitative Aspekte der Bewegungsrepertoire-Analyse
   - motorische Grundfertigkeiten, Spannung und Entspannung, Lockerung; Dehnung und Kraft, Koordination
   - Bewegungsökonomie
   - Bewegungsanpassung
   - Antriebsverhalten und Energiemobilisierung
   - Gestaltung von Bewegungsbeziehungen

2. Jahr

5. **Indikationen**
   - Störungen des kinästhetischen und/oder taktilen Körperkonzeptes
   - Störungen des visuellen und/oder auditiven Körperkonzeptes
   - Störungen des symbolisch interagieren-

den und/oder funktionalen Körperkonzeptes
- Integrationsstörungen von Teilkörperselbstkonzepten

6. **Behandlungsmethoden**
   - strukturierende Körperarbeit oder Bewegungsintervention
   - übende Körper-, Atem-, oder Bewegungsintervention
   - erlebnisfördernde Bewegungsaufgaben/tänzerische Improvisation
   - konfrontierende Körper- oder Bewegungsarbeit
   - verbale und/oder nonverbale Deutung
   - intermediale Interventionen
   - Verbindungsmöglichkeiten von Bewegungsprozessen und psychoanalytischer Reflexion
7. **Behandlungstechniken**
   - Entspannungsverfahren
   - Körper- und Bewegungsübungen und Bewegungsrituale
   - Tanz und Bewegung
   - Spiel/Rollenübernahme/szenische Modellsituation
   - bewegungs- und rhythmische Improvisation
   - Selbst- und Fremdwahrnehmungsschulung
   - Bewegungsgestaltung und Choreografie von Lebens- und Konfliktthemen
   - Umgang mit leiblichen Übertragungs-/Gegenübertragungsphänomenen, Widerstand und Abwehr/Coping im Körper/Bewegungsverhalten
   - traumaadaptierte Techniken

(www.tanztherapie.de; www.kbap.de; www.kbav.de)

A6 Musikliste – meditative Tänze

Die Musikliste versteht sich als Vorschlagsliste, die aus unserer Arbeit hervorgegangen ist. Oft handelt es sich um tradierte Musikstücke, die wir übernommen haben und die nicht immer leicht zu finden sind. Ebenso wie die 21 Tänze eine kleine Auswahl für die Anwendung in der klinischen Praxis darstellen, so ist auch die Musikliste nur ein Vorschlag.

Manche Tänze und bewegte Rituale lassen sich auch zu anderer Musik ausführen. Wir empfehlen daher folgende Fachverlage zu weiteren Musikrecherchen:

Fidula-Verlag – www.fidula.de/

Dieter Balsies Versand und Verlag – www.tanzversand-shop.de/

1. Pilgertanz oder auch Weg-Meditation bzw. Weg-Raum-Meditation

Jede ruhige, tragende Musik; wichtig ist, dass das Stück ausreichend lang ist (mind. 6–7 Minuten Dauer)

»Air« von Johann Sebastian Bach aus der Suite No. 3 in D-Dur, BWV 1068, Capella Istropolitana in der Fassung von Volkstänze Rockig Traditionell Meditativ Vol. 2, Stück 17 (5‘21“); JUSESO Thurgau, Impulsstelle für kirchliche Jugendarbeit, juseso.thurgau@smile.ch

Oder:

Johann Pachelbel, »Kanon D-Dur«, Festival Strings Lucerne, Rudolf Baumgartner 1968, hier verwendet in der Fassung von ›Movie Classics‹ Favorit, Berühmte klassische Filmmelodien; CD/MC 445 290-2/4 Stück 5 (6‘27“)

Oder:

Antonio Vivaldi, Flötenkonzert C-Dur, Largo, Eckhart Haupt, Flöte, Dresdner Barocksolisten, Ltg: Peter Schreier, hier in der CD-Fassung Barock Truxal Edition Vol. 41997, P21034 ProMONTA Lundbeck Arzneimittel, Stück 13 (4'04")

Oder:

Concerto für Piccoloflöte C-Dur RV 433, Quartett der Berliner Philharmoniker

2. Jakobs Traum

Jede ruhige, getragene Musik, die wiegende Elemente hat

»Andante« aus Concerto G-Dur für Saltiero von Paolo Salulini in der Fassung von Volkstänze Rockig Traditionell Meditativ Vol. 3, Stück 19 (5'21"); JUSESO Thurgau, Impulsstelle für kirchliche Jugendarbeit, juseso.thurgau@smile.ch

3. Sonnentanz oder auch Sonnenstrahlentanz

»Sonnentanz«, Largo aus Flötenkonzert in d-Moll, Academy of St Martin in the Fields (Neville Marriner), J. S. Bach, BWV 1056, 20. Lied, in der Fassung von Volkstänze Rockig Traditionell Meditativ, CD Nr. 1, Fidula Verlag Rockig Traditionell Meditativ, Stück 20 (3'12"); JUSESO Thurgau, Impulsstelle für kirchliche Jugendarbeit, juseso.thurgau@smile.ch

4. Rumänisches Wiegenlied

»Rumänisches Wiegenlied« Joc de Leagane (Tanzherkunft trad. aus Rumänien), in der Fassung von Volkstänze Rockig Traditionell Meditativ Vol. 2, Stück 15 (3'53"); JUSESO Thurgau, Impulsstelle für kirchliche Jugendarbeit, juseso.thurgau@smile.ch

5. Quellentanz

CD Espe, Tänze von Anastasia, Balsies Verlag

Keltische Tradition oder Fidula Verlag, Volkstänze Rockig Traditionell Meditativ, CD Nr. 6, Lied Nr. 18

6. Zeitlose Freude

»Branle« aus Orchestersuite Nr. 81 G-Dur für Streicher und Basso continuo »La Bizarre« Collegium Instrumentale Lipsiense/Georg Moosdorf, 1981, VEB Deutsche Schallplatten Berlin; hier in der Fassung von Volkstänze Rockig Traditionell Meditativ Vol. 4, Stück 18 (2'29"); JUSESO Thurgau, Impulsstelle für kirchliche Jugendarbeit, juseso.thurgau@smile.ch

Alte Angabe: Telemann, Orchester-Suite Nr. 81 G-DUR, »La Bizarre«, 4. Branle, Berlin, Classica ETERNA, 0013312 BC ADD TT: 59:1, LC 6203, Edel-Projekt Company 1979

7. Die Ulme

Ka man klajas (übersetzt: »Wie es mir geht«), lettische Musik, Gesang: leva Akoratere, CD »Die Schlüsselblume« von Anastasia Geng

8. Löwenzahnwalzer oder auch Dänischer Walzer

»Löwenzahntanz« (Dänischer Walzer) Lesnoto, in der Fassung von Volkstänze Rockig Traditionell Meditativ Vol. 2, Stück 16 (3'50"); JUSESO Thurgau, Impulsstelle für kirchliche Jugendarbeit, juseso.thurgau@smile.ch

9. Griechisches Gebet

Haris Alexiou, Prosefchi, Album Odos Nefelis '88

10. Trias

CD Danks Senior Nr. 9, CD SD 11, Mikis Theodorakis, Ali Ponthartoun
Griechischer Begrüßungstanz

11. Enas Mithos

Griechenland tradiert
CD Beginners Dances, Balsies Verlag Kiel
Oder:
CD Tänze aus Griechenland von Friedel-Kloke-Eibl, ISRC Nr. 45986701-1/6718-1, Nr. 1

12. Adoramus Te Domine

Taizé Cantate, T 505 Stück 1, 7'54"
Atelierset pressèe Taizé 1980/1990

13. Al Achat

»Al Achat« (Shuly Nathan und Helena Hendel) in der Fassung von Volkstänze Rockig Traditionell Meditativ Vol. 2, Stück 12 CD (2'31"); JUSESO Thurgau, Impulsstelle für kirchliche Jugendarbeit, juseso.thurgau@smile.ch

14. Masithi oder auch südafrikanischer Danktanz

Masithi-Singers, DZI München/Berlin, Missio-Verlags-Gesellschaft, Pettenkoferstr. 26, 80336 München

15. Na Lugu oder auch der Weinrebentanz

Ursoaica, Leichte Volkstänze Nr. 20, Balsies Verlag, Kiel, CD Nr. 14458

16. Hingewillte Hände oder auch Begrüßungs- bzw. Begegnungstanz

Georg Friedrich Händel, Larghetto, Concerto Grosso in B Minor, op. 6, Nr. 12
CD: The very best of Händel, CD 1, Stück 5, Naxos Verlag, www.naxos.com/

17. Das Samenkorn oder auch Bewegungsmeditation

Deuter »From here to there«, Verlag Kuckuck Schallplatten, ASIN NR. B001S4S4BE

18. Krippgang von Maria und Josef

Im therapeutischen Kontext kann der begleitete Gang nach langsamer, klassischer Musik erfolgen, z. B. Wolfgang Amadeus Mozart, Klarinettenkonzert A-Dur KV 622, Adagio (7'08"), in der Fassung von ›Movie Classics‹ Favorit; berühmte klassische Filmmelodien, CD/MC 445 290-2/4 (Kadenz: H. Wirght), Harold Wright, Klarinette, Boston Symphony Orchestra (Seiji Ozawa 1980), Stück 4

19. Karawane

»Ahavat Hadassa«, Die Karawane, Israel (2'24")
CD-Mix International Folk Dances, 3, Syncoop 5751, CD 118, Stück 8
syncoop Produktiers, Slot Assumburgpfad 54, 3123 RR Schiedam, Tel. 010 4707439

20. Die Blüte

CD Classical Gold, Instrumental Worship featuring Guitar and Classical Quartett, Vol. 4; CD 1, Stück 3, »The King of Love My Shepherd is«

CD Soften my heart, Classical Praise Guitar, Kingsway Music, music@kingsway.co.uk

Oder:

Loreena Mc Kennitt Parallel Dreams, Ancient Pines, Stück 83, Quinland Road, CD 103, Digitally remastered, 2004

21. Öffnen der Sinne

Auf das Stück »Rosettentanz« nach dem Menuett von Händel, »Berenice«, Academy of St Martin in the Fields (Neville Marriner) in der Fassung von Volkstänze Rockig Traditionell Meditativ Vol. 2, Stück 18 (3‘43“); JUSESO Thurgau, Impulsstelle für kirchliche Jugendarbeit, juseso.thurgau@smile.ch

Oder:

»Air« von Johann Sebastian Bach aus der Suite No. 3 in D-Dur BWV 1068, Capella Istropolitana in der Fassung von Volkstänze Rockig Traditionell Meditativ Vol. 2, Stück 17 (5‘21“); JUSESO Thurgau, Impulsstelle für kirchliche Jugendarbeit, juseso.thurgau@smile.ch

Literatur

Abraham, K. (1953). Versuch einer Entwicklungsgeschichte der Libido auf Grund der Psychoanalyse. Leipzig: Internationaler Psychoanalytischer Verlag.

Ainsworth, M. (1967). Infancy in Uganda. Infant Care and the Growth of Love. Baltimore: John Hopkins University Press.

Ainsworth, M. & Bell, R. Q. (1970). Some contemporary patterns of motherinfant interaction in the feeding situation. In: Ambrose A (ed). Stimulation in Early Infancy. London: Academic Press.

Ainsworth, M. & Bell, S. (1977). Infant crying and maternal responsiveness. A rejoinder to Gewirtz and Boyd. Child Dev 48: 1208 – 1216.

Ainsworth, M. & Wittig, B. (1969). Attachment and exploratory behaviour of one-year-olds in a strange situation. In: Foss B (ed). Determinants of Infant Behaviour. Vol. IV. London: Methuen; IV, 111 – 136.

American Dance Therapy Association (ADTA) (1972). Proceedings 1972. Columbia: ADTA.

Anderssen-Reuster, U. (2007). Achtsamkeit in Psychotherapie und Psychosomatik. Stuttgart: Schattauer.

Ansermet, F. & Magistretti, P. (2005). Die Individualität des Gehirns. Neurobiologie und Psychoanalyse. Frankfurt a. M.: Suhrkamp.

Arbeitskreis OPD (Hrsg) (2009). Operationalisierte Psychodynamische Diagnostik OPD-2. Das Manual für Diagnostik und Therapieplanung. 2. Aufl. Bern: Huber.

Arbeitskreis OPD (Hrsg) (2013). Operationalisierte Psychodynamische Diagnostik im Kindes- und Jugendalter. Grundlagen und Manual. Bern: Huber.

Argelander, H. (1970). Das Erstinterview in der Psychotherapie. Darmstadt: Wissenschaftliche Buchgesellschaft.

Argyle, M. (2005). Körpersprache und Kommunikation. Das Handbuch zur nonverbalen Kommunikation. Paderborn: Junfermann.

Argyle, M. (2013). Körpersprache und Kommunikation. 10. Aufl. Paderborn: Junfermann.

Auwärter, M., Kirsch, E. & Schröter, K. (1983). Seminar: Kommunikation Interaktion Identität. 4. Aufl. Frankfurt a. M.: Suhrkamp.

Ayres, A. J. (1998). Bausteine der kindlichen Entwicklung: Die Bedeutung der Integration der Sinne für die Entwicklung des Kindes. 3. Aufl. Heidelberg: Springer.

Balint, M. (2018). Therapeutische Aspekte der Regression: Die Theorie der Grundstörung. 6. Aufl. Stuttgart: Klett-Cotta.

Ball, R. (2014). Die pausenlose Gesellschaft. Fluch und Segen der digitalen Permanenz. Stuttgart: Schattauer.

Barsalou, L. W., Niedenthal, P. M., Barbey, A. K. & Ruppert, J. A. (2003). Social embodiment. In: Ross B. (ed). The Psychology of Learning and Motivation. San Diego: Academic Press.

Bartenieff, I. & Lewis, D. (1980). Body Movement. Coping with the Environment. New York: Gordon & Breach.

Bartenieff, I. (1981). Space, effort and the brain. Main Currents 31(1).

Barthes, R. (1997). Elements of Semiology. London: Farrer Strauss & Giroux.

Bassler, M. (Hrsg) (2000). Psychoanalyse und Religion. Versuch einer Vermittlung. Stuttgart: Kohlhammer.

Bauer, J. (2004). Das Gedächtnis des Körpers. Wie Beziehungen und Lebensstile unsere Gene steuern. München: Piper.

Bauer, J. (2005). Warum ich fühle, was du fühlst. Intuitive Kommunikation und das Geheimnis der Spiegelneurone. Hamburg: Hoffmann & Campe.

Becker, R. & Wunderlich, H. P. (2004). Gefühl und Gefühlsausdruck. Stuttgart, New York: Thieme.

Bender, S. (2007). Einführung in das Kestenberg Movement Profile. In: Koch SC, Bender S (Hrsg). Movement Analysis – Bewegungsanalyse – Das Vermächtnis von Laban, Bartenieff, Lamb und Kestenberg. Berlin: Logos; 65 – 86.

Benett, R. (1988). The hidden Moro. Private Publikation.

Benthien, C. & Wulf, C. (Hrsg) (2001). Körperteile. Eine kulturelle Anatomie. Reinbek bei Hamburg: Rowohlt tb.

Beuret, L. (1989). Persönliche Mitteilung.

Bielefeld, J. (1991). Körpererfahrung. Grundlagen

menschlichen Bewegungsverhaltens. 2. Aufl. Göttingen: Hogrefe.

Birdwhistell, R. L. (1970). Kinesis and Context. Philadelphia: University Pennsylvania Press.

Bollas, C. (1997). Der Schatten des Objekts. Das ungedachte Bekannte: Zur Psychoanalyse der frühen Entwicklung. Stuttgart: Klett-Cotta.

Bolt, N. (2001). Haare. Eine Kulturgeschichte der wichtigsten Hauptsache der Welt. Bergisch-Gladbach: Bastei-Lübbe.

Bowlby, J. (1958). Über das Wesen der Mutter-Kind-Bindung. Psyche; 13: 415 – 456.

Bowlby, J. (1982). Bindung. Eine Analyse der Mutter-Kind-Beziehung. München: Kindler.

Bowlby, J. (2014). Bindung als sichere Basis. Grundlagen und Anwendung der Bindungstheorie. 3. Aufl. München: Ernst Reinhardt.

Boyesen, G. (1987). Die Methode der biodynamischen Entspannung. In: Boyesen, G. & Boyesen, M. L. (Hrsg). Biodynamik des Lebens. Essen: Synthesis; 7 – 23.

Brazelton, T. B. & Cramer, B. (1991). Die frühe Bindung: die erste Beziehung zwischen dem Baby und seinen Eltern. Stuttgart: Klett-Cotta.

Brico, R. (1979). Taizé – Frère Roger und die Gemeinschaft. Freiburg i. B.: Herder; 202.

Brisch, K. H. & Hellbrügge, T. (2014). Die Anfänge der Eltern-Kind-Bindung. Schwangerschaft, Geburt und Psychotherapie. 3. Aufl. Stuttgart: Klett-Cotta.

Brisch, K. H. & Hellbrügge, T. (Hrsg) (2015). Bindung und Trauma. Risiken und Schutzfaktoren für die Entwicklung von Kindern. 5. Aufl. Stuttgart: Klett-Cotta.

Brisch, K. H. (2002). Die Bedeutung der frühen Bindungsentwicklung für die seelische Gesundheit, ihre Störungen und die Psychotherapie. München: Eberhard; 219 – 228.

Bucci, W. (1997). Psychoanalysis and Cognitive Science. New York: Guilford Press.

Bühler, K. (1999). Sprachtheorie. 1932. 3. Aufl. Stuttgart: UTB.

Bühring, P. (2018). Hochwertige Studien fehlen (Humanistische Psychotherapie). Dtsch Ärztebl 2: 55.

Burckhardt, M. (2018). Eine kurze Geschichte der Digitalisierung. München: Penguin.

Butler Hall, B. (1998). Discovering the hidden treasures in the ear. Paper presented at the 10th European Conference of Neuro-Developmental Delay in Children with Specific Learning Difficulties. Chester.

Cantieni, B. (2017). Wie gesundes Embodiment selbst gemacht wird. In: Storch, M., Cantieni, B., Hüther, G. & Tschacher, W. (Hrsg). Embodiment. Die Wechselwirkung von Körper und Psyche verstehen und nutzen. 3. unveränd. Aufl. Bern: Hogrefe; 99 – 125.

Chomsky, N. (1975). Syntactic Structures. Berlin, New York: Mouton de Gruyter.

Damasio, A. (2000). The Feeling of What Happens, Body and Emotion in the Making of Consciousness. Boston: Mariner Books.

Damasio, A. (2002). Ich fühle, also bin ich. Die Entschlüsselung des menschlichen Gehirns. München: List.

Damasio, A. (2003). Der Spinoza-Effekt. Wie Gefühle unser Leben bestimmen. München: List.

Damasio, A. (2006). Descartes' Error: Emotion, Reason and the Human Brain. London: Vintage.

Davis, M. (1970). Movement Characteristics of hospitalised psychiatric patients. In: Proceedings of the Fifth Annual Conference of the American Dance Therapy Association; 25 – 45.

Davis, M., Cruz, R. F. & Berger M. R. (1995). Movement and psychodiagnosis: Schizophrenia spectrum and dramatic personality disorders. Presented at the Annual Conference of the American Psychological Association, New York City.

Davis, M., Lausberg, H., Flaum, R., Berger, M. R. & Dulicai, D. (2007). The movement psychodiagnostic inventory (MPI). In: Koch, S. & Bender, S. (eds). Movement Analysis – Bewegungsanalyse. The Legacy of Laban, Bartenieff, Lamb and Kestenberg. Berlin: Logos; 119 – 130.

Diamond, S., Balvin, R. & Diamond, R. (1963). Inhibition and Choice. New York: Harper & Row.

Dornes, M. (1993). Der kompetente Säugling. Die präverbale Entwicklung des Menschen. Frankfurt a. M.: S. Fischer.

Dornes, M. (2000). Die emotionale Welt des Kindes. Frankfurt a. M.: S. Fischer.

Dornes, M. (2003). Die frühe Kindheit. Frankfurt a. M.: S. Fischer.

Dornes, M. (2006). Die Seele des Kindes. Entstehung und Entwicklung. Frankfurt a. M.: S. Fischer.

Dornes, M. (2012). Die Modernisierung der Seele. Kind – Familie – Gesellschaft. Frankfurt a. M.: S. Fischer.

Downing, G. (1996). Körper und Wort in der Psychotherapie. Leitlinien für die Praxis. München: Kösel.

Downing, G. (2003). Video Microanalyse Therapie.

Einige Grundlagen und Prinzipien. In: Scheuerer-English, H., Suess, H. G. J. & Pfeifer, W. K. (Hrsg). Wege zur Sicherheit: Bindungswissen in Diagnostik und Intervention. Gießen: Psychosozial-Verlag.

Dührssen, A. (1990). Die biographische Anamnese unter tiefenpsychologischem Aspekt. 3. Aufl. Göttingen: Verlag für medizinische Psychologie, Vandenhoeck & Ruprecht.

Eberhardt, M. (2001). Im Tanz ist die Tiefe an der Oberfläche. In: Landschaftsverband Rheinland (Hrsg). Vorhang auf! Tanz- und Dramatherapie im Rheinland. Pulheim: Rhein-Eifel-Mosel-Verlag; 127 – 148.

Eberhardt-Kaechele, M. (2006). Wie das Kaninchen vor der Schlange. Körper- und Bewegungsinterventionen bei traumatisierten Menschen. In: Wöller, W. (Hrsg). Trauma und Persönlichkeitsstörungen. Psychodynamisch-integrative Therapie. Stuttgart: Schattauer; 483 – 502.

Eberhardt-Kaechele, M. (2007). Tabellarische Arbeitshilfen zur Diagnostik und Interventionsplanung mit dem KMP. In: Koch, S. C. & Bender, S. (Hrsg). Movement Analysis – Bewegungsanalyse – Das Vermächtnis von Laban, Bartenieff, Lamb und Kestenberg. Berlin: Logos; 65 – 85.

Eberhardt-Kaechele, M. (2009). Von der Katharsis über die Kontrolle zur Ko-Regulation: Rückblick und Ausblick auf die Förderung der Affektregulation durch Tanztherapie. In: Trautmann-Voigt, S. & Voigt, B. (Hrsg). Affektregulation und Sinnfindung in der Psychotherapie. Gießen: Psychosozial-Verlag.

Eibach, H. (2001). Wege des Heilens, Behandelns und Begleitens. Hannelore Eibach im Gespräch mit Sabine Traumann-Voigt. In: Zeitschrift für Tanztherapie 14 / 2001, 8. Jahrgang. Clasus Richter Verlag; 46-48.

Eibach, H. (2007). Masken – Gesichter eines Lebens. In: Trautmann-Voigt, S. & Voigt, B. (Hrsg). Körper und Kunst in der Psychotraumatologie. Methodenintegrative Therapie. Stuttgart: Schattauer; 275 – 288.

Eibach, H. & Ernst, R. (2007). 30 Jahre im Dienst Schwerstkranker mit ›meditari‹. Ein Interview von Trautmann-Voigt, S. In. Zeitschrift für Tanztherapie – Körperpsychotherapie und Kreativtherapie. Heft 24/25 14. Jahrgang 2007, Claus Richter Verlag; 55-65.

Ekman, P. (2015). Darwin and Facial Expression. A Century of Research in Review. Los Altos, CA: Malor Books.

Ekman, P. & Friesen, W. V. (1969). The repertoire of nonverbal behaviour: categories, origins, usage and coding. Semiotica I: 49 – 98.

Ekman, P.; Levenson, R. W. & Friesen, W. V. (1983): Autonomic Nervous System Activity Distinguishes Among Emotions. In. Science. 221, 1208-1210.

Engeln, H. (1995). Kreativität statt nur Daseinskampf. Geo 1: 26 – 36.

Erikson, E. H. (1973). Identität und Lebenszyklus. 28. Aufl. Frankfurt a. M.: Suhrkamp.

Ermann, M. (2004). Psychosomatische Medizin und Psychotherapie. Ein Lehrbuch auf psychoanalytischer Grundlage. Stuttgart: Kohlhammer.

Ermann, M. (2008). Erinnern, Gedächtnis, Psychoanalyse. Prozedurale und deklarative Modi des Erlebens. Psychotherapeut 53: 380 – 386.

Espenak, L. (1985). Tanztherapie – durch kreativen Selbstausdruck zur Persönlichkeitsentwicklung. Dortmund: Sanduhr.

Feldenkrais, M. (1994). Der Weg zum reifen Selbst. Phänomene menschlichen Verhaltens. Paderborn: Junfermann.

Fiorentino, M. R. (1981). Reflex Testing Methods for Evaluation CNS Development. Springfield: Bannerstonem House.

Fischer, G. & Riedesser, P. (2003). Lehrbuch der Psychotraumatologie. Stuttgart: UTB.

Fischer, G. (2000). KÖDOPS – Kölner Dokumentationssystem für Psychotherapie und Traumabehandlung. Textband und Materialsammlung. Köln/Much: Verlag Deutsches Institut für Psychotraumatologie (DIPT).

Fogel, A. (2001). Infancy: Infant, Family and Society. Belmont: Wadsworth.

Fogel, A. (2003). Remembering infancy: Accessing our latest experiences. In: Bremer, G. & Slater, A. (eds). Theories of Infant Development. Cambridge: Blackwell.

Fonagy, P. &Target, M. (2002). Neubewertung der Entwicklung der Affektregulation vor dem Hintergrund von Winnicotts Konzept des falschen Selbst. Psyche 56: 839 – 862.

Fonagy, P. & Target, M. (2003). Psychoanalytic Theories: Perspectives from Developmental Psychopathology. London, Philadelphia: Whurr Publishers.

Fonagy, P. & Target, M. (2015). Psychoanalyse und die Psychopathologie der Entwicklung. 4. Aufl. Stuttgart: Klett-Cotta.

Fonagy, P., Steele, H. & Steele M. (1991). Maternal

representations of attachment during pregnancy predict the organization of infant-mother attachment at one year of age. Child Dev 62: 891 – 905.

Fontanel, B. & d'Harcourt, C. (2008). Babys in den Kulturen der Welt. Hildesheim: Gerstenberg Verlag.

Franz, M. L.; Hernderson, J. L.; Jacobi, J. & Jaffé A. (1980). Der Mensch und seine Symbole. 12. Aufl. Olten: Walter Verlag.

Freud, A. (1966). Normality and Pathology in Childhood. Assessments of Development. New York: International Universities Press.

Freud, S. (1975). Das Ich und das Es. 1923. Studienausgabe Band III. Frankfurt a. M.: Fischer.

Fried, E. (1964). Warngedichte. München: C. Hanser.

Gadamer, H. G. (2010). Wahrheit und Methode. Grundzüge einer philosophischen Hermeneutik. Tübingen: Mohr Siebeck.

Galaburda, A. N., LeMay, M., Kemper, T. L. & Geschwind, N. (1978). Right/Left Asymmetries in the Brain. Massachussetts: Harvard University Press.

Galant, S. (1917). Der Rückgratreflex. Dissertation. Basel.

Gallese, V. (2005). Embodied simulations: from neurons to phenomenal experience. Phenomenol Cogn Sci 4: 23 – 48.

Gallese, V., Keysers, C. & Rizzolatti, G. (2004). A unifying view of the basis of social cognition. Trends Cogn Sci 8: 396 – 403.

Geißler, P. (2001). Psychoanalyse und Körper. Gießen: Psychosozial-Verlag.

Geißler, P. (2009). Analytische Körperpsychotherapie. Eine Bestandaufnahme. Gießen: Psychosozial-Verlag.

Gendlin, E. (1998). Focusing-orientierte Psychotherapie - Ein Handbuch der erlebensbezogenen Methode. Stuttgart: Klett-Cotta.

Geng, A. (1996). Bach – Blüten-Tänze. Neckarsulm: Natura Med.

Gerdes, A. (1997). Der Kampf zwischen Muskeln und Geist. Geo Wissen 24: 80 – 87.

Gesell, A. & Amatruda, C. (1975). Gesell and Amatruda's Developmental Profile. New York: Harper & Row.

Gesell, A. & Ames, L. (1947). The development of handedness. J Genet Psychol 70(2): 155 – 175.

Gesell, A. & Deutsche Hochschule für internationale pädagogische Forschung (Hrsg) (1954). Das Kind von fünf bis zehn. Bad Nauheim: Christian.

Geuter, U. & Schrauth, N. (2001). Emotionen und Emotionsabwehr als Körperprozess. In: Trautmann-Voigt, S. & Voigt, B. (Hrsg). Bewegung und Bedeutung. Anregungen zu definierter Körperlichkeit in der Psychotherapie. Köln: Claus Richter; 70 – 88.

Geuter, U. (2006a). Körperpsychotherapie. Der körperbezogene Ansatz im neueren wissenschaftlichen Diskurs der Psychotherapie. Teil I. J Psychotherapeut 2: 116 – 122.

Geuter, U. (2006b). Körperpsychotherapie. Der körperbezogene Ansatz im neueren wissenschaftlichen Diskurs der Psychotherapie. Teil II. J Psychotherapeut 3: 258 – 264.

Geuter, U. (2015). Körperpsychotherapie. Grundriss einer Theorie für die klinische Praxis. Berlin: Springer.

Geuter, U. (2019). Praxis Körperpsychotherapie. 10 Prinzipien der Arbeit im therapeutischen Prozess. Berlin: Springer.

Gindler, E. (2002). Vortrag anlässlich der Generalversammlung des Deutschen Gymnastikbundes. In: Ludwig, S. (Hrsg). Elsa Gindler – von ihrem Leben und Wirken. »Wahrnehmen, was wir empfinden«. Hamburg: Christians; 94 – 125.

Goddard, S. (2003). Greifen und BeGreifen: Wie Lernen und Verhalten mit frühkindlichen Reflexen zusammenhängen. Kirchzarten: VAK.

Goddard, S. (2007). Greifen und BeGreifen: Wie Lernen und Verhalten mit frühkindlichen Reflexen zusammenhängen. 7. Aufl. Kirchzarten: VAK.

Goddard, S. (2016). Greifen und BeGreifen: Wie Lernen und Verhalten mit frühkindlichen Reflexen zusammenhängen. 11. Aufl. Kirchzarten: VAK.

Goebel, S.; Fischer T. H.; Kießling, F. & Treiber, A. (Hrsg) (2018). Flucht Migration und gesellschaftliche Transformationsprozesse. Transdisziplinäre Perspektiven. Wiesbaden: Springer Fachmedizin.

Goffmann, E. (1994). Interaktionsrituale: Über Verhalten in direkter Kommunikation. Frankfurt a. M.: Suhrkamp.

Gottlieb, G. (2001). Individual Development and Evolution. London: Taylor & Francis.

Grawe, K. (2004). Neuropsychotherapie. Göttingen, Bern, Toronto: Hogrefe.

Grawe, K. (2005). Ich glaube nicht, dass eine Richtung einen Wahrheitsanspruch stellen kann. PiD 6: 128 – 135.

Greenson, R. R. (1981). The problem of working through. In: Schur, M. (ed). Drives, Affects

Behaviour. New York: International Universities Press.

Gröning, K. (2000). Hände. Berühren, begreifen, formen. München: Frederking & Thaler.

Gündel, H., Lausberg, H. & Henningsen, P. (2006). Neurobiologische Grundlagen der Neuro-Psychosomatik. In: Henningsen, P., Gündel, H. & Ceballos-Baumann, A. (Hrsg). Neuropsychosomatik. Grundlagen und Klinik neurologischer Psychosomatik. Stuttgart: Schattauer; 8 – 52.

Hackney, P. (2003). Making Connections: Total Body Integration through Bartenieff Fundamentals. New York: Routledge.

Hall, E. T. (1973). The Silent Language. New York: Anchor.

Halprin, A. (1987). Bewegungsritual. Basel: Sphinx.

Hamburger, A. (1995). Entwicklung der Sprache. Psychoanalytische Entwicklungspsychologie. Stuttgart, Berlin, Köln: Kohlhammer.

Harlow, M. (1965). The affectional systems. In: Schrier, A. H., Harlow, H. & Stollnitz, F. (eds). Behavior of Non-Human Primates. New York: Academic Press.

Hauser, B. (2006). Zur somatischen Erfahrbarkeit von Aufführungen. In: Sonderforschungsbereich 626 (Hrsg). Ästhetische Erfahrung: Gegenstände, Konzepte, Geschichtlichkeit. Berlin: Freie Universität. www.sfb626.de/veroeffentlichungen/online/aesth_erfahrung/aufsaetze/hauser1.pdf (letzter Zugriff: 10. 02. 2020).

Hayes, S. C., Strosahl, K. D. & Wilson K. G. (1999). Acceptance and Commitment Therapy: An Experiential Approach to Behavior Change. New York: Guilford Press.

Hayes, S. C., Strosahl, K. D. & Wilson K. G. (2004). Akzeptanz und Commitment-Therapie. Ein erlebnisorientierter Ansatz zur Verhaltensänderung. München: CIP-Medien.

Hayes, S. C., Strosahl, K. D. & Wilson K. G. (2007). Akzeptanz und Commitment Therapie. Ein erlebnisorientierter Ansatz zur Verhaltensänderung. 2. Aufl. München: CIP-Medien.

Hegemann, T. H. & Salman, R. (Hrsg) (2010). Handbuch transkulturelle Psychiatrie. Bonn: Psychiatrie Verlag.

Heidenreich, T., Michalak, J. & Eifert G. (2007). Balance von Veränderung und achtsamer Akzeptanz: Die dritte Welle der Verhaltenstherapie. Psychother Psych Med 57: 475 – 86.

Heiland, K. (2002). Kunst – Liebe – Tod. Orphisches Theater mit Orff'schen Instrumenten. In: Trautmann-Voigt, S. & Voigt, B. (Hrsg). Verspieltheit als Entwicklungschance. Zur Bedeutung von Bewegung und Raum in der Psychotherapie. Gießen: Psychosozial-Verlag; 237 – 247.

Heisterkamp, G. (2002). Basales Verstehen. Handlungsdialoge in Psychotherapie und Psychoanalyse. Stuttgart: Pfeiffer.

Henningsen, P., Gündel, H. & Ceballos-Baumann, A. (Hrsg) (2006). Neuropsychosomatik. Grundlagen und Klinik neurologischer Psychosomatik. Stuttgart: Schattauer.

Hepper, P. (2006). Das fetale Verhalten und seine Funktion für die menschliche Entwicklung. In: Krens, I. & Krens, H. (Hrsg). Grundlagen einer vorgeburtlichen Psychologie. 2. Aufl. Göttingen: Vandenhoeck & Ruprecht.

Herda, F. J. (1994). Tanztherapeutische Bewegungsbeobachtung in der Praxis. Z Tanztherapie 1: 15 – 18.

Hinde, R. (1989). Relations between labels of complexity in the behaviour sciences. J Nerv Ment Dis 177: 655 – 677.

Hirsch, M. (Hrsg) (1998). Der eigene Körper als Objekt. Gießen: Psychosozial-Verlag.

Hirsch, M. (Hrsg) (2010). Die Gruppe als Container. Mentalisierung und Symbolisierung in der analytischen Gruppenpsychotherapie. Göttingen: Vandenhoeck & Ruprecht.

Hofmann, A. (2006). EMDR und andere trauma-konfrontative Techniken. In: Wöller, W. (Hrsg). Trauma und Persönlichkeitsstörungen. Psychodynamisch-integrative Therapie. Stuttgart: Schattauer; 395 – 412.

Hörmann, K. (1993). Tanztherapie. Kunst und Psychologie. Göttingen, Stuttgart: Verlag für Angewandte Psychologie.

Horowitz, M. (1979). States of Mind. New York: Plenum Press.

Huizink, A. (2000). Prenatal stress and its effect on infant development. Unveröffentlichte Dissertation. Utrecht. https://dspace.library.uu.nl/handle/1874/371 (01.02.2020).

Humphrey, C. & Laidlaw, J. (1994). The Archetypical Actions of Ritual. A Theory of Ritual. Illustrated by the Jain Rite of Worship. Oxford Studies in Social and Cultural Anthropology. Oxford: Clarendon Press.

Huppertz, M. (2009). Achtsamkeit. Befreiung zur Gegenwart. Paderborn: Junfermann.

Huppertz, M. (2011). Achtsamkeitsübungen. Paderborn: Junfermann.

Hutchinson Guest, A. (1983). Your Move: A new Approach to the Study of Movement and Dance. London: Gordon & Breach.

Hüther, G. & Krens, I. (2012). Das Geheimnis der ersten neun Monate. Unsere frühesten Prägungen. 4. Aufl. Weinheim, Basel: Beltz.

Hüther, G. (2005). Pränatale Einflüsse auf die Hirnentwicklung. In: Krens, I. & Krens, H. (Hrsg). Grundlagen einer vorgeburtlichen Psychologie. Göttingen: Vandenhoeck & Ruprecht; 49 – 62.

Jacoboni, M. (2008). Mirroring People: The New Science of How We Connect with Others. New York: Farrar Straus & Giroux.

Jäger, H. (2002). Kulturschock: Mit anderen Augen sehen. Leben in fremden Kulturen. Bielefeld: Rump.

James, W. (1932). A study of the expression of bodily posture. J Gen Psychol 7: 405 – 406.

Johnson, M. (2008). The Meaning of the Body. Aesthetics of Human Understanding. Chicago: University Chicago Press.

Joraschky, P., Loew, T. & Röhricht, F. (2009). Körpererleben und Körperbild. Ein Handbuch zur Diagnostik. Stuttgart: Schattauer.

Kaada, B. (1989). Electrocardio response associated with the fear paralysis response in infant rabbits and rats. Presented at Rogaland Central Hospital. Funct Neurol 4: 327 – 340.

Kabat-Zinn, J. (2006). Gesund durch Meditation. Das große Buch der Selbstheilung. Frankfurt a. M.: Fischer.

Kamper, D. & Wulf, C. (1982). Die Wiederkehr des Körpers. Frankfurt a. M.: Suhrkamp.

Karges-Hampel, B. (1997). Zukunftsperspektiven der Psychotherapie. Tagungsbericht zum 3. Bonner Symposium zur Angewandten Körperpsychotherapie vom 03. – 04. 10. 1997. Z Tanztherapie 7: 43 – 45.

Kelek, N. (2005). Die fremde Braut. Ein Bericht aus dem Inneren des türkischen Lebens in Deutschland. Köln: Kiepenhauer & Witsch.

Kendon, A. & Farber, A. (1973). A description of some human greetings. In: Michael, R. P. & Crook, J. H. (eds). Comparative Ecology and Behaviour of Primates. London: Academic Press.

Kerda-Hegerl, P. (2008). Interkulturelle Aspekte in der medizinischen Versorgung nicht dokumentierter Migranten. Psychother Psychosom Med Psychol 58: 136 – 145.

Kern, E. (2015). Personzentrierte Körperpsychotherapie. München: Reinhardt.

Kernberg, O. (1997). Wut und Hass. Über die Bedeutung von Aggression beiPersönlichkeitsstörungen und sexuellen Perversionen. Stuttgart: Klett-Cotta.

Kestenberg, J. (1965). The role of movement patterns in development 1.: Rhythms of movement. Psychoanalytical quarterly 34. march; 1-36.

Kestenberg, J. S. & Kestenberg-Amighi, J. (1993). Kinder zeigen, was sie brauchen. Wie Eltern kindliche Signale richtig deuten. Freiburg i. Br.: Herder.

Klein, M. (1995 – 2002a). Frühstadien des Ödipuskomplex. Gesammelte Schriften 1920 – 1945. Bd. I/1. 1928. Stuttgart: frommann-holzboog.

Klein, M. (1995 – 2002b). Der Ödipuskomplex im Lichte früher Ängste. Gesammelte Schriften 1920 – 1945, Bd. I/2. 1945. Stuttgart: frommann-holzboog.

Kleist, H. v. (1927). Die allmähliche Verfertigung der Gedanken beim Reden. Bielefeld: Jahresgabe der Bielefelder Bibliophilen Vereinigung.

Klinkenberg, N. (2007). Achtsamkeit in der Körperverhaltenstherapie. Ein Arbeitsbuch mit 20 Probierstunden aus der Jacoby-Gindler-Arbeit. Stuttgart: Klett-Cotta.

Kloke, N. (1996). Harmonien – Meditation der Gebärde. Zürich: Pan Verlag.

Koch, S. C. (2006). Interdisciplinary embodiment approaches. Implications for the creative arts therapies. In: Koch, S. C. & Bräuninger, I. (eds). Advances in Dance Movement Therapy. Springfield: Charles C. Thomas; 17 – 28.

Koch, S. C. (2013). Embodiment – Der Einfluss von Eigenbewegung auf Affekt, Einstellung und Kognition. Empirische Grundlagen und klinische Anwendungen. Berlin: Logos.

Koch, S. C. & Bender, S. (Hrsg) (2007). Movement Analysis – Bewegungsanalyse – Das Vermächtnis von Laban, Bartenieff, Lamb und Kestenberg. Berlin: Logos.

Koch, S. C. & Bräuninger, I. (2006). Advances in Dance/Movement Therapy. Theoretical Perspectives and Empirical Findings. Berlin: Logos.

Kögler, H. H. (2002). Die Macht des Dialogs. Kritische Hermeneutik nach Gadamer, Foucault und Rorty. Stuttgart: Metzler.

Kohut, H. (1981). Die Heilung des Selbst. 12. Aufl. Frankfurt a. M.: Suhrkamp.

Kopp, R. (2001). Das Geheimnis schöner Haare. Mehr Ausstrahlung durch innere Harmonie. München: Kösel.

Koppetsch, C. (2000). Körper und Status. Zur Soziologie der Attraktivität. Konstanz: Universitätsverlag.

Krause, R. (1996). Emotion als Mittler zwischen Individuum und Umwelt. In von Uexküll, T. u. a. (Hg.): Psychosomatische Medizin. München, Wien: Urban & Schwarzenberg; 252 – 261.

Krause, R. (2006). Emotionen, Gefühle, Affekte. Ihre Bedeutung für die seelische Regulierung. In: Remmel, A., Kernberg, O., Vollmoeller, W. & Strauß, B. (Hrsg). Handbuch Körper und Persönlichkeit. Entwicklungspsychologie, Neurobiologie und Therapie von Persönlichkeitsstörungen. Stuttgart: Schattauer; 22 – 44.

Krens, I. & Krens, H. (Hrsg) (2006). Risikofaktor Mutterleib. Zur Psychotherapie vorgeburtlicher Bindungsstörungen und Traumata. Göttingen: Vandenhoeck & Ruprecht.

Kristeva, J. (2011). Kultur des Fragezeichens. TAZ, 08.03.2011; taz.de/Philosophin-Julia-Kristeva-in-Berlin/!5125242 (letzter Zugriff: 10.02.2020).

Laban, R. v. (1981). Der moderne Ausdruckstanz in der Erziehung. Wilhelmshaven: Heinrichshofen.

Laban, R. v. (1984). Der moderne Ausdruckstanz in der Erziehung. 2. Aufl. Wilhelmshaven: Heinrichshofen.

Laban, R. v. (1988). Kunst der Bewegung. Wilhelmshaven: Noetzel.

Laban, R. v. (1995). Kinetographie – Labannotation, Einführung in die Grundbegriffe der Bewegungs- und Tanzschrift. Wilhelmshaven: Noetzel.

Lacan, J. (Hrsg) (1973). Das Spiegelstadium als Bildner der Ichfunktion, wie sie uns in der psychoanalytischen Erfahrung erscheint. In: Schriften I. Olten: Walter; 61 – 70.

Lakatos, K., Nemoda, Z., Toth, I., Ronai, Z., Ney, K., Sasvari-Szekely, M. & Gervai, J. (2002a). Further evidence for the role of the dopamine D4 receptor (DRD4) gene in attachment disorganization: Interaction of the exon III 48-bp repeat and the-521 C/T promotor polymorphisms. Mol Psychiatry 7(1): 27 – 31.

Lakatos, K., Toth, I., Menoda, Z., Ney, K., Sasvari-Szelsky, M. & Gervai, J. (2002b). Dopamine D4 receptor (DRD4) gene polymorphism is associated with attachment disorganization in infants. Mol Psychiatry 5: 633 – 637.

Lamb, W. & Watson, E. (1994). Body Code: Meaning in Movement. Princeton, NY: Princeton Book Co Pub.

Lamb, W. (1965). Posture and Gesture. London: Duckworth.

Lander, H. M. & Zohner, M. R. (1997). Meditatives Tanzen. Stuttgart: Kreuz Verlag.

Landsberg, P. G. (1975). Bradycardia during human diving. S Afr Med J 49: 626 – 630.

Langer, S. (1942). Philosophy in a New Key. Cambridge: Harvard University Press.

Langer, S. (1992). Philosophie auf neuem Wege. Das Symbol im Denken, im Ritus und in der Kunst. Frankfurt a. M.: S. Fischer.

Langlotz-Weis, M. (2006). Der Körper in der Verhaltenstherapie. PiD 7: 127 – 131.

Lanier, J. (2018). Anbruch einer neuen Zeit. Wie Virtual Reality unser Leben und unsere Gesellschaft verändert. Hamburg: Hoffmann & Campe.

Lausberg, H. (1997). Bewegungsdiagnosetest mit Bewegungsskalen für Diagnostik und Therapieevaluation in der Tanztherapie. Z Tanztherapie 7: 35 – 42.

Lausberg, H. (2009). Bewegungsanalyse in der Diagnostik von Körperschema- und Körperbildstörungen. In: Joraschky, P., Loew, T. & Röhricht, F. (Hrsg). Körpererleben und Körperbild. Ein Handbuch zur Diagnostik. Stuttgart: Schattauer; 125 – 133.

Lazarus, R. S. (1991). Cognition and motivation in emotion. Am Psychol 46(4): 352 – 367.

LeDoux, J. (2001). Das Netz der Gefühle. Wie Emotionen entstehen. München: dtv.

LeDoux, J. (2002). Das Netz der Persönlichkeit. Wie unser Selbst entsteht. Düsseldorf, Zürich: Walter.

Leiner, H. C., Leiner, A. L. & Dow, R. S. (1993). Cognitive and language functions of the human cerebellum. Trends Neurosci 16: 444 – 447.

Lemche, E. & Loew, T. (2009). Neo- und subkotikale zerebrale Grundlagen der Körperbild-Funktionen. In: Joraschky, P., Loew, T. & Röhricht, F. (Hrsg). Körpererleben und Körperbild. Ein Handbuch zur Diagnostik. Stuttgart: Schattauer; 1 – 8.

Levine, P. A. (1999). Trauma-Heilung. Das Erwachen des Tigers. Essen: Synthesis.

Levine, P. A. (2010). In an Unspoken Voice. How the Body Releases Trauma and Restores Goodness. Berkeley, CA: North Atlantic Books.

Levine, P. A. (2011). Sprache ohne Worte. Wie unser Körper Trauma verarbeitet und uns in die innere Balance zurückführt. München: Kösel.

Leygraf, D. (2002). Kontakt – Spiel der Gesten und Körpersignale. In: Trautmann-Voigt, S. & Voigt, B.

(Hrsg). Verspieltheit als Entwicklungschance. Zur Bedeutung von Bewegung und Raum in der Psychotherapie. Gießen: Psychosozial-Verlag; 141 – 147.

Lichtenberg, J. D. (1991). Psychoanalyse und Säuglingsforschung. Berlin, Heidelberg, New York: Springer.

Lichtenberg, J. D. (1998). Modellszenen und Motivationssysteme – mit besonderer Berücksichtigung körperlicher Erfahrungen. In: Trautmann-Voigt, S. & Voigt, B. (Hrsg). Bewegung ins Unbewusste. Beiträge zur Säuglingsforschung und analytischen Körper-Psychotherapie. Frankfurt a. M.: Brandes & Apsel.

Lichtenberg, J. D., Lachmann, F. & Fosshage, J. (2017). Das Selbst und die motivationalen Systeme. Zu einer Theorie psychoanalytischer Technik. 2. Aufl. Frankfurt a. M.: Brandes & Apsel.

Linehan, M. (1996). Dialektisch-Behaviorale Therapie der Borderline-Persönlichkeitsstörung. München: CIP-Medien.

Loosch, E. (2002). Allgemeine Bewegungslehre. Stuttgart: UTB.

Lowen, A. (1981). Bioenergetik. Reinbek: Rowohlt.

Lowen, A. (1999a). Bioenergetik als Körpertherapie. Der Verrat am Körper und wie er wieder gutzumachen ist. Bern, München, Wien: Scherz.

Lowen, A. (1999b). Körperausdruck und Persönlichkeit. Grundlagen und Praxis der Bioenergetik. München: Kösel.

Ludewig, K. (2015). Systemische Therapie. Grundlagen, klinischer Theorie und Praxis. Heidelberg: Carl-Auer-Systeme Verlag.

Luehrs-Kaiser, K. (2005). So und so. Zur Bedeutung und Funktion kleiner Gesten. In: diss.sense. Zeitschrift für Literatur und Philosophie. Gestik. www.dissense.de/ge/luehrs_kaiser.html (letzter Zugriff: 29. 01. 2020).

Lüers, O. & Nölle, T. (2017). Achtsamkeit. Verhaltenstherapeutische und psychodynamische Betrachtungsweisen. In: Trautmann-Voigt, S. & Voigt, B. (Hrsg). Psychodynamische Psychotherapie und Verhaltenstherapie. Ein integratives Praxishandbuch. Stuttgart: Schattauer; S. 146-153.

MacLean, P. (1987). A Mind of Three Minds: Evolution of the Human Brain. Educating the Triune Brain. Chicago: The National Society for the Study of Education.

MacLean, P. (1990). The Triune Brain in Evolution. New York: Plenum Press.

Madaule, P. (1994). When Listening Comes Alive. A Guide to Effective Learning and Communication. 2nd ed. Norval, Ca: Moulin Publishing.

Mahler, M. S. (1992). Studien über die ersten drei Lebensjahre. Stuttgart: Klett-Cotta.

Mahler, M. S., Pine, F. & Bergman, A. (2008). Die psychische Geburt des Menschen. Symbiose und Individuation. 19. Aufl. Frankfurt a. M.: Fischer Taschenbuch.

Markowitsch, H. J. & Welzer, H. (2005). Das autobiographische Gedächtnis. Hirnorganische Grundlagen und biosozioale Entwicklung. Stuttgart: Klett-Cotta.

Marlock, G. & Weiss, H. (Hrsg) (2006). Handbuch der Körperpsychotherapie. Stuttgart: Schattauer.

Mas, M. & Riera, C. (2017). Systematization oft he psychomotor activity and cognitve development. Educ Psychol 24(1): 38 – 41.

Maturana, H. & Varela, F. J. (2012). Der Baum der Erkenntnis. Die biologischen Wurzeln menschlichen Erkennens. 5. Aufl. Frankfurt a. M.: Fischer.

McCullough, J. (2000). Treatment for Chronic Depression. Cognitive Behavioral Analysis System of Psychotherapy. New York: Guilford Press.

Meeren, H. K., van Heijnsbergen, C. C. & de Gelder, B. (2005). Rapid perceptual integrations of facial expression and emotional body language. Proc Natl Acad Sci USA 102(45): 16518 – 16523.

Merleau-Ponty, M. (1969). Le visible de l'invisible. Paris: Gallimard.

Molcho, S. (2013). Körpersprache. München: Goldmann.

Moll, M. & Trautmann-Voigt, S. (2019). Gruppenpsychotherapie mit Müttern. In: Trautmann, S. & Voigt, B. (Hrsg). Mut zur Gruppentherapie! Das Praxisbuch für gruppenaffine Psychotherapeuten. Stuttgart: Klett-Cotta; S. 189-266.

Moore, C. L. (2005). Movement and Making Dcisions: The Body-Mind Connection in the Workplace. New York: Rosen.

Moser, T. (1989). Körpertherapeutische Phantasien. Psychoanalytische Fallgeschichten neu betrachtet. Frankfurt a. M.: Suhrkamp.

Munz, D. (2002). Die pränatale Mutter-Kind-Beziehung. In: Strauß, B., Buchheim, A. & Kächele, H. (Hrsg). Klinische Bindungsforschung. Stuttgart: Schattauer; 162 – 172.

Netzel, R. (2006). Exemplarischer Sprachvergleich zwischen Indianersprachen und europäischen Sprachen. Kontrastive Grammatik und Wortschatz des Lakota (Sioux-Sprache) im Vergleich zum Deutschen/Englischen/Spanischen. PHILOLOGIA – Sprachwissenschaftliche Forschungsergebnisse, Bd. 82. Hamburg: Dr. Kovač.

Niedenthal, P. M., Barsalou, L. W., Winkielman, P., Krauth-Gruber, S. & Ric, F. (2005). Embodiment in attitudes, social perception and emotion. Pers Soc Psychol Rev 9: 184 – 211.

Odent, M. (1994). Von Geburt an gesund: was wir tun können, um lebenslange Gesundheit zu fördern. München: Kösel.

Oestreich, B. (1991). Die Bedeutung der Fußwaschung in Johannes 13. In: Biblisches Forschungskomitee des Gemeinschaft der STA, Euro-Afrika-Devision (Hrsg). Abendmahl und Fußwaschung. Studien zur adventlichen Ekklesiologie. Bd. 1. Hamburg: Saatkorn; 159 – 171.

Panicker, H., Wadhawa, S. & Roy, S. (2002). Effect of prenatal sound stimulation on mediorostral neostriatum/hyperstriatum ventrale of chick forebrain: A morphometric and immunohistochemical study. J Chem Neuroanat 24: 127 – 135.

Panksepp, J. (2000). The periconscious substrates of consciousness: affective states and the evolutionary origins of the self. In: Gallagher, S. & Shear, J. (eds). Models of Self. Exeter: Imprint Academic Press.

Panksepp, J. (2003). At the interface of affective, dialectical, and cognitive neurosciences: decoding the emotional feelings of the brain. Brain Cogn 52: 4 – 14.

Panksepp, J. (2004). Affective Neuroscience: The Foundations of Human and Animal Emotions. New York: Oxford University Press.

Pavlidis, G. & Miles, T. (1987). Dyslexia Research and its Applications to Education. Chichester: Wiley Publications.

Peiper, A. (1963). Cerebral Function in Infancy and Early Childhood. New York: The International Behavioral Sciences Series.

Piaget, J. (2009). Nachahmung, Spiel und Traum. 6. Aufl. Stuttgart: Klett-Cotta.

Pick, A. (Hrsg) (1908). Über Störungen der Orientierung am eigenen Körper. In: Arbeiten aus der deutschen psychiatrischen Klinik in Prag. Berlin: Karger.

Pinker, S. T. (2018). Aufklärung jetzt. Für Vernunft, Wissenschaft, Humanismus und Fortschritt. Eine Verteidigung. Frankfurt: S. Fischer.

Porges, S. W. (2006). Neuroception – Ein unterbewusstes System zur Wahrnehmung von Bedrohung und Sicherheit. In: Remmel, A., Kernberg, O. F., Vollmoeller, W. & Strauß, B. (Hrsg). Handbuch Körper und Persönlichkeit. Entwicklungspsychologie, Neurobiologie und Therapie von Persönlichkeitsstörungen. Stuttgart: Schattauer; 64 – 72.

Posner, M. L. & Raichle, M. E. (1996). Bilder des Geistes. Hirnforscher auf den Spuren des Denkens. Heidelberg, Berlin, Oxford: Spektrum.

Rapp, W. (1999). Körper und Geist. Plädoyer zur Einführung des Körpers in die Psychotherapie. Neurol Psychiatr 4.

Rebel, G. (1997). Mehr Ausstrahlung durch Körpersprache. München: Gräfe & Unzer.

Reddemann, L. (2004). Psychodynamisch-imaginative Traumatherapie. Das Manual. Stuttgart: Pfeiffer bei Klett-Cotta.

Reddemann, L. (2017). Imagination als heilsame Kraft. 20. Aufl. Stuttgart: Pfeiffer bei Klett-Cotta.

Reich, W. (1971). Charakteranalyse. Köln: Kiepenheuer & Witsch.

Reichart, N. (2002). Nonverbales Verhalten im Lernprozess. Hamburg: Dr. Kovac.

Reichelt, F. (1993). Atem, Tanz und Therapie. Schlüssel des Erkennens und Veränderns. 2. Aufl. Frankfurt a. M.: Brandes & Apsel.

Reitz, A. (2007). Vom Bauchnabel abwärts: Das Gesundheitsbuch für den Mann. Stuttgart: Hirzel.

Remmel, A. & Richarz, B. (2006). Bewusstsein und Psychotherapie – Achtsamkeitsbasierte Ansätze bei Persönlichkeitsstörungen und chronischen Stress-Syndromen. In: Remmel, A., Kernberg, O. F., Vollmoeller, W. & Strauß, B. (Hrsg). Handbuch Körper und Persönlichkeit. Entwicklungspsychologie, Neurobiologie und Therapie von Persönlichkeitsstörungen. Stuttgart: Schattauer; 175 – 196.

Remmel, A., Kernberg, O. F., Vollmoeller, W. & Strauß, B. (Hrsg) (2006). Handbuch Körper und Persönlichkeit. Entwicklungspsychologie, Neurobiologie und Therapie von Persönlichkeitsstörungen. Stuttgart: Schattauer.

Renner, M. J. (1992). Curiosity and exploration. In: Squire, L. R. (ed). Encyclopedia of Learning and Memory. New York: Macmillan.

Restak, R. (1991). Geheimnisse des menschlichen Gehirns: Ursprünge von Denken, Führen, Handeln. Landsberg am Lech: mvg.

Rilke, R. M. (1955). Sämtliche Werke. Frankfurt a. M.: Insel.

Rizzolatti, G., Fadiga L., Fogassi, L. & Gallese, V.

(1996). Premotor Cortex and the Recognition of Motor Actions. Cogn Brain Res 3: 131 – 141.

Rizzolatti, G., Fogassi, I. & Gallese, V. (2001). Neurophysiological mechanisms underlying the understanding and imitation of action. Nat Rev Neurosci 2: 661 – 670.

Rizzolatti, G., Fogassi, L. & Gallese, V. (2002). Motor and cognitive functions of the ventral premotor cortex. Curr Opin Neurobiol 12(2): 149 – 154.

Roediger, E. (2010). Praxis der Schematherapie. Grundlagen – Anwendung – Perspektiven. 2. Aufl. Stuttgart: Schattauer.

Röhricht, F. (2009). Das Körperbild im Spannungsfeld von Sprache und Erleben – terminologische Überlegungen. In: Joraschky, P., Loew, T. & Röhricht, F. (Hrsg). Körpererleben und Körperbild. Ein Handbuch zur Diagnostik. Stuttgart: Schattauer; 25 – 34.

Röhricht, F. (Hrsg) (2011). Störungsspezifische Konzepte in der Körperpsychotherapie. Gießen: Psychosozial-Verlag.

Rosa, H. (2005). Beschleunigung. Die Veränderung der Zeitstrukturen in der Moderne. Frankfurt a. M.: Suhrkamp Wissenschaft.

Rudolf, G. (2012). Strukturbezogene Psychotherapie: Leitfaden zur psychodynamischen Therapie struktureller Störungen. 3. Aufl. Stuttgart: Schattauer.

Rüegg, J. C. (2007). Gehirn, Psyche und Körper. Neurobiologie von Psychosomatik und Psychotherapie. Stuttgart: Schattauer.

Sachse, R. & Langens, T. (2014). Emotionen und Affekte in der Psychotherapie. Göttingen: Hogrefe.

Sachsse, U. (2004). Traumazentrierte Psychotherapie. Theorie, Klinik und Praxis. Stuttgart: Schattauer.

Sander, L. (1975). Infant and caretaking environment: investigation and conceptualization of adaptive behaviour in a system of increasing complexity. In: Anthony, E. J. (ed). Explorations in Child Psychiatry. New York: Plenum Press; 129 – 166.

Schedlich, C. & Schenk, B. (1999). Körperbildphänomene bei traumatisierten Frauen und Möglichkeiten tanztherapeutischer Interventionen. Unveröffentlichtes Manuskript. Köln.

Schenk, B. & Schedlich, C. (2001). Trauma und Körperbild. Auswirkungen, Phänomene und tanztherapeutische Überlegungen. In: Trautmann-Voigt, S. & Voigt, B. (Hrsg). Bewegung und Bedeutung. Anregungen zu definierter Körperlichkeit in der Psychotherapie. Köln: Claus Richter; 102 – 111.

Schilder, P. (1970). The Image and Appearance of the Human Body. New York: International Universities Press.

Schilder, P. F. (1929). Posture with spezial reference to the cerebellum. In: Schilder, P. F. & Bender, L. (eds). On Psychoses. New York: International Universities Press.

Schmidt, R. F. & Schaible, H. G. (Hrsg) (2006). Neuro- und Sinnesphysiologie. Heidelberg: Springer Medien.

Schmitz, U. (2004). Konzentrative Bewegungstherapie (KBT) zur Traumabewältigung. Ein handlungsorientierter Ansatz. Göttingen: Vandenhoeck & Ruprecht.

Schoop, T. & Mitchell, P. (1981). Komm, tanz mit mir. Zürich: Musikhaus Pan.

Schore, A. N. (1999). Affect Regulation and the Origin of the Self. The Neurobiology of Emotional Development. Abingdon: Routledge.

Schore, A. N. (2002). The neurobiology of attachment and early personality organisation. J Prenatal Perinatal Psychol Health 16: 249 – 263.

Schore, A. N. (2009). Affektregulation und die Reorganisation des Selbst. 2. Aufl. Stuttgart: Klett-Cotta.

Schrauth, N. (2001). Körperpsychotherapie und Psychoanalyse. Ein Vergleich am Beispiel Reich, Boyesen, Lowen einerseits und Ferenczi, Balint, Winnicott andererseits. Berlin: Leutner.

Schulz von Thun, F. (1983). Miteinander reden: Störungen und Klärungen. Psychologie der zwischenmenschlichen Kommunikation. Reinbek: Rowohlt.

Selver, C. (1988). Sensory Awareness. In: Petzold, H. (Hrsg). Psychotherapie und Körperdynamik. Paderborn: Junfermann; 59 – 87.

Senf, W. & Broda, M. (2002). Praxis der Psychotherapie. Ein integratives Lehrbuch: Psychoanalyse, Verhaltenstherapie, Systemische Therapie. Stuttgart, New York: Thieme.

Shahar-Levy, Y. (1999). Das Body-Movement-Mind-Paradigma von Yona Shahar-Levy – ein innovatives bewegungsanalytisches System. Z Tanztherapie 10: 32 – 38.

Shahar-Levy, Y. (2001). The function of the human motor system in processes of storing and retrieving preverbal, primal experience. Psychoanal Inquiry 21: 3.

Shahar-Levy, Y. (2004). The Visible Body Reveals the Psyche's Hidden Secrets: a Psychomotor Paradigm for the Analysis of Emotive Movement (in Hebrew). Jerusalem: Author's Publication.

Shepherd, R. (1990). Physiotherapy in Pediatries. Oxford: Butterworth-Heinemann.

Siegel, E. V. & Voigt, B. (1998). Kompaktcurriculum Analytische Bewegungs- und Tanztherapie. In: Trautmann-Voigt, S. & Voigt, B. (Hrsg). Bewegung ins Unbewusste. Beiträge zur Säuglingsforschung und analytischen Körper-Psychotherapie. Frankfurt a. M.: Brandes & Apsel; 187 ff.

Siegel, E. V. (1973). Movement therapy as a psychotherapeutic tool. J Am Psychoanal Assoc 21(2): 333 – 343.

Siegel, E. V. (1994). Die Brücke zwischen Leib und Seele. Psychoanalytische Tanztherapie. In: Nervenklinik Spandau (Hrsg). Fachvorträge des ersten internationalen klinischen Kongresses für Tanztherapie »Sprache der Bewegung«. 01. – 04. 09. 1994. Berlin: Nervenklinik Spandau.

Siegel, E. V. (1996). Klinische Vignetten aus der psychoanalytischen Tanztherapie und aus der Psychoanalyse. In: Trautmann-Voigt, S. & Voigt, B. (Hrsg). Bewegte Augenblicke im Leben des Säuglings – und welche therapeutischen Konsequenzen? Köln: Claus Richter.

Siegel, E. V. (1997). Tanztherapie. Seelische und körperliche Entwicklung im Spiegel der Bewegung. Ein psychoanalytisches Konzept. Stuttgart: Klett-Cotta.

Siegel, E. V. (2002). Gedanken über Spielen im Alltag und in der Therapie. In: Trautmann-Voigt, S. & Voigt, B. (Hrsg). Verspieltheit als Entwicklungschance. Zur Bedeutung von Bewegung und Raum in der Psychotherapie. Gießen: Psychosozial-Verlag; 17 – 22.

Siegel, E. V., Trautmann-Voigt, S. & Voigt, B. (1999). Analytische Bewegungs- und Tanztherapie. München: Ernst Reinhardt.

Silbernagl, S. & Despopoulos, A. (2012). Taschenatlas Physiologie. 8. Aufl. Stuttgart, New York: Thieme.

Sossin, K. M. (1987). Reliability of the Kestenberg Movement Profile. Movement Studies: a Journal of the Laban/Bartenieff Institute of Movement Studies 2: 23 – 28.

Southwell, C. (1990). Biodynamische Psychologie. In: Rowan, J. & Dryden, W. (Hrsg). Neue Entwicklungen der Psychotherapie. Oldenburg: Transform; 198 – 221.

Spiegel Wissenschaft (2007). Kinder mit ADHS haben verzögerte Hirnentwicklung. Online-Ausgabe vom 13.11.2007. www.spiegel.de/wissenschaft/mensch/hirnforschung-kinder-mit-adhs-haben-verzoegerte-hirnentwicklung-a-517070.html (letzter Zugriff: 01. 02. 2020).

Spitz, R. (2005). Vom Säugling zum Kleinkind. Naturgeschichte der Mutter-Kind-Beziehungen im ersten Lebensjahr. 12. Aufl. Stuttgart: Klett-Cotta.

Spitzer, M. & Bertram, W. (2007). Braintertainment. Expeditionen in die Welt von Geist & Gehirn. Stuttgart: Schattauer; 8.

Spitzer, M. (2002). Lernen. Gehirnforschung und die Schule des Lebens. Heidelberg, Berlin: Spektrum.

Spitzer, M. (2005). Musik im Kopf. Hören, Musizieren, Verstehen und Erleben im neuronalen Netzwerk. 10. Aufl. Stuttgart: Schattauer.

Staemmler, F. M. (2015). Das dialogische Selbst. Postmodernes Menschenbild und psychotherapeutische Praxis. Stuttgart: Schattauer.

Steinaecker, K. v. (2000). Luftsprünge. Anfänge moderner Körpertherapie. München, Jena: Urban & Fischer.

Steinbach, I. (1994). How does sound therapy work? Vortrag. 6. europäische Konferenz zur Neurologischen Entwicklungsverzögerung bei Kindern mit spezifischen Lernschwierigkeiten. Hamm: Klangstudio Lambdoma.

Steinhausen, H. C. (2006). Psychische Störungen bei Kindern und Jugendlichen: Lehrbuch der Kinder- und Jugendpsychiatrie und -psychotherapie. München, Jena: Urban & Fischer.

Stellmann, A. (2000). Rotes Haar und böser Blick. Unser alltäglicher Aberglaube. Hamburg: Agentur des Rauhen Hauses.

Stern, D. (1992). Die Lebenserfahrung des Säuglings. Stuttgart: Klett-Cotta.

Stern, D. (1998a). Die Mutterschaftskonstellation. Eine vergleichende Darstellung verschiedener Formen der Mutter-Kind-Psychotherapie. Stuttgart: Klett-Cotta.

Stern, D. (1998b). Intersubjektivität als Pfad zum Unbewussten. Ausschnitte aus einer Podiumsdiskussion mit S. Trautmann-Voigt und J. Lichtenberg. In: Trautmann-Voigt, S. & Voigt, B. (Hrsg). Bewegung ins Unbewusste. Beiträge zur Säuglingsforschung und analytischen Körper-Psychotherapie. Frankfurt a. M.: Brandes & Apsel; 73 – 96.

Stern, D. (2016). Die Lebenserfahrung des Säuglings. 11. Aufl. Stuttgart: Klett-Cotta.

Stern, D. (2018). Der Gegenwartsmoment. Veränderungsprozesse in Psychoanalyse, Psychotherapie und Alltag. 5. unveränd. Aufl. Frankfurt a. M.: Brandes & Apsel.

Storch, M., Cantieni, B., Hüther, G. & Tschacher, W. (2017). Embodiment. Die Wechselwirkung von Körper und Psyche verstehen und nutzen. 3. unveränd. Aufl. Bern: Hogrefe.

Strauß, B., Buchheim, A. & Kächele, H. (2002). Klinische Bindungsforschung. Theorien, Methoden, Ergebnisse. Stuttgart: Schattauer.

Strauss, H. (1929). Das Zusammenschrecken. J Psychol Neurol 38: 111–231.

Streeck, J. & Streeck, U. (2007). Mikroanalyse sprachlichen und körperlichen Interaktionsverhaltens in psychotherapeutischen Beziehungen. Psychother Sozialwiss 5: 61–78.

Streeck, U. (1985). Kulturelle Codes und ethnische Grenzen. Drei Theorien über Fehlschläge in der interethnischen Kommunikation. In: Rehbein, J. (Hrsg). Interkulturelle Kommunikation. Tübingen: Narr; 103–120.

Streeck, U. (1999). Nichts anderes als ein »Austausch von Worten«? Interaktion und Inszenierungen im therapeutischen Dialog. Forum Psychoanal 15: 91–100.

Striedter, G. F. (1998). Stepping into the same river twice: homologues as recurring attractors in epigenetic landscapes. Brain Behav Evol 52: 218–231.

Sulz, K. D., Schrenker, L. & Schricker, C. (2005). Die Psychotherapie entdeckt den Körper. Oder: Keine Psychotherapie ohne Körperarbeit? München: CIP-Medien.

Thelen, E., Schoner, G., Scheier, C. & Smith, L. B. (2001). The dynamics of embodiment: a field theory of infant perservative reaching. Behav Brain Sci 24(1): 1–34; discussion: 34–86.

Themenheft (2006). Themenheft Körper. PiD 2.

Theweleit, K. (1986). Männerphantasien: Frauen, Fluten, Körper, Geschichte. Frankfurt a. M.: Roter Stern.

Thomas, A. & Saint-Anne Dargassies, S. (1952). Etudes Neurologiques sur le Nouveau-Né et le Jeune Nourrisson. Paris: Masson.

Tomatis, A. A. (2003). Das Ohr und das Leben: Erforschung der seelischen Klangwelt. Düsseldorf: Patmos.

Tomkins, S. (2008). Affect, Imagery, Consciousness: The Complete Edition. New York: Springer.

Trautmann-Voigt, S. (1997). Aspekte qualitativer oder quantitativer Forschung in kreativen Therapien. Z Tanztherapie 7: 32–34.

Trautmann-Voigt, S. (2001a). Bewegungsanalyse, Bindungsverhalten und Handlungsdialoge. Fragen zu einem Projekt. Vortrag anlässlich der Tagung: Sprechen vom Körper-Sprechen mit dem Körper. 9. Arbeitstreffen Qualitative Forschung in der Psychotherapie. Krankenhaus Tiefenbrunn, 29.–30. Juni 2001.

Trautmann-Voigt, S. (2001b). The atonement of the alleged perpetrator's daughter: understanding of model scenes and space attachment in analytical dance therapy. Psychoanal Inq 21: 407–429.

Trautmann-Voigt, S. (2003a). Über die Aneignung des Körpers in der Tanztherapie und die Scham mancher Denker. Psychoanalyse und Körper 1: 75–102.

Trautmann-Voigt, S. (2003b). Zur Integration von Körpersprache und Bewegungsanalyse in eine Psychotherapie mit einem Angstpatienten. PiD 4(1): 42–46.

Trautmann-Voigt, S. (2006a). Tanztherapie – Bewegung als therapeutische Kommunikation. PiD 2: 151–157.

Trautmann-Voigt, S. (2006b). Tanztherapie – Zwischen künstlerischem Ausdruck und psychotherapeutischem Verfahren. PDP 5: 40–53.

Trautmann-Voigt, S. (2006c). Tanztherapie. In: Marlock, G. & Weiss, H. (Hrsg). Handbuch der Körperpsychotherapie. Stuttgart: Schattauer; 885–896.

Trautmann-Voigt, S. (2007). Meditatives Tanzen und Rituale. Z Tanztherapie 24, 25: 22–49.

Trautmann-Voigt, S. (2015). Jugendliche Mütter – ihre Entwicklungsaufgaben und ihre Leiblichkeit. Vortrag anlässlich des 5. Kongresses der Deutschen Gesellschaft für Körperpsychotherapie, DGK, 01.–13. 09. 2015, Freie Universität Berlin.

Trautmann-Voigt, S. (2016). Das sogenannte »verkörperte Selbst« – oder: Wie therapiert man »abgespaltene Gefühle«. PDP 15: 59–70.

Trautmann-Voigt, S. (2017). Body Movement Mind Analysis – ein Vorschlag zur Erweiterung der OPD-2-Beziehungsachse. In: Trautmann-Voigt, S. & Voigt, B. (Hrsg). Psychodynamisch Psychotherapie und Verhaltenstherapie. Ein integratives Praxisbuch. Stuttgart: Schattauer.

Trautmann-Voigt, S. & Heiland, K. (2020). Zum Bedeutungswandel von Effektivität in Zeiten historischer Herausforderungen. Facetten fächerübergreifenden Nachdenkens. In: Trautmann-Voigt, S. & Voigt, B. (Hrsg). Effizienz und Effektivität in der Psychotherapie. Gießen: Psychosozial-Verlag; 15–44.

Trautmann-Voigt, S. & Moll, M. (2011). Bindung in Bewegung. Gießen: Psychosozial-Verlag.

Trautmann-Voigt, S. & Voigt, B. (1996). Bewegte Augenblicke im Leben des Säuglings – und welche therapeutischen Konsequenzen? Verbindung von Säuglingsforschung und Psychotherapie mit Körper-Bewegung-Tanz. Köln: Claus Richter.

Trautmann-Voigt, S. & Voigt, B. (Hrsg) (1997). Freud lernt laufen. Herausforderungen analytischer Tanz- und Bewegungstherapie für Psychoanalyse und Psychotherapie. Frankfurt a. M.: Brandes & Apsel.

Trautmann-Voigt, S. & Voigt, B. (Hrsg) (1998a). Bewegung ins Unbewusste. Beiträge zur Säuglingsforschung und analytischen KörperPsychotherapie. Frankfurt a. M.: Brandes & Apsel.

Trautmann-Voigt, S. & Voigt, B. (Hrsg) (1998b). Zur Rezeption Lichtenbergs und Sterns: das Unbewusste in der Sprache der Bewegung. In: Bewegung ins Unbewusste. Beiträge zur Säuglingsforschung und analytischen Körper-Psychotherapie. Frankfurt a. M.: Brandes & Apsel; 43 – 72.

Trautmann-Voigt, S. & Voigt, B. (1999). Gruppentherapie als behandlungsbegleitendes Angebot. Lust und Gier verzweifelter Töchter. In: Siegel, E. V., Trautmann-Voigt, S. & Voigt, B. (Hrsg). Analytische Bewegungs- und Tanztherapie. München: Ernst Reinhardt; 254 – 284.

Trautmann-Voigt, S. & Voigt, B. (Hrsg) (2001). Bewegung und Bedeutung. Anregungen zu definierter Körperlichkeit in der Psychotherapie. Köln: Claus Richter.

Trautmann-Voigt, S. & Voigt, B. (Hrsg) (2002a). Verspieltheit als Entwicklungschance. Zur Bedeutung von Bewegung und Raum in der Psychotherapie. Gießen: Psychosozial-Verlag.

Trautmann-Voigt, S. & Voigt, B. (Hrsg) (2002b). Spielräume moderner Tiefenpsychologie. In: Verspieltheit als Entwicklungschance. Zur Bedeutung von Bewegung und Raum in der Psychotherapie. Gießen: Psychosozial-Verlag.

Trautmann-Voigt, S. & Voigt, B. (Hrsg) (2007a). Wenn die Augen tanzen – Multimodales zu EMDR und Tanztherapie. In: Körper und Kunst in der Psychotraumatologie. Methodenintegrative Therapie. Stuttgart: Schattauer.

Trautmann-Voigt, S. & Voigt, B. (Hrsg) (2007b). Bild des Körpers im Spannungsfeld von Kunst und Gesellschaft. In: Körper und Kunst in der Psychotraumatologie. Methodenintegrative Therapie. Stuttgart: Schattauer.

Trautmann-Voigt, S. & Voigt, B. (2007c). Körper und Kunst in der Psychotraumatologie. Methodenintegrative Therapie. Stuttgart: Schattauer.

Trautmann-Voigt, S. & Voigt, B. (2009). Affektregulation und Sinnfindung in der Psychotherapie. Gießen: Psychosozial-Verlag.

Trautmann-Voigt, S. & Voigt, B. (2010a). Entwicklung, Abstimmung, Regulation. Tiefenpsychologisch fundierte Psychotherapie im rhythmisch-dynamischen Handlungsdialog. In: Wöller, W. & Kruse, J. (Hrsg). Tiefenpsychologische Psychotherapie. Basisbuch und Praxisleitfaden. Stuttgart: Schattauer; 273 – 286.

Trautmann-Voigt, S. & Voigt, B. (2010b). Körpertherapeutische Interventionen im tiefenpsychologischen Setting. Was bewegt die Bewegung im therapeutischen Kontakt? In: Wöller, W. & Kruse, J. (Hrsg). Tiefenpsychologische Psychotherapie. Basisbuch und Praxisleitfaden. Stuttgart: Schattauer; 455 – 466.

Trautmann-Voigt, S. & Voigt, B. (2010c). Gruppentherapie im Rhythmisch-Dynamischen Handlungsdialog. Mentalisierung im Spiegel der Bewegung. In: Hirsch, M. (Hrsg). Die Gruppe als Container. Mentalisierung und Symbolisierung in der analytischen Gruppenpsychotherapie. Göttingen: Vandenhoeck & Ruprecht; 193 – 232.

Trautmann-Voigt, S. & Voigt, B. (2011). Körpertherapie und Körperpsychotherapie bei Borderline-Patienten. In: Dulz, B., Herpertz, S., Kernberg, O. F. & Sachsse, U. (Hrsg). Handbuch der Borderline-Störungen. 2. Aufl. Stuttgart: Schattauer; 805 – 812.

Trautmann-Voigt, S. & Voigt, B. (2012). Grammatik der Körpersprache. Stuttgart: Schattauer.

Trautmann-Voigt, S. & Voigt, B. (2015a). Tiefenpsychologisch fundierte Psychotherapie im rhythmisch-dynamischen Handlungsdialog. In: Wöller, W. & Kruse, J. (Hrsg). Tiefenpsychologisch fundierte Psychotherapie. Basisbuch und Praxisleitfaden Stuttgart: Schattauer; 221 – 232.

Trautmann-Voigt, S. & Voigt, B. (2015b). Körpertherapeutische Interventionen im tiefenpsychologischen Setting. Was bewegt die Bewegung im therapeutischen Kontakt? In: Wöller, W. & Kruse, J. (Hrsg). Tiefenpsychologisch fundierte Psychotherapie. Basisbuch und Praxisleitfaden Stuttgart: Schattauer; 376 – 394.

Trautmann-Voigt, S. & Voigt, B. (2017). Psychodynamisch Psychotherapie und Verhaltenstherapie. Ein integratives Praxisbuch. Stuttgart: Schattauer; 165 – 194.

Trautmann-Voigt, S. & Voigt, B. (2018). Entwicklung, Abstimmung, Regulation. Tiefenpsychologisch fundierte Psychotherapie im rhythmisch-dynamischen Handlungsdialog. In: Wöller, W. & Kruse, J. (Hrsg). Tiefenpsychologische Psychotherapie. Basisbuch und Praxisleitfaden. 5. aktualisierte Aufl. Stuttgart: Schattauer.

Trautmann-Voigt, S. & Voigt, B. (2020). Effizienz und Effektivität in der Psychotherapie. Gießen: Psychosozial.

Trautmann-Voigt, S. & Zander, D. (2006). Passung, Abstimmung und Bindungsrepräsentation im Bewegungsverhalten von Müttern mit ihren Kindern im ersten Lebensjahr. 2nd International Research Colloquium, Dance/Movement Therapy; 10. – 11.02.2006, Pforzheim.

Trautmann-Voigt, S. & Zander, D. (2007). Interaktionsanalyse des Körperverhaltens – Entwicklung eines Instruments sowie eine erste bewegungsanalytische Studie zum Passungsverhalten von Müttern mit ihren Säuglingen im Verlauf des ersten Lebensjahres. In: Trautmann-Voigt, S. & Voigt, B. (Hrsg). Körper und Kunst in der Psychotraumatologie. Methodenintegrative Therapie. Stuttgart: Schattauer; 189 – 219.

Trautmann-Voigt, S., Shahar-Levy, Y., Eisenlauer, U., Gerdes-Hermann, M., Himmelrath, S., Hummel, M., Kißgen, R., Kröger, K., Moll, M., Sahm, S. & Schönberg, M. (2003). Bewegungsanalyse und Bindungsforschung. Forschungsprojekt am DITAT in Zusammenarbeit mit der Universität Köln, Heilpädagogische Fakultät. Z Tanztherapie 17: 39 – 42.

Tschacher, W. (2017). Wie Embodiment zum Thema wurde. In: Storch, M., Cantieni, B., Hüther, G. & Tschacher, W. (Hrsg). Embodiment. Die Wechselwirkung von Körper und Psyche verstehen und nutzen. 3. unveränd. Aufl. Bern: Huber.

Tulving, E. (1995). Organization of memory: Quo vadis. In: Gazzaniga, M. S. (ed). The Cognitive Neurosciences. Cambridge, MA: MIT Press; 839 – 847.

Turkle, S. (2019). Empathie-Maschinen. Der vergessene Körper. Psyche 9: 726 – 743.

Uexküll, T. v., Fuchs, M., Müller-Braunschweig, H. & Johnen, R. (Hrsg) (1997). Subjektive Anatomie. Theorie und Praxis körperbezogener Psychotherapie. Stuttgart: Schattauer.

Urban, M. (2005). Warum der Mensch glaubt. Von der Suche nach dem Sinn. Berlin: Eichborn Verlag.

Utsch, M. (2005). Religiöse Fragen in der Psychotherapie. Psychologische Zugänge zu Religiosität und Spiritualität. Stuttgart: Kohlhammer.

Van den Bergh, B. R. & Marcoen, A. (2004). High maternal anxiety during pregnancy is related to ADHD symptoms, externalizing problems and self reported anxiety in 8/9-year-olds. Child Dev 75: 1085 – 1097.

Van den Bergh, B. R. (2005). Über die Folgen negativer mütterlicher Emotionalität während der Schwangerschaft. In: Krens, I. & Krens, H. (Hrsg). Grundlagen einer vorgeburtlichen Psychologie. Göttingen: Vandenhoeck & Ruprecht; 94 – 105.

Van der Kolk, B., McFarlane, C. & Weisaeth, L. (2000). Traumatic Stress. Grundlagen und Behandlungsansätze. Paderborn: Junfermann.

Veras, R. (1975). Children of Dreams, Children of Hope. Chicago: Henry Regnery.

Waddington, C. (1977). Tools for Thought. London: Paladin, Frogmore, Cape.

Wagner, R. F. & Becker, P. (Hrsg) (1999). Allgemeine Psychotherapie. Neue Ansätze zu einer Integration psychotherapeutischer Schulen. Göttingen, Bern, Toronto, Seattle: Hogrefe.

Watzlawick, P., Beavin, J. & Jackson, D. (2016). Menschliche Kommunikation. 13. unveränd. Aufl. Bern: Hogrefe.

Wierzbicka, A. (1994). Semantic universals and primitive thought: the question of the psychic unity of humankind. J Linguist Anthropol 4: 23 – 49.

Williams, J. M., Duggan, D. S., Crane, C. & Fennel, M. J. (2006). Mindful-based cognitive therapy for prevention of recurrence of suicidal behavior. J Clin Psychol 62: 201 – 210.

Willke, E., Hölter, G. & Petzold, H. (Hrsg) (2014). Tanztherapie – Theorie und Praxis. Ein Handbuch. Wiesbaden: Reichert.

Winnicott, D. (ed) (1956). Primary maternal preoccupation. In: Collected Papers. London: Tavistock; 300.

Winnicott, D. (1992). Kind, Familie und Umwelt. 5. Aufl. München, Basel: Reinhardt.

Winnicott, D. (2018). Vom Spiel zur Kreativität. 15. Aufl. Stuttgart: Klett-Cotta.

Wirth, U. (Hrsg) (2000). Die Welt als Zeichen und Hypothese. Perspektiven einer semiotischen Vernunft im Ausgang von Ch. S. Peirce. Frankfurt a. M.: Suhrkamp.

Wöller, W. & Kruse, J. (2018). Tiefenpsychologische Psychotherapie. Basisbuch und Praxisleitfaden. 5. aktualisierte Aufl. Stuttgart: Schattauer.

Wöller, W. (2006). Trauma und Persönlichkeitsstörungen. Psychodynamisch-integrative Therapie. Stuttgart: Schattauer.
Wöller, W. (2007). »Rechtshirniges« Beziehungsverständnis und reflektierte Methodenintegration. In: Trautmann-Voigt, S. & Voigt, B. (Hrsg). Körper und Kunst in der Psychotraumatologie. Methodenintegrative Therapie. Stuttgart: Schattauer; 29 – 39.
Wosien, B. (1998). Der Weg des Tänzers. Selbsterfahrung durch Bewegung. Weilersbach: Reichel.
Wosien, M. G. (1986). Tanzbilder des Weges. Tanzsymbole der Bewegung. Linz: Veritas.
Wosien, M. G. (1995). Tanz als Gebet. Linz: Veritas.
Wundt, W. (1900). Völkerpsychologie. Bd. 1. Leipzig: Engelmann.
Young, J. E., Klosko, J. S. & Weishaar, M. E. (2008). Schematherapie – ein praxisorientiertes Handbuch. 2. Aufl. Paderborn: Junfermann.
Zimmermann, E. (2000). Kulturelle Missverständnisse in der Medizin. Bern: Huber.

Sachverzeichnis

Symbole

A

C

D

E

L

S

V